Infektionskrankheiten

In vier Bänden

Herausgegeben von

O. Gsell und W. Mohr

Band IV

Rickettsiosen und Protozoenkrankheiten

Bearbeitet von

E. Asshauer · E.W. Bücken · M. Fernex · O. Gsell · J. Haas
M. G. Hartmann · J. Herrmann · F. O. Höring · L. Jaffé
F. Köberle · E. Könígk · W. Mohr · G. Piekarski · H. Ruge
F. Sagher · R. D. Walter · F. Weyer

Mit 156 Abbildungen
davon 11 mehrfarbig

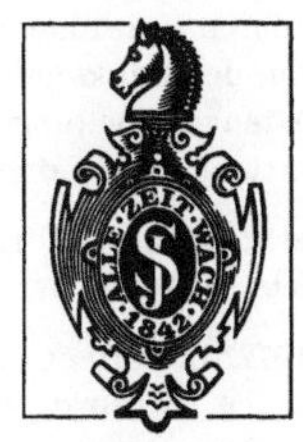

Springer-Verlag Berlin Heidelberg New York 1972

Professor Dr. O. Gsell
Zwinglistraße 21, CH — 9000 St. Gallen

Professor Dr. W. Mohr
Chefarzt der Krankenhausabt. des Tropeninstituts der Universität
2000 Hamburg 4, Bernhard-Nocht-Straße 74

ISBN 978-3-642-48471-1 ISBN 978-3-642-87075-0 (eBook)
DOI 10.1007/978-3-642-87075-0

Softcover reprint of the hardcover 1st edition 1972

Vorwort

Mit dem Band 4, der die Krankheiten durch Rickettsien und durch Protozoen umfaßt, schließt das neue Werk über „Infektionskrankheiten" ab. Damit ist das bewährte „Handbuch der Inneren Medizin" des Springer Verlages, dessen Infektionsband in der vierten Auflage vor 20 Jahren 1952 herausgekommen ist, wieder auf den heutigen Stand des Wissens gebracht worden. Durch zahlreiche Monographien allbekannter Fachleute wurde versucht, einen der Zeit entsprechenden Überblick der Infektions-pathologie und -klinik zu erhalten. In gleichmäßigem systematischen Aufbau der einzelnen Kapitel sollte eine eindrückliche Darstellung erreicht werden. Nach Definition und Geschichte folgen die Schilderung des Erregers, hier überall mit zahlreichen neuen Forschungsergebnissen, dann die Pathogenese und pathologische Anatomie, sowie die Epidemiologie, in der sich der Wandel der Infektionen weltweit zu erkennen gibt. Daß die Klinik mit Symptomatologie, Diagnostik und Therapie eingehende Betrachtung erfährt, ist für einen Teil eines Gesamtwerkes der Inneren Medizin wohlverständlich. Hier sind in den diagnostischen Methoden dank der biochemischen und immunologischen Fortschritte und in der Therapie dank Chemotherapie und Antibiotica grundlegende Änderungen in den letzten 25 Jahren erfolgt. Wesentliche Änderungen haben sich für die Prognose infolge von Schutzimpfungen und der Mithilfe der Weltgesundheitsorganisation ergeben.

Unter den Referenten des 4. Bandes, wo die tropischen Infektionskrankheiten bei den Rickettsiosen und den Protozoenerkrankungen die wichtigste Rolle spielen, stehen begreiflicherweise die Mitarbeiter des Tropeninstitutes Hamburg, vor allem der dortige Kliniker Werner Mohr, in vorderster Reihe dank ihren umfassenden Erfahrungen in Klinik und Forschung. Wir hoffen, daß dieser Band und das nun abgeschlossene Werk den Lesern, sowohl den Ärzten in Krankenhaus und Praxis, den Amtsärzten, den Veterinärmedizinern gleichwie den Mikrobiologen und Pathologen eine Dokumentation und einen Ratgeber bringen, die eine Hilfe in der Erkennung und im Abwehrkampf gegen die noch immer bedeutungsvollen menschlichen Infektionskrankheiten bilden werden.

Für die Herausgeber
Otto Gsell

Basel, Hamburg, St. Gallen
Dezember 1972

Inhaltsverzeichnis

Rickettsiosen

Mitarbeiterverzeichnis

Dr. Egbert Asshauer, 2085 Quickborn/Heide, Andreas-Schlüter-Straße 12.

Dr. Ernst-Wilhelm Bücken, Ärztl. Dienst der Deutschen Lufthansa AG, 2000 Hamburg 63, Weg beim Jäger.

PD Dr. M. Fernex, Hoffmann La Roche, 4000 Basel/Schweiz.

Professor Dr. Otto R. Gsell, Zwinglistraße 21, 9000 St. Gallen/Schweiz

Doz. Dr. Johannes Haas, Chefarzt des Bong Mining Hospitals, Monrovia/Liberia.

Dr. M. Günter Hartmann, Facharzt für Innere Krankheiten, Klin. Abt. des Tropeninstituts, 2000 Hamburg 4, Bernhard-Nocht-Straße 74.

Dr. Jens Herrmann, Tropeninstitut, 2000 Hamburg 4, Bernhard-Nocht-Straße 74.

Professor Dr. Felix O. Höring, 1000 Berlin 31, Kurfürstendamm 139 IV.

Dr. Ludwig Jaffé, 2000 Hamburg 73, Schönebergerstraße 60.

Professor Dr. Fritz Köberle, Faculdade Medicina, Universidade de Estado, Ribeirao Preto, São Paulo/Brasilien.

Dr. E. Königk, Tropeninstitut, 2000 Hamburg 4, Bernhard-Nocht-Straße 74.

Professor Dr. W. Mohr, Chefarzt der Krankenhausabteilung des Tropeninstituts der Universität, 2000 Hamburg 4, Bernhard-Nocht-Straße 74.

Professor Dr. G. Piekarski, Direktor des Instituts für Medizin. Parasitologie der Universität, 5300 Bonn-Venusberg.

Professor Dr. Heinrich Ruge, 2300 Kiel, Ravensberg 3.

Professor Dr. F. Sagher, Hadassah Medical Organization, Department of Dermatology, P.O. Box 499, Jerusalem/Israel.

Dr. R. D. Walter, Tropeninstitut, 2000 Hamburg 4, Bernhard-Nocht-Straße 74.

Professor Dr. Fritz Weyer, Tropeninstitut, 2000 Hamburg 4, Bernhard-Nocht-Straße 74.

Rickettsiosen

Allgemeiner Teil

F. Weyer

Mit 4 Abbildungen

I. Definition

Rickettsiosen sind durch Rickettsien verursachte Infektionskrankheiten, die von Arthropoden auf den Menschen übertragen werden können. Die wichtigste Rickettsiose ist das klassische (epidemische) Fleckfieber. Rickettsiosen waren daher früher mehr oder weniger gleichbedeutend mit „Fleckfiebererkrankungen". Im amerikanischen Schrifttum werden die „*Erkrankungen der Typhus-Gruppe*" (klassisches und murines Fleckfieber) und die der „*Spotted-fever-Gruppe*" (Zeckenbißfieber der Alten und Neuen Welt einschließlich Rickettsienpocken) unterschieden. Dazu kommen als Rickettsiosen sui generis das *Milbenfleckfieber* (Tsutsugamushifieber, scrub typhus), das *Q-Fieber* und das *Wolhynische Fieber*. Diese Einteilung beruht in erster Linie auf vorhandenen oder fehlenden Antigen-Beziehungen zwischen den zu den Rickettsien gerechneten Erregern.

Eine Einteilung der Rickettsiosen kann auch auf epidemiologischer Basis unter spezieller Berücksichtigung der *Übertragung* vorgenommen werden. Auf der einen Seite stehen die Krankheiten, bei welchen der Mensch und seine Läuse die natürlichen Wirte der Erreger bilden und die daher gewöhnlich in epidemischer Form auftreten: das klassische Fleckfieber und das Wolhynische Fieber, beides Anthroponosen. In die zweite Gruppe gehören alle übrigen Rickettsiosen, bei denen Tiere, vorwiegend Nagetiere, die Wirte stellen und die durch deren Ektoparasiten übertragen werden. Sie befallen nur zufällig den Menschen, und für ihre Weitergabe und Erhaltung ist der Mensch durchaus entbehrlich. Es handelt sich hier um Zoonosen. Nach der Art der Übertragung werden die durch Zecken, Milben, Flöhe und Läuse übertragenen Rickettsiosen unterschieden, wobei die biologischen Eigenschaften der Erreger und ihre Beziehungen zu den natürlichen Wirten im Vordergrund stehen. Eine Einteilung auf klinischer Grundlage stößt wegen der einerseits variablen und andererseits teilweise weitgehend übereinstimmenden klinischen Symptome auf Schwierigkeiten. Bei der Einteilung kann auch das Verhalten der Rickettsien in Versuchstieren mit herangezogen werden.

II. Geschichte

Am längsten bekannt ist das klassische (epidemische) *Fleckfieber*, früher auch Flecktyphus genannt, weil in allen schweren Fällen Benommenheit und Verwirrung zum klinischen Bild dieser Rickettsiose gehören. Obwohl das Fleckfieber ohne Zweifel schon unter den Seuchen des Altertums und Mittelalters eine große Rolle gespielt hat, lassen erst die Beschreibungen von Fracastoro (1478—1553) und anderen italienischen Ärzten in der ersten Hälfte des 16. Jahrhunderts das Krankheitsbild eindeutig erkennen. Im vorigen Jahrhundert war das Fleckfieber bereits genau bekannt und von anderen Krankheiten klar abgegrenzt. Doch brachte erst der Nachweis, daß Läuse die Überträger sind, einen entscheidenden Fortschritt unserer Kenntnisse. Wir verdanken ihn in erster Linie Nicolle (1910), der, ohne den Erreger zu kennen, die Rolle der *Kleiderlaus als Überträger* des klassischen Fleckfiebers durch Auswertung exakter Beobachtungen und epidemiologischer Daten zunächst logisch postuliert und dann durch Experimente, in denen er Fleckfieber durch Läuse auf Affen übertrug, bewiesen hat.

Inzwischen waren Untersuchungen über eine andere gefährliche Rickettsiose in Montana in den USA, die ebenfalls mit einem Exanthem einherging und seit 1890 als eigenes Krankheitsbild bekannt war, von RICKETTS (1909) durchgeführt worden. Es handelte sich um das *Rocky Mountain spotted-fever*, das Amerikanische Felsengebirgsfleckfieber. RICKETTS stellte fest, daß der Krankheitserreger durch *Zecken* übertragen und bei diesen über das Ovar an die nächste Generation weitergeleitet wird, er dürfte auch schon den Erreger in Ausstrichen von Zeckenorganen gesehen haben. Die definitive Beschreibung des Erregers, seine Benennung und Abgrenzung gegenüber anderen Rickettsien erfolgte später durch WOLBACH (1919). Der Anteil von RICKETTS an der Entdeckung des Überträgers ist von PHILIP (1954) deutlich herausgestellt worden.

RICKETTS u. WILDER (1910) bestätigten NICOLLE's Beobachtungen über die Übertragung des klassischen Fleckfiebers durch Läuse und konnten die Krankheit durch Kot und Mageninhalt von Läusen auf Affen passieren. Sie beschrieben auch Mikroorganismen, die möglicherweise die Erreger gewesen sind. NICOLLE u. Mitarb. (1914) stützten die Ansichten über die Übertragung des klassischen Fleckfiebers durch Läuse mit weiteren Experimenten und wiesen nach, daß die Läuse erst bestimmte Zeit nach dem Saugen an einem Kranken den Erreger enthalten und ausscheiden. Der Erreger selbst war aber noch nicht bekannt; es gab darüber lediglich Vermutungen und Hypothesen.

ROCHA-LIMA (1916) hat dann als erster den *Erreger des klassischen Fleckfiebers* in der Kleiderlaus eindeutig gesehen und beschrieben sowie sein Verhalten in der Laus geklärt (WEYER, 1966). Der Erreger wurde auch von ihm benannt und sehr zurückhaltend systematisch eingeordnet: „Um die Zugehörigkeitsfrage zu entscheiden, besitzen wir jedoch noch nicht genügend Anhaltspunkte. Sie bleibt offen, und die notwendige Namensgebung des bisher als „Körperchen“ bezeichneten Mikroorganismus dürfte am zweckmäßigsten geschehen, indem irgendeine präjudizierende Bezeichnung vermieden wird. So möchte ich den großen, dem Fleckfieber zum Opfer gefallenen Forschern PROWAZEK und RICKETTS zur Ehre den Namen *Rickettsia Prowazekii* vorschlagen“ (ROCHA-LIMA, 1916). ROCHA-LIMA wählte in einer zweiten, der zitierten unmittelbar folgenden Veröffentlichung, welche die eigentliche Beschreibung des neuen Erregers enthält, den Namen *R. Prowazeki*, der später *R. prowazeki* geschrieben wurde.

Die Entdeckung des *murinen* (endemischen) *Fleckfiebers* im Südosten der USA geht auf MAXCY (1926) und MOOSER (1928) zurück. MOOSER fand in Mexiko in Ausstrichen von fibrinösen Belägen der Tunica vaginalis bei Meerschweinchen, die mit Stämmen dieses vom klassischen Fleckfieber in mehreren Punkten abweichenden Fleckfiebers infiziert waren und mit einer entzündlichen Schwellung des Scrotums reagierten, Organismen, die den in der Laus von ROCHA-LIMA beschriebenen glichen. Damit waren Rickettsien im Warmblüter zum erstenmal sicher nachgewiesen worden, und erst jetzt fand auch *R. prowazeki* als Erreger des klassischen Fleckfiebers allgemeine Anerkennung.

Das *Zeckenbißfieber* der Alten Welt wurde von CONOR und BRUCH (1910) in Tunesien erstmalig als eigenes Krankheitsbild beschrieben, von DURAND u. CONSEIL (1930) mit der Zerreibung einer Zecke auf den Menschen und von CAMINOPETROS (1932) auf das Meerschweinchen übertragen. In den folgenden Jahren wurden gleiche oder ähnliche Krankheitsbilder von verschiedenen Stellen des Mittelmeerraumes, in Ost- und Südafrika, in Indien (MEGAW, 1921), später in Sibirien und Zentralasien (ZDRODOVSKIJ u. GOLINEVIČ, 1966) und in Queensland (ANDREW u. Mitarb., 1946) bekannt. *Rickettsienpocken*, deren Erreger mit denen der Zeckenbißfieber Antigen-Verwandtschaft hat, wurden 1946 in New York nachgewiesen (HUEBNER u. Mitarb., 1946), anschließend auch in einigen anderen Großstädten an der Ostküste der USA und im Süden der UdSSR. Das *Tsutsugamushifieber* ist schon seit Ende des vorigen Jahrhunderts in Japan bekannt gewesen, der Erreger wurde in den zwanziger Jahren mehrfach beschrieben (OGATA, 1931, 1955), die geographische Verbreitung der Krankheit ist aber erst während des 2. Weltkrieges und danach erforscht worden. Den Erreger des *Wolhynischen Fiebers* kennt man seit dem 1. Weltkrieg, in seiner Sonderstellung gegenüber anderen Rickettsien ist er jedoch erst in den letzten Jahren genauer untersucht worden.

Nach der Entdeckung der Erreger von klassischem Fleckfieber und amerikanischem Felsengebirgsfleckfieber erhielt die Rickettsiosenforschung einen neuen starken Impuls durch die auf MOOSER zurückgehende Abgrenzung des murinen vom klassischen Fleckfieber und den einwandfreien Nachweis des Erregers im Warmblüter. Sie schuf die Voraussetzung für die Verwendung neuer Versuchstiere, z. B. der Maus (WOHLRAB, 1937), und die Massenkultur im

Dottersack des Hühnerembryos (Cox, 1938, 1941) und in der Säugerlunge (CASTAÑEDA, 1939; DURAND u. SPARROW, 1940). Erst von dieser Zeit ab datiert eine exakte experimentelle Rickettsienforschung größeren Stils. Jetzt konnten die Übertragungsmechanismen und die epidemiologischen Zusammenhänge weiter geklärt, therapeutische Versuche unternommen und Rickettsien für die Antigen- und Impfstoffherstellung gewonnen werden. Damit bot sich auch die Möglichkeit, Morphologie, Feinstruktur und Stoffwechsel der Rickettsien und außerdem ihre antigenen und immunbiologischen Eigenschaften zu untersuchen.

Die Rickettsiosen bilden somit eine Gruppe von Infektionskrankheiten, die als Ergebnis einer intensiven, durch persönlichen Einsatz und zahlreiche Opfer gekennzeichneten Forschungsarbeit heute ätiologisch und epidemiologisch in allen wichtigen Punkten geklärt sind und bei welchen sichere diagnostische Methoden und spezifische Heilmittel zur Verfügung stehen. Auch die Prophylaxe hat eine feste Basis. Einige der gefährlichsten und mörderischsten Seuchen, die noch im 2. Weltkrieg einen hohen Blutzoll gefordert haben, sind inzwischen aus großen früheren Verbreitungsgebieten verschwunden und bilden zur Zeit keine ernste Bedrohung mehr für die Volksgesundheit.

Die Rickettsiosen sind in den letzten Jahren in Neuauflagen verschiedener Lehrbücher mehr oder weniger ausführlich behandelt worden, z.B. in der von HORSFALL u. TAMM 1965 herausgebrachten 4. Auflage des Werkes „Viral and rickettsial infections of man“, in welcher die Rickettsiosen von mehreren Autoren bearbeitet sind, ferner in dem von BÜCHNER, LETTERER u. ROULET als Editoren gezeichneten „Handbuch der allgemeinen Pathologie“ (1965) in dem Kapitel „Rickettsien“ von NAUCK, bei HAAS u. VIVELL: „Virus- und Rickettsieninfektionen des Menschen“ (1965), wo MOOSER die Rickettsiosen abgehandelt hat, ferner bei HUNTER, FRYE u. SWARTZWELDER ("A manual of tropical medicine", 1966), im „Lehrbuch der Tropenkrankheiten“ (1967), herausgegeben von NAUCK, im „Lehrbuch der Medizinischen Mikrobiologie“ (1968), herausgegeben von REPLOH u. OTTE, weiter bei DAVIS, DULBECCO, EISEN, GINSBERG u. WOOD: „Microbiology“ (1968), bei RHODES u. VAN ROOYEN im "Textbook of virology" (1968), in den von MOOSER verfaßten Kapiteln „Die Rickettsien“ und „Die Rickettsiosen“ in der 2. Auflage des von GRUMBACH, KIKUTH u. BONIN herausgegebenen Werkes „Die Infektionskrankheiten des Menschen und ihre Erreger“ (1968) und in dem Beitrag von EYER (1971) in dem Sammelwerk „Das öffentliche Gesundheitswesen“. Von einigen älteren und neueren monographischen Bearbeitungen der Rickettsiosen unter allgemeinen oder speziellen Gesichtspunkten (Ätiologie, Epidemiologie, Klinik, Pathologie, Immunität, neuere Ergebnisse und Forschungsrichtungen) seien noch erwähnt die von WOLBACH, TODD u. PALFREY (1922), BELL u. PHILIP (1952), ASCHENBRENNER u. EYER (1952), WEYER (1959), ZDRODOVSKII u. GOLINEVICH (1960), PHILIP u. BURGDORFER (1961), ŘEHÁČEK (1965), HOOGSTRAAL (1967), LYSKOVTSEV (1968), LÖFFLER (1967), BREZINA (1968, 1969), ORMSBEE (1969) und WEYER (1970).

III. Erreger (Allgemeine Charakteristik der Rickettsien)

1. Definition

Die von ROCHA-LIMA im Jahre 1930 gegebene Definition der Rickettsien lautet: „Unter Rickettsien versteht man eine besondere Gruppe von mikroskopisch den Eindruck von kleinsten Bakterien erweckenden Mikroorganismen, deren morphologische Eigenschaften in ihren Hauptzügen denen des Gattungstypus *Rickettsia Prowazeki* entsprechen, bei Arthropoden als Parasiten und Symbionten ihren Hauptfundort haben und sich auf den gebräuchlichen Bakteriennährböden nicht züchten lassen“. Wesentliche Teile dieser Definition sind auch heute noch gültig. Rickettsien sind nach heutigem Wissen bakterienähnliche, pleomorphe, überwiegend gramnegative Mikroorganismen, die sich bevorzugt in Endothel- und Serosazellen von Warmblütern (besonders Säugern) und in Arthropoden vermehren und als hochspezialisierte Parasiten (mit einer Ausnahme) auf künstlichen Nährböden nicht züchtbar sind. Sie entwickeln sich intracellulär oder wenigstens in Gegenwart lebender Zellen, vermehren sich durch Querteilung und bilden keine Sporen. Der Erreger des Wolhynischen Fiebers, *Rickettsia quintana*, ist bis jetzt die einzige Rickettsienart, die auf einem künstlichen Nährboden, auf Blutagar und auch in einem flüssigen Medium, gezüchtet werden konnte (VINSON, 1966; MASON, 1970). Sie unterscheidet sich von anderen Rickettsien unter anderem auch dadurch, daß sie bisher nur in extracellulärer Lage (im Magen der Laus) gesehen wurde.

2. Systematische Stellung und Benennung

Wegen der geringen Größe (unter dem Lichtmikroskop sind die Organismen noch zu erkennen) und ihrer intracellulären Lage war die systematische Stellung der Rickettsien längere Zeit umstritten. Man rechnete sie entweder zu den „großen Viren", d.h. den Erregern der Psittacosis-Lymphogranuloma-Trachom-Gruppe (PLT-Gruppe), oder räumte ihnen eine Sonderstellung zwischen diesen Erregern und den Bakterien ein. Erst elektronenmikroskopische Studien über den Feinbau und Untersuchungen über Stoffwechsel und Chemismus der Rickettsien bewiesen ihre *Bakteriennatur*.

Im *Unterschied zu den Viren* enthalten die Rickettsien sowohl RNS als auch DNS, außerdem verfügen sie über Ribosomen. Die Vermehrung erfolgt grundsätzlich anders und unabhängig vom genetischen Apparat der Wirtszellen. Von den zur *PLT-Gruppe* gehörenden Organismen der Gattung *Clamydia (Bedsonia)* unterscheiden sie sich durch ihre einheitliche Form. Die Clamydien haben teilweise recht verschiedene, große und kleine Entwicklungsstadien, sind in membranbegrenzten Bezirken des Cytoplasmas eingeschlossen, liegen häufig in Vakuolen, kommen nur intracellulär (intraplasmatisch) vor und sind in ihrem Stoffwechsel deutlich weniger autonom als die Rickettsien.

Innerhalb der Bakterien sind die Rickettsien Angehörige einer besonderen Ordnung, der *Rickettsiales*; sie bilden hier die Familie Rickettsiaceae mit den 3 Tribus Rickettsieae, Ehrlichieae und Wolbachieae. Die Erreger der Rickettsiosen des Menschen gehören zum ersten Tribus. Da eindeutige morphologische Kriterien fehlen, werden zur Klassifizierung der Rickettsien Zellaffinität und Lage, Widerstandsfähigkeit, Wirtsspezifität, Pathogenität für Mensch und Tier und ihre Antigen-Eigenschaften herangezogen. Strittiger Punkt in der Taxonomi ist die Bewertung gewisser Merkmale als Genus-, Subgenus- und Speciescharakter.

Für die menschenpathogenen Rickettsien ist der Genusname *Rickettsia* gebräuchlich. Bei einer detaillierten Systematik werden diejenigen Rickettsien, die sich teilweise auch im Kern vermehren, zum Subgenus *Dermacentroxenus* gestellt. Sie haben auch Antigen-Verwandtschaft. Das sind die Erreger des Felsengebirgsfleckfiebers, *R. (D.) rickettsi*, des Fièvre boutonneuse, der afrikanischen und indischen Zeckenbißfieber, *R. (D.) conori*, des Sibirischen oder Asiatischen Zeckenbißfiebers, *R. (D.) sibirica*, des Zeckenbißfiebers von Queensland, *R. (D.) australis*, und der Rickettsienpocken, *R. (D.) akari*. Zu dieser Gruppe werden noch einige Rickettsien gestellt, die für den Menschen wahrscheinlich nicht pathogen sind, aber zu den pathogenen Erregern Antigen-Beziehungen haben: *R. parkeri* (Erreger der „Maculatum Disease") und *R. montana* (LACKMAN u. Mitarb., 1965). Eine weitere erst in den letzten Jahren aus einer Schildzecke isolierte Art ist *R. canada*, die auch den Kern befallen kann, aber Antigen-Beziehungen zur Fleckfiebergruppe (*R. prowazeki* und *R. mooseri*) besitzt (BURGDORFER, 1968). Hierdurch ist erneut die Frage aufgeworfen, ob, möglicherweise durch sehr lange Zeckenpassagen, Änderungen in der Antigen-Struktur auftreten und dadurch „Übergangsformen" zwischen einzelnen Arten entstehen können (BURGDORFER u. BRINTON, 1970).

Eine eigene systematische Stellung haben die Erreger des Tsutsugamushifiebers, *R. tsutsugamushi* (= *orientalis*), des klassischen Fleckfiebers, *R. prowazeki*, des murinen Fleckfiebers, *R. mooseri*, und des Wolhynischen Fiebers, *R. quintana*. Während *R. prowazeki* und *R. mooseri* sehr enge Antigen-Verwandtschaft zeigen, haben *R. tsutsugamushi* und *R. quintana* weder zueinander, noch zu den anderen

Rickettsien irgendwelche Beziehungen. Die Zuordnung von *R. quintana* zu den „echten" Rickettsien ist wegen der besonderen Eigenschaften dieses Organismus (rein extracelluläres Wachstum im Läusemagen, Züchtbarkeit auf künstlichen Nährböden, Fehlen von tierischen Reservoiren, in seinem natürlichen Vorkommen auf den Menschen und dessen Läuse beschränkt, erhöhte Resistenz) umstritten, doch stimmt der Erreger im Feinbau und Stoffwechsel mit den anderen Rickettsien weitgehend überein.

Beim *Erreger des Q-Fiebers* ist mit Rücksicht auf seine spezifischen Eigenschaften — hohe Widerstandsfähigkeit gegen chemische und physikalische Einflüsse, Ausscheidung durch den Wirt mit Exkreten und Sekreten, Übertragung beim Menschen durch Kontakt und normalerweise nicht durch Arthropoden, die nur eine Rolle bei der Übertragung unter Wildtieren und von Wild- auf Haustiere spielen, klinische Manifestation in der Lunge, fehlende Antigen-Beziehungen zu *Proteus*-Stämmen, der Erreger ist unter bestimmten Bedingungen grampositiv, hat kein lösliches Antigen und kein im Mäuseversuch nachweisbares Toxin, benutzt als Hauptenergiequelle Pyruvat, zeigt eine besondere Zusammensetzung der DNS — der Genusname *Coxiella* gebräuchlich und auch gerechtfertigt. Das Q-Fieber ist daher als „*Coxiellose*" im ersten Band dieses Werkes durch LÖFFLER (1967) gesondert abgehandelt worden.

Andere Genus- oder Subgenusnamen, z. B. *Zinssera* und *Acaroxenus* für die durch Milben übertragenen Rickettsiosen, haben sich nicht eingebürgert. Für den Erreger des Wolhynischen Fiebers ist der Genusname *Rochalimea* vorgeschlagen worden. Auch das hätte wegen der schon erwähnten besonderen biologischen Eigenschaften des Erregers eine Berechtigung, der Name wird aber nicht benutzt. Im Hinblick auf die relativ kleine Zahl von Erregern ist eine Verständigung, ein wesentliches Ziel jeder Systematik, jedoch ohne weiteres bei Benutzung eines Genusnamens *Rickettsia* gewährleistet.

Im französischen Schrifttum ist seit einer Reihe von Jahren häufig der Begriff „*Neorickettsien*" oder „Pararickettsien" verwendet worden (GIROUD u. Mitarb., 1955; JADIN u. GIROUD, 1963). Im Vordergrund standen dabei serologische Untersuchungen, vor allem die Mikroagglutination auf dem Objektträger, durch die die Autoren bei zahlreichen Patienten Infektionen mit Stämmen von „Neorickettsien" festzustellen glaubten. Eine besondere Rolle spielt in diesem Zusammenhang ein Stamm Q 18, der für die Antigenherstellung benutzt wird. Wie aus neueren Veröffentlichungen von GIROUD (1969), GIROUD u. Mitarb. (1969) und LE GAC (1971) hervorgeht, handelt es sich bei den „Neorickettsien" um Organismen, die größtenteils zur Psittacosis-Lymphogranuloma-Trachom-Gruppe (PLT-Gruppe), also zu den Clamydien, gehören und mit den eigentlichen Rickettsien im Sinne der gegebenen Definition nichts zu tun haben. Die Bezeichnung „Neorickettsien" sollte daher besser ganz vermieden werden, zumal *Neorickettsia helmintheca* schon seit längerer Zeit als Artname für einen durch Trematoden auf Hunde übertragenen pathogenen Organismus festgelegt worden ist (PHILIP u. Mitarb., 1954).

3. Morphologie, Feinbau, Biochemie, Stoffwechsel

Die Rickettsien gehören zu den kleinsten bekannten Bakterien. Sie erscheinen im Ausstrich als runde, ovale oder stäbchenförmige Gebilde, die sehr häufig paarweise („Hantelform") auftreten und manchmal Ketten bilden (Abb. 1 u. 2). Die Doppelformen sind Teilungsstadien, die Ketten stellen das Ergebnis einer raschen Teilung dar, bei welcher die Glieder noch einige Zeit in Verbindung bleiben. Sie sind besonders häufig bei Beginn der Vermehrung von *R. prowazeki* in der Kleiderlaus. In Gewebekulturen mit *R. conori* und *R. sibirica* kam es nach KOKORIN (1968) und GUDIMA u. Mitarb. (1969) unter ungünstigen Ernährungsbedingungen zur Bildung von Ketten, die bei Zusatz von Nährlösungen rasch in Einzelrickettsien zerfielen. Die Rickettsien liegen meist als kompakte Haufen oder in dichten Nestern in ihren Wirtszellen. Der *Pleomorphismus*, der eine morphologische Unterscheidung der Arten erschwert, ist bedingt durch unterschiedliche Wuchsformen in Abhängigkeit von den Wirtszellen. Er ist am ausgeprägtesten bei *R. prowazeki* (Abb. 1). Am formkonstantesten sind *R. mooseri*, *R. tsutsugamushi* und *R. quintana*. Die am häufigsten auftretenden Stäbchenformen habe eine Breite von 0,2—0,5 μ und eine Länge von 0,8—2,0 μ. Die Hantelformen erreichen bei *R. prowazeki* 1,5 μ in der Länge, Einzelglieder in Ketten werden 4—5 μ lang (WEYER u. PETERS, 1952).

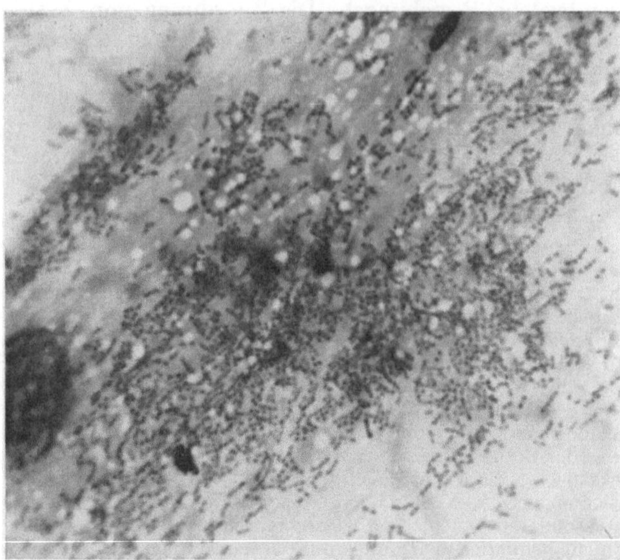

Abb. 1. *R. prowazeki* im Magenausstrich einer Kleiderlaus. (Vergr. 1350mal, Färbung nach GIEMSA)

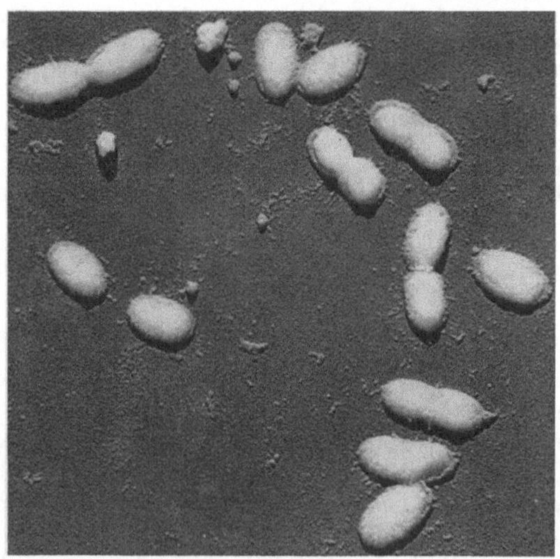

Abb. 2. *R. prowazeki* aus dem Magen einer Kleiderlaus. Elektronenoptische Aufnahme (Prof. PETERS), Pd-bedampft (Vergr. 12500mal)

Die stärkste Massenkonzentration an den *Polen* ist schon bei Untersuchung im Phasenkontrast-Mikroskop zu erkennen. Sie zeigt sich deutlich bei gefärbten Rickettsien, speziell bei Langformen, bei denen sich das blaß erscheinende Mittelstück zur Teilung einschnürt. Zur Darstellung eignen sich die Färbungen nach GIEMSA, CASTAÑEDA, MACCHIAVELLO, GIMÉNEZ (1964) und STAMP. Bei den letzten 3 Methoden färben sich die Rickettsien rot, die Zellen blau bzw. grün. Sie erlauben daher einen schnellen Erregernachweis bei spärlichem Befall, eignen sich aber nicht für den Nachweis von *R. tsutsugamushi*. Die Färbung nach GIEMSA gibt bei allen Rickettsien einen klaren und beständigen Farbeffekt, bei dem die Polendenfärbung deutlich herauskommt.

Feinbau und Biochemie der Rickettsien verdanken ihre Aufklärung verfeinerten Untersuchungsmethoden, bei denen die *Elektronenmikroskopie* eine wichtige Rolle gespielt hat und Vergleiche mit Viren, Clamydien und Bakterien naheliegend und von Interesse sind. Die ersten diesbezüglichen Untersuchungen stammen von PLOTZ u. Mitarb. (1943) und WEYER u. Mitarb. (1944). Wesentlich ergänzt und erweitert wurden sie unter anderen von VAN ROOYEN u. SCOTT (1949), WEYER u. PETERS (1952) und WISSIG u. Mitarb. (1956). Von wichtigen neueren Untersuchungen, die sich großenteils auf *Ultradünnschnitte* stützen, seien erwähnt die von ANDERSON u. Mitarb. (1965), KORDOVÁ u. ŘEHÁČEK (1964), KORDOVÁ (1965), SHKOLNIK u. Mitarb. (1966, 1971), BIRD u. Mitarb. (1967), ANACKER u. Mitarb. (1967), HANDLEY u. Mitarb. (1967), HIGASHI (1968), ARMSTRONG (1968), JADIN u. Mitarb. (1968, 1969) und SHKOLNIK u. ZATULOVSKY (1970). Diese bei verschiedenen Arten und mit unterschiedlicher Technik durchgeführten Untersuchungen dokumentieren insgesamt die Bakteriennatur der Rickettsien. Sie bestätigen aber auch in mehreren Punkten strukturell eine Übereinstimmung mit Clamydien, den Erregern der Ornithose.

Eine aus mehreren Lagen bestehende, deutlich abgesetzte *Zellwand* schließt eine protoplasmatische Masse wechselnder Dichte ein, in der sich ein als Kernäquivalent gedeutetes Netzwerk von Fibrillen und Strängen wechselnder Größe, Zahl, Dichte und Anordnung, helle Zonen und weiterhin Vakuolen und Granula finden, die wahrscheinlich z.T. Ribosomen darstellen. Das Cytoplasma ist gegenüber der Zellwand noch durch eine ebenfalls aus mehreren Schichten zusammengesetzte Plasmamembran abgeschlossen, die weniger scharf abgegrenzt ist als die dickere Zellmembran und teilweise sogar in das Cytoplasma übergeht und durch Abschnürung Organellen vortäuschen kann. JADIN u. Mitarb. (1968, 1969) fanden bei *R. prowazeki* aus der Kaninchenlunge stark granulierte und mehr homogene Gebilde. Letztere werden als Dauerformen angesehen. In den Wirtszellen liegen die Rickettsien häufig in der Nähe von Mitochondrien und Ribosomen. *R. quintana* stimmt im Feinbau grundsätzlich mit den anderen Rickettsien überein (ITO u. VINSON, 1965). Die Zellwand ist lediglich etwas dicker als bei anderen Rickettsien. Die Phasen I und II von *Coxiella burneti*, dem Erreger des Q-Fiebers, gleichen sich im Feinbau (NERMUT u. Mitarb., 1968). Auf der Zellwand von *R. prowazeki* ließ sich eine amorphe, kapselartige, durch Äther leicht zu entfernende Hülle erkennen, die möglicherweise das lösliche Antigen enthält (ANACKER u. Mitarb., 1967). Bei verschiedenen Stämmen von *R. prowazeki* konnten im Aufbau der Zellwand gewisse Unterschiede festgestellt werden.

Über *Biochemie und Stoffwechsel* der Rickettsien ist bekannt, daß sie durchweg RNS und DNS neben Kohlehydraten, Fetten und Eiweiß einschließlich freier Aminosäuren enthalten (ALLISON u. BURKE, 1962; WOOD u. WISSEMAN, 1967; WEISS u. Mitarb., 1967; PARETSKY, 1968; KORDOVÁ u. KOVÁČOVÁ, 1968). Die DNS macht ungefähr 9 % des Trockengewichts aus. Der Gehalt an RNS ist variabel, aber zwei- bis dreimal höher als der an DNS. PERKINS u. ALLISON (1963) wiesen in der Zellwand außer Polysacchariden auch Muraminsäure nach, eine für die Bakterienwand typische Substanz, die bei gramnegativen Bakterien allerdings in geringerer Konzentration vorkommt. Die Zellwand enthält ferner in gebundener Form Glucose, Galaktose, Glucuronsäure, Glucosamin, mindestens 15 verschiedene Aminosäuren und Diaminopimelinsäure (MYERS u. Mitarb., 1967). Diese Komponenten bilden 70 % der Trockensubstanz. Die Rickettsien sind zwar als intracelluläre Parasiten an den Stoffwechsel ihrer Wirtszellen gebunden und ähneln isolierten Zellpartikeln, sie besitzen jedoch einen begrenzten eigenen oxidativen Stoffwechsel und eigene enzymatische und biosynthetische Aktivitäten (BOVARNICK u. SNYDER, 1949; BOVARNICK u. MILLER, 1950; HOPPS u. Mitarb., 1956; BOVARNICK u. Mitarb., 1960; WEISS u. Mitarb., 1967; JONES u. PARETSKY, 1967; WEISS, 1968). So können sie eine der Schlüsselreaktionen im Citronensäurecyclus durchführen und sind in der Lage, unter besonderen Umständen geringe Mengen von Fett und Protein zu produzieren und bestimmte Makromoleküle *in vitro* zu synthetisieren. In Gegenwart von Glutaminsäure konnten respiratorische Tätigkeit, Oxidation von Muraminsäure und das Vorkommen von Transaminasen nachgewiesen werden. Im Grunde gleichen die Rickettsien im Stoffwechsel Bakterien, die einige Enzymsysteme behalten, aber andere verloren haben.

Wesentlich für ihre *biologische Aktivität* ist Adenosintriphosphat. Glucose wird nicht umgesetzt. Eine besondere Rolle im Stoffwechsel spielt neben Glutamin und Pyruvat das Glutamat (REES u. WEISS, 1968). *R. quintana* braucht mehr Succinat und Glutamin als andere Rickettsien, während der Stoffwechsel sonst dem der übrigen Rickettsien gleicht (HUANG, 1967). Für das Wachstum von *R. quintana* in der Kultur ist kristallisiertes Hämoglobin oder Hämin — bei aeroben Bedingungen unter erhöhtem CO_2-Druck — erforderlich, Serum ist entbehrlich (MYERS u. Mitarb., 1969). Gereinigte Suspensionen von *R. rickettsi* benötigen an erster Stelle Glutamat, außerdem Glutamin und Pyruvat. Das Gleiche gilt für *R. prowazeki*.

MYERS u. Mitarb. (1967) stellten fest, daß bei *R. mooseri* die *Plasmamembran* unabhängig von der Zellwand osmotisch aktiv und für bestimmte organische und anorganische Substanzen, z. B. NaCl und KCl, undurchlässig ist, solange die Rickettsien lebensfähig und intakt sind. Sie scheint auch beim Eindringen der Rickettsien in die Wirtszellen eine Rolle zu spielen. Durch Trypsin wird sie nicht angegriffen, jedoch durch Tiefkühlung und längere Zeit dauernde Reinigungsprozesse außer Funktion gesetzt. Für die respiratorische Aktivität, Infektiosität, Toxizität, Virulenz und die hämolytischen Eigenschaften spielt Diphosphopyridinnukleotid eine besondere Rolle. Die Wirtszellen steuern wahrscheinlich außerdem noch Glutamat, Pyruvat, Aminosäuren und Koenzym A bei. Die biologischen Aktivitäten, die z. B. durch Einfrieren und Auftauen oder Haltung der Rickettsien in isotonischer wäßriger Salzlösung bei 0° C schnell verlorengehen, können durch Zugabe von Glutamat, DPN und Koenzym A bei 34° C teilweise zurückgewonnen werden (BOVARNICK u. ALLEN, 1957; GUARDIOLA u. PARETSKY, 1958). Nach Feststellungen von WOOD u. WISSEMAN (1967) enthält die Zellwand mehr und effektiveres Antigen als die ganzen Rickettsien oder das Cytoplasma allein. Die Zellwand bildet 19—23% der Trockensubstanz der Rickettsien.

4. Zellbefall, Vermehrung, Resistenz, Toxinbildung, Virulenzunterschiede und Antigen-Beziehungen

Trotz wesentlicher Fortschritte unserer Kenntnisse, speziell in bezug auf physikalische und chemische Eigenschaften der Rickettsien und der Funktionen der Zellwand, bleiben noch viele Fragen offen (WISSEMAN, 1968; BREZINA, 1969), z. B. über die Toxizität und Interferenz (KAZÁR, 1969). Es steht fest, daß Rickettsien Interferon oder ähnliche Substanzen produzieren bzw. ihre Bildung induzieren können. Solche Substanzen, welche die Vermehrung bestimmter Viren hemmen konnten, fanden z. B. HOPPS u. Mitarb. (1964) in Gewebekulturen (Hühnerembryonalgewebe) von *R. tsutsugamushi*. Ungeklärte Fragen betreffen auch das Eindringen der Rickettsien in die Wirtszellen und die Vermehrung. Die intracelluläre Lage ist verknüpft mit einem besonders hohen Permeabilitätsgrad für bestimmte größere Metaboliten der Wirtszellen. Nach KORDOVÁ (1965), die den Zellbefall durch Rickettsien (*R. prowazeki* und *C. burneti*) in der Kultur studiert hat, erfolgt das Eindringen möglicherweise durch Pinocytose. Wahrscheinlicher ist aber Phagocytose oder ein aktives Eindringen der Rickettsien in die Wirtszellen, wobei die Temperatur und das umgebende Medium ebenfalls eine Rolle spielen dürften. Im Verlaufe des in wenigen Stunden ablaufenden Prozesses ließ sich ein starker Formwandel der Rickettsien konstatieren. 2 Std nach der Infektion fanden sich die Rickettsien in cytoplasmatischen Vakuolen. Erst nach 12—24 Std waren sie wieder in ihrer typischen Form und in Vermehrungsstadien zu erkennen.

Bei *C.burneti* ist sogar an eine Auflösung und Neubildung der Organismen und an einen ähnlichen Vermehrungsmodus wie bei Clamydien gedacht, doch sind diese Verhältnisse noch nicht eindeutig abgeklärt. Diese Beobachtungen stehen im Zusammenhang mit den Untersuchungen von KORDOVÁ (1960) über die filtrierbaren Partikel von *C.burneti*, die entweder ein Nebenprodukt oder ein obligatorisches Vermehrungsstadium sein könnten. Auch bei *C.burneti* ist der häufigste *Vermehrungsmodus* die Querteilung (STELZNER u. LINSS, 1968), wie er bei allen übrigen Rickettsien außer Zweifel steht. Das hat bereits WOLBACH (1919) eindeutig gezeigt. Die in den Organ- oder Kulturausstrichen auffälligen und vorherrschenden Doppel- oder Hantelformen sind nichts anderes als Teilungsstadien. SCHAECHTER u. Mitarb. (1957) konnten in der Gewebekultur die Teilung lebender *R.rickettsi* und *R.tsutsugamushi* unter dem Phasenkontrastmikroskop verfolgen, COHN u. Mitarb. (1959) das Eindringen von *R.tsutsugamushi* in die Zellen. Die Vermehrung von *R.tsutsugamushi* in der Gewebekultur wurde von HOPPS u. Mitarb. (1959) eingehend studiert. Neuere lichtoptische und elektronenmikroskopische Untersuchungen über die Vermehrung von *R.prowazeki* wurden von KORDOVÁ (1965), KORDOVÁ u. Mitarb. (1965), KOVÁČOVÁ u. KORDOVÁ (1966) und KORDOVÁ u. KOVÁČOVÁ (1968) durchgeführt. Weitere Beobachtungen über die Vermehrung von *R.prowazeki*, *R.mooseri*, *R.conori* und *R.akari* in der Gewebekultur (Zeckengewebe) stammen von ŘEHÁČEK u. Mitarb. (1968). Die Vermehrung ist besonders intensiv in Zellen, die sich rasch teilen. Eine Generation erstreckt sich auf ungefähr 18 Std.

Die bisher als feststehend geltende und zur Definition der Rickettsien gehörende Ansicht, daß diese Organismen unbeweglich sind, ist durch Untersuchungen von KOKORIN u. RYBKINA (1966), KOKORIN (1968) und GUDIMA u. Mitarb. (1969) erschüttert worden. Die sowjetischen Forscher stellten bei *R.conori* und *R.sibirica* in der Gewebekultur eine starke *Beweglichkeit* der Rickettsien fest, wobei nicht geklärt werden konnte, ob es sich um eine aktive oder passive Bewegung handelte. Die beweglichen, stäbchenförmigen Organismen werden als vegetative Formen, die runden, unbeweglichen als Ruheformen angesprochen. Letztere sind vielleicht für die jahrelange Persistenz von Rickettsien im Wirtsorganismus verantwortlich. Zu erwähnen ist schließlich noch, daß BURGDORFER u. ORMSBEE (1968) bei Benutzung fluorescierender Antikörper „*Geißelformen*“ von *R.prowazeki* in der Hämolymphe von experimentell infizierten Zecken fanden.

Es wird angenommen, daß Genom und Stoffwechselintegrität der Rickettsien während der Teilungsvorgänge weitgehend unverändert erhalten bleiben und das Genom der Wirtszellen dabei unbeteiligt ist. Die *Eigenschaften* der Rickettsien können als *konstant* angesehen werden, und das gilt auch für die noch zu erörternden Antigen-Differenzen bei Stämmen von *R.tsutsugamushi* und die Virulenzunterschiede und -schwankungen der Stämme von *R.rickettsi* ebenso wie für die Phasenvarianten von *C.burneti*. Diese sind als phänotypische Erscheinungen zu bewerten (DOWNS, 1968), die, wie andere Eigenschaften von Rickettsien, durch Umwelteinflüsse, also auch experimentell, nur vorübergehend geändert werden können. Ein Übergang von einer Art in die andere, z.B. von *R.prowazeki* in *R.mooseri* oder gar *R.conori* und umgekehrt, wie ihn GIROUD u. Mitarb. (1953) und GIROUD u. CAPPONI (1968) für möglich halten, und eine experimentelle Überführung von *R.prowazeki* in *R.mooseri*, wie sie PRICE u. Mitarb. (1958) schon früher erreicht zu haben glaubten, erscheint aufgrund aller sonstigen Beobachtungen und Kenntnisse über Rickettsien unwahrscheinlich. Dagegen sind spontan aufgetretene Mutanten bekanntgeworden, z.B. bei dem Stamm E von *R.prowazeki* aus Madrid, der durch eine geringe Virulenz und Pathogenität charakterisiert und daher zur Herstellung von Impfstoff verwendet worden ist.

Wachstum und Vermehrung der Rickettsien sind an lebende Zellen gebunden. Überwiegend erfolgt die Vermehrung intracellulär. Von *R.quintana* ist nur extracelluläre Vermehrung im Läusemagen bekannt. In der Hämolymphe der Laus können sich auch alle anderen Rickettsien extracellulär vermehren (WEYER, 1968). Im Experiment wurde sogar eine extracelluläre Vermehrung von *R.mooseri* im Magen der Laus beobachtet (WEYER, 1971). Die Stämme verloren damit ihre Pathogenität für Warmblüter und verhielten sich ganz ähnlich wie *R. quintana*. Die Angehörigen der „Spotted fever-Gruppe“ (*R.rickettsi*, *R.conori*, *R.sibirica*, *R.australis* und *R.akari*) befallen unter bestimmten Bedingungen neben dem Cytoplasma auch die Kerne, um sich hier weiter zu vermehren. Am häufigsten ist intranucleäre Vermehrung bei *R.rickettsi* beobachtet worden, genauer elektronenmikroskopisch untersucht bei *R. rickettsi* durch Burgdorfer u. Mitarb. (1968) und bei *R. conori* und *R. sibirica* in der Gewebekultur von Kokorin u. Rybkina (1966) und von Kokorin (1968).

Die meisten Rickettsien zeigen eine besondere *Affinität zu bestimmten Zellen.* In den übertragenden Insekten sind es die Zellen des Magenepithels, im Säugerwirt vor allem die Endothelzellen der Capillaren und kleineren Venen und Arterien, nach intraperitonealer Übertragung auf Versuchstiere die Serosazellen (Abb. 3), nach intranasaler Übertragung auch die Epithelzellen der Bronchiolen und Alveolen. In die Endothelzellen der Gefäße dringen die Rickettsien über die Adventitia ein, die zuerst angegriffen wird (Le Gac u. Arquié, 1967).

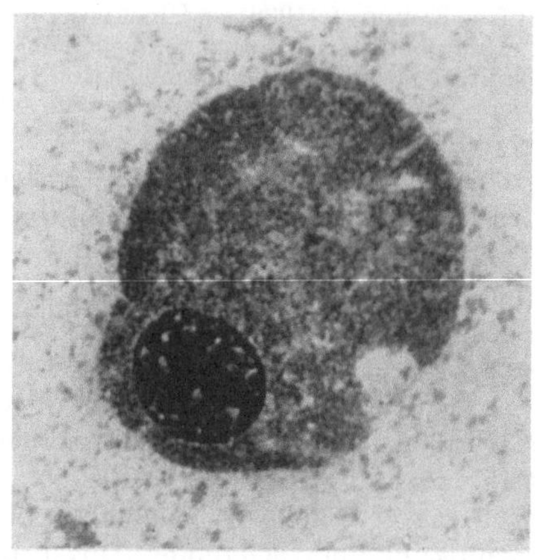

Abb. 3. *R. mooseri* aus dem Peritonealexsudat einer Maus. Die Rickettsien füllen das Cytoplasma einer Epithelzelle völlig aus („Mooser-Zelle"). (Vergr. 1000mal, Färbung nach Giemsa)

In feuchtem Zustand, z.B. in Blut und Gewebe, sind alle Rickettsien, mit Ausnahme von *C. burneti*, sehr empfindlich. Normalerweise werden sie bei 50°C schon in 15 min getötet. Temperaturen von 56°C wirken in 30—45 min sicher tödlich, Temperaturen von 39—45°C in 60—90 min. Bei 2—4°C bleiben die Erreger 1—2 Tage lebensfähig, bei 37°C gehen sie in wenigen Stunden ein, bei Zimmertemperatur spätestens in einigen Tagen. In einem Medium aus Wasser, Meerschweinchenblut, Serum und Organextrakt blieben bei +4 bis —20°C *R. prowazeki* 7 Tage und *R. conori* 5 Tage am Leben (Noury, 1964). Besonders empfindlich ist *R. tsutsugamushi*. Größere Widerstandsfähigkeit besitzen die Rickettsien in trockenen Läusefäzes. *Temperatur und Luftfeuchtigkeit* beeinflussen jedoch die Überlebenszeit. Bei einem Vergleich von *R. prowazeki*, *R. mooseri* und *R. quintana* war *R. mooseri* am empfindlichsten (Weyer, 1961). Bei Zimmertemperatur und unter natürlichen Feuchtigkeitsbedingungen blieben *R. mooseri* 2 Wochen, ausnahmsweise 31 Tage am Leben, *R. prowazeki* bis zu 38 Tagen, *R. quintana* bis zu 129 Tagen. Bei einer Temperatur von 4—5°C betrug die Lebensdauer von *R. mooseri* 100, ausnahmsweise sogar 134 Tage, von *R. prowazeki* 200 Tage, von *R. quintana* über 2 Jahre.

Für die Verarbeitung und *Konservierung* von Rickettsien aus Tierpassagen oder Kulturen eignen sich besonders Bouillon, Magermilch oder ein Spezialmedium „Sukrose PG" (Bovarnick u. Mitarb., 1950). Werden Rickettsien in Suspensionen oder Organen in geschlossenen Glasampullen bei —70°C aufbewahrt, so bleiben sie mindestens 16 Jahre lebend. Wichtig ist, daß das Material vor der weiteren Verarbeitung rasch aufgetaut wird. Bei langsamem Auftauen treten starke Verluste ein. Sehr gebräuchlich ist die *Lyophilisierung*, d.h. eine rasche Trocknung der tiefgefrorenen Erreger im Vakuum. In dieser Form bleiben die Rickettsien, in Glasampullen eingeschlossen und bei 5°C aufbewahrt, ebenfalls jahrelang lebensfähig. Bei der Gefriertrocknung geht ein großer Teil der Rickettsien zugrunde, aber ein bestimmter Prozentsatz überlebt. *R.mooseri* behielt in getrockneten Flohfäzes, die in Ampullen im Vakuum eingeschlossen waren, seine Vermehrungsfähigkeit für 8—9 Jahre (BLANC u. ASCIONE, 1961).

Die üblichen *Desinfizienzien*, z.B. Formalin, Phenol und Merthiolat, sind bei der Labilität der Rickettsien (Ausnahme *C.burneti*) gut wirksam, 0,1 %iges Formalin und 0,5 %iges Phenol beseitigen die Infektiosität von rickettsienhaltigen Suspensionen in spätestens 24 Std. Das Desinfektionsmittel „Tego", ein oberflächenaktives Amphotensid, tötet die Erreger (*R.prowazeki* und *R.mooseri*) in 5 min ab (WEYER, 1950). Ultraviolettes Licht zerstört die Rickettsien bei Einhaltung bestimmter physikalischer Bedingungen in wenigen Minuten.

In fast allen Rickettsien ist ein *Toxin* nachgewiesen worden, zuerst bei *R.mooseri* (GILDEMEISTER u. HAAGEN, 1940), später bei *R.rickettsi* (BELL u. PICKENS, 1953) und auch anderen Rickettsien, das nach intravenöser Verabfolgung weiße Mäuse unter Symptomen von Dyspnoe, Apathie, Konvulsionen und manchmal spastischer Lähmung der hinteren Extremitäten innerhalb weniger Stunden tötet. Bei *C.burneti*, *R.akari* und *R.australis* wurde bisher noch kein Toxin gefunden. Das an die lebenden Rickettsien gebundene Toxin ist hitzelabil und wird durch Formalin und Äther schnell zerstört. Die Empfänglichkeit von Versuchstieren für eine Infektion läuft nicht parallel mit der Empfindlichkeit für das Toxin. Der Toxicitätsgrad schwankt je nach der Virulenz der Stämme, ist aber nicht mit der Virulenz identisch. Das Rickettsientoxin macht die Gefäßwände durchlässig und führt zur Eindickung des Blutes und einer Änderung des Blutvolumens (NEVA u. SNYDER, 1955; GREISMAN u. WISSEMAN, 1958).

Konzentrierte Suspensionen lebender Rickettsien haben *in vitro* einen hämolytischen Effekt auf die roten Blutkörperchen von Säugern, z.B. von Kaninchen und Schafen (SNYDER u. Mitarb., 1954; CHANG u. Mitarb., 1954). Der ebenfalls an die Rickettsien gebundene *hämolytische Faktor* ist entweder im Toxin enthalten oder mit ihm identisch. Er stimmt in seinem Titer im Mäuseversuch mit der toxischen Wirkung überein. Toxische und hämolytische Wirkung können durch spezifische Antikörper im Serum neutralisiert werden. Dieses Verhalten läßt sich auch für diagnostische Zwecke benutzen.

Bei einigen Rickettsienarten und -stämmen sind Virulenzunterschiede und -schwankungen gegenüber empfänglichen Versuchstieren bekannt. Meist handelt es sich hier um spezifische Eigenschaften bestimmter Stämme. Unter *Virulenz* ist dabei die Summe der Eigenschaften zu verstehen, die die Schwere der Infektion bei einem empfänglichen Wirt bestimmen. Dazu gehören unter anderem Eindringungsfähigkeit, Befall bestimmter Organe, Vermehrungsintensität und Produktion toxischer Substanzen, die sich auch in der Pathogenität auswirken. Die Virulenz läßt sich experimentell nur geringfügig variieren und ist offenbar als genetische Eigenschaft an Feinbau und Stoffwechsel der Rickettsien gebunden. Virulenzunterschiede sind besonders bei Stämmen von *R.rickettsi* und *R.tsutsugamushi* bekannt und auch zur Einteilung der Stämme benutzt worden (vgl. S. 70/71 u. 104). Virulenzänderungen treten außerdem häufig nach längerer Haltung der Rickettsien in Versuchstieren oder Dottersackkulturen auf. Meistens liegt eine Abschwächung der Virulenz vor. Ein spanischer Stamm von *R.prowazeki* verlor nach 16—20 Dottersackpassagen die Pathogenität für Meerschweinchen, Affen und den Menschen, ohne seine immunisierenden Eigenschaften zu ändern. Hier handelte es sich offenbar um eine echte Mutation. Dieser E (= Espagne)-Stamm ist zur Herstellung eines wirksamen Impfstoffes gegen klassisches Fleckfieber benutzt worden. BALAEVA (1969) stellte übrigens bei diesem Stamm eine Zunahme der Virulenz durch längere kontinuierliche Haltung in der Mäuselunge fest.

Außerdem sind schon lange *Virulenzunterschiede* bei ein- und demselben Stamm von *R.rickettsi* bekannt (SPENCER u. PARKER, 1923). Die Stämme treten in der übertragenden Zecke zunächst in einer avirulenten Phase auf und gehen durch Fütterung der Zecken an einem Warmblüter oder durch eine Temperaturerhöhung in die virulente Phase über. Die hormonellen Einflüsse, die in der Zecke die Wandlung auslösen, lassen sich *in vitro* durch Diphosphopyridinnukleotid und das Koenzym A erreichen, während durch Para-Aminobenzoesäure die virulente Phase in die avirulente übergeführt werden kann (WEISS, 1960). Auf der gleichen Basis beruhen Versuche zur Inaktivierung und Reaktivierung von Rickettsien (*R. prowazeki* und *C. burneti*), die BOVARNICK u. ALLEN (1957) und GUARDIOLA u. PARETSKY (1958) vornahmen.

Eine Infektion mit Rickettsien löst in dem befallenen Warmblüter normalerweise Abwehrmechanismen aus, die als *Antikörper* mit den gebräuchlichen und teilweise in den letzten Jahren verfeinerten und erweiterten serologischen Methoden oder im Tierversuch nachgewiesen werden können. Die Abwehrmechanismen sind auch für die in der Regel Jahre oder Jahrzehnte anhaltende Immunität bei Rickettsiosen verantwortlich (ZDRODOVSKY, 1968). Eine besondere Rolle spielen die komplementbindenden, agglutinierenden und toxinneutralisierenden Antikörper, deren Feststellung im Serum durch die indirekte Immunofluorescenz (SHEPARD u. GOLDWASSER, 1960; BURGDORFER, 1961; ELISBERG u. BOZEMAN, 1966; CAPPONI, 1966; BOZEMAN u. ELISBERG, 1967; KORDOVÁ u. KOVÁČOVÁ, 1967) methodologisch ergänzt und erleichtert worden ist. Für die Ermittlung agglutinierender Antikörper ist in größerem Umfang die Methode der Mikroagglutination auf dem Objektträger benutzt worden (GIROUD u. GIROUD, 1944; FOLIGUET u. Mitarb., 1962; FISET u. Mitarb., 1969). Am gebräuchlichsten und wohl auch am zuverlässigsten ist die Komplementbindungsreaktion.

Der Nachweis von Antikörpern hat in erster Linie *diagnostische Bedeutung*, ermöglicht eine Differentialdiagnose und wird auch zur Aufklärung der geographischen Verbreitung einer Rickettsiose nach Überstehen der Krankheit (die Antikörper können sich jahrelang im Serum halten) sowie zur Ermittlung von tierischen Reservoiren mit herangezogen. Von besonderem Interesse sind dabei die *komplementbindenden Antikörper*, die wegen des Vorhandenseins von gemeinsamen Antigenkomponenten Rückschlüsse auf die verwandtschaftlichen Beziehungen zwischen einzelnen Rickettsienarten erlauben und auch als Grundlage einer Einteilung der Rickettsiosen benutzt werden, wobei man die umfangreiche Gruppe der alt- und neuweltlichen Zeckenbißfieber einschließlich Rickettsienpocken, das murine und klassische Fleckfieber und als Rickettsiosen sui generis, die weder untereinander noch zu den anderen Rickettsiosen Beziehungen haben, das Wolhynische Fieber, das Tsutsugamushifieber und das Q-Fieber unterscheidet. Mehrere Stämme von *R. tsutsugamushi* zeigten hier erhebliche antigene Unterschiede, wodurch die praktische Diagnostik mit Hilfe der KBR erschwert wird.

Neben spezifischen Agglutininen werden bei den meisten Rickettsiosen (Ausnahmen Rickettsienpocken, Wolhynisches Fieber und Q-Fieber) im Serum noch *Agglutinine* gegen bestimmte *Proteus-Bakterien* gebildet, die bei Verwendung der Stämme OX 19, OX 2 und OX K (Kingsbury) als WEIL-FELIX-*Reaktion* in der Diagnostik, speziell bei Tsutsugamushifieber, erhebliche Bedeutung haben. Es handelt sich hier um keine spezifische Reaktion (man findet die Agglutinine auch nicht bei allen Patienten), sondern um ein heterologisches Phänomen, das auf bestimmten Antigenbeziehungen zwischen den Bakterien und Rickettsien beruht.

Zum Nachweis von agglutinierenden und komplementbindenden Antikörpern im Serum benutzt man *Antigene*, die aus gereinigten, konzentrierten Rickettsiensuspensionen verschiedener Herkunft (Dottersack, Säugerlunge, Gewebekultur) hergestellt werden. Man unterscheidet ein lösliches, also gelöste Bestandteile von Rickettsien enthaltendes Antigen und ein unlösliches, an die Rickettsienkörper gebundenes Antigen. Das lösliche Antigen kann Komponenten enthalten, die mehrere Arten gemeinsam besitzen und für die verwandtschaftlichen Beziehungen dieser Arten sprechen. Das lösliche Antigen wird daher auch als unspezifisches oder gruppenspezifisches, das unlösliche als typen- oder artspezifisches Antigen bezeichnet. Die Übereinstimmung der Antigen-Struktur geht bei manchen Arten so weit, daß sie sich auch mit Hilfe artspezifischer Antigene nicht eindeutig bestimmen lassen. In den meisten Fällen ist aber eine Unterscheidung möglich, weil die Reaktionen auf der Höhe der Antikörperbildung mit dem homologen Antigen einen höheren Titer erreichen. In unsicheren Fällen leisten Tierversuche (mit Meerschweinchen und Mäusen) in Kreuzimmunitäts- und Neutralisationstesten wertvolle Hilfe. Besonders wichtig ist der Neutralisationstest, der dazu dient, die sehr spezifischen Antitoxine, die sich ebensolange im Blut halten wie die komplementbindenden Antikörper, zu erfassen. Jedoch fanden BELL u. Mitarb. (1969) toxinneutralisierende Antikörper auch in Seren von Menschen und Affen, die nie Kontakt mit dem Erreger *R. mooseri* gehabt hatten; sie deuten ihr Vorkommen in diesem Fall als unspezifisch.

Auf die mit Hilfe dieser Untersuchungen ermittelten verwandtschaftlichen Beziehungen zwischen bestimmten Rickettsienarten und -stämmen und die Möglichkeiten einer exakten Bestimmung soll bei Beschreibung der Erreger der einzelnen Rickettsiosen näher eingegangen werden. Die Beobachtungen und Versuche sollten aber über die praktischen Fragestellungen der Diagnostik und Immunologie hinaus auch dazu dienen, Einblicke in die physikalisch-chemischen Eigenschaften der Antigene und deren Beziehungen zu bestimmten Ultrastrukturen der Rickettsien zu gewinnen. Hier weisen unsere Kenntnisse noch erhebliche Lücken auf, wie BREZINA (1968) in einem Aufsatz über Fortschritte im Studium der Rickettsienantigene betont. Abgesehen von den Untersuchungen über die Antigen-Beziehungen der Erreger der Zeckenbißfieber und der verschiedenen Stämme von *R. tsutsugamushi* beziehen sich die meisten Arbeiten auf den Erreger des Q-Fiebers, *C. burneti*.

Die für die *Bildung von Antikörpern* verantwortlichen Substanzen (Protein-Kohlehydrat-Komplexe variabler Zusammensetzung) scheinen in oder auf der Zellwand zu liegen (PERKINS u. ALLISON, 1963; FRYGIN, 1966; WOOD u. WISSEMAN, 1967). ANACKER u. Mitarb. (1967) wiesen auf der Zellwand von *R. prowazeki* eine unregelmäßig geformte, kapselartige Hülle nach, die sich mit Äther leicht ablösen läßt und in der sie das lösliche Antigen gelagert vermuten. ORMSBEE u. Mitarb. (1968) konnten Antikörper gegen *R. prowazeki* und *C. burneti* beim Meerschweinchen in bestimmten Gammaglobulin-Fraktionen lokalisieren. Für die Analyse des löslichen Antigens speziell bei *R. prowazeki* sind auch der Doppelgel-Diffusionstest und die Immunelektrophorese mit herangezogen worden (FRYGIN, 1963; BALAEVA u. NIKOLSKAYA, 1966), die interessante Teilergebnisse gebracht und neue Fragestellungen eröffnet haben.

5. Kultur, Verhalten in Kalt- und Warmblüterwirten

Abgesehen von der gleich zu schildernden Haltung in natürlichen und experimentellen Wirten lassen sich Rickettsien in der *Gewebekultur* züchten. Benutzt werden dazu unter anderen Hühnerembryonalgewebe, Rattenfibroblasten, Lymphosarkomzellen, Hela-Zellen und verschiedene Mesodermalgewebe vom Säuger. Die Gewebekultur eignet sich wohl zum Studium bestimmter biologischer Eigenschaften, nicht aber zur Produktion großer Rickettsienmengen. Das liegt zum Teil daran, daß die Medien, die für die Zellproliferation günstig oder nötig sind, die Vermehrung der Rickettsien hemmen. In den letzten Jahren sind Gewebekulturen von Schildzecken mit bestem Erfolg für die Züchtung verschiedener Rickettsien (*R. prowazeki*, *R. mooseri*, *R. conori*, *R. akari*) herangezogen worden (ŘEHÁČEK u. Mitarb., 1968). Bei Zellkulturen hat sich zum Nachweis der Rickettsien das Plaque-Testsystem bewährt (MCDADE u. Mitarb., 1969).

Einen sehr wesentlichen Fortschritt bedeutete die Entdeckung, daß sich die Rickettsien im Dottersack des Hühnerembryos züchten lassen, die auf Cox (1938, 1941) zurückgeht. Die *Dottersackkultur* hat die meisten anderen Zuchtverfahren verdrängt und bildet heute die einfachste und gebräuchlichste Methode zur Gewinnung größerer Rickettsienmengen für Stoffwechseluntersuchungen, Antigen- und Impfstoffherstellung oder andere Zwecke. Verwendet werden dafür 6—7 Tage alte Embryonen. Nach der Beimpfung durch die Schale werden die Eier noch einige Zeit bei 34—36° C bebrütet. Dottersackmembranen, die mit *R. prowazeki* infiziert waren, enthielten über 10^9 lebende Rickettsien pro ml. Die Rickettsien können mit Blut oder Organbrei direkt in den Dottersack übertragen werden. Die Dottersackkultur hat auch entscheidenden Einfluß auf die Entwicklung spezifischer Therapeutica gehabt (JACKSON, 1951).

R.quintana wächst weder in der Gewebekultur noch in vergleichbarer Form und Intensität im Dottersack. Doch ist bei diesem Erreger die Kultur auf einem künstlichen Nährboden aus Blutagar gelungen (VINSON, 1966). Sie erfolgt bei 37°C und einem CO_2-Gehalt der Luft von 5%. MASON (1970) beobachtete eine Vermehrung auch in einem flüssigen Medium unter Zusatz von Serum aus Kalbsfeten. Sonst läßt sich *R.quintana* nur im Magen der Kleiderlaus züchten ebenso wie in der Hämolymphe der Laus, in der sich auch alle anderen Rickettsien intensiv vermehren, und zwar, wie schon erwähnt, überwiegend extracellulär. Außerdem entwickeln sich alle Rickettsien (mit Ausnahme von *R.tsutsugamushi*) in den Magenzellen der Laus (WEYER, 1964). Bei der Kleinheit der Objekte eignen sich diese Kulturverfahren aber nicht zu einer Massenproduktion von Rickettsien, obwohl Läusemägen viele Jahre mit Erfolg zur Herstellung eines Impfstoffes gegen klassisches Fleckfieber benutzt worden sind. Läuse können mit Hilfe feiner Glaskanülen experimentell rektal nach der Methode von WEIGL (1920) und intracölomal infiziert werden.

Natürliche Wirte der Rickettsien sind bestimmte Arthropoden (PHILIP u. BURGDORFER, 1961), und zwar Milben, Zecken, Flöhe und Läuse, ferner kleinere Wildsäuger (besonders Nagetiere), in beschränktem Umfang Haustiere (Q-Fieber). Den Wirtswechsel bei den Warmblütern besorgen Arthropoden, die auch als Überträger auf den Menschen und beim Menschen dienen. Der Mensch bildet für die meisten Rickettsienarten einen entbehrlichen Zufallswirt. Für klassisches Fleckfieber und Wolhynisches Fieber ist er allerdings der wichtigste, wenn nicht sogar der einzige Warmblüterwirt. Zecken sind nicht nur Überträger von Rickettsien, sondern fungieren neben den Wildsäugern als zusätzliche Reservoire, zumal sie eine lange Lebensdauer haben. Das trifft für die ganze Gruppe der Zeckenbißfieber zu. Von Interesse ist der Nachweis von komplementbindenden Antikörpern gegen Zeckenbißfieber (und Q-Fieber) in Primaten (KALTER u. Mitarb., 1970).

Die Beziehungen der *Zecken* zu Rickettsien und Rickettsiosen sind von HOOGSTRAAL (1967) in ihren wichtigsten Aspekten zusammenfassend behandelt worden. In einer Übersicht über das Phänomen der Weiterleitung von Krankheitskeimen von einem Entwicklungsstadium zum anderen und über die Ovarien auf die nächste Generation sind BURGDORFER u. VARMA (1967) speziell auf das Verhalten von Rickettsien in Zecken näher eingegangen. Zecken werden häufig auch bei experimentellen Untersuchungen von Rickettsien benutzt und lassen sich leicht künstlich infizieren (WEYER, 1967). In der Zecke befallen die Rickettsien zunächst die Magenzellen. Von hier aus dringen sie unter ständiger Vermehrung in die übrigen Organe einschließlich Speicheldrüsen und Keimdrüsen ein, ohne daß die Wirte hierdurch erkennbar geschädigt werden. Ausgeschieden werden die Rickettsien mit dem Kot und vor allem mit dem Speichel. Ob eine Zecke infiziert ist, läßt sich leicht durch Untersuchung der Hämolymphe feststellen (BURGDORFER, 1970; ŘEHÁČEK u. Mitarb., 1971).

Besondere biologische Bedeutung hat der *Befall der Ovarien*. Die betreffenden Weibchen legen bereits infizierte Eier ab, und die sich daraus entwickelnden Zecken der nächsten Generation können die Rickettsien übertragen, ohne erst an einem infizierten Warmblüter saugen zu müssen. Diese Form der Rickettsienweitergabe, die auch als transovarielle Übertragung bezeichnet wird, kommt bei allen Zeckenbißfiebern vor. Sie trifft aber auch für die Übertragung des Tsutsugamushifiebers durch Milbenlarven zu.

Im *Floh* vermehren sich die Rickettsien in den Magenzellen, gelangen bei der Sekretion oder mit zerstörten Zellen ins Magenlumen und mit dem Kot nach außen. Da nicht alle Zellen infiziert sind und die ausfallenden Zellen ersetzt werden können, zeigt der Floh keine Schädigung und bleibt zeitlebens Rickettsienausscheider. Bei der *Laus* führt dagegen die Infektion mit *R.prowazeki* (und auch mit anderen Rickettsien nach experimenteller Inokulation) innerhalb weniger Tage zu einem Befall der gesamten Magenschleimhaut, die nicht mehr regeneriert werden kann. Die infizierten Läuse gehen in der Regel in 1—2 Wochen ein. Auch in diesem Fall können die Rickettsien nur mit den Faeces den Körper der Laus verlassen. Weder die Speicheldrüsen noch die Ovarien werden befallen. Bei der Kleiderlaus ließ sich nur experimentell ein Befall der Eier mit *R. rickettsi* erzielen (Weyer, 1962). Im trockenen Läusekot sind die Rickettsien wesentlich widerstandsfähiger als in jedem anderen Medium (vgl. S. 10). Auch *R. quintana* wird in der gleichen Form mit dem Kot der Läuse ausgeschieden und gelangt über Hautverletzungen oder durch die Schleimhäute in einen neuen Wirt. Da sich diese Rickettsien nur extracellulär (auf den Epithelzellen und im Magenlumen) vermehren, werden die Läuse nicht beeinträchtigt und scheiden bis zu ihrem natürlichen Tode mit dem Kot die Erreger aus.

Zu den wichtigsten natürlichen Wirten der Rickettsien gehören zahlreiche *Nagetierarten*, darunter Ratten und Mäuse. Über das Verhalten der durch Zecken übertragenen Rickettsien in den natürlichen Wirten ist relativ wenig bekannt. Wahrscheinlich kommt es hier, wie entsprechende Experimente gezeigt haben, nur zu einer kurzfristigen, selten tödlichen Erkrankung, jedoch zu einer mehrere Tage dauernden Rickettsiämie, welche die Voraussetzung für die Übertragung der Rickettsien auf neue Wirte bildet (Burgdorfer u. Mitarb., 1966; Lundgren u. Thorpe, 1966). Unter den zahlreichen für Rickettsien empfänglichen Versuchstieren stehen ebenfalls Nagetiere und hier Meerschweinchen an erster Stelle. Außerdem werden Mäuse, Ratten, Baumwollratten, Gerbillen und Hamster, in begrenztem Umfang auch Affen und Kaninchen, als Versuchstiere verwendet. Die Tiere können subcutan, intracerebral, intranasal, intravenös und intraperitoneal inokuliert werden. Am gebräuchlichsten ist die intraperitoneale Inokulation. Die Reaktionen hängen ab von der Art und dem Alter der Tiere, dem Inokulationsmodus, der Infektionsdosis, dem Toxingehalt und der Virulenz der Stämme. Letztere kann stammspezifisch sein oder sich in Abhängigkeit von Umweltfaktoren ändern.

Nach *intranasaler Inokulation* (die Tiere atmen im leichten Ätherrausch die auf die Nasenöffnungen gebrachten, in Flüssigkeit suspendierten Rickettsien ein) resultiert bei den Versuchstieren innerhalb weniger Tage eine tödlich endende Pneumonie. Das Verfahren wurde zuerst von Castañeda (1939) und von Durand u. Sparrow (1940) erprobt und beschrieben. Auch größere Säuger, z.B. Hunde, Schafe und Ziegen, können auf diese Weise infiziert werden. Da es in der Lunge zu einer raschen und intensiven Rickettsienvermehrung kommt, kann die Methode zur Gewinnung von Rickettsien für Impfstoff- und Antigenbereitung benutzt werden. Die Erreger sind in Tupfpräparaten der kranken Lunge leicht und meist in großer Zahl nachzuweisen.

Auf eine *intraperitoneale Inokulation* mit *R. mooseri*, *R. akari* und *R. tsutsugamushi* reagieren Mäuse nach 3—8 Tagen mit einer häufig tödlich verlaufenden Peritonitis, bei der vermehrtes, fadenziehendes Peritonealexsudat charakteristisch ist. In den Ausstrichen des Exsudats sind die Rickettsien am sichersten nachzuweisen. Sehr auffällig sind die mit *R. mooseri* vollgestopften und vergrößerten Zellen, die sogenannten *Mooser-Zellen* (Abb. 3). Für *R. tsutsugamushi* sind kleine Erregerkolonien in der Nähe des Kernes der nicht erkennbar veränderten Epithelzellen typisch (Abb. 4). *R. akari* ist diffus und locker in den stark vakuolisierten Zellen verteilt. Auch in Ausstrichen des fibrinösen Belages auf Milz und Leber oder in Tupfpräparaten dieser Organe finden sich Rickettsien, die hier in den Zellen des Reticuloendothels sitzen. Bei kontinuierlicher Haltung der Stämme werden für die Passagen, die durchschnittlich alle 5 Tage vorgenommen werden müssen, außer frischem Blut Suspensionen aus diesen Organen oder auch aus Gehirn benutzt. Ratten sind in erster Linie für *R. mooseri* empfänglich, überstehen aber meist die Erkrankung. Eine Infektion mit *R. prowazeki* verläuft bei der Ratte ebenso wie bei der Maus inapparent.

Wichtigstes Versuchstier ist das *Meerschweinchen*, das NICOLLE u. Mitarb. (1911) bereits sehr früh mit Erfolg bei der Fleckfieberforschung benutzt haben. Meerschweinchen reagieren nach intraperitonealer Inokulation mit Fieber, das in der Regel nach 3—7 Tagen einsetzt, 41 °C erreicht (bei einer Normaltemperatur von 38,0—39,5° C) und 3—8 Tage anhält. Am heftigsten sind die Reaktionen auf Infektionen mit *R. rickettsi*, *R. prowazeki* und *R. mooseri*. Bei hochvirulenten Stämmen von *R. rickettsi* können 50—80 % der Meerschweinchen eingehen. Normalerweise überstehen die Tiere die Infektion und entwickeln eine Immunität. Infektionen mit *R. conori*, *R. akari*, *R. australis* und *R. sibirica* führen zu schwächeren Reaktionen mit geringer Temperaturerhöhung von kurzer Dauer.

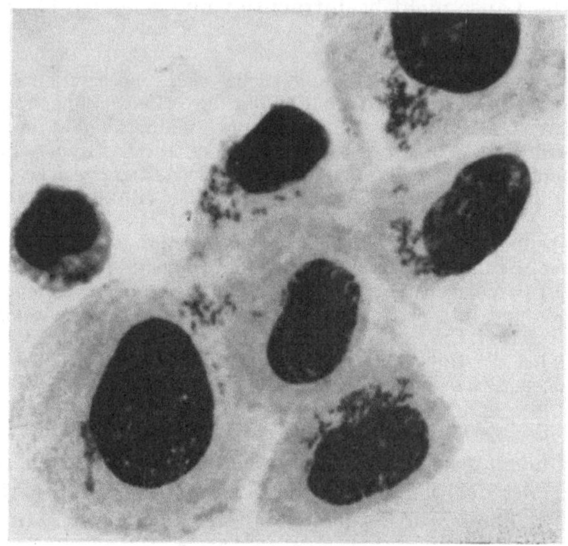

Abb. 4. *R. tsutsugamushi* aus dem Peritonealexsudat einer Maus. Kolonien in Epithelzellen. (Vergr. 1200mal, Färbung nach GIEMSA)

Das Fieber kann von lokalen Reaktionen begleitet sein. Diese laufen bei männlichen Tieren im Processus vaginalis ab und bestehen in einer Entzündung, Rötung und Schwellung des Scrotums, der Testes und der serösen Häute in diesem Bereich, besonders der Tunica vaginalis. Dazu können Verklebungen oder Verwachsungen zwischen Hoden und Tunica kommen. Diese Reaktion ist als *Scrotal-Phänomen* oder *Neill-Mooser-Reaktion* bekannt und typisch für Infektionen mit *R. mooseri* und virulenten Stämmen von *R. rickettsi*. Auch die anderen Angehörigen der Spotted-fever-Gruppe lösen eine mehr oder weniger deutliche, aber gewöhnlich nur leichte Scrotal-Reaktion aus. Bei Infektionen mit *R. prowazeki* fehlt diese Reaktion normalerweise, daher wurden früher Vorkommen oder Fehlen der Reaktion zur Unterscheidung von *R. prowazeki* und *R. mooseri* benutzt. Bei Infektionen mit *R. rickettsi* kann es zusätzlich noch zu Nekrosen der Scrotalhaut und der Haut an Ohren und Planten kommen. Diese Reaktionen werden durch die schweren Gefäßveränderungen ausgelöst, die zur Thrombosierung führen, und dadurch, daß die Rickettsien außer den Endothelzellen auch die glatte Muskulatur in den Gefäßen befallen.

Der *direkte Nachweis der Rickettsien* in den Organen des Meerschweinchens ist im Unterschied zur Maus schwierig. Er gelingt am ehesten in den bevorzugt befallenen Endothel- und Mesothelzellen des Processus vaginalis, und zwar in den ersten Tagen nach Auftreten von lokalen Reaktionen. Manchmal findet man die Rickettsien auch in Ausstrichen von fibrinösen Belägen der Milz. Relativ leicht und häufig ist *R.mooseri* zu finden. Epidemiologisch wichtig ist, daß die Rickettsien im Reticuloendothel, besonders in der Milz, im Gehirn und in Lymphknoten, manchmal auch in der Niere, längere Zeit nach Abklingen der Infektion persistieren können. So fand man *R.mooseri* im Gehirn weißer Ratten noch 1 Jahr nach Überstehen der Krankheit (Philip u. Parker, 1938), *R.tsutsugamushi* in Mäusen bis zu 610 Tagen, *R.sibirica* im Gehirn von Ratten bis zu 140 Tagen, *R.prowazeki* in Baumwollratten bis zu 5 Monaten. Durch Übertragung von Suspensionen dieser Organe auf empfängliche Versuchstiere lassen sich die Rickettsien wieder zur Vermehrung bringen und anreichern. Dieses Verfahren spielt bei der Ermittlung der natürlichen Reservoire eine Rolle. Ob es sich bei diesem Persistieren von Rickettsien um die auf S. 9 erwähnten „Ruheformen" handelt, ist nicht bekannt.

Meerschweinchen und Mäuse haben große Bedeutung für die Prüfung der Toxizität, der Virulenz und Pathogenität von Stämmen, für die Ermittlung der immunbiologischen Eigenschaften, bei der Abgrenzung verwandter Arten und bei der Testung von Impfstoffen. Von anderen Versuchstieren sind Hamster und Baumwollratten am häufigsten benutzt worden. Affen erkranken je nach Art und Erregerstamm mehr oder weniger schwer und zeigen auch ein Exanthem. Saslaw u. Carlisle (1966) haben Affen aerogen mit *R.rickettsi* infiziert. Für *R.akari* sind Affen nicht empfänglich. Kaninchen entwickeln nach einer Infektion mit *R. rickettsi* Fieber und Läsionen der Ohren und des Scrotums, gehen aber gewöhnlich nicht ein. Sie werden zur Gewinnung größerer Rickettsienmengen intranasal infiziert und für Hautteste, in erster Linie aber für immunbiologische Versuche benutzt.

Literatur

Allison, A.C., Burke, D.C.: The nucleic acid contents of viruses. J. gen. Microbiol. **27**, 181—194 (1962).

Anacker, R.L., Pickens, E.G., Lackman, D.B.: Details of the ultrastructure of Rickettsia prowazekii grown in the chick yolk sac. J. Bact. **94**, 260—262 (1967).

Anderson, D.R., Hopps, H.E., Barile, M.F., Bernheim, B.C.: Comparison of the ultrastructure of several rickettsiae, ornithosis virus, and mycoplasma in tissue cultures. J. Bact. **90**, 1387—1404 (1965).

Andrew, R., Bonnin, J.M., Williams, S.: Tick typhus in North Queensland. Med. J. Aust. **2**, 253—258 (1946).

Aschenbrenner, R., Eyer, H.: Die Rickettsiosen. In: Handbuch der inneren Medizin, 4. Aufl., Bd. I/1, S. 638—761. Berlin-Göttingen-Heidelberg: Springer 1952.

Balaeva, N.M.: Augmentation de la virulence de la souche E de Rickettsia prowazeki par passage sur poumont de souris blanches. Vestn. Akad. med. Nauk **24**, 51—56 (1969).

— **Nikolskaya, V.N.:** Immunological characteristics of the soluble Rickettsia prowazeki antigen. Zh. Mikrobiol. (Mosk.) **6**, 98—102 (1966).

Bell, E.J., Lackman, D.B., Ormsbee, R.A., Peacock, M.: Neutralization of murine typhus toxin by serum of normal human beings and monkeys. Amer. J. trop. Med. Hyg. **18**, 559—567 (1969).

— **Philip, C.B.:** The human rickettsioses. Ann. Rev. Microbiol. **6**, 91—118 (1952).

— **Pickens, E.G.:** A toxic substance associated with the rickettsiae of the spotted fever group. J. Immunol. **70**, 461—472 (1953).

Bird, R.G., Kordová, N., Řeháček, J.: Fine structure of Rickettsia prowazeki in the haemocytes of ticks Hyalomma dromedarii. Acta virol. **11**, 60—62 (1967).

Blanc, G., Ascione, L.: Conservation de Rickettsia mooseri Monteiro 1931 dans les déjections de puces Xenopsylla cheopis. Arch. Inst. Pasteur Maroc **6**, 115—118 (1961).

Bovarnick, M.R., Allen, E.G.: Reversible inactivation of typhus rickettsiae at 0°C. J. Bact. **73**, 56—62 (1957).

— **Miller, J.C.:** Oxidation and transamination of glutamate by typhus rickettsiae. J. biol. Chem. **184**, 661—676 (1950).

— — **Snyder, J.C.:** The influence of certain salts, amino acids, sugars, and proteins on the stability of rickettsiae. J. Bact. **59**, 509—522 (1960).

— **Snyder, J.C.:** Respiration of typhus rickettsiae. J. exp. Med. **89**, 561—565 (1949).

Bozeman, F.M., Elisberg, B.L.: Studies of the antibody response in scrub typhus employing indirect immunofluorescence. Acta med. biol. (Niigata) **15**, Suppl., 105—111 (1967).

Brezina, R.: New advances in the study of rickettsial antigens. Zbl. Bakt., I. Abt. Orig. **206**, 313—319 (1968).

— Advances in Rickettsial Research. Curr. Top. Microbiol. Immunol. **67**, 20—39 (1969).

Burgdorfer, W.: Evaluation of the fluorescent antibody technique for the detection of Rocky Mountain spotted fever rickettsiae in various tissues. Path. et Microbiol. (Basel) **24**, Suppl., 27—39 (1961).

Burgdorfer, W.: Observations on Rickettsia canada, a recently described member of the typhus group rickettsiae. J. Hyg. Epidem. (Praha) **12**, 26—31 (1968).

— **Anacker, R.L., Bird, R.G., Bertram, D.S.**: Intranuclear growth of Rickettsia rickettsii. J. Bact. **96**, 1415—1418 (1968).

— **Friedhoff, K.T., Lancaster, J.L., Jr.**: Natural history of tickborne spotted fever in the USA. Susceptibility of small mammals to virulent Rickettsia rickettsii. Bull. Wld Hlth Org. **35**, 149—153 (1966).

— **Ormsbee, R.A.**: Development of Rickettsia prowazeki in certain species of Ixodid ticks. Acta virol. **12**, 36—40 (1968).

— **Varma, M.G.R.**: Trans-stadial and transovarial development of disease agents in arthropods. Ann. Rev. Entom. **12**, 347—376 (1967).

Caminopetros, I.: La réaction scrotale du cobaye provoquées par inoculation des tiques (Rhipicephalus sanguineus) infectées avec le virus de la fièvre boutonneuse. C.R. Soc. Biol. (Paris) **110**, 344—346 (1932).

Capponi, M.: Valeur de l'immunofluorescence indirecte pour le diagnostic sérologique des rickettsioses. Ann. Inst. Pasteur **111**, 458—469 (1966).

Castañeda, M.R.: Experimental pneumonia produced by typhus rickettsiae. Amer. J. Path. **15**, 467—475 (1939).

Chang, R.S.M., Murray, E.S., Snyder, J.C.: Erythrocyte-sensitizing substances from rickettsiae of the Rocky Mountain spotted fever group. J. Immunol. **73**, 8—15 (1954).

Cohn, Z.A., Bozeman, F.M., Campbell, J.M., Humphries, J.W., Sawyer, T.K.: Study on growth of rickettsiae. V. Penetration of Rickettsia tsutsugamushi into mammalian cells in vitro. J. exp. Med. **109**, 271—292 (1959).

Conor, A., Bruch, A.: Une fièvre éruptive observée en Tunisie. Bull. Soc. Path. exot. **3**, 492—496 (1910).

Cox, H.R.: Use of yolk sac of developing chick embryo as medium for growing rickettsiae of Rocky Mountain spotted fever and typhus groups. Publ. Hlth Rep. (Wash.) **53**, 2241—2247 (1938).

— Cultivation of rickettsiae of the Rocky Mountain spotted fever, typhus, and Q fever groups in the embryonic tissues of developing chicks. Science **94**, 399—403 (1941).

Davis, B.D., Dulbecco, R., Eisen, H.N., Ginsberg, A.S., Wood, W.B.: Microbiology. New York-Evanstone-London: Hoeber Med. Div. Harper & Row 1968, 1664 S. (Kap. 38: Rickettsiae. S. 927—946).

Downs, C.M.: Phagocytosis of Coxiella burneti, phase I and phase II by peritoneal monocytes from normal and immune guinea pigs and mice. Zbl. Bakt., I. Abt. Orig. **206**, 329—343 (1968).

Durand, P., Conseil, E.: Transmission expérimentale de la fièvre boutonneuse par Rhipicephalus sanguineus. C.R. Acad. Sci. (Paris) **190**, 1244—1246 (1930).

Durand, R., Sparrow, H.: Développement dans le poumon des virus typhiques et boutonneux instillés par voie respiratoire. C.R. Acad. Sci. (Paris) **210**, 751—753 (1940).

Elisberg, B.L., Bozeman, F.L.: Serological diagnosis of rickettsial diseases by indirect immunofluorescence. Arch. Inst. Pasteur Tunis **43**, 193—204 (1966).

Eyer, H.: Rickettsiosen. Das öffentliche Gesundheitswesen, Bd. 3, Teil A, S. 375—387. Stuttgart: Thieme 1971.

Fiset, P., Ormsbee, R.A., Silberman, R., Peacock, M., Spielman, S.H.: A microagglutination technique for detection and measurement of rickettsial antibodies. Acta virol. **13**, 60—66 (1969).

Foliguet, J.M., Debever, J., Debry, G.: Spécifité et sensibilité de la réaction de micro-agglutination des rickettsies sur lame de P. Giroud. Sem. Hôp. Paris **38**, 467—474 (1962).

Frygin, C.: Electrophoretic, immunoelectrophoretic and chromatographic analysis of the soluble antigen of Rickettsia prowazeki. Med. dosw. Mikrobiol. **15**, 29—42 (1963).

— Immunological properties of the cell wall of Rickettsia prowazeki. Med. dosw. Mikrobiol. **18**, 117—125 (1966).

Fuller, H.S.: Studies of human body lice, Pediculus humanus corporis. II. Quantitative comparisons of the susceptibility of human body lice and cotton rats to experimental infection with epidemic typhus rickettsiae. Amer. J. Hyg. **58**, 188—206 (1953).

Gildemeister, E., Haagen, E.: Fleckfieberstudien. I. Mitt. Nachweis eines Toxins in Rickettsien-Eikulturen (Rickettsia mooseri). Dtsch. med. Wschr. **66**, 878—880 (1940).

Giménez, D.F.: Staining rickettsiae in yolk-sac cultures. Stain Technol. **39**, 135—140 (1964).

Giroud, P.: Des agents de la psittacose à ceux du trachome. Agents bedsoniens ou néorickettsiens. Presse méd. **77**, 475—479 (1969).

— **Capponi, M.**: Nouveaux résultats concernant des souches rickettsiennes intermédiaires, cas de R. canada. C.R. Acad. Sci. (Paris) **267**, 452—453 (1968).

— — **Dumas, N.**: Zoonoses rickettsiennes et néorickettsiennes exotiques. Bull. Soc. Path. exot. **62**, 295—303 (1969).

Giroud, P., Gaillard, J., Roger, F.: La démonstration des mutants dans les rickettsioses et plus particulièrement pour l'agent étiologique de la fièvre boutonneuse, Rickettsia conori. Bull. Soc. Path. exot. **46**, 173—175 (1953).

— **Giroud, M.-L.**: Agglutination des rickettsies, test de séroprotection et réaction d'hypersensibilité cutanée. Bull. Soc. Path. exot. **37**, 84—93 (1944).

— **Roger, F., Dumas, N.**: Contribution à l'étude des néo-rickettsicses. L'évolution des anticorps au cours des diverses maladies de l'homme et des animaux. Bull. Soc. Path. exot. **48**, 21—24 (1955).

Greisman, S.E., Wisseman, C.L., Jr.: Studies of rickettsial toxins. IV. Cardiovascular functional abnormalities induced by Rickettsia mooseri toxin in the white rat. J. Immunol. **81**, 345—354 (1958).

Guardiola, A.L., Paretsky, D.: Metabolic reactivation of rickettsiae by diphosphopyridin nucleotide. Science **128**, 141—142 (1958).

Gudima, O.S., Kokorin, I.N., Milyutin, V.N.: Intracellular development of D. sibiricus and D. conori. I. Electron microscopic study of vegetative and resting forms. Zh. Mikrobiol. (Mosk.) **10**, 56—58 (1969).

Haas, R., Vivell, O.: Virus- und Rickettsieninfektionen des Menschen. München: Lehmann 1965, 1048 S.

Handbuch der allgemeinen Pathologie. Hrsg. F. Büchner, E. Letterer, F. Roulet. 11. Bd. Umwelt I, 2. Teil: Belebte Umweltfaktoren. Berlin-Heidelberg-New York: Springer 1965. (E.G. Nauck: Rickettsien. S. 272—314).

Handley, J., Paretsky, D., Stueckemann, J.: Electron microscopic observations of Coxiella burnetii in the guinea pig. J. Bact. **94**, 263—267 (1967).

Higashi, N.: Recent advances in electron microscope studies on ultrastructure of rickettsiae. Zbl. Bakt., I. Abt. Orig. **206**, 277—283 (1968).

Hoogstraal, H.: Ticks in relation to human diseases caused by Rickettsia species. Ann. Rev. Entom. **12**, 377—420 (1967).

Hopps, H.E., Hahn, F.E., Wisseman, C.L., Jr., Jackson, E.B., Smadel, J.E.: Metabolic studies of rickettsiae. III. Studies of transamination, oxidative phosphorylation and glutamate-2-C^{14} incorporation by purified suspensions of Rickettsia mooseri. J. Bact. **71**, 708—716 (1956).

— **Jackson, E.B., Danauskas, J.X., Smadel, J.E.**: Study of the growth of rickettsiae. III. Influence of extracellular environment on the growth of Rickettsia tsutsugamushi. J. Immunol. **82**, 161—171 (1959).

— **Kohno, S., Kohno, M., Smadel, J.E.**: Production of interferon in tissue cultures infected with Rickettsia tsutsugamushi (abstract). Bact. Proc. 115—116 (1964).

Huang, K.-Y.: Metabolic activity of the trench fever rickettsia, Rickettsia quintana. J. Bact. **93**, 853—859 (1967).

Huebner, R.J., Jellison, W.L., Pomerantz, C.: Rickettsialpox — a newly recognized rickettsial disease. IV. Isolation of a rickettsia apparently identical with the causative agent of rickettsialpox from Allodermanyssus sanguineus, a rodent mite. Publ. Hlth Rep. (Wash.) **61**, 1677—1682 (1946).

Hunter, G.W., Frye, W.W., Swartzwelder, J.C.: A manual of tropical medicine. 4th Ed. Philadelphia-London: Saunders 1966, 931 S. (Rickettsial Diseases: S. 73—117).

Infections, Viral and rickettsial — of man. Ed. by F.L. Horsfall and I. Tamm. 4th Ed. Philadelphia-London: Lipincott 1965, 1282 S. (Rickettsiosen: S. 1059—1163).

Die **Infektionskrankheiten** des Menschen und ihre Erreger. 2. Aufl. Hrsg. A. Grumbach, O. Bonin. Stuttgart: Thieme 1968, 1956 S. (H. Mooser: Die Rickettsien, Bd. I, S. 287—297, H. Mooser: Die Rickettsiosen, Bd. II, S. 1254—1282).

Ito, S., Vinson, J.W.: Fine structure of Rickettsia quintana cultivated in vitro and in the louse. J. Bact. **89**, 481—495 (1965).

Jackson, E.B.: Comparative efficacy of several antibiotics on experimental rickettsial infections in embryonated eggs. Antibiot. and Chemother. **1**, 231—241 (1951).

Jadin, J., Creemers, M., Jadin, J.M., Giroud, P.: Ultrastructure of Rickettsia prowazeki. Acta virol. **12**, 7—10 (1968).

— **Giroud, P.**: Les néo-rickettsioses en Afrique. Ann. Soc. belge Méd. trop. **43**, 883—891 (1963).

Jadin, J.M., Creemers, J., Jadin, J.: Contribution à l'étude de l'ultrastructure de l'agent rickettsien de l'ornithose observé dans les cellules de l'épithélium pulmonaire de souris infectées expérimentalement. Bull. Soc. Path. exot. **62**, 303—311 (1969).

Jones, F.J., Paretsky, D.: Physiology of rickettsiae. VI. Host-independent synthesis of polyribonucleotides by Coxiella burnetii. J. Bact. **93**, 1063—1068 (1967).

Kalter, S.S., Ratner, J.J., Heberling, R.L., Kalter, G.V.: Complement-fixing antibodies to rickettsial antigens in sera of Primates. Arch. ges. Virusforsch. **32**, 31—38 (1970).

Kazár, J.: Multiplication of Coxiella burneti in virus-infected and interferon-treated cell cultures. Acta virol. **13**, 346—348 (1969).

Kokorin, I. N.: Biological peculiarities of the development of rickettsiae. Acta virol. **12**, 31—35 (1968).

— **Rybkina, N. N.**: Some peculiarities in the biology of tickborne rickettsiosis agents. Vop. Virus. **4**, 288—292 (1966).

Kordová, N.: Latent infections in animals by filterable particles of Coxiella burneti. Acta virol. **4**, 173—183 (1960).

— Die Vermehrung von Rickettsia prowazeki in L-Zellen. I. Lichtmikroskopische Untersuchungen. Arch. ges. Virusforsch. **15**, 697—706 (1965).

— **Kováčová, E.**: Replication of Rickettsia prowazeki in L-cells as revealed by immunofluorescence. Acta virol. **11**, 252—255 (1967).

— — Histochemical and fluorescent antibody studies on the early stages of infection of L cells with Coxiella burneti. Acta virol. **12**, 23—30 (1968).

— **Řeháček, J.**: Microscopic examination of the organs of ticks infected with Rickettsia prowazeki. Acta virol. **8**, 465—469 (1964).

— **Rosenberg, M., Mrena, E.**: Die Vermehrung von Rickettsia prowazeki in L-Zellen. II. Elektronenmikroskopische Untersuchungen an infizierten Gewebezellen in Dünnschnitten. Arch. ges. Virusforsch. **15**, 707—720 (1965).

Kováčová, E., Kordová, N.: Die Vermehrung der Rickettsia prowazeki in L-Zellen. III. Acridin-Orange-Fluoreszenz und Ultraviolett-Mikroskopie. Arch. ges. Virusforsch. **19**, 57—62 (1966).

Lackman, D. B., Bell, E. J., Stoenner, H. G., Pickens, E. G.: The Rocky Mountain spotted fever group of rickettsias. Hlth Lab. Sci. **2**, 135—141 (1965).

Le Gac, P.: A propos de „Néorickettsies". Rév. Path. comp. Méd. expér. **8**, 81—84 (1971).

— **Arquié, E.**: A propos de l'endothéliotropisme des rickettsies. Bull. Soc. Path. exot. **60**, 213—216 (1967).

Lehrbuch der Medizinischen Mikrobiologie. Hrsg. H. Reploh, H.-J. Otte. 3. Aufl. Stuttgart: Fischer 1968, 625 S. (F. Weyer: Rickettsiosen, S. 424—445).

Lehrbuch der Tropenkrankheiten. Hrsg. E. G. Nauck. 3. Aufl. Stuttgart: Thieme 1967, 471 S. (Rickettsiosen: S. 289—325).

Löffler, H.: Q-Fieber. In: Gsell-Mohr: Infektionskrankheiten, Bd. I/2, S. 1012—1051. Berlin-Heidelberg-New York: Springer 1967.

Lundgren, D. L., Thorpe, B. D.: Infectious diseases in wild animals in Utah. VII. Experimental infections of rodents with Rickettsia rickettsii. Amer. J. trop. Med. Hyg. **15**, 799—806 (1966).

Lyskovtsev, M. M.: Tickborne rickettsiosis. Entom. Soc. America (Misc. Publ.) **6**, 41—140 (1968).

Mason, R. A.: Propagation and growth cycle of "Rickettsia quintana" in a new liquid medium. J. Bact. **103**, 184—190 (1970).

Maxcy, K. F.: An epidemiological study of endemic typhus (Brill's disease) in the Southeastern United States. With special reference to its mode of transmission. Publ. Hlth Rep. (Wash.) **41**, 2967—2995 (1926).

McDade, J. E., Stakebake, J. R., Gerone, P. J.: Plaque assay system for several species of Rickettsia. J. Bact. **99**, 910—912 (1969).

Megaw, J. W. D.: A typhus-like fever in India, possibly transmitted by ticks. Indian med. Gaz. **56**, 361—371 (1921).

Mooser, H.: Ein Beitrag zur Ätiologie des mexikanischen Fleckfiebers. Arch. Schiffs- u. Tropenhyg. **32**, 261—264 (1928).

— Die Rickettsiosen. S. 850—887. In: Haas, R., O. Vivell: Virus- und Rickettsieninfektionen des Menschen. München: Lehmann 1965, 1048 S.

— Die Rickettsien. Die Rickettsiosen. In: Die Infektionskrankheiten des Menschen und ihre Erreger (Hrsg. A. Grumbach, O. Bonin). Stuttgart: Thieme 1968. Bd. I, S. 287—297, Bd. II, 1254—1282.

Myers, W. F., Cutler, L. D., Wisseman, Ch. L., Jr.: Role of erythrocytes and serum in the nutrition of Rickettsia quintana. J. Bact. **95**, 663—666 (1969).

— **Ormsbee, R. A., Osterman, J. V., Wisseman, Ch. L., Jr.**: The presence of diaminopimelic acid in the rickettsiae. Proc. Soc. exp. Biol. (N.Y.) **125**, 459—462 (1967).

— **Provost, P. J., Wisseman, Ch. L., Jr.**: Permeability properties of Rickettsia mooseri. J. Bact. **93**, 950—960 (1967).

Nermut, M. V., Schramek, S., Brezina, R.: Electron microscopy of Coxiella burneti phase I and II. Acta virol. **12**, 446—452 (1968).

Neva, F. A., Snyder, J. C.: Studies on the toxicity of typhus rickettsiae. III. Observations on the mechanism of toxic death in white mice and white rats. J. infect. Dis. **97**, 73—87 (1955).

Nicolle, Ch.: Recherches expérimentales sur le typhus exanthématique, entreprises à l'Institut Pasteur de Tunis, pendant l'année 1909. Ann. Inst. Pasteur **24**, 243—275 (1910).

Nicolle, Ch., Blanc, G., Conseil, E.: Nouvelles recherches expérimentales sur le typhus exanthématique practicées à l'Institut Pasteur de Tunis pendant l'année 1914. Arch. Inst. Pasteur Tunis **9**, 84—121 (1914).

— **Conseil, E., Conor, A.**: Le typhus expérimentale du cobaye. C.R. Acad. Sci. (Paris) **152**, 1632—1634 (1911).

Noury, M.: Sur la conservation de la virulence des rickettsies. Bull. Soc. Path. exot. **56**, 870—874 (1964).

Ogata, N.: Aetiologie der Tsutsugamushikrankheit: Rickettsia tsutsugamushi. Zbl. Bakt., I. Abt. Orig. **122**, 249—253 (1931).

— Über die Entdeckung des Erregers der Tsutsugamushi-Krankheit und die Nomenklatur desselben. Zbl. Bakt., I. Abt. Orig. **163**, 149—153 (1955).

Ormsbee, R. A.: Rickettsiae (as organisms). Ann. Rev. Microbiol. **23**, 275—292 (1969).

— **Peacock, M., Tallent, G., Munoz, J. J.**: An analysis of the immune response to rickettsial antigens in the guinea pig. Acta virol. **12**, 78—82 (1968).

Paretsky, D.: Biochemistry of rickettsiae and their infected hosts with special reference to Coxiella burneti. Zbl. Bakt., I. Abt. Orig. **206**, 283—291 (1968).

Perkins, H. R., Allison, A. C.: Cell-wall constituents of rickettsiae and psittacosis-lymphogranuloma organisms. J. gen. Microbiol. **30**, 469—480 (1963).

Philip, C. B.: Ricketts and tick transmission of Rocky Mountain spotted fever. J. Parasit. **40**, 434 (1954).

— **Burgdorfer, W.**: Arthropod vectors as reservoirs of microbial disease agents. Ann. Rev. Entom. **6**, 391—412 (1961).

— **Hadlow, W. J., Hughes, L. E.**: Studies on Salmon poisoning disease of Canines. I. The rickettsial relationships and pathogenicity of Neorickettsia helmintheca. Exp. Parasit. **3**, 336—350 (1954).

— **Parker, R. R.**: The persistance of the viruses of endemic (murine) typhus, Rocky Mountain spotted fever, and boutonneuse fever in tissues of experimental animals. Publ. Hlth Rep. (Wash.) **53**, 1246—1256 (1938).

Plotz, H., Smadel, J. E., Anderson, T. F., Chambers, L. A.: Morphological structure of rickettsiae. J. exp. Med. **77**, 355—358 (1943).

Price, W. H., Emerson, H., Nagel, H., Blumberg, R., Talmadge, S.: Ecologic studies on the interepidemic survival of louseborne epidemic typhus fever. Amer. J. Hyg. **67**, 154—178 (1958).

Rees, H. B., Jr., Weiss, E.: Glutamat catabolism of Rickettsia rickettsi and factors affecting retention of metabolic activity. J. Bact. **95**, 389—396 (1968).

Řeháček, J.: Development of animal viruses and rickettsiae in ticks and mites. Ann. Rev. Entom. **10**, 1—24 (1965).

— **Brezina, R., Kováčová, E., Župančičová, M.**: Haemocyte test. An easy, quick and reliable method for the detection of rickettsiae in ticks. Acta virol. **15**, 237—246 (1971).

— — **Majerska, M.**: Multiplication of rickettsiae in tick cells in vitro. Acta virol. **12**, 41—43 (1968).

Rhodes, A. J., Van Rooyen, C. E.: Textbook of virology. 5th Ed. Baltimore: Williams & Wilkins 1968, 966 S. (Sect. 9: Rickettsiae, S. 851—922).

Ricketts, H. T.: A micro-organism which apparently has a specific relationship to Rocky Mountain spotted fever. A preliminary report. J. Amer. med. Ass. **52**, 379—380 (1909).

— **Wilder, R. M.**: The transmission of the typhus fever of Mexico (Tabardillo) by means of the louse (Pediculus vestimenti). J. Amer. med. Ass. **54**, 1304—1307 (1910).

Rocha Lima, H. da: Beobachtungen an Flecktyphusläusen. Arch. Schiffs- u. Tropenhyg. **20**, 17—31 (1916).

— Zur Ätiologie des Fleckfiebers. Vorl. Mitt. Berl. klin. Wschr. **53**, 567—569 (1916).

Rooyen, C. E. van, Scott, G. D.: Electron microscopy of typhus rickettsiae. Canad. J. Res., **27**, 250—253 (1949).

Saslaw, S., Carlisle, H. N.: Aerosol infection of monkeys with Rickettsia rickettsi. Bact. Rev. **30**, 636—645 (1966).

Schaechter, M., Bozeman, F. M., Smadel, J. E.: Study on the growth of rickettsiae. II. Morphologic observations of living rickettsiae in tissue culture cells. Virology **3**, 160—172 (1957).

Shepard, C. C., Goldwasser, R. A.: Fluorescent antibody staining as a means of detecting Rocky Mountain spotted fever infection in individual ticks. Amer. J. Hyg. **72**, 120—129 (1960).

Shkolnik, L. Ya., Zatulovsky, B. G.: Electron microscopy of vaccine and Breinl strains of Rickettsia prowazeki in louse gut cells. Acta virol. **15**, 102—106 (1971).

— — **Shestopalova, N. M.**: Ultrastructure of Rickettsia prowazeki. An electron microscope study of ultrathin sections from infected louse guts and chick embryo yolk sacs. Acta virol. **10**, 260—265 (1966).

Snyder, J. C., Bovarnick, M. R., Miller, J. C., Chang, R. S.: Observations on the hemolytic properties of typhus rickettsiae. J. Bact. **67**, 724—730 (1954).

Spencer, R. R., Parker, R. R.: Rocky Mountain spotted fever: Infectivity of fasting and recently fed ticks. Publ. Hlth Rep. (Wash.) **38**, 333—339 (1923).
Stelzner, A., Linss, W.: Binary fission of Coxiella burneti. Nature (Lond.) **218**, 1069—1070 (1968).
Vinson, J. W.: In vitro cultivation of the rickettsial agent of trench fever. Bull. Wld Hlth Org. **35**, 155—164 (1966).
Weigl, R.: Untersuchungen und Experimente an Fleckfieberläusen. Die Technik der Rickettsia-Forschung. Beitr. Klin. Inf.-krkh. **8**, 353—378 (1920).
Weiss, E.: Some aspects of variation in rickettsial virulence. Ann. N.Y. Acad. Sci. **88**, 1287—1297 (1960).
— Comparative metabolism of rickettsiae and other host dependent bacteriae. Zbl. Bakt., I. Abt. Orig. **206**, 292—298 (1968).
— **Rees, H. B., Jr., Hayes, J. R.**: Metabolic activity of purified suspensions of Rickettsia rickettsi. Nature (Lond.) **213**, 1020—1022 (1967).
Weyer, F.: Über die Wirkung von „Tego 103" auf Rickettsien. (Zugleich ein Beitrag zur Frage der Empfindlichkeit von Rickettsien.) Z. Tropenmed. Parasit. **1**, 586—594 (1950).
— Ätiologie und Epidemiologie der Rickettsiosen des Menschen. Ergebn. Mikrobiol. **32**, 73—160 (1959).
— Zur Frage der Widerstandsfähigkeit von Rickettsien im Läusekot gegen physikalische Einflüsse, insbesondere gegen Wärme. Z. Tropenmed. Parasit. **12**, 78—92 (1961).
— Experimente zur Frage der transovariellen Übertragung von Rickettsien. Z. Tropenmed. Parasit. **13**, 409—419 (1962).
— Experimentelle Übertragung von Rickettsien auf Arthropoden. Z. Tropenmed. Parasit. **15**, 131—138 (1964).
— Zur Entdeckungsgeschichte des Fleckfiebererregers. Z. Tropenmed. Parasit. **17**, 478—483 (1966).
— Zecken als Vektoren von Rickettsien. Wiad. Parazyt. **13**, 363—371 (1967).
— Extracellular development of rickettsiae. Acta virol. **12**, 44—48 (1968).
— Neuere Ergebnisse und aktuelle Fragestellungen der Rickettsienforschung. Z. Tropenmed. Parasit. **21**, 313—328 (1970).
— Beobachtungen an extrazellulären Rickettsien (Rickettsia mooseri und R. quintana) und Versuche zur Beeinflussung ihrer Eigenschaften. Z. Tropenmed. Parasit. **22**, 404—430 (1971).
— **Friedrich-Freksa, H., Bergold, G.**: Die Beziehungen der Rickettsien zu Bakterien und Viren. Naturwissenschaften **32**, 361—365 (1944).
— **Peters, D.**: Untersuchungen zur Rickettsienmorphologie. I. Mitt.: Eine einfache und schonende Präparationsmethode für die elektronenoptische Untersuchung von Rickettsien. Z. Naturforsch. **7b**, 357—361 (1952).
Wisseman, Ch. L., Jr.: Some biological properties of rickettsiae pathogenic for man. Zbl. Bakt., I. Abt. Orig. **206**, 299—313 (1968).
Wissig, S. L., Caro, L. G., Jackson, E. B., Smadel, J. E.: Electron microscopic observations on intracellular rickettsiae. Amer. J. Path. **32**, 1117—1134 (1956).
Wohlrab, R.: Die experimentelle Infektion weißer Mäuse mit murinem Fleckfiebervirus. Zbl. Bakt., I. Abt. Orig. **140**, 193—201 (1937).
Wolbach, S. B.: Studies on Rocky Mountain spotted fever. J. med. Res. **41**, 1—197 (1919).
— **Todd, J. L., Palfrey, F. W.**: The etiology and pathology of typhus. Cambridge, Mass.: Harvard University Press 1922, 222 S.
Wood, W. H., Jr., Wisseman, Ch. L., Jr.: The cell wall of R. mooseri. I. Morphology and chemical composition. J. Bact. **93**, 1113—1118 (1967).
— — Studies of Rickettsia mooseri cell walls. II. Immunologic properties. J. Immunol. **98**, 1224—1230 (1967).
Zdrodovsky, P. F.: Immunology of rickettsiosis. J. Hyg. Epidem. (Praha) **12**, 253—256 (1968).
— **Golinevič, H. M.**: The rickettsial diseases. London-New York: Pergamon Press 1960, 629 S.
— — La rickettsiose à tiques d'Asie. Bull. Wld Hlth Org. **35**, 105—109 (1966).

Klinischer und therapeutischer Teil

A. Klassisches Fleckfieber

W. Mohr, F. Weyer u. E. Asshauer

Mit 8 Abbildungen

I. Definition

Der Erreger des epidemisch auftretenden Fleckfiebers, die *Rickettsia prowazeki*, wird durch Läuse von Mensch zu Mensch übertragen. Das Krankheitsbild ist durch hohes Fieber, ein Exanthem und eine schwere Encephalitis gekennzeichnet. Durch antibiotische Behandlung ist eine dramatische Abkürzung des Krankheitsverlaufes und eine Senkung der sonst hohen Mortalität möglich. Im allgemeinen hinterläßt das Überstehen der Infektion eine postinfektiöse Immunität, jedoch ist das Weiterbestehen einer latenten Infektion möglich, die zu Spät-Rückfällen (Brill-Zinsser'sche Krankheit) noch nach Jahrzehnten führen kann.

Synonyma: Flecktyphus, Läusefleckfieber, epidemisches Fleckfieber, Brill-Zinsser'sche Krankheit. Englisch: typhus fever, epidemic (louse-borne) typhus. Französisch: typhus exanthématique. Spanisch: tifus exantemático.

II. Geschichte

Das Fleckfieber muß als eine der ältesten und gefährlichsten Seuchen gelten, welche die Geschichte des Menschen begleiten.

1498 starben an einer sehr wahrscheinlich durch Fleckfieber bedingten Epidemie bei der Belagerung von Granada 17000 spanische Soldaten und damit 6mal so viele wie im Kampf gefallen waren. Eine Epidemie mit 30000 Toten gab es 1528 bei der Belagerung Neapels durch die französische Armee. Eine der schwersten bekannten Epidemien und die erste, die aus der Neuen Welt bekannt wurde, trat 1576 und 77 im Hochland von Mexiko auf und forderte 2 Mill. Tote. Eine Fleckfieber-Epidemie nahm 1812 auch erheblichen Einfluß auf den Feldzug Napoleons gegen Rußland. 1816—1819 traten in Irland 700000 Krankheitsfälle auf, auch im Krim-Krieg 1854—1856 und im russisch-türkischen Krieg 1877—1878 war die Mortalität an Fleckfieber hoch. Im Krieg 1870/1871 wurden in der deutschen Armee keine, 1914—1918 aber 5982 Krankheitsfälle gesehen. In Serbien starben 1915 bei einer Epidemie allein 150000 Menschen. Bei der schweren Epidemie zwischen 1918 und 1922 in Rußland sind an 30 Mill. Menschen erkrankt und etwa 3 Mill. davon gestorben. — Während des 2. Weltkrieges kam es zu einer schweren Epidemie 1943 in Neapel, sowie 1945 und 1946 in Japan mit 26000 Krankheitsfällen. In Rumänien stieg die Zahl der Fleckfieber-Kranken von 4835 im Jahre 1942 auf 79137 im Jahre 1945. In der deutschen Wehrmacht traten 1939—1943 76000 Krankheitsfälle auf mit 8274 Toten, während in der Armee der Vereinigten Staaten, die gegen Fleckfieber durchgeimpft war, nur 64 Patienten mit einem milden Fleckfieber erkrankten (Sadusk).

Die wichtigsten Daten zur Geschichte der Entdeckung des Erregers und der Übertragung beim klassischen Fleckfieber sind bereits im allgemeinen Teil über die Rickettsiosen (S. 1 u. 2) gebracht worden, so daß hier nur die „Brill'sche Krankheit" ergänzend beigefügt wird.

Bereits 1929 hatte Mooser die Meinung vertreten, daß die sog. „*Brill'sche Krankheit*" altweltlichen Ursprungs und nicht mit dem endemischen Fleckfieber identisch sei; aber erst 1934 wurde von Zinsser aus über 500 alten Krankengeschichten von Patienten mit „Brill'scher Krankheit" der Nachweis erbracht, daß es sich dabei um 1—30 Jahre *vor* der Erkrankung aus Osteuropa eingewanderte Personen und damit wahrscheinlich bei diesem Teil der Fälle um Spätrezidive europäischen Fleckfiebers gehandelt hatte. Nach dem letzten Kriege wurden von

MOOSER u. LÖFFLER (1946, 1952) in Zürich Erkrankungen gesehen, die nur als Spätrezidive von klassischem Fleckfieber erklärt werden konnten. MOOSER u. LÖFFLER schlugen für diese Spätrückfälle die Bezeichnung „Brill-Zinsser'sche Krankheit" vor, die heute allgemein üblich ist. MURRAY u. SNYDER (1951) zeigten, daß sich Läuse an Patienten mit *Brill-Zinsser'scher Krankheit* infizieren können, und PRICE (1955) bestätigte experimentell den altweltlichen Ursprung der Brill-Zinsser'schen Krankheit und beantwortete zugleich die Frage nach dem Verbleib des Fleckfiebererregers in epidemiefreien Perioden durch die Isolierung von *R.prowazeki* aus den Inguinallymphknoten zweier gesunder Personen, die 20 Jahre zuvor aus Rußland eingewandert waren und deren Blut toxinneutralisierende und komplementbindende Antikörper gegen *R.prowazeki* enthielt.

III. Erreger

Der Erreger des klassischen Fleckfiebers, *R.prowazeki*, wurde zuerst im Magen der Kleiderlaus sicher erkannt, genau beschrieben und bei dieser Gelegenheit auch benannt (ROCHA-LIMA, 1916). Ein Nachweis in Endothelzellen von Hautcapillaren beim Menschen erfolgte durch WOLBACH u. TODD (1920) und WOLBACH u. Mitarb. (1922). Es handelt sich um eine größere Rickettsienart, die sich im Einzelfall morphologisch nicht sicher von anderen Rickettsienarten abgrenzen läßt. Der Pleomorphismus ist stärker ausgeprägt als bei anderen Arten, besonders beim Wachstum in der Laus (Abb. 1 S. 6). Die Grundformen bilden Paare von Tönnchen und Stäbchen. Die Tönnchen haben eine Breite von 0,3 μ und eine Länge von 0,6 μ, die schlanken Stäbchen erreichen eine Länge von 0,7—2 μ. Dazu kommen kokkoide Doppelformen, die bei Färbung nach GIEMSA einen roten Farbton annehmen, während die Stäbchen blau erscheinen. Die Polenden färben sich wesentlich intensiver als das Mittelstück. Sehr typisch ist in den ersten Vermehrungsstadien in der Laus Kettenbildung. Die Ketten können über 20 μ lang werden, bevor sie in Diploformen zerfallen. Einzelglieder von Ketten erreichen bis 5 μ Länge (WEYER u. PETERS, 1952).

Feinbau, chemische Zusammensetzung und Stoffwechselaktivität entsprechen den im allgemeinen Teil beschriebenen Formen und Vorgängen. Häufig diente bei solchen Untersuchungen *R.prowazeki* aus Dottersackkulturen als Objekt. Die freien Stadien sind gegen äußere Einflüsse wesentlich stabiler als *R.tsutsugamushi*. Während die Lebensdauer im feuchten Zustand je nach Temperatur nur nach Stunden oder Tagen zu veranschlagen ist, können die Rickettsien in trockenen Läusefaeces bei Zimmertemperatur 5—6 Wochen, bei 4—5° C und niedriger Luftfeuchtigkeit bis zu 6 Monaten überleben. Geeignete Mittel zum Abtöten der Rickettsien sind z.B. Formalin, Phenol und Merthiolat. „Tego 103" wirkte schon nach einer Einwirkungszeit von 5 min tödlich (WEYER, 1950).

Die *Aufbewahrung* erfolgt wie bei anderen Rickettsien in zugeschmolzenen Ampullen im Tiefkühler bei —76° C — die Lebensfähigkeit bleibt hierbei mindestens 16 Jahre erhalten — oder nach Gefriertrocknung im Vakuum. Die *Dottersackkultur* ist das geeignetste Verfahren zur Gewinnung größerer Rickettsienmengen für Versuchszwecke, Antigen- und Impfstoffherstellung; Dottersackmembranen enthalten mehr als 10^9 lebende Rickettsien auf 1 ml. In der Dottersackkultur verlor ein Stamm von *R.prowazeki* seine Pathogenität für das Meerschweinchen, aber nicht die immunisierenden Eigenschaften. Wahrscheinlich handelte es sich hier um eine Mutation (vgl. S. 11). Dieser als *E-Stamm* in der Literatur bekannte Stamm ist mit Erfolg zur Herstellung eines Impfstoffes aus lebenden Rickettsien benutzt worden.

R.prowazeki enthält ein *Toxin*, außerdem Substanzen, welche die roten Blutkörperchen von Kaninchen und anderen Warmblütern auflösen. Das Toxin hat ähnliche Eigenschaften wie das von *R.mooseri*, ist aber mit ihm nicht identisch (HAMILTON, 1945; CRAIGIE u. Mitarb., 1946). Mäuse und Ratten gehen nach intravenöser Inokulation innerhalb von 24 Std ein. Auch bei intraperitonealer Übertragung von größeren Rickettsienmengen kommt es zum gleichen Effekt.

Antikörper gegen *R.prowazeki* im Blut des Menschen oder der Versuchstiere lassen sich mit den üblichen Methoden nachweisen. Am gebräuchlichsten für diagnostische Zwecke ist die

KBR und die unspezifische Agglutination von *Proteus*-Bakterien (Stamm OX 19), die *Weil-Felix-Reaktion.* Agglutinine gegen *Proteus* finden sich bei 90% der Fleckfieberpatienten. Zwischen *R.prowazeki* und *R.mooseri* besteht Kreuzimmunität. *R.prowazeki* besitzt eine spezifische hitzelabile und außerdem mit *R.mooseri* gemeinsam eine hitzestabile Antigenkomponente (Hamilton, 1945; Fulton u. Begg, 1946; Craigie u. Mitarb., 1946). Bei Verwendung spezifischer Antigene lassen sich *R.prowazeki* und *R.mooseri* in der KBR serologisch unterscheiden. Die Reaktion zeigt mit dem homologen Antigen auf der Höhe der Antigenkörperbildung einen mindestens 4fach höheren Titer. Mit dieser Methode konnte auch nachgewiesen werden, daß 7 bei Brill-Zinsser'scher Krankheit isolierte Stämme unter sich und mit typischen Stämmen von *R.prowazeki* identisch waren (Murray u. Snyder, 1951; Price u. Mitarb., 1958). Mit Hilfe spezieller KBR-Methodik lassen sich Rückfälle von klassischem Fleckfieber (*Brill-Zinsser*'sche Krankheit) von Ersterkrankungen serologisch unterscheiden (Murray u. Mitarb., 1965). Bei Rückfällen sind die Antikörper im Serum mehrere Tage früher und mit wesentlich höherem Titer nachweisbar als bei Ersterkrankungen. Die *Weil-Felix*-Reaktion ist häufig negativ.

Natürliche Wirte für *R.prowazeki* sind der Mensch und seine Läuse. Vielleicht stellen gebietsweise (z.B. in Äthiopien) auch Haustiere und Zecken zusätzliche Reservoire (s. S. 31 u. 32). Als warmblütige Versuchstiere werden Affen und verschiedene Nager benutzt. Weiße Ratten und Mäuse reagieren nach intraperitonealer Inokulation mit einer inapparenten Erkrankung. Eine kontinuierliche Stammhaltung ist auf diesen Tieren nur bei intranasaler Inokulation möglich. Die Passagen müssen alle 3 Tage vorgenommen werden. Nach Röntgenbestrahlung können Mäuse auch nach intraperitonealer Inokulation tödlich erkranken. Für quantitative Untersuchungen erwies sich die Baumwollratte (*Sigmodon hispidus*) als sehr geeignet (Fuller, 1954). Diese Tiere entwickeln auch nach einer Inokulation mit sehr geringen Rickettsienmengen eine gute Immunität.

Wichtigstes *Versuchstier* ist das *Meerschweinchen,* das sich auch am besten für eine Stammhaltung eignet und bereits von Nicolle u. Mitarb. (1911) benutzt worden ist. Für die Passagen bei der Stammhaltung (durchschnittlich einmal wöchentlich) wird Blut verwendet (Blut ohne Serum ist günstiger, weil hierbei die Antikörper ausgeschaltet sind, die nach 7 Tagen aufzutreten beginnen) oder 1—2 ml einer 10%igen Gehirn- oder Milzsuspension. Die Meerschweinchen bekommen nach 6—9 Tagen Fieber, das meist 3—5 Tage dauert. 5% der Meerschweinchen reagieren nicht mit Fieber. Bei Inokulation mit Blut kann sich die Inkubationszeit verlängern. Die Milz infizierter Tiere zeigt einen fibrinösen Belag, andere klinische Symptome fehlen. In Ausstrichen von Serosa-Zellen unter dem Belag lassen sich die Erreger (meist in geringer Zahl) nachweisen. Am 1. oder 2. Fiebertag kann man Rickettsien auch in Ausstrichen der Milz und der Tunica vaginalis finden.

Die für die Infektion mit *R.mooseri* typische Scrotal-Reaktion ist nur ausnahmsweise bei manchen Stämmen von *R.prowazeki* in Nordafrika beobachtet worden. Sie kann sich auch entwickeln, wenn Meerschweinchen mit großen Mengen von *R.prowazeki* inokuliert werden. Die durch die Gefäßläsionen bedingten histologisch auffälligen Fleckfieberknötchen bilden sich im Gehirn der Meerschweinchen vom 3. oder 4. Fiebertag an bis zu einigen Tagen nach der Entfieberung. Sie lassen sich auch noch später nachweisen.

R.prowazeki kann sich in allen Läusen des Menschen vermehren, doch ist die *Kleiderlaus* als Wirt und Überträger am wichtigsten. Tierläuse (z.B. Affen- und Schweineläuse) sind für *R.prowazeki* ebenfalls empfänglich, außerdem Flöhe, welche die wichtigsten Überträger für *R.mooseri* stellen. Das Wirtsspektrum unter den Arthropoden dürfte für *R.prowazeki* und *R.mooseri* gleich sein. Das Verhalten der Rickettsien in der Laus ist im Zusammenhang mit der Epidemiologie genauer geschildert. Die Rickettsien vermehren sich nur in den Magenzellen der Laus und werden mit zunehmendem Alter der Läuse in steigender Zahl mit dem Kot ausgeschieden.

Läuse sind in größerem Umfang zur Gewinnung von Impfstoff oder für Versuchszwecke künstlich infiziert worden, wobei die Rickettsien mit Hilfe feiner Glaskanülen rectal in den

Magen gespritzt werden. Die Methode stammt von WEIGL (1920). Die Rickettsien verhalten sich hierbei genauso, als wenn sie auf natürlichem Wege mit Blut der Wirte in den Magen der Laus gelangen. Läuse können auch experimentell infiziert werden durch Füttern am Ohr eines Kaninchens, dem kurz vorher Rickettsiensuspensionen intravenös appliziert wurden.

IV. Pathologisch-anatomische Befunde

Die erste grundlegende Veröffentlichung über die pathologische Anatomie des Fleckfiebers stammt von E. FRAENKEL aus dem Jahre 1914. Er beschrieb eigenartige, gefäßgebundene Knötchen in Hautläsionen von Fleckfieberkranken als die wesentliche Grundlage der Hauterkrankung. CEELEN (1916) zeigte dann, daß sich im Gehirn von Fleckfieberkranken gleichartige Knötchen finden, die von POPOFF (1875) zwar bereits beschrieben wurden, aber, mit den Worten von CEELEN, „in ihrem Wesen nicht ganz richtig erkannt worden waren". Auch VON PROWAZEK (zitiert nach CEELEN) hatte bereits über entzündliche Herde im Gehirn von fleckfieberkranken Menschen und Rhesusaffen berichtet und als erster auch die Beteiligung der Glia beobachtet; CEELEN kommt jedoch die Priorität zu, erkannt zu haben, daß es sich beim Fleckfieber um ein anatomisch einheitliches Krankheitsbild mit einer Erkrankung der Blutgefäße in umschriebenen Bezirken handelt.

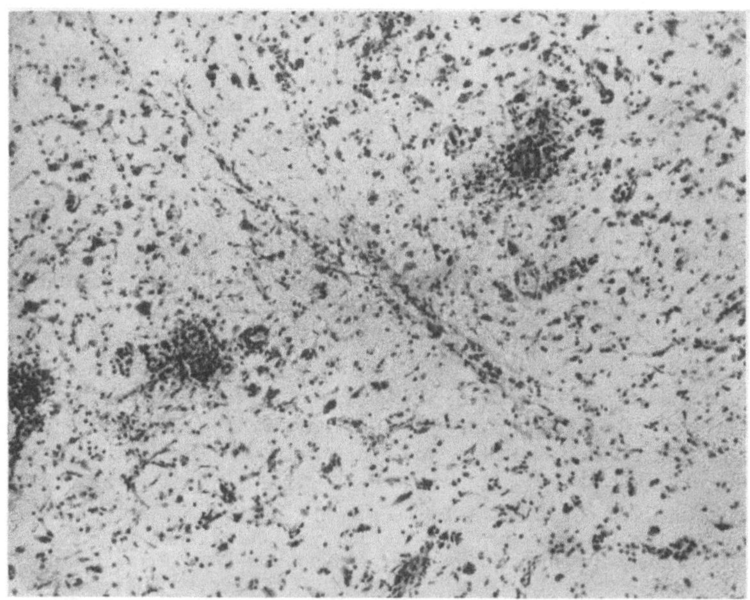

Abb. 1. Knötchenbildende Encephalitis im Stammgangliengebiet bei epidemischem Fleckfieber. Nißl-Färbung (Präparat Prof. DÖRING, Neurologische Universitätsklinik Hamburg-Eppendorf)

MUNK (1916) teilte mit, daß makroskopisch bei der Obduktion das Charakteristikum ein fast ausnahmslos nachweisbarer leichter Hydrocephalus sei. Von ASCHENBRENNER wird dagegen als einziger regelmäßig nachweisbarer Befund eine Milzschwellung angegeben. Von SNYDER werden außerdem als mögliche makroskopische Befunde Bronchopneumonien, Myokardläsionen, petechiale Blutungen im Unterhautgewebe und im Gehirn, sowie in seltenen Fällen Gefäßthrombosen und symmetrisches Gangrän von Extremitäten genannt.

Histologisch findet sich als Initialläsion eine Schwellung und schließlich Zerstörung rickettsienhaltiger Endothelzellen im Bereich von Capillaren, Arteriolen und kleinen Venen, um die sich Ansammlungen polynucleärer Leukocyten und schließlich auch von Makrophagen bilden, die in ihrer Gesamtheit das charakteristische *Fleckfieberknötchen* darstellen, in dem Rickettsien mikroskopisch nicht mehr nachweisbar sind. Die Knötchen finden sich vor allem entlang von Präcapillaren und Capillaren; im Bereich größerer Gefäße kommt es durch aktive Proliferation zerstörter Endothelzellen und durch Ansammlung von Makrophagen zur Thrombosierung, begleitet von einer dichten lymphoiden und monocytären perivasculären Infiltration und Proliferation auch der Adventitialzellen, die in großen Gefäßen auch unabhängig von einer Intimaproliferation auftreten kann. Diese Infiltrate sitzen der Gefäßwand als Knötchen auf, die nur selten konfluieren, aber auch die Gefäßwand manschettenförmig umschließen können. Nach Tierversuchen sind nur ganz im Anfang der Infektion, also praktisch nur in der Inkubationszeit, in welcher die Rickettsien schon im Blut kreisen, polynucleäre Leukocyten an der Knötchenbildung beteiligt, später handelt es sich im wesentlichen um Monocyten oder monocytoide Zellen (MOOSER, 1958); nach ZDRODO-

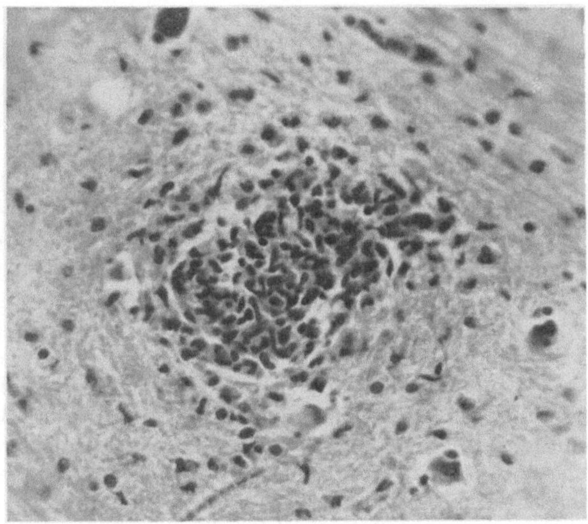

Abb. 2. Voll ausgebildetes Fleckfieberknötchen im Gehirn bei stärkerer Vergrößerung. (Präparat Prof. CEELEN, Pathologisches Universitäts-Institut Bonn)

VISKII u. GOLINEVICH (1960) sind reine Lymphoidzellmanschetten nicht spezifisch für Fleckfieber. Im Bereich des Gehirns sind an der Granulombildung zum größeren Teil proliferierte Neurogliazellen beteiligt. Die Knötchenbildung kann nach CEELEN in allen Gefäßbezirken auch auf die Vasa vasorum und auf periphere Nerven übergreifen.

ZDRODOVISKII u. GOLINEVICH geben an, daß es in etwa der Hälfte der Fälle, beginnend in der Intima und auch die Granulome umfassend, zu nekrotisierenden Vorgängen und in Zusammenhang damit auch zur Thrombenbildung kommt; im Bereich muskulärer Arterien wird segmentale Nekrose der Media zusammen mit perivaskulärer Proliferation gesehen. Ganglienzellen bleiben intakt.

Prädilektionssitze der Fleckfieberknötchen sind die *Medulla* und der *Boden des 4. Ventrikels*, was CEELEN bereits beobachtet hatte. Auch eine Beteiligung des Plexus choricideus und der Leptomeninx wurde von ihm beschrieben, ebenso die Tatsache, daß in schweren Fällen eine diffuse Encephalitis entsteht. Die gleichen histologischen Veränderungen sieht man nach ASCHENBRENNER auch bei der Gruppe der Panencephalitiden.

In der *Haut* findet sich die von FRAENKEL beschriebene *Trias*: Nekrose, Thrombose und Knötchenbildung nur inkonstant, wie überhaupt diese Trias eher die Ausnahme als die Regel darstellt. Regellos angeordnete Knötchenbildung und lymphocytäre Infiltrate sind für die Haut charakteristisch. Regelmäßig betroffen sind die Nieren, bei denen das Bild einer Herd- oder interstitiellen und in 25—70 % auch das einer akuten diffusen *Glomerulonephritis* gesehen wird.

Im Bereich des *Herzens* treten ebenfalls diffuse oder herdförmig-interstitielle Veränderungen auf. Nach ZDRODOVSKII u. GOLINEVICH finden sich solche akutentzündlichen interstitiellen Veränderungen im Myokard in jedem Fall.

Im *Hoden* ist häufig eine spezifische Herdbildung mit hier oft ausgeprägter *Fraenkel'*scher Trias zu sehen.

Gelegentlich sind auch die *Nebennieren* betroffen, jedoch nicht so ausgeprägt, wie dies beim Rocky-Mountain-Spotted-Fieber der Fall sein kann. Auch eine Erkrankung der Neurohypophyse ist möglich. Spezifische histologische Veränderungen an Lungen, Darm, Milz und Leber gehören nicht zum typischen Bild eines Fleckfiebers.

V. Pathogenese

Die Rickettsien gelangen mit dem Kot der Laus percutan oder durch die Schleimhäute in den Organismus und kreisen nach tierexperimentellen Untersuchungen von DOERR u. PICK (1918), die durch Beobachtungen bei Transfusions-Zwischenfällen ihre Bestätigung auch beim Menschen gefunden haben, schon im Inkubationsstadium im Blut. Die Erreger dringen in Endothelzellen kleiner Gefäße, bevorzugt des Zentralnervensystems, der Haut, des Herzens und der Nieren ein und vermehren sich hier. Das führt zur Zerstörung der Endothelzellen und damit zum Freisetzen der Rickettsien einerseits und zur Bildung der geschilderten *Gefäßläsionen* andererseits. Die *Rickettsiämie* nimmt gegen Ende der Krankheit ab, und es gelingt im Spätstadium der Fieberperiode und im Stadium des Fieberabfalls nur selten, noch Läuse zu infizieren (KRASNIK, 1959). Zu dieser Zeit sind toxinneutralisierende und antiinfektiöse Antikörper im Blut nachweisbar, und man kann nach MOOSER (1958) annehmen, daß diese einen Befall neuer Endothelien durch die Rickettsien verhindern. Die sehr empfindlichen Rickettsien gehen dann schnell zu Grunde. Andererseits können die Antikörper nicht in die Endothelzellen eindringen, so daß trotz ihrer Anwesenheit im Blut eine langdauernde Zellinfektion latent bestehen bleiben kann, die auch durch Tierversuche bestätigt ist. Daß beim Menschen eine sich über Jahrzehnte erstreckende Rickettsienpersistenz möglich ist, zeigen die Fälle von *Brill-Zinsser'*scher Krankheit (s. S. 31).

MUNK (1916) hat bereits die Pathogenese des Fleckfiebers zutreffend charakterisiert, indem er als *Kardinalsymptom das Verhalten des Gefäßsystems* herausstellte: Tödlich verlaufende Kreislaufstörungen seien nicht Folge eines Versagens des Herzens, sondern Ausdruck von Gefäßaffektionen, die direkt in Parallele zu einer Schädigung des Zentralnervensystems zu bringen seien. Zentral ausgelöste Funktionsstörungen entscheiden also das Schicksal des Kranken.

STURM (1942) nahm, gestützt auf eigene klinische Beobachtungen und auf pathologisch-anatomische Befunde von DAVYDOVSKII (1920) an, daß die Krankheitserscheinungen des Fleckfiebers pathogenetisch Folgen einer *Panencephalitis* mit Bevorzugung der grauen Substanz des Hirnstammes seien. Nach ZDRODOVSKII u. GOLINEVICH, die sich unter anderem auf Untersuchungen von AVTSYN (1954) stützten, ist das Krankheitsbild als eine Summationsschädigung aufzufassen, an der *neben anatomischen Veränderungen* vor allem *toxoallergische Vorgänge* beteiligt sind. In der ersten Krankheitswoche soll eine Toxämie mit zentralnervöser Zirkulationsstörung zur Fleckfieberknötchenbildung im Gehirn führen, die damit nicht Ursache, sondern Folge der Zirkulationsstörungen ist; in der zweiten Krankheitswoche seien dann schon in 98 % der Fälle anatomische Veränderungen nachweisbar. Todesursache ist demnach in der ersten Krankheitswoche eine Toxämie, in der zweiten die Toxämie zusammen mit funktionellen Folgen der anatomischen Veränderungen. In der dritten und vierten Woche, in der bereits eine Rückbildung der Knötchen zu beobachten sein soll, sterben die Kranken im Wesentlichen an Komplikationen wie Pneumonie und Sepsis.

Hamilton (1945) sowie Bengtson u. Mitarb. (1945) haben ein *Toxin* in *R. prowazeki* nachgewiesen, das an die Rickettsienkörper gebunden und ebenso wie die immunisierenden und neutralisierenden Antikörper (im Gegensatz zu den komplementbindenden Antikörpern) hitzelabil ist. Von Clarke u. Fox (1948) ist auch ein an die Körper von *R. prowazeki* und *R. mooseri* gebundenes *Hämolysin* festgestellt worden, dessen Aktivität parallel zur Toxizität der Rickettsien für Mäuse läuft und das möglicherweise im Toxin der Ratten enthalten oder mit ihm identisch ist. Auch Siegert (1948) nahm an, daß das Rickettsientoxin die Ursache histo-pathologischer Organveränderungen sei. Diese Auffassung wird durch tierexperimentelle Untersuchungen mit intravenöser Übertragung von *R. prowazeki* auf Mäuse und Ratten durch Parker u. Neva (1954) sowie Neva u. Snyder (1955) gestützt, die zu den gleichen Gefäßveränderungen führte wie bei schweren Fleckfiebererkrankungen des Menschen. Die Autoren nahmen an, daß direkte Schädigungen von Gefäßendothelzellen durch die Rickettsien bzw. das an die Rickettsienkörper gebundene Toxin auftreten; durch eine toxisch bedingte, vermehrte capilläre Permeabilität kommt es zum Plasmaverlust in die Gewebe mit zunehmender Hämokonzentration und wohl auch tiefgreifenden Elektrolytstörungen. Erst nach Dekompensation des Kreislaufs mit Blutdruckabfall trat der Tod der Versuchstiere ein.

Es wäre somit denkbar, daß im Beginn der Erkrankung die intracelluläre Vermehrung der Rickettsien zum Zelltod und, ausgelöst durch das Freiwerden der Rickettsien und ihrer Toxine, zur Granulombildung führt. Bei reichlicher Vermehrung mit entsprechend starker Toxämie ist im Stadium der stärksten Rickettsiämie am Ende der Inkubationszeit und im Beginn des Fieberstadiums eine vorwiegend toxämische Gefäßschädigung denkbar, die nicht nur zu pathologisch-anatomischen Veränderungen, sondern auch vor allem zu tiefgreifenden funktionellen Störungen mit Todesfolge führen kann.

VI. Epidemiologie

Das klassische Fleckfieber, das früher in weiten Teilen von Europa, Asien, Afrika und Südamerika (also vorwiegend in der kalten und gemäßigten Zone) verbreitet war, ist durch die seit 1940 eingesetzte erfolgreiche Bekämpfung bis auf kleine Herde in Afrika, z. B. in Algerien (Bernard u. Mitarb., 1963), in der Sahara (Le Corroller u. Mitarb., 1971), in Äthiopien und Burundi (Jadin u. Druet, 1970) und Südamerika (z. B. in Bolivien, Peru und Ekuador) praktisch verschwunden. Von der Welt-Gesundheitsorganisation wurden folgende *Zahlen* für Erkrankungen an klassischem Fleckfieber auf der ganzen Welt in den letzten Jahren gemeldet:

1967 — 8522 Fälle,
1968 — 11546 Fälle,
1969 — 25008 Fälle,
1970 — 19146 Fälle.

Die meisten traten in Burundi (1969, 18652 Fälle) und Äthiopien (1968, 3515 und 1969, 3172 Fälle) auf. In Amerika kam Fleckfieber in Bolivien, Ekuador, Mexiko und Peru vor. Die Erkrankungen in Europa (in erster Linie in Jugoslawien und Polen) betreffen überwiegend Spätrückfälle (*Brill-Zinsser*'sche Krankheit). 429 von den zwischen 1967 und 1970 auf der Welt gemeldeten 64222 Erkrankungen an klassischem Fleckfieber endeten tödlich, also dank der Antibioticatherapie weniger als *1* %.

Die Epidemiologie des klassischen Fleckfiebers basiert auf den fundamentalen Tatsachen, daß der Mensch den einzigen oder zumindest doch wichtigsten Warmblüterwirt für den Erreger *R. prowazeki* darstellt und die Krankheit nur durch Läuse übertragen wird. Der *Mensch* bildet also *das Reservoir*, und das klassische Fleckfieber ist keine Zoonose, sondern eine *Anthroponose* (Mosing, 1960; Weyer, 1969; Giroud u. Mitarb., 1969; Girard u. Capponi, 1969; Zdrodovskii u. Golinevich, 1969). Obwohl sich *R. prowazeki* außer in Tierläusen (z. B. Affen-, Schweine- und Esellaus) auch in der Kopflaus (*Pediculus humanus capitis*) und in der Filzlaus (*Phthirus pubis*) vermehren kann, bleibt die *Kleiderlaus (Pediculus humanus humanus) der wichtigste Überträger* wegen ihrer Häufigkeit und der Vorliebe für eine Temperatur von 30—32° C, die auch den Rickettsien die günstigsten Vermehrungsbedingungen bietet. (Bei 25° C, welche Kopfläuse bevorzugen, ist die Vermehrung deutlich verlangsamt.) Die Filzlaus hat für die Übertragung keine Bedeutung, weil sie viel seltener ist als die Kleiderlaus und den einmal gefundenen Wirt kaum verläßt. Das Temperaturprädilektum der Kleiderlaus ist so scharf ausgeprägt, daß erhöhte Körpertemperatur die Läuse veranlaßt, den fiebernden Wirt zu verlassen und einen neuen zu suchen; ein Faktor, der die Ausbreitung des Fleckfiebers stark fördert.

Die Rickettsien vermehren sich nur in den Zellen der Magenschleimhaut. Weder Speicheldrüsen noch Keimdrüsen werden befallen. Es gibt daher keine transovarielle Übertragung. Fleckfieber kann auch nicht beim Stich der Laus mit dem Speichel übertragen werden. Die *Vermehrung im Magen* ist aber so stürmisch, daß schon nach 5—8 Tagen alle Epithelzellen mit Rickettsien befallen sein können. Die Zellen dehnen sich aus, wölben sich ins Magenlumen vor und platzen schließlich, oder sie lösen sich ganz bzw. in einzelnen Fetzen ab. Dadurch gelangen riesige Mengen von Rickettsien *mit dem Kot nach außen*, zumal die Laus sehr häufig Kot absetzt, auch während des Saugens. Da fast stets die ganze Schleimhaut befallen und für die zerstörten Zellen kein Ersatz vorhanden ist, werden die Magenwände für das aufgenommene Blut durchlässig. Die Laus färbt sich rötlich und stirbt, sobald dieser Zustand erreicht ist, in wenigen Stunden. Ein großer Teil der Läuse geht nach 7—15 Tagen an der Infektion ein, bei einigen Läusen sind erst nach 3 Wochen alle Zellen befallen, nur wenige erreichen die natürliche Altersgrenze.

Neben der Zahl der beim Saugen aufgenommenen Rickettsien, dem Alter und der individuellen Empfänglichkeit der Läuse spielt die Temperatur die wichtigste Rolle bei der Vermehrung der Rickettsien und der Reaktion der Läuse auf die Infektion (Fuller, 1954; Kryński u. Becla, 1960, 1966). Während der zeitlich mit dem Fieber zusammenfallenden, 1 bis höchstens 2 Wochen dauernden Rickettsiämie des Patienten infizieren sich die Läuse zu einem hohen Prozentsatz.

Das Phänomen, daß der Überträger durch den Krankheitserreger geschädigt und in seiner Lebensdauer verkürzt wird, deutet auf eine biologisch ungenügende Anpassung zwischen Wirt und Parasit. Trotzdem ist die Existenz des Erregers offenbar nicht gefährdet. Sie wird gesichert durch die großen Mengen von Rickettsien, die mit dem Kot bereits ausgeschieden sind, bevor die Läuse der Infektion erliegen (die ersten Rickettsien können sich schon nach 4 Tagen im Kot finden) und durch die erhöhte Widerstandsfähigkeit der Rickettsien im trokkenen Läusekot, die ihnen bei Zimmertemperatur ein Überleben von mehreren Wochen, bei 4—5° C von über 6 Monaten garantiert.

Der Mensch infiziert sich durch die Aufnahme von Rickettsien aus dem Läusekot über kleine Hautverletzungen (beim Kratzen) oder über die Schleimhäute.

Für die Ansteckung brauchen also keine lebenden Läuse vorhanden zu sein, es genügt der in der Wäsche oder Kleidung vorhandene Kotstaub infizierter Läuse.

Das klassische Fleckfieber kann ebenso wie das Wolhynische Fieber durch Vermittlung der Läuse schnell von einem zum anderen Menschen übergehen und tritt daher fast immer *epidemisch* auf. Erste *Vorbedingung* ist jedoch eine stärkere *Verlausung der Bevölkerung*, wie sie noch im vorigen Jahrhundert in allen Ländern mit kühlerem Klima die Regel war. Gegen die Kälte schützen sich die Menschen durch warme Kleidung, und darin finden die Läuse die ihnen zusagenden Lebensbedingungen. Die Epidemien flackerten gewöhnlich bei Beginn der kalten Jahreszeit auf und erreichten zu *Beginn des Frühjahrs* ihren *Höhepunkt*, um im Sommer zu verlöschen. Günstige Voraussetzungen für Fleckfieber bieten niedriger Lebensstandard, Armut, Naturkatastrophen, Krieg, Gefangenschaft, Flüchtlingselend und andere vom Menschen geschaffene Notlagen, bei welchen größere Menschenmengen unter unhygienischen Lebensbedingungen auf engem Raum zusammengepfercht leben müssen.

Die alte Streitfrage, wo das Fleckfieber beim Fehlen von tierischen Reservoiren im Sommer und in den langen interepidemischen Phasen bleibt, kann heute als gelöst angesehen werden. Die Theorie einer Erregerpersistenz in Läusen, die ihrerseits ja nur eine begrenzte Lebensdauer von höchstens 6 Wochen haben, oder in den Läusefaeces darf man als widerlegt ansehen. Chronische Erkrankungen gibt es beim Fleckfieber nicht. Auch inapparente Fälle können die Erhaltung der Rickettsien nicht sichern, da sich dabei keine Läuse infizieren. Wir wissen aber, daß beim klassischen Fleckfieber Spätrückfälle, die noch nach mehreren Jahrzehnten auftreten können, nicht selten sind. Es handelt sich um die *Brill-Zinsser'sche Krankheit.*

Die theoretischen Grundlagen für die Erklärung dieser Fälle lieferte ZINSSER (1934). Die Bezeichnung *Brill-Zinsser*'sche Krankheit geht auf MOOSER u. LÖFFLER (1952) zurück. Es handelt sich um sporadische, isolierte Fleckfieberfälle, die unabhängig von der Jahreszeit und ohne Läuse auftreten (MURRAY u. SNYDER, 1951; WORMS, 1953; WEYER, 1954; WEYER u. HORNBOSTEL, 1957; GAON, 1955; TONGE, 1959; BOUR u. Mitarb., 1960; MILOŠOVIČOVA u. Mitarb., 1970 u.a.). Sie setzen eine Persistenz der Rickettsien im menschlichen Körper voraus. Diese Persistenz hatte MOOSER (1929) bereits als Erklärung für die lange postinfektiöse Immunität angenommen, sie ist später durch Isolierung von Rickettsien aus Lymphknoten ehemaliger Fleckfieberpatienten unmittelbar bewiesen worden (PRICE, 1955; PRICE u. Mitarb., 1958).

Die wenigen *menschlichen Dauerträger* von Rickettsien — weshalb es nur bei einigen Personen dazu kommt und wodurch später eine Vermehrung der Rickettsien und ihre Ausschüttung ins Blut ausgelöst werden, so daß es zu einem klinisch manifesten Rückfall kommt, wissen wir bisher nicht sicher — bilden das *Erregerreservoir*. Es besteht kein Zweifel, daß die Rickettsiämie bei einem Rückfall trotz des relativ milden Verlaufs zu einer Infektion von Läusen ausreicht (MURRAY u. SNYDER, 1951; WEYER u. HORNBOSTEL, 1957). Treten solche Rückfälle in einer Umgebung auf, in der es Läuse gibt, dann können sie auch nach langer Pause zum Ausgang einer neuen epidemischen Welle werden. Dafür gibt es Anhaltspunkte, wenn es sich dabei auch wegen der heute vorhandenen ausgezeichneten Mittel zur Bekämpfung der Läuse bisher nur um kleine Epidemien gehandelt hat (ČERVENKA u. Mitarb., 1960; GAON, 1961; GAON u. MURRAY, 1966). Wo Läuse fehlen, haben solche Rückfälle keine epidemiologische Bedeutung, wie das z.B. in den letzten Jahren in Polen der Fall war (KOSTRZWESKI, 1966).

Zu diesen sehr plausiblen und zum Teil bewiesenen Erklärungen der Epidemiologie des klassischen Fleckfiebers sind in den letzten Jahren unerwartet neue Gesichtspunkte gekommen. REISS-GUTFREUND (1955, 1961) hat *in Äthiopien* Stämme von *R. prowazeki* aus Ziegen und Schafen und aus Zecken (*Amblyomma variegatum* und *Hyalomma rufipes*), die auf diesen *Haus-*

tieren und auf Zebus parasitierten, isoliert. Bis zu 73% der untersuchten Ziegen und Zebus hatten Agglutinine gegen *R. prowazeki* im Serum. Später konnte Reiss-Gutfreund (1966) einen Stamm von *R. prowazeki* aus Larven und Nymphen von *Hyalomma truncatum* isolieren, die von Kühen abgesammelt waren. Die Bestimmung der aus Haustieren oder Zecken in Äthiopien isolierten Stämme wurde durch serologische und immunologische Untersuchungen bestätigt (Philip u. Iman, 1967), während eigene Isolierungsversuche von Philip u. Mitarb. (1966) ein negatives Ergebnis hatten. Reiss-Gutfreund (1967) hält es für möglich, daß klassisches Fleckfieber in Äthiopien bis 1964 viel stärker verbreitet war und daher die späteren Isolierungsversuche erfolglos blieben. Iman u. Mitarb. (1965) und Iman u. Alfey (1966) fanden in Ägypten in Dörfern, in welchen Menschen an Fleckfieber erkrankt waren, komplementbindende Antikörper gegen *R. prowazeki* in Seren von Haustieren (Esel, Ziegen, Schafe, Kamele, Büffel, Schweine). Am häufigsten waren sie bei Eseln und Kamelen. Versuche zur Isolierung von Rickettsien aus den Haustieren verliefen negativ. Nach Philip (1968) konnte in Ägypten *R. prowazeki* aus dem Blut von Eseln isoliert werden. Agglutinierende Antikörper gegen *R. prowazeki* wurden außer bei Haus- auch bei Wildtieren in Afrika und Europa (Giroud u. Mitarb., 1966, 1968; Le Guyon u. Girre, 1969), Ägypten (Hoogstraal u. Mitarb., 1967; Ormsbee u. Mitarb., 1968), in Mexiko (Varela u. Velasco, 1965) und in einigen südamerikanischen Ländern (Philip u. Mitarb., 1967; Philip, 1968; Arzube, 1968) gefunden, Erregerisolierungen gelangen jedoch nicht.

Diese Beobachtungen lassen es immerhin als möglich erscheinen, daß es für *R. prowazeki* neben dem lange bekannten *Cyclus „Mensch-Laus-Mensch"* noch einen zweiten Cyclus *„Haustier-Zecke-Haustier"* gibt und daß Haustiere und Zecken als Reservoire für klassisches Fleckfieber dienen können, da in den zweiten Cyclus besonders durch die Zecken auch der Mensch eingeschaltet werden kann. Diese Gedankengänge sind von Reiss-Gutfreund (1968) genauer ausgeführt und diskutiert worden. Daß sich Haustiere, z. B. Esel, mit *R. prowazeki* infiszieren lassen, ist schon lange bekannt. Besonders empfänglich sind Jungtiere. Philip u. Mitarb. (1967) infizierten Ziegen, Kälber und einen Esel mit *R. prowazeki*. Die Tiere zeigten keine klinischen Symptome und keine Rickettsiämie. Doch ließen sich im Blut komplementbindende Antikörper nachweisen. Diese waren am stärksten und längsten beim Esel zu finden. Interessant ist auch, daß sich in einigen dieser Versuche klassisches und murines Fleckfieber trotz Verwendung spezifischer Antigene nicht trennen ließen.

Versuche von Burgdorfer u. Ormsbee (1968), verschiedene Schildzecken, darunter *Hyalomma dromedarii*, auf natürlichem Wege mit *R. prowazeki* zu infizieren, brachten negative Resultate, desgleichen Versuche von Ormsbee u. Mitarb. (1971[1]), Schafe, Ziegen, Kamele und Esel sowie verschiedene Arten von Schild- und Lederzecken durch Füttern an Meerschweinchen, Gerbillen und Mäusen mit *R. prowazeki* zu infizieren. Ormsbee u. Mitarb. (1971[2]) versuchten weiterhin vergeblich, junge Lämmer auf verschiedenen Wegen mit hohen Dosen von *R. prowazeki* zu infizieren. Bei den Haustieren kam es zu keiner Rickettsiämie, die Antikörperbildung war nicht höher als bei einer Inokulation der Tiere mit abgetöteten Rickettsien. Die amerikanischen Autoren schließen daraus, daß Haustiere und Zecken in der Epidemiologie des klassischen Fleckfiebers keine wichtige Rolle spielen. Zum mindesten können die Versuchsergebnisse diese Annahme nicht stützen.

Eine gewisse Wahrscheinlichkeit, daß Reservoire für klassisches Fleckfieber in Haustieren und Zecken existieren, ist bisher somit nur in Äthiopien und vielleicht Ägypten gegeben, und es ist möglich, daß der Haustiercyclus lediglich eine geographische oder zeitlich begrenzte Bedeutung hat. Bei den älteren großen europäischen und asiatischen Fleckfieberherden und -epidemien dürften Haustiere und Zecken keine Rolle gespielt haben (Kostrzewski, 1966). Neuere Untersuchungen im europäischen und asiatischen Teil der UdSSR auf das Vorkommen von *R. prowazeki* in Haustieren und Zecken verliefen negativ (Dolgov, 1968). Bei Isolierungen von Rickettsien aus Arthropoden mit frischem Blut muß man übrigens auch daran denken, daß die betreffenden Rickettsien in den Zecken nur überlebt haben.

VII. Klinisches Bild

Die *Inkubationszeit* des klassischen Fleckfiebers beträgt 10—14 Tage mit einer Variation von 5—23 Tagen (ZDRODOVSKII).

Der *Krankheitsbeginn* setzt häufig mit einem Frösteln ein, meist ist es kein ausgesprochener Schüttelfrost. Es folgen Fiebergefühl, Unbehagen, Kopf- und Gliederschmerzen, Abgeschlagenheit, und manchmal stellt sich eine ausgeprägte Schmerzhaftigkeit der Muskulatur ein. Selten ist ein plötzlicher Beginn mit Brechreiz, Schwindel und dann oft auch mit Schüttelfrost, so daß der Kranke fast auf die Stunde genau den Krankheitsbeginn angeben kann.

Innerhalb der folgenden 3 Tage kommt das *Krankheitsbild* voll zur Entwicklung, und das *Fieber* steigt mit kleinen Tagesschwankungen zu einer Kontinua an, die sich meist zwischen 39 und 40° C bewegt. Frühzeitig stellt sich neben dem Brechreiz und Erbrechen, das besonders in den ersten 3 Tagen quälend sein kann, eine sehr lästige Trockenheit im Mund ein. Am 2.—3. Tag entwickelt sich eine *konjunktivale Injektion* der Augenbindehäute, manchmal verbunden mit Lichtscheu und einer Schmerzhaftigkeit der Bulbi bei Augenbewegungen und auf Druck. Gesicht und Hals zeigen eine *stärkere Rötung* und sind leicht gedunsen, manchmal zyanotisch.

Etwa vom 3.—4. Krankheitstag ab bestehen außerordentlich starke *Kopfschmerzen*, die generalisiert sein können, aber auch als ausgesprochene Stirnkopfschmerzen angegeben werden. Sie sind schwer zu beeinflussen. Manchmal sind sie begleitet von einer gewissen Benommenheit. Auffallend ist in dieser Krankheitsphase auch die stark weißlich oder auch grau belegte Zunge, deren Ränder noch frisch, oft sogar etwas lackrot und glatt erscheinen. Später wird die Zunge rissig, in der Mitte trocken, der Belag verfärbt sich bräunlich und wird klebrig. Am Zahnfleisch fallen infolge des Versiegens der Speichelsekretion zunehmende Trockenheit und stärkere Beläge auf.

Erst nach dem 5. bzw. zwischen dem 5. und 8. Krankheitstag entwickelt sich das zweite Hauptcharakteristikum der Erkrankung neben dem Fieber, das *Exanthem* — die „*Flecken*" —. Gleichzeitig verstärken sich die zentralnervösen Störungen. Die Hautveränderungen finden sich zunächst an den seitlichen Partien des Thorax, sind blaß oder hochrot und fast immer im Hautniveau gelegen. Das Auftreten der Roseolen geht nicht explosionsartig vor sich, sondern langsam nach und nach. Das Tempo ihrer Entwicklung ist unterschiedlich, auch Größe und Dichte der Roseolen schwanken von Fall zu Fall. Anfangs stehen die Roseolen isoliert stecknadelkopf- bis linsengroß, später können sie Gruppen bilden, aber nicht ausgesprochen konfluieren, gelegentlich auch ein polymorphes Aussehen zeigen. Nach den seitlichen Thoraxpartien werden Brust und Bauch, aber auch innerhalb der nächsten Tage kontinuierlich die Extremitäten befallen. Gesicht, Handinnenflächen und Fußsohlen werden sehr selten betroffen (Abb. 3).

Eine Marmorierung der Haut oder auch ein generalisiertes Erythem können dem eigentlichen Exanthem, das nach ZDRODOVSKII u. GOLINEVICH nur in 6—8 % aller Fälle fehlt, vorausgehen. Manchmal kann das Exanthem sehr flüchtig sein und nur wenige Stunden dauern. In solchen Fällen wird man es am ehesten an der Innenseite der Oberarme zwischen dem 5. und 7. Krankheitstag finden. Das Auftreten eines Enanthem ist außerordentlich selten. Meist bleibt das Exanthem bis zum 10. oder 12. Tag bzw. bis zum Ende der Fieberperiode bestehen. Die Abheilung erfolgt mit einer Umwandlung der rötlichen Flecken in bräunlich pigmentierte Stellen. In der Rekonvaleszenz kommt es fast immer zu einer Schuppung.

Manchmal kann es zu einer hämorrhagischen Umwandlung einzelner oder aller Roseolen kommen. Dies ereignet sich auf der Höhe der Eruption in etwa 20—30% der Fälle, besonders häufig bei schweren Erkrankungen. Die Ursache hierfür ist in der erhöhten Capillarbrüchigkeit zu suchen, die bei jeder Fleckfiebererkrankung in geringem Grade festzustellen ist. Auf ihr beruht der positive Ausfall des *Rumpel-Leede*'schen Phänomens und des ,,Kneif-Versuchs'', bei dem man eine Hautfalte am besten unterhalb des Schlüsselbeins zwischen 4 Fingern leicht zusammenschiebt und danach im positiven Fall das Auftreten von petechialen Hautblutungen beobachtet.

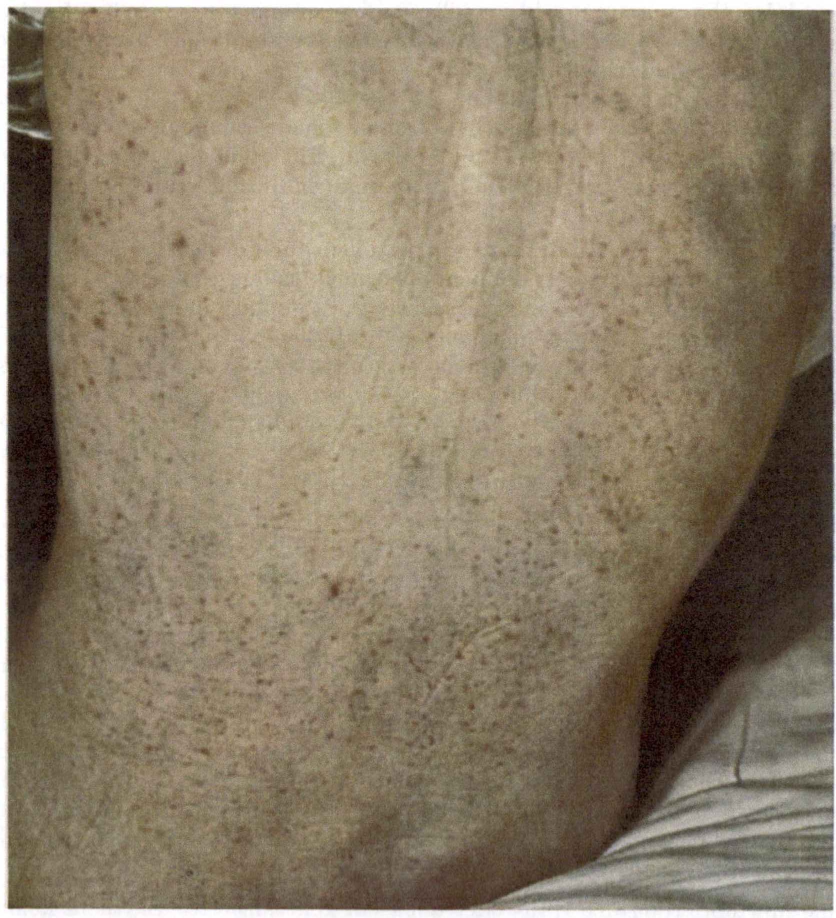

Abb. 3. Charakteristisches Fleckfieberexanthem bei einem Schwerkranken im Beginn der 2. Krankheitswoche. Die hämorrhagische Umwandlung ist besonders deutlich an den runden, roseolaartigen Efflorescenzen der unteren Rückenpartie zu erkennen. Die linke Thoraxseite zeigt auch hellere, blasse Fleckchen, die nicht hämorrhagisch umgewandelt sind, und größere, ganz unscharf begrenzte, sog. Murchisonsche Flecke

Schon in dieser zweiten Phase der Erkrankung, Ende der 1. und Anfang der 2. Krankheitswoche, bilden sich die *zentralnervösen Störungen* stärker aus, ebenso wie psychische Alterationen als Ausdruck der *Encephalitis*. Meningeale Reizerscheinungen wie Nackensteifigkeit, positiver Kernig und Brudzinski und

Hyperästhesien treten auf. Oft aber beginnen die nervösen Störungen erst gleichzeitig mit dem Höhepunkt, in manchen Fällen jedoch auch erst mit dem Abklingen des Exanthems (Abb. 4).

Unruhe und delirante Zustände, mehr oder minder starke Benommenheit und Laut-vor-sich-Hinsprechen charakterisieren diesen Zustand, in dem auch Halluzinationen auftreten können, so daß die Kranken sehr erregt werden, aufspringen und umherirren. Die Kranken können sehr affektlabil sein, zu Depressionen neigen bis zum Suicidversuch. Frühzeitig tritt ein Zittern der Mundwinkel und der Zungenmuskulatur auf. Bei manchen Kranken stellt sich eine Unsicherheit ein, die Sprache wird verwaschen, die Zunge kann nicht mehr gerade herausgestreckt werden, Kau- und Schluckakt sind gestört, ein quälender Singultus entwickelt sich (Abb. 5).

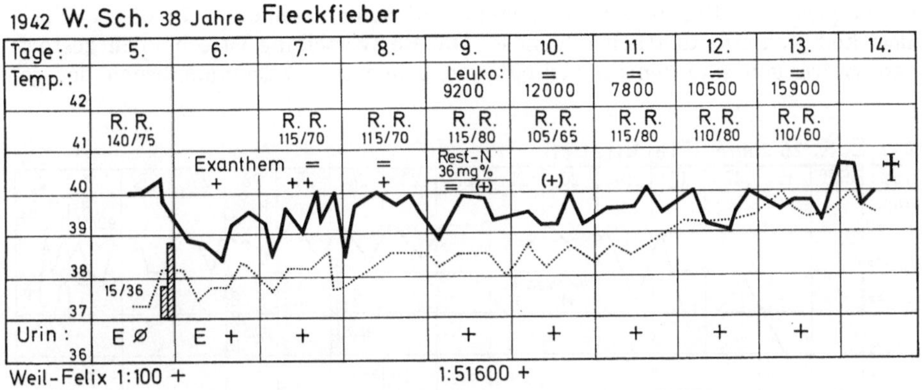

Abb. 4. Schwere Fleckfieber-Erkrankung bei einem 38jährigen, tödlich endend, mit hohem Anstieg der Weil-Felix-Reaktion und pulmonaler, zum Tode führender Komplikation

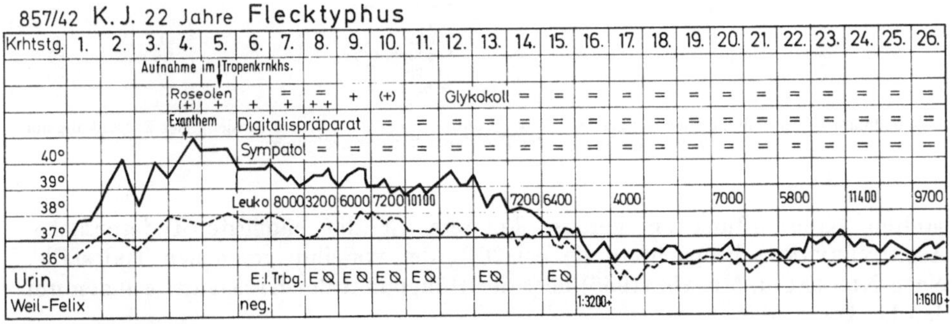

Abb. 5. 22jähriger mit Continua zwischen 39° und 40°, lytischer Entfieberung am 14./15. Tag, später Anstieg der Weil-Felix'schen Reaktion

Entsprechend dem diffusen Befall des Gehirns bietet sich ein außerordentlich *mannigfaltiges zentralnervöses Erscheinungsbild*. So gibt es neben den oben geschilderten Erregungszuständen auch kataleptische Zustandsbilder, Muskelstarre, Aphasien, Hemianopsien, Mutismus und schwere Störung der allgemeinen Antriebsfunktion. Extrapyramidale Symptome beobachtete von Baeyer (1944) in 51 % der Fälle mit Tremor, choreiformer Unruhe, ataktischer Unsicherheit, Myoklonie, hyper- oder akinetischen Erscheinungen. Bei 45 % der Kranken fand er Pyramidensymptome und Hemiplegien. Selten sind fokale Epilepsien. Am Ende der 1. Krankheitswoche stellt sich häufig eine zentrale *Schwerhörigkeit* ein, daneben können aber auch in wechselnd starkem Maße Mittelohrentzündungen und Tubenkatarrhe auftreten sowie Störungen des Geschmacks- und Geruchssinnes. Pupillenstörungen und Augenmuskellähmungen sind sehr selten. Gelegentlich werden Opticusschäden gesehen, teils als Folge einer Neuritis, häufiger durch Stauungen bedingt. Die Prognose dieser Zustände ist relativ gut. Auch Blasenstörungen können auftreten sowie Parästhesien im peripheren Nervenbereich, gelegentlich mit Peronäuslähmungen verbunden (Abb. 6).

Der *Liquor* steht bei der Punktion unter erhöhtem Druck, ist meist klar, doch sind die Eiweißproben nach NONNE und PANDY positiv. Die Zellzahl ist erhöht und schwankt zwischen 100 und 200/3 meist lymphocytärer Zellen.

Gleichzeitig stellen sich auch in der 2. Woche *Kreislaufstörungen* ein. Es kommt zu einer Steigerung der Herzfrequenz auf 120—140 Schläge, der Blutdruck sinkt ab, der periphere Blutumlauf wird mehr und mehr geschädigt. In dieser Phase entwickelt sich eine deutliche Cyanose. Die Blutverteilung ist erheblich gestört. Diese Störungen sind zentral bedingt und gehen dem Zusammenbruch der ge-

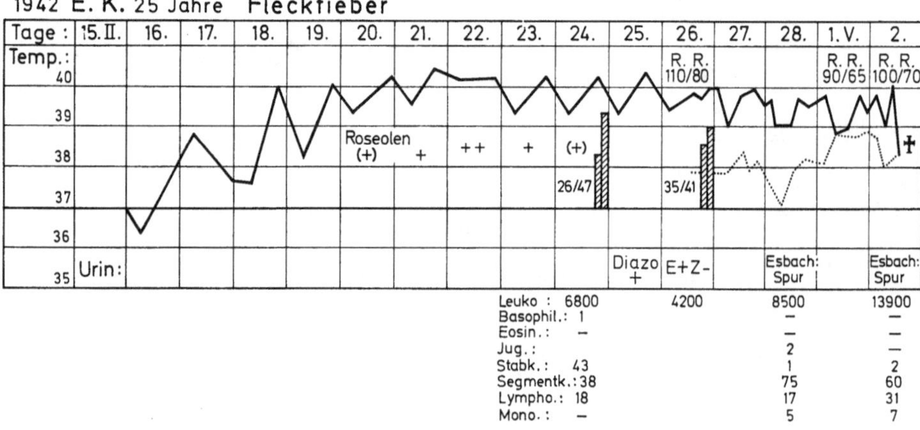

Abb. 6. 25jähriger mit allmählich ansteigendem Fieber, Continua um 40°, tödlichem Ausgang der Erkrankung am 15. Krankheitstag unter Kreislaufcollaps-Erscheinungen

samten Kreislauffunktion voraus. Letztere ist die häufigste Todesursache. ASCHENBRENNER beobachtete sie bei 70% der von ihm gesehenen Todesfälle. Nach NICOLAU u. Mitarb. (1955) liegt der Höhepunkt der Kreislaufstörungen um den 11. Tag.

Auch die *Tachypnoe* der Fleckfieberkranken, die sich in der 2. Woche einstellt, ist vor allem durch die Encephalitis bedingt, die Atemfrequenz kann zwischen 40 und 60 liegen („hechelnde" Atmung). In dieser Phase ist auch die Umkehr des 24-Stunden-Rhythmus häufig zu beobachten. Während der Kranke am Tag dahindämmert, wird er abends munter bis zur Erregung.

Während in der 2. und 3. Woche die zentralnervösen Erscheinungen im Vordergrund stehen, kann es aber auch in dieser Zeit zur *Entwicklung myokarditischer Prozesse* kommen (Abb. 7). ASCHENBRENNER glaubt sie in 60% der von ihm gesehenen Fleckfieberfälle beobachtet zu haben. Auch wir konnten — ebenso wie KRAUSE — in einem großen Prozentsatz der Fälle, die wir in den Jahren von

1942—1945 beobachteten und behandelten, Veränderungen im EKG nachweisen in Form von Tachykardien, Extrasystolien, Erregungsrückbildungsstörungen, d.h. Senkungen des ST-Stückes und T-Abflachungen bis zur Isoelektrischen bzw. ein negatives T in mehreren Ableitungen. Diese EKG-Veränderungen zeigten aber alle eine gute Rückbildungstendenz, so daß es nach Abklingen des Fleckfiebers während der Rekonvaleszenz meist zur völligen Normalisierung der Befunde kam (MOHR, KRAUSE u.a.).

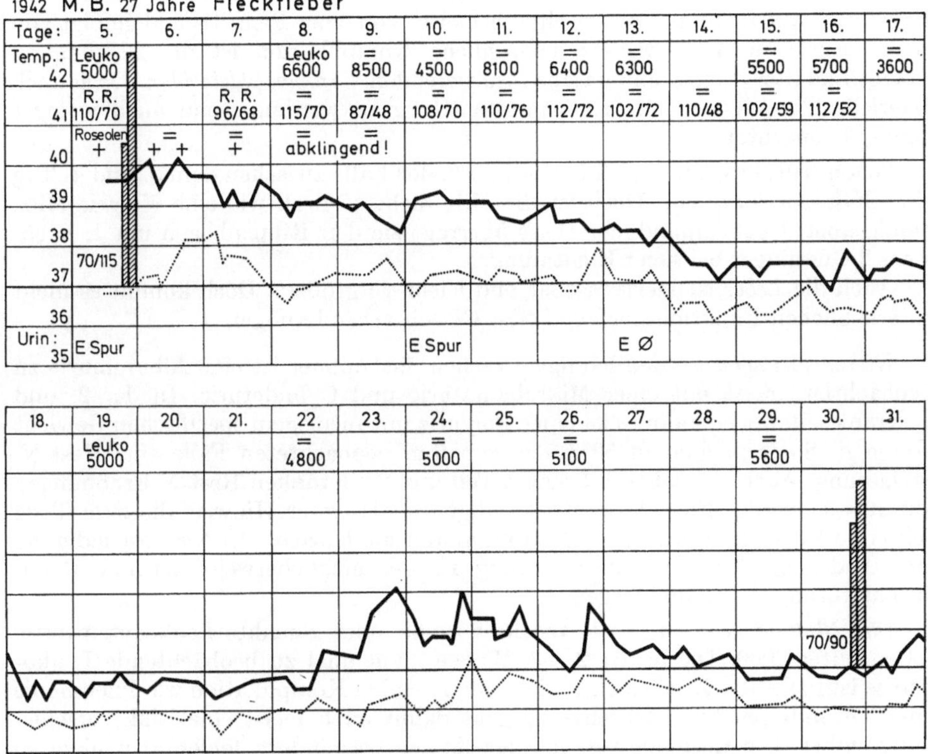

Abb. 7. 27jähriger mit lytischer Entfieberung zwischen 14. und 15. Tag und einem Frührezidiv am 23. Tag der Erkrankung. Im ganzen milder Verlauf, ohne besondere Komplikationen

Diese Beobachtungen decken sich mit den Mitteilungen von ASCHENBRENNER, der unter 24 Sektionen nur 4mal eine ausgedehnte Myokarditis, 8mal eine geringe und 12mal eine spärliche feststellen konnte. Todesursache war sie aber in 10 letalen Fällen nur einmal. Wir stimmen mit ASCHENBRENNER darin überein, daß die *Fleckfiebermyokarditis* weniger bedrohlich ist als die bei Typhus, Diphtherie und Scharlach. Auch WOODWARD u. BLAND (1944) fanden bei 30 der Patienten keine Herzvergrößerung, aber Herzrhythmusstörungen mit mehr oder minder ausgeprägten EKG-Veränderungen. Diese Erregungsrückbildungsstörungen normalisierten sich in der Rekonvaleszenz. Die Auffassung dieser Autoren, daß eine Kreislauftherapie nicht notwendig sei, können wir auf Grund unserer Erfahrung nicht teilen, in vielen Fällen ist eine solche Behandlung unbedingt am Platz.

Im weiteren Fieberverlauf kommt es um den 9.—11. Krankheitstag häufig zu einer pseudokritischen Entfieberung, die dann oft von einem neuerlichen hohen Temperaturanstieg gefolgt ist. Die eigentliche *Entfieberungsperiode* setzt zwischen dem 11. und 15. Tag ein. Sie verläuft meist lytisch. Die Pulsfrequenz sinkt mit dem Fieber zusammen auf normale, oft auch bradycarde Werte ab. Nicht so rasch bilden sich die encephalitischen Erscheinungen zurück. Sie überdauern oft die Entfieberung erheblich. Die Kranken sind noch lange sehr hinfällig, antriebslos, oft auch ausgesprochen depressiv. In dieser Phase bestehen noch ausgedehnte Störungen gerade der vegetativen Regulation, Neigung zu Schweißausbrüchen, trophische Störungen an der Haut sowie den Hautanhangsgebilden (Haare, Nägel), Neigung zu Hauteiterungen, Abmagerung, sehr rasche geistige und körperliche Ermüdbarkeit.

In der 2. oder 3. Krankheitswoche kann als gefürchtetste *Komplikation* eine *Pneumonie* auftreten, gar nicht selten begleitet von einer Pleuritis und gefolgt von einem Empyem. Eine weitere bedrohliche Komplikation ist die Neigung zu Gefäßwandalterationen und daraus resultierenden *Thrombophlebitiden*. Doch auch arterielle Thrombosen mit Extremitäten-Gangrän werden, wenn auch weniger häufig, beobachtet.

Schon frühzeitig stellt sich in etwa 90 % der Fälle zwischen dem 3. und 4. Tag eine *Milzschwellung* ein. Doch ist die Milz nicht so derb wie eine Malaria-Milz, häufig aber druckempfindlich. Meist überragt sie den Rippenbogen um 1, höchstens 2 Querfinger bei tiefer Einatmung.

Auch die *Leber* ist meist tastbar und leicht vergrößert. Doch kommt es nicht zu erheblichen Funktionsausfällen oder Gewebsveränderungen.

Nierenstörungen werden häufiger gesehen, fast immer ist eine Albuminurie zu beobachten, meist mit einer Mikrohämaturie und Cylinderurie. In der 2. und 3. Krankheitswoche kann es zu einer Polyurie mit niedrigem spezifischen Gewicht kommen. SNYDER fand in 50 % der von ihm beobachteten Fälle eine Rest-N-Steigerung. Auch wir sahen bei einem Teil unserer Kranken Rest-N-Erhöhungen auf 70—90 mg %. Eine Azotämie kündigt oft als erster Hinweis die zum Tode führende Verschlechterung an. SNYDER nimmt als Ursache der Nierenschädigung eine Änderung der Nierendurchblutung an, der möglicherweise zentrale Regulationsstörungen zugrundeliegen.

Das *Blutbild* zeigt in der 1. Woche normale oder gesenkte Leukocytenwerte, selten unter 2000. Die in der 2.—3. Woche manchmal zu beobachtende Leukocytose ist meist das Zeichen einer sich anbahnenden Komplikation wie Pneumonie oder Thrombophlebitis. Gleichzeitig geht damit auch meist eine Linksverschiebung einher. Die Eosinophilen sind gewöhnlich vermindert, fehlen aber nicht so exzessiv wie beim Typhus abdominalis. In der 2.—3. Krankheitswoche kann es zu einem Fallen der Erythrocytenzahlen und damit zu einem Absinken des Hämoglobins kommen. Doch normalisieren sich die Werte in der Rekonvaleszenz sehr rasch.

Im *Sternalmark* sind nur uncharakteristische Veränderungen festzustellen.

Die *Blutsenkung*, anfangs noch niedrig, steigt sehr stark an. Einer Betaglobulinvermehrung folgen sehr bald eine Gammaglobulinvermehrung und eine erhebliche Albuminverminderung. Das Plasmavolumen bleibt während des gesamten Krankheitsverlaufes normal. Die Serumkolloide können bis auf 85 mval absinken. Der Calciumspiegel ist meist unbeeinflußt, der Kaliumspiegel kann leicht ansteigen. Das pH des Blutes verändert sich nicht.

Die *Dauer der Fleckfiebererkrankung* wird von ZDRODOVSKII u. GOLINEVICH in 66,1 % der Fälle mit 12—16 Tagen angegeben, in 15,2 % der Fälle ist der Verlauf kürzer, in etwa 17 % etwas länger. Ist es nach dem 16. Krankheitstag noch nicht zur Entfieberung gekommen, liegen Komplikationen vor.

Frührezidive werden beim klassischen Fleckfieber häufiger beobachtet. Meist stellen sie sich 1—2 Wochen nach der Abfieberung ein und führen zu meist kurzdauernden Fieberschüben ohne ausgeprägtes Exanthem. Sie klingen in den allermeisten Fällen nach 4—6 Tagen ab und zeigen im Ganzen einen sehr blanden Verlauf (siehe Abb. 7).

Auf die Möglichkeit des *Persistierens der Rickettsien* im menschlichen Organismus wurde auf S. 31 hingewiesen. Nur hieraus erklärt sich das seinerzeit von Brill beschriebene Krankheitsbild, heute als *Brill-Zinsser'sche Krankheit* bekannt, um dessen Aufklärung sich dann Zinsser und vor allem Mooser entscheidende Verdienste erworben haben. Insbesondere den Untersuchungen in der Nachkriegszeit von Murray u. Snyder, Mooser u. Löffler, Weyer u. Hornbostel, Worms u. a. ist es zu danken, daß die Zusammenhänge aufgeklärt werden konnten, in erster Linie durch den Nachweis der Rickettsien bei diesen Krankheitsfällen im Tierversuch. Es bestand also eine Rickettsiämie, die aber nicht, wie bei einer Neuinfektion, ihren Ausgang von infizierten Läusen nahm. Diese Spätrezidive können 10, 15, 20 Jahre oder später nach der Erstinfektion auftreten. Als auslösende Ursache für solche Spätrezidive können offenbar körperliche, aber auch psychische Traumen und Überbelastungen wirksam werden. Jedoch läßt sich die Frage noch nicht beantworten, weshalb es überhaupt zu einem Persistieren der Rickettsien bei manchen Personen kommen und wodurch das Gleichgewicht zwischen Wirt und Parasit gestört werden kann. Ob es nur einmal zu solchem Spätrezidiv kommt oder ob auch mehrere solcher Schübe möglich sind, ist bisher nicht sicher entschieden. In unserem Beobachtungsgut findet sich nur ein Fall, bei dem im Laufe der letzten Jahre 5 oder 6 Fieberschübe aufgetreten sind, von denen einer im Läuseversuch als Fleckfieberspätrezidiv durch den Rickettsiennachweis gesichert werden konnte. Bei einem 2. Fieberanfall konnte ein deutlicher Titeranstieg in der KBR und der *Weil-Felix*-Reaktion beobachtet werden. Damit lag die Vermutung nahe, daß es sich bei dem 2. Fieberschub um eine neuerliche Rickettsiämie mit entsprechenden Erscheinungen handelte.

Der Krankheitsverlauf ist beim Spätrezidiv meist kürzer, die Fieberperiode erstreckt sich über 8—11 Tage, zeigt aber auch eine Continua zwischen 39 und 40° C. Ein Exanthem wird zwar gefunden, doch ist es meist weniger deutlich ausgeprägt. Die zentralnervösen Erscheinungen sind gewöhnlich geringer als bei der Ersterkrankung. Komplikationen treten selten auf, Todesfälle kaum.

Spätrezidive können auch *schon nach 4 Jahren* auftreten, wie Wenzel (1960) berichtet. Er beobachtete nach einem symptomfreien Intervall von 4 Jahren im Anschluß an eine anamnestisch wahrscheinliche Fleckfiebererkrankung das Auftreten periodischer Fieberzustände mit anfallsweise Coma oder Dämmerzuständen. Nach Sicherung der Ätiologie durch Erregernachweis führte eine antibiotische Behandlung zur Heilung.

In einem von uns beobachteten Fall ging dem Ausbruch der Erkrankung eine sehr starke körperliche Belastung voraus. Die Anamnese deckte hier auf, daß der Betreffende während des 2. Weltkrieges als San.-Unteroffizier in einem Fleckfieberlazarett gearbeitet hatte, vorher geimpft worden war und auf dem Rückzug eine kurze fieberhafte Erkrankung durchgemacht hatte, deren Ursache nicht geklärt wurde. Hoher Anstieg in der Fleckfieber-KBR und der *Weil-Felix*-Reaktion sicherten die Diagnose, und eine antibiotische Therapie brachte Heilung. In diesem Fall wie auch in dem von Wenzel kam es schon 3—4 Tage nach Krankheitsbeginn zu erheblichen Titeranstiegen in den serologischen Proben.

Die Untersuchungen von Price u. Mitarb. (1958) ergaben, daß bei 30% aller Personen, die früher in fleckfieber-endemischen Gegenden lebten, noch 40—50 Jahre nach Überstehen der Ersterkrankung komplementbindende und neutralisierende Antikörper nachzuweisen sind. Neuere Untersuchungen über den Nachweis von Antikörpern bei Personen, die früher Fleckfieber hatten, stammen von

Klingberg u. Mitarb. (1970). Die *Weil-Felix*-Reaktion ist bei diesen Fällen gewöhnlich negativ (Murray u. Mitarb., 1950), nach Zdrodovskii ist sie in 10—25 % der Fälle positiv, steigt aber verzögert und zu verhältnismäßig niedrigen Titern an und fällt wieder früh ab. Für den serologischen Nachweis eines Spätrezidivs wird ein 4facher Titeranstieg der KBR in Verbindung mit Krankheitserscheinungen gefordert. Eine Differenzierung von klassischem und murinem Fleckfieber ist dabei durch Verwendung von spezifischen Antigenen möglich (vgl. S. 25).

1. Komplikationen

Auf das Auftreten von *Lungenkomplikationen* war schon hingewiesen worden. Zu solcher Lungenkomplikation kann es schon in der ersten Krankheitswoche kommen. Hier ist dann zu erwägen, ob es sich dabei um eine durch Rickettsien bedingte Pneumonie handelt. In etwa 12 % der Fälle kommt es in der 3.—4. Krankheitswoche zu Lungenentzündungen. Sie sind als Komplikation sehr gefürchtet. Erstes Zeichen kann ein Leukocytenanstieg sein, dem dann die typischen Symptome der Lungeninfiltration folgen, die unter Umständen von einer Pleuritis begleitet sind. Da sehr oft sekundäre Mischinfektionen diese Pneumonie bedingen, kann es zur Empyembildung kommen.

Auch andere *Mischinfektionen* wie eitrige Otitiden, Parotitiden, gelegentlich sogar mit Facialisparese, Anginen und Pharyngitiden können sich einstellen, bei letzterer sogar mit der Gefahr des Glottisödems.

Zu *Abszeßbildungen* kann es in den verschiedensten Regionen kommen; so werden auch Nierenabscesse beobachtet und mehr oder minder ausgedehnte Decubitalgeschwüre. Meist verlaufen diese Prozesse gutartig.

Das Auftreten eines *Ikterus* gehört im allgemeinen nicht zum Krankheitsbild des klassischen Fleckfiebers. Wird er einmal beobachtet, so müßte vor allem an die Möglichkeit des gleichzeitigen Bestehens einer Hepatitis epidemica gedacht werden.

Die Tätigkeit der Verdauungsorgane kann beeinträchtigt sein im Sinne einer *Obstipation*, besonders in den ersten Krankheitstagen. Vereinzelt wurden bei schweren Verlaufsformen mit cerebraler Beteiligung auch ileusartige Bilder gesehen.

Auf die Möglichkeit der Gefäßwandalteration und einer sich daran anschließenden *Thrombose und Thrombophlebitis* oder auch eines intraarteriellen Prozesses wurde schon hingewiesen. Die von Aschenbrenner mitgeteilten 6 Fälle von Venenthrombose unter 691 Fleckfiebererkrankungen dürften kein richtiges Bild von der Häufigkeit vermitteln, da es sich bei diesen Patienten meist um jüngere Personen handelte, deren Gefäßsystem noch nicht vorgeschädigt war. Vier dieser Fälle traten in Zusammenhang bzw. als Folge einer lokalisierten Gefäßschädigung bei umschriebener Hautnekrose auf. In 3 Fällen kam es infolge einer arteriellen Thrombose zu einer ausgedehnten *Extremitäten-Gangrän*. Die Thrombosebereitschaft wird wahrscheinlich durch die schlechte periphere Zirkulation während der Fieberperiode und auch durch eine erhöhte Gerinnungsbereitschaft des Blutes unterstützt.

Arterielle Embolien sind, wie schon erwähnt, seltener als Thrombophlebitiden. Die von Munk u. Ceelen früher beschriebene Neigung zu Hautnekrosen und Gangrän ist im ganzen seltener als früher angenommen, sicher spielen Umweltfaktoren wie Kälte, Unterernährung und schlechte Pflege für solche Komplikationen eine wichtige Rolle.

Das Auftreten einer Hypertonie im Rahmen der zentralen Kreislaufregulationsstörung ist sehr selten, immerhin sind solche Fälle von Sturm u.a. beobachtet worden, bleiben aber Einzelfälle.

Ebenso verhält es sich mit der Beobachtung eines Diabetes insipidus, der unter einer Fleckfiebererkrankung auftrat.

Katsch (zit. n. Aschenbrenner) glaubt, Fleckfieber auch für die Entstehung eines Diabetes mellitus im Zusammenhang mit Pankreasschädigung verantwortlich machen zu können. Doch gerade bei der Annahme eines solchen Zusammenhanges sind strenge Maßstäbe anzulegen, und es ist eine sehr subtile Anamnese notwendig.

2. Rekonvaleszenz

Die Rekonvaleszenz ist meist lange und gekennzeichnet durch eine starke *neurovegetative Labilität*. Die Kranken ermüden sehr rasch, sind antriebsschwach, stark affekt-labil und leiden zum Teil unter depressiven Verstimmungen. Schwerhörigkeit, die schon während der akuten Krankheit aufgetreten ist, kann noch Wochen und Monate in der Rekonvaleszenz fortbestehen, ebenso Störungen des Geruchs- und Geschmacksinnes.

Ob das Nachfieber in der Rekonvaleszenz durch eine Labilität der Wärmeregulation und die Immunitätsschwankung ausgelöst wird oder ob auch allergische Faktoren daran beteiligt sind, wie Aschenbrenner in Erwägung zieht, bleibt offen.

Encephalitische Nachschübe, oft nicht von Fieber begleitet, können in der Rekonvaleszenz auftreten und sogar unter zunehmender Benommenheit zum cerebralen Coma und Tod führen.

3. Prognose

Vor der Antibiotika-Therapie verlief das Fleckfieber bei nicht immunisierten Kranken als zeitlich begrenzte Erkrankung. Die Mortalität lag nach den Statistiken des 19. Jahrhunderts (Murchison, 1884) zwischen 15 und 23 %.

Die Schwere der Erkrankung steigert sich mit dem Alter der Patienten. Kinder überstehen das Fleckfieber im allgemeinen leicht, die Letalität liegt bei ihnen unter 1 %. Auch geimpfte Erwachsene machen die Erkrankung leichter durch. Mit der Zunahme des Lebensalters wird die Prognose schlechter, in erster Linie spielt hierbei das Nachlassen der Anpassungsfähigkeit des Gefäßsystems eine Rolle.

Eindrucksvoll konnten wir das bei 2 Gruppenerkrankungen Ende des 2. Weltkrieges beobachten. Es handelte sich beide Male um Männer jenseits des 45. Lebensjahres. Von der Gruppe, die 2 Schutzimpfungen erhalten hatte, verstarb nur ein Patient an einem Kreislaufkollaps in der Rekonvaleszenz, von der anderen Gruppe starben alle, obwohl sie im Durchschnitt jünger waren als die geimpften Patienten.

Selbstverständlich spielt bei der Prognose die persönliche Abwehrlage des einzelnen Patienten eine wichtige Rolle. Pneumonien, eitrige Mischinfektionen, Hunger- und Frostschäden und Schäden durch lange Transporte wirken sich naturgemäß ungünstig auf die Prognose aus. Das frühzeitige Einsetzen einer hämorrhagischen Umwandlung des Exanthems sowie Kreislaufstörungen in den ersten 5—6 Tagen der Erkrankung sind als ungünstige Zeichen zu werten.

Das Überstehen des Fleckfiebers verleiht meist eine *lebenslängliche Immunität*. Einige Autoren vertreten die Ansicht, daß Zweitinfektionen möglich sind, wenn nur die Infektionsdosis groß genug ist. Doch scheint unserer Auffassung nach bei der Möglichkeit eines Persistierens von Rickettsien im menschlichen Organismus die Gefahr der Zweitinfektion geringer als die eines Spätrezidivs. Es besteht eine Kreuzimmunität zum murinen Fleckfieber.

4. Spätfolgen

Man hat nach den Fleckfiebererkrankungen des ersten Weltkrieges auffallend wenig von Spätschäden und Folgezuständen berichtet. Sicher lag das zum Teil daran, daß heute subtilere Untersuchungsmethoden eingesetzt werden können, daß man auf Grund der pathologisch-anatomischen Studien mehr über den Gesamtablauf der Erkrankung weiß und daß man auch dort Zusammenhänge und Brückensymptome bei genauer Beobachtung findet, wo man sie früher vielleicht nicht vermutet hatte.

An erster Stelle stehen unter diesen *Folgezuständen zentralnervöse Störungen.* Aufmerksam gemacht durch klinische Beobachtungen unternahm es SCHMIEDER (1947) als erster, encephalographische Nachuntersuchungen bei früher an Fleckfieber Erkrankten durchzuführen. Er stellte dabei unter 44 Untersuchten 15mal Verformungen und Erweiterungen des 3. Ventrikels fest. Er nahm als wesentlichstes Symptom der postencephalitischen Dauerschäden eine, wie er es nannte, „Entzerrung vegetativer Regulationsmechanismen" an. Die von ihm erhobenen luftencephalographischen Befunde konnten später durch RADTKE (1957) im Elektroencephalogramm bestätigt werden, der hier alle möglichen Arten von pathologischen Befunden feststellen konnte. Auch VON BAYER (1944) hatte auf diese *vegetativen Störungen* hingewiesen und außerdem auf *organische Wesensveränderungen,* die er bei einer Reihe von Kranken nach Überstehen des Fleckfiebers sich entwickeln sah. Auch DICKHAUT (1959) stellte als gemeinsames Syndrom dieser Folgezustände eine Störung im Antriebs-Stimmungsverhalten, sowie im Bereich der vegetativen Regulationen heraus. Psychopathologisch zeigen sich eine zunehmende Verlangsamung, eine Einengung aller geistig-seelischen Vollzüge, Nachlassen des allgemeinen Interesses und der Spontanität, sowie hochgradige Erschöpfung und damit Ähnlichkeit zu Psychosyndromen nach lethargischer Encephalitis und nach Hirntraumen. Das wesentliche Kriterium liegt in einem vitalen Knick mit Senkung des gesamten Persönlichkeitsniveaus, in den auch die Funktionen des Intellektes miteinbezogen werden können.

Von besonderer Bedeutung dürfte dann auch die Beobachtung von BÜRKLE (1963) sein, die er bei 3 Patienten machen konnte. Diese Personen zeigten nach Überstehen eines Fleckfiebers während der folgenden 18 Jahre eine langsam zunehmende Symptomatik mit vegetativen Beschwerden einschließlich, was sehr wichtig erscheint, anfallsweiser Blutdrucksteigerung, Dämmerzuständen, intermittierend auftretenden Liquor- und EEG-Veränderungen, sowie zunächst auch nur zeitweilig auftretenden, schließlich aber bleibenden fokalen Ausfallserscheinungen und psychischen Veränderungen. Histologisch ließen sich chronisch entzündliche Gefäßveränderungen nachweisen, so daß BÜRKLE eine schwelende *Angioorganopathie* als Fleckfieberfolge diskutiert. Er weist darauf hin, daß diese mit chronischentzündlichen Gefäßveränderungen verlaufe und muffartig oder knötchenförmig angeordnete, perivasale Gliazellwucherungen verursache. Durch progredienten Parenchymuntergang und fortschreitende Schädigung der nervösen Substanz komme es unter Umständen auch durch hämodynamische Dysregulation zu progredient verlaufenden Dauerschäden. Er erörtert, ob in solchen Fällen eine Persistenz von Rickettsien vorliegen könne. Seine Auffassungen nähern sich hier denen von BERNARD (1963) über die Bedeutung der Rickettsien-Infektionen für die Entstehung chronischer Angiopathien.

ARNS u. WAHLE (1965) gaben eine Übersicht über einen größeren Personenkreis von nachuntersuchten Fleckfieberkranken. Dabei konnten sie feststellen, daß sich bei einem Drittel ihrer Patienten *Anfallsleiden* eingestellt hatten und zwar in Form fokaler Epilepsien, Narkolepsien und anfallartigen, vegetativ-vasomotorischen Erscheinungen. Auf den hohen Anteil letzterer hatte schon RADTKE hingewiesen. Gar nicht selten findet sich vom Fleckfieber bis zum ersten Auftreten dieser Anfälle ein *mehrjähriges* symptomloses *Intervall,* auch müssen derartige Anfälle zur Zeit der akuten Erkrankung nicht aufgetreten sein.

Unter dem von uns nachuntersuchten und beobachteten Personenkreis haben wir zum Teil unmittelbar an die Fleckfiebererkrankung anschließend, zum Teil mit solchen Intervallen, eine Reihe von *neurologischen Störungen* beobachtet. So konnten wir fast unmittelbar nach Überstehen des Fleckfiebers die Entwicklung eines *Parkinson-Syndrom* beobachten, was auch in ähnlicher Form von JADIN (1962) berichtet worden ist. Unter den von uns nachuntersuchten Fleckfieberkranken waren auch auffallend häufig *Frühapoplexien* zu beobachten mit Halbseitenlähmung sowie Erscheinungen einer frühzeitigen Arteriosklerose. Selbstverständlich sind aus diesen Beobachtungen Schlüsse nur mit einem gewissen Vorbehalt zu ziehen. In Zusammensicht aber mit anderen Mitteilungen, insbesondere der Arbeit von ARNS u. WAHLE, kommt auch diesen Einzelbeobachtungen ein gewisses Gewicht zu.

Unter den Folgezuständen zentralnervöser Art sind ausgesprochene *Hirnnervenstörungen*, extrapyramidale Störungen, zentralbedingte *hormonale Störungen* wie Fettsucht, Diabetes mellitus oder sonstige Stoffwechselstörungen seltener. Immerhin wurden auch Gefäßverschlüsse mit Aphasie und Hemiplegien von einzelnen Autoren beobachtet.

MASBERNARD (1963) glaubt, daß praktisch sehr viele organische Hirnerkrankungen mit einer Rickettsiose in Verbindung gebracht werden können, ebenso wie JADIN in Einzelfällen von amyotrophischer Lateralsklerose und Multipler Sklerose Zusammenhänge gefunden zu haben glaubt. Ähnliches nimmt auch GAUDINEAU (1961) für viele psychiatrische Leiden an. Diese Gruppe französischer Forscher, wie auch BERNARD u. Mitarb. (1963) sowie JADIN, alle diagnostisch nur basierend auf einer positiven Mikroagglutination von GIROUD (s. S. 12 u. 44), vertreten sogar die Auffassung, daß gerade das klassische Fleckfieber über neuro-allergische Reaktionen eine Arteriosklerose generell und eine Koronarsklerose besonders begünstige, die dann ihrerseits wieder zum Herzinfarkt führen könne.

Wenn auch Herzmuskelschädigungen in der akuten Phase der Erkrankung in Form einer Myokarditis zu beobachten sind, gelegentlich auch einer Endokarditis (GAQUIERE) und einer Perikarditis, so heilen diese Erscheinungen doch meist nach Abklingen des akuten Krankheitsbildes, wie wir schon oben erwähnt haben, folgenlos aus.

Wir haben bei unseren Nachuntersuchungen Herzmuskelschäden, die ätiologisch auf das Fleckfieber zu beziehen gewesen wären, nicht gesehen, obwohl die Möglichkeit einer solchen Dauerschädigung nicht ganz von der Hand zu weisen ist. Dafür, daß Folgezustände von seiten des Herzens nur sehr selten zur Beobachtung kommen, scheinen auch die Erhebungen von DANIELOPOLU über Nachuntersuchungen des Herzens bei Personen, die Fleckfieber überstanden hatten, zu sprechen. Er fand keine Dauerschäden, ebensowenig wie O. FISCHER (1959).

Auf das Auftreten von peripheren Arteriitiden als Fleckfieberfolge weist COMPT hin, ebenso wie DAUPHIN (1963). CHARMOT u. Mitarb. (1964) glauben, daß die Mehrzahl der juvenilen Arteriitiden in Marokko durch Infektionen mit *R. prowazeki* verursacht wird, und DELANOE u. Mitarb. (1961) bringen die Entwicklung eines Hochdrucks mit diesem Gefäßgeschehen in Zusammenhang.

DUPERRAT empfiehlt, bei bestimmten Hautveränderungen, vor allem wenn sie mit Nekrosen oder Gangrän einhergehen, an Rickettsiosen zu denken.

Augenstörungen sind ebenfalls sehr selten, wenn auch GIROUD u. ROGER (1955) eine Chorioretinitis, THOMAS u. Mitarb. (1960) eine Uveitis im Zusammenhang mit dem Fleckfieber fanden.

Auch in letzter Zeit (1971) haben GIROUD, BERNARD, DUPERRAT, BONDUELLE u. LORMEAU darauf hingewiesen, daß chronische Angiopathien, Herzerkrankungen, gewisse Hauterscheinungen und eine Reihe neurologischer Störungen durch Rickettsienerkrankungen hervorgerufen werden können. Sie stützen sich dabei auf die Mikroagglutination. Schließlich beobachtete BIERENT auch Augenveränderungen, besonders Thrombosen bei chronischen Rickettsiosen.

5. Diagnose

In einem Epidemiegebiet ist bei verlauster Umgebung die Diagnose klinisch schon aus der Symptomatologie heraus zu stellen, nämlich Fieber in Form einer Continua, kleinfleckiges Exanthem, encephalitische Erscheinungen. Bei Kindern und geimpften Personen kann die Symptomatik nicht so ausgeprägt sein, und dadurch wird die Diagnose erschwert. Schwierig ist sie auch bei sporadisch auftretenden oder abortiven Krankheitsfällen. Die *Brill-Zinsser*'sche Krankheit, das Spätrezidiv, ist oft nur bei sehr genauer Anamnese zu vermuten und erst durch die serologischen Proben oder den Erregernachweis zu sichern.

So ist man oft zur Bestätigung der Diagnose auf verschiedene Untersuchungsmethoden angewiesen, wie

1. Erregernachweis,
2. Serologische Methoden
   a) Komplementbindungsreaktion
   b) Agglutinationsreaktion
   c) Nachweis von Opsoninen, Präzipitinen und neutralisierenden Antikörpern
   d) *Weil-Felix*'-Reaktion mit Proteus OX 19,
3. Diagnostischer Hauttest.

Zu 1. Der Erregernachweis ist zeitraubend und an Speziallaboratorien gebunden. Er kann auf verschiedene Weise versucht werden:

a) durch Inokulation von Krankenblut in den Dottersack des Hühnerembryos, in dem sich die Rickettsien gut vermehren und der, wie schon erwähnt (S. 13) als Nährboden für Rickettsien dient,

b) durch Überimpfen von Krankenblut auf Meerschweinchen (vgl. S. 16),

c) durch den sogenannten Läusefütterungsversuch oder die *Xenodiagnose.* Hierbei werden rickettsienfreie Kleiderläuse in kleinen Käfigen 5—7 Tage lang zum Saugen am Patienten angesetzt. Sind Rickettsien im Blut des Patienten vorhanden, besteht also eine Rickettsiämie, dann gelangen die Erreger mit dem Blut in den Magen der Laus, dringen dort in die Magenzellen ein und vermehren sich intensiv. Etwa 5—7 Tage nach der ersten Fütterung lassen sich die Erreger im Kot bzw. in Magenausstrichen der Läuse nachweisen.

Bei der Isolierung von *R. prowazeki* über den Tierversuch ist der Nachweis spezifischer Antikörper, reziproker Kreuzimmunität mit bekannten Fleckfieberstämmen und spezifischen pathologischen Läsionen beim Versuchstier erforderlich.

Ein Erregernachweis ist auch fluorescenz-mikroskopisch möglich, jedoch lassen sich *R. prowazeki* und *R. mooseri* hierbei nicht voneinander unterscheiden (Levina, 1960).

Zu 2. Von den serologischen Methoden dürfte nach den heutigen Erfahrungen die Fleckfieber-Komplementbindungsreaktion die größte Bedeutung haben. Die Reaktion wird zwischen dem 7. und 8. Krankheitstag erstmals positiv und zeigt ein Maximum zwischen dem 12. und 14. Tag. Sie kann mit einem Resttiter lange positiv bleiben, nach Plotz u. Mitarb. (1960) bis zu 43 Jahren. Beweisend ist ein Titeranstieg während des Krankheitsverlaufes, um Impf- oder anamnestische Titer ausschließen zu können. Somova u. Mitarb. (1958) glauben allerdings festgestellt zu haben, daß die Reaktion auch in 2,9 % bei anderen Erkrankungen positiv ausfallen kann.

Mariev u. Mitarb. (1958) sprechen von einer Spezifität von 80,3 % und Combiesco (1958) von 83—100 %. Die Herstellung des Antigens aus dem Dottersack des Hühnerembryos nach einem Verfahren, das Plotz u. Mitarb. entwickelt haben, stellt kein Problem dar.

Technisch wesentlich *aufwendiger und teurer* ist die *Agglutinations-Methode.* Auch der Nachweis von Opsoninen, Präzipitinen und neutralisierenden Antikörpern ist nur Speziallaboratorien vorbehalten. Agglutinine sind nach Zdrodovskii in 85 % der Fälle schon am 5. Tag nachweisbar und in 100 % zwischen dem 11. und 14. Tag. Ein Toxin-Neutralisationstest wird im wesentlichen nur zur Wertbestimmung von Vaccinen benutzt.

Einen modifizierten Fluorescenz-Antikörper-Test zum Nachweis spezifischer Antikörper haben Goldwasser u. Shephard (1957) ausgearbeitet.

Von Giroud u. Mitarb. wurde eine Mikro-Agglutination entwickelt, die sich zur Diagnose aller Rickettsiosen eignen soll. Einer kritischen Beurteilung halten die mit dieser Methode diagnostizierten Rickettsienerkrankungen allerdings nicht immer stand.

Die *Weil-Felix-Agglutinations-Reaktion mit Proteus OX 19* hat immer noch eine erhebliche diagnostische Bedeutung. Sie wird zwischen dem 5. und 8. Krankheitstag positiv, beweisend sind Titer von 1:200 und höher. Allerdings läßt sich mit ihrer Hilfe keine Differenzierung zwischen klassischem Fleckfieber, murinem Fleckfieber und Rocky-Mountain-Spotted-Fieber durchführen, höchstens insoweit, als bei der letztgenannten Krankheitsform die Reaktion erst gegen Ende der 2. Woche positiv wird. Ein gewisses Nachhinken der *Weil-Felix*-Reaktion ist bei Schutzgeimpften zu beobachten, die meist überhaupt niedrigere Titerwerte haben (ASCHENBRENNER, BESTELMAYER u. ZARAFONETIS).

Die *Weil-Felix*-Reaktion kann noch monatelang positiv bleiben, allerdings meist mit niedrigem Titer. Nur bei einem sehr kleinen Prozentsatz aller klinisch sicheren Fälle versagt sie.

KOSTRZEWSKI u. NICOLESCO haben die Spezifität für ungenügend gehalten. Nur vereinzelt, meist auch nur vorübergehend, werden positive Reaktionen bei Hepatitis epidemica, noch seltener bei Wolhynischem Fieber, Morbus Bang und Paratyphus gesehen. Im Zweifelsfall muß die Reaktion in mehrtägigen Abständen mehrfach wiederholt werden. Beim Fleckfieber zeigt sie fast immer ansteigende oder gleichbleibende Werte. Wichtig ist zu erwähnen, daß klinisch sehr ähnliche Krankheitsbilder mit verschiedenen Titerhöhen verlaufen können. So läßt sich aus dem Ausfall der *Weil-Felix*-Reaktion keine Prognose stellen, da mit Sicherheit Zusammenhänge zwischen Titerhöhe und der Immunitätslage des Organismus bestehen.

Die *Gruber-Vidal*'sche Reaktion auf Typhus und Paratyphus kann beim Fleckfieberkranken in den ersten Tagen positiv sein, ebenso wie die Lues-Reaktionen.

Bei *Brill-Zinsser*'scher Krankheit kann die *Weil-Felix*-Reaktion negativ ausfallen.

Wesentliche Titererhöhungen bei der Agglutination mit den Proteus-Stämmen OX 2 und OX K sind bei klassischem und murinem Fleckfieber selten.

Zu 3. Die Versuche mit einem diagnostischen *Hauttest*, die von verschiedenen Autoren unternommen wurden, haben *keine befriedigenden Resultate* ergeben, so daß man von dieser Methodik heute ganz absieht.

Die *klinische Differential-Diagnose* ist besonders in den ersten Tagen schwierig. Neben der Umgebungssituation sind der starke Kopfschmerz, die Bindehautinjektion, die Lichtscheu, das rote, etwas gedunsene Gesicht, die oben beschriebene Beschaffenheit der Zunge, eine gewisse Apathie und Somnolenz, gepaart mit Unruhe und leichtem Tremor, sowie die frühzeitig auftretende leichte Milzschwellung Hinweise auf die Krankheit. Verwechslungen sind in der ersten Zeit vor allem mit der Lobär-Pneumonie, dem Wolhynischen Fieber, der Tularämie, der Virusgrippe und dem Abdominal-Typhus möglich. Auch das Q-Fieber kann gelegentlich ein dem Fleckfieber ähnliches Anfangsbild machen. Während die Pneumonie sich relativ bald durch ihren Lungenbefund, den Herpes labialis, die starke Leukocytose und hohe Senkung abgrenzen läßt, kann es bei der typhösen Form des Wolhynischen Fiebers Schwierigkeiten geben, da sich hier oft eine 4—6tägige, selten 8tägige Continua mit Kopf- und Schienbeinschmerzen entwickeln kann. Hier können die Schienbeinschmerzen und die wiederholte Kontrolle der *Weil-Felix*-Reaktion, die beim Wolhynischen Fieber negativ ausfällt, weiterhelfen. Gegenüber der Tularämie in ihrer „inneren Form" ist die Abgrenzung durch die spezifischen Agglutinine von der 2. Woche ab möglich (SCHULTEN, GUTZEIT). Katarrhalische Symptome, wie sie bei Grippe immer zu finden sind, fehlen beim Fleckfieber. Auch der Milztumor ist bei der Grippe seltener, der Herpes häufig.

Am schwierigsten kann die *Differentialdiagnose gegenüber dem Typhus abdominalis* sein, besonders wenn keine bakteriologische oder serologische Hilfe möglich ist. Ein gewisser Unterschied im Exanthem, beim Typhus abdominalis zart-rosa Roseolen, verhältnismäßig spärlich, beim Fleckfieber meist dichte Aussaat, können differentialdiagnostisch weiterhelfen. Auch die Beobachtung, daß der Typhus abdominalis-Kranke meist apathisch und stumpf erscheint, während der Fleckfieberkranke unruhig und erregt sein soll, kann täuschen. So ist man in dieser Differential-Diagnose weitgehend auf die serologischen Hilfen angewiesen. Meningitiden und Encephalitiden anderer Ätiologie können ebenso wie Rückfallfieber vorübergehend differential-diagnostisch mit in Erwägung zu ziehen sein.

6. Prophylaxe

Für die Vorbeugung ergeben sich 2 Möglichkeiten:

1. Die Bekämpfung des Überträgers,
2. Schutzmaßnahmen für den Exponierten.

Seit bekannt ist, daß Läuse die Überträger der Erkrankung sind, hat man der Beseitigung der Verlausung im Kampf gegen das Fleckfieber besonderes Augenmerk geschenkt. Entlausungsmaßnahmen der verschiedensten Art wurden schon im 1. Weltkrieg zur Fleckfieberbekämpfung mit herangezogen, aber erst die Entdeckung der synthetischen Insektizide, speziell des DDT, brachte einen entscheidenden Fortschritt in der Bekämpfung des Überträgers und damit des klassischen Fleckfiebers.

So konnte man 1943—1944 die erste erfolgreiche Anwendung dieses Insektizids bei der Bekämpfung der Fleckfieber-Epidemie in Neapel beobachten.

Im einzelnen Erkrankungsfall sind der Kranke und seine Kleidungsstücke, sowie seine Kontaktpersonen zu entlausen. Erregerhaltiger Läusekot in der Umgebung des Kranken kann durch Anwendung von trockener oder feuchter Hitze oder durch Desinfektionsmittel unschädlich gemacht werden. Die Ausscheidungen des Patienten selber sind nicht infektiös. Der persönliche Schutz des Exponierten kann durch eine Impfung erfolgen. Die ersten Impfstoffe wurden von Weigl (1930) aus dem Darm infizierter Läuse hergestellt. Das Verfahren war sehr mühselig, der Gehalt an artfremdem Eiweiß führte zu starken Reaktionen, aber die Schutzwirkung war zufriedenstellend. Erst mit der Einführung der Dottersackkultur von Rickettsien durch Cox (1938) war eine Impfstoffbereitung auf breiterer Basis möglich. Über den gegenwärtigen Stand der Schutzimpfungen gegenüber Rickettsiosen hat Gear (1969) berichtet.

Die *Schutzimpfung* vermag zwar nicht in jedem Fall den Krankheitsausbruch zu verhindern, jedoch wird die Erkrankung deutlich abgeschwächt und in ihrer Dauer abgekürzt. Die Letalität wird ganz erheblich gesenkt. Vorsicht ist allerdings bei der Impfung in der späten Inkubationszeit geboten. Hier kann es zu einem besonders schweren, stürmischen Krankheitsverlauf mit meist tödlichem Ausgang kommen.

Giroud u. Panthier (1942) stellten einen Impfstoff aus Kaninchenlungen her, der aber auch nur antitoxisch wirkt und keine Kreuzimmunität mit murinem Fleckfieber zeigt. Der Impfschutz hält 1 Jahr vor. Fox u. Mitarb. (1955) haben einen Impfstoff aus lebenden avirulenten Rickettsien entwickelt. Die einmalige Impfung soll hier einen Impfschutz für $5^1/_2$ Jahre verleihen.

Bei den heute vorhandenen therapeutischen Möglichkeiten mittels der Breitband-Antibiotica tritt die Schutzimpfung in ihrer Bedeutung zurück. Man wird sie aber überall dort auch heute noch empfehlen, wo ein Personenkreis hochgradig exponiert ist, so vor allem für Pflegepersonal und Ärzte, Desinfektoren und Gesundheitspfleger in Gebieten, in denen das Fleckfieber noch endemisch ist (Gear, Mohr u. a.).

Gelegentlich führen die Schutzimpfungen zu rudimentären atypischen Krankheitsverläufen, die nicht erkannt werden bzw. erhebliche diagnostische Schwierigkeiten bereiten können.

7. Therapie

Bis zur Einführung der Antibiotica wurden spezifische Behandlungsversuche mit den verschiedensten Chemotherapeutica durchgeführt. Aber alle diese Mittel hatten keinen Erfolg. Versuche mit Sulfonamiden hatten nichts gebracht, im Gegenteil, durch die Sulfonamidgabe schien das Rickettsienwachstum stimuliert zu werden, wenigstens im Tierversuch. So erschien eine Anwendung dieser Chemotherapeutica kontraindiziert.

Den ersten Ansatz eines sichtbaren therapeutischen Erfolges brachte die Anwendung von Para-Aminobenzoesäure. Sie wurde von den verschiedensten Autoren aufgegriffen und zeigte bei möglichst frühzeitigem Behandlungsbeginn eine Verkürzung der Fieberdauer und eine Senkung der Letalität. Während auch Penicillin und Streptomycin nur geringe Wirksamkeit entwickelten, obwohl sie im Tierversuch und in Dottersack-Kulturen einen deutlich hemmenden Effekt zeigten, trat erst *mit der Einführung des Chloramphenicols* ein wirklicher *Wandel in der Therapie* ein.

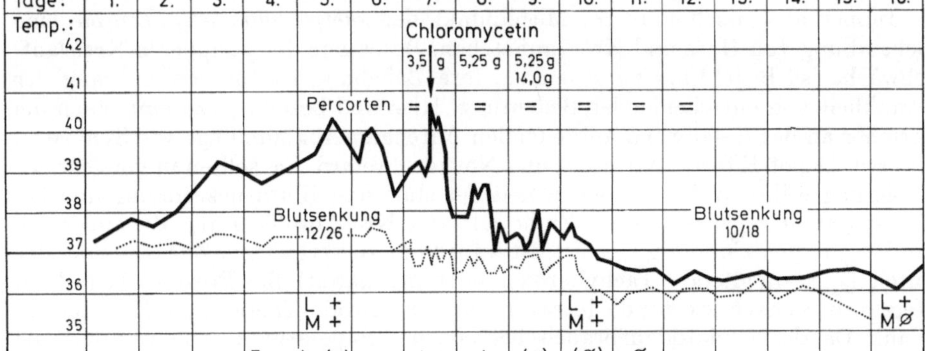

Abb. 8. Laborinfektion mit R. prowazeki. Am 7. Tag mit Chloromycetin behandelt, prompter Fieberabfall und Aufhellung des Bewußtseins; schon nach insgesamt 4,0 g ist der Patient fast fieberfrei. Der *vor* Einsetzen der Behandlung begonnene Läuseversuch fiel positiv aus, die Weil-Felix'sche Reaktion und die Fleckfieber-KBR waren ebenfalls positiv

Die ersten Versuche von Smadel u. Jackson (1947) in Mexiko, sowie von Payne u. Mitarb. (1948) in Bolivien zeigten eine gute Wirksamkeit des Chloramphenicols bei klassischem Fleckfieber. In der Folgezeit wurde dann das Präparat sehr eingehend beim Tsutsugamushifieber in Malaya studiert. Man fand, daß durchschnittlich nach 31 Std Entfieberung und Genesung auch Schwerkranker zu erzielen waren. Es folgten Untersuchungen beim Felsengebirgsfieber mit ähnlich guten Ergebnissen (Abb. 8). In der Folgezeit wurden dann *auch Chlortetracyclin und Oxytetracyclin* mit *gutem Erfolg* in die Therapie der Rickettsiosen eingeschaltet.

Im Durchschnitt ist bei einer Anfangsdosis von 2—3 g und einer laufenden

Dosis von täglich 1—2 g bis 3 Tage über den Temperaturabfall hinaus innerhalb 2—3 Tagen eine Beseitigung des Fiebers zu erzielen. Komplikationen und Todesfälle konnten verhindert werden.

Eine höhere Anfangsdosis empfiehlt sich nicht. SNYDER rät zu einer sehr frühzeitigen Behandlung, da dann die Erholung rascher zu erwarten ist. WOODWARD u. PARKER (1944) wiesen allerdings darauf hin, daß es bei einer Frühtherapie nicht zu einer genügenden Antikörperbildung komme, keine solide Immunität sich entwickele und Rückfälle nicht verhindert würden. Sie raten, erst am 6. oder 7. Krankheitstag die Therapie zu beginnen. Diese Empfehlung scheint aber nur für leichte Fälle angebracht, da sonst das Risiko zu groß sein dürfte.

Aufgrund der ersten Therapieversuche ergab sich folgendes Therapie-Schema für Chloramphenicol, das später für andere Breitbandantibiotica gleich angesetzt wurde: Initialdosis 2 g Chloramphenicol.

In den nächsten 2—3 Tagen 2—2,5 g Chloramphenicol täglich, aufgeteilt in zunächst 4-, später 6stündlich zu gebende Einzeldosis von jeweils 250 mg.

Die Therapie soll mit einer Dosis von 1—2 g noch 3 Tage über die Entfieberung hinaus fortgesetzt werden. Die Dosierung für *Aureomycin* liegt in ähnlicher Größenordnung wie für Chloramphenicol. Auch *Terramycin* wird mit einer Initialdosis von 2 g gegeben, in den folgenden Tagen ebenfalls 2 g, aufgeteilt in 4—6stündliche Einzelgaben. Auch hier soll die Behandlung noch 3—4 Tage nach Entfieberung fortgeführt werden, da bei zu frühzeitigem Abbruch der Therapie die Gefahr eines Frührezidivs besteht.

Die Rekonvaleszenten-Serumtherapie, deren Erfolge nie sehr überzeugend waren, ist durch die Antibiotica-Therapie völlig abgelöst worden.

Immer aber noch muß im Mittelpunkt der *symptomatischen Therapie* eine Behandlung von Herz und Kreislauf stehen. Besonders der peripheren Kreislaufschwäche ist Beachtung zu schenken, ihre Behebung ist für den Ausgang der Krankheit von entscheidender Bedeutung. Hier sind besonders zu empfehlen die peripher an der Gefäßwand angreifenden Adrenalin-Abkömmlinge wie Sympatol, Effortil, Depot-Effortil, Novadral und Novadral retard. Sie sollten in vorsichtiger Dosierung während der kritischen Zeit der stärksten Blutdrucksenkung und bei Kollapsgefahr gegeben werden. Zu gewaltsame Kreislauf-Therapie, die außerdem die Herzfrequenz unnötig steigert, ist unbedingt zu vermeiden. Zur Stützung der durch lang anhaltende Tachykardien oder myokarditische Prozesse bedrohten Herzkraft ist nach wie vor die intravenöse Strophanthin-Therapie die Therapie der Wahl. Da der Glykosidaufbrauch bei hohen Temperaturen groß ist, darf die Strophanthin-Dosis nicht zu gering gewählt werden; eventuell 2—3mal täglich $^1/_4$ mg während der kritischen 2—3 Tage.

In manchen Fällen kann eine Auffüllung der Gefäßbahnen bei protrahiertem Kollaps mit Infusionsflüssigkeit (Blut, Plasma, Serum) angebracht sein. Mehrmalige Infusionen kleiner Mengen von 100—200 ml sind zweckdienlicher als große Mengen. Kleine Bluttransfusionen sind nicht nur zur dauerhaften Auffüllung des Gefäßsystems von Wert, sondern auch als wirksame parenterale Eiweißsubstitution für den hochfieberhaften Organismus wichtig. Eine Zeitlang wurden auch reine Kochsalzlösungen infundiert, doch ist man von dieser hauptsächlich in England geübten Methode heute abgekommen. Da oft bei Fleckfieber Hypocalcämie besteht, können Calciumgaben sich günstig auswirken.

Die früher häufig geübte Pyramidon-Behandlung zur Fiebersenkung erübrigt sich heute unter der Antibiotica-Therapie. Bei Auftreten von Erregungszuständen und Delirien sind sedierende Maßnahmen notwendig; neben Luminal kommen hier Atosil, Megaphen, Valium, eventuell auch Distraneurin zur Anwendung. Auch diese Maßnahmen werden heute nur noch selten notwendig sein, da die Aufhellung des Bewußtseins unter der Antibiotica-Therapie meist schlagartig vor sich geht, schon 24 bis spätestens 36 Std nach Einsetzen der spezifischen Behandlung.

Nach wie vor sind eine sorgfältige Pflege (Haut- und Mundpflege), richtige Ernährung und ausreichende Flüssigkeitszufuhr, gute Lagerung und Säuberung des Kranken von großer Bedeutung. Pflege von Decubitus-Geschwüren und Schutz vor Auskühlung bei unruhigen Patienten sind wichtig. Daß gerade in der Phase der Entfieberung Puls und Atmung sowie Kreislauf sorgsam überwacht werden müssen, ist selbstverständlich.

Literatur

Abd E. Messih, G.: Sub-clinical infections of epidemic typhus in Egypt. Their origin and magnitude. J. Egypt. publ. Hlth Ass. 35 (1960).

Anderson, C.R., Goldberger, W.: A note on the etiology of tybardillo, the typhus fever of Mexico. Publ. Hlth Rep. (Wash.) **24**, 1941 (1902).

Arns, W., Wahle, H.: Über die Dauerschäden des Nervensystems nach einer Fleckfieber-encephalitis. Fortschr. Neurol. Psychiat. **33**, 113—251 (1965).

Arzube, R.M.E.: El tifus exantemático en el Ecuador. Rev. ecuat. Hig. **25**, 17—30 (1968).

Aschenbrenner, R.: Die Herz- und Kreislaufstörungen bei Fleckfieber und ihre Behandlung. Klin. Wschr. **22**, 1 (1943).

— **Eyer, H.**: Die Rickettsiosen. In: Handbuch der inneren Medizin, 4. Aufl., Bd. I, 1, S. 638. Berlin-Göttingen-Heidelberg: 1952.

Avtsyn, A.P.: The pathologic anatomy of typhus fever. Moskow 1954 (russisch).

Babudieri, B.: The solide-microagglutination test in the field of rickettsial and viral serology. Path. et Microbiol. (Basel) **24**, Suppl. 11 (1961).

Baeyer, W. v.: Geistige Störungen bei Fleckfieber. Z. Neurol. **175**, 225 (1942/43).

— In: R. Aschenbrenner und W. v. Baeyer: Epidemisches Fleckfieber. Stuttgart: Ferdinand Enke 1944.

Bengtson, I.A., Topping, N.H., Henderson, R.G.: Studies of typhus fever. Epidemic typhus: Demonstration of a substance lethal for mice in the yolk sac of eggs infected with Rickettsia prowazeki. Nat. Inst. Hlth Bull., No. 183, 25 (1945).

Benoist, F., Giroud, P., Héhraud, G., Lelièvre, A.: Méningite à liquide clair. Résurgence de typhus exanthématique. Bull. Mém. Soc. méd. Hosp. Paris 246 (1957).

Bernard, J.G.: Rapport sur les complications vasculaires des rickettsioses chez l'adulte jeune. Bull. Soc. Path. exot. **56**, 758 (1963).

— Rickettsiosis et angiopathies chroniques. Rev. Medicine **12**, 289—294 (1971).

— **Bereni, J., Hainaut, J.**: Aspect actuel des rickettsioses en Algérie. Bull. Soc. Path. exot. **56**, 620 (1963).

Birmanac, B., Berberovic, M.: Beitrag zur Ätiopathogenese des spontanen Abortes bei Frauen, durch Neorickettsien Q 18 verursacht. Zbl. Gynäk. 1965, I, S. 404.

Bierent, P.: Les affections oculaires des rickettsioses chroniques. Rev. Medicine **12**, 334—336 (1971).

Bonduelle, M., Lormeau, G.: Les manifestations neurologiques des rickettsioses Rev. Medicine **12**, 314—322 (1971).

Bour, H., Roman, M., Pasquier, P.: Les résurgences du typhus épidémique. Presse méd. **68**, 2087 (1960).

Brill, N.E.: An acute infectious disease of unknown origin. A clinical study based on 221 cases. Amer. J. med. Sci. **139**, 484 (1910).

— Pathological and experimental data derived from a further study on acute infectious disease of unknown origin. Amer. J. med. Sci. **142**, 196 (1911).

Bürkle, G.: Zur Ätiologie progredienter Spätschäden nach Fleckfieberencephalitis. Dtsch. med. Wschr. **88**, 2039—2044 (1963).

Ceelen, W.: Über die mikroskopische Pathologie des Fleckfiebers. Z. klin. Med. **82**, 505 (1916).

Červenka, J., Bertan, J., Sutorisová-Stolzová, M.: A small epidemic of typhus fever from a case of Brill-Zinsser's disease in an environment infested with lice. Čs. Epidem. **9**, 148—155 (1960).

Chang, N.C., Snyder, J.C., Murray, E.S.: A serologically active erythrocyte-sensitizing substance from typhus rickettsiae. I. Isolation and titration. II. Serological properties. J. Immunol. **70**, 212 (1953).

Charmot, G., Mafrat, Y., André, L.J., Ducloux, M., Boucheau, P.: Recherche délibérée de l'origine rickettsienne possible dans des coronarites et des artérites observées en milieu militaire. Bull. Soc. Path. exot. **57**, 367 (1964).

Clarke, D.H., Fox, J.P.: The phenomenon of in vitro hemolysis produced by the rickettsiae of typhus fever, with a note on the mechanism of rickettial toxicity in mice. J. exp. Med. **88**, 25 (1948).

Combiesco, D.: Le typhus exanthématique épidémique. Arch. roum. Path. exp. **16**, 32 (1957).
— Le typhus exanthématique épidémique. Arch. roum. Path. exp. **16**, 185 (1957).
— Le typhus exanthématique épidémique. Arch. roum. Path. exp. **17**, 23 (1958).
Comte, H., Martin, L. A., Ouradou, J.: A propos de 42 cas d'artérite dite juvenile. Arch. Inst. Pasteur Maroc **6**, 85 (1960).
Cox, H. R.: Use of yolk sac of developing chick embryo as medium for growing rickettsiae of Rocky Mountain spotted fever and typhus groups. Publ. Hlth Rep. (Wash.) **53**, 2241 (1938).
— Viral and rickettsial toxins. Ann. Rev. Microbiol. **7**, 197 (1953).
Craigie, J., Watson, D. W., Clark, E. M., Malcomson, M. E.: The serological relationships of the rickettsiae of epidemic and murine typhus. Canad. J. Res., E **24**, 84—103 (1946).
Danielopolu, Lupu, Cracium, Petresco: Bull. Acad. Med. Paris **123**, 56 (1940).
Dauphin, G.: Deux observations de résurgence rickettsienne à localisation vasculaire. Arch. Mal. Coeur **56**, 102 (1963).
Davydovskii, J. V.: Pathological anatomy and pathogenesis of typhus fever. Moskow 1920 (russisch).
Delanoe, G.: Rickettsioses et affections cardio-vasculaires. Bull. Soc. Path. exot. **53**, 216 (1960).
— **Martin, L. A., Chiaverini, C.**: Sur le rôle des rickettsioses atypiques ou méconnues dans la pathologie cardiaque. Bull. Soc. Path. exot. **54**, 1290 (1961).
Dickhaut, H. H.: Zur Frage der Dauerschäden nach Fleckfieberencephalitis. Fortschr. Neurol. Psychiat. **27**, 20 (1959).
Doerr, R., Pick, R.: Experimentelle Untersuchungen über Infektion und Immunität bei Fleckfieber. Wien. klin. Wschr. **31**, 829 (1918).
Dolgov, G. F.: Study of possible circulation of Rickettsia prowazeki in nature. Abstr. Rev. 8th Congr. trop. Med. Malariol. (Teheran, Sept. 7—15, 1968), 868—869 (1968).
Duperrat, B.: Les Rickettsioses cutanees. Rev. Medicine **12**, 308—313 (1971).
Fischer, O.: Spätfolgen und Nachkrankheiten der wichtigsten in Krieg und Gefangenschaft aufgetretenen Infektionen. Münch. med. Wschr. **101**, 53 (1959).
Foliguet, J. M.: Agglutinines naturelles et agglutinines postvaccinales antirickettsiens chez l'homme. Rev. Immunol. (Paris) **24**, 367 (1960).
Fox, J. P., Jordan, M. E., Conwell, D. P., Robinson, T. A.: Immunisation of man against epidemic typhus by infection with avirulent R. prowazeki (Strain E). II. The seroimmune state and resistance to virulent challenge 2 years after immunisation and a note as to the nature of immediate postvaccination reaction. Amer. J. Hyg. **61, 174** (1955).
— **Montoga, J. A., Jordan, M. E., Espinosa, M.**: Immunisation of man against epidemic typhus by infection with avirulent R. prowazeki (Strain E) III. The serologic response and occurrence of postvaccination reactions in groups vaccinated under field conditions in Peru. Amer. J. Hyg. **61**, 183 (1955).
Fracastorius, H.: De contagione et contagiosis morbis et eorum curatione libri III, 1546. In: Klassiker der Medizin, Bd. 5. Leipzig: Joh. Ambrosius Barth 1920.
Fraenkel, E.: Über Fleckfieber und Roseola. Münch. med. Wschr. 1914, Nr. 2.
Fuller, H. S.: Quantitative comparisons of responses in cotton rats and albino mice to measured doses of epidemic typhus rickettsiae. J. Immunol. **73**, 138—145 (1954).
— Studies of human body lice, Pediculus humanus corporis. III. Initial dosage and ambient temperature as factors influencing the course of infection with Rickettsia prowazeki. Amer. J. Hyg. **59**, 140—149 (1954).
— Human body lice. IV. Direct serial passage of typhus rickettsiae by oral infection. Proc. Soc. exp. Biol. (N.Y.) **85**, 151—153 (1954).
Gallardo, F.: Study of the E-Strain in Madrid 1941. Bull. Soc. Path. exot. **56**, 805 (1963).
Gamet, A., Martin, P.: Les rickettsioses au Cameroun, leur importance et la diversité de leur aspects cliniques et sérologiques. Bull. Soc. Path. exot. **51**, 949 (1958).
Gaon, J.: Recidives of exanthematic fever. Med. Arch. **9**, 21 (1955).
— Die Rolle der Brill-Zinsser'schen Krankheit in der Epidemiologie des Fleckfiebers in Bosnien und der Herzegowina (Jugoslawien). Path. et Microbiol. (Basel) **24**, 80—92 (1961).
Gaon, J. A., Murray, E. S.: The natural history of recrudescent typhus (Brill Zinsser Disease) in Bosnia. Bull. Wld Hlth Org. **35**, 133—141 (1966).
Gaquiere, A.: Complications cardiaques des rickettsioses. Rev. Medicine **12**, 295—302 (1971).
Gaudineau, R.: A propos d'une probable étiologie rickettsienne de 56 cas d'atteinte du système nerveux dans le service neuropsychiatrique de l'hôpital de Bobo-Dioulasso. Bull. Soc. Path. exot. **54**, 298 (1961).
Gear, F. H. S.: Rickettsial vaccines. Brit. med. Bull. **25**, 171—176 (1969).
Girard, G., Capponi, M.: Généralités sur les zoonoses bactériennes et rickettsiennes. Bull. Soc. Path. exot. **62**, 200—214 (1969).
Giroud, P.: Les zoonoses néo-rickettsiennes, leur épidémiologie. Maroc. méd. **38**, 563 (1959).
— Les Rickettsioses et Neo-Rickettsioses en pathologie moderne. Rev. Medicine **12**, 285—288 (1971).

Giroud, P., Boyer, J., Vargues, R.: A propos de quelques cas de typhus exanthématique survenus chez des sujets non parasités. Presse méd. **58**, 334 (1950).

— **Capponi, M., Dumas, N.**: Constatations personnelles faites sur des animaux domestiques ou sauvages et leur parasites, concernant les rickettsies et les germes proches. Arch. Inst. Pasteur Tunis **43**, 293—299 (1966).

— — — Epidemic typhus and other rickettsioses in domestic animals and their ticks. J. Hyg. Epidem. (Praha) **12**, 140—143 (1968).

— **Giroud, A.**: Anencéphalie et rickettsioses maladies inapparentes. Bull. Acad. nat. Méd. (Paris) **148**, 621 (1964).

— — **Martinet, M.**: Abortements au cours des maladies plus ou moins inapparentes provoquées par des rickettsies ou des néorickettsies. Bull. Acad. Méd. (Paris) **147**, 645 (1963).

— **Jadin, J.**: Comportement des animaux domestiques au Ruanda-Urundi (Congo Belge) vis-à-vis de l'antigène épidémique. Bull. Soc. Path. exot. **46**, 870 (1953).

— **Panthier, R.**: Adaption au poumon de lapin des rickettsies du typhus historique. Ann. Inst. Pasteur **68**, 381 (1942).

— **Roger, F.**: Constatations sérologiques concernant les rickettsies vraies ou les néorickettsies, faites en pays divers, au cours de lésions oculaires aigues, à type de chorio-rétinite, s'accompagnant ou non de réactions méningées. Bull. Soc. Path. exot. **48**, 582 (1955).

Goldwasser, R. A., Shepard, C. C.: Staining of complement and modifications of fluorescent antibody procedures. J. Immunol. **80**, 122 (1958).

Griesinger, H.: Handbuch der speziellen Pathologie und Therapie, Bd. 2. Erlangen: Ferdinand Enke 1857.

Hamilton, H. L.: Specificity to the toxic factors associated with the epidemic and murine strain of typhus rickettsiae. Amer. J. trop. Med. **25**, 391 (1945).

Hurlbut, H. S., Peffly, R. L., Salah, A. H.: DDT resistance in Egyptian body lice. Amer. J. trop. Med. **3**, 922 (1954).

Iman, I. Z. E., Alfey, L.: Evidence of typhus infection in domestic animals in Egypt. Bull. Wld Hlth Org. **35**, 123—126 (1966).

Jadin, J.: Maladies rickettsiennes et sclérose en plaques. Ann. Soc. belge Méd. trop. **3**, 321 (1962).

— Les rickettsioses en Afrique centrale. Bull. Soc. Path. exot. **56**, 571 (1963).

— **Giroud, P., le Ray, D.**: Présence de rickettsies chez Ixodes ricinus en Belgique. Proc. 2nd Internat. Congr. Acarology, 615—617 (1967).

Khanna, S. D., Singh, M.: Weil-Felix titres in normal subjects and non-typhus cases. J. Indian med. Ass. **26**, 123 (1956).

Kostrzewski, J.: Typhus exanthématique sporadique en Pologne. Ann. Inst. Pasteur **91**, 15 (1956).

— Investigations on the epidemiology of typhus recrudescent in Poland. J. Hyg. Epidem. (Praha) 237 (1957).

— Recherches sur le réservoir du typhus exanthématique en Pologne en période non-épidémique. Arch. Inst. Pasteur Tunis **43**, 357—363 (1966).

Krasnik, F. I.: The epidemiological importance of patients with sporadic typhus. Probl. Virol. (N.Y.) **4**, 105 (1959).

Kryński, S., Becla, E.: Influence of temperature on the toxic activity of Rickettsia prowazeki in lice. Arch. Inst. Pasteur Tunis **37**, 3—12 (1960).

— — Courbe de croissance de R. prowazeki dans l'intestin du pou infecté selon la méthode de Weigl. Arch. Inst. Pasteur Tunis **43**, 365—374 (1966).

Laigret, J. E., Durand, P.: La vaccination contre le typhus exanthématique. Nouvelle technique de préparation de vaccin: Emploi des cervaux de souris. Bull. Acad. Méd. **122**, 84 (1939).

Landsteiner, R.: Über Typhus exanthematicus. Wien. klin. Wschr. 603 (1915).

Lawy, H. S., Beattie, C. P., Bensted, H. J.: Brill-Zinsser disease: The possibility of its occurrence in Britain. J. Hyg. (Lond.) **56**, 355 (1958).

Levina, E. N., Balaeva, N. M.: Detection of Rickettsias by means of fluorescent antibodies. Zh. Mikrobiol. (Mosk.) **31**, 22 (1960).

Ley, H. R., Smadel, R. E.: Antibiotic therapy of rickettsial diseases. Antibiot. and Chemother. **4**, 792 (1954).

Masbernard, A.: Les localisations neurologique des rickettsioses. Bull. Soc. Path. exot. **56**, 714 (1963).

Maxcy, K. F.: An epidemiological study of endemic typhus (Brill's disease) in the Southeastern United States, with special reference to its mode of transmission. Publ. Hlth Rep. (Wash.) **41**, 2967 (1926).

Meira, J. A., Jamra, M., Lodovici, J. J.: Moléstia de Brill. Rev. Hosp. Clin. Fac. Med. S. Paulo **10**, 237 (1955).

Melnotte, P., Foliguet, J. M.: Actualité des rickettsioses. Rev. Hyg. Méd. soc. **8**, 298 (1960).

Mohr, W.: Spätrezidive bei Rickettsiosen (Fleckfieber, Wolhynisches Fieber). Medizinische **29/30** (1952).
— Die Rickettsien, ihre Diagnostik und Therapie. Ärztl. Prax. **5**, Nr. 10, 11—12 (1953).
— Fleckfieberfolgezustände in Gutachten-Sammlung a. d. Gebiet d. Versich. und Versorg. med. VII, 2. München: Stutz 1956.
— Schutzimpfung gegen Fleckfieber. In: Spiess, H. Schutzimpfungen. Stuttgart: Thieme 1958.
— Zur Frage der Fleckfieberspätschäden. Landarzt **16**, 354—355 (1960).
— Therapie der Rickettsiosen. In: Kleinsorge, H. Therapie innerer Erkrankungen. Jena: VEB Gustav Fischer 1964.
— Folgezustände nach Fleckfieber. Med. Klin. **61**, 118 (1966).
Mooser, H.: Reaction of guinea-pigs to Mexican typhus (Tabardillo). Preliminary note on bacteriological observations. J. Amer. med. Ass. **91**, 19 (1928).
— Tabardillo, an American variety of typhus. J. infect. Dis. **44**, 186 (1929).
— Über das Gewebsvirus beim Mexikanischen Fleckfieber. Schweiz. med. Wschr. **10**, 599—601 (1929).
— Die Beziehungen des murinen Fleckfiebers zum klassischen Fleckfieber. Acta trop. (Basel) Suppl. **4**, 1, 875 (1945).
— Die Rickettsien, Rickettsiosen. In: A. Grumbach und W. Kikuth: Die Infektionskrankheiten des Menschen und ihre Erreger. Stuttgart: Georg Thieme 1958.
— **Castañeda, M.R., Zinsser, H.**: The transmission of the virus of Mexican typhus from rat to rat by Polyplax spinulosus. J. exp. Med. **54**, 567 (1931).
— **Löffler, W.**: Ein Fall sog. Brill'scher Krankheit in Zürich. Schweiz. med. Wschr. **76**, 150 (1946).
— — Ein weiterer Fall von Brill-Zinsserscher Krankheit in Zürich. Später Rückfall bei klassischem Fleckfieber. Schweiz. med. Wschr. **82**, 493 (1952).
Munk, F.: Klinische Studien beim Fleckfieber. Z. klin. Med. **82**, 416 (1916).
Murchison, A.: A treatise on the continued fevers of Great Britain. 3rd ed., London: Longmans and Green 1884.
Murray, E.S., Baehr, G., Shwartzman, G., Mandelbaum, R.A., Rosenthal, N., Doane, J.C., Weiss, L., Cohen, S., Snyder, S.C.: Brill's disease. I. Clinical and laboratory diagnosis. J. Amer. med. Ass. **142**, 1059 (1950).
— **Gaon, J.A., O'Connor, J.M., Mulahasanovič, M.**: Serological studies of primary epidemic typhus and recrudescent typhus (Brill-Zinsser Disease). I. Differences in complement-fixing antibodies. High antigen requirement and heat lability. J. Immunol. **94**, 723—733 (1965).
Neva, F.A., Snyder, J.C.: Studies on the toxicity of typhus rickettsiae. III. J. infect. Dis. **96**, 73 (1955).
Nicolau, L.T., Tonea, T., Guta, A., Curni, M.: Untersuchungen über Veränderungen des Blutdrucks beim Flecktyphus. Rev. Fiziol. **2**, 57 (1955).
Nicolesco, L., Popa, S., Balteanu, E., Solomon, H.: Importance de la réaction de fixation du complément dans l'étude d'une épidémie de typhus exanthématique. Arch. roum. Path. exp. **18**, 89 (1959).
Nicolle, Ch.: Reproduction expérimental du typhus exanthématique chez le singe. C.R. Acad. Sci. (Paris) **149**, 157 (1909).
— **Comte, C., Conseil, E.**: Transmission expérimental du typhus exanthématique par le pou du corps. C.R. Acad. Sci. (Paris) **149**, 486 (1909).
— **Conseil, E., Conor, A.**: Le typhus exanthématique du cobaye. C.R. Acad. Sci. (Paris) **152**, 1632 (1911).
Ormsbee, R., Burgdorfer, W., Peacock, M., Hildebrandt, P.: Experimental infections of Rickettsia among domestic livestock and ticks. Amer. J. trop. Med. Hyg. **20**, 117—124 (1971).
Ormsbee, R.A., Hoogstraal, H., Yousser, L.B., Hildebrandt, P., Atalla, W.: Evidence for extrahuman epidemic typhus in the wild animals of Egypt. J. Hyg. Epidem. (Praha) **12**, 1—6 (1968).
— **Peacock, M.G., Bell, E.J., Burgdorfer, W.**: Experimental infections of lambs with Rickettsia prowazeki. Amer. J. trop. Med. Hyg. **20**, 950—957 (1971).
Parker, F., Neva, F.A.: Studies on the toxicity of typhus rickettsiae. II. Pathologic findings in white mice. Amer. J. Path. **30**, 215 (1954).
Payne, E.H., Knaud, J.H., Palacios, S.: Treatment of epidemic typhus with Chloromycetin. J. trop. Med. **51**, 68 (1948).
Philip, C.B.: A review of growing evidence that domestic animals may be involved in cycles of rickettsial zoonoses. Zbl. Bakt., I. Abt. Orig. **206**, 343—353 (1968).
— **Hoogstraal, H., Reiss-Gutfreund, R., Clifford, C.M.**: Evidence of rickettsial disease agents in ticks from Ethiopian cattle. Bull. Wld Hlth Org. **35**, 127—131 (1966).

Philip, C.B., Hughes, L.E., Lackman, D.B., Bell, E.J.: Suspectibility of certain domestic animals to experimental infection with Rickettsia prowazeki. Amer. J. trop. Med. Hyg. **16**, 758—761 (1967).
— **Lackman, D.B., Philip, R.N., Schenone, H., Coscaròn, S.:** Serological evidence of rickettsial zoonoses in South American domestic animals. Acta med. et biol. **15**, Suppl., 53—60 (1967).
Plotz, H., Reagan, R.L., Wertman, K.: Differentiation between fièvre boutonneuse and Rocky Mountain spotted fever by means of complement fixation. Proc. Soc. exp. Biol. (N.Y.) **55**, 173 (1944).
Price, W.H.: Studies on the interepidemic survival of louseborne epidemic typhus fever. J. Bact. **69**, 106—107 (1955).
— The epidemiology of Rocky Mountain spotted fever. I. The characterization of strain virulence of Rickettsia rickettsii. Amer. J. Hyg. **58**, 248 (1953).
— **Emerson, H., Nagel, H., Blumenberg, R., Talmadeg, S.:** Ecologic studies on the interepidemic survival of louse-borne epidemic typhus fever. Amer. J. Hyg. **67**, 154 (1958).
Prowazek, v. S.: Ätiologische Untersuchungen über den Flecktyphus in Serbien 1913 und in Hamburg 1914. Beitr. Klin. Inf.-Krkh. **4**, 5 (1914).
Radtke, H.: Klinischer und hirnelektrischer Beitrag zur Frage des Vorkommens von Anfallsleiden nach Fleckfieber. Nervenarzt **28**, 206 (1957).
Reiss-Gutfreund, R.J.: Isolement de souches de Rickettsia prowazeki à partir du sang des animaux domestiques d'Ethiopie et de leur tiques. Bull. Soc. Path. exot. **48**, 602 (1955).
— Nouveaux isolements de R. prowazeki à partir d'animaux domestiques et de tiques. Bull. Soc. Path. exot. **54**, 284—297 (1961).
— The epidemiology of rickettsioses on the Ethiopian High Plateau. A six-months' survey from October 1964 to April 1965. Amer. J. trop. Med. Hyg. **16**, 186—190 (1967).
— Some speculations concerning extrahuman Rickettsia prowazeki and a few remarks about the epidemiology of Rickettsia mooseri. J. Hyg. Epidem. (Praha) **12**, 133—139 (1968).
Ricketts, H.T., Wilder, R.M.: The transmission of the typhus fever of Mexico (tabardillo) by means of the louse. J. Amer. med. Ass. **54**, 1304 (1910).
Rocha Lima, H. da: Beobachtungen bei Flecktyphusläusen. Arch. Schiffs- u. Tropenhyg. **20**, 17 (1916).
— Zur Ätiologie des Fleckfiebers. Berl. klin. Wschr. **53**, 567 (1916).
— Die Ätiologie des Fleckfiebers. Ergebn. allg. Path. path. Anat. **19**, 159 (1919).
Sadusk, J.F., Jr.: Typhus fever in the United States Army following immunisation. Incidence, severity of the disease, modification of the clinical course and serological diagnosis. J. Amer. med. Ass. **133**, 1192 (1947).
— **Kuhlenbeck, H.:** Dangers associated with the use of living "attenuated" typhus vaccine. Amer. J. publ. Hlth **36**, 1027 (1946).
Schmieder, F.: Das Enzephalogramm nach Fleckfieber. Klin. Wschr. **26**, 14 (1948).
Smadel, J.E., Jackson, E.B.: Chloromycetin, an antibiotic with chemotherapeutic activity on experimental rickettsial and viral infections. Science **106**, 418 (1947).
Sergent, E., Foley, H., Vialatte, C.: Sur les formes microbiennes abondantes dans les corps des pous infectées par le typhus exanthématique. C.R. Soc. Biol. (Paris) **67** (1914).
Siegert, R.: Das Rickettsientoxin als Ursache histopathologischer Organveränderungen. Z. Hyg. Infekt.-Kr. **128**, 477 (1948).
Soares, J.A., Doenca, A., do Brill, A.: Proposito de tres casos de recrudescencia de tifo exanthematico historico, observados en Braga. Bol. Inst. Smp. Hyg. Duot. Ric. for. V. 1 (1950).
Somova, A.G., Gerasiuk, L.G., Dedusenko, A.I.: The serological diagnosis and epidemiology of typhus. Zh. Microbiol. (Mosk.) **29**, 1786 (1958).
Steel, M., Lawy, H.S.: Another case of Brill-Zinsser disease in Britain. Lancet **271**, 174 (1956).
Sturm, A.: Das Fleckfieber und seine Bedeutung für die klinische Pathologie des Stammhirnes. Klin. Wschr. **21**, 899 (1942).
Thomas, Ch., Cordier, J., Algan, B.: Uveite d'origine rickettsienne. Docum. ophthal. (Den Haag) **14**, 166 (1960).
Tonge, J.I.: Brill's disease in Australia. Med. J. Aust. 919 (1959).
Weigl, R.: Untersuchungen und Experimente an Fleckfieberläusen. Die Technik der Rickettsia-Forschung. Beitr. Klin. Inf.-Krkh. **8**, 353—378 (1920).
Weigl, R.L.: Die Methoden der aktiven Fleckfieberimmunisierung. Bull. Int. Acad. Polonaise Sci. et lettres (d. Méd.) p. 25, Juli 1930.
Wenzel, E.: Symptomatische Psychose als Fleckfieberspätrezidiv. Psychiat. Neurol. med. Psychol. (Lpz.) **12**, 154 (1960).
Weyer, F.: Über die Wirkung von „Tego 103" auf Rickettsien. (Zugleich ein Beitrag zur Frage der Empfindlichkeit von Rickettsien). Z. Tropenmed. Parasit. **1**, 586—594 (1950).
— Ätiologie und Epidemiologie der Rickettsiosen des Menschen. Ergebn. Mikrobiol. **32**, 73—160 (1959).

Weyer, F., Hornbostel, H.: Erregernachweis bei einem Fall Brill-Zinsserscher Krankheit in Hamburg. Schweiz. med. Wschr. **87**, 692—695 (1957).

— **Peters, D.**: Untersuchungen zur Rickettsienmorphologie. I. Mitt.: Eine einfache und schonende Präparationsmethode für die elektronenoptische Untersuchung von Rickettsien. Z. Naturforsch. **7b**, 357—361 (1952).

Wilhelm, D.: Fleckfieber-Spätrezidiv (Brill-Zinssersche Krankheit). Münch. med. Wschr. **111**, 234—237 (1969).

Wolbach, S.B., Todd, J.L.: Notes sur l'étiologie et l'anatomie pathologique du typhus exanthématique au Méxique. Ann. Inst. Pasteur **34**, 153—158 (1920).

— — **Palfrey, F.W.**: The etiology and pathology of typhus. Cambridge: Harvard Univ. Press 1922.

Woodward, Th. E., Parker, R.T.: Clinical appreciation and mode of action of antibiotics in rickettsial and virus diseases. In: The dynamics of virus and rickettsial infections, p. 437. New York: The Blakiston Co-Inc. 1954.

Worms, R.: Das Problem des sporadischen Fleckfiebers in Mittel- und Westeuropa. Med. Mschr. **7**, 139—145 (1953).

Zdrodovskii, P.F.: Les rickettsioses en URSS. Bull. Wld Hlth Org. **31**, 33 (1964).

— Immunology of Rickettsiosis. J. Hyg. Epidem. (Praha) **12**, 253—256 (1968).

— **Golinevich, H.M.**: The rickettsial diseases. Oxford-London-New York-Paris: Pergamon Press 1960.

Zinsser, H.: Varieties of typhus virus and epidemiology of American form of European typhus fever (Brill's disease). Amer. J. Hyg. **20**, 513 (1934).

B. Murines Fleckfieber

W. MOHR, F. WEYER u. E. ASSHAUER

Mit 4 Abbildungen

I. Definition

Murines Fleckfieber ist eine Krankheit der Nagetiere und des Menschen. Sie tritt nur in den Tropen und Subtropen auf. Der Erreger, *Rickettsia mooseri*, wird durch Rattenflöhe auf den Menschen übertragen. Das Krankheitsbild entspricht einem milde verlaufenden klassischen Fleckfieber. Todesfälle sind selten, Rückfälle treten nicht auf; Dauerschäden sind nicht bekannt. Die Krankheit hinterläßt eine postinfektiöse Kreuzimmunität mit klassischem Fleckfieber.

Synonyma: Flohfleckfieber. Endemisches Fleckfieber.

II. Geschichte

Anfang des 20. Jahrhunderts wurden im Sommer und Herbst, also in einer Jahreszeit, in der klassisches Fleckfieber nicht auftritt, in der Mandschurei milde, fleckfieberartige Erkrankungen beobachtet. PAULLIN (1913) berichtete erstmals über eine endemische, milde verlaufende Fleckfiebererkrankung, die in Georgia im Süden der USA ebenfalls im Spätsommer und im Herbst auftrat. Aus Australien wurden durch HONE (1922) Beobachtungen über eine ähnliche Erkrankung unter Dockarbeitern in Adelaide mitgeteilt; weitere derartige Fälle unter der bäuerlichen Bevölkerung in Queensland zur Zeit einer Mäusepest beschrieb WHEATLAND (1926). SINCLAIR u. MAXCY (1925) und MAXCY (1926, 1929) untersuchten Fälle von endemischem Fleckfieber in den Südoststaaten der USA und in Mittelamerika, und MAXCY (1929) postulierte auf Grund dieser epidemiologischen Untersuchungen, daß ein Reservoir der Krankheit außerhalb des Menschen existieren müsse: Er erwähnte dabei unter anderem insbesondere Ratten und Mäuse.

NEILL (1917) hatte bereits beobachtet, daß männliche Meerschweinchen, die mit Blut von Fleckfieberkranken aus Mexiko inokuliert wurden, eine Vergrößerung und Schwellung des Scrotums mit Fixation der Hoden und Adhäsionen zeigten. WOLBACH u. TODD (1920) teilten mit, daß tierexperimentell Unterschiede zwischen den Erregerstämmen bestehen, die von epidemischen und solchen, die von sporadischen Fleckfieberfällen in Mexiko isoliert wurden. Der Erregernachweis gelang aber erst MOOSER (1928), der ebenfalls beobachtet hatte, daß lediglich bestimmte Fleckfieberstämme von Patienten aus Mexiko bei männlichen Meerschweinchen eine entzündliche Reaktion der Tunica vaginalis hervorriefen, und zeigte, daß sich die Rickettsien in den Serosazellen der Hoden profus vermehren. Diese Tunicareaktion, die bei klassischem Fleckfieber selten ist, wird auch *Neill-Mooser-Reaktion* oder *Scrotalphänomen* genannt, und die mit Rickettsien beladenen Endothelzellen heißen *Mooser-Zellen.* MOOSER hatte damit den Erreger des endemisch auftretenden Fleckfiebers, der nach einem Vorschlag von MONTEIRO (1931) *R. mooseri* genannt wurde, von *R. prowazeki* differenziert und das murine Fleckfieber als Erkrankung sui generis erkannt.

Wenn auch MAXCY (1926) bereits durch seine epidemiologischen Untersuchungen die Laus als Überträger ausgeschlossen hatte, wurde doch der Beweis, daß es sich um eine vom klassischen Fleckfieber verschiedene Erkrankung handelt, erst 1931 erbracht: In diesem Jahr konnten MOOSER, CASTAÑEDA u. ZINSSER *R. mooseri* aus dem Gehirn von Ratten, die in Mexiko gefangen wurden, isolieren und damit die *Ratte* als Erregerreservoir ermitteln. Im gleichen Jahr isolierten DYER u. Mitarb. (1931) Rickettsien aus den Flöhen wildlebender Ratten in Baltimore und zeigten damit, daß der *Rattenfloh Überträger der Krankheit* auf den Menschen ist. Da es sich bei dem sporadisch auftretenden, endemischen Fleckfieber um eine natürliche Erkrankung der Ratten handelt, wurde es von MOOSER (1932) als murines Fleckfieber bezeichnet; es wurde seither in den meisten Teilen der Welt als Epizoonose nachgewiesen.

Die biologischen Unterschiede zwischen *R. prowazeki* und *R. mooseri* wurden durch die Arbeiten von ZINSSER (1940) und von MOOSER (1945) geklärt; die serologische Differenzierung erfolgte durch die Arbeiten von TOPPING (1945), CRAIGIE u. Mitarb. (1946), SMADEL (1948) und MURRAY u. SNYDER (1951).

III. Erreger

Der Erreger, der unter dem Namen *R. mooseri* bekannt ist, wird im amerikanischen Schrifttum häufig *R. typhi* genannt. Diese Bezeichnung ist beanstandet worden, weil der seinerzeit von WOLBACH u. TODD (1920) *Dermacentroxenus typhi* benannte (in der Haut von Fleckfieberkranken gefundene) Erreger nach Lage der Dinge nur *R. prowazeki* gewesen sein kann (MOOSER, 1948).

R. mooseri teilt mit *R. prowazeki* wichtige Eigenschaften wie Größe, Form, Färbbarkeit und Verhalten gegenüber chemischen und physikalischen Faktoren, doch fehlen hier die für *R. prowazeki* typischen Kettenbildungen (manchmal findet man kurze Fäden), außerdem ist *R. mooseri* deutlich weniger pleomorph und unter einheitlichen Bedingungen (z.B. im Läusemagen oder in der Mäuselunge) etwas kleiner. Zahlreiche im allgemeinen Teil erwähnte Angaben über Feinbau, chemische Zusammensetzung und Stoffwechselaktivitäten von Rickettsien beziehen sich aus rein methodischen Gründen auf *R. mooseri*. Der Erreger ist gegenüber äußeren Einflüssen etwas empfindlicher als *R. prowazeki* und geht in Blut oder Organbrei bei Zimmertemperaturen in wenigen Stunden ein. In trockenem Läusekot blieben die Rickettsien unter normalen Feuchtigkeitsbedingungen und bei Zimmertemperatur durchschnittlich 2 Wochen lebend, bei 4—5° C 3 bis längstens 4 Monate. In Flohfaeces, die im Vakuum getrocknet waren, überlebten sie bis zu 9 Jahren (BLANC u. ASCIONE, 1961).

R. mooseri ist die erste Rickettsienart, in der ein *Toxin* nachgewiesen wurde (GILDEMEISTER u. HAAGEN, 1940), das zu einer Durchlässigkeit der Gefäße führt und mit dem später bei *R. prowazeki* festgestellten Toxin Ähnlichkeit hat, aber nicht identisch ist. Auch hämolytische Eigenschaften haben die Rickettsien. Die toxischen und hämolytischen Eigenschaften können durch homologe Antiseren neutralisiert werden. Für die *Weil-Felix*-Reaktion wird der Proteus-Stamm OX 19 benutzt. Mit *R. prowazeki* besteht bei Verwendung lebender Rickettsien Kreuzimmunität. *R. mooseri* besitzt mit *R. prowazeki* eine hitzestabile Antigenkomponente gemeinsam, läßt sich aber durch eine spezifische hitzelabile Komponente in der KBR und im Agglutinationstest unterscheiden. Beide Erreger enthalten geringe Mengen von heterologen Antikörpern. In spezifischen Antigenen überwiegen die homologen Antikörper, besonders die komplementbindenden, die sich auch beim Menschen nach einer Infektion in der Mehrzahl entwickeln. Bei Zweitinfektionen oder Nachimpfungen mit derselben Rickettsienart erhöht sich der Titer von Antikörpern gegen *R. mooseri* und *R. prowazeki*. Erfolgt die zweite Infektion mit einer heterologen Art, dann steigt der Antikörpertiter gegen die Art, welche zur Erstinfektion geführt hat. BELL u. Mitarb. (1969) konnten im Mäuseversuch toxinneutralisierende Antikörper gegen *R. mooseri* bei Menschen und Affen in den USA nachweisen, die niemals Kontakt mit dem Erreger (Erkrankung oder Impfung) hatten. Offenbar handelte es sich hier um unspezifische Reaktionen.

Versuche, durch längere kontinuierliche Haltung in Läusen *R. mooseri* in *R. prowazeki* zu verwandeln, schlugen fehl (MURRAY u. SNYDER, 1951; BALAEVA, 1960). Erreicht wurden dabei lediglich quantitative Änderungen der Stoffwechselaktivität, Toxizität und Pathogenität für Nager. Die antigene Struktur blieb unverändert. Stämme von *R. mooseri* verloren im Läusekot teilweise die Fähigkeit, in die Magenzellen der Laus einzudringen, konnten sich aber ungestört im Magenlumen weiter vermehren (WEYER, 1968, 1971). Mit dem rein extracellulären Wachstum in der Laus war ein Verlust der Pathogenität für die Maus und das Meerschweinchen verknüpft. Die Stämme dokumentierten damit wesentliche Eigenschaften von *R. quintana*. Dieses Phänomen ist ursächlich noch nicht geklärt.

R. mooseri vermehrt sich lebhaft im Dottersack des Hühnerembryos. Das Wirtsspektrum ist breiter als bei *R. prowazeki*, es schließt in der Natur auch Ratten und Mäuse und wahrscheinlich andere Nager mit ein. In Nordamerika ist die Wanderratte der wichtigste Wirt. Empfänglich für *R. mooseri* sind außer Ratten, Mäusen und Meerschweinchen z.B. noch Spitzmäuse, Gerbillen, Eichhörnchen, Katzen, Affen und Esel. Intranasal können auch Kaninchen, Hunde, Schafe und andere Säuger infiziert werden. Sie erkranken innerhalb weniger Tage an einer letalen Pneumonie. Ratten und Mäuse reagieren nach intraperitonealer Inokulation mit einer Peritonitis, bei welcher stark vermehrtes, fädiges Exsudat charakteristisch ist. Das Exsudat enthält große Mengen von Rickettsien. Das wurde zum erstenmal von WOHLRAB (1937) beschrieben. Röntgenbestrahlung der Versuchstiere erhöht die Rickettsienausbeute. Im Unterschied zu Mäusen, die nach 3—8 Tagen eingehen, überstehen Ratten gewöhnlich die Infektion. Mäuse und Ratten eignen sich zur kontinuierlichen Stammhaltung. Passagen sind alle 5 Tage erforderlich. Man benutzt dafür Suspensionen aus Milz oder Gehirn. Mit schwachen Dosen von Rickettsien lassen sich Mäuse innerhalb von 3 Wochen immunisieren.

Meerschweinchen reagieren, vom Fieber abgesehen, das nach 3—7 Tagen einsetzt und mehrere Tage dauert, mit einer Vergrößerung, Rötung und Entzündung des Scrotums und einer *Verklebung von Testes und der entzündeten Tunica vaginalis.* Im Vordergrund steht eine Tunica- und nicht eine Scrotalreaktion wie beim Felsengebirgsfleckfieber. Es handelt sich um die bereits erwähnte, für bestimmte Rickettsiosen typische *Neill-Mooser-Reaktion* (vgl. S. 16). Im Cytoplasma von Serosazellen der Tunica vaginalis lassen sich (ebenso wie in den Zellen des Peritonealepithels bei der Maus nach intraperitonealer Inokulation) große Erregermengen (*Mooser-Zellen*) nachweisen (Abb. 3, S. 10). In dieser Form sind die Erreger von MOOSER (1928) gesehen und beschrieben worden, und damit wurde der erste sichere Nachweis von Rickettsien im Warmblüter erbracht. Rickettsien finden sich auch in Ausstrichen von der Oberfläche der Testes, der Abdominalwände und der Milz.

Für die Passagen bei der Haltung der Stämme auf Meerschweinchen benutzt man die Milz in 10%igen Suspensionen. In einer Suspension von 1 ml finden sich ungefähr 10^4 Rickettsien. In den Organen der Versuchstiere können die Rickettsien lange persistieren, z.B. in der Milz der Ratte bis zu 153 Tagen, im Gehirn bis zu 370 Tagen, im Gehirn der Maus bis zu 150 Tagen.

Da gelegentlich auch *R. prowazeki* Tunica-Reaktionen verursachen kann, auf der anderen Seite manche Stämme von *R. mooseri* keine oder nur sehr schwache Reaktionen auslösen, ist die Unterscheidung von *R. prowazeki* und *R. mooseri* auf serologischem Wege am sichersten. Im Sommer schwächen sich bei kontinuierlicher Haltung der Stämme im Laboratorium gewöhnlich die für *R. mooseri* typischen Reaktionen ab. Dann verwischen sich ebenfalls die Unterschiede gegenüber *R. prowazeki*.

Wichtigster Arthropodenwirt für *R. mooseri* ist der *Rattenfloh Xenopsylla cheopis* (DYER u. Mitarb., 1931). Doch kann sich der Erreger auch in der Rattenlaus *Polyplax spinulosa* (MOOSER u. Mitarb., 1931) und außerdem in der Kleiderlaus vermehren und verhält sich hier wie *R. prowazeki*. Der Floh wird im Unterschied zur Laus durch die Infektion nicht erkennbar geschädigt, da im Magenepithel intakte, funktionsfähige Zellen verbleiben und außerdem zerstörte Zellen ersetzt werden können. Ein infizierter Floh bleibt daher Rickettsienträger und -ausscheider, solange er lebt.

IV. Pathologisch-anatomische Befunde

Todesfälle werden nur außerordentlich selten beobachtet, so daß Obduktionsbefunde in der Literatur nur selten mitgeteilt worden sind. Mooser (1958) berichtet, daß sich in einem tödlich verlaufenden Fall im Gehirn typische Fleckfieberknötchen fanden, jedoch nur in spärlicher Zahl und daß die in der Haut und anderen Organen gefundenen Veränderungen nicht von denen zu unterscheiden waren, wie sie sich bei klassischem Fleckfieber finden. Im Tierexperiment lassen sich durch Infektion mit *R. mooseri* die gleichen histologischen Veränderungen hervorrufen wie durch *R. prowazeki*.

V. Pathogenese

Ebenso wie *R. prowazeki* kreist auch *R. mooseri* während der Fieberdauer im Blut des Kranken und dringt in die Endothelzellen kleiner Blutgefäße ein. Durch die Vermehrung der Rickettsien kommt es zur Zerstörung der Zellen und in der Folge zu den gleichen gefäßgebundenen, entzündlichen Prozessen wie beim klassischen Fleckfieber. Trotzdem ist der klinische Verlauf der Erkrankung wesentlich milder. Es ist bis heute nicht geklärt, warum das so ist. Wahrscheinlich spielt eine Verschiedenheit der von *R. mooseri* und *R. prowazeki* gebildeten Toxine eine Rolle:

Der erste Nachweis eines Toxins bei Rickettsien überhaupt erfolgte durch Gildemeister u. Haagen (1946) bei *R. mooseri* aus Dottersackkulturen. Es ist möglicherweise teilweise identisch mit einem Hämolysin, das ebenso wie das Toxin an die Rickettsienkörper gebunden ist und von Clarke u. Fox (1948) bei *R. prowazeki* und *R. mooseri* beschrieben wurde. Nach den tierexperimentellen Untersuchungen von Greisman u. Wisseman (1958) entfaltet das Toxin von *R. mooseri* eine spezifische Wirkung auf das Gefäßsystem durch Vermehrung der capillären Permeabilität und führt im Experiment unter Bluteindickung und Verminderung des Minutenvolumens zum tödlichen Kollaps. Mooser (1958) nimmt an, daß der Mensch für das Toxin von *R. mooseri* möglicherweise weniger empfindlich ist als für das Toxin von *R. prowazeki* und daß dadurch die Unterschiede im klinischen Verlauf der menschlichen und der tierexperimentellen Infektion erklärt werden.

VI. Epidemiologie

Das auf tropisches und subtropisches Gebiet beschränkte murine Fleckfieber ist eine *Zoonose*. Als natürliche Wirte und damit Reservoire für den Erreger *R. mooseri* sind aus allen Verbreitungsgebieten (USA, Brasilien, Nordafrika, Mittelmeerländer, Türkei, Südrußland, Indien, Thailand, Malaysia, Indonesien, Japan, Australien) an erster Stelle Ratten, insbesondere die Wanderratte *Rattus norvegicus*, bekannt. Wichtigstes Reservoir in Kenia ist *Rattus rattus* (Heisch, 1969).

In Thailand ist murines Fleckfieber häufiger, als man bisher angenommen hat (Sankasuwan u. Mitarb., 1969). In den USA wurden zwischen 1930 und 1950 rund 3000 Fälle jährlich gezählt. Nach Vassalo (1970) wurden auf Malta von 1944—1967 617 Fälle von murinem Fleckfieber registriert. Davon verliefen 23 (3,7 %) tödlich. Die Krankheit ist wahrscheinlich während der Invasion nach Sizilien 1943/44 eingeschleppt worden.

Mäuse mehrerer Genera und Species können ebenfalls Rickettsienträger sein, doch ist, wie auch aus serologischen Untersuchungen hervorgeht, ihre Bedeutung im Vergleich zu der der Ratten gering. Ebenso ist dem Nachweis von agglutinierenden Antikörpern in Haustieren, z.B. bei Rindern in Nordkamerun und in Dromedaren in Tschad (MAURICE u. Mitarb., 1967, 1968), keine epidemiologische Bedeutung beizumessen. Zwar können die Erreger in Versuchstieren lange persistieren, aber über Spätrückfälle beim Menschen ist nichts bekannt. Hierin unterscheidet sich das murine Fleckfieber auffällig vom klassischen, obwohl die Erreger nahe verwandt sind und das klassische Fleckfieber historisch wahrscheinlich aus dem murinen hervorgegangen ist. Die Beziehungen zwischen klassischem und murinem Fleckfieber sind von MOOSER (1945) ausführlich dargestellt worden.

Wichtigster Überträger ist der tropische Rattenfloh *Xenopsylla cheopis* (DYER u. Mitarb., 1931). In Kenia ist auf dem Lande *X. brasiliensis* Überträger (HEISCH, 1969). Andere Flöhe haben nur nebensächliche Bedeutung, mögen auch mehrere Arten, darunter der Menschenfloh, für *R. mooseri* empfänglich sein. In Texas und Südkalifornien spielt möglicherweise der Katzenfloh (*Ctenocephalides felis*) als Überträger eine gewisse Rolle (OLDER, 1970; ADAMS u. Mitarb., 1970). Als Überträger unter den Ratten kommt noch die Rattenlaus *Polyplax spinulosa* in Frage, die sich nach den Beobachtungen von MOOSER u. Mitarb. (1931) leicht mit *R. mooseri* infizieren läßt. Allerdings hat man unter Freilandbedingungen bisher noch keine Rickettsien in Rattenläusen nachgewiesen.

R. mooseri ist in Java mehrfach in der Milbe *Schöngastia indica* (Familie Trombiculidae) gefunden worden, in Indien wurde ein Stamm aus der Zecke *Boophilus australis* isoliert, REISS-GUTFREUND (1966) fand je einen Stamm in der Zecke *Hyalomma truncatum* und in Kleiderläusen in Äthiopien. Die seltenen Funde von *R. mooseri* in anderen Wirten als Flöhen sind wahrscheinlich rein zufällig und haben epidemiologisch keine Bedeutung. Jedoch steht fest, daß sich *R. mooseri* in Kleiderläusen ebenso gut vermehrt wie *R. prowazeki*. Bei einer starken Verlausung ist es daher durchaus möglich, daß sich Kleiderläuse an der Übertragung von murinem Fleckfieber beteiligen (MOOSER, 1945). Beobachtungen in dieser Richtung liegen aus Indien, China und Mexiko vor.

Die entscheidende Rolle bei der Übertragung spielen jedenfalls Flöhe. Die mit dem Blut aufgenommenen Rickettsien befallen im Floh die Magenzellen, und es kommt genau wie bei der Laus durch intensive Vermehrung der Rickettsien zur Auftreibung und Zerstörung dieser Zellen. Die freiwerdenden Rickettsien gelangen ins Darmlumen und mit dem Kot nach außen. Indessen werden nicht alle Magenzellen gleichzeitig und in gleicher Stärke befallen, außerdem werden die ausgefallenen Zellen aus Regenerationskrypten ersetzt (Abb. 1 u. 2). Das hat zur Folge, daß der Floh im Unterschied zur Laus durch die Infektion nicht erkennbar geschädigt wird und, einmal infiziert, während seines ganzen (durch den Befall unverkürzten) Lebens Rickettsien ausscheiden kann. Die Ratten infizieren sich mit Rickettsien aus Flohfaeces und durch Zerbeißen von infizierten Flöhen. Die Infektionsquelle für den Menschen bildet rickettsienhaltiger *Flohkot*, wobei die Erreger durch Verreiben der Faeces über Hautläsionen oder über die Schleimhäute ins Blut gelangen (DYER u. Mitarb., 1932).

Es ist auch daran zu denken, daß trockene Flohfaeces, wie sie sich z.B. bei stark verflohten Tieren in größerer Menge an und zwischen den Haaren finden, eingeatmet werden können. Der aerogene Infektionsweg ist von Laboratoriumsinfektionen her bekannt. Eine orale Infektion durch Lebensmittel, die mit Flohfaeces verunreinigt sind, ist denkbar, doch sicher eine große Ausnahme, da die Rickettsien in einem feuchten Medium schnell zugrundegehen und sich auch im Flohkot nicht lange lebend halten können.

Beim murinen Fleckfieber handelt es sich *überwiegend* um *sporadische Fälle* und nicht um Gruppen- oder gar Massenerkrankungen. Beschrieben sind jedoch mehrfach Erkrankungen von 2—3 Mitgliedern einer Familie. In einem Fall erkrankten in Japan in einem Zeitraum von 2 Monaten 10 Personen aus einer Familie. Die Bindung an die Nagetiere und deren Flöhe bringt es mit sich, daß die Krankheit bevorzugt Personen befällt, die im Hafen, in Lebensmittelbetrieben,

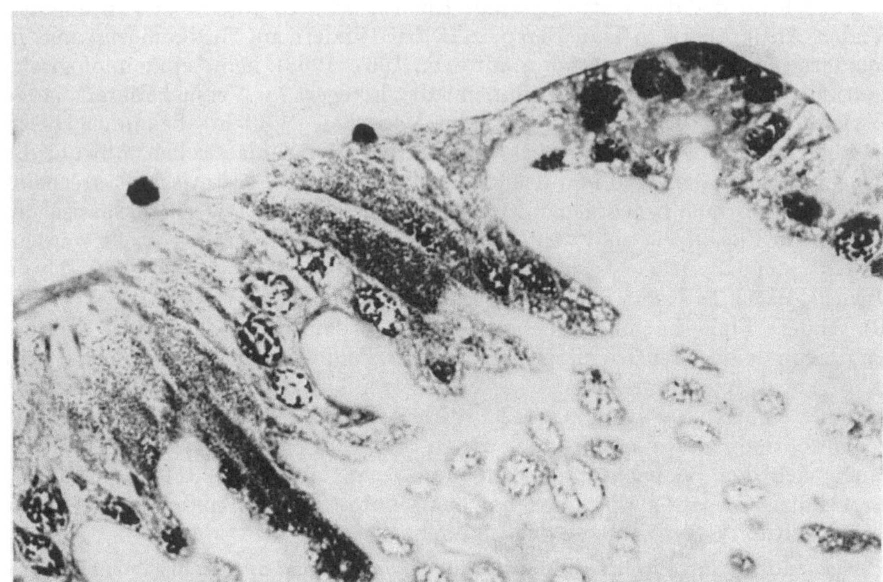

Abb. 1. Schnitt durch den Magen eines mit *R. mooseri* infizierten Rattenflohs (*Xenopsylla cheopis*), 21. Tag p.i. Neben den dunklen, kräftig mit Rickettsien infizierten Zellen erkennt man schwach infizierte und intakte Zellen, insbesondere am linken Bildrand. (Vergr. 750mal, Färbung nach Giemsa)

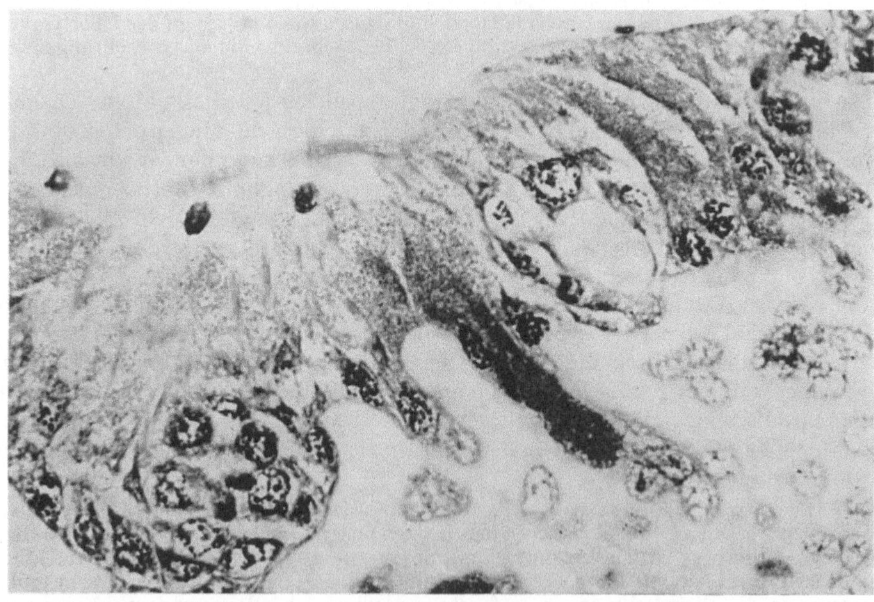

Abb. 2. Dasselbe Objekt wie in Abb. 1. Eine andere Partie des Magenepithels, in welcher infizierte und nicht infizierte Zellen zu erkennen sind. In der rechten Bildhälfte eine Gruppe von Zellen, die aus Regenerationskrypten entstanden sind und als Ersatz für verbrauchte Magenzellen dienen. Alles übrige wie in Abb. 1

Speichern, auf Bauernhöfen und an anderen Plätzen beschäftigt sind, an welchen sich Ratten gern aufhalten.

In den Tropen kommen das ganze Jahr über Fälle vor, in den Subtropen sind die Erkrankungen am häufigsten *in der warmen Jahreszeit*, wenn die Verflohung der Ratten ihr Maximum erreicht. Am Schwarzen Meer erkrankten in einem längeren Zeitraum Frauen häufiger und schwerer als Männer (IMAMALIEW, 1957). In Georgia in USA traten, ebenfalls in einer längeren Beobachtungszeit (1943—1953), 70 % aller Erkrankungen in Farmer-Familien auf (STEWART u. HINES, 1954). Auf dem Lande erkranken die meisten Personen zwischen Mai und August. In der Mandschurei war die Krankheit schon zu Anfang dieses Jahrhunderts als eine im Sommer und Herbst auftretende milde Fleckfieberart bekannt. Im Unterschied zu Tsutsugamushi-Fieber und den Zeckenbißfiebern erfolgen die Ansteckungen nicht im Freien, sondern in Häusern, Ställen, Materiallagern, Vorratsschuppen usw.

VII. Klinisches Bild

Die Inkubationszeit beträgt 6—14 Tage, bei den nicht seltenen Laborinfektionen betrug sie nach MOOSER (1958) 6—9 Tage. ZDRODOWSKII u. GOLINEVICH beobachteten in etwa einem Viertel der Fälle das Auftreten von Prodromen einige Tage vor dem Fieberbeginn. Sonst setzt die Krankheit plötzlich aus voller Gesundheit mit *Fieber* ein, das in der ersten Woche treppenförmig ansteigen, in anderen Fällen aber auch am 2. oder 3. Tag wieder zur Norm abfallen kann, um

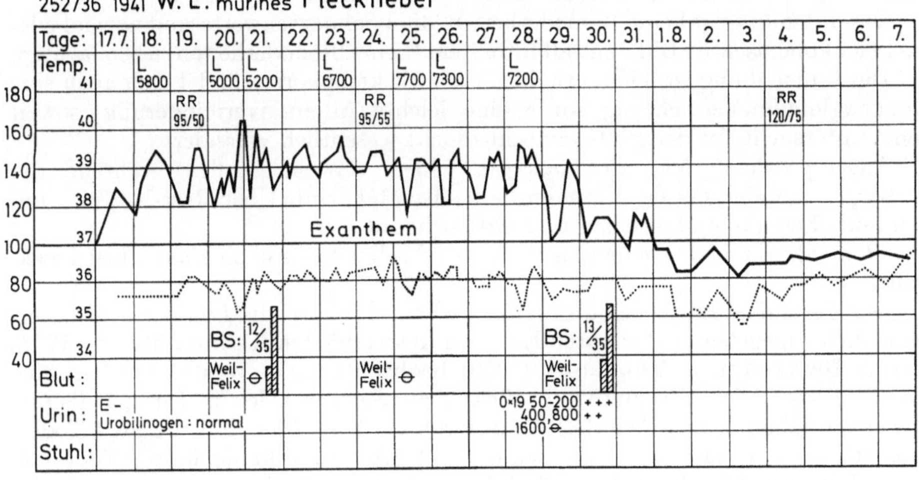

Abb. 3. Fieberkurve eines Patienten mit stärkeren Remissionen und sehr ausgeprägtem Exanthem

dann abends erneut bis maximal 40° anzusteigen. In den folgenden Tagen hält es sich remittierend zwischen 38,5 und 39,5°.

Die Fieberdauer beträgt in $^2/_3$ der Fälle 11—15 Tage. Eine Primärläsion an der Eintrittsstelle der Erreger (Flohstich) wird nicht gesehen.

Ein *Exanthem* tritt nach ZDRODOVSKII u. GOLINEVICH in 31 % der Fälle bereits am 4.—5. Tag, in 52 % der Fälle am 5.—7. Tag auf, es ist jedoch selten so ausgeprägt wie bei klassischem Fleckfieber und kann in wenigen Tagen wieder abblassen. In einem Teil der Fälle wird ein Exanthem überhaupt vermißt. Es ist kleinfleckig, anfangs papulös und flacht sich später zu unscharf begrenzten Roseolen ab. Wie beim klassischen Fleckfieber sind Brust, Bauch und Rücken, sowie die oberen Extremitäten am häufigsten betroffen. Eine petechiale Umwandlung wird nur sehr selten gesehen (Abb. 3). Starke *Kopfschmerzen* bestehen während der ganzen Dauer der Erkrankung, gelegentlich auch Rücken- und Gelenkschmerzen.

In den ersten Tagen findet sich fast stets eine *Conjunctivitis*. Ein trockener Reizhusten begleitet in den ersten Wochen oft das Krankheitsbild. Es besteht eine Neigung zu Verstopfung. Wie bei anderen Rickettsiosen werden eine Bradykardie und eine Hypotonie beobachtet, jedoch sind diese selten sehr ausgeprägt.

Ganz im Gegensatz zum klassischen Fleckfieber stehen *zentralnervöse Störungen nicht* im Vordergrund. Zdrodovskii u. Golinevich geben an, daß ein Delirium in 18% der in Rußland beobachteten Fälle auftritt; Mooser (1958) hebt dagegen hervor, daß selbst in hochfiebernden Fällen die Beeinträchtigung des Sensoriums auffallend gering sei. Gelegentlich besteht eine vorübergehende Schwerhörigkeit, weitere zentralnervöse Symptome werden jedoch bei unkompliziertem Verlauf vermißt.

Herz und Kreislauf sind meist wenig beeinträchtigt, viel weniger als beim klassischen Fleckfieber. Stärkeres Absinken des Blutdruckes oder Kreislaufkollaps kommen nur selten zur Beobachtung. Unter 180 Fällen fanden Stuart u. Pullen (1945) nur zweimal eine Herzschädigung, in beiden Fällen bestand aber schon eine Vorschädigung des Herzens.

Die gleichen Autoren geben in 32% der Fälle eine *Milzschwellung* an, die aber nicht sehr hochgradig ist.

Lebervergrößerungen fanden Stuart u. Pullen in 6,7% der Fälle, Zeichen einer ausgesprochenen Leberschädigung wurden nicht beobachtet.

Das *Blutbild* zeigt keine Besonderheiten, die Leukocytenwerte sind normal oder leicht leukopenisch, im Differentialblutbild sind keine Besonderheiten zu beobachten.

Die Blutsenkung ist leicht erhöht, in der Elektrophorese findet sich auch eine Gammaglobulin-Vermehrung sowie eine leichte Albuminverminderung; soweit sonst untersucht, ist der Blutchemismus nicht wesentlich verändert.

Ausgesprochene *Nierenschädigungen* fehlen, obwohl häufiger während der Fieberperiode eine febrile Albuminurie beobachtet wird. Über Rest-N-Steigerungen und Nierenkomplikationen ist nichts bekannt.

Thrombosen und Thrombophlebitiden sind seltener als beim klassischen Fleckfieber.

Der Verlauf ist im großen und ganzen sehr viel milder, die *Letalität* wird unterschiedlich angegeben, so berichten Kalra u. Rao (1951) in Kashmir über 8—17%, Saint, Drummond u. Thorburn (1959) beobachteten in West-Australien eine Letalität von 3,7%. Zdrodovski (1964) registrierte bei den in Europa diagnostizierten Fällen keinen Todesfall. Maxcy sah bei 114 Fällen in den USA 1 Todesfall, Stuart u. Pullen beobachteten in den USA bei 118 Fällen keinen Todesfall. Ähnlich wie beim klassischen Fleckfieber führt auch hier wahrscheinlich das Versagen der zentralen Regulationsmechanismen zum Tode.

Lediglich eine Gruppe von französischen Autoren um Giroud gibt auf Grund serologischer Untersuchungen mit Hilfe der von Giroud u. Jadin entwickelten Mikroagglutination eine ganze Reihe von Komplikationen des murinen Fleckfiebers an, die von anderen Autoren nicht gesehen wurden. Die Angaben halten einer kritischen Analyse nicht stand. So wird z.B. ein kausaler Zusammenhang zwischen der Infektion mit *R. mooseri* und einer Reihe kardiovasculärer Erkrankungen verschiedenster Pathogenese behauptet und auf Grund problematischer serologischer Untersuchungen von Delanoe für Casablanca mit einer Häufigkeit von 54% angenommen. Delanoe u. Mitarb. (1961) berichten auch über serologisch gesicherte (?) Fälle von Endokarditis, Perikarditis, Angina pektoris und, ebenso wie Charmot u. Mitarb. (1964), von Herzinfarkten im Rahmen eines murinen Fleckfiebers. Rickettsiosen sollen eine wichtige Rolle in der Pathogenese der Coronarsklerose spielen und damit in Afrika die wichtigste Infarktursache darstellen. Ein kausaler Zusammenhang eines murinen Fleckfiebers mit entzündlichen Gefäßerkrankungen wurde von Michon u. Mitarb. (1952), ebenso von Charmot u. Mitarb., von Dauphin (1963) und von Comte u. Mitarb. (1960) angenommen. Eine akute Herzinsuffizienz bringen Gaquière u. Mitarb. (1965), Le Gac u. Giroud (1960) mit dem murinen Fleckfieber in ursächlichen Zusammenhang, eine *Chorioretinitis* Giroud u. Roger (1955), eine Uveitis Thomas u. Mitarb. und eine Multiple Sklerose Jadin (1962). Masbernard

(1963) vermutet, daß praktisch jede neurologische und psychische Störung rickettsienbedingt sein kann! All diese Mitteilungen können auf Grund nicht überprüfter Mikroagglutination von GIROUD nur mit Vorbehalt aufgenommen werden, und ihre Bestätigung durch andere Autoren, die mit einer anerkannten Methodik arbeiten, steht in jedem Fall nun schon über 1 Jahrzehnt aus.

Das Überstehen eines murinen Fleckfiebers hinterläßt eine postinfektiöse *Kreuzimmunität* mit klassischem Fleckfieber; *Zweiterkrankungen* sind bisher nicht beobachtet worden. Obwohl *R. mooseri* in den Organen von Versuchstieren monatelang persistieren kann und von LEPINÉ u. SAUTTER (1936) im Gehirn des Hamsters noch am 374. Tage und von PHILIP u. PARKER (1938) im Gehirn von weißen Ratten noch am 370. Tage nach der Inokulation nachweisbar war, sind über *Spätrückfälle* im Sinne der *Brill-Zinsser*'schen Krankheit beim Menschen bisher *keine* Beobachtungen mitgeteilt worden. Lediglich BENOIST u. Mitarb. (1957) berichteten über ein serologisch nach GIROUD diagnostiziertes murines Fleckfieber bei einem in Paris lebenden Nordafrikaner, der 2 Jahre zuvor ein schweres Fleckfieber gehabt hatte; die Natur der Ersterkrankung bleibt jedoch ungeklärt.

Dauerschäden nach Überstehen eines murinen Fleckfiebers sind bisher lediglich von LARRIBAUD u. Mitarb. (1967) mitgeteilt worden, die bei einem Afrikaner serologisch nur mit der Mikroagglutination nach GIROUD u. JADIN eine Encephalitis mit generalisierten Krampfanfällen, die mit einem psychischen Dauerschaden ausheilte, als murines Fleckfieber diagnostizierten. In einem anderen Fall sahen sie eine Handmuskelatrophie als Dauerschädigung nach Überstehen eines serologisch diagnostizierten murinen Fleckfiebers. Doch bedürfen diese Untersuchungen noch der weiteren Bestätigung.

1. Diagnose und Differentialdiagnose

Die Diagnose ist nur bei Gruppenerkrankungen und unter Berücksichtigung der epidemiologischen Verhältnisse in Bezug auf eine Verrattung zu stellen. Sporadische Fälle, bei denen eine fieberhafte Exanthemerkrankung auftritt, werden nur serologisch oder durch den Erregernachweis zu diagnostizieren sein. Murines Fleckfieber kommt in fast allen Ländern vor, in denen auch die neuweltlichen und altweltlichen Zeckenbißfieber und das Tsutsugamushifieber auftreten. Es kommt auch zusammen mit klassischem Fleckfieber vor, sofern es sich dabei um Länder der warmen Klimazone handelt. Eine Abgrenzung vom klassischen Fleckfieber läßt sich gegebenenfalls durch das Fehlen einer Verlausung, vom Rocky-Mountain-Spotted-Fieber durch das Auftreten eines zentripedalen Exanthems und schließlich durch das Fehlen einer Primärläsion von den altweltlichen Zeckenbißfiebern und vom Tsutsugamushifieber abtrennen. Der milde Verlauf allein kann differentialdiagnostisch nicht herangezogen werden, da abortive Formen auch bei anderen Rickettsiosen in zunehmender Häufigkeit gesehen werden. Im übrigen müssen alle anderen exanthematischen Erkrankungen, Arzneimittelexantheme, tropische Viruskrankheiten, Typhus und gegebenenfalls Malaria tropica in der Differentialdiagnose berücksichtigt werden.

Zur Sicherung der Diagnose wird man sich auch bei dieser Rickettsiose des *Erregernachweises* und *serologischer Methoden* bedienen.

Der *Erregernachweis* kann durch Übertragung von Krankenblut intraperitoneal auf Meerschweinchen geführt werden. Einige Tage nach der Inokulation tritt eine Rötung und Schwellung des Scrotums auf mit Fixation der Hoden im Processus vaginalis. Im Abstrich von der Tunica vaginalis lassen sich Rickettsien innerhalb der Endothelzellen nachweisen, sowie auch außerhalb im Exsudat des Processus vaginalis. Zum Nachweis der Erreger kann man auch Krankenblut in den Dottersack von 7 Tage alten Hühnerembryonen inokulieren. Auch durch intraperitoneale Übertragung von Krankenblut auf Mäuse ist der Erregernachweis durch Untersuchung des Peritonealexsudates möglich. Bei nicht eindeutigem Befund im Tunica-Exsudat von infizierten Meerschweinchen empfiehlt CASTAÑEDA, weiße Mäuse intranasal mit Tunicaexsudat zu infizieren. Diese erkranken in positivem Fall mit einer meist tödlichen Pneumonie. In den Lungenausstrichen lassen sich dann große Mengen von Rickettsien nachweisen.

Zur *serologischen Diagnostik* steht zunächst die *Weil-Felix-Reaktion* mit Proteus OX 19 zur Verfügung. Sie wird frühestens am 4. Tag nach Krankheitsbeginn positiv, ihr Maximum liegt in den ersten 10 Tagen der Rekonvaleszenz. Eine Titerhöhe von 1:200 wird als beweisend angesehen. MOOSER (1958) weist darauf hin, daß meist schon gegen Ende der 1. Woche eine positive *Weil-Felix*-Reaktion auftritt, im ganzen gesehen aber seien die Titer beim murinen Fleckfieber niedriger als beim klassischen Fleckfieber.

Eine größere Sicherheit für die Diagnose und eine bessere Differenzierung zwischen dem murinen und klassischen Fleckfieber ist mit Hilfe der *Rickettsienagglutination* und der *Komplementbindungsreaktion* möglich. Agglutinine treten eher auf als komplementbindende Antikörper und bleiben bis zu einem Jahr des Überstehens der Krankheit nachweisbar. Die Agglutinationsreaktion ist aber nur mit frischen Seren auszuführen. Im späteren Stadium der Erkrankung ist die Komplementbindungsreaktion vorzuziehen, die in der 2. Krankheitswoche positiv wird.

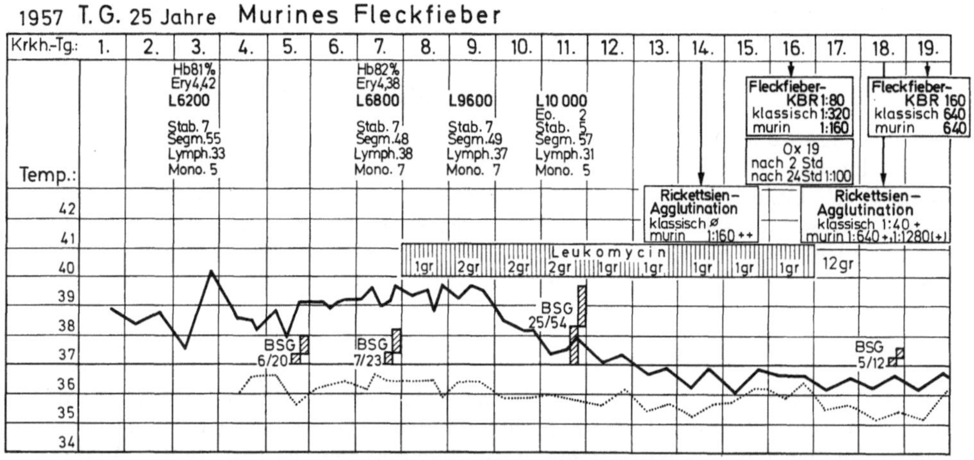

Abb. 4. 2. Fieberkurve, Continua um 39°C. Unter der einsetzenden Behandlung mit LEUKOMYCIN (CHLOROMYCETIN) lytische Entfieberung

Kompliziert wird es nur dann, wenn der Patient vor der Erkrankung an murinem Fleckfieber durch Krankheit oder Impfung mit *R. prowazeki* in Kontakt gekommen ist; dann aber zeigen die Antigene für klassisches Fleckfieber immer höhere Werte als für murines Fleckfieber. Dies konnten NEEL u. Mitarb. (1964) bei schutzgeimpftem Laborpersonal in der Regel feststellen. SNYDER (1969) rät in solchen Fällen, die Agglutinationsprobe durchzuführen und nicht die Komplementbindungsreaktion. GOLDWASSER u. Mitarb. (1959) empfehlen zum Nachweis der spezifischen Antikörper den *Fluorescenz-Antikörpertest*.

2. Prophylaxe

In erster Linie ist eine Bekämpfung der Ratten und der Rattenflöhe anzustreben. In der Bekämpfung der Flöhe hat sich nach BRADLEY u. WILEY (1949)

DDT bisher als das wirksamste Mittel erwiesen, dessen einmalige Applikation für Monate anhält, so daß es lediglich einmal jährlich zur Zeit der größten Aktivität der Flöhe angewendet werden muß. Es ist auch eine Vaccine mit abgetöteten Rickettsien entwickelt worden, deren Wirkung jedoch fraglich ist und die nur gegen homologe Stämme schützt. Sie kommt im Wesentlichen nur für gefährdetes Laborpersonal infrage. Im Übrigen ist wegen des milden Verlaufs der Infektion und der prompten Wirkung der Antibiotica eine generelle Schutzimpfung nicht notwendig.

3. Therapie

In leichten Fällen kann sich die Anwendung einer spezifischen Therapie erübrigen. In allen anderen Fällen führen Chloramphenicol, Chlortetracyclin und Oxytetracyclin zu einem prompten Rückgang der Krankheitserscheinungen. Wissemann u. Mitarb. (1967) haben jedoch mitgeteilt, daß nach Behandlung von Laborinfektionen mit 3 g Chloramphenicol täglich für 5, 8 und 10 Tage Rückfälle 2—3 Tage nach Abschluß der Behandlung aufgetreten sind (Abb. 4). Erwähnenswert ist auch noch eine Mitteilung von Whitmire (1957), nach der klinisch stumme Infektionen mit *R. mooseri* beim Hamster durch Cortisongaben in eine aktive und tödlich verlaufende Infektion umgewandelt werden können; ob eine Cortisonbehandlung beim Menschen zu einem schwereren Krankheitsverlauf führen kann, ist bisher nicht bekannt.

Literatur

Adams, W.H., Emmons, R.W., Brooks, J.E.: The changing ecology of murine (endemic) typhus in southern California. Amer. J. trop. Med. Hyg. **19**, 311—318 (1970).

Balaeva, N.M.: The biological properties of Rickettsia mooseri after prolonged cultivation in the intestine of body lice. Communication IV. J. Microbiol. Epidem. Immunobiol. **31**, 2083—2088 (1960).

El Batawi, Y.A., El Mishad, A.M.: Analysis of antibody response of guinea pigs to experimental murine typhus infection. J. Egypt. publ. Hlth Ass. **44**, 217—220 (1969).

Bell, E.J., Lackman, D.B., Ormsbee, R.A., Peacock, M.: Neutralization of murine typhus toxin by serum of normal human beings and monkeys. Amer. J. trop. Med. Hyg. **18**, 559—567 (1969).

Baird, R.B., Tonkin, I.M.: Endemic typhus in Mengo district, Uganda. E. Afr. med. J. **28**, 157 (1951).

Benoist, F., Giroud, P., Hehraud, G., Le Lièvre, A.: Le typhus murin et sa récurrence. Bull. mém. Soc. méd. Hosp. Paris **246** (1957).

— — — — Méningite à liquide clair. Résurgence de typhus exanthématique. Bull. mém. Soc. méd. Hosp. Paris **246** (1957).

Blanc, G., Ascione, L.: Conservation de Rickettsia mooseri Monteiro 1931 dans les déjections de puces Xenopsylla cheopis. Arch. Inst. Pasteur Maroc **6**, 115—118 (1961).

Bradley, G., Wiley, J.S.: The control of murine typhus in the United States. In: Horsfall, F.L., Jr.: Diagnosis of viral and rickettsial infections. New York: Columbia Univ. Press 1949.

Castañeda, M.R.: Experimental pneumonia produced by typhus rickettsiae. Amer. J. Path. **15**, 467 (1939).

Charmot, G., Mafrat, Y., Andre, L.J., Ducloux, M., Boucheau, P.: Recherche de libérer l'origine rickettsienne possible dans des coronarites et des artérites observées en milieu militair. Bull. Soc. Path. exot. **57**, 367 (1964).

Clarke, D.H., Fox, J.P.: The phenomenon of in vitro hemolysis produced by the rickettsiae of typhus fever, with a note on the mechanism of rickettsial toxicity in mice. J. exp. Med. **88**, 25 (1948).

Comte, H., Martin, L.A., Ouradou, J.: A propos de 42 cas d'artérite dite juvenile. Arch. Inst. Pasteur Maroc **6**, 85 (1960).

Craigie, J., Watson, D.W., Clark, E.M., Malcomson, M.E.: The serological relationship of the rickettsiae of epidemic and murine typhus. Canad. J. Res. **24**, 84 (1946).

Dauphin, G.: Deux observations de résurgence rickettsienne à localisation vasculaire. Arch. Mal. Coeur **56**, 102 (1963).

Delanoe, G.: Rickettsioses et affections cardio-vasculaires. Bull. Soc. Path. exot. **53**, 216 (1960).
— **Martin, L. A., Chiaverini, C.**: Sur le rôle des Rickettsioses atypiques ou méconnues dans la pathologie cardiaque. Bull. Soc. Path. exot. **54**, 1290 (1961).
Dyer, R. E., Ceder, E. T., Lillie, R. D., Rumreich, A., Badger, L. F.: Experimental transmission of endemic typhus fever of the United States by the rat flea. Publ. Hlth Rep. (Wash.) **46**, 2415 (1931).
— — **Workmann, W. G., Rumreich, A., Badger, L. F.**: Transmission of endemic typhus by rubbing either cruched infected fleas or infected flea feces into wounds. Publ. Hlth Rep. (Wash.) **47**, 131—133 (1932).
Fox, I.: Murine typhus fever and rat ectoparasited in Puerto Rico. Amer. J. trop. Med. Hyg. **5**, 893 (1956).
Gaquiere, A., Sarrazin, G., Bras, R.: Une observation d'insuffisance cardiaque à rickettsie mooseri. Arch. Mal. Coeur **58**, 845 (1965).
Gildemeister, E., Haagen, E.: Fleckfieberstudien. I. Mitt. Nachweis eines Toxins in Rickettsien-Eikulturen (Rickettsia mooseri). Dtsch. med. Wschr. **66**, 878—880 (1940).
Giroud, P., Jadin, J.: C.R. Soc. Biol. (Paris) **148**, 1157 (1954). Zit. nach: Giroud, P.: Les zoonoses néo-rickettsiennes, leur épidémiologie. Maroc méd. **38**, 563 (1959).
— **Roger, F.**: Constatations sérologiques concernant les rickettsies vraies ou les néorickettsies, faites en pays divers, au cours de lésions oculaires aigues, à type de chorio-rétinite, s'accompagnant ou non de réactions méningées. Bull. Soc. Path. exot. **48**, 582 (1955).
Gispen, R.: The virus of murine typhus in mites (Schöngasti indica, fam. Trombiculidae). Docum. neerl. indones. Morb. trop. **2**, 233 (1950).
Goldwasser, R. A., Shephard, C. C., Jordan, M. E., Fox, P. J.: The specifity of antibody response in typhus fever. Its alteration during murine typhus infection as a result of previous exposure to epidemic typhus antigen. J. Immunol. **83**, 491 (1969).
Greisman, S., Wisseman, Ch. I.: Studies of rickettsial toxin. Part IV. J. Immunol. **81**, 345 (1958).
Heisch, A. B.: Urban Rattus as the main reservoir of murine typhus in Kenya. J. trop. Med. Hyg. **72**, 195—196 (1969).
Imamaliew, S. A.: The clinic-epidemiologic characteristics of endemic (rat) typhus. Zh. Mikrobiol. (Mosk.) **3**, 47—53 (1957).
Jadin, J.: Aspects actuels des rickettsioses au Congo et au Ruanda-Urundi. Path. et Microbiol. (Basel) **24**, Suppl. 112 (1961).
— Maladies rickettsiennes et sclérose en plaques. Ann. Soc. belge Méd. trop. **3**, 321 (1962). (— Aspects actuels des rickettsioses au Lon).
Kalra, S. L.: Progress in the knowledge of rickettsial diseases in India. Indian J. med. Res. **47**, 477 (1959).
— **Rao, K. N. O.**: Typhus fevers in Kashmir state. Part II. Murine typhus. Indian J. med. Res. **39**, 297 (1951).
Larribaud, J., Chevrel, M., Colonna, P., Pidoux, A., Renouf, P., Roux, J., Lefèvre, R. F.: Contribution à l'étude des formes neurologiques primitives des rickettsioses. Presse méd. **70**, 527 (1962).
Le Gac, P., Giroud, P.: L'insuffisance cardiaques aigue au cours des rickettsioses. Bull. Soc. Path. exot. **53**, 20 (1960).
Lepine, P., Sautter, V.: Sur la durée de conservation du typhus murin dans l'encéphale du spermophile. Bull. Soc. Path. exot. **29**, 13 (1937).
Liu, W. T.: Studies on the murine origin of typhus epidemic in North China. III. Isolation of murine typhus rickettsiae from rats, ratfleas and body-lice of patients during an epidemy in a poorhouse. Chin. med. J. **62**, 119 (1944).
Love, G. J., Smith, W.: Murine typhus investigations in southwestern Georgia. Publ. Hlth Rep. (Wash.) **75**, 429 (1960).
Magalhaes, O., de: Contribuicao para o conhecimento das doencas do grupo tifo exanthemàtico no Brasil. Mem. Inst. Osw. Cruz **54**, 279 (1956).
Masbernard, A.: Les localisations neurologiques des rickettsioses. Bull. Soc. Path. exot. **56**, 714 (1963).
Maurice, Y., Bares, J. F., Baille: Enquête sérologique sur les Rickettsioses chez le dromadaire au Tschad. Rev. Élev. **20**, 543—550 (1967).
— **Fernagut, R., Gerome, R.**: Contribution à l'étude des rickettsioses du Nord Cameroun enquête épidémiologique. Rev. Élev. **21**, 341—349 (1968).
Maxcy, K. F.: An epidemiological study of endemic typhus (Brill's disease) in the Southeastern United States, with special reference to its mode of transmission. Publ. Hlth Rep. (Wash.) **41**, 2967 (1926).
— Endemic typhus fever of the Southeastern United States. Reaction of the guineapig. Publ. Hlth Rep. (Wash.) **44**, 589 (1929).

Michon, P., Matthieu, L., Hugonot, R., Larcan, A., Streiff, F., Huriet, C.: Rickettsioses et affections vasculaires. Presse méd. **66**, 1953 (1958).

Monteiro, J.L.: Estudos sobre o typho exanthemático de Sao Paulo. Mem. Inst. Butantan **6**, 1 (1931).

Mooser, H.: Diplobacillus from the proliferated tunica vaginalis of guinea pig reaction of Mexican typhus. J. infect. Dis. **43**, 261 (1928).

— Ein Beitrag zur Ätiologie des mexikanischen Fleckfiebers. Arch. Schiffs- u. Tropenhyg. **32**, 261—264 (1928).

— Reaction of guinea pigs to Mexican typhus (tabardillo). J. Amer. med. Ass. **91**, 19 (1928).

— Essai sur l'histoire naturelle du typhus exanthématique. Arch. Inst. Pasteur Tunis **21**, 1 (1932).

— Die Beziehungen des murinen Fleckfiebers zum klassischen Fleckfieber. Acta trop. (Basel) Suppl. **4**, 1—87 (1945).

— On the nomenclature of the agent of murine typhus. Amer. J. trop. Med. **28**, 841—843 (1948).

— Die Rickettsien. Die Rickettsiosen. In: Grumbach, A., Kikuth, W., Bonin, O.: Die Infektionskrankheiten des Menschen und ihre Erreger. Stuttgart: Thieme 1969.

— **Castañeda, M.R., Zinsser, H.:** The transmission of the virus of Mexican typhus from rat to rat by Polyplax spinulosus. J. exp. Med. **54**, 567—575 (1931).

Murray, E.S., Snyder, J.C.: Brill's disease. II. Etiology. Amer. J. Hyg. **53**, 22—32 (1951).

Neel, R., Antoine, H., Barre, A., Marx, R.: Sur un cas de typhus murin contracté accidentellement au laboratoire. Bull. Soc. Path. exot. **57**, 465 (1964).

Neill, M.H.: Experimental typhus fever in guinea pigs. A description of a scrotal lesion in guinea pigs infected with Mexican typhus. Publ. Hlth Rep. (Wash.) **32**, 1105 (1917).

Older, J.J.: The epidemiology of murine typhus in Texas, 1969. J. Amer. med. Ass. **214**, 2011—2017 (1970).

Paullin, J.E.: Typhus fever with a report of cases. Sth. med. J. (Bgham, Ala.) **6**, 361 (1913).

Philip, L.B., Parker, R.R.: The persistence of the viruses of endemic (murine) typhus, Rocky Mountain spotted fever and boutonneuse fever in tissues of experimental animals. Publ. Hlth Rep. (Wash.) **53**, 1246 (1938).

Price, W.H., Emerson, H., Nagel, H., Blumenberg, R., Talmadge, S.: Ecologic studies on the interepidemic survival of louseborne epidemic typhus fever. Amer. J. Hyg. **67**, 154 (1958).

Prowazek, S. von: Ätiologische Untersuchungen über den Flecktyphus in Serbien 1913 und in Hamburg 1914. Beitr. Klin. Infektionskrkh. **4**, 5 (1914).

Raynal, J.H.: Le chat dans l'épidémiologie du typhus exanthématique murin. Bull. Soc. Path. exot. **40**, 367 (1947).

Reiss-Gutfreund, R.J.: The isolation of Rickettsia prowazeki and mooseri from unusual sources. Amer. J. trop. Med. Hyg. **15**, 943—949 (1966).

Rickard, E.B., Worth, C.B.: Complement-fixation tests for murine typhus on the sera of wild-caught cotton rats in Florida. Amer. J. Hyg. **53**, 332 (1951).

Ricketts, H.T., Wilder, R.M.: The transmission of the typhus fever of Mexico (tabardillo) by means of the louse. J. Amer. med. Ass. **54**, 1304 (1910).

Saint, E.G., Drummond, A.F., Thorburn, I.O.: Murine typhus in Western Australia. Med. J. Aust. 731 (1954).

Sankasuwan, V., Pongpradil, P., Bodhidatta, P., Thonglongyh, K., Winter, Ph.E.: Murine typhus in Thailand. Trans. roy. Soc. trop. Med. Hyg. **63**, 639—643 (1969).

Sergent, E., Foley, H., Vialatte, C.: Sur les formes microbiennes abondantes dans les corps des pous infectées par le typhus exanthématique. C.R. Soc. Biol. (Paris) **67**, (1914).

Sinclair, C.H., Maxcy, K.F.: Mild typhus (Brill's disease) in the lower Rio Grande valley. Publ. Hlth Rep. (Wash.) **40**, 241 (1925).

Smadel, J.E.: The complement fixation and agglutination reaction in rickettsial diseases. Amer. Ass. for the advancement of Science, Boston, Dec. 1946.

Snyder, J.E.: The typhus fever. In: Rivers, Th. M., F.L. Horsfall, Jr.: Viral and rickettsial infections of man. 3rd ed., Philadelphia-London-Montreal: Lippincott 1959.

Somova, A.G., Gerasiuk, L.G., Afabaseva, M.K., Silakov, E., Azarova, A.G., Alania, I.I., Kosareva, A.V., Soloveva, A.V., Krasnova, N.V.: Endemic murine typhus on the Black Sea coast. Zh. Mikrobiol. (Mosk.) **31**, 23 (1960).

Sparrow, H.: Enquête sur la présence du virus typhique chez les souris de Tunis. Arch. Inst. Pasteur Tunis **24**, 435 (1935).

Stewart, W.H., Hines, V.D.: Murine typhus fever in South-West Georgia, January 1945 to January 1953. Amer. J. trop. Med. Hyg. **3**, 883—889 (1954).

Stuart, B.M., Pullen, R.L.: Endemic (murine) typhus fever: Clinical observations of 180 cases. Amer. J. int. Med. **23**, 520 (1945).

Thomas, Ch., Cordier, J., Algan, B.: Uveite d'origine rickettsienne. Docum. ophthal. (Den Haag) **14**, 166 (1960).

Topping, N.H., Bengtson, I.A., Henderson, G.R., Shephard, C.C., Shear, M.J.: Studies of typhus fever. Nat. Inst. Hlth Bull. No. 183, U.S. Govt. Printing office, Wash. D.C. 1945.
Vassalo, L.: Murine typhus in the Maltese Islands. Ann. trop. Med. Parasit. **64**, 153—158 (1970).
Weyer, F.: Ätiologie und Epidemiologie der Rickettsiosen des Menschen. Erg. Mikrobiol. Hyg. **32**, 73 (1959).
— Extracellular development of rickettsiae. Acta virol. **12**, 44—48 (1968).
— Beobachtungen an extrazellulären Rickettsien (Rickettsia mooseri und R. quintana) und Versuche zur Beeinflussung ihrer Eigenschaften. Z. Tropenmed. Parasit. **22**, 405—430 (1971).
Wheatland, F.T.: A fever resembling a mild form of typhus fever. Med. J. Aust. 261 (1926).
Whitmire, C.E.: Effects of cortisone in experimental murine typhus. J. Bact. **74**, 417 (1957).
Wisseman, Ch.L., Wood, W.H., Noriega, A.R., Jordan, M.E., Rill, D.J.: Antibodies and clinical relapse of murine typhus fever following early chemotherapy. Ann. intern. Med. **43**, 743 (1957).
Wohlrab, R.: Die experimentelle Infektion weißer Mäuse mit murinem Fleckfiebervirus. Zbl. Bakt., I. Abt. Orig. **140**, 193—201 (1937).
Wolbach, S.B., Todd, J.L.: Notes sur l'étiologie et l'anatomie pathologique du typhus exanthématique au Méxique. Ann. Inst. Pasteur Paris **34**, 153—158 (1920).
Zdrodovskii, P.E.: Les rickettsioses en URSS. Bull. Wld Hlth Org. **31**, 33 (1964).
— **Golinevich, E.H.**: The rickettsial diseases. Oxford-London-New York-Paris: Pergamon Press 1960.
Zinsser, H.: Epidemiology and immunity in rickettsial diseases. P. 872. Harvard School of Public Health. Cambridge: Harvard Univ. Press 1940.

C. Felsengebirgsfleckfieber

W. Mohr, F. Weyer u. E. Asshauer

I. Definition

Das Felsengebirgsfleckfieber bildet zusammen mit den altweltlichen Zeckenbißfiebern und den Rickettsienpocken innerhalb der Rickettsiosen die Spotted-fever-Gruppe, deren Erreger sich unter besonderen Bedingungen auch intranucleär vermehren. Der Erreger *R. rickettsi* wird durch Zecken von Wildtieren, besonders Nagern, auf den Menschen übertragen und führt zu einer fieberhaften Erkrankung mit hämorrhagischem Exanthem. Der Krankheitsverlauf ist häufig bösartig und ohne antibiotische Behandlung mit einer hohen Mortalität belastet. Nekrotisierende und thrombosierende Gefäßprozesse verursachen schwere Komplikationen, die zu einer bleibenden Schädigung führen können. Zweiterkrankungen sind wahrscheinlich in seltenen Fällen möglich.

Synonyma: Rocky Mountain spotted fever, Amerikanisches Zeckenbißfieber, Neuweltliches Zeckenbißfieber, São-Paulo-Zeckenbißfieber, Tobia-Fieber Columbiens, Neotropisches Fleckfieber (Brasilien).

II. Geschichte

1873 wurde erstmals aus dem Bitter-Root-Tal in Montana, einer Felsengebirgsregion im Nordwesten der Vereinigten Staaten, über eine zuvor nicht bekannte, fieberhafte und mit einem hämorrhagischen Exanthem einhergehende Erkrankung berichtet. Wood beobachtete 1896 eine ähnliche Erkrankung in dem südwestlich gelegenen Nachbarstaat Idaho. Von Wilson u. Gowning (zit. nach Cox) wurde 1902 die Vermutung ausgesprochen, daß die Krankheit durch die Waldzecke *Dermacentor andersoni* übertragen werde; der Beweis für die Überträgerrolle der Zecke wurde aber erst 1906 unabhängig voneinander durch Ricketts und durch King erbracht. Im gleichen Jahr konnte Ricketts erstmals die Erkrankung durch Inokulation mit Krankenblut auf Meerschweinchen und Affen übertragen. Ein Jahr später stellte Ricketts fest, daß im Bitter-Root-Tal natürlich infizierte Zecken vorkommen, und vermutete, daß der Krankheitserreger wahrscheinlich durch alle Entwicklungsstadien der Zecken und transovariell auf die nächste Generation übertragen wird. 1909 gelang es Ricketts, die krankheitserregenden Mikroorganismen in Blutausstrichen erkrankter Menschen, natürlich infizierter Zecken und experimentell infizierter Affen und Meerschweinchen nachzuweisen. Wiederum ein Jahr später bewiesen Ricketts u. Wilder (zit. nach Cox) durch Kreuzimmunisierungsexperimente, daß Fleckfieber und Rocky Mountain spotted fever nicht identisch sind. Der von Ricketts beschriebene Erreger wurde 1919 von Wolbach *Dermacentroxenus rickettsii* benannt. Ihm sind in den folgenden Jahren die wesentlichsten Arbeiten zur Histologie des Rocky Mountain spotted fever zu verdanken. Wolbach hat auch als erster die intranucleäre Vermehrung der Rickettsien in der Zecke beschrieben.

Die Besonderheiten der Epidemiologie wurden in den folgenden Jahren vor allem durch Spencer u. Parker untersucht, Erkrankungsfälle außerhalb des Nordwestens der Vereinigten Staaten wurden jedoch nicht bekannt. Erst 1931 konnte durch Dyer, Badger u. Rumreich das Auftreten der Erkrankung auch im Osten der USA und ihre Übertragung durch die Zecke *Dermacentor variabilis* nachgewiesen werden. Noch im gleichen Jahr wurde eine klinisch ähnliche Erkrankung durch PIZA u. Mitarb. aus Brasilien beschrieben, 1937 durch PATINO u. Mitarb. aus Kolumbien, 1938 und 1942 durch HEARLE bzw. GIBBONS aus Kanada, 1943 durch BUSTAMENTE u. VARELA aus Mexiko und 1950 schließlich durch DE RODANICHE u. RODANICHE aus Panama. Berücksichtigt man die Schwierigkeiten der Diagnostik, so wird man die Möglichkeit einer größeren Verbreitung des Rocky Mountain spotted fever in Mittel- und Südamerika in Betracht ziehen und die Bezeichnung „Neuweltliches Zeckenbißfieber" als berechtigt ansehen müssen.

III. Erreger

R. rickettsi ist die wichtigste und am längsten bekannte Art der Spotted-fever-Gruppe, zu der noch *R. conori*, *R. sibirica*, *R. australis* und *R. akari* gehören, und zeigt am deutlichsten das gemeinsame Merkmal der Gruppe: Die Erreger vermehren sich teilweise auch im Kern, der dadurch stark aufgetrieben werden kann (BURGDORFER u. Mitarb., 1968). Diese Eigenschaft hat zur Aufstellung des Subgenus *Dermacentroxenus* geführt. Am häufigsten ist *intranucleäre Vermehrung* in Geweben von Zecken auf späten Infektionsstadien und in Gewebekulturen. Der Befall des Cytoplasmas ist nie so intensiv wie bei *R. prowazeki* und *R. mooseri*. *R. rickettsi* wurde zuerst von RICKETTS (1909) in Zecken gesehen und später von WOLBACH (1919) eingehend beschrieben.

R. rickettsi bietet morphologisch gegenüber anderen Rickettsien keine Besonderheiten, ist aber relativ formkonstant. Charakteristisch sind stäbchenförmige, bacilläre Gebilde, die überwiegend paarweise auftreten. Sie können an den Enden zugespitzt sein. Nach GIEMSA färben sie sich blaurot. Rundformen sind sehr selten. Die Stäbchen messen 0,2—0,3 μ in der Breite und 0,5—1,5 μ in der Länge. WOLBACH beschreibt Formen, die größer sind als die üblichen Rickettsien, sich dunkler färben und kleinen Pneumokokken ähneln. Im Cytoplasma herrscht die Stäbchenform vor, im Kern treten in späteren Stadien Rundformen oder Granula auf, die möglicherweise von einem körnigen Zerfall der Stäbchenform herrühren. Gelegentlich finden sich die Rickettsien in den Geweben der Zecke auch zu kurzen Ketten oder Fäden angeordnet.

Elektronenoptische Untersuchungen ergaben, daß *R. rickettsi* im Feinbau mit anderen Rickettsien grundsätzlich übereinstimmt. In der Zellwand wurde Muraminsäure nachgewiesen (PERKINS u. ALLISON, 1963). Nahrungsbedarf und Stoffwechselaktivität sind ähnlich wie bei anderen Rickettsien (WEISS u. Mitarb., 1967). Biochemische Untersuchungen sind bei *R. rickettsi* seltener vorgenommen worden als bei anderen Rickettsien. Es ist schwieriger, die dafür erforderlichen größeren Rickettsienmengen zu gewinnen, da sich der Erreger im Dottersack des Hühnchens nicht so intensiv vermehrt wie z. B. *R. prowazeki* oder *R. mooseri*. Die Rickettsien werden durch Hitze und Chemikalien leicht inaktiviert. 0,1%iges Formol oder 0,5%iges Phenol töten sie in spätestens 24 Std sicher ab. Im Tiefkühler und im lyophilisierten Zustand können sie jahrelang überleben.

Lange bekannt und von besonderem Interesse ist die Tatsache, daß Stämme von *R. rickettsi* in den als Überträger fungierenden, überwinternden Zecken (*Dermacentor*) in einer „*avirulenten Phase*" auftreten und erst durch Fütterung der Zecken oder durch Erhöhung der Temperatur auf 37°C für 24 bis 48 Std in die „virulente Phase" übergehen (SPENCER u. PARKER, 1923). PRICE (1953) konnte zeigen, daß diese Erscheinung nichts mit der Zahl der Rickettsien oder mit einer Mutation bzw. Populationsänderung zu tun hat. Die Rickettsien der avirulenten Phase waren pathogen für den Hühnerembryo und gewannen nach einer Eipassage ihre Pathogenität für das Meerschweinchen zurück. Die Virulenzänderung konnte von GILFORD u. PRICE (1955) experimentell *in vitro* reproduziert werden. Wurden für das Meerschweinchen virulente Rickettsien aus dem Dottersack 60 Std bei 25°C gehalten, dann verloren sie ihre Infektiosität für Dottersack und Meerschweinchen. Bei Zugabe von Para-Aminobenzoesäure zu den Suspensionen ging nur die Pathogenität für Meerschweinchen verloren. Die Rickettsien hatten also ähnliche Eigenschaften wie die in den kühl gehaltenen Zecken. Bei

Zusatz von Diphosphopyridinnukleotid und Coenzym A blieb auch die Pathogenität für Meerschweinchen erhalten. Avirulente Rickettsien aus Zecken oder aus Suspensionen, die mit Para-Aminobenzoesäure behandelt waren, wurden durch Behandlung mit DPN und Coenzym A reaktiviert, gewannen also ihre Virulenz einschließlich Pathogenität zurück.

Neben den Virulenzschwankungen bei demselben Stamm gibt es starke Virulenzunterschiede bei den im Freien aus Zecken oder Nagern isolierten Stämmen. Nach dem Grade der Virulenz werden die Stämme R, S, T und U unterschieden. Möglicherweise haben sich die „milden" Stämme aus virulenten durch kontinuierliche Haltung in bestimmten Zecken allmählich entwickelt. Hochvirulente Stämme erzeugen Fieber von 8 Tagen, ein heftiges Scrotalphänomen und töten 80% der Meerschweinchen am 5.—8. Fiebertag. Zwischen solchen Stämmen und Stämmen, die zu inapparenten, nicht mehr mit Fieber verknüpften Infektionen führen, vermitteln verschiedene Virulenzgrade (Price, 1953). Die Virulenzunterschiede der einzelnen Stämme sind auf genetischer Grundlage im Feinbau und Stoffwechsel der Rickettsien verankert und lassen sich experimentell nicht beeinflussen.

Das von Bell u. Pickens (1953) in den Rickettsien nachgewiesene *Toxin* verhält sich wie andere Rickettsientoxine. Es ist an die Rickettsien gebunden, läßt sich bei —70°C konservieren und durch Seren von Menschen oder Versuchstieren, welche die Krankheit überstanden haben oder geimpft wurden, neutralisieren. Dasselbe gilt für die hämolytischen Eigenschaften der Rickettsien, die bei verschiedenen Stämmen nachgewiesen werden konnten (Chang u. Mitarb., 1954).

Auf der Basis von serologisch-immunologischen Untersuchungen sind die Angehörigen der Spotted-fever-Gruppe einschließlich derjenigen, die nicht menschenpathogen sind, neu eingeteilt und benannt worden (Lackman u. Mitarb., 1965). Im Serum von Patienten und Versuchstieren finden sich Agglutinine gegen *Proteus*-Stämme OX 19 und OX 2. Die Rickettsien enthalten, ähnlich wie *R. prowazeki* und *R. mooseri*, ein lösliches Antigen, das allen Arten aus der Spotted-fever-Gruppe unter Einschluß der Erreger von Altweltlichen Zeckenbißfiebern (*R. conori*, *R. sibirica*, *R. australis* und *R. akari*) gemeinsam ist und die Gruppe von anderen Rickettsien unterscheidet. Daneben besitzt *R. rickettsi* aber auch ein artspezifisches Antigen. Zwischen den artspezifischen Antigenen der ganzen Gruppe kann es zu Kreuzreaktionen kommen, so daß die Differentialdiagnose auf serologischem Wege Schwierigkeiten bereitet. Jedoch sind die Titer mit dem homologen Antigen normalerweise höher. Mit Hilfe serologischer Methoden wurde auch festgestellt, daß die Zeckenbißfieber in Nord-, Mittel- und Südamerika einschließlich neotropischem Fleckfieber in Brasilien identisch sind, also den gleichen Erreger haben, sich aber von *R. conori* und den anderen Erregern der Spotted-fever-Gruppe unterscheiden. Kreuzimmunitäts- und vor allem Neutralisationsteste bei Meerschweinchen und Mäusen haben diese Feststellungen untermauert. Eine Infektion mit *R. rickettsi* schützt gegen eine solche mit *R. conori* und umgekehrt.

Durch Toxinneutralisationsteste bei Mäusen stellten Bell u. Stoenner (1960) fest, daß sich 3 verschiedene aus dem Menschen isolierte Stämme von *R. rickettsi* glichen. Sehr eng sind die Beziehungen zu *R. sibirica*. Kulagin u. Kudelina (1963) fanden keine Unterschiede zwischen einem Stamm von *R. rickettsi* und einem nordasiatischen Stamm von *R. sibirica*. Lösliches Antigen aus Dottersackkulturen von *R. sibirica* erwies sich als günstiger zum Nachweis von Antikörpern in Seren von Patienten mit Felsengebirgsfleckfieber als Antigene aus *R. rickettsi*, *R. conori* oder *R. akari*. Im Kreuzimmunitäts- und Neutralisationstest war *R. sibirica* klar abzugrenzen, der Erreger zeigte aber deutlich eine stärkere einseitige Beziehung zu einigen Stämmen von *R. rickettsi* (Bell u. Stoenner, 1960).

Im Unterschied zu anderen Rickettsien vermehrt sich *R. rickettsi* in der Dottersackkultur noch 2—3 Tage nach dem Tode des Embryos weiter. Trotzdem ist die Erregerausbeute geringer als bei anderen Rickettsien. Die Embryonen sterben 4—5 Tage nach der Inokulation der Eier ab, und die Ernte erfolgt 2 Tage später.

R. rickettsi hat ein breites *Wirtsspektrum*. Außer dem Menschen und zahlreichen Schildzecken können eine Reihe von Kleinsäugern, in erster Linie Nager, natürliche oder experimentelle Wirte sein. Die Zahl der natürlichen Wirte ist offenbar größer als man bisher angenommen hat (Burgdorfer u. Mitarb., 1962; Bozeman u. Mitarb., 1967). Zu den natürlichen Wirten scheinen auch Vögel zu gehören (Clifford u. Mitarb., 1969). Wichtigstes Versuchstier ist das Meerschweinchen, das auch zur Isolierung von Stämmen, für diagnostische Zwecke und für Virulenzprüfungen benutzt wird. Schwachvirulente Stämme werden besser über den Dottersack isoliert. Die durchschnittliche Fieberdauer beim Meerschweinchen beträgt bei virulenten Stämmen nach einer Inkubationszeit von 2—5 Tagen 3—7 Tage. Die ersten klinischen Symptome bestehen in Rötung und Ödem an der Scrotalhaut am 3. oder 4. Fiebertag. Die Haut wird gespannt und glänzend, läßt ein Exanthem erkennen und zeigt später häufig Nekrosen und oberflächliche Ulcerationen, die durch Thrombosierung und Befall der glatten Muskulatur an den Gefäßwänden durch Rickettsien mitbedingt sind.

Nekrosen können auch an Ohren und Planten auftreten. Die Scrotalreaktion, die mit Ödemen und Hämorrhagien in der Tunica vaginalis einhergeht, ist lediglich durch Läsionen der Gefäße bedingt und unabhängig vom Infektionsmodus. Hierdurch unterscheidet sie sich von der bei murinem Fleckfieber, welche nur nach intraperitonealer Inokulation als Ergebnis einer Reaktion der Serosa mit Exsudation in die Tunica vaginalis zustandekommt. Für den direkten Rickettsiennachweis — man findet nur sehr wenige Erreger — eignen sich Ausstriche von der Milzoberfläche und der Tunica vaginalis.

Kaninchen sind für den Erreger ebenfalls empfänglich und überstehen meist auch eine Infektion mit hochvirulenten Stämmen, während Affen schnell tödlich erkranken. Die Affen zeigen Schwellung und Rötung des Scrotums. Sie lassen sich auch auf aerogenem Wege infizieren (Saslaw u. Carlisle, 1966). Die Erreger wurden in diesem Versuch im Raum versprüht und von den Affen eingeatmet. Die Krankheit verlief nicht anders als bei subcutaner Inokulation.

Das Verhalten von *R. rickettsi* in den übertragenden Schildzecken ist im Zusammenhang mit der Epidemiologie näher geschildert (S. 75). Die Rickettsien vermehren sich nicht nur in den Magenzellen, sondern befallen von hier aus praktisch alle Organe einschließlich Keimdrüsen und Speicheldrüsen, ohne daß die Zecken eine Schädigung erkennen lassen. Der Befall der Ovarien führt zu einer transovariellen Weiterleitung der Erreger auf die folgende Generation. Für den Nachweis der Rickettsien in den Organen der Zecke hat sich auch die Methode der Immunofluorescenz besonders bewährt (Shephard u. Goldwasser, 1960; Burgdorfer u. Lackman, 1960; Burgdorfer, 1961). Burgdorfer (1970) sowie Řeháček u. Mitarb. (1971) haben eine Schnellmethode, den „Hämolymphe-Test" entwickelt, mit der sich durch Abtrennen eines Beingliedes und Untersuchung der austretenden Hämolymphe feststellen läßt, ob eine Zecke Rickettsien enthält. Die Zecke braucht also nicht getötet und seziert zu werden.

IV. Pathologisch-anatomische Befunde

Auch beim Rocky Mountain spotted fever handelt es sich um eine *Erkrankung des Gefäßsystems* mit gefäßgebundener Bildung entzündlicher *Granulome.* Im Vergleich zum klassischen Fleckfieber und auch zum Tsutsugamushi-Fieber sind die histologischen Läsionen jedoch ausgedehnter und schwerer. Nach den Untersuchungen von Lillie dringen die Rickettsien zuerst in die Kerne der capillären Endothelzellen ein, vermehren sich dort und führen schließlich zum Zelltod; bei Arteriolen kommt es auch zu einem Befall der glatten Muskelfasern der Media, die ebenfalls zerstört werden. Häufiger als bei den übrigen Rickettsiosen findet sich eine *obstruierende Nekrose der Intima und Media* der Blutgefäße mit nachfolgender, ausgedehnter *Thrombosierung.*

Vor allem in der Haut, im subcutanen Gewebe und im Gehirn kommt es zu *Mikroinfarkten* mit später hinzutretenden perivasculären Zellinfiltrationen, so daß die vasculären Läsionen allmählich einen proliferativen oder granulomatösen Charakter annehmen. Weniger ausgedehnte, aber histologisch gleichartige Veränderungen finden sich auch in den übrigen Gefäßgebieten und führen besonders zu Krankheitserscheinungen von Seiten der Meningen, des Herzmuskels, der Lungen und der Nieren; auch eine Aortitis wird in manchen Fällen beobachtet. Verhältnismäßig oft werden Nekrosen im Bereich des Hodens, der Vorhaut, der Finger, der Zehen und der Ohrläppchen gesehen, selten auch am weichen Gaumen. Weniger häufig, aber wesentlich bedeutsamer für den Ablauf der Erkrankung sind Niereninfarkte und Nekrosen der Nebennieren.

V. Pathogenese

Durch den Stich der Zecken gelangen die Rickettsien in das Blut, in dem sie während der Dauer des Fiebers kreisen. Sekundär kommt es zu einer generalisierten intracellulären Infektion der kleinen peripheren Blutgefäße mit nachfolgender Nekrotisierung und Thrombosierung der geschädigten Gefäßwände. Nach amerikanischen Autoren handelt es sich um *eine der schwersten* überhaupt *beim Menschen auftretenden Infektionen*, die durch ausgedehnte Thrombosen mit nachfolgender Gangrän im Bereich der betroffenen Gefäßgebiete und durch oft massive Hautblutungen gekennzeichnet ist. Die Nekrose der Gefäßwände ist wahrscheinlich durch die Anwesenheit der Rickettsien bedingt, es muß aber auch die Wirkung eines Rickettsientoxins ebenso wie beim klassischen Fleckfiber in Betracht gezogen werden.

Häufigste Todesursache ist ein irreparabler Kreislaufkollaps, zu dem nicht allein die organischen Gefäßveränderungen, sondern auch funktionelle Störungen als Folge der entzündlichen Prozesse im Bereich des Zentralnervensystems und gegebenenfalls auch als Folge von Nebennierenrindennekrosen wesentlich beitragen. Der Tod tritt dann ebenso wie beim klassischen Fleckfieber als Folge einer infektiös-toxischen und funktionell-anatomischen Summationsschädigung auf.

VI. Epidemiologie

Das neuweltliche durch *R. rickettsi* hervorgerufene Zeckenbißfieber ist eine *Zoonose*. Es handelt sich um eine wichtige Rickettsiose, nicht wegen ihrer Häufigkeit, sondern wegen der Schwere des Verlaufs. In Nordamerika ist die Krankheit seit 1890 bekannt, in Kanada seit 1917, in Brasilien seit 1928, in Kolumbien seit 1937, in Mexiko seit 1943, in Panama seit 1950. Während die Zahl der Fälle in den USA von 1935—1949 anstieg (zuletzt jährlich gegen 600 Fälle), ist seit 1950 die Entwicklung deutlich rückläufig. 1949 wurden 570 Fälle registriert, 1950 464, 1951 347 und 1959 nur noch 199 Fälle (Atwood u. Mitarb., 1965). Über eine Anzahl von Fällen (78, davon 3 letal) bei Kindern haben Haynes u. Mitarb. (1970) berichtet.

Nach Hattwick (1971) stellt das Felsengebirgsfleckfieber über 90% aller in den Vereinigten Staaten vorkommenden Rickettsiosen. Seit 1960 ist, bedingt in erster Linie durch ein stärkeres Auftreten der Krankheit im Südosten der USA, eine Zunahme der Erkrankungsfälle festzustellen. 1969 wurden 498 Fälle registriert. Auch die Mortalität, die durch die Antibiotica-Therapie von 30 auf weniger als 3% abgesunken war, ist inzwischen wieder geringfügig angestiegen.

Die höchste Morbiditätsrate hat der Staat Virginia (Rothenberg u. Sonenshine, 1970; Peters, 1971). Ökologie und Epidemiologie des Felsengebirgsfleckfiebers sind in den USA noch immer Gegenstand gründlicher Untersuchungen und haben erst in letzter Zeit einige neue Aspekte erhalten. Sie beziehen sich in erster Linie auf die natürlichen Reservoire und das Verhalten des Erregers in den Überträgern.

Natürliche *Reservoire* sind jetzt in größerer Zahl bekannt. Zuerst wurde der Erreger in Virginia aus der Wiesenmaus *Microtus pennsylvanicus* isoliert (Gould u. Miesse, 1954), später aus einem Kaninchen (*Sylvilagus floridanus* (Shirai u. Mitarb., 1961). Systematische und intensive Untersuchungen führten zum Nachweis weiterer Reservoire (BURGDORFER u. Mitarb., 1962; BOZEMAN u. Mitarb., 1967). Stämme von *R. rickettsi* wurden isoliert aus Opossum (*Didelphis*), Kaninchen (*Sylvilagus*), Hasen (*Lepus*), Hamster und Erdhörnchen (*Citellus*, *Eutamias*), Weißfußmaus (*Peromyscus*), Baumwollratte (*Sigmodon*), Fichtenmaus (*Pitymys*) und aus weiteren Wiesenmäusen (*Microtus*). Offenbar ist *R. rickettsi* unter Wildtieren, besonders kleineren Nagern, weiter verbreitet als man bisher angenommen hat. Antikörper gegen *R. rickettsi* fanden sich im Serum von 31 Säugerarten aus 6 Ordnungen und 18 Vogelarten aus 3 Ordnungen. Da alle Entwicklungsstadien der Zecke *Amblyomma americanum* nicht nur an Säugern, sondern auch an Vögeln parasitieren, spielen letztere möglicherweise in der Ökologie des Felsengebirgsfleckfiebers auch eine Rolle oder stellen einen zweiten Kreislauf dar (BURGDORFER, 1970). Nach experimenteller Inokulation einer größeren Anzahl von Vögeln wurden allerdings komplementbindende Antikörper nur bei Tauben gefunden (LUNDGREN u. Mitarb., 1966). CLIFFORD u. Mitarb. (1969) testeten über 4000 Zecken, die von 10000 zu 150 Arten gehörenden Vögeln im Osten der USA abgesammelt waren und konnten dabei über 50 Stämme von *R. rickettsi* isolieren.

Die als natürliche Wirte ermittelten Nager (speziell Erdhörnchen, Eichhörnchen und Hasen) entwickelten nach experimenteller Inokulation eine Rickettsiämie, die 6—9 Tage anhielt und für eine Infektion der Larven von *Dermacentor andersoni* ausreichte (BURGDORFER u. Mitarb., 1966; LUNDGREN u. THORPE, 1966; LUNDGREN u. Mitarb., 1968). Die Wildtiere ließen sich im Laboratorium allerdings nur mit hochvirulenten Stämmen aus West-Montana infizieren. Größere Säuger, darunter Hunde, fungieren vor allem als Blutspender für infizierte Zecken. Hunde können aber auch stellenweise als sekundäre Rickettsienwirte dienen, an denen sich Zecken infizieren lassen (PRICE, 1954).

In Brasilien ist der Erreger in 3 Opossum-Arten, ferner in Kaninchen und Meerschweinchen gefunden worden. Als weitere Wirte wurden Agutis, Ziegen, Rüsselbären, Hunde und Katzen angeführt oder zumindest in Betracht gezogen, zumal sich diese Tiere experimentell infizieren ließen. Bei diesbezüglichen Untersuchungen muß man jedoch daran denken, daß die Isolierung von Rickettsien aus einem Warmblüter Zufall sein kann und die experimentelle Empfänglichkeit noch nicht beweist, daß es sich um einen natürlichen Wirt oder ein echtes Reservoir handelt. Eine Reihe von größeren Säugern, darunter Hunde, von denen man infizierte Zecken abgesammelt hat, sind wohl auch hier lediglich Blutspender für die Zecken gewesen.

Wichtigste Überträger in den USA (und in Kanada) sind die *Schildzecken Dermacentor andersoni*, *D. variabilis* und *Amblyomma americanum*. Im Westen der USA ist der Überträger *D. andersoni*, eine Waldzecke mit 2jähriger Entwicklung. Zecken-Larven und -Nympen saugen an Kleinsäugern, die Erwachsenen an größeren Wild- und Haustieren. Nymphen und Imagines gehen aber auch an den Menschen. Die Überwinterungsstadien sind Nymphen und Adulte, die im Frühling und zu Beginn des Sommers aktiv werden. In höheren Lagen verschieben sich die Aktivitätszeiten etwas gegen den Sommer. Im Osten der Vereinigten Staaten überträgt *A. variabilis*, eine Zecke, die im erwachsenen Stadium überwintert, im April aktiv wird und von Juni bis Juli am häufigsten ist. Bei *A. americanum* saugen alle Stadien, besonders Larven und Nymphen, auch am Menschen. Die Aktivität dieser Zecke beginnt bereits im Frühjahr und hält bis in den Spätherbst an. Eingehende Untersuchungen über Vorkommen und Lebensweise von *D. variabilis* und *A. americanum* unternahmen SONENSHINE u. Mitarb. (1966). HOOGSTRAAL (1967) hat die einschlägigen Beobachtungen über die Lebensweise von Schildzecken und ihre Beziehungen zu Rickettsien ausgewertet und kritisch zusammengefaßt. Weitere wichtige Angaben über die Epidemiologie und Ökologie des Felsengebirgsfleckfiebers mit besonderer Berücksichtigung der Rolle der Zecken finden sich bei BURGDORFER u. VARMA (1967) und BURGDORFER (1969).

Bei anderen Schildzecken, z. B. *D. occidentalis*, *Haemaphysalis leporispalustris*, *Ixodes dentatus* und *Rhipicephalus sanguineus*, sind wiederholt natürliche Infektionen mit *R. rickettsi* gefunden worden, die Zecken ließen sich auch experimentell mit *R. rickettsi* infizieren. Diese Zecken sind aber nur Überträger unter den Wildtieren. Am wichtigsten ist hier *H. leporispalustris*, die nicht am Menschen saugt. Die aus dieser Zecke isolierten Stämme zeigten im Meerschweinchenversuch eine sehr schwache Virulenz. In Maryland spielen Hunde eine Rolle als Blutspender und Transporteure von infizierten Zecken. Im Rahmen von epidemiologischen Untersuchungen stellte PRICE (1954) fest, daß 20 von 28 Patienten Hunde besaßen, und in 10 Fällen konnten Stämme aus den auf den Hunden parasitierenden *D. variabilis* isoliert werden.

Wichtigste Überträger im Süden von Texas und in Mexiko sind *Amblyomma cajennense* und (im Norden von Mexiko) *Rhipicephalus sanguineus*. In Mexiko wurden in Häusern, in welchen gleichzeitig oder kurz hintereinander mehrere Personen erkrankten, die Erreger in *Rh. sanguineus* und *Ornithodoros nicollei* nachgewiesen (SILVA-GOYTIA u. ELIZONDO, 1952). Hier fanden sich die Erreger auch in der Lederzecke *Otobius lagophilus*. In Brasilien, Kolumbien und Panama ist der Hauptüberträger *A. cajennense*. Natürliche Infektionen wurden ferner in *A. striatum*, *A. brasiliense*, *Rh. sanguineus* und *Dermacentor* (*Anocentor*) *nitens* (Kolumbien) festgestellt. Daß Bettwanzen als Überträger eine Rolle spielen (speziell in São Paulo), ist wiederholt angegeben, aber nicht bestätigt oder einwandfrei bewiesen worden. Auch die Ergebnisse von Laboratoriumsversuchen zur Übertragung eines Stammes von *R. rickettsi* aus Brasilien auf Bettwanzen sprechen dagegen (WEYER, 1958).

Die Rickettsien befallen in den Zecken nicht nur das Magenepithel, sondern alle Organe einschließlich Hypodermis, Nervensystem, Malpighische Gefäße, Speicheldrüsen und Keimdrüsen. Die Rickettsien werden nicht nur 100%ig von einem zum anderen Entwicklungsstadium, also von der Larve über die Nymphe bis zur Imago weitergegeben, sondern der Befall der Ovarien führt zu einer transovariellen Übertragung, d. h. einer Weiterleitung der Rickettsien an die folgende Generation. Damit werden die Zecken, die teilweise jahrelang hungern können, zu wichtigen Reservoiren der Krankheit. Erwachsene Zecken können über ein Jahr Rickettsienträger sein. Die Virulenz der Rickettsien blieb bis zu 16 Monaten erhalten.

PRICE (1954) erreichte nur in 30—40% seiner Versuche mit *Dermacentor variabilis* eine transovarielle Übertragung, während BURGDORFER (1963) zeigte, daß bei *D. andersoni* bis zu 100% der Nachkommen eines Weibchens infiziert sein können und die Rickettsien ihrerseits an die F_2-Generation weitergeben. Die Rickettsien wurden bis zur 7. Generation verfolgt, ohne daß sie ihr Verhalten änderten (BURGDORFER u. VARMA, 1967). Jedoch gibt es offenbar in dieser Beziehung Unterschiede bei den einzelnen Stämmen. Ob sich die Rickettsien auf diesem Wege unbegrenzt halten können oder wenigstens von Zeit zu Zeit durch eine Warmblüterpassage aufgefrischt werden müssen, ist nicht bekannt. Möglicherweise halten sich die schwachvirulenten Stämme nur in Zecken, ohne noch einen Warmblüter zu benötigen (BURGDORFER, 1970). Nach PRICE (1954) wird die Virulenz der Stämme durch eine Zeckenpassage stärker erhöht als durch eine Warmblüterpassage. Es ist auch noch nicht geklärt, ob weibliche Zecken durch männliche während der Kopulation infiziert werden können. Weitere Angaben über das Verhalten der Rickettsien in den Zecken finden sich bei BURGDORFER u. Mitarb. (1965) und HOOGSTRAAL (1967).

Die Rickettsien werden von den Zecken in relativ geringer Zahl mit dem Kot ausgeschieden und sind in dieser Form nur wenige Stunden lebensfähig. Die *Übertragung* des Felsengebirgsfleckfiebers erfolgt in der Regel *mit dem Speichel* während des Saugaktes. Man hat beobachtet, daß es erst zu einer Übertragung kommt, wenn die Zecken bereits einige Stunden festgesogen sind. Eine Infektion kommt ferner beim Zerdrücken infizierter Zecken zustande.

Die Erkrankungen treten von *April bis September* auf. Am häufigsten sind sie in den Rocky Mountains von April bis Juli, im Osten der USA von Juni bis August. Besonders gefährdet sind Wald- und Wegearbeiter, Förster, Jäger, Fischer und Touristen. Daher erkranken auch mehr männliche als weibliche Personen. Gewöhnlich handelt es sich um Einzelfälle, manchmal um Familien- und kleine Gruppenerkrankungen. Mit Hunden können infizierte Zecken in die Siedlungen, Dörfer und Vorstädte verschleppt werden. Hier erkranken bevorzugt Frauen und

Kinder unter 12 Jahren. In Brasilien waren in einem bestimmten Zeitraum 68,5% der Patienten Frauen und Kinder (Dias u. Vianna Martins, 1939).

VII. Klinisches Bild

Die *Inkubationszeit* beträgt 2—12 Tage, am häufigsten 4—8 Tage; nach Zdrodovkii u. Golinevich kann sie bis zu 14 Tagen dauern. Der manifesten Erkrankung können *Prodrome* mit Lustlosigkeit, allgemeiner Schwäche, Appetitlosigkeit, Frösteln und Kopfschmerzen vorausgehen. In typischen Fällen ist der Beginn *plötzlich* mit Schüttelfrost. Das *Fieber* steigt an, Kopfschmerzen, Muskel-, Gelenk- und Knochenschmerzen begleiten es. Oft setzen die Beschwerden am späten Nachmittag oder frühen Abend ein. Das Fieber steigt unter morgendlichen Remissionen bis in die 2. Woche hinein an, überschreitet in leichten Fällen jedoch nicht 39°C. Gegen Ende der 3. Woche erfolgt meist der Fieberabfall, der schnell oder langsam sein und in milden Fällen schon vor dem Ende der 2. Woche eintreten kann.

Die Stelle des Zeckenstiches wird nur von etwa 50% der Erkrankten bemerkt. Sie zeigt aber beim Rocky-Mountain-Spotted-Fieber keine starke Reaktion und wird daher nicht als *Primärläsion* gewertet.

Das kennzeichnende *Exanthem* kann schon am 2.—4. Krankheitstag auftreten, meist stellt es sich am 4.—7. Tag ein, zuerst an Hand- und Fußgelenken, später am Stamm, Rücken und Gesicht. Oft breitet es sich auch auf Handflächen und Fußsohlen aus. Manche Autoren weisen darauf hin, daß Gesicht und Bauch im Unterschied zum klassischem und murinen Fleckfieber weniger betroffen sind. Im Anfang hat das Exanthem masernähnliches, großfleckiges Aussehen und zeigt eine rosarote Farbe. Die Herde können konfluieren. Im weiteren Verlauf, besonders in schweren Fällen, geht es in tiefes Rot oder Purpur über. Hämorrhagische Umwandlungen („*black measles*“) werden in allen schweren Fällen gefunden. Nur bei ganz mild verlaufenden Krankheitsbildern wird diese petechiale Umwandlung vermißt. An Druckstellen entwickeln sich nicht selten diffuse Hautblutungen und Nekrosen, sogar bis zu ausgedehnten Gangränen. Im Abklingen kommt es zur Schälung der vom Exanthem betroffenen Hautbezirke, vielfach unter Hinterlassung einer bleibenden Pigmentierung. Noch Monate nach Überstehen der akuten Krankheit treten unter der plötzlichen Einwirkung von Hitze oder Kälte länger oder kürzer dauernde Rückfälle der Hautläsionen auf.

Zu den *Frühsymptomen* gehört auch hier die *conjunctivale Injektion*, verbunden mit Lichtscheu. Bei dieser Form der Rickettsiose werden auch die Schleimhäute häufiger von einem Exanthem befallen. Zu den *Frühsymptomen* ist auch eine Neigung zu *Blutungen aus der Nasenschleimhaut* zu rechnen.

Auf die ausgesprochen *cerebrale Beteiligung* bei allen schweren Fällen weist Parker (1948) hin. Ähnlich wie beim klassischen Fleckfieber werden Kopfschmerzen, Schlaflosigkeit und Apathie beobachtet. Im weiteren Verlauf kommt es dann zu Verwirrtheitszuständen, Delirien und Stupor. Es können sich alle Zeichen einer akuten *Encephalitis* einstellen mit Hemi- und Paraplegien, sowie auch zentralen Seh- und Hörstörungen, daneben auch peripheren Nervenlähmungen, die sich erst nach vielen Monaten zurückbilden.

Der *Liquor* zeigt einen erhöhten Druck, ist fast stets klar, doch besteht eine gewisse Zellvermehrung und zwar der mononucleären Zellen, wie sie bei Encephalitis beobachtet wird. Der Liquoreiweißgehalt ist normal, ebenso der Liquorzucker. Vereinzelt wird auch über eine akute Chorioiditis berichtet (Missirliu, C. Missirliu u. Etteldorf).

Herz und Kreislauf werden verhältnismäßig häufig stark alteriert. Zu Beginn der Krankheit findet sich wie beim klassischen Fleckfieber bei hoher Temperatur eine gewisse Bradykardie, der dann später eine Tachykardie mit Blutdruckabfall folgt. Auch *Myokarditiden* mit EKG-Veränderungen werden beobachtet. Verbunden mit dem Blutdruckabfall kann es zu peripherem Kreislaufkollaps kommen.

Auch bei dieser Rickettsiose ist die *Pneumonie* eine gefürchtete Komplikation, die unter Tachypnoe und starker Kreislaufbelastung unter Umständen zum Tode führen kann. Sie ist aber nach Ansicht von ZDRODOVSKII u. GOLINEVICH sekundär und nicht rickettsienbedingt.

Die *Milz*schwellung ist meist schon in der ersten Woche deutlich von mittelweicher Konsistenz und leicht druckempfindlich. Auch generalisierte *Lymphknoten*schwellungen kommen vor, häufig im Zusammenhang mit den Hautaffektionen.

*Leber*schwellungen werden nicht so regelmäßig gefunden, doch zeigen sich in allen schweren Fällen Störungen der Serumlabilitätsproben, sowie andere Symptome, die auf eine Leberfunktionsstörung hinweisen. Ein Ikterus ist nicht selten.

*Nieren*schädigungen im Sinne einer Nephritis werden bei schweren Fällen gesehen, eine febrile Albuminurie und leichte Mikrohämaturie finden sich fast stets.

Das *Blutbild* zeigt anfangs eine Leukopenie, später eine Leukocytose. Das Differentialblutbild ist ähnlich dem klassischen Fleckfieber, ein sogenanntes „buntes Blutbild“ nach SCHILLING. Im weiteren Verlauf entwickelt sich eine sekundäre Anämie. RUZIO u. Mitarb. beobachteten bei dem Felsengebirgsfleckfieber eine *Thrombocytopenie*, die aber nach Abklingen der Infektion sich völlig wieder zurück bildete. Die Ursache dieser Thrombocytopenie konnten sie nicht sicher klären, sie vermuteten, daß sie mit dem Gefäßwandprozeß zusammenhängt.

In schweren Fällen kommt es zu einer *Störung der Blutgerinnung* mit Thrombocytopenie und Hypofibrinogenämie. In einzelnen Fällen kann zusätzlich zu einer verlängerten Prothrombinzeit ein Fehlen der Gerinnungsfaktoren II, VI und IX beobachtet werden. (PHILLIPS, KIMBROUGH, WEAVER u. TUCKER, 1960; TRIGG, 1964; ATKIN, 1965). Infolge dieser Gerinnungsstörungen treten dann auch schwerste gastrointestinale Blutungen und Hautblutungen auf.

Die Blutsenkung ist erheblich beschleunigt, die Elektrophorese weist eine starke Gammaglobulinerhöhung bei Verminderung der Albumine auf. Die übrigen blutchemischen Werte verhalten sich ähnlich wie beim klassischen Fleckfieber.

Die *Letalität* zeigte in der vorantibiotischen Ära sehr große Variationen, abhängig von der Virulenz der einzelnen Rickettsienstämme. Sie schwankte zwischen 5% und 80%. So geben KELSEY u. HARRELL, STRONG u. ANIGSTEIN 12—25% im Durchschnitt an, ältere Mitteilungen aus Montana sprechen von 60—70%. Der Tod trat meist gegen Ende der 2. Woche ein. Nach Einführung der Antibiotica hat sich das Bild gewandelt. Bei rechtzeitiger und ausreichender Antibiotica-Behandlung können auch ältere Personen, die besonders gefährdet sind, gerettet werden.

Das Überstehen der Erkrankung führt im allgemeinen zu einer soliden und anhaltenden Immunität mit Kreuzimmunität zu den übrigen Rickettsiosen der Spotted-fever-Gruppe. PARKER berichtete jedoch 1947 über 26 Zweiterkrankungen 10—31 Jahre nach der Erstinfektion, und 1954 konnten PARKER u. Mitarb. lebende Rickettsien aus dem lymphatischen Gewebe eines Patienten ein Jahr nach Überstehen eines Rocky Mountain spotted fever isolieren. Mit Spätrückfällen muß also wie beim klassischen Fleckfieber prinzipiell gerechnet werden.

Ebenso wie nach Überstehen eines klassischen Fleckfiebers können auch nach Überstehen eines Rocky Mountain spotted fever *Dauer- oder Restschäden*, insbesondere zentralnervöser Art bestehen bleiben. Berlin u. Thomas (1948) berichteten über schwere neurologische Dauerschäden und intermittierende nodale Tachykardien; Rosenblum, Masland u. Harrell (1952) gaben an, daß von 37 Patienten 1—8 Jahre nach Überstehen der Erkrankung noch 21 neurologische Abnormitäten zeigten, davon 12 ein abnormes EEG; weitere 12 Patienten hatten ein fraglich pathologisches EEG. Man muß damit rechnen, daß bis zur vollständigen Erholung von einem schweren Felsengebirgsfleckfieber Monate bis zu einem Jahr vergehen und daß in Einzelfällen eine Restitutio ad integrum überhaupt nicht mehr erfolgt.

1. Diagnose und Differentialdiagnose

Die Erkennung eines Felsengebirgsfleckfiebers kann große Schwierigkeiten machen, da eine breite Skala von atypisch verlaufenden, milden Erkrankungen bis zu schwersten letal endenden Krankheitsbildern besteht. Die Diagnose wird unter Berücksichtigung einer Exposition gegenüber Zecken klinisch dann möglich sein, wenn ein plötzlich auftretendes, bis zu 2 Wochen anhaltendes Fieber mit einem hämorrhagischen, zentrifugalem Exanthem einhergeht.

In der Differentialdiagnose sind in erster Linie im Osten und Südosten der USA murines Fleckfieber und in einigen Städten des Nordostens Rickettsienpocken zu berücksichtigen, in den südlicher gelegenen Ländern neben murinem Fleckfieber auch klassisches Fleckfieber. Primärläsion, ein bläschenförmiger Ausschlag und serologisch eine negative *Weil-Felix*-Reaktion sprechen für Rickettsienpocken. Ein zentripedales Exanthem und eine diagnostisch verwertbare Titerhöhe in der *Weil-Felix*-Reaktion schon am Ende der ersten Woche sprechen für klassisches oder murines Fleckfieber. Eine sichere Abgrenzung ist jedoch nur mit spezifischen Antigenen durch die KBR möglich. Außerdem müssen in der Differentialdiagnose insbesondere Masern, Scharlach, Arzneimittelexantheme, Typhus, Pocken, Meningokokkenmeningitis und septikämische Zustände beachtet werden, im Westen der USA auch Colorado-Zeckenfieber und Tularämie.

Um die Diagnose zu sichern, sind also auch hier 1. der Erregernachweis und 2. die serologische Untersuchung notwendig. Der *Erregernachweis* kann durch Überimpfen von Krankenblut in den Dottersack des Hühnerembryo durchgeführt werden oder durch intraperitoneale Verimpfung von Krankenblut in männliche Meerschweinchen. Bei positivem Ausfall des Tierversuches kommt es zu Rötung und Ödem des Scrotums, dem nach wenigen Tagen eine Nekrose der Haut folgt. Auch an den Ohren und nicht selten an den Planten der Tiere treten Nekrosen auf. Diese Veränderungen sowie der Nachweis von Rickettsien innerhalb der glatten Muskelzellen der kleinen Gefäße der Tunica vaginalis sichern die Diagnose.

Unter den *serologischen Proben* ist auch für diese Rickettsiose die *Weil-Felix*-Agglutinationsreaktion mit Proteus OX 19, in einzelnen Gegenden auch mit Proteus OX 2, von Bedeutung. Sie wird erst am Ende der 2. Krankheitswoche positiv. Als beweisende Titerhöhe wird ein Titer von 1:320 angesehen.

Eine serologische Abgrenzung von den übrigen Rickettsiosen kann durch eine Komplementbindungsreaktion mit spezifischem Antigen erfolgen. Die Komplementbindungsreaktion wird zwischen dem 10. und 12. Tag positiv. Resttiter sind noch 6—8 Jahre später nachweisbar. Eine frühzeitige antibiotische Behandlung kann die Antikörperbildung verhindern.

Ein Fluorescenz-Antikörpertest wurde schon vor längerer Zeit u. a. von Burgdorfer (1961) empfohlen.

Über die Möglichkeit einer exakten serologischen Abgrenzung des Felsengebirgsfleckfiebers gegenüber verwandten Rickettsiosen unter Mitverwendung des Neutralisationstest vgl. S. 71.

2. Prophylaxe

In Gebieten mit starkem Zeckenbefall kann eine zweckmäßige Kleidung bis zu einem gewissen Grade schützen. Da eine Infektion erst nach mehrstündigem Saugen der Zecken zustande kommt, empfiehlt es sich, in kürzeren Abständen zu kontrollieren, ob ein Zeckenbefall erfolgt ist. Zum Schutz gegenüber Zecken werden auch Repellentien empfohlen. Eine Bekämpfung der Überträger mit Insecticiden ist nur in begrenztem Umfang in zugänglichen Gebieten, z. B. auf Weiden, in Wohngebieten oder Stallungen angezeigt. Wichtig ist, auf Zeckenbefall von Hunden zu achten.

Wegen der Schwere des Krankheitsbildes wurde auch schon bald die Frage einer *Schutzimpfung* aufgeworfen. SPENCER u. PARKER (1930) in Montana haben aus infizierten Zecken einen Impfstoff hergestellt, der für etwa 1 Jahr Schutz gibt. Die Impfung muß jährlich, kurz vor der Zeckensaison, wiederholt werden. Kinder werden durch diese Impfung voll geschützt, bei Erwachsenen ist der Krankheitsverlauf erheblich gemildert.

In Brasilien hat man ebenfalls einen ähnlichen Impfstoff entwickelt. Bewährt hat sich auch eine Vaccine aus abgetöteten Rickettsien, die im Dottersack des Hühnerembryo gezüchtet wurden (COHEN u. Mitarb., 1968). KENYON u. Mitarb. (1972) haben einen hochwirksamen Impfstoff mit Rickettsien aus Gewebekulturen hergestellt.

3. Therapie

Vor der antibiotischen Ära dauerte die febrile Periode bei Rocky Mountain spotted fever nach WOODWARD u. PARKER (1954) im Durchschnitt 16,5 Tage mit einer Letalität von 23,5%. Die Einführung der Antibiotica hat hier einen wesentlichen Wandel gebracht, und die genannten Autoren berichteten über einen Fieberabfall innerhalb von 72 Std. bei Anwendung von Chloramphenicol, Chlortetracyclin und Oxytetracyclin, die sich in gleicher Weise wirksam erwiesen haben. Eine Initialdosis von 3 g wird von SMADEL (1951) lediglich für Chloramphenicol empfohlen, im übrigen soll man 2—3 g des Antibioticums täglich oral geben und zwar 3 Tage über die Entfieberung hinaus. Die Therapie sollte möglichst frühzeitig einsetzen, um Komplikationen zu vermeiden. Man muß dabei allerdings in Kauf nehmen, daß die Antikörperbildung unterdrückt bzw. behindert und damit die serologische Diagnostik erschwert wird.

Eine Resistenzentwicklung gegenüber den genannten Antibiotica ist bisher nicht bekannt geworden. In schwer verlaufenden Fällen oder in Fällen, die erst spät diagnostiziert werden, wird gleichzeitige Behandlung mit Cortisonpräparaten empfohlen, durch die eine noch wirksamere Abkürzung der Fieberperiode erreicht wird und unter der Todesfälle nicht gesehen wurden. Da heute bei fieberhaften Erkrankungen eine antibiotische Therapie oft schon eingeleitet ist, bevor eine sichere Diagnose gestellt wurde, wird man mit einer zunehmenden Zahl unerkannt bleibender Fälle von Felsengebirgsfleckfieber, wie auch bei allen übrigen Rickettsiosen, rechnen müssen, so daß offizielle Statistiken in Zukunft wahrscheinlich nicht mehr die wirkliche Morbidität widerspiegeln werden.

Literatur

Atkin, M. D., Strauss, H. S., Fisher, G. U.: A case report of Cape Cod Rocky Mountain spotted fever with multiple coagulation disturbances. Pediatrics **31**, 627 (1965).

Atwood, E. L., Lamb, J. T., Jr., Sonenshine, D. E.: A contribution to the epidemiology of Rocky Mountain spotted fever in the Eastern United States. Amer. J. trop. Med. Hyg. **14**, 831—837 (1965).

Bell, E. J., Pickens, E. G.: A toxic substance associated with the rickettsiae of the spotted fever group. J. Immunol. **70**, 461—472 (1953).
— **Stoenner, H. G.:** Immunologic relationships among the spotted fever group of rickettsiae determined by toxin neutralization tests in mice with convalescent animal serums. J. Immunol. **84**, 171—182 (1960).
Berlin, L., Thomas, MH.: Neurologic sequelae of Rocky Mountain spotted fever. Univ. Mich. Hosp. Bull. **14**, 22 (1948).
Bozeman, F. M., Shirai, A., Humphries, J. W., Fuller, H. S.: Ecology of Rocky Maintain spotted fever. II. Natural infection of wild animals and birds in Virginia and Maryland. Amer. J. trop. Med. Hyg. **16**, 48–59 (1967).
Burgdorfer, W.: Evaluation of the fluorescent antibody technique for the detection of Rocky Mountain spotted fever rickettsiae in various tissues. Path. et Microbiol. (Basel) **24**, Suppl., 27—39 (1961).
— Investigation of „transovarial transmission" of Rickettsia rickettsii in the wood tick, Dermacentor andersoni. Exp. Parasit. **14**, 152—159 (1963).
— Ecology of tick vectors of American spotted fever. Bull. Wld Hlth Org. **40**, 375—381 (1969).
— Worldwide research on human and animal diseases caused by tickborne rickettsiae. Misc. Publ. entomol. Soc. Amer. **6**, 339—344 (1970).
— Hemolymph test: A technique for detection of rickettsiae in ticks. Amer. J. trop. Med. Hyg. **19**, 1010—1014 (1970).
— **Anacker, R. L., Bird, R. G., Bertram, D. S.:** Intranuclear growth of Rickettsia rickettsii. J. Bact. **96**, 1415—1418 (1968).
— **Bird, R. G., Bertram, D. S.:** Rocky Mountain spotted fever: A study of Rickettsia rickettsi in its vector tick, Dermacentor andersoni. Trans. roy. Soc. trop. Med. Hyg. **59**, 363 (1965).
— **Friedhoff, K. T., Lancaster, J. L., Jr.:** Natural history of tickborne spotted fever in the USA. Susceptibility of small mammals to virulent Rickettsia rickettsii. Bull. Wld Hlth Org. **35**, 149—153 (1966).
— **Lackman, D.:** Identification of Rickettsia rickettsii in the wood tick, Dermacentor andersoni, by means of fluorescent antibody. J. infect. Dis. **107**, 241—244 (1960).
— **Newhouse, V. F., Pickens, E. G., Lackman, D. B.:** Ecology of Rocky Mountain spotted fever in western Montana. I. Isolation of Rickettsia rickettsii from wild mammals. Amer. J. Hyg. **76**, 293—301 (1962).
— **Varma, M. G. R.:** Trans-stadial and transovarial development of disease agents in arthropods. Ann. Rev. Entom. **12**, 347—376 (1967).
Bustamente, M. E., Varela, G.: Distribution of rickettsial diseases in Mexico (murine, epidemic, Rocky Mountain spotted fever). Trop. Dis. Bull. **45**, 165 (1948).
Calia, F. M., Bartelloni, P. J., McKinney, R. W.: Rocky Mountain spotted fever. Laboratory infection in a vaccinated individual. J. Amer. med. Ass. **211**, 2012—2014 (1970).
Cawley, E. P., Wheler, C. E.: Rocky Mountain spotted fever. J. Amer. med. Ass. **163**, 1003 (1957).
Clifford, C. M., Sonenshine, D. E., Atwood, E. L., Robbins, Ch. S., Hughes, L. E.: Tests on ticks from wild birds collected in the eastern United States for rickettsiae and viruses. Amer. J. trop. Med. Hyg. **18**, 1057—1061 (1969).
Cohen, A. B., Fabrikant, I. B., Hatgi, J. N., Wisseman, C. L., Jr.: Complement fixing antibody response of man to yolk sac-grown Rocky Mountain spotted fever vaccine. Proc. Soc. exp. Biol. (N.Y.) **128**, 191—195 (1968).
Cox, H. R.: Cultivation of rickettsiae of the Rocky Mountain spotted fever, typhus and Q-fever groups in the embryonic tissues of developing chicks. Science **94**, 399 (1941).
Dias, E., Vianna Martins, A.: Spotted fever in Brazil. A summary. Amer. J. trop. Med. **19**, 103—108 (1939).
Dyer, R. E., Badger, L. F., Rumreich, H.: Rocky Mountain spotted fever (Eastern type). Transmission by American dog. tick (Dermacentor variabilis). Publ. Hlth Rep. (Wash.) **46**, 1403 (1931).
Gibbons, R. J.: Rocky Mountain spotted fever in Canada. Proc. 6th Pacific Sci. Congr. **5**, 573 (1942).
Gilford, J. H., Price, W. H.: Virulent-avirulent conversions of Rickettsia prowazeki in vitro. Proc. nat. Acad. Sci. (Wash.) **41**, 870—873 (1955).
Gould, D. J., Miesse, M. L.: Recovery of a rickettsia of the spotted fever group from Microtus pennsylvanicus from Virginia. Proc. Soc. exp. Biol. (N.Y.) **85**, 558—561 (1954).
Hattwick, M. A. W.: Rocky Mountain spotted fever in the United States, 1920—1970. J. infect. Dis. **124**, 112—114 (1971).
Haynes, R. E., Sanders, D. Y., Cramblett, K. G.: Rocky Mountain spotted fever in children. J. Pediat. **76**, 685—693 (1970).
Hearle, E.: The ticks of British Columbia. Sci. Agric. (Ottawa) **18**, 341 (1938).

Hoogstraal, H.: Ticks in relation to human diseases caused by Rickettsia species. Ann. Rev. Entom. **12**, 377—420 (1967).

Kenyon, R. H., Acree, W. M., Wright, G. G., Melchiors, F. W., Jr.: Preparation of vaccines for Rocky Mountain Spotted Fever from rickettsiae propagated in cell cultures. J. infect. Dis. **125**, 146—152 (1972).

King, W. V.: Experimental transmission of the Rocky Mountain spotted fever by means of the tick. Preliminary report. Publ. Hlth Rep. (Wash.) **21**, 863 (1906).

Kulagin, S. M., Kudelina, R. I.: An experimental study of the causative agent of Rocky Mountain spotted fever. Zh. Mikrobiol. (Mosk.) **40**, 92—96 (1963).

Lackman, D. B., Bell, E. J., Stoenner, H. G., Pickens, E. G.: The Rocky Mountain spotted fever group of rickettsias. Hlth Lab. Sci. **2**, 135—141 (1965).

Lillie, R. D.: Pathology of Rocky Mountain spotted fever. I. The pathology of Rocky Mountain spotted fever. II. The pathologic histology of Rocky Mountain spotted fever in the rhesus monkey Macaca mulatta. Nat. Inst. Hlth Bull. **177**, 59 (1941).

Lundgren, D. L., Nicholes, P. S., Thorpe, B. D.: Experimental infection of lagomorphs with Rickettsia rickettsii. Amer. J. trop. Med. Hyg. **17**, 213—218 (1968).

— **Thorpe, B. D.**: Infectious diseases in wild animals in Utah. VII. Experimental infection of rodents with Rickettsia rickettsii. Amer. J. trop. Med. Hyg. **15**, 799—806 (1966).

— — **Haskell, C. D.**: Infectious diseases in wild animals in Utah. VI. Experimental infection of birds with Rickettsia rickettsii. J. Bact. **91**, 963—966 (1966).

Magalhaes, O., de: Contribuicao para o conhecimento das doencas do grupo tifo exanthemático no Brasil. Mem. Inst. Osw. Cruz **54**, 279 (1956).

McCroan, J. E., Ramsey, R. L., Murphy, W. J., Dick, L. S.: The status of Rocky Mountain spotted fever in the southeastern United States. Publ. Hlth Rep. (Wash.) **70**, 319 (1955).

Missirliu, C., Missirliu, M. F., Etteldorf, J. N.: Rocky Mountain spotted fever in childıen. J. Pediat. **53**, 303 (1958).

Patino, S., Afanador, A., Paul, J. H.: A spotted fever in Tobia, Colombia. Preliminary report. Amer. J. trop. Med. **17**, 639 (1937).

Parker, R. R.: Symptomatology and certain other aspects of Rocky Mountain spotted fever. In: Rickettsial diseases of man. Amer. Ass. for the Advancement of Science, Wash. 1948.

— **Menon, P. G., Meridith, A. M., Snyders, M. J., Woodward, T. E.**: Persistence of Rickettsia rickettsii in a patient recovered from Rocky Mountain spotted fever. J. Immunol. **73**, 383 (1954).

Perkins, H. R., Allison, A. C.: Cell-wall constituents of rickettsiae and psittacosis-lymphogranuloma organisms. J. gen. Microbiol. **30**, 469—480 (1963).

Peters, A. H.: Tick-borne typhus (Rocky Mountain spotted fever). Epidemiological trends, with particular reference to Virginia. J. Amer. med. Ass. **216**, 1003—1007 (1971).

Philip, C. B.: Some epidemiological considerations in Rocky Mountain spotted fever. Publ. Hlth Rep. (Wash.) **74**, 595 (1959).

Phillips, C. W., Kimbrough, G. T., Weaver, J. A., Tucker, A. L.: Rocky Mountain spotted fever with thrombocytopenia. Sth. med. J. (Bgham, Ala.) **53**, 867 (1960).

Piza, J., Salles-Gomes, F., Salles-Gomes, L., Meyer, J., Fleury, J. P., Castro, O., Rodrigues, L., Lima, H. R.: Le typhus exanthématique à São Paulo. C. R. Soc. Biol. (Paris) **106**, 1020 (1931).

Plotz, H., Reagan, R. L., Wertman, K.: Differentiation between fièvre boutonneuse and Rocky Mountain spotted fever by means of complement fixation. Proc. Soc. exp. Biol. (N.Y.) **55**, 173 (1944).

Price, W. H.: The epidemiology of Rocky Mountain spotted fever. I. The characterization of strain virulence of Rickettsia rickettsii. Amer. J. Hyg. **58**, 248—268 (1953).

— The epidemiology of Rocky Mountain spotted fever. II. Studies on the biological survival mechanism of Rickettsia rickettsii. Amer. J. Hyg. **60**, 292—319 (1954).

— A quantitative analysis of the factors involved in the variations in virulence of rickettsiae. Science **118**, 49—52 (1953).

Řeháček, J., Brezina, R., Kováčová, E., Zupančičová, M.: Haemocyte test. An easy, quick and reliable method for the detection of rickettsiae in ticks. Acta virol. **15**, 237—240 (1971).

Ricketts, H. T.: The study of Rocky Mountain spotted fever by means of animal inoculation. J. Amer. med. Ass. **47**, 30 (1906).

— A summary of investigations of the nature and means of transmission of Rocky Mountain spotted fever. Trans. Chic. path. Soc. **7**, 73 (1907).

— A micro-organism which apparently has a specific relationship to Rocky Mountain spotted fever. A preliminary report. J. Amer. med. Ass. **52**, 379—380 (1909).

— Contributions to medical science by Howard Taylor Ricketts. Univ. of Chicago Press 1911.

Rodaniche, E. C., de, Rodaniche, A.: Spotted fever in Panama; isolation of the etiological agent from a fatal case. Amer. J. trop. Med. Hyg. **30**, 511 (1950).

Rosenblum, M. J., Masland, R. L., Harrell, G. T., Residual effects of rickettsial diseases on the central nerve system. Results of neurologic examination and electroencephalograms following Rocky Mountain spotted fever. Arch. intern. Med. **90**, 444 (1952).

Rothenberg, R., Sonenshine, D. E.,: Rocky Mountain spotted fever in Virginia: clinical and epidemiological features. J. med. Ent. 7, 663—669 (1970).

Ruzio, T., Riley, H. D., Jr., Uida, J. R., Brooksaler, F., Nelson, J. D.: Thrombocytopenie in Rocky Mountain spotted fever. Amer. J. Dis. Child. **116**, 88—96 (1968).

Saslaw, S., Carlisle, H. N.: Aerosol infection of monkeys with Rickettsia rickettsi. Bact. Rev. **30**, 636—645 (1966).

Shepard, C. C., Goldwasser, R. A., Fluorescent antibody staining as a means of detecting Rocky Mountain spotted fever infection in individual ticks. Amer. J. Hyg. **72**, 120—129 (1960).

Shirai, A., Bozeman, F. M., Perri, P., Humphries, J. W., Fuller, H. S.: Ecology of Rocky Mountain spotted fever. I. Rickettsia rickettsii recovered from a cottontail rabbit from Virginia. Proc. Soc. exp. Biol. (N.Y.) **107**, 211—214 (1961).

Silva-Goytia, R., Elizondo, A.: Estudios sobre fiebre manchada en México. II. Parásitos hematófagos en contrados naturalmente infectados. Medicina (Méx.) **32**, 278—282 (1952).

— — Estudios sobre fiebre manchada en México. III. Estudio por medio de fijación de complemento de sueros de ciertos animales domésticos de la Comarca Lagunera. Medicina (Méx.) **33**, 76—83 (1953).

Smadel, J. E.: Present status of antibiotic therapy in viral and rickettsial disease. Bull. N.Y. Acad. Med. **27**, 221 (1951).

— Status of the rickettsioses in the United States. Ann. intern. Med. **51**, 421 (1959).

Sonenshine, D. E., Atwood, E. L., Lamb, J. T., Jr.: The ecology of ticks transmitting Rocky Mountain spotted fever in a study area in Virginia. Ann. ent. Soc. Amer. **59**, 1234—1262 (1966).

Spencer, R. R., Parker, R. R.: Studies on the Rocky Mountain spotted fever. Hyg. Lab. Bull. No. **154**, 63 (1930).

— — Rocky Mountain spotted fever: Infectivity of fasting and recently fed ticks. Publ. Hlth Rep. (Wash.) **38**, 333—339 (1923).

Trigg, J. W.: Hypofibrinogenemia in Rocky Mountain spotted fever. New Engl. J. Med. **270**, 1042 (1964).

Weyer, F.: Beobachtungen bei der Übertragung von brasilianischem Fleckfieber und sibirischem Zeckenbißfieber auf die Kleiderlaus. Z. Tropenmed. Parasit. **9**, 174—193 (1958).

— Ätiologie und Epidemiologie der Rickettsiosen des Menschen. Ergebn. Mikrobiol. Hyg. **32**, 73—160 (1959).

Wolbach, S. B.: Studies on Rocky Mountain spotted fever. J. med. Res. **41**, 1—197 (1919).

Wood, W. M.: Annual report of the surgeon general to the secretary of war. (1896).

Woodward, Th. E.: Rickettsial diseases in the United States. Med. Clin. N. Amer. **43**, 1507 (1959).

— **Parker, R. T.**: Clinical appreciation and mode of action of antibiotics in rickettsial and virus diseases. In: The dynamics of virus and rickettsial infections. New York: The Blakiston C. Inc. 1954.

Zdrodovskii, P. F., Golinevich, E. H.: The rickettsial diseases. Oxford-London-New York-Paris: Pergamon Press 1960.

D. Altweltliche Zeckenbißfieber

W. Mohr, F. Weyer u. E. Asshauer

Mit 5 Abbildungen

I. Definition

Unter dem Begriff der altweltlichen Zeckenbißfieber werden eine Reihe von Rickettsiosen zusammengefaßt, deren Erreger morphologisch und antigenetisch teils identisch teils sehr nahe verwandt sind. Wegen der antigenetischen Verwandtschaft und mit Rücksicht darauf, daß sich die Erreger auch intranucleär vermehren können, werden sie zur „Spotted-fever-Gruppe" gerechnet. Im Einzelnen gehören dazu

a) das *Fièvre boutonneuse*,
b) das *Nordasiatische* (sibirische) *Zeckenbißfieber*,
c) das *Indische Zeckenbißfieber*,
d) das *Australische Zeckenbißfieber* (Queensland tick typhus)

Die klinische Erkrankung ist charakterisiert durch ein bis zu 10 Tagen anhaltendes Fieber und ein makulopapulöses Exanthem; eine Primärläsion geht dem Fieber voraus. Der Krankheitsverlauf ist gutartig; Todesfälle und Dauerschäden werden nicht beobachtet. Das Überstehen der Krankheit hinterläßt postinfektiöse Kreuzimmunität gegenüber den anderen Rickettsiosen der Spotted-fever-Gruppe.

Synonyma:

a) Für das Fièvre boutonneuse: Marseille-Fieber, Kenya-typhus, tick typhus, tick bite fever, Zentral- und Südafrikanisches Zeckenbißfieber.

b) Für das Nordasiatische Zeckenbißfieber: Sibirisches Zeckenbißfieber, Ixodo-Rickettsiosis asiatica.

II. Geschichte

Conor u. Bruch haben die fieberhafte und von einem Exanthem begleitete Erkrankung erstmals als besondere Einheit aufgefaßt und 1910 in Tunis beschrieben. Eine gleichartige Krankheit wurde von Olmer (1927) in Marseille beobachtet und als Sommerfleckfieber bezeichnet; Olmer hat zuerst die Überträgerrolle der Hundezecke *Rhipicephalus sanguineus* erkannt, deren Bedeutung als wichtiger Überträger für alle altweltlichen Zeckenbißfieber heute gesichert ist. Erst 1930 wurde die Annahme Olmers durch Durand u. Conseil bestätigt. 1932 gelang es Caminopetros, den Erreger in der Tunica vaginalis experimentell infizierter Meerschweinchen nachzuweisen. Im gleichen Jahre wurde er von Brumpt *R. conori* genannt. Unabhängig voneinander wurde durch Blanc u. Caminopetros (1932) sowie durch Combiesco u. Zotta (zit. n. Zdrodovskii u. Golinevich) die transovarielle Übertragung der Rickettsien durch die Zecken nachgewiesen.

Klinisch gleichartige Erkrankungen wurden 1911 erstmals in Angola und 1914 in Kenya beschrieben und im Laufe der Jahre nicht nur in ganz Süd-, Zentral- und Ostafrika beobachtet, sondern auch in allen europäischen Mittelmeerländern mit Ausnahme von Jugoslawien und Albanien, sowie in den an das Schwarze Meer angrenzenden Landesteilen Rußlands und Rumäniens. Wenn auch in den verschiedenen geographischen Räumen gewisse epidemiologische Besonderheiten festgestellt wurden, konnte doch 1950 durch die Studienkommission der WHO für afrikanische Rickettsiosen festgestellt werden, daß allen in den genannten Ländern auftretenden Zeckenbißfiebern *R. conori* als Erreger gemeinsam ist.

In Indien wurde erstmals 1917 durch Megaw eine fieberhafte Exanthemerkrankung beschrieben, deren Übertragung durch Zecken er 1921 wahrscheinlich machen konnte. Die Bestätigung, daß das indische Zeckenbißfieber zur Spotted-fever-Gruppe gehört, konnte erst 1943 durch die serologischen Untersuchungen von Topping, Heilig u. Naidu erbracht werden. Sie wurden 1952 durch Philip bestätigt, der daraus schloß, daß der Erreger des indischen Zeckenbißfiebers mit *R. conori* identisch ist.

In den Jahren 1934 bis 1936 wurde in der mongolischen Volksrepublik, in einigen Teilen Zentralasiens und in West-, Mittel- und Ostsibirien durch russische Autoren ebenfalls ein Zeckenbißfieber beschrieben, dessen Erreger *Dermacentroxenus sibiricus* genannt wurde (Zdrodovskii u. Golinevich). Er ist verwandt mit *R. conori* und besonders *R. rickettsi*, läßt sich aber serologisch und im Tierversuch von den übrigen Angehörigen der Spotted-fever-Gruppe abgrenzen (vgl. S. 71), so daß ein eigener Artname, *R. sibirica*, berechtigt ist.

1946 wurde in Nord-Queensland in Australien von Brody ein Zeckenbißfieber beschrieben. Im gleichen Jahr konnten Andrew, Bonnin u. Williams aus dem Blut von Patienten, an denen Zecken parasitiert hatten, Rickettsien isolieren, deren intranucleäre Vermehrung im Dottersack des Hühnerembryos durch Plotz, Smadel, Bennet, Reagan u. Snyder (1946) beobachtet und deren Zugehörigkeit zu der Spotted-fever-Gruppe auch durch serologische Untersuchungen von Lackmann u. Parker (1948) bestätigt wurde. Da sich die Rickettsien aber serologisch und immunologisch von den Angehörigen der Spotted-fever-Gruppe abgrenzen ließen, schlug Philip (1950) als neuen Namen für den Erreger *R. australis* vor.

Klinisch ähnliche Fälle wurden auch in Süd-Queensland 1948 durch Streeten u. Mitarb. und 1955 durch Neilson beschrieben. Pope (1955) isolierte aus Mäusen, die mit Krankenblut inokuliert waren, Rickettsien, die sich im Tierversuch wie *R. australis* verhielten.

III. Erreger

Als Erreger werden unterschieden *R. conori*, *R. sibirica* und *R. australis*. Zuerst war *R. conori*, der Erreger des Fièvre boutonneuse (der Name rührt von dem papulösen „knopfförmigen“ Exanthem her und wurde von Conor u. Bruch (1910) vorgeschlagen) bekannt. Er wurde von Caminopetros (1932) aus der Tunica vaginalis von Meerschweinchen isoliert, die mit Zerreibungen infizierter Zecken (*Rhipicephalus sanguineus*) inokuliert worden waren. Als Ergebnis eingehender serologischer und tierexperimenteller Untersuchungen wird angenommen, daß *Fievre boutonneuse*, die verschiedenen *afrikanischen und das Indische Zeckenbißfieber ätiologisch einheitlich* sind. Für die Erreger dieser — zweifellos nur geographischen oder epidemiologischen — Varianten der Krankheit ist jetzt der gemeinsame Name *R. conori* gebräuchlich. Auch der früher *R. rickettsi* var. *pijperi* genannte Erreger des südafrikanischen Zeckenbißfiebers stimmt in seinen wichtigsten Eigenschaften mit *R. conori* überein. Unterscheiden lassen sich jedoch von *R. conori* der Erreger des Asiatischen oder Sibirischen Zeckenbißfiebers, *R. sibirica*, und der Erreger des Zeckenbißfiebers von Queensland, *R. australis*.

Morphologisch und färberisch entsprechen alle 3 Erreger *R. rickettsi*. Sie gehören zur „Spotted-fever-Gruppe“ und zum Subgenus *Dermacentroxenus*, doch ist bei diesen Arten die intranucleäre Vermehrung seltener als bei *R. rickettsi*.

Im Cytoplasma treten sie manchmal in Form kurzer Ketten auf, deren Einzelglieder 0,3 μ breit und 0,8—1 μ lang sind. KOKORIN u. RYBKINA (1966) und GUDIMA u. KOKORIN (1969) konnten nachweisen, daß *R. conori* und *R. sibirica* in der Gewebekultur teilweise lebhaft beweglich sind. Die beweglichen stäbchenförmigen Rickettsien werden als „vegetative Formen" im Unterschied zu den unbeweglichen, runden „Ruhe- oder Dauerstadien" angesehen, die möglicherweise für die lange Persistenz der Rickettsien im Organismus verantwortlich sind.

Antigenetisch und immunologisch stimmen alle bisher darauf untersuchten Stämme von *R. conori* aus Südeuropa, Nord-, Ost-, West- und Südafrika überein. Die Seren von Patienten und Versuchstieren enthalten Agglutinine gegen *Proteus*-Stämme von OX 19 und OX 2. Die experimentelle Infektion von Meerschweinchen hinterläßt gekreuzte Immunität bei den Stämmen verschiedener geographischer Provenienz, aber auch gegenüber *R. rickettsi*, *R. sibirica* und *R. akari*, während abgetötete Rickettsien nur gegen eine homologe Infektion schützen. Alle Glieder der „Spotted-fever-Gruppe" unter Einschluß von *R. akari* haben ein gemeinsames lösliches Antigen. Auch die spezifischen Antigene besitzen bestimmte gemeinsame Komponenten. Neben den gemeinsamen gruppenspezifischen Antigenen enthalten die Erreger auch art- bzw. typenspezifische Antigenkomponenten. Der Titer erreicht in der KBR auf der Höhe des Antikörpergehaltes mit den homologen Antigenen meist höhere Werte. Eine genauere Differenzierung und damit auch eine Abgrenzung zwischen *R. conori*, *R. rickettsi*, *R. sibirica*, *R. australis* und *R. akari* ist möglich durch reziproke Kreuzimmunitäts- und Toxinneutralisationsteste beim Meerschweinchen und besonders bei der Maus (BELL u. STOENNER, 1960; PICKENS u. Mitarb., 1965).

Die stärksten spezifischen Eigenschaften zeigt im Tierversuch *R. australis*. Dieser Erreger ist daher am leichtesten abzugrenzen. Im Serum von Meerschweinchen, die mit *R. akari* und *R. australis* infiziert waren, ließ sich nur wenig oder gar kein heterologes Antigen nachweisen.

Alle 3 Arten wachsen gut im Dottersack. Wichtigstes Versuchstier ist das Meerschweinchen. Die Meerschweinchen erkranken mit einem kurzen Fieber von 1—3 Tagen, Milzschwellung und leichter Scrotalentzündung. Die Reaktionen entsprechen denen schwachvirulenter Stämme von *R. rickettsi* und sind bei Infektionen mit *R. conori* und *R. sibirica* gleich. Verschiedene Stämme von *R. sibirica* zeigten geringfügige Virulenzunterschiede. In Ausstrichen der Tunica vaginalis lassen sich die Erreger in geringer Zahl nachweisen. Beim Kaninchen und bei der Ratte verläuft die Infektion inapparent. Nur mit sehr hohen Infektionsdosen kann bei Ratten und Mäusen eine Peritonitis ausgelöst werden. Rhesusaffen entwickeln nach einer Infektion mit *R. sibirica* Fieber und Agglutinine gegen Stämme von OX 19. Kaninchen zeigen nach 8—10 Tagen eine positive *Weil-Felix*-Reaktion, die mit dem Stamm OX 19 stärker als mit OX 2 ist. Die Erreger wurden auch in Hautschnitten der Primärläsion beim Menschen nachgewiesen. In Organen der Ratte hielten sich die Rickettsien mindestens 140 Tage. Für *R. australis* sind außer Meerschweinchen auch Mäuse empfänglich. Sie erkranken nach intraperitonealer Inokulation an einer Peritonitis, wobei sich die Erreger im Exsudat nachweisen lassen. Neugeborene Mäuse erwiesen sich als besonders empfänglich (CAMPBELL u. POPE, 1968).

Das Verhalten der Erreger in den als Überträger fungierenden Zecken stimmt, soweit darüber Untersuchungen vorliegen, mit dem von *R. rickettsi* überein (HASS u. PINKERTON, 1936). Bei *R. conori* und *R. sibirica* ist auch transovarielle Übertragung nachgewiesen worden.

IV. und V. Pathologisch-anatomische Befunde und Pathogenese

Da sich Todesfälle durch altweltliche Zeckenbißfieber außerordentlich selten ereignen, sind makroskopische oder mikroskopische Befunde am Menschen bisher nicht mitgeteilt worden. Durch die Untersuchungen von HASS u. PINKERTON (1936) ist lediglich bekannt, daß die pathologisch-anatomischen Befunde am experimentell infizierten Meerschweinchen denen gleichen, welche nach experimenteller Infektion mit *R. rickettsi* auftreten: Die Erreger finden sich in den Endothelzellen der Capillaren, Arteriolen und Venolen, ohne in das Parenchym der Organe einzudringen. Die endotheliale Schädigung führt zur Thrombosierung der Gefäße und zur perivasculären Knötchenbildung. Nekrosenbildung steht jedoch nicht im Vordergrund, und die Gefäßläsionen erreichen niemals das Ausmaß, welches bei Rocky-Mountain-Spotted-Fieber beobachtet wird. Insofern sind die altweltlichen Zeckenbißfieber als eine milde Form des neuweltlichen Zeckenbißfiebers anzusehen.

VI. Epidemiologie

Übertragung und Epidemiologie der Altweltlichen Zeckenbißfieber stimmen in den wichtigsten Punkten mit denen des Felsengebirgsfleckfiebers überein. Besonders eng sind die Beziehungen zum Asiatischen oder Sibirischen Zeckenbißfieber. Die afrikanischen unterscheiden sich nur ganz unwesentlich von den anderen Zeckenbißfiebern in Südeuropa, Indien und Queensland.

Das schon seit den dreißiger Jahren aus der UdSSR bekannte und später genauer untersuchte, durch *R. sibirica* verursachte Zeckenbißfieber ist auf Inseln im Japanischen Meer, an der pazifischen Westküste, ferner in Nord- und Südsibirien und im ganzen asiatischen Rußland einschließlich Kirgisien und Armenien verbreitet. Es ist neben Q-Fieber die wichtigste und häufigste Rickettsiose in der UdSSR, gegen die sogar ein Impfstoff entwickelt worden ist. Monographische Bearbeitungen und zusammenfassende Darstellungen über diese Rickettsiose finden sich u. a. bei PIONTKOVSKAYA u. KORSHUNOVA (1963), ZDRODOVSKIJ u. GOLINEVIČ (1966) und LYSKOVTSEV (1968). Die Krankheit kommt in der Steppe, der Waldsteppe, in Halbwüsten, Flußtälern und im Bergland vor.

Als *Reservoire* sind über 15 Nagetierarten, darunter Erdhörnchen, Hamster, Ratten, Mäuse, Merionen und Hasen nachgewiesen worden. Auch in Vögeln wurden Rickettsien gefunden, doch wird dem keine epidemiologische Bedeutung beigemessen. Neuere Erhebungen über die Epidemiologie der Krankheit in Nordasien und Ostsibirien führten MIROUCHUK u. Mitarb. (1969) durch. YASTREBOV u. Mitarb. (1968) wiesen das Zeckenbißfieber im Altai-Gebirge nach.

Als *Überträger* der Krankheit sind 4 *Dermacentor-Arten* (*D. nuttalli*, *D. marginatus*, *D. silvarum*, *D. pictus*) und 3 *Haemaphysalis-Arten* (*H. punctata*, *H. concinna*, *H. japonica douglasi*) ermittelt worden, außerdem *Rhipicephalus sanguineus* und *Hyalomma asiaticum*. Ein Teil dieser Zecken (*Dermacentor*- und *Haemaphysalis*-Arten) wurde experimentell infiziert und übertrug *R. sibirica* auf Meerschweinchen. Die Erreger wurden von einem zum anderen Entwicklungsstadium und über die Ovarien von einer Generation zur anderen weitergegeben. In *D. marginatus* wurden die Rickettsien für 5 Jahre bis zur 4. Generation verfolgt. Die Rickettsien sind auch in verschiedenen Milben und Flöhen gefunden worden. YASTREBOV (1969) isolierte den Erreger im Altai-Gebirge aus *Haemaphysalis concinna*. Von besonderem Interesse ist, daß BREZINA u. Mitarb. (1969) in der Tschechoslowakei in *Dermacentor marginatus* eine Rickettsie fanden, die möglicherweise mit *R. sibirica* identisch ist. Danach würde das Asiatische Zeckenbißfieber auch in Südeuropa vorkommen können.

Die meisten anderen Altweltlichen Zeckenbißfieber werden heute als *geographische* oder epidemiologische *Varianten* angesehen, die auf denselben Erreger, *R. conori*, zurückgehen (vgl. S. 84). Das gilt für das Indische und die Afrikanischen Zeckenbißfieber (einschließlich südafrikanisches Zeckenbißfieber) und das Fièvre boutonneuse. Die Afrikanischen Zeckenbißfieber sind vor allem in Südafrika (Transvaal) und Kenia verbreitet (GEAR, 1954). Die Krankheit kommt aber auch in Äthiopien und Ägypten vor. In Nordafrika (Algerien und Marokko) schließt sich daran das Verbreitungsgebiet des Fièvre boutonneuse an, das in den Ländern um das Mittelmeer (Iberische Halbinsel, Frankreich, Griechenland, Italien, Bulgarien, Israel, Türkei), das Schwarze und Kaspische Meer auftritt. Weitere Herde der Krankheit liegen in Nord- und Südindien. Rickettsienstämme, die mit *R. conori* identisch oder nahe verwandt sind, wurden auch in Westpakistan, Thailand und Malaysia, vor allem in verschiedenen Schildzecken, gefunden (MARCHETTE, 1966; HOOGSTRAAL, 1967; ROBERTSON u. Mitarb., 1970). Das Vorkommen der

Krankheit in Burma und Vietnam ist nicht gesichert. Bei einem aus *Amblyomma variegatum* in Guadeloupe isolierten Stamm von *R. conori* handelte es sich um eine aus Afrika eingeschleppte Zecke (GIROUD u. Mitarb., 1967).

Früher kannte man nur Zecken als natürliche Wirte, obwohl das Vorkommen des Erregers *R. conori* in der gleichen Zeckenart (*Rhipicephalus sanguineus*) in räumlich weit getrennten Gebieten bereits für ein Wildtierreservoir sprach. Inzwischen sind solche *Wildtierreservoire* in größerer Zahl gefunden worden. Entweder wurden Rickettsien aus den Organen solcher Tiere isoliert, oder es wurden Antikörper gegen *R. conori* im Serum von Tieren nachgewiesen. In Südafrika sind das z. B. Ratten und Mäuse (*Rhabdomys, Otomys*), in Kenia (HEISCH, 1961; HEISCH u. Mitarb., 1962) Nager der Gattungen *Arvicanthis, Rattus, Mastomys, Otomys, Lophuromys, Rhabdomys, Lemniscomys* und *Aethomys*, in Malaysia mehrere Ratten-Arten. Die Reservoire für das Indische Zeckenbißfieber sind nicht bekannt. In Äthiopien wurden Antikörper gegen *R. conori* im Serum von Schafen und Ziegen gefunden (PHILIP u. Mitarb., 1966), am Roten Meer in der Springmaus *Acomys* (HOOGSTRAAL u. Mitarb., 1967). JADIN u. Mitarb. (1967) fanden Antikörper gegen *R. conori* in Belgien in Rindern.

Ungeklärt ist die Rolle von *Hunden* als Reservoire. In großer Zahl wurden zwar Erregerstämme aus Zecken isoliert, die auf Hunden parasitierten, diese Zecken können aber die Rickettsien auch von Nagern erworben haben, an denen sie auf einem früheren Entwicklungsstadium gesogen hatten. Auf der Krim und in Bulgarien wurden Antikörper gegen *R. conori* in Hunden gefunden. In Bulgarien ließen sich Hunde experimentell infizieren, und in ihrem Blut waren auch die Erreger nachzuweisen. Versuche in Afrika ergaben allerdings, daß die Rickettsien in den Hunden nur einige Zeit überlebten, ohne sich zu vermehren. Auch sind unter natürlichen Bedingungen (mit einer Ausnahme) noch keine Rickettsien aus Hunden isoliert worden. Eine wichtige Rolle spielen Hunde aber in jedem Fall als Blutspender für die Zecken und dadurch, daß sie infizierte Zecken aus dem Freiland in die Nähe des Menschen bringen. Das gilt ganz besonders für die Zecken *Haemaphysalis leachii* und *Rhipicephalus sanguineus.*

Schildzecken sind die Überträger der Krankheit. An vielen Plätzen sind Erregerstämme aus Zecken isoliert worden. In Südafrika wurden als Überträger ermittelt *H. leachii, Rh. sanguineus, Rh. appendiculatus* und *Amblyomma hebraeum.* Rickettsien wurden aber auch aus anderen Schildzecken isoliert, z. B. aus *Hyalomma m. rufipes. H. leachii* ist wichtigster Überträger unter den natürlichen Reservoiren (GEAR u. DE MEILLON, 1939; GEAR, 1954). In Kenia sind *H. leachii* und *Rh. simus* die wichtigsten Überträger (HEISCH u. Mitarb., 1957). Außerdem wurden Rickettsien in *Rh. e. evertsi, Amblyomma variegatum* und *Hyalomma albiparmatum* gefunden. Aus *A. variegatum* wurden auch in Äthiopien Stämme isoliert. JADIN u. Mitarb. (1967) konnten in Belgien *R. conori* aus *Ixodes ricinus* isolieren.

Als Überträger des Fièvre boutonneuse und des Indischen Zeckenbißfiebers gilt *Rh. sanguineus.* Doch nimmt man jetzt an, daß sich im Mittelmeerraum auch andere Zecken, vorwiegend *Ixodes-* und *Dermacentor*-Arten, an der Übertragung beteiligen. In Indien, wo nur wenige Fälle von Zeckenbißfieber beschrieben sind (MEGAW, 1921), erfolgte bei einem genauer beobachteten Fall die Infektion durch *Rh. sanguineus* (RAO, 1951). Aus Zecken der gleichen Art. die von Hunden aus der näheren Umgebung des Patienten stammten, konnten 7 Erregerstämme isoliert werden. Komplementbindende Antikörper ließen sich bei den Hunden nicht nachweisen. In Kashmir wurde ein Stamm aus *Rh. sanguineus* isoliert, der sich durch Larven, Nymphen und adulte Zecken auf Meerschweinchen übertragen ließ (PHILIP, 1952). In Westpakistan wurden Erreger in *Rh. turanicus* und einer *Dermacentor*-Art gefunden, in Indien und Malaysia außer in *Rh. sanguineus* auch in *Ixodes* und *Haemaphysalis* (HOOGSTRAAL u. Mitarb., 1967).

Die Reservoire für den Erreger des Zeckenbißfiebers von Queensland, *R. australis,* kennt man noch nicht (ANDREW u. Mitarb., 1946), doch wurden in einem Endemiegebiet komplementbindende Antikörper gegen *R. australis* bei 8 von 11 Säugerarten gefunden (FENNER, 1946). Darunter waren Bandicut, Opossum, Känguruh und Maus (*Uromys*). Auch die Übertragung steht nicht fest. Man hält *Ixodes holocyclus* für den Überträger, weil man diese Schildzecke an Patienten gefunden hat, die auch eine Primärläsion aufwiesen. Versuche zur Isolierung von Rickettsien aus Zecken verliefen aber bisher negativ.

Das Verhalten der Rickettsien in den Zecken gleicht, soweit darüber Angaben vorliegen, dem von *R. rickettsi*. Am besten untersucht sind in dieser Richtung das Fièvre boutonneuse (Durand u. Conseil, 1930; Hass u. Pinkerton, 1936) und das Asiatische oder Sibirische Zeckenbißfieber (Zdrodovskij u. Golinevič, 1966). Die Rickettsien befallen nicht nur die Magenzellen, sondern auch andere Organe einschließlich Speichel- und Keimdrüsen. Der Befall der Ovarien führt zu einer Weiterleitung der Erreger an die folgenden Generationen. Die transovarielle Übertragung wurde zuerst bei *Rh. sanguineus* nachgewiesen (Blanc u. Caminopetros, 1932). *Bei Haemaphysalis leachii* wurden die Erreger (*R. conori*) in Südafrika bis zur 4. Generation verfolgt, bei *Haemaphysalis*- und *Dermacentor*-Arten in Rußland (*R. sibirica*) ebenfalls bis zur 4. Generation. Die Beobachtungszeit erstreckte sich auf 5 Jahre. Unter so günstigen Voraussetzungen können die Rickettsien in der Natur sicher längere Zeit ohne Warmblüterwirt existieren, und die Zecken bilden daher auch ein wichtiges Erregerreservoir.

Die Übertragung der Rickettsien erfolgt während des Saugens der Zecken, in erster Linie mit dem Speichel. Eine wichtige Infektionsquelle bildet auch das Absammeln von Zecken bei Hunden. Hierbei werden Zecken häufig zerdrückt, und die Rickettsien gelangen dadurch auf die Haut oder Schleimhaut, besonders in die der Augen.

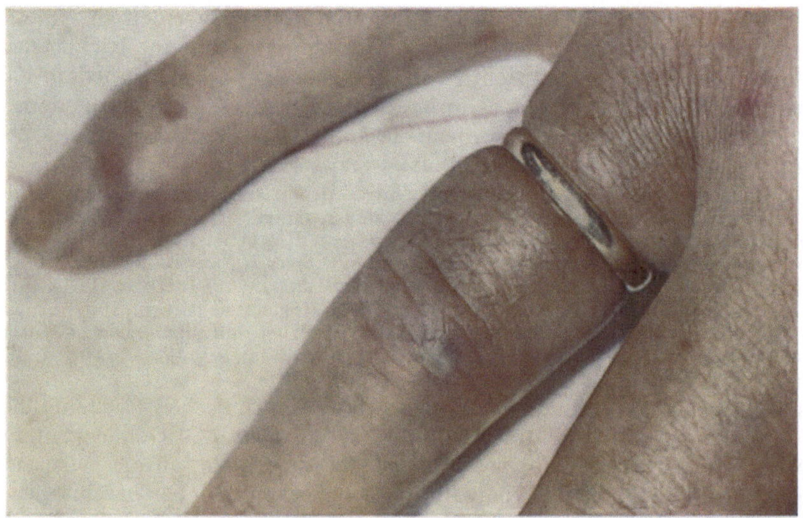

Abb. 1. Exanthem an den Fingern bei Fièvre boutonneuse

Zeckenbißfieber treten *meist* als *Einzelfälle,* selten als gleichzeitige Erkrankung von mehreren Personen in einer Arbeits- oder Feriengemeinschaft auf. Die Situation einer kleinen Familienepidemie mit 4 Fällen von Fièvre boutonneuse, die nach dem Zelten in Südfrankreich zum Ausbruch kam, haben Baumgartner u. Mitarb. (1966) beschrieben. Die Mehrzahl der Infektionen erfolgt im Freien bei Menschen, die sich viel in den Biotopen der Zecken aufhalten. Jedoch gelangen die Zecken mit Haustieren, in erster Linie mit Hunden, auch in die menschlichen Wohnungen in Dörfern oder sogar in Städten, so daß man sich auch hier infizieren kann.

Da die Zecken für ihre Aktivität Wärme brauchen, erfolgt die Ansteckung während der *warmen Jahreszeit.* In Südafrika kommen die meisten Erkrankungen im Frühjahr und Herbst bei Ausflüglern und Landarbeitern vor. In Bulgarien fielen die Erkrankungen in die Zeit von Mai bis September, auf der Krim von April

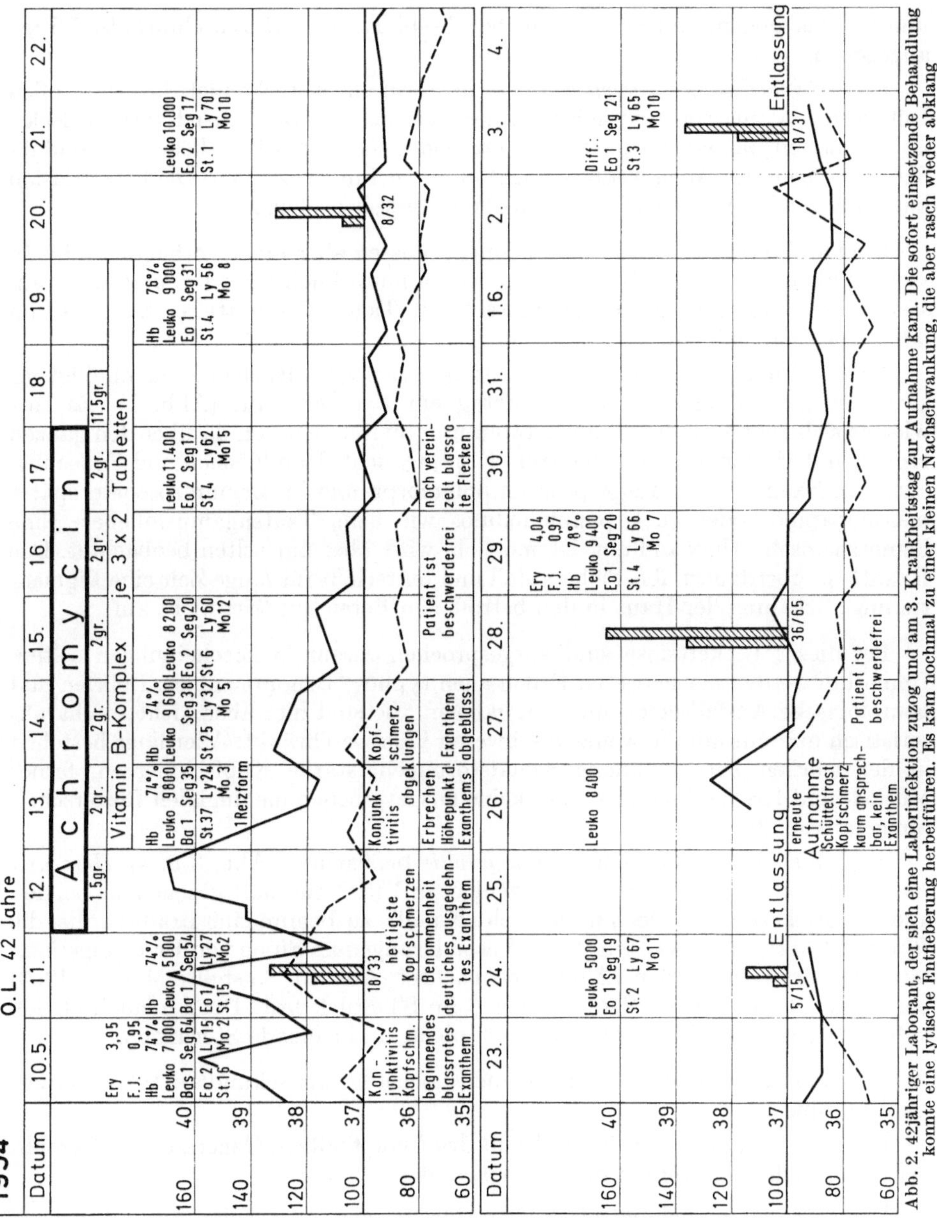

Abb. 2. 42jähriger Laborant, der sich eine Laborinfektion zuzog und am 3. Krankheitstag zur Aufnahme kam. Die sofort einsetzende Behandlung konnte eine lytische Entfieberung herbeiführen. Es kam nochmal zu einer kleinen Nachschwankung, die aber rasch wieder abklang

bis September mit einem Gipfel von Juni bis August. Die meisten Fälle von Asiatischem Zeckenbißfieber treten von Mai bis Juni auf. In Sibirien liegt der Erkrankungsgipfel im Mai, in Nordasien verteilen sich die Fälle auf die Zeit von Juli bis August.

VII. Klinisches Bild

1. Symptomatologie

Als *Inkubationszeit* werden für das nordasiatische Zeckenbißfieber 2—7 Tage (Zdrodovskii, 1964), für das afrikanische und indische Zeckenbißfieber 5—7 Tage und für das Queensland-Zeckenbißfieber 7—10 Tage, im Durchschnitt also 7 Tage angegeben.

Eine *Primärläsion* — *tache noire* — in Form eines stecknadel- bis erbsgroßen Infiltrates, das ulceriert und sich mit einer bräunlich-schwärzlichen Kruste bedeckt, ist zusammen mit einer *regionären Lymphadenitis* allen altweltlichen Zeckenbißfiebern gemeinsam, auch wenn sie nicht immer gefunden werden. Die Primärläsion kann während der ganzen Krankheitsdauer bestehen bleiben.

Uncharakteristische Prodrome können, müssen aber nicht vorhanden sein. In vielen Fällen beginnt die Krankheit plötzlich mit schnell auf 40° C und höher ansteigendem *Fieber*, das 2—14, im Mittel 7—10 Tage, oft remittierend, anhält, um dann lytisch abzufallen.

Neben Primärläsion und Fieber tritt bei allen altweltlichen Zeckenbißfiebern zwischen dem 3. und 5. Krankheitstag ein *Exanthem* auf (Abb. 1). Es entwickelt sich zuerst an den Extremitäten und breitet sich von da über den ganzen Körper mit Einschluß von behaartem Kopf, Gesicht, Handflächen und Fußsohlen aus. Das Exanthem ist ausgesprochen polymorph und im Beginn roseolär, später makulopapulös oder auch papulonodulös wie beim Tsutsugamushifieber. Eine hämorrhagische Umwandlung ist möglich, wird aber nur selten beobachtet. Das Exanthem überdauert den Fieberabfall und hinterläßt für lange Zeit eine Pigmentierung; Schälung der Haut in den betroffenen Bereichen tritt nicht auf.

Bei dieser Rickettsiose sind ausgesprochen cerebrale Erscheinungen selten. Immerhin werden bei schweren Fällen auch typhöse Benommenheit, Delirien und neurologische Ausfallserscheinungen gesehen. Sie sind hier aber nicht so charakteristisch und nur auf die wenigen schweren Fälle beschränkt. Allerdings bestehen in der febrilen Periode häufig Schlafstörungen, starke Kopfschmerzen, ferner Muskel- und Kreuzschmerzen, aber keine ausgesprochen meningialen Reizerscheinungen (Abb. 2).

Auch hier wird häufig eine *Conjunctivitis* beobachtet (Abb. 3 u. 4). *Herz und Kreislauf* sind im allgemeinen auch weniger in Mitleidenschaft gezogen als bei den anderen Rickettsiosen. Doch findet sich ebenfalls zu Beginn eine Bradykardie, die Blutdruckwerte sind hypoton, EKG-Veränderungen im Sinne von Erregungsrückbildungsstörungen werden häufiger beobachtet (Abb. 5). So stellte MOORE (1963) bei 10 von 13 Patienten Veränderungen im ST-Stück fest. Doch handelt es sich dabei um gut reversible Veränderungen, nicht um bleibende Störungen.

Pneumonien sind selten und kommen höchstens als sekundäre Infektion zur Beobachtung.

Die *Milz* ist häufig vergrößert, leicht druckempfindlich. Generalisierte Lymphdrüsenschwellungen werden nicht beobachtet.

Die *Leber* ist manchmal etwas vergrößert, zeigt aber keine ausgesprochene Funktionsstörung.

Nierenschäden treten, abgesehen von einer gelegentlich beobachteten febrilen Albuminurie, nicht auf.

Das *Blutbild* zeigt keine charakteristischen Veränderungen. Die Blutsenkung ist mittelstark erhöht, wesentliche Störungen im Blutchemismus sind nicht zu beobachten außer einer Albuminverminderung und einer Gammaglobulinerhöhung.

Die *Prognose* der Erkrankung ist im allgemeinen günstig. Todesfälle sind eine Ausnahme. Vielfach ist ein abortiver Verlauf der Infektion zu beobachten mit nur kurz dauernden Fieberperioden und ohne Entwicklung eines Exanthems. In solchen Fällen ist die Diagnose klinisch nur aus dem Nachweis der Primärläsion mit der regionalen Lymphadenitis zu stellen.

Die *Rekonvaleszenz* kann verlängert sein.

Schwächezustände, außerordentlich starke *Kreislauflabilität* mit Neigung zu Tachykardien, auch schon nach kleinsten Belastungen, und über längere Zeit bestehende depressive Stimmungslagen sind zu beobachten. In einem Fall unseres Beobachtungsgutes hielt diese Kreislauflabilität fast 1 Jahr an. Sie bestand auch noch, nachdem sich die EKG-Veränderungen längst wieder zurückgebildet hatten. Auch in diesem Fall kam es zur vollständigen Ausheilung wie in den meisten ähnlich gelagerten Fällen.

Echte Dauerschäden wurden bisher noch von keinem Beobachter mitgeteilt. Auch Spätrückfälle oder Zweiterkrankungen, die beim neuweltlichen Zeckenbißfieber gelegentlich beobachtet werden, scheinen nicht aufzutreten.

Es entwickelt sich eine Immunität. Gegenüber den übrigen Erkrankungen aus der Rocky-Mountain-Spotted-fever-Gruppe besteht eine postinfektiöse Kreuzimmunität.

In diesem Zusammenhang muß noch auf die Untersuchungen französischer Autoren eingegangen werden, welche serologisch nur mit der von Giroud u. Jadin angegebenen Mikroagglutination arbeiteten. Wie auch bei anderen Rickettsiosen glaubten diese Autoren aufgrund serologischer Untersuchungen eine Fülle von verschiedenen Krankheitszuständen in kausalen Zusammenhang mit Infektionen durch *R. conori* bringen zu können: Im Einzelnen werden unklare Fieberzustände ohne Primärläsion, ohne Exanthem und ohne Nachweis von Ektoparasiten von Gamet u. Martin (1958) sowie von Delanoe (1960) als Symptom oder Komplikation eines Zeckenbißfiebers gesehen, von Giroud u. Roger (1955) eine *Chorioretinitis*, eine *Uveitis* von Thomas u. Mitarb. (1960) und multiple Sklerose von Jadin (1962), der bei 58 von 374 Kranken positive serologische Reaktionen erhielt. Von Giroud, Giroud u. Mitarb. (1963) wird aufgrund tierexperimenteller und serologischer Untersuchungen auch ein Zusammenhang einer Infektion durch *R. conori* mit Mißbildungen und gehäuften Aborten beim Menschen angenommen: Von 16 mit einem Anencephalus geborenen Kindern hatten 5 positive serologische Titer. Von 486 Tieren in Ostfrankreich waren 20% seropositiv. In derselben Gegend traten gehäufte Aborte bei Frauen auf, und mit *R. conori* infizierte schwangere Ratten abortierten regelmäßig.

Ein kausaler Zusammenhang zwischen Zeckenbißfieber und akuter Herzinsuffizienz mit Begleitpsychosen wird von Le Gac u. Giroud (1960) postuliert, ein Zusammenhang mit einer Endokarditis von Delanoe (1960) und mit entzündlichen Gefäßerkrankungen von Michon u. Mitarb. (1958). Auch degenerative Gefäßerkrankungen und ihre Folgen, nämlich Coronarsklerose, Herzinfarkt und Bluthochdruck, werden von Delanoe u. Mitarb. (1961) in Zusammenhang mit *R. conori*-Infektionen gebracht.

Nur von französischen Autoren und gestützt lediglich auf problematische serologische Untersuchungen mit Hilfe der Mikroagglutination wird, ähnlich wie beim klassischen Fleckfieber, dem Rocky-Mountain-Spotted-Fieber und dem Tsutsugamushifieber die Möglichkeit einer latenten Infektion auch bei altweltlichem Zeckenbißfieber angenommen. Giroud u. Mitarb. (1959) berichten über einen aus einem endemischen Zeckenbißfiebergebiet stammenden Patienten, der schon seit Monaten in Frankreich lebte. 18 Tage nach einer Hypophysektomie trat ein durch die Mikroagglutination diagnostiziertes Zeckenbißfieber auf. Die Autoren nehmen an, daß durch die Operation eine latente Infektion aktiviert wurde und zwar aufgrund von tierexperimentellen Untersuchungen, nach denen mit Cortison vorbehandelte und später mit *R. conori* infizierte Kaninchen keine oder nur geringe klinische Krankheitserscheinungen zeigten, serologisch jedoch, wenn auch in niedrigen Titern, positiv reagierten.

Über einen anderen Fall wurde von Merlihot u. Mitarb. (1962) berichtet, die bei einem Patienten 9 Jahre nach einem serologisch gesichertem Zeckenbißfieber eine generalisierte Arteriopathie sahen und in der Mikroagglutination beweisende Titer für eine *R. conori*-Infektion fanden. Für diese Untersuchungen der französischen Autoren, über die es seit 10 Jahren still geworden ist, gilt, daß eine Sicherung der Diagnose durch den Erregernachweis nicht erfolgt ist. Retrospektiv sind all diese Erhebungen als wissenschaftlich nicht haltbar zu bezeichnen (Anmerkung der Redaktion[Gsell]).

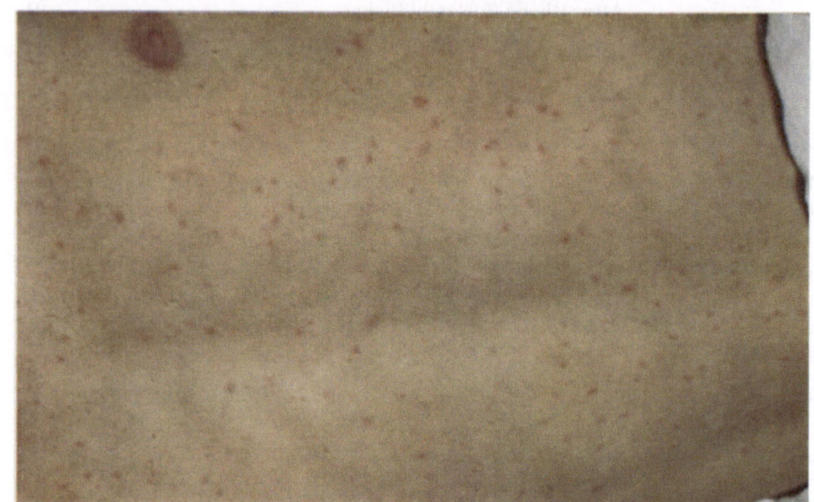
Abb. 3

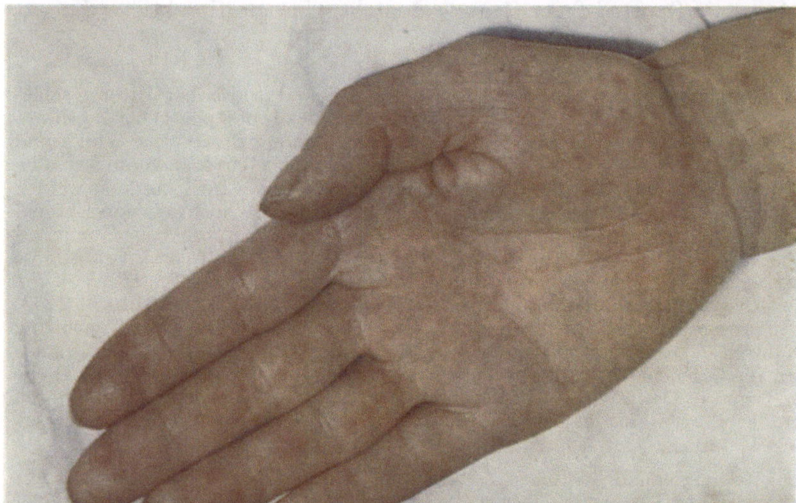
Abb. 4

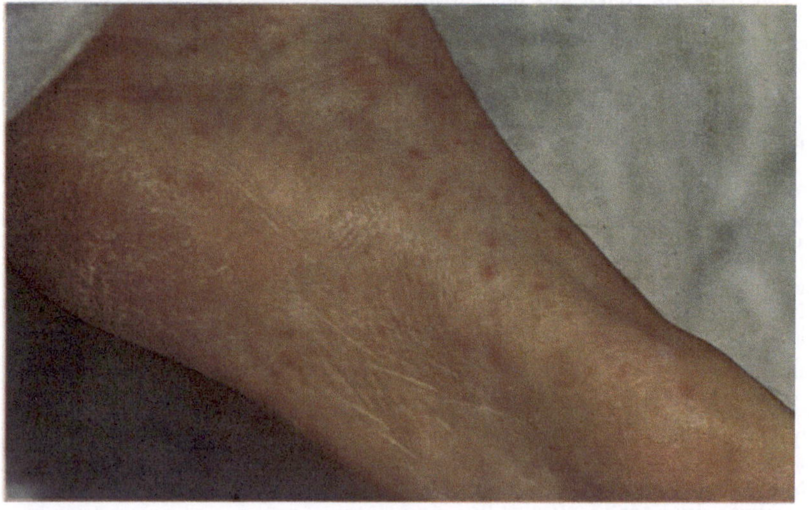
Abb. 5

2. Diagnose und Differentialdiagnose

Die Diagnose kann bei charakteristischem Krankheitsverlauf aus dem Auftreten einer Primärläsion mit regionaler Lymphadenitis, dem Fieber und dem makulopapulösen Exanthem gestellt werden. In abortiven Fällen ist nur eine serologische Diagnose möglich. Da Rocky-Mountain-Spotted-Fieber außerhalb Amerikas nicht vorkommt, entfällt eine differentialdiagnostische Abgrenzung in dieser Richtung, jedoch müssen vor allem bei Fehlen einer Primärläsion murines und klassisches Fleckfieber wie auch andere Exanthemkrankheiten, tropische Viruskrankheiten und Malaria tropica serologisch, klinisch und durch den Erregernachweis ausgeschlossen werden.

Der *Erregernachweis* kann durch intraperitoneale Übertragung von Krankenblut in männliche Meerschweinchen geführt werden. Die Tiere erkranken mit Fieber, einem Scrotalödem und einem serofibrinösen Exsudat in der Tunica vaginalis. Kaninchen reagieren mit einer positiven OX 2-Reaktion. Die Infektion ist auch auf Rhesusaffen übertragbar, die mit Fieber und einer positiven *Weil-Felix*-Reaktion mit OX 19 reagieren. Der Tierversuch ist jedoch nicht immer erfolgreich. Es empfiehlt sich deshalb, wenn möglich, auch Hundezecken aus der Umgebung des Kranken durch intraperitoneale Übertragung zermahlener Zecken auf Meerschweinchen mitzuuntersuchen. Der Erregernachweis ist auch über die Dottersackkultur im Hühnerembryo möglich.

Die *Weil-Felix Reaktion* wird bei Fièvre boutonneuse erst in der 2. Krankheitswoche und damit am Ende der febrilen Periode oder auch erst im Beginn der Rekonvaleszenz positiv. Bei Infektionen mit nordasiatischem Zeckenbißfieber finden sich nach KIREEVA (1958) schon in der ersten Krankheitswoche 70% positive Reaktionen mit OX 2, in der 5. Krankheitswoche mit OX 2 95% und mit OX 19 75%. Ein erhöhter Titer für OX 2 kann bis zu 2 Jahren bestehen bleiben. In den ersten 10 Tagen reagieren 10% der Kranken mit OXK. Auch bei Infektionen mit Fièvre boutonneuse können positive OXK-Titer gesehen werden, nicht jedoch beim Nord-Queensland-Zeckenbißfieber, bei dem, wie bei den übrigen Zeckenbißfiebern, OX 19- und OX 2-Titer in verschiedener Höhe auftreten; Titererhöhungen mit OX 2 sind eher beweisend als solche mit OX 19. Die Titer bewegen sich dabei zwischen 1:50 und 1:500.

Diagnostisch sicherer ist die *Komplementbindungsreaktion* mit homologem Antigen, wobei zwischen den einzelnen Zeckenbißfiebern differenziert werden kann. Beweisende Titer in einer Höhe zwischen 1:20 und 1:320 werden ab 11. Tag gesehen. In einigen Fällen können die Seren der Patienten niedrige Titer gegen *R. prowazeki* und *R. mooseri* enthalten; es handelt sich dabei wahrscheinlich immer um anamnestische Titer.

3. Prophylaxe

Gegenüber dem Zeckenbefall im freien Gelände ist ein Schutz durch Repellentien und durch zweckmäßige Kleidung möglich. Von Zecken befallene Hunde bilden in Endemiegebieten eine potentielle Gefahr und sollten entsprechend behandelt werden.

Abb. 3. Exanthem bei Kenya-Typhus am Stamm

Abb. 4. Exanthem an der Innenhand

Abb. 5. Exanthem an der Fußsohle

Eine Bekämpfung der freilebenden Zecken ist nicht möglich und wegen der relativen Seltenheit der Erkrankung auch nicht erforderlich. Aus diesem Grunde ist bisher auch keine Vaccine zur aktiven Immunisierung hergestellt worden.

4. Therapie

Wie bei den übrigen Rickettsiosen ist mit Chloramphenicol und Chlortetracyclin innerhalb von 2—3 Tagen eine prompte Entfieberung zu erreichen. Rückfälle sind unter dieser Behandlung bisher nicht beobachtet worden. Die Dosierung sollte 2 g innerhalb 24 Std betragen und 2—3 Tage über die Entfieberung hinweg fortgesetzt werden.

Literatur

Andrew, R., Bonnin, J.M., Williams, S.: Tick typhus in North Queensland. Med. J. Aust. **2**, 253—258 (1946).

Baumgartner, R., Bühler, U., Savary, A.: Eine kleine Epidemie von Fièvre boutonneuse in Basel. Schweiz. med. Wschr. **96**, 398—401 (1966).

Bell, E.J., Stoenner, H.G.: Immunologic relationships among the spotted fever group of rickettsias determined by toxin neutralization tests in mice with convalescent animal serums. J. Immunol. **84**, 171—182 (1960).

Blanc, C., Caminopetros, J.: Etudes épidémiologiques et expérimentales sur la fièvre boutonneuse, faites à l'Institut Pasteur d'Athène. Arch. Inst. Pasteur Tunis **20**, 343—394 (1932).

Brezina, R., Řeháček, J., Majerská, M.: Two strains of rickettsiae of Rocky Mountain spotted fever group recovered from Dermacentor marginatus ticks in Czechoslovakia. Results of preliminary serological identification. Acta virol. **13**, 142—145 (1969).

Brody, J.: A case of tick typhus in North Queensland. Med. J. Aust. 511 (1946).

Brumpt, E.: Longévité du virus de la fièvre boutonneuse (Rickettsia conori n. sp.) chez la tique, Rhipicephalus sanguineus. C.R. Soc. Biol. (Paris) **110**, 1199 (1932).

Caminopetros, J.: La réaction scrotale du cobaye provoquée par inoculation des tiques (Rhipicephalus sanguineus)infectées avec le virus de la fièvre boutonneuse. C.R. Soc. Biol. (Paris) **110**, 344—346 (1932).

Campbell, R.W., Pope, J.H.: The value of newborn mice as a sensitive host for Rickettsia australis. Aust. J. Sci. **30**, 324—325 (1968).

Conor, A., Bruch, A.: Une fièvre éruptive observée en Tunisie. Bull. Soc. Path. exot. **3**, 492—496 (1910).

Craddock, A.L.: Tick typhus in East Afrika. E. Afr. med. J. **36**, 580 (1959).

Delanoe, G.: Rickettsioses et affections cardio-vasculaires. Bull. Soc. Path. exot. **53**, 216 (1960).

— **Martin, L.A., Chiaverini, C.**: Sur le rôle des rickettsioses atypiques ou méconnues dans la pathologie cardiaque. Bull. Soc. Path. exot. **54**, 1290 (1961).

Depoux, R., Merville, P.: Sur une petite épidémie de fièvre exanthématique observée à Brazzaville. Bull. Soc. Path. exot. **48**, 610 (1955).

Durand, P.: Rôle du chien comme réservoir de virus dans la fièvre boutonneuse. Arch. Inst. Pasteur Tunis **21**, 239 (1932).

— **Conseil, E.**: Transmission expérimentale de la fièvre boutonneuse par Rhipicephalus sanguineus. C.R. Acad. Sci. (Paris) **190**, 1244—1246 (1930).

Fenner, F.: The epidemiology of North Queensland tick typhus: Natural mammalian hosts. Med. J. Aust. **2**, 666—668 (1946).

Gamet, A., Martin, P.: Les rickettsioses au Cameroun, leur importance et la diversité de leur aspects cliniques et sérologiques. Bull. Soc. Path. exot. **51**, 949 (1958).

Gear, J.: The rickettsial diseases of Southern Afrika. S. Afr. J. clin. Sci. **5**, 158—175 (1954).

— **Meillon, de B.**: The common dog tick Haemaphysalis leachi as a vector of tick typhus. S. Afr. med. J. **13**, 815—816 (1939).

Giroud, P., Capponi, M., Escudié, A., Faurau, P., Morel, P.C.: Isolement d'une souche de R. conori de larves d'Amblyomma variegtatum de la Guadeloupe. Bull. Soc. Path. exot. **59**, 283—289 (1967).

— **Ciaccio, G., Dumas, N.**: Influence de la cortisone sur les réactions locales et générales. Bull. Socc. Path. exot. **52**, 568 (1959).

— **Giroud, A., Martinet, M.**: Abortements au cours des maladies plus ou moins inapparentes provoquées par des ıickettsies ou des néorickettsies. Bull. Acad. Méd. (Paris) **147**, 645 (1963).

Giroud, P., Jadin, J.: C.R. Soc. Biol. (Paris) **148**, 1157 (1954); Zit. n.: Giroud, P.: Les zoonoses néorickettsiennes, leur épidémiologie. Maroc méd. **38**, 563 (1959).

— **Roger, F.**: Constatations sérologiques concernant les rickettsies vraies ou les néoıickettsies, faites en pays divers, au cours de lésions oculaires aigures, a type de chorio-rétinite, s'accompagnant ou non de réactions méningées. Bull. Soc. Path. exot. **48**, 582 (1955).

Gudima, O.S., Kokorin, I.N., Milyutin, V.N.: Intracellular development of D. sibiricus and D. conori, I. Electron microscopic study of vegetative and resting forms. Zh. Mikrobiol. (Mosk.) **46**, 56—58 (1969).

Hass, G.M., Pinkerton, H.: Spotted fever. II. An experimental study of fièvre boutonneuse. J. exp. Med. **64**, 601—623 (1936).

Heisch, R.B.: Rodents as reservoirs of arthropod-borne diseases in Kenya. E. Afr. med. J. **38**, 256—261 (1961).

— **Grainger, W.E., Harvey, A.E.C., Lister, G.**: Feral aspects of rickettsial infections in Kenya. Trans. roy. Soc. trop. Med. Hyg. **56**, 272—286 (1962).

— **McPhee, R., Rickman, L.R.**: The epidemiology of tick-typhus in Nairobi. E. Afr. med. J. **34**, 459—477 (1957).

Hoogstraal, H.: Ticks in relation to human diseases caused by Rickettsia species. Ann. Rev. Entom. **12**, 377—420 (1967).

— **Kaiser, M.N., Ormsbee, R.A., Osborn, D.J., Helmy, J., Gaber, S.**: Hyalomma (Hyalommina) rhipicephaloides Neumann (Ixodoidea: Ixodidae): its identity, hosts and ecology, and Rickettsia conori, R. prowazeki, and Coxiella burneti infections in rodent hosts in Egypt. J. med. Entom. **4**, 397—400 (1967).

Jadin, J.: Aspects actuels des rickettsioses au Congo et au Ruanda-Urundi. Path. et Microbiol. (Basel) **24**, Suppl., 112 (1961).

— Maladies rickettsiennes et sclérose en plaques. Ann. Soc. belge Méd. trop. **3**, 321 (1962).

— **Giroud, P., Le Ray, D.**: Présence de rickettsies chez Ixodes ricinus en Belgique. Proc. 2nd Intern. Conyr. Acarology 1967, 615—617, Budapest 1969.

Joint WHO Study group on African rickettsioses. Report on the first session. Wld Hlth Org. techn. Rep. Ser. No. 23, 1950.

Kalra, S.L.: Progress in the knowledge of rickettsial diseases in India. Indian J. med. Res. **47**, 477 (1959).

Kireeva, R.A.: The serological diagnosis of North Asiatic tick-borne typhus fever. Zh. Mikrobiol. (Mosk.) **29**, 235 (1958).

Kokorin, I.N., Rybkina, N.N.: Some peculiarities in the biology of tickborne rickettsiosis agents. Vop. Virus. **4**, 288—292 (1966).

Lackman, D., Parker, R.R.: The serological characterization of North-Queensland tick typhus. Publ. Hlth Rep. (Wash.) **63**, 1624 (1948).

Le Gac, P., Giroud, P.: L'insuffisance cardiaque aigue au cours des rickettsioses. Bull. Soc. Path. exot. **53**, 20 (1960).

Lepine, P.: Typhus et fièvres exanthématiques. In: Levaditi, R., P. Lépine: Les ultraviruses et maladies humaines. Paris 1938.

Lyskovtsev, M.M.: Tickborne rickettsiosis. Entom. Soc. Amer (Misc. Publ.) (Baltimore) **6**, 31—140 (1968).

Marchette, N.J.: Rickettsioses (tick typhus, Q-fever, urban typhus) in Malaya. J. med. Entom. **2**, 339—371 (1966).

Mathur, T.N.: Endemic typhus fevers. J. Indian med. Prof. **3**, 1194 (1956).

Megaw, J.W.D.: A typhus-like fever in India, possibly transmitted by ticks. Indian med. Gaz. **56**, 361—377 (1921).

— A case of fever resembling Brill's disease. Indian med. Gaz. **52**, 15 (1917).

Melnotte, P., Mengus, B.: Premier cas autochthone de fièvre boutonneuse en Lorraine. Bull. Soc. Path. exot. **49**, 609 (1956).

Merlihot, J., Chippaux, Cl., Martin, M., Sambucy, E.: Rickettsioses et manifestations cardiovasculaires tardives. (Bull.) Méd. trop. Marseille **22**, 684 (1962).

Michon, P., Matthieu, L., Hugonot, R., Larcan, A., Streiff, F., Huriet, C.: Rickettsioses et affections vasculaires. Presse méd. **66**, 1953 (1958).

Mirouchuk, Yu.V., Litvinenko, R.P., Koryakovtseva, K.M., Kuznetsova, V.I., Mungalova, N.P., Gorin, O.Z.: Materials on epidemiology of tick-borne rickettsiosis in North Asia in Eastern Siberia. Zh. Mikrobiol. (Mosk). **46**, 86—90 (1969).

Moore, H.S.: Electrocardiograms in tick typhus. E. Afr. med. J. **40**, 618 (1963).

Mooser, H.: Die Rickettsien. Rickettsiosen. In: Grumbach, A., W. Kikuth: Die Infektionskrankheiten des Menschen und ihre Erreger. Stuttgart: Thieme 1958.

Neilson, G.H.: A case of Queensland tick typhus. Med. J. Aust. 763 (1955).

Olmer, D.: Nouvelles recherches sur une infection typhoide avec exanthème et sur des relations avec le typhus exanthématique. Bull. Acad. Méd. (Paris) **98**, 500 (1927).

Philip, B.C.: Tick transmission of Indian tick typhus and some related rickettsioses. Exp. Parasit. **1**, 129—142 (1952).

Philip, C.B.: Nomenclature of the Rickettsiaceae pathogenic to vertebrates. Ann. N.Y. Acad. Sci. **56**, 484 (1953).

— **Hoogstraal, H., Reiss-Gutfreund, R., Clifford, C.M.**: Evidence of reckittsial disease agents in ticks from Ethiopian cattle. Bull. Wld Hlth Org. **35**, 127—131 (1966).

Pickens, E.G., Bell, E.J., Lackman, D.B., Burgdorfer, W.: Use of mouse serum in identification and serologic classification of Rickettsia akari and Rickettsia australis. J. Immunol. **94**, 883—889 (1965).

Piontkovskaya, S.P., Korshunova, O.S.: Asian tick typhus. Ed. by Y.N. Pavlovsky: Human diseases with natural foci. Moskau : Foreign Languages Publ. House, 1963, 346 S.

Plotz, H., Bennet, B.L., Reagan, R.L., Snyder, M.J.: North Queensland tick typhus: Studies of the etiological agent and its relation to other rickettsial diseases. Med. J. Aust. 263 (1946).

Pope, J.H.: The isolation of a rickettsia resembling Rickettsia australis in South-East Queensland. Med. J. Aust. 761 (1955).

Price, W.H.: The epidemiology of Rocky Mountain spotted fever. II. Studies on the biological survival mechanism of Rickettsia rickettsii. Amer. J. Hyg. **60**, 292 (1954).

Rao, K.N.A.: A case of tick typhus in Srinigar. Indian. J. med. Res. **39**, 293—296 (1951).

Robertson, R.G., Wisseman, C.L., Traub, R.: Tickborne rickettsiae of the spotted fever group in West Pakistan. Abstr. Rev. 8th Int. Congr. trop. Med. Malariol. (Teheran, Sept. 7—15, 1968), 881 (1968).

— — — Tick-borne rickettsiose of the spotted fever group in West Pakistan. I. Isolation of strains from ticks in different habitats. Amer. J. Epidem. **92**, 382—394 (1970).

Streeten, G.E.W., Cohen, R.S., Gutteridge, N.H., Wilmer, N.B., Brown, H.E., Smith, D.S.W., Derrick, E.H.: Tick typhus in South Queensland: report of 3 cases. Med. J. Aust. 372 (1948).

Thomas, Ch., Cordier, J., Algan, B.: Uveite d'origine rickettsienne. Docum. ophthal. (Den Haag) **14**, 166 (1960).

Topping, N.H., Heilig, R., Naidu, V.R.: Note on the rickettsioses in India. Publ. Hlth Rep. (Wash.) **58**, 1208 (1943).

Yastrebov, V.K.: Establishment of spontaneous infection of Haemaphysalis concinna Koch ticks with D. sibiricus in the Altay region. Med. Parazit. (Mosk.) **1**, 105—106 (1969).

— **Mikhailov, A.K., Shpynov, N.V.**: Epidemiological characteristics of tick-borne north Asian rickettsiosis at the Altai Mountain Autonomic Region. Zh. Mikrobiol. (Mosk.) **45**, 98—102 (1968).

Zdrodovski, P., Golinevitch, H.: Les rickettsioses endémiques en U.R.S.S. et leurs réservoirs. Bull. Soc. Path. exot. **62**, 288—295 (1969).

Zdrodovskii, P.F.: Les rickettsioses en URSS. Bull. Wld Hlth Org. **31**, 33 (1964).

— **Golinevich, E.H.**: The rickettsial diseases. Oxford-London-New York-Paris: Pergamon Press 1960.

Zdrodovskij, P.F., Golinevič, H.M.: La rickettsiose à tiques d'Asie. Bull. Wld Hlth Org. **35**, 105—109 (1966).

E. Rickettsienpocken

W. Mohr, F. Weyer u. E. Asshauer

I. Definition

Die selten und nur sporadisch auftretende Rickettsiose, die man wegen der antigenen Eigenschaften und der in der Gewebekultur intranucleären Vermehrung des Erregers — *R. akari* — zur Spotted-Fever-Gruppe rechnet, wird durch Milben von Hausmäusen und Ratten auf den Menschen übertragen. Es kommt zu einer fieberhaften Erkrankung, die durch eine Primärläsion und ein windpockenähnliches Exanthem gekennzeichnet ist. Der Krankheitsverlauf ist gutartig, durch Breitbandantibiotica abzukürzen und hinterläßt eine solide Immunität. Dauerschäden sind nicht bekannt.

Synonyma: Rickettsialpox, Rickettsiosis vesiculosa.

II. Geschichte

Die Krankheit wurde 1946 in New York zum erstenmal beobachtet und unabhängig voneinander von Shankman u. Sussman beschrieben. Noch im gleichen Jahr gelang es Huebner u. Mitarb. (1946), den Erreger der neu entdeckten Erkrankung aus der Milbe *Allodermanyssus sanguineus* zu isolieren, die bevorzugt auf Hausmäuse parasitiert. Die ersten Erkrankungsfälle waren in New York City im Stadtteil Queens aufgetreten, weitere Fälle wurden später auch noch in anderen Städten der USA und zwar in West-Hartford, in Philadelphia und Cleveland gesehen.

1949 wurde von Drobinskii (zit. nach Zdrodovskii u. Golinevich) in Rußland eine klinisch ganz ähnliche Krankheit beschrieben, und in den folgenden Jahren gelang es Zhdanov u. Mitarb. (1954) sowie Kulagin (1952), ebenfalls aus *Allodermanyssus sanguineus* eine Rickettsie zu isolieren, die nahe Antigen-Verwandtschaft zu *R. conori* und *R. sibirica* zeigte. Die Krankheit wurde zunächst Rickettsiosis vesiculosa genannt und der Erreger *R. murina*, doch hat sich inzwischen gezeigt, daß die in den USA und in Rußland beschriebenen Krankheiten und ihre Erreger identisch sind (Zdrodovskii, 1964).

Le Gac u. Giroud (1951) haben aus Französich-Äquatorial-Afrika über klinisch ähnliche, jedoch wesentlich bösartigere Erkrankungen berichtet, die serologisch als Rickettsienpocken diagnostiziert wurden, ohne daß jedoch bis heute, obwohl auch 1952 und 1955 noch von den Arbeitsgruppen der gleichen Autoren über weitere Erkrankungen berichtet wurde, ein Erregernachweis geführt werden konnte. Aufgrund serologischer Untersuchungen vermuteten Gear (1954) in Südafrika und Terzin u. Gaon (1956) in Bosnien, daß Rickettsienpocken auch dort auftreten könnten, eine klinische Bestätigung dafür hat sich bisher nicht gefunden. Schließlich berichteten Fuller u. Smadel (1954) über die Isolierung eines Stammes von *R. akari* aus einer wildlebenden Maus in Korea, ohne daß sich jedoch ein Anhalt für entsprechende Erkrankungen des Menschen in der gleichen Gegend ergeben hätte.

III. Erreger

Morphologisch zeigt der Erreger *R. akari* keine Besonderheiten im Vergleich zu anderen Rickettsien und ähnelt besonders *R. rickettsi*, auch darin, daß er in der

Gewebe- und Dottersackkultur manchmal im Zellkern gefunden wird. Systematisch stellt man ihn daher zum Subgenus *Dermacentroxenus*. Er gehört auch aufgrund der antigenen Struktur zur „Spotted-Fever-Gruppe", deren übrige Angehörige (*R. rickettsi*, *R. conori*, *R. sibirica*, *R. australis*) eine gemeinsame lösliche Antigenkomponente besitzen. Meerschweinchen können nach Überstehen der Rickettsienpocken gegen Infektionen mit *R. rickettsi* und *R. conori* geschützt sein. Selbst bei Verwendung eines spezifischen Antigens ist die Abgrenzung gegenüber den anderen Erregern dieser Gruppe, speziell gegenüber *R. rickettsi*, oft schwierig. Für eine sichere Bestimmung muß nötigenfalls der Neutralisationstest oder eine KBR bei der Maus mit herangezogen werden (Bell u. Stoenner, 1960). Mit Serum von Mäusen läßt sich der Erreger auch von *R. australis* am sichersten abgrenzen (Pickens u. Mitarb., 1965). Ein Toxin konnte in *R. akari* bisher nicht eindeutig nachgewiesen werden, jedoch eine Substanz, die Erythrocyten sensibilisiert (Chang u. Mitarb., 1954).

Unter natürlichen Bedingungen ist *R. akari* im Blut von Patienten, in Mäusen, Ratten und Milben gefunden worden. Mäuse und Meerschweinchen lassen sich experimentell infizieren, Affen jedoch nicht. Meerschweinchen reagieren mit Fieber und leichter Scrotalentzündung, Mäuse mit Milzvergrößerung und Peritonitis. Im vermehrten Peritonealexsudat sind die Erreger nach 7—10 Tagen leicht direkt nachzuweisen. Wegen der schwierigen serologischen Abgrenzung werden Mäuse daher mit Vorteil für diagnostische Zwecke benutzt, indem man sie mit Frischblut des Patienten intraperitoneal inokuliert. Die bisher in den USA und der UdSSR isolierten Stämme erwiesen sich in ihren Eigenschaften als identisch und zeigten nur geringfügige Unterschiede in der Pathogenität für Mäuse und Meerschweinchen.

IV. Pathologisch-anatomische Befunde

Da Todesfälle an Rickettsienpocken bisher nicht beobachtet worden sind, liegen pathologisch-anatomische Befunde beim Menschen nicht vor. Tierexperimentelle Untersuchungen haben gezeigt, daß sich die mikroskopischen Befunde der Gefäßläsion bei Rickettsienpocken und den verschiedenen Zeckenbißfiebern weitgehend ähneln: Es handelt sich also auch bei den Rickettsienpocken um gefäßgebundene, entzündliche Prozesse mit Knötchen- und Nekrosenbildung.

V. Pathogenese

Die Infektion mit *R. akari* wird von einer Milbe auf den Menschen übertragen. An der Einstichstelle entsteht eine zunächst papulöse, dann bläschenförmige Primärläsion. Während der anschließenden febrilen Periode kreist der Erreger im Blut und dringt nach tierexperimentellen Untersuchungen in die Endothelzellen capillärer und präcapillärer Gefäße ein. Eine Toxinbildung wurde bisher nicht nachgewiesen.

VI. Epidemiologie

Krankheit und Erreger sind zuerst von Huebner u. Mitarb. (1946) beschrieben worden. Von 1946—1952 wurden in New York 624 Patienten mit Rickettsienpocken gezählt. Erkrankungen traten auch in Boston und in Städten von Pennsylvania, Connecticut und Cleveland auf. Vereinzelte Fälle sind bis in die letzte Zeit gemeldet worden (Paterson u. Taylor, 1966). Zwar finden sich in der Literatur Angaben über das Vorkommen von Agglutininen gegen *R. akari* im Serum von

Patienten aus Jugoslawien, Italien, Süd- und Westafrika, doch dürfte es sich dabei um unspezifische Reaktionen gehandelt haben. Einwandfreie Fälle von Rickettsienpocken sind bisher außerhalb der USA nur in der UdSSR festgestellt worden. Hier ist die Krankheit in der Ukraine im Donez-Becken beobachtet worden (ZDRODOVSKII u. GOLINEVICH, 1960).

Natürliche Wirte für die Erreger sind *Hausmäuse* (*Mus musculus*), in Rußland wurden die Rickettsien auch in Ratten (*Rattus norvegicus*) gefunden. In Korea hat man einen Stamm von *R. akari* aus einer Maus der Gattung *Microtus* isoliert, Erkrankungen beim Menschen sind aus Korea aber nicht bekannt (JACKSON u. Mitarb., 1957). Jedoch läßt dieser Erregernachweis an die Möglichkeit eines Wildtiercyclus denken.

Überträger der Rickettsienpocken sind blutsaugende *Milben* der Art *Dermanyssus* (früher *Allodermanyssus*) *sanguineus* aus der Familie der Laelaptidae, die mit Vorliebe auf der Hausmaus parasitieren. Nach experimenteller Übertragung ließ sich *R. akari* auch in der zur gleichen Familie gehörenden Rattenmilbe *Macronyssus bacoti* (PHILIP u. HUGHES, 1948) und in der Kleiderlaus (WEYER, 1952) zur Vermehrung bringen. *D. sanguineus* ist aber der einzige Gliederfüßler, in dem der Erreger bisher unter natürlichen Bedingungen gefunden wurde.

Über das Verhalten der Rickettsien in den Milben und den Übertragungsmodus ist nichts Sicheres bekannt. Nach russischen Beobachtungen kommt eine transovarielle Übertragung in Betracht, da sich der Erreger im Experiment mit Eiern und Larven von adulten Milben, die infiziert waren, auf Mäuse übertragen ließ. Wahrscheinlich gelangen die Erreger beim Saugen der Milben mit dem Speichel in den neuen Wirt. Auch eine Ausscheidung über den Kot erscheint möglich.

In Rußland wurden die meisten Fälle im Mai und Juni beobachtet, in den Vereinigten Staaten traten die Erkrankungen unabhängig von der Jahreszeit auf. Die Patienten wohnten zum Teil in modernen Miethäusern und Appartements (NICHOLS u. Mitarb., 1953). Die in den Wohnungen vorhandenen Abfallschächte gestatteten Mäusen, von Küchenräumen aus zu den im Keller befindlichen Öfen für die Müllverbrennung oder umgekehrt zu gelangen. Die Außenwände der Öfen boten durch Temperatur und Feuchtigkeit günstige Lebensbedingungen für die Milben, die hier auch in größerer Zahl angetroffen wurden. Außerdem fanden sie sich in den Gängen, welche die Mäuse benutzten.

VII. Klinisches Bild

1. Symptomatologie

Der Stich der Milbe führt nach einer *Inkubationszeit* von nicht bekannter Dauer in 80% der Fälle zu einer *Primärläsion,* die meist an bekleideten Körperpartien zu finden ist. Anfangs besteht eine harte rote Papel, die sich rasch in ein tiefliegendes Bläschen, bedeckt von einer schwarzen Kruste, umwandelt. Nach etwa 3—4 Wochen kommt es zur Abheilung ohne Narbenbildung. Die Primärläsion kann von einer regionalen Lymphadenitis begleitet werden, zu einer generalisierten Lymphknotenschwellung kommt es jedoch nur in seltenen Fällen.

5—10 Tage nach Manifestation der Primärläsion tritt akut *Fieber* auf, das seinen Höhepunkt in 2–3 Tagen erreicht und 3–11 Tage anhält. Am 2. oder 3. Tag nach Fieberbeginn tritt ein zunächst makulopapulöses *Exanthem* auf, das im Gegensatz zu den Zeckenbißfiebern Hand und Fußsohlen verschont. Einen oder 2 Tage später geht das Exanthem in einen bläschenförmigen, *windpockenähnlichen Ausschlag* über, der nach weiteren 3—4 Tagen eintrocknet. Das Exanthem kann den Fieberabfall überdauern. Relativ charakteristisch ist außerdem ein heftiger *Kopfschmerz* in fast allen Fällen, der frontal und retroorbital lokalisiert wird. Außerdem bestehen Muskel- und Rückenschmerzen sowie eine z. T. erhebliche Abgeschlagenheit und auch Schläfrigkeit. Eine Photophobie ist nicht ungewöhnlich. Häufig kommt es zu Verstopfung.

Die körperliche Untersuchung ergibt bis auf die Primärläsion keine auffallenden Befunde. Leber und Milz sind nicht vergrößert. Cardiovasculär bestehen keine Auffälligkeiten.

Das weiße Blutbild ist durch eine Leukopenie gekennzeichnet; das rote Blutbild bleibt normal. Vorübergehend wird eine wohl febrile Albuminurie beobachtet.

Todesfälle sind bisher weder aus den USA noch aus Rußland berichtet worden.

Im Gegensatz dazu stehen die Berichte von Le Gac, Giroud u. Mitarb. aus Afrika, die bei ihren dort beobachteten, den Rickettsienpocken klinisch ähnlichen Erkrankungen Todesfälle sahen; auch heilte hier bei Überstehen der Erkrankung die Primärläsion narbig ab. Wie schon erwähnt, steht der Beweis aber aus, daß diese Erkrankungsfälle durch *R. akari* verursacht waren.

Rückfälle wurden bisher nicht gesehen. Über Komplikationen ist nichts bekannt.

2. Diagnose und Differentialdiagnose

Grundsätzlich muß an Rickettsienpocken auch außerhalb der Städte und Länder gedacht werden, in denen die Erkrankung bis jetzt beobachtet worden ist. Die Diagnose läßt sich klinisch im Einzelfall aus den kennzeichnenden Symptomen einer Primärläsion und eines bläschenförmigen Ausschlages, welcher der Primärläsion zusammen mit Fieber nach einem mehrtägigen Intervall folgt, stellen. In den USA und in Rußland ist eine Abgrenzung vor allem von den Zeckenbißfiebern notwendig. Bei diesen erscheint das Exanthem auch an Handflächen und Fußsohlen und wird nur ganz selten bläschenförmig. Bei Rocky-Mountain-Spotted-Fever fehlt eine Primärläsion. Eine sichere Abgrenzung ist serologisch mit spezifischen homologen Antigenen möglich. Bei unklaren Fällen kann der Tierversuch die Entscheidung bringen. Geeignete Versuchstiere sind Mäuse (vgl. S. 15). Außerdem wird an die übrigen Rickettsiosen und vor allem an Windpocken, gegebenenfalls aber auch an Pocken, sowie an Herpes Zoster differentialdiagnostisch gedacht werden müssen.

Zur Diagnose stehen auch hier 2 Wege zur Verfügung:

1. Erreger-Nachweis
2. Serologische Methoden.

1. Beweisend ist in jedem Fall der *Erregernachweis*. Dieser kann durch intraperitoneale Übertragung von Krankenblut auf weiße Mäuse erfolgen, bei denen die Infektion zu einer tödlich verlaufenden Peritonitis führt. Die Rickettsien können 5—8 Tage nach Inokulation in den Ausstrichen des vermehrten Peritonealexsudates, wie auch in Milz- und Leberabstrichen nachgewiesen werden. Der Nachweis im Dottersack von Hühnerembryonen ist ebenfalls möglich. Da eine serologische Abgrenzung gegenüber den Zeckenbißfiebern, speziell dem Felsengebirgsfleckfieber, schwierig ist, kommt dem Tierversuch für die Sicherung der Diagnose eine besondere Bedeutung zu.

2. *Serologisch* kann die Diagnose mit Hilfe der *Komplementbindungsreaktion* gestellt werden, die in 80% der Fälle bis zum 11. Tag positiv wird. Titer zwischen 1:10 und 1:80 sind nach Zdrodovskii u. Golinevich beweisend, selten werden Titerhöhen bis 1:320 erreicht. Nach Überstehen der Erkrankung bleiben Rest-

titer bis zu 5 Jahren bestehen. In 80% der Fälle besteht eine Kreuzimmunität mit Rocky Mountain spotted fever und den altweltlichen Zeckenbißfiebern, von denen eine Abgrenzung nur mit spezifischen Antigenen oder durch Neutralisationsteste möglich ist. Im Gegensatz zu den verschiedenen Zeckenbißfiebern enthält das Serum der Kranken nur ausnahmsweise Agglutinine gegen Proteusbakterien, so daß der negative Ausfall der *Weil-Felix*-Reaktion differentialdiagnostisch verwertet werden kann.

3. Prophylaxe

Da es sich um eine gutartige Erkrankung ohne Todesfolge und ohne Dauerschäden handelt, die zudem nur sporadisch und streng lokalisiert auftritt, sind überregionale prophylaktische Maßnahmen nicht notwendig. Wo eine Häufung von Fällen beobachtet wird, kann eine Prophylaxe nur in einer intensiven Bekämpfung der Mäuse bestehen, welche das Erregerreservoir darstellen und den übertragenden Milben als Wirte dienen.

4. Therapie

Nach Rose, Kneeland u. Gibson (1950) gilt als Mittel der Wahl das Chlortetracyclin, das sich zusammen mit Oxytetracyclin dem Chloramphenicol als überlegen erwiesen hat. Eine Entfieberung wird damit innerhalb von 48 Std erreicht. Die Dosierung für eine Behandlung liegt bei 1,5—2 g innerhalb von 24 Std, aufgeteilt in 3 oder 4 Einzeldosen. Die Behandlung ist über 4—5 Tage durchzuführen, eine höhere Dosierung wird nicht für notwendig erachtet. Bei der guten Prognose heilen viele Fälle auch ohne Therapie ab. Da aber die subjektiven Beschwerden teilweise sehr ausgeprägt sind, ist zur Linderung der Beschwerden doch eine Therapie anzuraten. Penicillin und Streptomycin sind unwirksam.

Literatur

Bell, E. J., Stoenner H. G.: Immunologic relationships among the spotted fever group of rickettsias determined by toxin neutralization tests in mice with convalescent animal serums. J. Immunol. **84**, 171—182 (1960).

Chang, R. S. M., Murray, E. S., Snyder, J. C.: Erythrocyte-sensitizing substances from rickettsiae of the Rocky Mountain spotted fever group. J. Immunol **73**, 8—15 (1954).

Fuller, H. S., Smadel, J. E.: Rickettsial diseases and the Korea Conflict. Recent advances in medicine and surgery. Medical Sci. Publ. No. 4, p. 304, Army Medical Service Graduate School, Walter Reed Army Medical Center, Wash. 1954.

Gear, J.: The rickettsial diseases of Southern Afrika. S. Afr. J. clin. Sci, **5**, 158 (1954).

Huebner, R. J., Jellison, W. L., Pomerantz, C.: Rickettsial-pox, a newly recognized rickettsial disease. IV. Isolation of a rickettsia apparently identical with the causative agent of rickettsialpox from Allodermanyssus sanguineus, a rodent mite. Publ. Hlth Rep. (Wash.) **61**, 1677 (1946).

— **Stamps, P., Armstrong, C.:** Rickettsialpox: A newly recognized rickettsial disease. I. Isolation of the egiological agent. Publ. Hlth Rep. (Wash.) **61**, 1605—1614 (1946).

Jackson, E. B., Danauskas, J. X., Coale, M. C., Smadel, J. E.: Recovery of Rickettsia akari from the Korean vole Microtus fortis pelliceus. Amer. J. Hyg. **66**, 301—308 (1957).

Kiselev, R. J., Woltschanetskaja, G. I.: The importance of the mite Allodermanyssus sanguineus in the epidemiology of smallpox-like Rickettsiosis. In: E.N. Pawlowski, P.A. Petrischtschewa, D.N. Sasukhin, N.G. Olsuf'ew: Natural nidi of human diseases and regional epidemiology. Leningrad 1955.

Kulagin, S. M.: The endemic rickettsioses. Zh. Mikrobiol. (Mosk.) **12**, 4 (1952).

Le Gac, P., Giroud, P.: Rickettsioses vésiculeuses en Oubangui-Chari (A.E.F.). Bull. Soc. Path. exot. **44**, 813 (1951).

— — **Dumas, N.:** Au sujet des infections varicelliformes d'origine rickettsienne. Bull. Soc. Path. exot. **48**, 314 (1955).

— — **Le Henaff, A., Baup, G.:** Epidémie familiale de rickettsiose varicelliforme dans un village de l'Oubangui-Chari (A.E.F.). Bull. Soc. Path. exot. **45**, 19 (1952).

Nichols, E., Rindge, M.E., Russell, G.G.: The relationship of the habits of the house mouse and the mouse mite (Allodermanyssus sanguineus) to the spread of rickettsialpox. Ann. intern. Med. **39**, 92—102 (1953).
Paterson, P.V., Taylor, W.: Rickettsialpox. Bull. N.Y. Acad. Med. **42**, 579—587 (1966).
Philip, C.B., Hughes, L.E.: The tropical rat mite, Liponyssus bacoti, as an experimental vector of rickettsialpox. Amer. J. trop. Med. **28**, 697—705 (1948).
Pickens, E.G., Bell, E.J., Lackman, D.B., Burgdorfer, W.: Use of mouse serum in identification and serologic classification of Rickettsia akari and Rickettsia australis. J. Immunol. **94**, 883—889 (1965).
Rose, H.M., Kneeland, Y., Gibson, C.B.: The treatment of rickettsialpox with aureomycin. Amer. J. Med. **9**, 300 (1950).
Shankman, B.: Report on an outbreak of endemic febrile illness, not yet identified, occurring in New York City. N.Y.St. J. Med. **46**, 2156 (1946).
Sussman, L.N.: Kew gardens spotted fever. N.Y. St. J. Med. **2**, 27 (1946).
Terzin, A.L., Gaon, J.: Some viral and rickettsial infections in Bosnia and Herzegovina. Bull. Wld Hlth Org. **15**, 299 (1956).
Weyer, F.: The behaviour of Rickettsia akari in the body louse after artificial infection. Amer. J. trop. Med. Hyg. **1**, 809—820 (1952).
Woodward, Th. E.: Rickettsial diseases in the United States. Med. Clin. N. Amer. **43**, 1507 (1959).
Zdrodovskii, P.F.: Les rickettsioses en URSS. Bull. Wld Hlth Org. **31**, 33 (1964).
— **Golinevich, H.M.:** The rickettsial diseases. New York: Pergamon Press 1960, 629 S.
Zhdanov, V.M., Kiselev, R.J., Aleksandrova, N.A.: Aetiology and epidemiology of vesicular rickettsioses. Zh. Mikrobiol. (Mosk.) **6**, 12 (1954).

F. Tsutsugamushifieber

W. MOHR, F. WEYER u. E. ASSHAUER

Mit 1 Abbildung

I. Definition

Tsutsugamushifieber ist eine häufig schwer verlaufende Infektionskrankheit, die durch *R. tsutsugamushi (= orientalis)* hervorgerufen wird. Ihre Übertragung ist an bestimmte Milben aus der Familie der Laufmilben gebunden, die nur im Larvenstadium parasitieren. Ihr Auftreten ist auf den Fernen Osten, den Pazifischen Raum und Australien beschränkt. Die klinische Erkrankung ist durch eine Primärläsion, ein bis zu 2 Wochen anhaltendes Fieber und ein gegen Ende der ersten Woche auftretendes Exanthem gekennzeichnet. Zweiterkrankungen durch heterologe Stämme sind häufig; Dauerschäden nach Überstehen der Krankheit sind bisher nicht bekannt geworden.

Synonyma: Scrub typhus, Milbenfleckfieber, Kedani-Krankheit, Japanisches Fleckfieber.

II. Geschichte

Das Tsutsugamushifieber war in China wahrscheinlich schon im 3. Jahrhundert vor Christus bekannt, die erste Beschreibung erfolgte jedoch durch HACHIMOTO (zit. nach ZDRODOVSKII u. GOLINEVICH) erst 1810 in Japan. Die wissenschaftliche Erforschung der Krankheit begann mit Untersuchungen von BAELZ u. KAWAKAMA (1879), und auch in der Folge wurde die Ätiologie und Epidemiologie der Krankheit vorwiegend durch japanische Autoren geklärt (SASA, 1954). KITSATO (zit. nach KATSURA, 1955) vermutete 1893, daß die Infektion auf den Stich von Milben zurückzuführen sei. 1910 wurde die rote Laufmilbe *Trombicula akamushi* als einer der Vektoren der Erkrankung erkannt.

Der Erreger wurde schon 1920 durch HAYASHI (zit. nach KATSURA) beschrieben, aber erst 1930 erfolgte durch NAGAYO, TAMIYA u. SATO eindeutig die Identifizierung des Erregers als eine spezifische Rickettsienart. Frische Impulse erhielt die Forschung über Tsutsugamushifieber im 2. Weltkrieg, als im Pazifischen Raum 18000 britische und amerikanische Soldaten mit einer Mortalität zwischen 0,6 und 35,3% erkrankten (SMADEL, 1959). Durch intensive Bekämpfung der übertragenen Milben verlor die Infektion jedoch an Bedeutung für die Truppe. Während vordem die Krankheit im wesentlichen nur in China und besonders in Japan bekannt gewesen war, wurde jetzt die Identität des Tsutsugamushifiebers mit ähnlichen fieberhaften Erkrankungen in Indien, Ceylon, Pakistan, Burma, Thailand, Indochina, Indonesien, Neuguinea sowie auf den Inseln im Indischen und Pazifischen Ozean einschließlich der Philippinen und Formosa und schließlich auch in Korea, Nord-Queensland in Australien und seit 1963 im Osten der UdSSR erkannt und gesichert.

III. Erreger

Für den Erreger, *R. tsutsugamushi* (syn. mit *R. orientalis*), sind gedrungene Stäbchen und Tönnchenformen charakteristisch; sie erinnern in ihrem Aussehen an *R. quintana* oder kleine Diplokokken. Auf Ausstrichen erreichen sie eine Länge von 0,8—2,0 μ und eine Breite von 0,3—0,5 μ. Vorherrschend sind jedoch Kurzformen von 0,4—0,5 μ Länge. Mit Karbolfuchsin (z.B. nach Macchiavello u. Stamp) färbt sich *R. tsutsugamushi* im Gegensatz zu den anderen Rickettsien schwach oder überhaupt nicht, man ist daher auf die Färbung nach Giemsa angewiesen. Hierbei überwiegen Blautöne. Deutlich ist die Polendenfärbung. Das elektronenoptische Bild gleicht dem bei anderen Rickettsien (Wissig u. Mitarb., 1956).

R. tsutsugamushi ist besonders labil und wird durch Hitze, ultraviolettes Licht und verschiedene Chemikalien (z.B. 0,1 %iges Formalin) sehr schnell zerstört. Auch bei der Lyophilisierung und Tiefkühlung werden wesentlich mehr Rickettsien inaktiviert als bei anderen Arten. Das Eindringen der Rickettsien in die Wirtszellen, bei dem Glutaminsäure und verwandte Stoffe eine Rolle spielen, ist in Kulturen von Lympho- und Fibroblasten genauer untersucht worden, ebenso der therapeutische Effekt von Chloramphenicol (Schaechter u. Mitarb., 1957; Hopps u. Mitarb., 1959; Cohn u. Mitarb., 1959). In Hühnerzellkulturen mit *R. tsutsugamushi* wurde eine Substanz mit den Eigenschaften eines Virusinterferons nachgewiesen (Hopps u. Mitarb., 1964).

Starke Unterschiede in der Virulenz und der antigenen Struktur sind für zahlreiche Stämme von *R. tsutsugamushi*, die man in den verschiedenen Verbreitungsgebieten isoliert hat, charakteristisch. Die Virulenz wird im Mäuseversuch geprüft. Bei manchen Stämmen decken sich die minimalen Infektionsdosen mit den letalen, andere sind auch bei hoher Dosierung nicht letal. 54 in der Primorsk-Region der UdSSR isolierte Stämme ließen sich nach ihrer Pathogenität für Mäuse in 4 Gruppen einteilen; die Mehrzahl der Stämme war nur schwach pathogen (Tarasevich, 1966). Bei Anwendung von KBR, indirekter Immunofluorescenz und insbesondere dem Neutralisationstest zeigten die Stämme nahe Verwandtschaft zu dem Stamm Gilliam aus Japan (Plotnikova u. Tarasevich, 1967; Tarasevich u. Mitarb., 1968). Virulenzunterschiede sind auch bei Stämmen aus Nordqueensland nachgewiesen (Cook u. Mitarb., 1967). Bei Haltung im Laboratorium kann sich die Virulenz der Stämme ändern. Werden die Erreger auf chemischem oder physikalischem Wege inaktiviert, so wird auch das Toxin zerstört. Der im Serum von Rekonvaleszenten nachweisbare antitoxische Faktor ist nur gegen homologe Stämme wirksam. Bei einer Infektion mit heterologen Stämmen fehlen die antitoxischen Komponenten im Serum der Patienten, auch wenn sie komplementbindende und neutralisierende Antikörper enthalten.

Die starke antigene Heterogenität war schon früher bekannt (Bennett u. Mitarb., 1949) und ist auch jetzt noch Gegenstand intensiver Untersuchungen. Von neueren Arbeiten seien hier aus Nordamerika erwähnt die von Bozeman u. Elisberg (1967), Elisberg u. Mitarb. (1967, 1968) und von Barker u. Mitarb. (1967), aus Japan die Untersuchungen von Shishido (1962, 1964), Kitaoka u. Mitarb. (1967), Kitaoka u. Asanuma (1968), Shishido u. Mitarb. (1967, 1969), Tachibana u. Kobayashi (1968), Kobayashi u. Mitarb. (1969). Mit Hilfe von KBR, Kreuzimmunisierungs- und Neutralisationstest sind die antigenen Unterschiede der Stämme, die teilweise auch auf engem geographischen Raum auftreten, bestätigt und weiter analysiert worden. Bei dem Vergleich und der Klassifizierung gelten die Stämme Kato, Karp und Gilliam als Typen, mit denen die anderen Stämme, auch außerhalb Japans, mehr oder weniger nahe verwandt sind. Manche Stämme sind bisher nur in Milben und Nagern gefunden worden.

Aus diesen Gründen ist einerseits die KBR für diagnostische Zwecke nur bedingt brauchbar (obwohl sich Antikörper im Serum mindestens bis zu 6 Monaten nach der Erkrankung finden), da das Antigen aus möglichst vielen Stämmen hergestellt sein muß, und andererseits sind Zweiterkrankungen beim Menschen nicht selten, weil die Immunität nur stammspezifisch ist. Da sich in den Seren der Patienten auch Agglutinine für den *Proteus*-Stamm OX K finden, spielt die darauf basierende *Weil-Felix*-Reaktion in der Praxis noch eine wichtige Rolle.

Die Rickettsien der verschiedenen Stämme enthalten kein oder nur wenig gemeinsames lösliches Antigen. Antigene werden hergestellt aus Dottersackkulturen und aus den Lungen von Mäusen, weißen Ratten und Baumwollratten. Die Herstellung ist schwieriger als bei anderen Rickettsien, weil die üblichen Methoden der Fettlösung bei der Reinigung der Suspensionen wegen der Empfindlichkeit der Rickettsien nicht anwendbar sind. Ein nach neueren Methoden in Japan hergestelltes lösliches Antigen reagierte gruppen- oder artspezifisch, das korpuskuläre typen- und stammspezifisch. Beide Antigene zeigten starke Unterschiede in Aktivität und Resistenz. Günstige Resultate wurden mit einem aus Zellkulturen hergestellten Antigen erzielt (Shishido u. Hikita, 1968; Duisalieva u. Mitarb., 1970). Auch Barker u. Mitarb. (1968) benutzten für ihre Neutralisationsteste Rickettsien aus Gewebekulturen.

Das geeignetste *Laboratoriumstier* ist die *weiße Maus*. Gelegentlich wurden auch Ratten, Baumwollratten und Gerbillen benutzt, Affen, Kaninchen und Hamster nur ausnahmsweise, obwohl auch sie für den Erreger empfänglich sind. Mäuse erkranken im Anschluß an eine intraperitoneale Inokulation mit Stämmen normaler Virulenz nach spätestens einer Woche an einer meist tödlich endenden Peritonitis, bei welcher es zu Ödemen an der Bauchwand, Lymphadenitis, Absonderung eines serofibrinösen Exsudats und Milzschwellung kommt. Exsudat findet sich meist auch in der Pleurahöhle. In der Lunge können hämorrhagische Herde auftreten. Die Rickettsien finden sich im Blut und in allen Organen, besonders reichlich in den Ausstrichen vom Peritonealexsudat. Sie liegen in größeren oder kleineren Kolonien locker im Cytoplasma, ohne daß die Zellen pathologische Veränderungen erkennen lassen. Milzsuspensionen haben einen letalen Titer von 10^7, Lungensuspensionen (die intranasale Inokulation führt in wenigen Tagen zu einer tödlichen Pneumonie) von 10^8—10^9. Daß die einzelnen Stämme in ihrer Pathogenität für Mäuse erhebliche Unterschiede zeigen, war schon erwähnt. Starke Verdünnung (10^{-5}) und subcutane Inokulationen lösen auch bei Verwendung virulenter Stämme inapparente Erkrankungen aus, in deren Verlauf sich eine Immunität einstellt. Mäuse können vorteilhaft zur Isolierung von Stämmen und für diagnostische Zwecke benutzt werden.

Über das Verhalten der Rickettsien in den übertragenden Laufmilben ist wenig bekannt. Wir wissen nur, daß die Rickettsien auch die Keimdrüsen befallen und über die Ovarien zu einer Infektion der nächsten Milbengeneration führen (s. S. 107). *R. tsutsugamushi* nimmt auch darin eine Sonderstellung ein, daß die Rickettsien sich nicht im Magen, sondern nur in der Hämolymphe der Kleiderlaus vermehren (Weyer, 1964).

IV. Pathologisch-anatomische Befunde

Bei der makroskopischen Untersuchung läßt sich gewöhnlich in den Körperhöhlen ein trübes, serofibrinöses Exsudat nachweisen. Die parenchymatösen Organe sind gestaut, Milz und Lymphknoten geschwollen, und häufig besteht eine hämorrhagische Lobärpneumonie mit sekundärer Bronchopneumonie. Eine Primärläsion — „Eschar“ — ist in der Mehrzahl der Fälle nachweisbar.

Die mikroskopischen Befunde sind durch eine disseminierte fokale *Vasculitis* und Perivasculitis mit Anhäufung von Monocyten, Plasmazellen und Lymphocyten gekennzeichnet. Die Veränderungen sind jedoch nicht so schwer wie beim klassischen Fleckfieber, und die für das Rocky-Mountain-Spotted-Fieber charakteristischen und zur ausgedehnten Nekrotisierung und Thrombosierung führenden entzündlichen Reaktionen der Gefäßwände finden sich nur im Bereich der Primärläsion mit regionaler Lymphadenitis. Öfter als bei den übrigen Rickettsiosen sind auch größere Arterien und die Aorta betroffen.

Im Einzelnen finden sich besonders bei zum Tode führenden Erkrankungen — nach Zdrodovskii u. Golinevich in 93% — und wesentlich häufiger als beim klassischen Fleckfieber fokale und diffuse Myokarditiden; auch Perikarditiden und Endokarditiden, welche nicht zum obligaten pathologisch-anatomischen Bild des klassischen Fleckfiebers gehören, werden gesehen. Pneumonische Veränderungen sind in 50 % bis 100 % nachweisbar und eine interstitielle Glomerulonephritis in einem Drittel der Fälle. Von KATSURA (1955) werden außerdem noch Nebennierenrindenblutungen und allgemeine fettige Degeneration der parenchymatösen Organe und in einem Fall auch histologische Leberveränderungen im Sinne einer beginnenden Cirrhose beschrieben. Das Zentralnervensystem ist seltener als bei klassischem Fleckfieber und Rocky-Mountain-Spotted-Fieber in Mitleidenschaft gezogen; die charakteristischen Fleckfieberknötchen, die nur in einem Drittel der tödlich endenden Erkrankungen überhaupt nachgewiesen werden können, sind kleiner und finden sich vor allem im Bereich des Hirnstammes.

V. Pathogenese

Die Infektion mit *R. tsutsugamushi* wird durch den Stich von Larven verschiedener *Trombicula*-Arten auf den Menschen übertragen. Der Erreger kreist während der febrilen Periode im Blut, dringt in die Endothelzellen capillärer und kleiner Blutgefäße ein und führt durch seine intracelluläre Vermehrung zu den charakteristischen gefäßgebundenen Entzündungsvorgängen. SETTLE, PINKERTON u. CORBETT (1954) haben diese Anschauung über die Pathogenese des Tsutsugamushifiebers durch den Nachweis von Rickettsien in Abstrichen von Perikard, Pleura und Peritoneum experimentell infizierter Versuchstiere bestätigt. Nach Tierversuchen von ROGER u. ROGER (1958) soll allerdings die erste Läsion nicht in den Endothelzellen, sondern in der Adventitia der Capillaren liegen. Zum Tode führt ein Herz- und Kreislaufversagen, welches nicht, wie beim klassischen Fleckfieber, zentraler Art ist, sondern von CLARKE u. FOX (1948) teils auf die diffuse Myokarditis, teils auf direkte Einwirkung eines Rickettsientoxins auf die Capillaren zurückgeführt wird. SMADEL u. Mitarb. (1956) konnten jedoch Toxin nur bei einem von 9 Stämmen von *R. tsutsugamushi* in Malaya nachweisen, während die übrigen wenig oder gar kein Toxin enthielten. Es spielt wahrscheinlich nur bei den tödlich verlaufenden Fällen eine wesentliche pathogenetische Rolle.

VI. Epidemiologie

Das Tsutsugamushifieber wurde in Japan bereits 1878 beschrieben, doch ist erst seit dem 2. Weltkrieg bekannt, daß die Krankheit in ganz Ost- und Südasien von Ceylon und den Inseln im Indischen Ozean bis Japan, Nordaustralien und den benachbarten Inseln im Pazifik verbreitet ist. Über Erkrankungen in Indien hat KALRA (1962) berichtet. Bei den britischen und amerikanischen Truppen gab es während des 2. Weltkrieges mehr als 16000 Erkrankungen mit 636 Todesfällen. 1962 kamen 103 Fälle auf den Pescadores-Inseln vor (COOPER u. Mitarb., 1964). Wichtige und ausführliche Angaben über die Krankheit in Japan finden sich in der 1962 von TAMIYA herausgegebenen Monographie "Recent advances in studies of tsutsugamushi disease in Japan". CAPPONI u. KAWAI (1971) haben Beobachtungen zur Frage der Überträger und Antigene mitgeteilt. In den letzten Jahren sind Erkrankungen aus Westpakistan (TRAUB u. Mitarb., 1967; WISSEMAN u. Mitarb., 1967), Burma und Malaysia (AUDY, 1967; WIN u. Mitarb., 1968), Thailand (TRISHNANANDA u. Mitarb., 1964; ELISBERG u. Mitarb., 1967) und Vietnam (LE GAC, 1969; HARZLETT, 1970) gemeldet worden. In Westpakistan wurden die Erreger noch in 3000 m Höhe gefunden.

Seit 1963 hat der Nachweis von Tsutsugamushifieber im Osten der UdSSR intensive Untersuchungen ausgelöst, welche die Herde, die räumliche Verbreitung der Krankheit, die Reservoire, Eigenschaften der Stämme und die Überträger betreffen (KUDRYASHOVA u. TARASEVICH, 1964; KUDRYASHOVA u. Mitarb., 1967; KULAGIN u. Mitarb., 1967, 1968; SHAPIRO u. Mitarb., 1969; NAZARENKO u. Mitarb., 1969). Das Hauptverbreitungsgebiet des Milbenfleckfiebers liegt im nördlichen Teil der Region Primorsk an der Meeresküste und auf den benachbarten Inseln. Hier wurden in der letzten Zeit 40 Stämme von *R. tsutsugamushi* aus 9 Nager- und 7 Milbenarten isoliert. Die Zahl der in 4 Jahren isolierten Stämme liegt über 100. Es handelt sich um Stämme mit schwacher Virulenz und daher relativ milden, häufig inapparenten Erkrankungen beim Menschen. Immerhin sind hier auch bereits Versuche zu einer Schutzimpfung unternommen worden (KEKCHEYEVA, 1968).

Es gibt in der Literatur zwar Angaben über agglutinierende Antikörper gegen *R. tsutsugamushi* bei Patienten in Westafrika, doch sind diese Beobachtungen nicht bestätigt; einwandfreie Fälle von Tsutsugamushifieber aus Afrika sind bisher nicht bekannt.

Epidemiologie und Ökologie des Milbenfleckfiebers unter allgemeinen Gesichtspunkten wurden von TRAUB u. WISSEMAN (1968) unlängst erörtert. Die wichtigsten *natürlichen Reservoire* für den Erreger sind Ratten, Mäuse und Beuteltiere. Bei einer sich über längere Zeit erstreckenden Untersuchung im asiatisch-pazifischen Raum (AUDY, 1956) wurde der Erreger in 14 verschiedenen Nagerarten, vorwiegend in Ratten, ferner in 2 *Tupaia*-Arten und im großen Streifen-Beuteldachs (*Isoodon torosus*) gefunden. Unter den Ratten ist der häufigste Wirt *Rattus rattus*, außerhalb des Verbreitungsgebietes von *R. rattus* können aber auch andere Arten Wirte sein, z.B. *R. exulans*, ferner Spitzmäuse, *Microtus- und Apodemus*-Arten. Mäuse, speziell *Apodemus speciosus* sind das wichtigste Reservoir der Krankheit in Japan. Aber auch hier können Ratten, z.B. *R. norvegicus*, Rickettsienträger sein. In Korea waren in einem Gebiet 17% der Mäuse (*Apodemus agrarius*) mit *R. tsutsugamushi* infiziert. In China wurden Stämme aus Hauskaninchen isoliert. In Nordqueensland fanden sich die Erreger in 6 verschiedenen Säugerarten (Gattungen *Isoodon, Rattus, Uromys, Melomys*) (COOK u. Mitarb., 1967; DOMROW u. COOK, 1967). In Rußland sind über 10 Arten von kleinen Nagern und Insektivoren als Reservoire festgestellt worden, in Thailand außer *Rattus rattus* 2 *Bandicota*-Arten und *Tupaia glis* (TRISHNANANDA u. Mitarb., 1964, 1966).

Die genannten Warmblüter sind bevorzugte Wirte für die auf ihnen parasitierenden Milbenlarven. *Überträger* des Tsutsugamushifiebers sind *Milben* der Gattung *Trombicula* aus der Familie Trombiculidae (Laufmilben). Bei diesen Milben parasitiert nur das 6beinige Larvenstadium. Die Larven sitzen für mehrere Stunden oder Tage an ihren Wirten fest (besonders in den Ohren) und saugen Lymphe und verflüssigte Hautzellen. Die beiden folgenden (8beinigen) Stadien — Nymphe und adulte Milbe — leben nicht parasitisch, sondern ernähren sich z.B. von Insekteneiern und Schimmelpilzen. Als Wirte für wichtige *Trombicula*-Arten wurden im asiatisch-pazifischen Raum 87 Säuger (43 Nager, 32 Muriden, 5 Insektivoren) und außerdem eine größere Anzahl von Vögeln, besonders auf dem Boden lebende Vögel, z.B. Wachteln, ermittelt (AUDY u. HARRISON, 1951). Die Milben sind hier allerdings bevorzugt an Populationen von *Rattus rattus* gebunden. In Burma ist außer Vögeln der indische Beuteldachs (*Bandicota bengalensis*) ein beliebter Milbenwirt. Diese Milbenwirte dienen aber auch als Transporteure für die Milben und verbreiten damit die Krankheit.

Die beim Saugen der Larven in den Darm eingeschleusten Rickettsien dringen von hier aus auch in die Keimdrüse ein und gelangen über die Eier in die nächste Generation. Da die Larven nur einmal Nahrung aufnehmen, kann eine Übertragung der Rickettsien erst durch Larven der F_1-Generation erfolgen. Die transovarielle Übertragung ist in diesem Fall Voraussetzung dafür, daß die Rickettsien einen neuen Warmblüterwirt erreichen. Der Übertragungsweg ist in seinem genauen Ablauf noch nicht geklärt. So sind z.B. nur selten Rickettsien in Nymphen und erwachsenen Milben gefunden worden. KRISHNAN u. Mitarb. (1949) konnten im Experiment durch Füttern von Larven der F_1-Generation an Mäusen *R. tsutsugamushi* übertragen. In der UdSSR wurden Rickettsien in Nymphen von Milben nachgewiesen, die aus im Freien von Nagern abgesammelten Larven im Laboratorium aufgezogen worden waren. RAPMUND u. Mitarb. (1969) haben in Malaysia in einer Laboratoriumskolonie von *Trombicula akamushi* die transovarielle Weiterleitung der Rickettsien über 5 Generationen verfolgen können. Die Larven waren bis zu 100% infiziert.

Wichtigste Überträger sind *Trombicula akamushi* (Japan und Neu-Guinea) und *T. deliensis* (Pakistan, Indien, Burma, Neu-Guinea, Pescadores-Inseln). (Die Milben werden jetzt systematisch zum Subgenus *Leptotrombidium* gestellt). Aus Larven dieser Art sind in großer Zahl Stämme von *R. tsutsugamushi* isoliert worden, z.B. in Westpakistan (NASIR, 1965), Kashmir, Assam, Burma, Malaysia, Thailand, Indonesien und Japan. VARMA (1969) fand endemische Herde im östlichen Himalaya-Gebiet. Als Überträger konnte er Leptotrombidium deliense feststellen. In Thailand konnten aus Larvenkollektionen von *T. deliensis* 6 Stämme von *R. tsutsugamushi* gezüchtet werden (TRISHNANANDA u. Mitarb., 1966). In Korea wurde *R. tsutsugamushi* in *T. pallida* gefunden, und mit dieser Milbe, die man im Laboratorium züchten kann, ließ sich experimentell auch eine transovarielle Übertragung der Rickettsien auf Mäuse erreichen (JACKSON u. Mitarb., 1957). *T. pallida* überträgt jedoch die Rickettsien nur unter Nagetieren, selten auf den Menschen. In Japan kommen mehrere *Trombicula*-Arten als Überträger in Betracht, außer *T. akamushi* noch *T. scutellaris*, *T. tosa* und *T. pallida* (SASA, 1954; TOYOKAWA u. Mitarb., 1967; KITAOKA u. Mitarb., 1967). In der UdSSR wurden Stämme aus mehreren Arten von Milben der Genera *Trombicula (Leptotrombidium)* und *Neotrombicula* isoliert (KUDRYASHOVA u. TARASEVICH, 1964; KUDRYASHOVA u. Mitarb., 1968; SHUBIN u. Mitarb., 1970).

Die Milben sind in ihrer Verbreitung einerseits von geeigneten Wirten, andererseits von klimatischen Bedingungen abhängig. Besonders wichtig ist eine bestimmte Bodenfeuchtigkeit. Daher finden sich die Larven bevorzugt an Flußufern, im gras- und buschreichen Gelände, auf Wiesen, unbearbeiteten Feldern, verlassenen Plantagen, an Waldrändern und auf Waldlichtungen. Auch die Milbenwirte, an erster Stelle die Ratten, sind ihrerseits auf besondere Bodenformationen, Pflanzen, Nahrungsquellen usw. angewiesen, sie sind also in ihrer Verbreitung begrenzt. Das führt dazu, daß sowohl die Milben als auch das von ihnen übertragene Tsutsugamushifieber nicht in einem größeren zusammenhängenden Areal, sondern auf einzelnen „Inseln" von wechselnder Größe ("typhus islands") vorkommen.

In Malaysia ist der Erreger im Urwald, allerdings hier ebenfalls nur an einzelnen, für Milben und deren Wirte günstigen Biotopen gefunden worden (AUDY u. HARRISON, 1951; AUDY, 1967). Diese Inseln sind als endemische Zonen des Milbenfleckfiebers anzusehen, die durch ökologische Schranken für die Wirte begrenzt sind und durch das Eingreifen des Menschen, Buschrodung, Siedlung, Plantagenbau usw., beeinflußt werden können. Da die Rickettsien hier auch in einer anderen auf Eichhörnchen parasitierenden Laufmilbe, *Euschöngastia indica*, nachgewiesen wurden, ist es möglich, daß sich das Tsutsugamushifieber im Urwald in noch unbekannten Warmblüterreservoiren hält und von hier aus durch Ratten oder andere Transporteure verschleppt wird.

Die Krankheit ist in Japan am häufigsten im Sommer, doch kommen hier und in Korea auch Erkrankungen im Winter vor. In den Tropen und Subtropen gibt es keine ausgesprochenen Vorzugszeiten. In Assam und Burma tritt Tsutsugamushifieber besonders zu Beginn und am Ende des Monsuns auf, in Indien fallen die Erkrankungen in die Regenzeit von Juni bis November mit einem kleinen Gipfel im September. Wärme und Feuchtigkeit begünstigen die Vermehrung und Aktivität der Milben und ihrer Wirte. So geht die Zahl der Erkrankungen sowohl bei kühlem als auch bei heißem, trockenem Wetter, wenn die Milben selten sind, deutlich zurück. Die Menschen infizieren sich draußen beim Arbeiten auf Plantagen, Wiesen und im Busch. Besonders gefährlich sind Übernachtungen und

Zelten im Freien. In der UdSSR bietet das zeitliche Auftreten der Krankheit gegenüber anderen Verbreitungsgebieten keine besonderen Aspekte.

VII. Klinisches Bild

1. Symptomatologie

Die Inkubationszeit wird von amerikanischen Autoren mit 6—21 Tagen und im Mittel mit 10—12 Tagen angegeben, von Zdrodovskii u. Golinevich mit 7—18 Tagen, im Mittel mit 10—12 Tagen und von Katsura (1955) mit 5—14 Tagen, im Mittel mit 10 Tagen. Die Krankheit beginnt plötzlich mit Schüttelfrost, *Fieber*, schweren Kopfschmerzen und Gliederschmerzen. Dazu treten allgemeine Abgeschlagenheit, Appetitlosigkeit und Muskelschmerzen schon in den ersten Tagen auf. Das Fieber nimmt innerhalb von 2—4 Tagen stetig zu und erreicht 40°C oder wenig darüber. Es bleibt 2—3 Wochen bestehen, nach Katsura in der Mehrzahl der Fälle länger als 19 Tage, um dann lytisch abzufallen. Subjektiv klagen die Patienten in den ersten Tagen manchmal auch über Verstopfung, Rücken- und Gelenkschmerzen und über Schlaflosigkeit. Husten besteht in der ersten Woche immer (Abb. 1). Die sehr quälenden *Kopfschmerzen* gehen nach dem 7. Tag meistens zurück, dafür tritt auf der Höhe des Fiebers in etwa der Hälfte der Fälle eine Bewußtseinstrübung auf, und in 10 % der Fälle wird zusätzlich über Engegefühl in der Brust, Augenschmerzen und Hörstörungen geklagt, zu denen

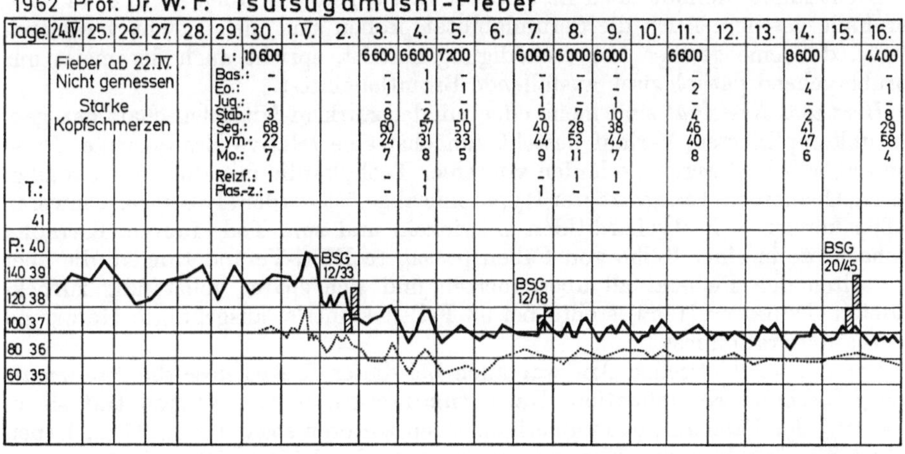

Abb. 1. Fieberkurve bei Tsutsugamushifieber, Laboratoriumsinfektion. Langsamer Anstieg der serologischen Titer

in schweren Fällen Delirien, Stupor und Muskelkrämpfe im Rahmen einer Encephalitis treten können. Von Guicheney (1959) werden ein bitemporaler Kopfschmerz und stereotype Mimik als kennzeichnend für Tsutsugamushifieber angesehen und für geeignet, als Suchsymptom zu dienen.

Unter den objektiven Symptomen ist die *"Eschar" genannte Primärläsion* kennzeichnend, die nach Fu-Hsi u. Huei-Lan (1962) in 69,6 % der Fälle zusammen mit einer regionären oder auch — wiederum nach Fu-Hsi u. Huei-Lan — in 54 % mit einer generalisierten Lymphknotenschwellung einhergeht. Die Primärläsion, die mit Fieberbeginn auftritt und mit Fieberabfall verschwindet, soll nach Blake u. Mitarb. (1937) bei weißhäutigen Personen häufiger sein und findet sich nach Philip (1947) in verschiedenen Ländern verschieden häufig, am seltensten mit 5 % in Malaysia. Der Sitz ist am häufigsten in der Genitalgegend, dann in der Axilla, an den Oberschenkeln, am Bauch und am Rücken. Im Anfang besteht nur ein hartes, entzündlich gerötetes Knötchen, auf dessen Höhe sich dann ein multilokuläres Bläschen bildet, das schließlich unter Krustenbildung zerfällt.

Das *makulo-papulöse, rosafarbene Exanthem* entwickelt sich am Ende der ersten Krankheitswoche bei etwa 60—70 % der Patienten am Stamm, auf der Innenseite der Extremitäten, gelegentlich auch im Gesicht oder auf der Mundschleimhaut, fast nie an Handflächen oder Fußsohlen. Es kann an Masern erinnern und bei Dunkelhäutigen schwer zu erkennen sein. KATSURA (1955) meint, das Auftreten des Exanthems zwischen dem 2. und 9., am häufigsten zwischen dem 3. und 5. Tag, in etwa 59 % der Fälle beobachtet zu haben. Auch FU-HSI u. HUEI-LAN geben als Lokalisation in 69,6 % der Fälle Brust und Bauch an. Das Exanthem hält wenige Tage bis eine Woche an, selten länger. Es heilt in der Hälfte der Fälle mit einer lang anhaltenden bräunlichen Pigmentierung ab. Hämorrhagische Umwandlung wird beobachtet, auch sonstige hämorrhagische Reaktionen werden beschrieben (SAXEN u. Mitarb.). Vorher, manchmal auch gleichzeitig, stellt sich eine conjunctivale Rötung ein, nach KATSURA am 3.—5. Tag. In einem Viertel der Fälle kommt es zu Pharyngitiden.

Die *Milz* zeigt auch bei dieser Rickettsiose in 46 % der Fälle etwa 1 Woche nach Fieberbeginn eine deutlich tastbare Vergrößerung. Die Konsistenz ist mittelweich, sie ist nicht ausgesprochen druckschmerzhaft.

Nicht immer kommt es zu *Leberschwellungen*, jedoch werden sie in etwa 35 % der Fälle gesehen. Auch die Serumlabilitätsproben sind meist leicht verändert. Dafür, daß eine gewisse Leberschädigung eintritt, spricht auch der meist nur vorübergehend pathologisch ausfallende Bromthaleintest.

Herz und Kreislauf sind mehr oder minder stark in Mitleidenschaft gezogen. Bei unkompliziertem Verlauf besteht zunächst eine relative Bradykardie. Diese kann aber bei schweren Verläufen von einer Tachykardie mit Pulsunregelmäßigkeiten, Cyanose und ausgeprägter Hypotonie abgelöst werden. In solchen schweren Fällen können sich Myokarditiden entwickeln und zum Tode führen. KATSURA beobachtete in einer Reihe von Fällen passagere EKG-Veränderungen, die aber nur selten den Fieberabfall überdauerten und sich später vollständig zurückbildeten. DOHERTY (1956) stellte bei 53 Fällen keinerlei ausgeprägte Herz- und Kreislaufalteration fest.

Vor der antibiotischen Ära war auch bei dieser Rickettsiose die *Pneumonie* eine gefürchtete Komplikation. Nach ZDRODOVSKII u. GOLINEVICH trat sie in 30—40 % der Fälle auf, nach amerikanischen Autoren sogar bis zu 67 %. Denen stehen die Angaben von KATSURA gegenüber, der häufiger Bronchitiden oder Pharyngitiden, seltener aber Pneumonien, Lungenödeme oder Mittelohrentzündung sah. Das Auftreten einer Tachykardie kann das Anzeichen für eine sich sekundär entwickelnde Pneumonie sein.

Thrombophlebitiden werden selten gesehen.

Blutbildveränderungen sind nicht besonders charakteristisch. Die Leukocytenwerte sind meist normal, gelegentlich wird eine Leukopenie beobachtet (KATSURA). Das Differentialblutbild zeigt eine Eosinopenie, und gelegentlich kann eine gewisse Lymphocytose bestehen. Im Verlauf der Krankheit kann sich eine leichte Anämie entwickeln.

Die *Blutsenkung* ist im Beginn nur geringgradig beschleunigt, kann dann aber im weiteren Verlauf höhere Werte erreichen. Im Ablauf der Erkrankung kommt es zu einer geringen Erniedrigung des Gesamt-Eiweißes mit einer Abnahme der Albumine und einer deutlichen Gammaglobulinvermehrung. Wie schon erwähnt, sind die Eiweißlabilitätsproben leicht pathologisch verändert. Das Plasmafibrinogen ist erniedrigt. Die Gefäßpermeabilität ist nicht nachweisbar verändert (KATSURA). Die sonstigen blutchemischen Untersuchungen ergaben keine wesentlichen Veränderungen außer einer gelegentlich beobachteten Hypochlorämie, die auf das starke Schwitzen im Fieberstadium und eine ungenügende Salzzufuhr zurückgeführt wird.

Der *Liquor* zeigt meist normale Befunde, die Zellzahl kann geringgradig erhöht sein. Eine seltene Komplikation ist eine Hirnblutung. FU-HSI u. HUEI-LAN konnten Rickettsien im Liquor nachweisen.

Meist kommt es zu einer geringen *Nierenbeteiligung*, jedoch besteht fast immer eine wohl febril bedingte Albuminurie.

Als seltene Komplikation berichten MARTIN u. CABANES (1961) über einen Fall von Artheritis obliterans, der sich im Zusammenhang mit einem Tsutsugamushifieber entwickelte und durch eine positive *Weil-Felix*-Reaktion gesichert wurde.

Eine problematische Feststellung machten LE GAC u. ARQUIÉ (1963). Sie stellten aufgrund der unsicheren Mikroagglutination einen positiven Titer für Tsutsugamushifieber bei Fällen von dem in Indochina und Guam auftretenden Kuru fest. Ob hier wirklich Zusammenhänge bestehen, bedarf noch der Bestätigung durch weitere Untersuchungen. Die gleichen Autoren sahen in 3 Fällen nach einem Tsutsugamushifieber (zweimal serologisch nachgewiesen, einmal durch Erregernachweis (?) bestätigt) das Manifestwerden einer multiplen Sklerose.

Während, wie schon erwähnt, *cerebrale Erscheinungen* wie meningeale Zeichen, Verwirrtheit, Delirien, motorische Unruhe, Krämpfe und auch ein Coma (SAXEN u. Mitarb. und TATTERSALL) im akuten Stadium häufiger gesehen werden, berichtet SMADEL auch über vorübergehende in die Rekonvaleszenz hinüberreichende nervöse und psychische Störungen.

Die *Letalität* schwankt innerhalb weiter Grenzen. Aus Japan wurde sie vor der Antibiotica-Ära mit 30—40% angegeben, in Indien und Sumatra mit 4—5%, auf Formosa mit 10%. Bei den amerikanischen Truppen im 2. Weltkrieg war sie je nach Einsatzort auch unterschiedlich. In der einen Gruppe betrug sie 7—8%, in der anderen 27—35%. Nach der Einführung der Antibiotica wurde aus Japan kein Todesfall mehr berichtet.

Das Überstehen der Erkrankung hinterläßt eine *Immunität* gegenüber dem antigenetisch homologen Stamm von *R. tsutsugamushi*, die einige Jahre anhalten kann; gegenüber heterologen Stämmen dauert sie nur einige Monate.

Zweiterkrankungen werden deshalb bei Tsutsugamushifieber im Gegensatz zu den übrigen Rickettsiosen nicht selten gesehen. Darüber hinaus haben SMADEL u. Mitarb. (1952) bei einem Patienten 15 Monate nach Überstehen eines Tsutsugamushifiebers den Erreger noch in einem axillären Lymphknoten nachweisen können. Das stimmt mit tierexperimentellen Untersuchungen überein, wie sie u.a. von KOUWENAAR u. ESSEVELD (1959) durchgeführt wurden und bei denen *R. tsutsugamushi* in Blut und Milz von Meerschweinchen noch 635 Tage nach der Infektion nachweisbar war. Das zeigt, daß eine latente Infektion mit *R. tsutsugamushi* möglich ist und daß mit *Spätrückfällen* im Sinne der *Brill-Zinsser*'schen Krankheit gerechnet werden könnte. Entsprechende klinische Beobachtungen sind bisher jedoch noch nicht mitgeteilt worden.

Dauerschäden nach dem Überstehen des Tsutsugamushifiebers scheinen sehr selten zu sein. Von KENDALL u. Mitarb. (1961) wurden 16 Soldaten, die ein schweres Tsutsugamushifieber ohne antibiotische Behandlung überstanden hatten, einer eingehenden Nachuntersuchung unterzogen. Die Untersuchten brachten zahlreiche Klagen vor, die aber nach Ansicht der Untersucher nicht mit dem überstandenen Krankheitsbild in kausalem Zusammenhang standen. Bei unserem heutigen Wissen über Spätschäden beim klassischen Fleckfieber scheint eine gewisse Vorsicht gegenüber diesen Mitteilungen am Platze, zumal andere Autoren darauf hinweisen, daß ähnlich wie beim klassischen Fleckfieber länger dauernde *vegetative Störungen* und auch gewisse *Kreislaufregulationsstörungen* beobachtet worden sind.

2. Diagnose und Differentialdiagnose

Die Früherkennung eines Tsutsugamushifiebers kann bei ausgeprägtem Krankheitsbild und bei Berücksichtigung der Anamnese des Patienten mit Aufenthalt in einem bekannten Endemiegebiet aus dem kennzeichnenden Symptom einer Primärläsion mit lokaler Lymphadenitis erfolgen. Später geben ein anhaltendes hohes Fieber und das Auftreten eines Exanthems am Ende der 1. Woche weitere Hinweise. Seit Einführung der Antibiotica kann jedoch, wie bei anderen Rickettsiosen, so auch beim Tsutsugamushifieber ein abortiver Verlauf der Erkrankung mit Fehlen von Primärläsion und Exanthem beobachtet werden, der bei sporadischem Auftreten die klinische Erkennung schwierig, wenn nicht unmöglich macht. Hierauf haben KITAOKA u. Mitarb. (1962) und andere Autoren in den letzten Jahren mehrfach hingewiesen. Die Diagnose ist in solchen Fällen nur *serologisch* oder durch den *Erregernachweis* (s. S. 15) möglich.

Differentialdiagnostisch müssen andere zu einer regionären Lymphadenitis führende unspezifische Erkrankungen, Exanthemkrankheiten, tropische Viruskrankheiten, Typhus und Malaria tropica berücksichtigt werden, in Indien und Südostasien insbesondere auch Zeckenbißfieber, teilweise auch murines und klassisches Fleckfieber. Die differentialdiagnostische Abgrenzung ist nur serologisch oder durch den Erregernachweis möglich.

Die serologische Diagnostik durch die *Agglutinationsprobe nach Weil-Felix* mit dem Proteusstamm OXK wurde 1926 von FLETSCHER u. LESSLAR für das Tsutsugamushifieber eingeführt. Sie ist auch heute noch in ihrer diagnostischen Bedeutung unübertroffen, da bei den antigenetischen Unterschieden (vgl. S. 104) die KBR Schwierigkeiten bereitet. Ein Mindesttiter von 1:160 bzw. 1:200 wird für die *Weil-Felix*-Reaktion als beweisend angesehen. Die diagnostisch verwertbaren Titer treten aber erst am Ende der 2. Woche auf, sie fallen in der 4. Woche schon wieder ab und können in der 5. oder 6. Woche ganz verschwinden. SMADEL u. ELISBERG (1965) geben an, daß nur 50—70% der Erkrankten serologisch positiv seien, vor allem, daß eine ganze Reihe von Patienten keine beweisenden Titeranstiege entwickeln würden. HOOGERHEIDE u. ENSINK (1957) konnten dagegen bei einer Epidemie in Neuguinea hohe Titeranstiege bis 1:3200 beobachten. Eine Agglutination von Proteus OX19 und OX2 tritt im allgemeinen nicht auf oder nur in sehr niedrigen Titern.

Die *Komplementbindungsreaktion* führt zu besseren Ergebnissen als die *Weil-Felix*-Reaktion, aber nur, wenn homologe stammesspezifische Antigene verwendet werden. Man hat auch hier lange persistierende Resttiter (5—10 Jahre nach Überstehen der Erkrankung) feststellen können. NOBUYOSHI, TACHIBANA (1964) versuchte ein besonders gereinigtes Antigen für die Komplementbindungsreaktion herzustellen.

Der *indirekte Fluorescenz-Antikörpertest* wurde von BOZEMAN u. ELISBERG (1963) empfohlen. Er ist gruppenspezifisch und zeigt keine Kreuzimmunität zu anderen Rickettsiosen. Der Immunofluorescenz bedienten sich bei ihren Versuchen auch KUNDIN u. Mitarb. (1964).

Wegen der genannten Schwierigkeiten bei den serologischen Reaktionen sollte in Verdachtsfällen der *Erregernachweis* versucht werden. Als Versuchstier kommen weiße Mäuse in Betracht, die intraperitoneal mit Krankenblut inokuliert werden. Nach 5—8 Tagen erkranken die Mäuse an einer fibrinösen Peritonitis und Milzschwellung. Im Peritonealexsudat lassen sich die intracellulär gelegenen Rickettsien leicht nachweisen.

3. Prophylaxe

Im Vordergrund der prophylaktischen Maßnahmen steht die Bekämpfung von Ratten und Mäusen als wichtigstem Erregerreservoir in der Umgebung des Menschen. Milben in der Nähe von menschlichen Ansiedlungen lassen sich durch ökologische Methoden (Beseitigen von Vegetation) und durch Insecticide bekämpfen; so berichtet LAWLEY (1957) aus Singapur, daß nach Anwendung von Dieldrin keine Neuerkrankungen an Tsutsugamushifieber mehr aufgetreten seien. Zum persönlichen Schutz kann in einem Milbengebiet mit einem Repellent imprägnierte Schutzkleidung getragen werden.

SMADEL u. Mitarb. (1950) haben über eine Chemoprophylaxe mit Chloramphenicol berichtet, dies noch vor der Kenntnis der schweren Knochenmarkschäden dieses Antibioticums. Sie gaben damals 3—4 g alle 3—7 Tage und fortgesetzt bis zu 6 Wochen nach der letzten Infektionsmöglichkeit; die angegebene Dosierung genügte, um klinische Krankheitserscheinungen zu unterdrücken, obwohl eine kurze Rickettsiämie beobachtet wurde.

4. Therapie

SMADEL u. Mitarb. (1949) haben erstmals Chloramphenicol, Chlortetracyclin und Oxytetracyclin auch in die Behandlung des Tsutsugamushifiebers eingeführt. Diese Medikamente führen zu einem Fieberabfall innerhalb von 1—2 Tagen bei einer Dosierung von 3 g als Initialdosis und 0,5 g alle 6 Std bis zum Temperaturabfall. Bei frühzeitigem Therapiebeginn kommt es jedoch in einem hohen Prozentsatz zu Rückfällen, die nicht gesehen werden, wenn die Behandlung erst am 7. Krankheitstag oder später beginnt. DOHERTY (1956) gibt an, daß Rückfälle nur vermißt werden, wenn die Behandlung nach dem 9. Krankheitstag einsetzt. Amerikanische Autoren empfehlen deshalb, eine einzige Dosis von 3 g des Antibioticums am 6. Tag nach Beendigung der ersten Behandlung zu geben; damit sollen Rückfälle sicher verhütet werden können. Penicillin ist in der Behandlung eines Tsutsugamushifiebers unwirksam, Sulfonamide sind kontraindiziert.

Daß neben der spezifischen Behandlung auch Maßnahmen zur Kreislaufstütztherapie erforderlich sind, gilt hier ebenso wie für die anderen Rickettsiosen.

Literatur

Recent **Advances** in studies of tsutsugamushi disease in Japan. Ed. by T. Tamiya. Tokio: Medical Culture 1962, 309 S.

Audy, J.R.: Trombiculid mites infesting birds, reptiles, and arthropodes in Malaya, with a taxonomic revision, and descriptions of a new genus, two new subgenera, and six new species. Bull. Ruffles Museum, No. 28, 27—80 (1956).

— Investigations of scrub typhus in Ceylon, Manipur, and South Burma, 1944—1946, and in Malaya, 1947—1959. Acta med. biol. (Niigata) **15**, Suppl., 17 (1967).

— **Harrison, J.L.**: A review of investigations in mite typhus in Burma and Malaya, 1945 to 1950. Trans. roy. Soc. trop. Med. Hyg. **44**, 371—395 (1951).

Baelz, E., Kawakama: Das japanische Fluß- oder Überschwemmungsfieber, eine akute Infektionskrankheit. Virchows Arch. **78**, 373 (1879).

Barker, L.F., Patt, J.K., Hopps, H.E.: Titration and neutralization of rickettsia tsutsugamushi in tissue cultures. J. Immunol. **100**, 825—830 (1968).

Bennett, B.L., Smadel, J.E., Gauld, R.L.: Studies on scrub typhus (tsutsugamushi disease). IV. Heterogeneity of strains of R. tsutsugamushi as demonstrated by cross-neutralization tests. J. Immunol. **62**, 453—461 (1949).

Blake, F.G., Maxcy, F.K., Sadusk, J.F., Jr., Kohls, G.M., Bell, E.J.: Studies on tsutsugamushi disease (scrub typhus, mite-borne typhus) in New Guinea and adjacent islands: Epidemiology, clinical observations and etiology in the Bobadura area. Amer. J. Hyg. **41**, 243 (1937).

Bozeman, F.M., Elisberg, B.L.: Serological diagnosis of scrub typhus by indirect immunofluorescence. Proc. Soc. exp. Biol. (N.Y.) **112**, 568 (1963).

— — Studies of the antibody response in scrub typhus employing indirect immunofluorescence. Acta med. biol. (Niigata) **15**, Suppl., 105—111 (1967).

Capponi, M., Kawai, K.: Rickettsia tsutsugamushi: recherches récentes sur les vecteurs et les antigènes. Bull. Soc. Path. exot. **64**, 30—37 (1971).

Clarke, D.H., Fox, J.P.: The phenomenon of in vitro hemolysis produced by the rickettsiae of typhus fever, with a note on the mechanism of rickettsial toxicity in mice. J. exp. Med. **88**, 25 (1948).

Cohn, Z.A., Bozeman, F.M., Campbell, J.M., Humphries, J.W., Sawyer, T.K.: Study on growth of rickettsiae. V. Penetration of Rickettsia tsutsugamushi into mammalian cells in vitro. J. exp. Med. **109**, 271—292 (1959).

Cook, I., Scott, W., Campbell, R.W.: Scrub typhus and other infections in North Queensland animals. Trans. roy. Soc. trop. Med. Hyg. **61**, 343—350 (1967).

Cooper, W.C., Lien, J.C., Shu, S.H., Chen, W.F.: Scrub typhus in the Pescadores Islands: An epidemiological and clinical study. Amer. J. trop. Med. Hyg. **13**, 833—838 (1964).

Doherty, R.L.: A clinical study of scrub typhus in North-Queensland. Med. J. Aust. **212** (1956).

Domrow, R., Cook, I.: Recent studies of the epidemiology of scrub typhus in North Queensland. Acta med. biol. (Niigata) **15**, Suppl., 43—48 (1967).

Duisalieva, R.G., Tarasevich, I.V., Plotnikova, L.I.: Preparation of an antigen from R. tsutsugamushi grown in tissue cultures. Zh. Mikrobiol. (Mosk.) **47**, 101—103 (1970).

Dumoulin, F.V.G., Bryan, J., Diercks, F.H., Haccou, M.: Scrub typhus in a South Sumatra oil field. Med. Bull. (New Jersey) **17**, 66 (1957).

Elisberg, B.L., Campbell, J.M., Bozeman, F.M.: Antigenic diversity of Rickettsia tsutsugamushi: Epidemiologic and ecologic significance. J. Hyg. Epidem. (Praha) **12**, 18—25 (1968).

— **Sangkasuvana, V., Campbell, J.M., Bozeman, F.M., Bodhidatta, P., Rapmund, G.**: Physiogeographic distribution of scrub typhus in Thailand. Acta med. biol. (Niigata) **15**, Suppl., 61—67 (1967).

Fletcher, W., Lesslar, J.E.: The Weil-Felix-reaction in sporadic tropical typhus. Inst. Med. Res. Fed. Malay. States Bull. No. 1 (1926).

Fu-Hsi, Ch., Huei-Lan, Ch.: Clinical observations on tsutsugamushi disease. Chin. med. J. **81**, 86 (1962).

Giroud, P., Jadin, J.,: C.R. Soc. Biol. (Paris) 148, **1157** (1954); zit. n. Giroud, P.: Les zoonoses néo-rickettsiennes, leur épidémiologie. Maroc méd. **38**, 563 (1959).

Guicheney, A.: Un signe d'orientation précieux du diagnostic du scrub-typhus: La céphalée bitemporale. Méd. trop. **19**, 447 (1959).

Hara, Y., Abe, T.: The influence of chemotherapy on the mortality rates of tsutsugamushi disease in northern Japan, and some other statistical informations. Amer. J. trop. Med. Hyg. **5**, 218 (1956).

Harrison, J.L., Audy, J.R.: Hosts of the mite vector of scrub typhus. I. A check-list of the recorded hosts. II. An analysis of the list of recorded hosts. Ann. trop. Med. Parasit. **45**, 171 (1951).

Harzlett, D.R.: Scrub typhus in Vietnam: experience in the 8th Field Hospital. Milit. Med. **135**, 31—34 (1970).

Hoogerheide, C., Ensink, G.J.: Two small explosions of scrub typhus in Netherlands New-Guinea. Docum. Med. geogr. trop. (Amst.) **9**, 94 (1957).

Hopps, H.E., Jackson, E.B., Danaukas, J.X., Smadel, J.E.: Study of the growth of rickettsiae. III. Influence of extracellular environment on the growth of Rickettsia tsutsugamushi. J. Imnunol. **82**, 161-171 (1959).

— — — — Study on the growth of rickettsiae. IV. Effect of chloramphenicol and several metabolic inhibitors on the multiplication of Rickettsia tsutsugamushi in tissue culture cells. J. Immunol. **82**, 172—181 (1959).

— **Kohno, S., Kohno, M., Smadel, J.E.**: Production of interferon in tissue cultures infected with Rickettsia tsutsugamushi (abstract). Bact. Proc. 115—116 (1964).

Jackson, E.B., Smadel, J.E., Fuller, H.S., Coale, M.C., Bozeman, F.M.: Occurrence of Rickettsia tsutsugamushi in Korean rodents and chiggers. Amer. J. Hyg. **66**, 309—320 (1957).

Kalra, S.L.: Progress in the knowledge of rickettsial diseases in India. Indian J. med. Res. **47**, 477 (1959).

— Scrub typhus in India. Acta med. biol. (Niigata) **15**, Suppl., 41—42 (1967).

Katsura, S.: The clinical studies on tsutsugamushi disease. Acta med. biol. (Niigata) **3**, 1 (1955).

Kekcheyeva, N.: Preventive immunization against tsutsugamushi fever. J. Hyg. Epidem. (Praha) **12**, 14—17 (1968).

Kendall, A.E., Beese, G.W., Sayen, J.J., Scheie, A.G., Gammon, G.D., Wood, F.C.: Scrub typhus: a follow-up study. Ann. intern. Med. **55**, 784 (1961).

Kitaoka, M., Asanuma, K.: Monthly observation on rickettsia and complement fixing antibody response in Microtus montebelli placed once on the ground endemic of scrub typhus or inoculated experimentally with Rickettsia orientalis. J. Hyg. Epidem. (Praha) **12**, 147—161 (1968).

— **Okubo, K., Asanuma, K.**: Epidemiological survey by means of complement fixation test on scrub typhus in Japan. Acta med. biol. (Niigata) **15**, Suppl., 69—85 (1967).

Kitaoka, M., Okubo, K., Hazato, H., Toyokawa, K., Shimizu, F., Karo, R.: Epidemiologic observation on scrub typhus in Japan from the mode of transmission. Jap. J. med. Sci. Biol. **14**, 279 (1962).

Kobayashi, Y., Nagai, K., Tachibana, N.: Purification of complement-fixing antigens of Rickettsia orientalis by ether extraction. Amer. J. trop. Med. Hyg. **18**, 942—952 (1969).

Kouwenaar, W., Esseveld, H.: The nature of immunity against scrub typhus in guinea pigs. Docum. neerl. indones. Morb. trop. **1**, 34 (1949).

Krishnan, K.V., Smith, R.A., Bose, P.N., Neogy, K.N., Roy, B.K.G., Ghosh, M.: Transmission of Rickettsia orientalis by the bite of the larvae of Trombicula deliensis. Indian med. Gaz. **84**, 41—43 (1949).

Kudryashova, N.I., Mirolyubova, L.V., Tarasevich, I.V., Plotnikova, L.F., Egorova, A.D.: Natural infection of chigger mites with Rickettsia tsutsugamushi in the Primorsky Territory. Med. Parazit. (Mosk.) **37**, 302—305 (1968).

— **Tarasevich, I.V.**: Trombiculids in a natural focus of tsutsugamushi disease in the South of the Maritime Province. Med. Parazit. (Mosk.) **33**, 718—721 (1964).

— — **Gopachenko, I.M.**: Landscape and zoological characteristics of the natural focus of the tsutsugamushi fever in South Primorje. Zool. Zh. **46**, 432—434 (1967).

Kulagin, S.M., Tarasevich, I.V., Kudryashova, N.I., Gopachenko, I.M.: On the natural focus of scrub typhus in the south of the Primorie area of the USSR. Acta med. biol. (Niigata) **15**, Suppl., 49—52 (1967).

— — — **Plotnikova, L.F.**: The investigation of scrub typhus in USSR. J. Hyg. Epidem. (Praha) **12**, 257—264 (1968).

Kundin, W.D., Chien, L., Harmon, P., Rodina, P.: Pathogenesis of scrub typhus infection (Rickettsia tsutsugamushi as studied by immunofluorescense. J. Immunol. **93**, 772—871 (1964).

Lawley, B.J.: The discovery, investigation and control of scrub typhus in Singapore. Trans. roy. Soc. trop. Med. Hyg. **51**, 56 (1957).

Le Gac, P.: Le scrub-typhus au Vietnam. Rév. Path. comp. Méd. expér. **6**, 283—292 (1969).

— **Arquie, E.**: Rickettsia orientalis, sclérose en palques et sclérose latérale amyotrophique. Bull. Soc. Path. exot. **56**, 872 (1963).

— — Rôle possible de Rickettsia orientalis dans l'étiologie du Kuru de Nouvelle-Guinée et de l'ile de Guam. Bull. Soc. Path. exot. **56**, 875 (1963).

— — A propos de réactions de micro-agglutination négatives vis-avis des rickettsies et des néorickettsies dans la sclérose en Plaques. Bull. Soc. Path. exot. **56**, 925 (1963).

Martin, M., Cabanes, L.: Artérite oblitérante aigue du membre inférieur au decours d'un scrub typhus. Méd. trop. **21**, 597 (1961).

Mathur, T.N.: Endemic typhus fevers. J. Indian med. Prof. **3**, 1194 (1956).

Nasir, A.S.: Entomological survey of the vectors of scrub typhus in West Pakistan. Pak. J. Hlth **14**, 83—85 (1965).

Nagayo, M., Tamiya, T., Sato, K.: On the virus of tsutsugamushi disease and its demonstration by a new method. Jap. J. exp. Med. **8**, 309 (1930).

Nazarenko, S.I., Tarasevich, I.V., Plotnikova, L.F., Fetisova, N.F.: Examination of immunological structure of the population in some districts of the Tajik SSR in respect to tsutsugamushi fever. Zh. Mikrobiol. (Mosk.) **2**, 139 (1969).

Nobuyoshi Tachibana: Immunological study of rickettsia. Purification of complementfixing antigen of R. orientalis with sodium desoxycholate. Jap. J. exp. Med. **3**, 163—164 (1964).

Philip, C.B.: Observations on tsutsugamushi disease (mite-born or scrub typhus) in Northwest Honshu Island, Japan, in the fall of 1945. I. Epidemiological and ecological data. Amer. J. Hyg. No. 1, 45 (1947).

Plotnikova, L.F., Tarasevich, I.V.: The antigenic structure of some Rickettsia tsutsugamushi strains (in experiments of cross neutralization reaction). Zh. Mikrobiol. (Mosk.) **49**, 58—61 (1967).

Rapmund, G., Upham, R.W., Jr., Kundin, W.D., Manikumaran, C., Chan, T.C.: Transovarial development of scrub typhus rickettsia in a colony of vector mites. Trans. roy. Soc. trop. Med. Hyg. **63**, 251—258 (1969).

Sasa, M.: Comparative epidemiology of tsutsugamushi disease in Japan. Jap. J. exp. Med. **24**, 335 (1954).

Roger, F., Roger, A.: Sur la localisation initiale de R. tsutsugamushi au niveau des capillaires. Bull. Soc. Path. exot. **51**, 891 (1958).

Schaechter, M., Bozeman, F.M., Smadel, J.E.: Study on the growth of rickettsiae. II. Morphologic observations of living rickettsiae in tissue culture cells. Virology **3**, 160—172 (1957).

Settle, E.B., Pinkerton, H., Corbett, H.J.: A pathologic study of tsutsugamushi disease. J. Lab. clin. Med. **30**, 639 (1954).

Shapiro, M.I., Somov, G.P., Lazarev, A.N., Gopachenko, I.M., Netsky, K.V.: Some results of studies in tsutsugamushi disease in the Primorsk region. Zh. Mikrobiol. (Mosk.) **45**, H. 8, 86—92 (1968).

Shishido, A.: Identification and serological classification of the causative agent of scrub typhus in Japan. Jap. J. med. Sci. Biol. **15**, 308—321 (1962).

— Inapparent infection of scrub typhus in Japan. Jap. J. med. Sci. Biol. **14**, 298 (1962).

— Strain variation of Rickettsia orientalis in the complement fixation test. Jap. J. med. Sci. Biol. **17**, 59—72 (1964).

— **Hikita, M.**: Study on complement fixing antigens of Rickettsia tsutsugamushi from tissue culture sources. Acta virol. **12**, 58—62 (1968).

— — **Sato, T., Kohno, S.**: Particulate and soluble antigens of "Rickettsia tsutsugamushi" in the complement fixation test. J. Immunol. **103**, 480—490 (1969).

— **Kohno, S., Hikita, M., Iida, T., Kawashima, H., Kawamura, A.**: Complement fixation and direct immunofluorescence for typing of tsutsugamushi disease rickettsiae. Acta med. biol. (Niigata) **15**, Suppl., 87—95 (1967).

Shubin, F.N., Natsky, K.V., Somov, G.P.: Concerning the vector of tsutsugamushi fever in the Far East. Zh. Mikrobiol. (Mosk.) **47**, H. 9, 112—115 (1970).

Smadel, J.E.: Present status of antibiotic therapy in viral and rickettsial diseases. Bull. N.Y. Acad. Med. **27**, 223 (1951).

— **Jackson, E.B., Bennett, B.L., Rigths, F.L.**: A toxic substance associated with the Gilliam strain of R. orientalis. Proc. Soc. exp. Biol. (N.Y.) **62**, 138 (1946).

— **Ley, H.L., Diercks, F.H., Cameron, J.A.P.**: Persistence of Rickettsia tsutsugamushi in tissues of patients rec overed from scrub typhus. Amer. J. Hyg. **56**, 294 (1952).

Stewart, P.D.: Scrub typhus in Hong Kong. J. roy. Army med. Cps. **100**, 121 (1954).

Tachibana, N., Kobayashi, Y.: Complement-fixation tests of Rickettsia orientalis with sodium deoxycholate treated antigen. Jap. J. Microbiol. **12**, 195—200 (1968).

Tarasevich, I.V.: Natural variability of Rickettsia tsutsugamushi. Zh. Mikrobiol. (Mosk.) **8**, 30—36 (1966).

— Tsutsugamushi fever. Zh. Mikrobiol. (Mosk.) **31**, 7 (1960).

— **Kulagin, S.M., Plotnikova, L.F., Mirolyubova, L.V.**: Studies of antigenic characteristics of Rickettsia tsutsugamushi isolated in the USSR. Acta virol. **12**, 63—67 (1968).

Toyokawa, K., Shimizu, F., Kano, R.: Experimental studies on the mode of transmission of the tsutsugamushi disease. Acta med. biol. (Niigata) **15**, Suppl., 33 (1967).

Traub, R., Frick, L.P., Diercks, F.H.: Observations on the occurrence of Rickettsia tsutsugamushi in rats and mites in the Malayan jungle. Amer. J. Hyg. **51**, 269 (1950).

— **Wisseman, Ch.L., Jr.**: Ecological considerations in scrub typhus. Bull. Wld Hlth Org. **39**, 209—237 (1968).

— — **Ahmad, N.**: The occurrence of scrub typhus infection in unusual habitat in West Pakistan. Trans. roy. Soc. trop. Med. Hyg. **61**, 23—53 (1967).

Trishnananda, M., Harinasuta, Ch., Vasuvat, Ch.: Studies on the vector of Rickettsia tsutsugamushi in Thailand. Ann. trop. Med. Parasit. **60**, 252—256 (1966).

— **Vasuvat, Ch., Harinasuta, Ch.**: Investigation of scrub typhus in Thailand. J. trop. Med. Hyg. **67**, 215—219 (1964).

Varma, R.N.: Survey of the eastern Himalayas for endemicity of scrub typhus. Indian J. med. Res. v. **57** — Nr. **7**, 1228—1231 (1969).

— Prevalence of leptotrombidium deliense, the scrub typhus vector, in the eastern Himalayas. Nature (Lond.) **222**, 984—985 (1969).

Weyer, F.: Ätiologie und Epidemiologie der Rickettsiosen des Menschen. Ergebn. Mikrobiol. Hyg. **32**, 73 (1959).

— Experimentelle Übertragung von Rickettsien auf Arthropoden. Z. Tropenmed. Parasit. **15**, 132—138 (1964).

Win, K., Ohn, T., Than, M.: Scrub typhus in Burma. Univ. Burma J. Life Sci. **1**, 209—211 (1968).

Wisseman, Ch.L., Jr., Traub, R., Ahmad, N.: Scrub typhus in West Pakistan. Acta med. biol. (Niigata) **15**, Suppl., 37—39 (1967).

Wissig, S.L., Caro, L.G., Jackson, E.B., Smadel, J.E.: Electron microscopic observations on intracellular rickettsiae. Amer. J. Path. **32**, 1117—1134 (1956).

Zaraphonetis, C.J.D., Ingraham, H.S., Berry, J.F.: Weil-Felix and typhus complement fixation test in relapsing fever with special reference to B. Proteus OXK Agglutination. J. Immunol. **52**, 189 (1946).

Zdrodovskii, P.F., Golinevich, E.H.: The rickettsial diseases. Oxford-London-New York-Paris: Pergamon Press 1960.

G. Wolhynisches Fieber

W. Mohr u. F. Weyer

Mit 8 Abbildungen

I. Definition

Das Wolhynische Fieber ist eine akute, vorwiegend fieberhaft verlaufende Infektionskrankheit, die durch *Rickettsia quintana* verursacht und durch Läuse übertragen wird. Sie geht mit intermittierenden Fieberanfällen, Kopf- und Gliederschmerzen, insbesondere symmetrischen Schienbeinschmerzen, einher. Der Fiebertyp kann paroxysmal, undulierend, typhös, abortiv und rudimentär sein. Im akuten Stadium besteht stets eine Milzschwellung; Früh- und Spätrezidive sind möglich. Der Krankheitsverlauf ist gutartig.

Synonyma: Wolhynisches Fieber, Fünftagefieber, Febris wolhynica, Febris duintana, Trench fever, Fièvre des tranchées.

II. Geschichte

Die erste genaue Beschreibung des Krankheitsbildes mit allen Symptomen stammt von Apolant aus Berlin 1904. 1916 schilderte Weitz aus Hamburg 2 charakteristische Fälle. Zwar haben diese Autoren die Syndrome sehr genau dargestellt, sie aber noch nicht alseigenständiges Krankheitsbild erkannt. Erst 1916 wurde das Wolhynische Fieber als spezifische Krankheit unter dem Namen „*Fünftagefieber*" von Werner und dann auch von His beschrieben. In der Folgezeit waren es u.a. Korbsch, Frese, Grafe, sowie McNee, Renshaw u. Brunt, die sich um die weitere Erkennung und Erforschung besondere Verdienste erwarben. 1918 beschäftigte sich eine amerikanische Kommission unter Strong mit den Problemen dieser Krankheit und suchte sie durch Infektionsversuche mit Freiwilligen aufzuklären. Die Erkennung des Übertragungsweges brachte wichtige Hilfe bei der Eindämmung der Erkrankung. Mit Kriegsende 1919 war das Wolhynische Fieber praktisch erloschen. In den folgenden Jahren wurden nur sporadische Fälle gesehen, vorwiegend in Polen und Rußland, bis dann 1937 die Krankheit in Spanien größere Gruppen erfaßte. Im Krieg 1939—1945 traten zunächst nur vereinzelte Fälle in Polen und an der Westfront auf, der strenge Winter 1941/42 mit z.T. sehr ungünstigen hygienischen Verhältnissen brachte dann ein starkes Anwachsen der Erkrankungszahl. In der Nachkriegszeit wurden die Fälle wieder sehr selten. Von 1947—1963 konnten Mohr u. Weyer (1964) unter 281 Personen, die mittels Xenodiagnose untersucht wurden, 4 Fälle von Spätrezidiven dieser Erkrankung beobachten.

III. Erreger

Der Erreger des Wolhynischen Fiebers, von Töpfer entdeckt, wurde von Schmincke (1917) *R. quintana* benannt. Es ist die einzige Rickettsienart, von der nur extracelluläre Lage bekannt ist. Morphologie und färberische Eigenschaften decken sich in den meisten Punkten mit denen anderer Rickettsien (Weyer, 1955). Vorherrschend sind allerdings plumpe gedrungene Stäbchen, die in ihrem Aussehen an *R. tsutsugamushi* erinnern und 0,5—0,8 μ in der Breite und 0,7—1,4 μ in der Länge messen. Die Polendenfärbung ist weniger deutlich als bei anderen Rickettsien, ausgesprochene Stäbchenformen kommen nicht vor. Das Mittelstück bei Teilungsstadien ist kurz und nicht auffallend heller gefärbt. Die Feinstruktur stimmt mit der von intracellulären Rickettsien überein (Ito u. Vinson, 1965), die Zellwand ist lediglich etwas dicker. Auch im Stoffwechsel besteht, von geringfügigen Unterschieden abgesehen, Übereinstimmung mit anderen Rickettsien (Weiss u. Mitarb., 1967; Huang, 1967).

Der Erreger ist aber wesentlich resistenter als andere Rickettsien. In trockenen Läusefaeces überlebten die Rickettsien eine Erhitzung auf 85° C für 10 min. Unter natürlichen Bedingungen blieben sie in Läusefaeces bis zu 129 Tagen vermehrungsfähig, bei 4—5° C über 2 Jahre. *R. quintana* hat zu keinem anderen Rickettsiose-Erreger antigene Beziehungen, auch kommt es bei einer Infektion nicht zur Bildung von Agglutininen gegen Proteus-Bakterien. Die *Weil-Felix-Reaktion* ist daher bei Wolhynischem Fieber *nicht anwendbar* (Abb. 1).

R. quintana ist die einzige Rickettsienart, die sich auf einem künstlichen Nährboden aus Blutagar (bei 37° C und einem CO_2-Gehalt der Luft von 5 %) züchten läßt (VINSON, 1966; MASON, 1970). Damit ist auch die Möglichkeit zur Herstellung eines Antigens für diagnostische Zwecke gegeben (VINSON u. CAMPBELL, 1968). In der Gewebekultur läßt sich der Erreger nicht züchten, im Dottersack des Hühnerembryos nur beschränkt. Der einzige bekannte Warmblüterwirt für *R. quintana* ist der Mensch. Die für andere Rickettsien empfänglichen Laboratoriumstiere, speziell die Nager, lassen sich nicht mit *R. quintana* infizieren. Lediglich Affen können als Versuchstiere benutzt werden (MOOSER u. WEYER, 1953). Die bei Rhesusaffen erhobenen Befunde decken sich weitgehend mit denen bei menschlichen Erkrankungen.

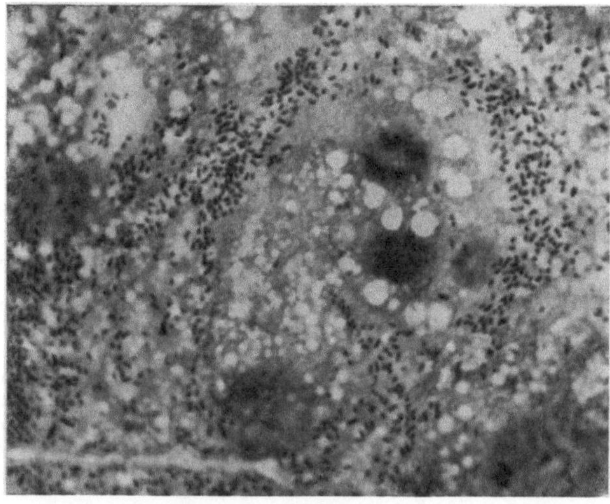

Abb. 1. *R. quintana* im Magenausstrich einer Kleiderlaus, 5. Tag p.i. Deutlich erkennbar ist die extracelluläre Lage der Rickettsien auf bzw. zwischen den Zellen. (Vergr. 1200mal, Färbung nach GIEMSA). (Nach MOOSER u. WEYER, 1953)

Wo sich die Erreger im menschlichen Körper aufhalten, ob es hier zu einem Organbefall oder einer intracellulären Vermehrung kommt, ist bisher nicht bekannt. Wir wissen lediglich, daß sich die *Rickettsien in strömendem Blut* finden, im Unterschied zu anderen Rickettsien meistens für Wochen und sogar für Monate. Der Nachweis kann durch den Läuseversuch, d. h. durch Füttern von Läusen am Patienten (WEYER, 1948; MOHR u. WEYER, 1964), und durch Übertragung von Blut auf den erwähnten Nährboden erfolgen (VARELA u. Mitarb., 1969). Personen, die keine oder schwache Krankheitssymptome zeigen, können im Blut durch Xenodiagnose nachweisbare Rickettsien enthalten, die man irrtümlich als apathogen angesehen und *R. pediculi* genannt hat. Solche „apathogenen" Rickettsien sind nur in Gebieten mit starker Verlausung nachgewiesen worden, in denen auch Wolhynisches Fieber endemisch ist. KOSTRZEWSKI (1949) zeigte außerdem, daß die von gesunden Menschen stammenden, als *R. pediculi* bezeichneten Erreger bei anderen Personen ein typisches Wolhynisches Fieber erzeugten. *R. pediculi* ist daher (ebenso wie *R. weigli*) als *synonym* mit *R. quintana* anzusehen.

Der Erreger ist auf die *Läuse des Menschen* spezialisiert. In anderen Arthropoden kann er sich nicht vermehren. Nur in der Affenlaus scheint eine Vermehrung möglich zu sein (WEYER, 1955). *R. quintana* vermehrt sich im Magen der Laus ausschließlich extracellulär auf den Zellen der Schleimhaut und im Magenlumen (Abb. 2). Die Läuse werden dadurch nicht geschädigt oder in ihrer Lebensdauer verkürzt. Sind sie infiziert, so scheiden sie während ihres ganzen Lebens mit dem Kot Rickettsien aus. Nach experimenteller Inokulation vermehren sich die Erreger ebenso wie andere Rickettsien auch in der Hämolymphe der Laus.

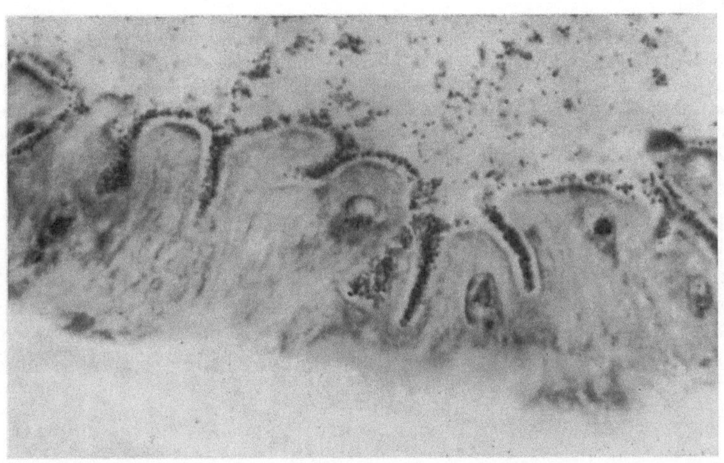

Abb. 2. *R. quintana* im Magenquerschnitt einer Kleiderlaus, 18. Tag p.i. Rickettsien extracellulär auf den Epithelzellen und im Magenlumen (Vergr. 1200mal, Färbung nach GIEMSA). (Nach MOOSER u. WEYER, 1953)

IV. Pathologisch-anatomische Befunde

Da die Krankheit nicht zum Tode führt, liegen auch keine eindeutigen pathologisch-anatomischen Befunde vor. Die zwei durch andere Umstände zu Tode gekommenen Wolhynica-Kranken hatten beide vorher ein Fleckfieber durchgemacht, so daß die erhobenen Befunde nicht mit Sicherheit auf das Wolhynische Fieber zu beziehen sind. DÖRR sowie REUTER, die diese Untersuchungen durchführten, fanden diffuse kleinzellige Infiltrate in Leber, Niere, Myokard und Endokard. DÖRR stellte außerdem noch in seinem Fall eine akute, knötchenförmige Encephalitis im Gebiet der Medulla oblongata fest. Ein histologischer Rückenmarksbefund liegt von beiden Untersuchern nicht vor. DÖRR hält aber Entzündungen im Bereich der hinteren Wurzeln des Rückenmarks für möglich.

V. Pathogenese

Sicheres über die Hauptlokalisation der *Rickettsia quintana* im menschlichen Organismus ist trotz vieler Untersuchungen auch heute noch nicht bekannt. Versuche von MOOSER u. WEYER (1953) am Rhesusaffen brachten in dieser Hinsicht auch nicht die erhoffte Klärung. Nach VON BAEYER u. BAUMER ist die sehr diffuse Symptomatik des Wolhynischen Fiebers — vor allem in den Anfangsstadien — am ehesten durch ein Zusammenwirken neuritischer und radiculomyelitischer Störungen mit häufiger, wenn auch nur geringfügiger Meningen-Beteiligung zu erklären. ERNST u. PORTIUS sind der Auffassung, daß eine *Schädigung des Thalamus-Zwischenhirngebietes,* die von einer toxischen, leicht entzündlichen

Schädigung des Gefäßsystems, besonders des Gehirns, ausgeht, vorliege und daß diese auch die diffusen Bilder,

1) Bewegungsstörungen,
2) Sprachstörungen,
3) psychische Auffälligkeiten,
4) Hypersensibilität der Körperoberfläche
und 5) Augenhintergrundsveränderungen

erkläre. Auch Schulten neigt der Auffassung zu, daß der Krankheitsprozeß bei Wolhynischem Fieber im Thalamusgebiet sitzen müsse und aus dieser Sicht heraus zu erklären sei.

Höring ordnet das Wolhynische Fieber in die Reihe der cyclischen Infektionskrankheiten ein und erklärt die Anfälle durch ein rhythmisches Nachlassen der instabilen Immunität, die erst nach mehreren Anläufen eine gewisse Stabilität erreicht. In dem Fieberparoxismus sieht er Generalisationsstadien des Erregers in stets neuer Wiederholung, die durch ungenügende Durchimmunisierung im Einzelfall ermöglicht wird. Ein schlüssiger Beweis für diese Auffassung ist aber nicht erbracht, zumal nicht nur im Anfall, sondern auch im Intervall eine Rickettsiämie nachweisbar ist.

Die meisten Autoren neigen zu der Auffassung, daß eine *Radiculomyelitis* der hinteren Wurzeln unter besonderer Beteiligung des Lumbalmarkes vorliege. Aschenbrenner erwägt, ob nicht neuro-allergisch bedingte, parainfektiöse Encephalomyelitiden im Sinne von Pette den schweren zentral-nervösen Störungen bei Wolhynischem Fieber zugrunde liegen. Auch die neueren amerikanischen Untersuchungen (Vinson u. Mitarb., 1969) haben die Pathogenese noch nicht aufklären können.

VI. Epidemiologie

Übertragung und Epidemiologie verlaufen wegen der strengen Bindung des Wolhynischen Fiebers an die *Kleiderlaus als Überträger* in allen wesentlichen Punkten wie beim klassischen Fleckfieber. Das Wolhynische Fieber ist nur *in den beiden Weltkriegen in Ost- und Südeuropa in epidemischer Form* aufgetreten, vor dem 1. Weltkrieg war es unbekannt. Durch Urlauber und Verlegung von Soldaten ist die Krankheit in *Einzelfällen* auch in England, Frankreich, Belgien, Griechenland, Rumänien, Ägypten und Mesopotamien vorgekommen. Sie forderte im 1. Weltkrieg bei den Truppen mehr Ausfälle als jede andere Infektionskrankheit. Die Gesamtzahl der Erkrankungen dürfte sich auf 1 Million belaufen haben. Im 2. Weltkrieg waren es annähernd 300000 Kranke.

Angaben über das Vorkommen von Wolhynischem Fieber in anderen Ländern, z.B. in Japan, die nach dem 1. Weltkrieg mehrfach in der Literatur zu finden waren, sind nicht gesichert, da die Diagnosen nur klinisch gestellt wurden. Beobachtungen von Liu u. Landauer (1952) lassen es als möglich erscheinen, daß die Krankheit auch in China vorkommt. Varela u. Mitarb. (1954) übertrugen in Mexiko Kot von Kleiderläusen, die bei der einheimischen Bevölkerung gesammelt waren, auf 2 Freiwillige, die mit Temperaturerhöhung und anderen für Wolhynisches Fieber typischen Symptomen erkrankten. Läuse, die an den infizierten Personen sogen, enthielten später Rickettsien vom Typ *R. quintana*. Diese Beobachtungen wurden dann durch Arbeiten von Vinson (1964) erweitert. Das Vorkommen des Erregers ist auch aus Nordafrika, Äthiopien und Spanien gemeldet worden, spontane Erkrankungen an Wolhynischem Fieber sind jedoch weder aus Mexiko noch aus anderen Ländern bekannt.

Einziger bekannter Warmblüterwirt für den Erreger ist der *Mensch*. Im Unterschied zum klassischen Fleckfieber kommt es bei den Kranken zu einer *längeren Rickettsiämie*. Sie dauert mindestens so lange, wie klinische Symptome bestehen, in den meisten Fällen noch darüber hinaus. Das bedeutet in der Regel mehrere Wochen oder gar Monate. Bei manchen Patienten konnten die Rickettsien bis zu 100 Tagen ununterbrochen im Blut nachgewiesen werden, bei einer

Laboratoriumsinfektion bis zu 4 Monaten (Mohr u. Hirte, 1954). Kostrzewski (1949) erwähnt Erkrankungen, die sich über 1 oder gar 2 Jahre erstreckten; während dieser ganzen Zeit fanden sich bei den Patienten Rickettsien im Blut.

Alle Läuse des Menschen lassen sich mit *R. quintana* infizieren, doch ist die Kleiderlaus hier ebenso wie beim klassischen Fleckfieber als Überträger am wichtigsten. Tierläuse sind für den Erreger nicht empfänglich, ebensowenig andere Arthropoden einschließlich Zecken. Lediglich in Affenläusen scheint eine Vermehrung möglich zu sein (Weyer, 1955). Die mit dem Blut des Kranken aufgenommenen Rickettsien vermehren sich in der Laus ausschließlich extracellulär auf der Magenschleimhaut und im Magenlumen und werden mit dem Kot ausgeschieden. Die Laus wird nicht geschädigt, ihre Lebensdauer ist nicht verkürzt. Die Erreger sind widerstandsfähiger als andere Rickettsien, besonders im trockenen Läusekot. Sie bleiben, wie Versuche gezeigt haben, bei Zimmertemperatur bis zu 4 Monaten vermehrungsfähig, bei 4—5°C über 2 Jahre (Weyer, 1961). Der Mensch infiziert sich, genau wie bei klassischem Fleckfieber, mit Rickettsien aus den Läusefaeces, die über Hautläsionen oder die Schleimhaut ins Blut gelangen, wahrscheinlich auch durch Einatmen von verstäubtem Läusekot.

In bestimmten Teilen von Ost- und Südeuropa ist die Krankheit früher offenbar, ohne bekannt zu sein, endemisch verbreitet gewesen. Bei einer längere Zeit anhaltenden, stärkeren Verlausung ist die Persistenz des Erregers im Menschen und in der Laus nicht gefährdet. Sie wird durch die häufig symptomlose und lange Rickettsiämie beim Menschen und die Widerstandsfähigkeit des Erregers im Läusekot stark begünstigt. Hinzu kommt, daß, genau wie beim klassischen Fleckfieber, einige Menschen zu *Dauerträgern* von Rickettsien werden und noch nach Jahren (bisher bis zu 19 Jahren nachgewiesen) an einem *Spätrückfall* erkranken können (Mohr u. Weyer, 1964). Ereignet sich diese Erkrankung in einer verlausten Umgebung, dann können sich Läuse infizieren und die Krankheit schnell weiterverbreiten. Das epidemische Auftreten des Wolhynischen Fiebers in den beiden Weltkriegen erklärt sich daraus, daß die Zusammenballung großer Menschenmengen auf engem Raum und die mangelnde Hygiene von einer starken Zunahme der Verlausung und damit einer entsprechend intensiven Rickettsienvermehrung begleitet waren. Die Rickettsien gelangten auf neue empfängliche und nichtimmune Wirte. Die Epidemie betraf nicht die Bevölkerung, sondern die Soldaten.

Der Nachweis von *R. quintana* in Mexiko, die Züchtung des Erregers auf künstlichen Nährböden, die Infektion von Freiwilligen mit Rickettsien aus Läusekot und aus den Kulturen und die Isolierung der Erreger bei den infizierten Personen durch den Läuseversuch und durch Übertragung von Blut auf künstliche Nährböden (Varela u. Mitarb., 1969; Vinson u. Mitarb., 1969) haben vorerst nur theoretisches Interesse und bieten keine neuen Aspekte für die Epidemiologie der Krankheit.

VII. Klinisches Bild

Die *Inkubationszeit* wird mit 12—30 Tagen angegeben. Schittenhelm u. Schlecht nehmen einen Mittelwert von 14—16 Tagen an. Byam kam zu Werten von 7—9 Tagen bei durch Läuse übertragenem Wolhynischen Fieber, und auf 4—20 Tage bei der intravenösen oder intramuskulären Übertragung von Blut erkrankter Personen. Sicher besteht eine gewisse Abhängigkeit der Inkubationszeit von der Menge der aufgenommenen Erreger und ihrer Virulenz. Bei der Übertragung von Aufschwemmungen lebender Rickettsien auf Paralytiker fanden Menk u. Mohr eine Inkubationszeit von 6—8 Tagen; allerdings handelte es sich dabei um so massive Infektionen, wie sie unter natürlichen Umständen nicht vorkommen.

Die *Prodromalerscheinungen* sind sehr uncharakteristisch und nicht in jedem Falle vorhanden. Sie bestehen im allgemeinen in Unbehagen, Kopfschmerzen, Druck auf den Augen, Ziehen in den Gliedern, Schweregefühl, Druck in der Milzgegend. Diese können 2—3 Wochen vor dem ersten eigentlichen Fieberanfall auftreten. Da es sich beim Wolhynischen Fieber um eine ausgesprochene Kriegsseuche handelt, muß sicher auch mitberücksichtigt werden, daß gewisse in der Außensituation gegebene Begleitumstände einen wichtigen Einfluß auf den Ablauf und das Auftreten der Erkrankung haben, z. B. Übermüdung, Überanstrengung, schlechte Ernährung, schlechtes Quartier und nicht zuletzt andere Erkrankungen. Nach der Auffassung von KOSTRZEWSKI schaffen die Begleitumstände überhaupt erst die Voraussetzung für das Angehen der Infektion.

Als häufigstes *Initialsymptom* werden Frösteln und Gliederschmerzen angegeben. Schüttelfrost ist selten; allerdings wurde er von uns in einzelnen Fällen als Initialsymptom eines erneuten Fieberanstieges nach bereits längerer Krankheitsdauer gesehen. In dieser Initialphase sind *Conjunctivalinjektion*, gedunsenes und gerötetes Gesicht, trockene und belegte Zunge, also Symptome ähnlich dem klassischen Fleckfieber, zu beobachten. Die *Kopfschmerzen*, die sehr stark sein können, werden in der Stirn und der Orbita lokalisiert angegeben. Die Bewegung der Bulbi schmerzt. Schon sehr frühzeitig treten die *Schmerzen in der Tibia* auf. Ein von manchen Autoren behaupteter Wechsel im Erscheinungsbild des Wolhynischen Fiebers vom 1. und 2. Weltkrieg ist aber nicht vorgekommen.

Der Ablauf des *Fiebers* ist unterschiedlich. Übereinstimmend kann man wohl — wie es JUNGMANN definiert hat und wie es schon SCHITTENHELM u. SCHLECHT aus der Zeit des 1. Weltkrieges berichteten — 3 bzw. 4 Verlaufsformen unterscheiden:

1) die paroxysmale,
2) die typhoide,
3) die rudimentäre und
4) die abortive, wie einige Autoren betonen.

BYAM glaubt, aufgrund seiner Untersuchungen 6 Fiebertypen aufstellen zu können. Die Angaben über die Häufigkeit der einzelnen *Fiebertypen* sind unterschiedlich:

Autorennamen	paroxysm. Form	undulier. Form	typhöse Form	abortive oder rudimentäre Form
JUNGMANN . . .	47,0%	—	20,0%	33,0%
REIMER	55,0%	35,0%	—	—
JACOBI	33,9%	47,9%	5,6%	—
v. BORMANN . .	31,5%	—	18,5%	49,8%
BYAM.	21,6%	3,3%	28,3%	35,0%
LINDEMANN . . .	10,1%	20,2%	—	60,6%
SCHULTEN . . .	25,0%	—	—	—

Die zuerst beschriebene Fieberform ist die des *paroxysmalen Anfalles*, der sich *alle 3 bzw. 5 Tage wiederholt*. Die Fieberanstiege gehen bis 39° bzw. 40° C, verbunden mit starken Kopf- und Gliederschmerzen. Der Anstieg ist umso steiler und schwerer, je höher das Anfangsfieber war. Zwischen den einzelnen Anfällen herrscht meist normale Temperatur und Beschwerdefreiheit. Die Anfallsdauer wird im Durchschnitt mit 28—34 Std angegeben (FRESE u.a.). Vereinzelt kommt es auch zu längeren Perioden: so spricht ARNETH von 1—3 Tagen, JAHN von 48 Std und WERNER von 2—3 Tagen. Die Intervalle zwischen den einzelnen Fieberanfällen sind von sehr unterschiedlicher Dauer und liegen zwischen 3 und 6 Tagen bzw. 2—6 Wochen, gelegentlich sogar noch länger.

Die Fieberhöhe wird auch verschieden angegeben. Bei den paroxysmalen Anfällen ist sie am höchsten, meist zwischen 39° und 40° C, wie oben erwähnt, kann dann aber auch nach einer Reihe von Anfällen auf subfebrile Temperaturen zwischen 37,5° und 38° absinken. Im abklingenden Stadium können an Stelle des Fiebers sog. „Äquivalente" treten, bei denen es nur zu ganz geringen Temperaturerhöhungen, wenn überhaupt, kommt, wohl aber noch sehr heftige Kopfschmerzen, Augenschmerzen und starke Schienbeinschmerzen auftreten. Die Fieberanfälle können auch mehrgipflig sein, 2- und 3-gipflig, worauf GOLDSCHEIDER hinweist, wobei die Gipfel meist eine absteigende Reihe bilden.

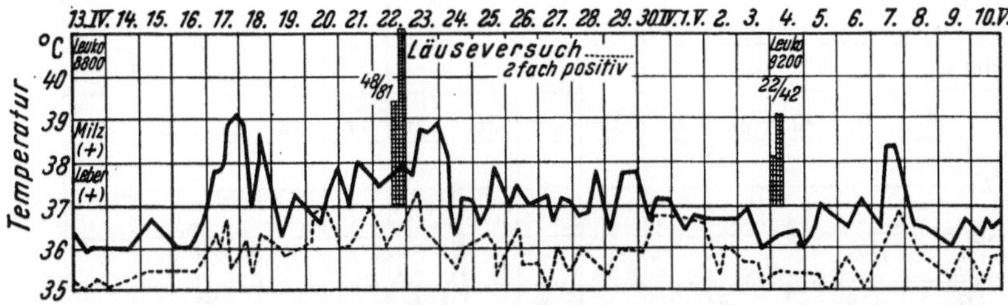

Abb. 3. A.G., 22 Jahre alt. Fieber von unregelmäßigem Typ, stark positiver Läuseversuch, hohe Blutsenkung, leichte Milz- und Leberschwellung, nur geringe Erhöhung der Leukocytenwerte

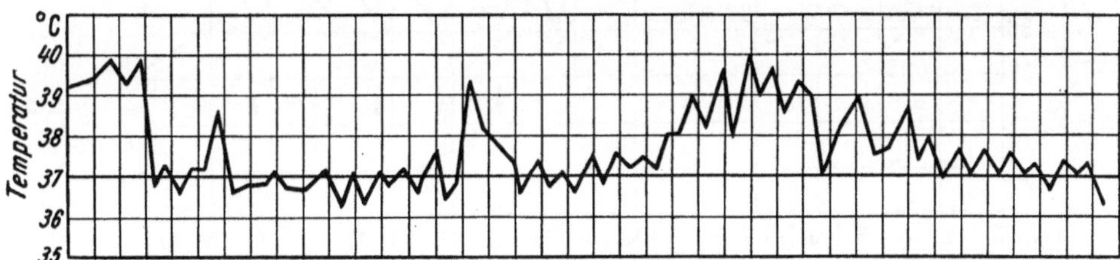

Abb. 4. Kurze Continua im Anfang, 2. typhoide Welle, nachdem 2 Einzelanfälle in der Zwischenzeit aufgetreten waren

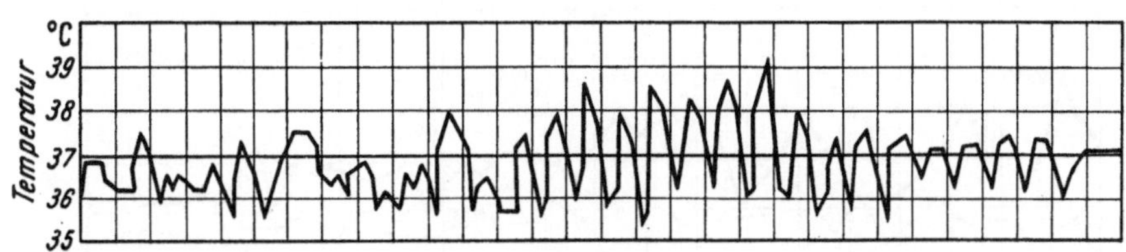

Abb. 5. Irreguläre Fieberkurve, paroxysmaler Typ; nach einer Serie von 8 sehr ausgeprägten Anfällen langsames Abklingen

Bei der *typhösen Form* folgen durch Intervallverkürzung 2 oder mehr Anfälle unmittelbar aufeinander. Unter *undulierendem Fieber* versteht WERNER flache Fieberwellen in 3- bis 6tägigem Abstand. Bei den *rudimentären oder abortiven Verlaufsformen* sind die Fieberreaktionen nicht so deutlich, die Verläufe sind hier kurzdauernd und ohne stärkere Organbeteiligung. Wahrscheinlich läuft das Wolhynische Fieber in der Mehrzahl der Fälle in dieser letztgenannten Form ab (SYLLA, JUNGMANN). Die Äquivalente können die Phase des eigentlichen Fiebers überdauern oder hin und wieder auch nur vorübergehend an seine Stelle treten. Die amerikanische Trench-fever-Commission stellte seinerzeit fest, daß sich bei

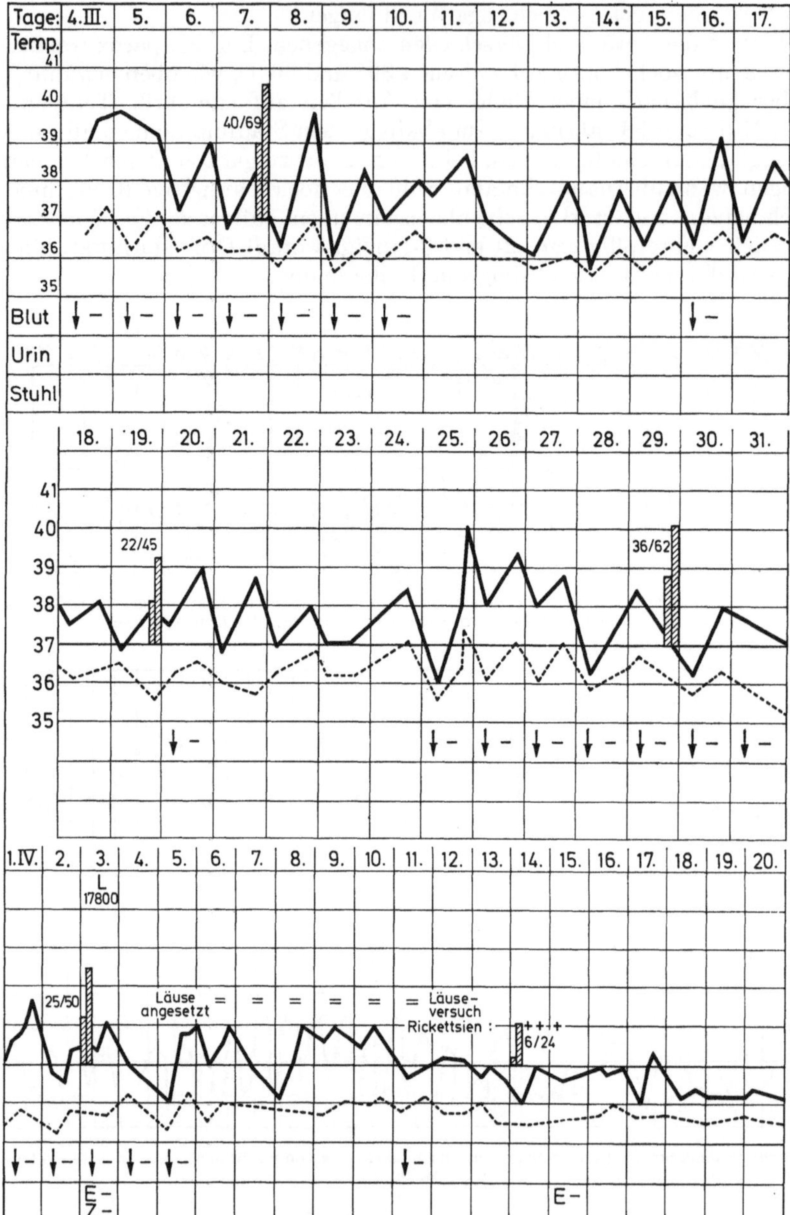

Abb. 6. Unregelmäßiger Fieberverlauf bei Wolhynischem Fieber mit hohen Temperaturen im Anfangsstadium, später Temperaturen nur bis knapp 38°. Positiver Läuseversuch mit Nachweis von *R. quintana*

der Übertragung der Erkrankung u. U. der Fiebertyp ändern kann. Sicher hat die Menge der aufgenommenen Erreger, aber auch deren Virulenz, Einfluß nicht nur auf die Inkubationszeit, sondern auch auf die Fiebergestaltung. So konnte die Kommission feststellen, daß eine größere Menge Läusekot, subcutan gegeben, eine 10tägige Fieberwelle auslöste, während eine kleinere Dosis Fieberanfälle mit afebrilen Intervallen entstehen ließ.

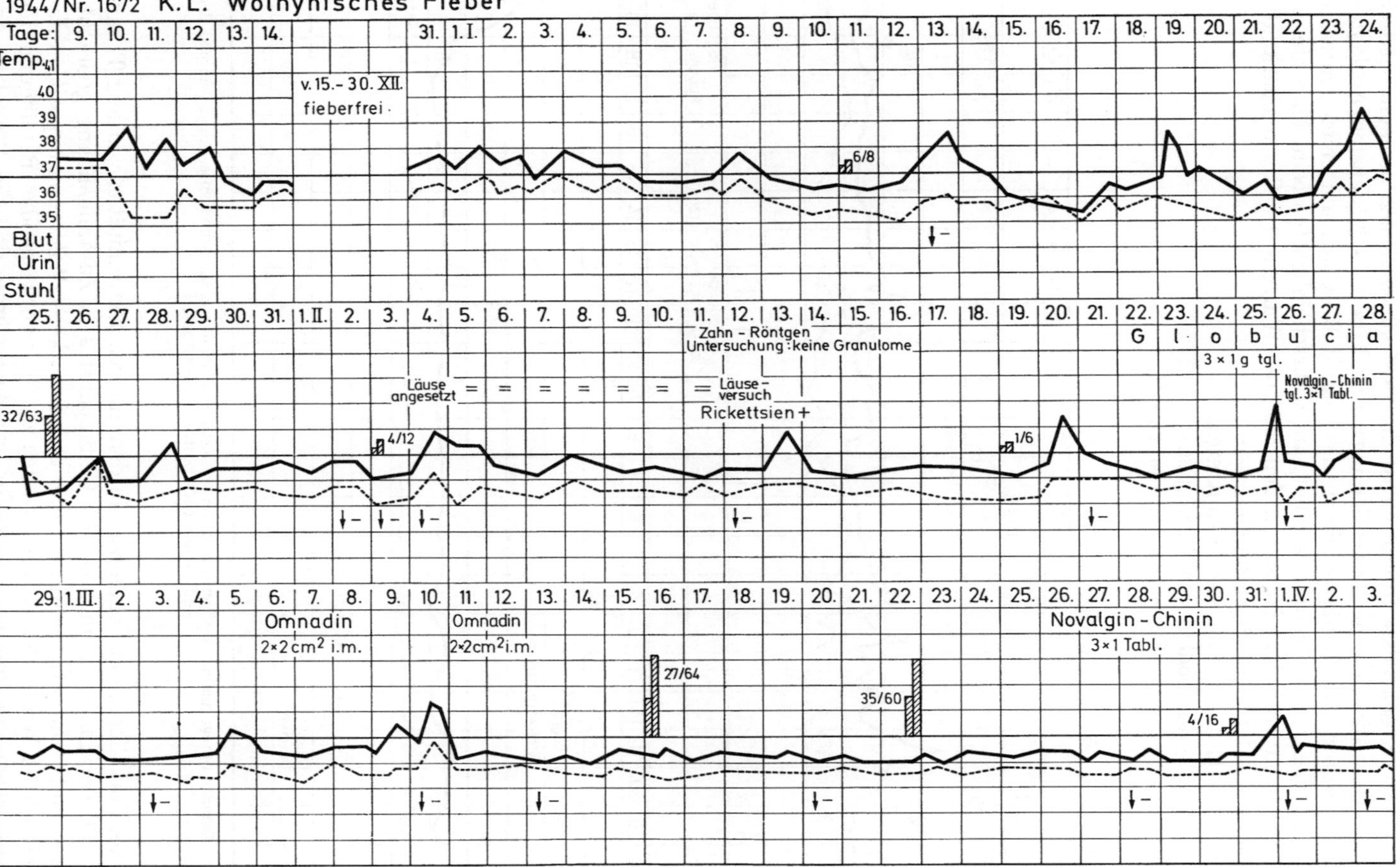

Abb. 7. Niedrige Temperaturkurve mit Fieberanfällen alle 5—6 Tage. Positiver Rickettsiennachweis im Läuseversuch

Das hervorstechendste Symptom ist der *Schienbeinschmerz*, der symmetrisch auftritt. Über die Ursache dieses Schmerzes sind die verschiedensten Ansichten geäußert worden, doch dürfte die Auffassung, daß es sich um einen zentralen Ursprung dieser Beschwerden handelt, am wahrscheinlichsten sein. Man nimmt an, daß ein myelitischer Prozeß an den hinteren Wurzeln des Rückenmarks die Ursache sei. Hierfür scheinen zu sprechen

1) das symmetrische Auftreten,
2) das Fehlen von Atrophien,
3) kein positiver Ausfall der E.A.R.

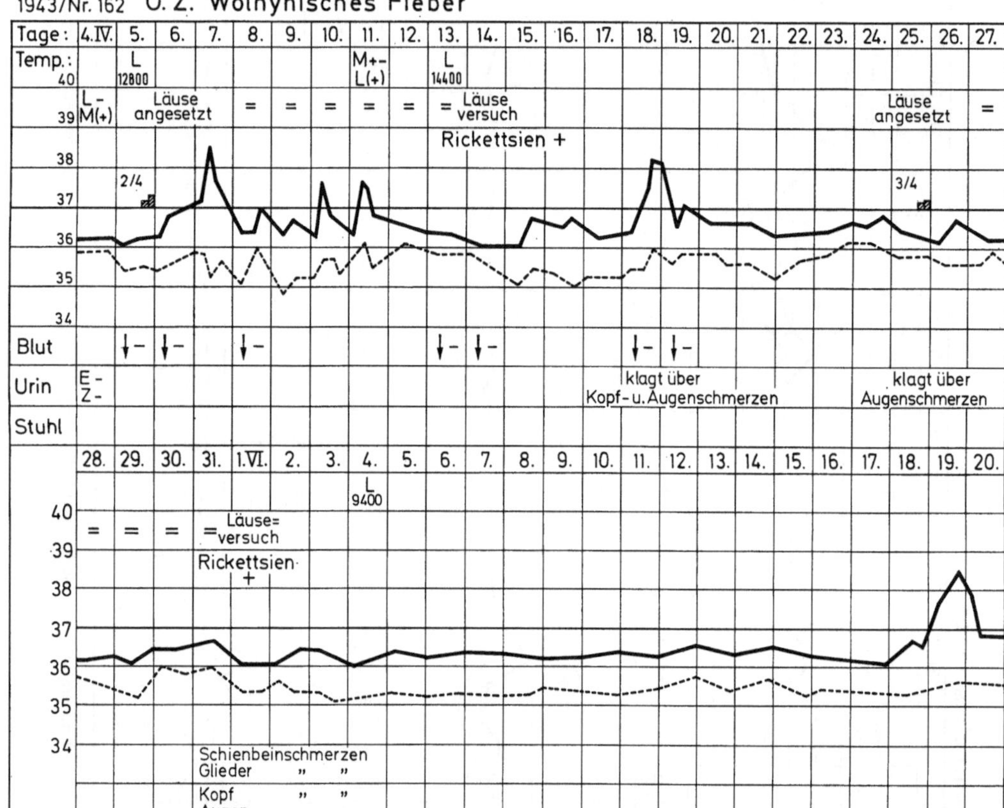

Abb. 8. Anfangs unregelmäßige Temperaturen, im weiteren Verlauf nur noch Äquivalente. Auch während der Äquivalente noch positiver Läuseversuch

Das Prävalieren der Schmerzen in den unteren Extremitäten wurde z.T. mit der größeren Inanspruchnahme des Gehapparates in Zusammenhang gebracht. Mosler hatte daraufhingewiesen, daß es bei stärkerer Witterungsexposition des Gesichts beim Wolhynischen Fieber auch zu einer vorwiegenden Beteiligung des Nervus trigeminus komme, was dafür sprechen würde, daß die Prävalenz der Schmerzsensation sich an Stellen geringerer Resistenz manifestiert. Auch von Baeyer u. Baumer halten eine Beteiligung des Zentralnervensystems für obligat und zum Wesen der Krankheit gehörig. So finden sich Erscheinungen, die für eine intensive Beteiligung des autonomen Nervensystems sprechen und sich vor allem in einer gesteigerten Gefäßlabilität manifestieren.

Eigentliche *Herzstörungen* werden selten gesehen. Herzbeklemmungen und Tachykardien, Klagen über Stiche in der Brust und Druckgefühl werden von verschiedenen Autoren angegeben (ECKARDT, REUTER, JUNGMANN, GOLDECK). Auch Anfälle von paroxysmaler Tachykardie sind vereinzelt beschrieben worden (STRONG u.a.). Das Elektrokardiogramm zeigt vereinzelt Erscheinungen einer Erregungsrückbildungsstörung mit Abflachung der T-Zacke und Senkung des ST-Stückes. Doch sind diese Veränderungen nicht sehr häufig und vor allem bilden sie sich praktisch völlig wieder zurück. Die Tachykardien, die im akuten Anfall häufig beobachtet werden, verschwinden mit Rückgang des Krankheitsprozesses. Doch wurden von MUNCK und STUEHMER Pulsparoxysmen beobachtet, die u.U. auch noch in der 5. und 6. Krankheitswoche auftraten. Der Blutdruck zeigt eher eine Neigung zu Hyper- als zu Hypotonien (JUNGMANN, BYAM).

Eine *Lungenbeteiligung* wird bei dem Krankheitsbild praktisch nie gesehen.

Die *Milzschwellung* ist als pathognomonisch zu bezeichnen. Über Schmerzen und Druckempfindlichkeit infolge der Kapselspannung wird häufig geklagt. Der Milztumor ist nicht so groß und derb wie bei der Malaria, aber von härterer Konsistenz als bei der septischen oder der Typhusmilz. Die Angaben über die Häufigkeit des Milztumors schwanken etwas, wahrscheinlich auch in Abhängigkeit vom Zeitpunkt der Untersuchung. So wird er im Frühstadium der Erkrankung immer gefunden, während er bei längerem Bestehen nicht mehr so deutlich ist. *Lebervergrößerungen* sah JUNGMANN in 60%, SYLLA in 50%. Andere Autoren fanden zwar eine Druckempfindlichkeit, aber keine sichere Vergrößerung (SCHITTENHELM, SCHULTEN u.a.). Unter 71 Fällen fand JACOBI 22mal einen Ikterus; doch betonen andere Autoren — wie z.B. WERNER, KOSTRZEWSKI — daß das Wolhynische Fieber nicht zu einer Leberparenchymschädigung führe, daß aber sehr wohl ein Nebeneinander von Hepatitis epidemica und Wolhynischem Fieber bestehen könne. Die Serumlabilitätsproben sind nicht verändert, auch sonstige Zeichen einer Leberschädigung werden in den meisten Fällen nicht gefunden.

Verschiedentlich wurden *Lymphknotenschwellungen* im Halsbereich und in den Achselhöhlen im Rhythmus des 5-Tage-Fiebers beobachtet (KIBLER).

Erscheinungen von Seiten des *Magen-Darmtraktes* finden sich im Beginn der Erkrankung, wie Übelkeit und Erbrechen, belegte Zunge, durchfallartige Entleerungen. Diese Durchfälle können auch — worauf JUNGMANN, SCHITTENHELM und KAYSER hinwiesen — als Äquivalente in periodischem Wechsel auftreten. In anderen Fällen werden Obstipation und Blähungsneigung gefunden. Die Magensäurewerte sind normal oder etwas hyperacid. Von einer Pseudoappendicitis wolhynica spricht SCHULTEN; auch andere Autoren sahen ähnliche Bilder.

Ausgeprägte *Nierenbeteiligungen* finden sich nicht, wohl aber wird über febrile Albuminurie berichtet, gelegentlich auch über eine Mikrohämaturie. Beide Erscheinungen bilden sich aber nach Abklingen der akuten Phase wieder zurück. Von einzelnen Autoren wurde diskutiert, ob die sog. „*Feldnephritis*“ eine Rickettsiose und evtl. dem Wolhynischen Fieber zuzuordnen sei, doch haben spätere Untersucher diese Auffassung nicht bestätigen können. Allerdings fanden einige Autoren im Verlauf des wolhynischen Fiebers Blasenbeschwerden in Form von Polyurie, Brennen in der Harnröhre und vermehrten Harndrang.

Hautveränderungen werden selten beschrieben. Einige Autoren beobachteten ein Exanthem, das sehr vielgestaltig war. Meist trat dieses Exanthem nur für 24—36 Std auf, hatte einen makulösen, oft auch skarlatiniformen oder morbiliformen Charakter. Es scheint nur in der Anfangsphase der Erkrankung zu bestehen, bei länger dauernden Krankheitsverläufen wird es auch bei positivem

Läusefütterungsversuch nicht mehr gesehen. Ein Herpes labialis tritt in etwa 2% der Fälle auf.

Blut: Hämoglobin und Erythrocyten zeigen normale Werte. Im weißen Blutbild besteht eine Leukocytose zu Beginn der Erkrankung mit Monocytose und Lymphopenie. Im Intervall kommt es dann zu einer Lymphocytose mit Eosinophilie. Hierdurch ist die Abgrenzung gegenüber dem Typhus abdominalis gut möglich. BYAM sah die Leukocytose vor und während des Anfalles. Werte von 20000 bis 30000 Leukocyten werden beschrieben. Im Intervall sind die Werte dann wieder normal oder auch sogar leukopenisch.

Die *Blutsenkung* fand SCHULTEN meist wenig beschleunigt, sah aber auch normale und seltener stark erhöhte Werte. Bei den von ihm beobachteten älteren Fällen mit langen Verläufen fand MOHR meist normale oder nur wenig erhöhte Werte. Umfangreichere Untersuchungen des Blutchemismus liegen nicht vor, auch über das Verhalten der *Elektrophorese* ist wenig bekannt. Bei den von MOHR u. WEYER beobachteten 4 Fällen von Spätrezidiven fand sich 1mal eine Gamma-Globulin-Erhöhung, die Transaminasen wurden in 2 Fällen untersucht und normal gefunden.

Die *Prognose* des Krankheitsbildes ist im ganzen gut, Todesfälle sind nicht berichtet worden. Die Krankheitsdauer wird mit 6—8 Wochen angegeben; SCHULTEN und STUEHMER sprechen von 4 Monaten, MOHR im Durchschnitt von 2 Monaten für die leichten Fälle, von 5—7 Monaten für die schweren.

Es erhebt sich immer wieder die Frage, ob man Fieberanfälle, die in typischer Weise nach Monaten auftreten, als Reinfektion oder als Rezidive auffassen müsse. Die Untersuchungen von MOHR u. WEYER (1964) haben aber geklärt, daß es bei dieser Rickettsiose auch *Spätrezidive* und ein Persistieren der Erreger gibt wie beim klassischen Fleckfieber. Diese Autoren beobachteten in 4 Fällen einmal 11 Jahre, zweimal 15 Jahre und einmal 19 Jahre nach der Ersterkrankung Rückfälle, die sich durch den Erregernachweis sichern ließen. Diese Beobachtung schließt aber nicht aus, daß es Superinfektionen geben kann, wie von BYAM und KOSTRZEWSKI nachgewiesen wurde.

Im Gegensatz zum klassischen Fleckfieber, bei dem eine Rickettsiämie *nur* während der Fieberanfälle nachweisbar ist, findet sich beim Wolhynischen Fieber eine solche auch im fieberfreien Intervall bzw. zu den Zeiten der Äquivalente. Es scheint sich aber doch im Laufe der Zeit eine relative Immunität zu entwickeln. Diese besteht wahrscheinlich noch 12 oder mehr Monate nach Beendigung der Ersterkrankung. Ob sie in vielen Fällen lebenslang bestehen bleibt oder ob es nach dem oben genannten Zeitpunkt zu Reinfektionen kommen kann, ist bis heute noch nicht eindeutig geklärt.

Die *Rekonvaleszenz* ist bei vielen der Erkrankungen — worauf WINDORFER, STRONG und BYAM hinweisen — durch mehr oder minder starke vegetative Störungen charakterisiert. — Nachuntersuchungen, längere Zeit nach Überstehen des Wolhynischen Fiebers durchgeführt, haben gezeigt, daß Dauerschäden weder von Seiten des Herzens, noch des Kreislaufs oder des Zentralnervensystems gefunden werden. Die Dauer der Rekonvaleszenz kann allerdings verhältnismäßig lang sein und sich oft über 1 bis $1^1/_2$ Jahre hinziehen.

1. Diagnose und Differentialdiagnose

Isoliert auftretende Fälle sind sehr schwer zu diagnostizieren und entziehen sich meist der klinischen Erfassung. Epidemiologische Verhältnisse können die Diagnose schon nahelegen. Folgende 5 Punkte sind dabei von Bedeutung:

1) Auffallend regelmäßiger Wechsel zwischen Krankheitsgefühl und relativem Wohlbefinden.

2) Anfallsweise auftretende Kreuz-, Kopf- und Gliederschmerzen, insbesondere Schienbeinschmerzen.

3) Fieber bzw. subfebrile Temperaturen, zusammen auftretend mit den Beschwerden.

4) Milzschwellung, seltener Leberschwellung,

5) Leukocytose mit Monocytose und Lymphopenie.

Die Sicherung der Diagnose war bisher nur mittels des *Läuseversuches* möglich, also durch den Erregernachweis. Eine serologische Diagnose ist in den letzten Jahren von VINSON (1966) und VINSON u. CAMPBELL (1968) ausgearbeitet worden, nachdem es gelang, die Rickettsien in größeren Mengen auf künstlichen Nährböden zu züchten und daraus ein entsprechendes Antigen für eine Komplementbindungsreaktion zu gewinnen. Bei Erprobung dieser Komplementbindungsreaktion erwies sie sich als streng spezifisch, denn sie war nur bei *den* Patienten positiv, bei denen durch die Xenodiagnose auch ein direkter Erregernachweis gelang. Im Unterschied zu anderen Rickettsiosen waren die erzielten Titer allerdings relativ niedrig. In den meisten Fällen verschwanden, im Gegensatz zu anderen Rickettsiosen, die komplementbindenden Antikörper bereits nach wenigen Monaten; vor allem dann, wenn Behandlungen durchgeführt worden waren. Nur bei einer Patientin mit einer Laboratoriumsinfektion waren positive serologische Titer mehrere Jahre lang nachzuweisen. Parallel zu den Untersuchungen in Boston wurden in Hamburg mit einem aus Fäces von infizierten Läusen hergestellten Antigen Versuche durchgeführt, die weitgehende Übereinstimmung zeigten (WEYER, VINSON, MANNWEILER u. MOHR, 1972).

Differentialdiagnostisch muß abgegrenzt werden gegenüber Malaria in ihren verschiedenen Formen (durch den Parasitennachweis im „dicken Tropfen"), ebenso gegenüber Rückfallfieber, gegen Typhus abdominalis (Verhalten des Blutbildes) und Polyarthritis rheumatica (Rheuma-Serologie); ferner auch gegenüber Grippe, Tularämie und Q-Fieber.

Der Erregernachweis mittels des Läuseversuches ist in der Praxis schwer durchführbar, er bleibt Speziallaboratorien vorbehalten, die über eine Läusezucht verfügen.

Technik des Läuseversuchs: Von Rickettsien freie Läuse werden 4—7 Tage lang am Patienten gefüttert und nach etwa 10 Tagen seziert. Bei positivem Ausgang finden sich in den Magenausstrichen die Erreger, meist in größerer Zahl. Nachteilig ist, daß ein negatives Ergebnis nicht gegen die Diagnose „Wolhynisches Fieber" zu sprechen braucht, weil die Rickettsiämie aussetzen oder so schwach sein kann, daß sie für eine Infektion der Läuse nicht ausreicht. Näheres über die Methode und Erfahrungen mit der „Xenodiagnose" findet sich bei MOHR u. WEYER (1964).

2. Prophylaxe

Da die Krankheit ausschließlich durch die Laus übertragen wird, steht als Vorbeugungsmaßnahme die Bekämpfung der Läuse an erster Stelle. Der mit Wolhynischem Fieber ins Krankenhaus eingewiesene Patient ist zunächst zu entlausen, um eine Ausbreitung der Krankheit zu verhüten. Mit der Einführung von DDT und anderen Kontactinsecticiden wurde die Bekämpfung des Überträgers wesentlich erleichtert und sehr effektiv. Bei systematischer Anwendung dieser Mittel sollte es möglich sein, bereits ausgebrochene Epidemien rasch einzudämmen. Nicht so leicht erfassen wird man allerdings die menschlichen Rickettsienträger, bei denen die Infektionen asymptomatisch verlaufen. Doch stellen diese in einem läusefreien Milieu kein Gefahrenmoment dar.

Besondere Vorsichtsmaßregeln sind sonst bei der Pflege von den Kranken nicht geboten, auch eine strenge Isolierung ist nicht erforderlich.

Nach allen bisherigen Erfahrungen spielt das Wolhynische Fieber als Infektionskrankheit nur unter extremen Bedingungen eine Rolle, wie sie im Krieg und Notzeiten bzw. bei großer Bevölkerungsfluktuation gegeben ist. Dazu gehört auch das Einströmen von nichtimmunen Personen in ein Gebiet mit endemischen Fällen.

3. Therapie

Vor der Antibiotica-Ära wurden die verschiedensten Medikamente zur Therapie des Wolhynischen Fiebers ohne wesentlichen Erfolg eingesetzt. Auch die Sulfonamide und die Eigenblutbehandlung, sowie die Pyrifer-Stöße befriedigten nicht. Mohr u. Weyer konnten nachweisen, daß vor und nach Sulfonamid-Behandlungen und Pyrifer-Stößen der Läusefütterungsversuch gleich stark positiv war, die Rickettsiämie also nicht beeinflußt wurde.

Erst mit der Einführung der Antibiotica war es möglich, eine wirklich ätiologische Therapie durchzuführen, und die Behandlungsversuche von Mohr u. Hoenig, sowie Mohr u. Weyer (1964) führten zu Erfolgen, die befriedigten. Die Fieberanfälle verschwanden, und die in der Folge mehrmals bei den behandelten Personen angesetzten Läuse blieben negativ. Als Dosierung für das Breitband-Antibioticum wurde eine Gabe von 2 g täglich, aufgeteilt in 4 Einzeldosen, für insgesamt 8—10 Tage empfohlen. Bei einer Dosis von unter 16 g besteht die Gefahr eines Rückfalles. Ob nach einer so massiven Antibiotica-Behandlung keine Spätrezidive mehr auftreten, kann erst eine Langzeitbeobachtung ergeben.

Da das Wolhynische Fieber als Kriegsseuche in der *Versorgungsmedizin* eine gewisse Rolle spielt, sei nachdrücklich daraufhingewiesen, daß Dauerschäden durch *diese* Rickettsiose praktisch nicht auftreten, und daß die von uns beobachteten Spätrezidive selten sind. Man kann sie als solche nur anerkennen, wenn sie entweder durch den Erregernachweis (Läusefütterungsversuch) oder durch die Komplementbindungsreaktion — die zur Zeit allerdings nur in den USA ausgeführt wird — bestätigt worden sind.

Literatur

Apolant: Zur Frage der Febris wolhynica (His). Dtsch. med. Wschr. **49**, 1518 (1916).

Arneth: Periodisches Fieber (Wolhynisches Fieber, Fünftagefieber) im Felde. Klin. Wschr. **45**, 998 (1942).

Aschenbrenner, R.: Das Wolhynische Fieber. In: Handb. d. inn. Med., 4. Aufl., 1. Bd., 1 (Infektionskrankheiten), S. 727. Berlin-Göttingen-Heidelberg: Springer 1952.

v. **Baeyer, W., Baumer, L.:** Das Wolhynische Fieber — eine entzündliche Erkrankung des Nervensystems? Z. Neurol. **I**, 178, 136 (1944).

Byam-Archibald: Trench fever. Aus: The Practice of medicine in the Tropics, Bd. 3, 2114. London: Henry Frowde 1923.

Doerr: Morphologische Veränderungen bei Wolhynischem Fieber. Münch. med. Wschr. **35/38**, 456 (1944).

Eckardt: Zum Fünftagefieber. Klin. Wschr. **30/31**, 495 (1943).

Ernst, K., Portius, W.: Neurologische Beobachtungen bei Wolhynischem Fieber (Fünftagefieber). Klin. Wschr. **46/47**, 692 (1943).

Frese: Über im Westen beobachtetes sog. Fünftagefieber. Dtsch. med. Wschr. **41**, 1247 (1916).

Goldeck: Herzbeteiligung im Verlaufe des Wolhynischen Fiebers. Med. Welt **44/45**, 762 (1943).

Goldscheider: Zur Symptomatologie des Fünftagefiebers. Dtsch. med. Wschr. **24**, 737 (1917).

Grafe: Berl. klin. Wschr. 931 (1917).

His: Über eine neue periodisch-fieberhafte Erkrankung (Febris wolhynica). Berl. klin. Wschr. **18**, 476 (1916) **27**, 738 (1916).

Hoenig, W., Mohr, W.: Zur Dauer des Wolhynischen Fiebers. Med. Klin. **49**, 1034 (1954).
Höring, F. O.: Können nach einem 1943 durchgemachten Wolhynischen Fieber heute noch Rezidive auftreten? Dtsch. med. Wschr. **33/34**, 1091 (1950); Klin. Infektionslehre, 2. Aufl., Berlin-Göttingen-Heidelberg: Springer 1948.
Huang, K.Y.: Metabolic activity of the trench fever rickettsia, Rickettsia quintana. J. Bact. **93**, 853 (1967).
Ito, S., Vinson, J.W.: Fine structure of Rickettsia quintana cultivated in vitro and in the louse. J. Bact. **89**, 481 (1965).
Jacobi: Neue Beobachtungen über Fünftagefieber mit besonderer Berücksichtigung der Differentialdiagnose und Therapie. Münch. med. Wschr. **28**, 615 (1942).
Jahn: Über Wolhynisches Fieber. Dtsch. med. Wschr. **41**, 1249 (1916).
Jungmann: Das Wolhynische Fieber. Monographie. Berlin: Julius Springer 1919.
Kayser: Zur Pathologie und Therapie des Fünftagefiebers. Berl. klin. Wschr. **46**, 1107 (1917).
Kibler: Vom Fünftagefieber und seiner Bedeutung für die Differentialdiagnose. Dtsch. Mil. arzt **2**, 100 (1943).
Korbsch, R.: Über eine neue, dem Rückfallfieber ähnliche Kriegskrankheit. Dtsch. med. Wschr. **12**, 343 (1916).
— Zur Kenntnis der Febris wolhynica. Dtsch. med. Wschr. **40**, 1217 (1916).
Kostrzewski, J.: The epidemiology of Trench Fever. Bull. internat. Acad. pol. Sci. **7/10**, 233 (1949).
Liu, W. T., Landauer, E.: Observations on a non-typhus rickettsia-like organism in the human body louse, Pediculus humanus var. corporis. Chin. med. J. **70**, 115 (1952).
MacNee: Trench fever. Med. Bull. (Paris) **1**, 146 (1918); Med. Bull. Review of War Medicine, Surgery and Hygiene, Paris, **1**, 148, 151 (1918).
— **Renshaw, Brunt**: Trench fever; a relapsing fever occurring with the British forces in France. Brit. med. J. **I**, 225 (1916); J. roy. Army med. Cps **26**, 490 (1916).
Mason, R. A.: Propagation and growth cycle of Rickettsia quintana in a new liquid medium. J. Bact. **103**, 184 (1970).
Mohr, W.: Die Xenodiagnose bei Rickettsiosen (Wolhynischem Fieber). Verh. dtsch. Ges. inn. Med. 279 (1948).
— **Hirte, W.**: Das Wolhynische Fieber. Ergebn. inn. Med. Kinderheilk. **5**, 97 (1954).
— **Weyer, F.**: Spätrückfälle bei Wolhynischem Fieber. Dtsch. med. Wschr. **89**, 244 (1964).
— Neuere Beobachtungen über Wolhynisches Fieber, insbesondere über das Auftreten von Spätrückfällen. Dtsch. Arch. klin. Med. **209**, 392 (1964).
— Die Rickettsiosen, ihre Diagnostik und Therapie, Ärztl. Prax. **5**, Nr. 10, 11—12 (1953).
— Das Wolhynische Fieber. Med. Mschr. S. 220—224 (1956).
— Spätrezidive bei Rickettsiosen (Fleckfieber, Wolhynisches Fieber). Siehe dort auch weiteres umfangreiches älteres Schrifttum bis 1954. Medizinische **29/30** (1952).
Mooser, H., Weyer, F.: Die Infektion des Rhesusaffen mit Fünftagefieber (Rickettsia quintana). Z. Tropenmed. Parasit. **4**, 513 (1953).
Mosler: Das Wolhynische Fieber. Berl. klin. Wschr. **42**, 1008 (1917).
Munck, da Rocha-Lima, H.: Klinik und Ätiologie des sog. Wolhynischen Fiebers. Münch. med. Wschr. **42**, 1357 (1917); **44**, 1422 (1917).
Reuter, A.: Über das Wolhynische Fieber (Fünftagefieber). Münch. med. Wschr. **6**, 99 (1943).
— Über die Erscheinungen am zentralen und peripheren Nervensystem beim Wolhynischen Fieber (Fünftagefieber). Med. Klin. **9**, 192 (1943).
— Über die Encephalomyelitis beim Wolhynischen Fieber. 53. Tagg. (Kriegstagg.) d. Dt. Ges. f. inn. Med., Wien 1943.
Schittenhelm: Fünftagefieber. In: Bergmann-Staehlin, Handb. d. inn. Med., Jg. 1925, 1. Teil, Infektionskrankheiten, S. 697.
— **Schlecht**: Über das sog. Wolhynische oder Fünftagefieber und eine Gruppe ungeklärter Fieber. Dtsch. med. Wschr. **41**, 1285 (1917).
Schmincke: Histopathologische Befunde in Roseolen der Haut bei Wolhynischem Fieber. Münch. med. Wschr. **29**, 961 (1917).
Schulten: Über das Fünftage- oder Wolhynische Fieber. Med. Welt **46**, 1107 (1942).
— Über das Fünftage- oder Wolhynische Fieber. 53. Tagg. (Kriegstagg.) d. Dt. Ges. f. inn. Med., Wien 1943.
— Wolhynisches Fieber. Dtsch. med. Wschr. 49 (1944).
Strong, R. P.: Trench fever Report of Commission Medical Research Committee. American Red Cross 1918, Oxford: University Press.
— Trench fever. In: STITTS, Diagnosis, Prevention and Treatment of Tropical Diseases, 7. Ed. London: H.K. Lewis and Co. Ltd. 1945. Report med. Bull. Rev. War. Med. Surgery and Hygiene **1**, 5, 376 (1918).
— The Etiology of Trench Fever. Brit. med. J. **II**, 120 (1918).

Stühmer: Über eine akute Infektionskrankheit, welche mit rückfallfieberähnlichen Temperatursteigerungen, Schmerzhaftigkeit und Knochenhautödem der Schienbeine verläuft (periodisches Fieber). Münch. med. Wschr. **32**, 1172 (1916); **11**, 368 (1917).
— Über das periodische Fieber. Münch. med. Wschr. **13**, 437 (1917).
— Das Wolhynische periodische Fieber. Münch. med. Wschr. **31/32**, 401 (1944).
Sylla: Über die Wolhynische Krankheit. Med. Klin. **31**, 726 (1942).
— Über eine eigentümliche, mit zentralnervösen Störungen einhergehende Infektionskrankheit. Dtsch. med. Wschr. **27/28**, 503 (1943).
Varela, G., Fournier, R., Mooser, H.: Presencia de Rickettsia quintana en piojos Pediculus humanus de la Ciudad de Mexico. Inoculatión experimental. Rev. Inst. Salubr. Enferm. trop. (Méx.) **14**, 39—45 (1954).
— **Velasco, R.**: Nuevos aspectos de la epidemiologia del tifo. Exploración serológico de animales doméstícos. Rev. Inst. Salubr. Enferm. trop. (Méx.) **25**, 171 (1965).
— **Vinson, J. W., Molina-Pasquel, C.**: Trench fever. II. Propagation of Rickettsia quintana on cell-free medium from the blood of two patients. Amer. J. trop. Med. Hyg. **18**, 708 (1969).
— III. Induction of clinical disease in volunteers inoculated with Rickettsia quintana propagated on blood agar. Amer. J. trop. Med. Hyg. **18**, 713 (1969).
Vinson, J. W.: Etiology of trench fever in Mexico. Industry trop. Hlth **5**, 109—114 (1964).
— In vitro cultivation of the rickettsial agent of trench fever. Bull. Wld Hlth Org. **35**, 155—164 (1966).
— **Campbell, E. S.**: Complement fixing antigens from Rickettsia quintana. Acta virol. **12**, 54—57 (1968).
Weyer, F.: Über Rickettsia wolhynica und die Diagnose des Wolhynischen Fiebers durch den Läuseversuch. Zbl. Bakt., I. Abt. Orig. **152**, 403—414 (1948).
— Eigenschaften und systematische Stellung der Rickettsia quintana mit Bemerkungen zur Systematik und Nomenklatur der Rickettsien. Z. Tropenmed. Parasit. **6**, 2—18 (1955).
— Zur Frage der Widerstandsfähigkeit von Rickettsien im Läusekot gegen physikalische Einflüsse, insbesondere gegen Wärme. Z. Tropenmed. Parasit. **12**, 78—92 (1961).
— **Vinson, J. W., Mannweiler, E., Mohr, W.**: Serologische Untersuchungen bei Wolhynischem Fieber. Z. Tropenmed. Parasit. **23**, 187—196 (1972).

Frambösie

H. Ruge

Mit 8 Abbildungen

Synonyma: B(o)uba (Antillen, Brasilien, nördl. Südamerika); gousserolle (vermutlich verstümmelt aus „grosse vérole“ frz. Syphilis) Haiti; *Pian* (im Französischen gebraucht, ursprünglich karabisches Wort für Erdbeere); *Yaws* (im Englischen verwendet, ursprünglich westafrikanischer Ausdruck für Maul- oder Himbeere). Dube: Goldküste; Parangi: zeylonesischer Ausdruck „portugiesische Krankheit“, d.h. mit dem Sklavenhandel durch die P. eingeschleppt; Tona: Neukaledonien; Coko: Fidji-Inseln. Das ist nur eine kleine Auswahl (Mayer u. Nauck, 1932; Pereira, 1962; Morton, 1964).

I. Definition

1. Begriffsbestimmung: Die Frambösie gehört zu den sog. *Treponematosen* (venerische, nicht venerische = endemische Lues, Pinta), bei der sich ähnlich wie bei Syphilis und Pinta 2 bzw. 3 Stadien unterscheiden lassen. Die Serumreaktionen auf Syphilis fallen auch hier positiv aus. Die Erkrankung ist vorzugsweise in den feuchtwarmen Klimaten des Tropengürtels heimisch. Die Ansteckung kommt meist schon im Kindesalter durch innigen Kontakt, teilweise wohl auch rein mechanisch durch Fliegen zustande.

Der *Name* „Framboesia“ stammt von B. de Sauvages (1768). Er stellte als erster eine umfangreiche Klassifizierung der verschiedenen Krankheiten auf und bezeichnete die Erkrankung nach den für sie charakteristischen himbeerartigen (framboise frz. = Himbeere) Hauterscheinungen.

II. Geschichte

Die Geschichte der Frambösie verliert sich im vorgeschichtlichen Dunkel. Soviel ist anscheinend klar, daß sie nicht von den westindischen Inseln bzw. dem südamerikanischen Kontinent stammt. Es sieht vielmehr danach aus, daß ihre Heimat das westliche Zentralafrika ist. Von dort aus soll die Frambösie nach Hudson (1968) und Cockburn (1961) schon etwa 10000 vor Christus (neuere Steinzeit) durch wandernde Stämme über die Beringstraße nach Amerika gelangt sein und sich infolge der klimatischen Bedingungen (Kälte) in die nicht venerische Lues umgewandelt haben. Ein Teil der Erreger wäre danach also panblastotrop geworden, während sich ein anderer Teil dieser Frambösiestämme zur Pinta umbildete, die nur einen Befall des Ektoderms (Haut) aufweist.

Es ist wohl zweifellos, daß die Pinta, die vielfach in wenig zugänglichen Gegenden Mittel- und Südamerikas anzutreffen ist, schon vor der Entdeckung Amerikas durch Kolumbus dort seßhaft gewesen ist. Hackett (1963) betrachtet sie als Ursprungsform, aus der sich im Lauf der Jahrtausende die Frambösie, die nicht-venerische und dann die venerische Lues entwickelt haben. Die nicht-venerische Lues nahm erst später in den aufkommenden Siedlungen (Städten) einen venerischen Charakter an.

Durch den Sklavenhandel erhielt die Seuche ständigen Zuzug, und so ist wohl auch die sog. Feigenkrankheit der alten Römer als Lues (Condylome) aufzufassen. Bis zum 17. Jahrhundert sind rund 100 Millionen Neger als Sklaven verschifft und in alle Welt verkauft worden. Die Kreuzzüge taten das Ihre zur Verbreitung der Treponematosen. Das Aufflammen der venerischen Syphilis bei der Belagerung von Neapel durch Karl den VIII. von Burgund 1495 fiel nur zeitlich mit der Entdeckung Westindiens zusammen und hat mit der angeblichen Einschleppung der venerischen Syphilis nichts zu tun. Außerdem ist nirgends in den ärztlichen Berichten über die Gesundheit der Matrosen des Kolumbus von einer derartigen venerischen Seuche die Rede (Hudson, 1963a, 1963b, 1964).

Unterstützt wird die Annahme eines zentralafrikanischen Ursprungs der Frambösie durch den kürzlich erfolgten Nachweis von Treponemen und pos. Syphilisreaktionen bei klinisch sonst gesunden Affen aus Guinea (Fribourg-Blanc u. Mitarb., 1963) (s. S. 140).

Die früher von manchen Autoren als Frambösie angesehenen Seuchen im gemäßigten Klima müssen nach unseren heutigen Kenntnissen wohl als endemische = nicht-venerische Lues angesprochen werden. Hierher gehören z.B. der sog. *Morbus dithmarsicus* der Westküste Schleswig-Holsteins (Struve, 1820) sowie die *schottischen Sibbens* (Sivvens) (gälisch Erdbeere) (Morton, 1964) sowie die *norwegische Radesyge* (Hirsch, 1861). Dagegen hat Frambösie anscheinend im 17. u. 18. Jahrhundert in den ehemaligen Kronkolonien Englands (Nordamerika) geherrscht, wie Parramore (1970) in einer lesenswerten Arbeit berichtet.

III. Erreger

Der Erreger der Frambösie ist das von Castellani 1905 in Ceylon entdeckte *Treponema pertenue*, das sich im Lichtmikroskop morphologisch weder von T. pallidum noch von T. carateum (herrejoni) unterscheiden läßt. Es ist eine feine 0,7 μ breite und 12-15-22 μ lange, gleichmäßige Abstände von etwa 3 μ Länge und 1,5 μ Tiefe aufweisende Spirale, die um ihre Längsachse schraubenförmig rotiert, aber auch knickende Bewegungen im Treponemenkörper selbst macht und ein eigentümlich starres Aussehen aufweist.

Im Elektronenmikroskop ist bisher ebenfalls eine Abtrennung dieser drei Treponemen nicht möglich (Mölbert, 1956). Nach den ausgedehnten Untersuchungen von Ovčinnikov u. Delektorskij (1966a, 1966b) an verschiedenen Stämmen von T. pallidum, deren Ergebnisse man wohl auch auf das T. pertenue übertragen kann, besitzen die Treponemen eine dreischichtige Außenhaut, eine dreischichtige cytoplasmatische Membran und das eigentliche Cytoplasma. Das meist aus 2—5 Fäden bestehende Fibrillenbündel setzt an den Basalkörnchen an und schlingt sich um das Cytoplasma des Treponemenkörpers und zwar zwischen Außenhaut und der Cytoplasmamembran; dabei dringt es gelegentlich in das Cytoplasma selbst ein. Nach Jepsen u. Mitarb. (1968) findet sich an jedem Ende ein Fibrillenbündel, diese überlappen sich teilweise in der Mitte und umwinden das Cytoplasma (Treponema Nichols). Die beiden Enden zeigen gewisse Unterschiede. Außerdem bemerkt man eine Anzahl Abschnitte von unterschiedlicher Größe. Kurz vor der als Querteilung stattfindenden Teilung sind diese Abschnitte bei jungen Kulturen länger, bei alten Kulturen kürzer. Bei aus Kaninchenhoden stammenden T. pallidum erfolgt nur eine Querteilung in zwei neue Erreger (Jepsen u. Mitarb., 1968). Daneben gibt es noch Granula und Cysten. Diese Letzten stellen eine Überlebensform für ungünstige Bedingungen dar und können sich vermehren. Die Granula dienen neben ihrer Rolle als Ansatzpunkte der Fibrillenbündel, vielleicht auch für die Ernährung des Organismus. Indessen sind noch manche Fragen ungeklärt.

Bei der kürzlich von Ovčinnikov u. Delektorskij durchgeführten elektronenmikroskopischen Untersuchung eines T. pertenue Stammes aus Brazzaville (1960), der zunächst auf Hamstern und dann weiter auf Kaninchen übertragen war, ergaben sich keine Kriterien, die eine Unterscheidung von T. pallidum gegenüber T. pertenue mit Sicherheit ermöglicht hätten. Immerhin bestehen gewisse Unterschiede im Aufbau: die Endfäden sind bei T. pertenue länger und erscheinen etwas unterschiedlich gegenüber T. pallidum, das „Gehäuse“ um die Spirillen ist weniger ausgeprägt, und die Mesosomen sind weniger deutlich und geringer differenziert. Dagegen erweisen sich die Unterschiede zwischen Kulturtreponemen und T. pertenue als beträchtlicher.

Der *färberische Nachweis* geschieht mit Tusche (Negativbild) oder Giemsalösung. 24 Std färben. Auch Anilinfarben (Gentianaviolett, Carbolfuchsin) sind brauchbar. Zweckmäßig ist eine vorherige Beizung. Die beste Ausbeute liefert das Fluorescenzverfahren und übertrifft manchmal sogar den Nachweis im Dunkelfeld. Versilberung kommt meist nur für Gewebsschnitte in Frage.

Gegen *äußere Einflüsse* ist das Treponem sehr empfindlich, immerhin hält es sich einige Stunden im Proboscis der Fliege, so daß eine mechanische *Übertragung* durch diese Insekten nicht ausgeschlossen erscheint (vgl. Epidemiologie). Der Erreger läßt sich erfolgreich auf Affen, Kaninchen, Hamster und Meerschweinchen überimpfen.

Die ausgedehntesten Erscheinungen sieht man bei Affen und Hamstern, hier sind auch Rückfälle nicht selten. Im Laufe der Zeit erlischt die Infektion. Die Überimpfung auf das Kaninchen geht nicht immer an, bevorzugt wird hier die intrascrotale Einspritzung. Häufig verläuft die Erkrankung schwach und erlischt bald. Es ist eigenartig, daß bisher niemand versucht hat, durch Halten der Kaninchen bei niedrigen Temperaturen (+6°—+8°) ein besseres Angehen der Infektion zu erzielen, wie es z.B. LONGHIN u. Mitarb. (1957) bei syphilitischen Kaninchen erreichten. Dort entwickelte sich eine schwere, generalisierte Syphilis.

Eine *Kultur* aller dieser Treponemen ist anscheinend bisher noch *nicht* endgültig *gelungen*, wenn wohl auch mit ziemlicher Sicherheit anzunehmen ist, daß die Reiter- und Kasan-Treponemen (RUGE, 1956), WALLACE u. HARRIS (1967) ehemals echte virulente Treponema *pallidum* Stämme gewesen sind. Es gibt ja noch ein paar andere Stämme (Kroó, russische Stämme, Höltzer (GELTZER, 1958), die wohl ursprünglich auch echte T. pallida gewesen sind, ihre Virulenz aber im Laufe der Zeit eingebüßt haben.

Jedenfalls ist in den letzten Jahrzehnten die einwandfreie Züchtung neuer Treponemenstämme trotz aller aufgewandter Mühe auf künstlichen Nährböden oder im Gewebe nicht gelungen.

Über ein toxisches Verhalten des T. pertenue ist bis heute nichts bekannt. Seine *antigenen Eigenschaften* müssen in Zusammenhang mit den beiden anderen Treponemen und dem Erreger der Kaninchenspirochätose (T. caniculi) gesehen werden. Vermutlich werden die Antigene ähnlich wie bei T. pallidum mehr an der Oberfläche des Treponemenkörpers selbst liegen als in den Hüllen. Auch wird man genau wie bei dem Syphilistreponem annehmen dürfen, daß die im frambösiekranken Organismus mit dem Reiterantigen nachweisbaren Antikörper nur Gruppenantikörper sind, während durch den Fluorescenz-(Absorptionstest) (FTA-ABS) den Treponema-pallidum-Hämagglutinationstest (TPHA) (GARNER u. Mitarb., 1972) und den Treponemen-Immobilisierungs-Test (TPI) jeweils spezifische Antikörper nachgewiesen werden. Die mit Cardiolipin (Lipodantigen) ermittelten „Antikörper“ (Reagine) sind ubiquitärer Art, wenn man auch die ungewöhnlich große Spezifität dieser Lipodantigene betonen muß.

Das Verhalten der *Immunität* ist nur insofern geklärt, als sie nach Ausheilen der Erkrankung verhältnismäßig rasch erlischt. Damit sind also Reinfektionen möglich. — Auf den Gesunden läßt sich der Erreger nach den ausgedehnten Untersuchungen von GUIMARÃES (1946) und MEDINA (1954, 1963, 1964) ohne weiteres übertragen. *Superinfektionen* mit homologen und heterologen Stämmen sind nur in den ersten Wochen der Infektion möglich. Das haben SELLARDS, LACY u. SCHÖBL bereits 1926 gezeigt. Hier gilt also auch das Finger-Landsteinersche Gesetz (1906) für Syphilis, nach dem die Reinfektionen umso schlechter angehen, je später sie nach der Infektion gesetzt werden. Ein paar Monate nach der Infektion ist die Resistenz schon derartig ausgebildet, daß die Infektionen sich nur noch in Ausnahmefällen entwickeln. Etwa 10 Monate bis 4 Jahre nach dem Beginn der Frambösie haften Superinfektionen nur insofern, als sie flache, kleine, zusammenfließende Papeln bilden (*Framböside*). Sie enthalten aber keine Treponemen und können daher nicht als regelrechte positive Superinfektionen gewertet werden, sondern als allergisch; denn Kontrollen, die mit der Lymphe dieser Papeln geimpft wurden, bleiben frei von einer Infektion. (MEDINA, 1964). Bei Patienten, deren Erstinfektion länger als 5 Jahre zurücklag, erfolgte das Angehen der Zweitinfektion sehr viel rascher, und es kam zu papulo-ulcerösen Nekrosen, von denen sich die meisten nicht von selbst, wohl aber, mit einer Ausnahme, auf Penicillin zurückbildeten. Auch hier fehlten die Erreger, und die Reaktionen wurden daher ebenfalls als allergisch angesehen. In dem gleichen Sinne waren die von TURNER (1936) an 76 Frambösiekranken vorgenommenen Superinfektionen mit heterologen Frambösiestämmen verlaufen.

Auf der anderen Seite konnten JAHNEL u. LANGE (1926) mit zwei verschiedenen Frambösiestämmen, deren Virulenz anderweitig geprüft worden war, ebensowenig das Angehen einer Infektion bei 8 Paralytikern und einem Fall von Tabes erzielen. Der einzige Fall von L. cerebri wies nach der Impfung ein treponemennegatives Frambösid auf. Auch VAN DER SCHAAR (1933) mißlang die Infektion von 40 Paralytikern mit pos. WaR, wobei er mit 7 verschiedenen Frambösiestämmen arbeitete. Nur in einem weiteren Fall, in dem ein Transplantat benutzt wurde, entwickelte sich ein Frambösieknötchen. Hier war die WaR neg.

Sieben Pintakranke im Frühstadium erwiesen sich gegenüber einer Superinfektion mit T. pertenue als völlig refraktär. (Vermutlich waren diese Erkrankungen schon mindestens einige Monate alt, so daß sich bereits eine gewisse Immunität ausgebildet hatte, vgl. oben Frambösie-Superinfektion.) Das Gleiche galt auch für 12 Pintakranke im Spätstadium mit wechselndem Treponemennachweis. Ebenso verliefen bei 133 unbehandelten Luesfällen aller Stadien die Superinfektionsversuche mit Frambösie, von einer einzigen Ausnahme abgesehen, — seropositiver Pa — sämtlich negativ (MEDINA, 1964). Alles bezieht sich auf unbehandelte Fälle. Waren die Kranken bereits behandelt, dann konnten treponemenhaltige Superinfektionen mit einem heterologen Frambösiestamm erzielt werden; von 29 + 7 wiesen 2 + 4 eine treponemenpositive Impfstelle auf (MEDINA, 1964; GUIMARAES, 1946). Damit wurden die alten Untersuchungen von SELLARDS u. GOODPASTURE (1922) sowie TURNER (1936) bestätigt. Desgleichen haftete die Superinfektion mit T. pertenue bei 4 von 9 Pintakranken unter Entwicklung eines typischen Frambösioms bei verlängerter Inkubationszeit, die z.T. recht erhebliche Mengen von As, Bi und Penicillin erhalten hatten und deren WaR negativ geworden war.

Es besteht also beim frambösiekranken Menschen eine deutliche, wechselseitige Schutzwirkung gegenüber Superinfektionen mit T. pallidum und T. carateum. Sie wird nur durch einsetzende Behandlung (teilweise) zerstört oder in der Entwicklung unterbrochen und erlischt nach dem Ausheilen der Erkrankung.

So wurde auch bei 41/148 Fällen des Primär/Sekundärstadiums 3/4 spätkongenitaler und 17/63 spätkongenitaler Luesfälle — sämtlich behandelt — das Angehen einer Superinfektion mit T. pertenue beobachtet (MEDINA, 1964).

Die zahlreichen, mit verschiedenen Stämmen von T. pallidum, pertenue und T. cuniculi bei Kaninchenversuchen gefundenen Ergebnisse sprechen in dem gleichen Sinn. Vermutlich werden die zeitlichen Zwischenräume bei der wesentlich geringeren Lebensdauer der Tiere eine maßgebliche Rolle spielen (SMALL u. NEWMAN, 1971).

SCHÖBL u. Mitarb. haben bereits in den 20er Jahren auf den Philippinen umfangreiche *experimentelle Untersuchungen an frambösieinfizierten Affen* (Cynomolgus philippinensis) vorgenommen und konnten die schützende Wirkung eines Impfstoffes aus T. pertenue sowie eine wechselseitige Immunität bei den Tieren nach vorheriger Verimpfung von Frambösie bzw. Syphilisstämmen feststellen. Dabei trat eine Immunität gegen die Syphilissuperinfektion bei unbehandelten Tieren eher auf als bei Infektion und Reinfektion mit Frambösie, und nach ihrer Ansicht blieb die Immunität bei den Tieren lebenslang bestehen. T. pallidum erreicht die Lymphknoten regelmäßig und kann dann beim Kaninchen durch intrascrotale Verimpfung des Drüsenbreies nachgewiesen werden. Diese Methode versagt bei Frambösie: darin besteht ein fundamentaler Unterschied im Verhalten dieser beiden Treponematosen (SCHÖBL, 1929).

Die besonders in den beiden letzten Jahrzehnten vorgenommenen Untersuchungen an syphilis- und frambösie- und cuniculi-infizierten Kaninchen haben immerhin soweit Klarheit geschaffen, daß eine deutliche, wenn auch graduell unterschiedliche *Kreuzimmunität* gegenüber wechselseitiger Infektion mit Syphilis und Frambösie besteht; in einem geringeren Maße läßt sich diese Kreuzimmunität auch gegenüber T. caniculi nachweisen. Zu bemerken ist ferner, daß zwei der verwendeten Frambösiestämme nach längerer Kaninchenpassage die Neigung zeigten, ein T. pallidum-ähnliches Verhalten anzunehmen (TURNER, McLEOD u. UPDYKE, 1947; McLEOD u. MAGNUSON, 1955; TURNER u. HOLLANDER, 1957). Dagegen berichten GASTINEL u. Mitarb. (1963), daß sie mit einem aus Ost-Nigeria stammenden Frambösiestamm keine Immunität beim Kaninchen oder Hamster gegenüber dem Nichols-Syphilis-Stamm und umgekehrt hätten erzielen können. — Auch Meerschweinchen lassen sich mit T.p. infizieren; die geeignetste Stelle ist nach KAKISHITA (1930) das Präputium. Seine Übertragungen vom Kaninchen gingen bis zu 100% an.

Ein biologischer Unterschied zwischen T. pallidum und T. pertenue besteht nach VAISMAN u. Mitarb. (1967) insofern, als die Infektion mit T. pallidum beim Hamster nur eine latente, die Einspritzung von T. pertenue aber eine deutliche klinische Infektion (Geschwüre, Papeln) mit Rückfällen hervorruft.

IV. Pathologische Anatomie

Die *Primärläsion*, die sog. *frambotische Papel* (engl. *mother yaw*) und das sich aus dieser Papel entwickelnde Papillom sind gekennzeichnet durch eine erhebliche Wucherung der Stachelzellenschicht, die ihre Zapfen fingerförmig bis tief in das entzündlich veränderte Corium und in die Subcutis schickt. Diese Wucherung wird von einer starken Acanthose und Paraceratose begleitet. Mitosen sind spärlich. Das entzündliche Infiltrat ist anfangs vorzugsweise aus Plasmazellen und Lymphocyten zusammengesetzt, Neutrophile und Eosinophile treten nur vereinzelt auf. Im weiteren *Verlauf* beherrschen Fibroblasten und Mononucleäre das Bild. Nicht selten sammeln sich die eingestreuten Leukocyten in den gewucherten Epidermiszapfen zu kleinen Abscessen. Hierbei bleiben die Gefäße frei, wenn man von einer gelegentlichen vorübergehenden Quellung der Capillarzellen und der Intima der kleineren Gefäße absieht. Es fehlen also die für Syphilis charakteristischen Infiltrate um die Gefäße sowie die Wucherungen der Intima. Desgleichen fehlen Riesenzellen sowie Gewebseinschmelzungen oder Nekrosen. Die Erreger liegen massenhaft in der Epidermis und sind vielfach um die Haarfollikel angeordnet oder lassen sich, knäuelförmig angehäuft, in der Nähe von kleinen Abscessen auffinden. Mit zunehmender Entzündung vermehrt sich die Zahl der Erreger, die dann vielfach in den Spitzen der gewucherten Papillen anzutreffen sind. Mit dem Abklingen der entzündlichen Erscheinungen und der Rückbildung der Papillome nehmen die Treponemen ab und verschwinden schließlich. Phagocytierte Erreger wurden bisher von keinem Untersucher nachgewiesen. Schließlich kommen die Vorgänge zur *Vernarbung*. Bleibt die Vernarbung aus irgendwelchen Gründen aus, so greifen die Entzündungsvorgänge weiter um sich, dringen in die tieferen Gewebsschichten ein unter Bildung von Granulationsgewebe und neuen Gefäßen.

Im Elektronenmikroskop verläuft die *Phagocytose* von T. pallidum und T. pertenue, die OVČINNICOV u. DELEKTORSKIJ (1971) an verschiedenen Herden infizierter Kaninchen untersuchten, ohne Unterschiede. Zunächst gibt es eine unvollständige, späterhin eine völlige Phagocytose besonders unter Penicillinbehandlung. Die wesentlichsten Zellen sind Makrophagen, Plasmazellen, Fibroblasten, später Neutrophile und wenig Lymphocyten. Die in Plasmazellen aufgenommenen Erreger schützen sich vor den Wirkungen der Phagocytose durch Ausbildung von Membranen, und es ist nach Ansicht der Verff. möglich, daß der Transport dieser Zellen in entfernt liegende Organe zum Weiterbestehen der Infektion beiträgt.

Indessen liegen die Verhältnisse nicht immer so einfach. Auf Grund der umfassenden Untersuchungen von Ferris u. Turner (1937), Pardo Castello (1937), Hasselmann (1955) lassen sich frambotische Hautveränderungen im weiteren Verlauf ihrer Entwicklung und das besonders im fortgeschrittenen, chronischen Stadium, nicht ohne weiteres mit Sicherheit von luischen Prozessen abgrenzen. Das gilt für die krankhaften Vorgänge in Haut- und Unterhautzellgewebe, z.B. vereinzelte Riesen- oder Epitheloidzellen und ebenso für die Vorgänge in und an den Gefäßen, wie Lymphocytenmäntel, Verdickung der Gefäße mit Intimawucherung. Es finden sich *Übergänge*, bei denen eine klare Entscheidung *Frambösie oder Syphilis* nicht getroffen werden kann, da die histologischen Kriterien vielfach nicht genügend ausgeprägt sind. Auch sprechen Ferris u. Turner (1937) von oberflächlichen und tiefen Nekrosen bei der Primärpapel, die neben den sonstigen Bildern wie Ödem, auseinandergedrückten Zellen und Infiltraten u.a. zu erkennen sind. Die juxta-artikulären Knoten, die bei beiden Erkrankungen vorkommen, bestehen aus dichtem, wenig zellreichen, gelegentlich hyalinisiertem Bindegewebe mit eingelagerten Cholesterinkristallen. Vereinzelt lassen sich Erreger nachweisen. Die Gefäße sind unverändert. Eine sichere Unterscheidung — Syphilis oder Frambösie — ist histologisch nicht möglich.

Die *Späterscheinungen* sind entweder örtlich beschränkt (Gummen oder tertiärframbotische Hauterscheinungen) oder allgemein chronisch-entzündlicher Art im *subcutanen Bindegewebe*, in *Gelenken* oder *Knochen*. Bei Gelenken und Knochen treten im Gegensatz zur Syphilis mehr rarefizierende Vorgänge in den Vordergrund, gelegentlich mit Endausgang in eine Osteoporose. Das Gesicht (Befall von Nase u. Mund, = Gangosa), Hände und Füße weisen die meisten Veränderungen auf. Dagegen werden krankhafte Vorgänge an den inneren Organen und am ZNS — wieder im Gegensatz zur Lues — völlig vermißt. Die einzelnen in der früheren Literatur veröffentlichten Fälle von Paralyse oder Tabes oder Aortenaneurysma nach Frambösie halten der Kritik nicht stand. Wahrscheinlich handelt es sich um Mischinfektionen, die ja hier und da beobachtet worden sind.

Ebensowenig ist eine angeborene Frambösie mit Sicherheit nachgewiesen worden. Dagegen kann man den Übertritt von mütterlichen Abwehrstoffen in den fötalen Blutkreislauf serologisch erfassen, wenn man rasch genug nach der Geburt die entsprechenden Untersuchungen vornimmt. Denn diese Abwehrstoffe verschwinden nach verhältnismäßig kurzer Zeit, und nichts beweist eine fehlende Immunität deutlicher als die Ansteckung des Säuglings an seiner infizierten Mutter.

V. Epidemiologie

Die Frambösie ist eine ausgesprochene Erkrankung der feucht-heißen *Äquatorialländer*. Ihr Ursprungsland ist anscheinend der westlich gelegene Teil Äquatorialafrikas, eine Auffassung, die bereits 1796 von Sprengel vertreten und ausführlich begründet wurde, ebenso wie die der engen Verwandtschaft von Lues und Frambösie. Von hier hat sie die übrigen im feucht-warmen Tropengürtel liegenden Landschaften überzogen und hierunter besonders den indisch-philippinischen Archipel, (Süd)indien, Ceylon, die Südsee-Inseln, Australien, das südliche Mittelamerika, die karibischen Inseln und Südamerika (Guayana, Brasilien). Die Bodenbeschaffenheit spielt insofern eine Rolle, als die Frambösie dort häufiger und stärker auftritt, wo sie undurchlässigen Boden findet. In trocken-heißen Gegenden ist sie spärlicher und nimmt auch mit zunehmender Höhe ab (Abb. 1).

Unter der ärmlichen, dicht zusammengedrängt wohnenden Bevölkerung ist sie sehr verbreitet; vielfach sind ganze Dörfer befallen, sie ist die Krankheit "of the end of the road", d.h. sie haust dort, wo die Zivilisation dem Urwald weicht.

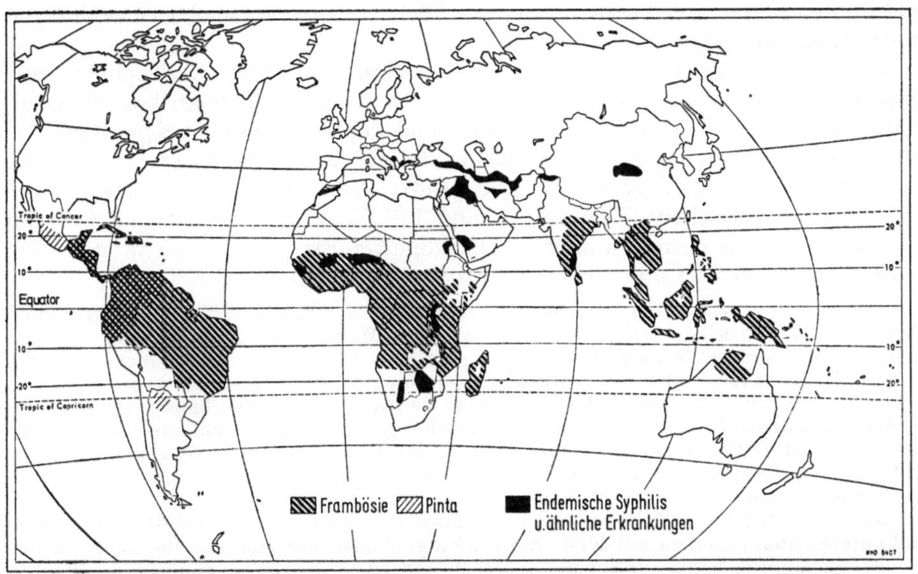

Abb. 1. Geographische Verteilung der nicht-venerischen Treponematosen. (Aus E.I. Grin, 1956)

Besonders die zarte Kinderhaut ist bei dem feucht-heißen Klima der Infektion ausgesetzt. Mit dem Einsatz der Regenzeit steigt die Zahl der Rückfälle bzw. Reinfektionen.

Die *Weiterverbreitung* erfolgt gewöhnlich durch *innigen Kontakt*, d.h. durch unmittelbare Übertragung auf den empfänglichen Gesunden, mittelbare Weitergabe durch Finger, Insekten — besonders Fliegen — Hunde, Erde, Kleidung, Wasser, Einatmen und Verschlucken. Sehr oft sitzt die Anfangsläsion an den Füßen, kleine Verletzungen bilden die Eintrittspforte. Enges Zusammenwohnen und das feucht-warme Klima fördern die Verbreitung. Ein Beispiel hierfür bieten die Erkrankungen in den feucht-warmen Randminen von Johannisburg (Südafrika), das sonst frei ist von Frambösie (Scott, 1933).

Dafür, daß *geflügelte Insekten* zumindest eine gewisse Rolle bei der Übertragung spielen, sprechen folgende Beobachtungen.

Kumm u. Turner (1936) vermochten die Erreger durch die kleine Fliege Hippelates papillipes Loew, die mit Vorliebe an Beinwunden saugt, noch 7 Std nach erfolgter Mahlzeit auf Kaninchen zu übertragen, denen sie eine kleine Verletzung beigebracht hatten. Das Ösophagusdivertikel von Hippelates enthielt reichlich bewegliche Treponemen, die aber nach 48 Std ihre Beweglichkeit eingebüßt hatten. Eine Einwanderung der Treponemen in das Gewebe der Fliegen fand nicht statt. Auch Musca sorbens ließ sich infizieren, und die Übertragung ging bei Freiwilligen an (Lamborn, 1936 in Nyssaa). Aus neuerer Zeit liegen Versuche von Satchell u. Harrison (1953) aus West-Samoa vor. Sie konnten bei Musca domestica und sorbens, die sie an Frambösiekranken saugen ließen, im Proboscis bewegliche Treponemen nachweisen. Dort, wo viel Frambösie vorkommt, gibt es gewöhnlich auch reichlich geflügelte Insekten aller Art, und damit ist die Möglichkeit einer mechanischen Übertragung der Erreger gegeben. Auch Gourlay u. Marsh (1965) berichten aus Jamaika von einem Ansteigen der Frambösiefälle mit zunehmender Fliegenplage. Ebenso weisen die eingehenden Untersuchungen von Basset (1970) in Trinidad, der sich mit der Rolle von 3 Species von Hippelatesfliegen bei der Übertragung von Hautinfektionen durch Streptokokken beschäftigte, auf einen gleichen Infektionsweg hin.

Hackett (1957) sieht die Finger als die Hauptüberträger an und stellt sich die Übertragung so vor, daß sich ein Kranker an seiner Läsion kratzt und damit anderen Leuten die Hand gibt. Diese scheuern sich an offenen, kleinen Schrunden und impfen sich damit die Erreger ein. — Sicherlich spielen auch Schwankungen in der Epidemiologie selbst eine Rolle.

In den letzten Jahren hat man bei klinisch gesunden *Affen* (Cynocephalus bzw. Papio) aus Guinea und sonstigen westlichen Teilen Zentralafrikas (Senegal, Kamerun, Kongo) Treponemen in Leisten- und Poplitealdrüsen nachgewiesen, die sich von T. pertenue nicht unterscheiden lassen (Fribourg-Blanc u. Mitarb., 1966; Mollaret u. Fribourg-Blanc, 1967). Serologisch wiesen diese Tiere positive Lipoid-, Reiter-, Fluorescenz- und TPI-Reaktionen auf. Damit ist wohl an einem dem T. pertenue zumindest sehr ähnlichen Erreger nicht zu zweifeln. Ein Stamm konnte isoliert und auf Hamstern weitergebracht werden.

Vergleichende neueste Untersuchungen (Sepetjian u. Mitarb., 1969) mit T. pallidum (Nichols) und T. pertenue (Bangkok) an asiatischen Makaken ergaben, daß die nach der Infektion auftretenden Hauterscheinungen bei dem Affenstamm von Fribourg-Blanc = Treponema F.B., mehr denen der Frambösie als denen des Nichols-Stammes glichen. Serologisch zeigte sich ein deutlicher Unterschied gegenüber diesen beiden Vergleichsstämmen insofern, als die serologischen Reaktionen (FTA, Kline-Flockung, TPI) verzögert auftraten und wesentlich schwächer (FTA, TPI) oder sogar negativ (Kline) ausfielen. Die Gemeinsamkeit der Antigene von Treponema F.B. und T. pertenue kann daher nicht unbedingt als sicher angenommen werden.

Baylet u. Mitarb. (1971a) fingen in verschiedenen Gegenden des Senegal 4 Affenspecie und untersuchten ihre Sera mit FTA. Am stärksten infiziert erwiesen sich die Tiere, die aus Landstrichen mit endemischer Syphilis — 29/49 und 16/93 — sowie Frambösie — 49/82 — stammten; aus freien Landstrichen kommende Tiere waren negativ — 0/111.

Unter der Serie von 82 Papio aus dem Frambösiegebiet fanden sich zwar hohe Titer (1/51200), aber Erreger ließen sich nicht nachweisen (10 geprüfte Tiere), bei Hamstern ging das Impfmaterial nicht an, und der FTA blieb bei ihnen negativ. Dagegen zeigten 3 gefangene Affen offene Herde mit T. pallidem und T. pertenue ähnelden Erregern an Mund and Achseln, der FTA war positiv. Mit einem dieser Stämme gelang es, beim Hamster Läsionen zu erzeugen und sie weiter zu übertragen. Auch Kaninchen erwiesen sich als empfänglich. Das Bild der Empfindlichkeit entsprach dem bei Kranken mit nicht venerischer (endemischer) Syphilis. Vorläufig ist also nicht zu entscheiden, wohin dieses Treponem gehört, das die Verff. (Bayet u. Mitarb., 1971c) T. endemicum nennen.

An einem weiteren von der Elfenbeinküste stammenden T. pertenue (Y-Stamm) konnten Malgras u. Mitarb. (1970) nachweisen, daß dieses Treponema im Vergleich mit 3 anderen T. pallidem Stämmen — Nichols (N), vener. Syphilis Straßburg (S) und endem. Syphilis Senegal (E) — im Kaninchenversuch weniger virulent war. Es kam zwar zu einer Orchitis, aber sie wandelte sich nicht in ein ulceröses Syphilom um wie bei dem N- und S-Stamm. Ebensowenig gingen die Hautskarifikationen auf den Rücken an, wohl aber bei dem N- und S-Stamm. Der TPI wurde bei dem E- und Y-Stamm erst nach der 7. Passage positiv.

Bei Affen aus anderen Teilen Afrikas und Asiens haben sich bisher derartige Befunde nicht erheben lassen. Es fragt sich nun, ob die Affen des westlichen Zentralafrikas das Virusreservoir für den Erreger der Frambösie darstellen. Damit gewönne die Annahme Hudsons vom westafrikanischen Ursprung der Frambösie eine entscheidende Stütze. Noch fehlen aber die schlüssigen Beweise hinsichtlich der gleichen Pathogenität und Serologie dieser Treponemen sowie des Übertragungsweges vom Affen zum Menschen. Hierbei könnte der Verzehr an erster Stelle stehen, danach die (mechanische) Übertragung durch Insekten.

Was diese ganze Angelegenheit noch unübersichtlicher macht, ist die Tatsache, daß Bayet u. Mitarb. (1971b) im Senegal auch bei Ziegen — 4/31 und 0/49 — sowie bei Schafen — 11/39 und 22/49 Tieren — FTA-Titer von 200—51200 ermittelten. Die Sera mit hohen Titern ergaben auch teilweise einen positiven Kline-Test. Sechs TPI verliefen negativ. Möglicherweise besteht unter den dortigen Schafen und Ziegen eine mit den tropischen Treponematosen antigenverwandte andere Treponematose.

Eine weitere Aufklärung der Epidemiologie konnte durch den Einsatz der modernen *serologischen Methoden* erzielt werden. Vielfach nimmt man zu Massenuntersuchungen den *VDRL* = CMT Flockungstest oder den *RPR* (Rapid Plasma

Reagin) *Test*, eine Art Filterpapiertest (PORTNOY u. Mitarb., 1962) auf vorgedruckten Karten und wertet die zweifelhaften und positiven Fälle noch einmal gründlicher aus. Durch die Verschickungsmöglichkeiten der Seren in flüssigem Stickstoff (GUTHE, 1966) über weite Strecken, ohne daß eine Einbuße der serologischen Eigenschaften zu befürchten wäre, sind die Erfolgsaussichten derartiger Massenuntersuchungen weiter gestiegen. Man kann jetzt die Sera aus dem „Urwald" in weit entfernte Laboratorien gelangen lassen.

Die bisherigen Untersuchungen haben im Großen und Ganzen folgendes *epidemiologische Bild* ergeben. Zu den manifesten klinischen Fällen gehört immer eine gewisse Anzahl von „Kontakten" = latenten Fällen. Je geringer die Zahl der manifesten Erkrankungen ist, desto höher liegt die Zahl der latenten Fälle. Wächst umgekehrt die Anzahl der klinischen Fälle, dann sinkt die Menge der Kontakte. Auf bestimmte, endemisch verseuchte Landstriche übertragen hieße das, daß häufig bis zu $^3/_4$ der Gesamtbevölkerung durchseucht waren.

Wieviele der Kontaktfälle einmal tatsächlich erkrankt waren, läßt sich infolge der unzuverlässigen Anamnese kaum abschätzen, und nur bei einem Teil der Verdächtigen wird man typische oder zweifelhafte Narben einer alten Frambösie finden. Dazu gesellt sich noch eine Anzahl von burnt out = inzwischen negativ gewordenen Fällen; möglicherweise sind bei einem Teil von ihnen überhaupt keine Zeichen einer früher durchgemachten Infektion mehr zu entdecken. Hier geben vielleicht der FTA und TPI als am spätesten erlöschenden Reaktionen noch einen (schwach) positiven Ausschlag.

So haben LI u. SOEBEKTI (1955) derartige Untersuchungen in großem Stil mit VDRL, Kline- und Kahn-Reaktion in Indonesien durchgeführt. In der gleichen Richtung liegen die Befunde in Liberia (DA CRUZ FEREIRA u. STERENBERG, 1957), wo Frambösie das zweitgrößte gesundheitliche Problem darstellte: unter 737 klinisch Gesunden ergaben sich 46,6% positive VDRL Tests. PAGÈS u. Mitarb. (1959) sowie PAUTRIZEL u. Mitarb. (1956) berichteten das gleiche von Senegal-Negern, die sie außerdem mit dem TPI untersucht hatten. Sie betonen, daß diese Treponematosen oft einen verborgenen Verlauf nehmen und als stumme Infektion im Sinne REITERS (1959) aufgefaßt werden müssen. So war nach MARROQUIN (1956) im Amazonasbecken etwa die Hälfte aller Frambösiefälle nur serologisch zu erfassen. In neuester Zeit konnten ASHCROFT u. Mitarb. (1967) auf Jamaica unter den städtischen Einwohnern 34% und 38% und der ländlichen Bewohner 40% und 50% VDRL und Reiter-Antigen positive Fälle ermitteln. Untersuchungen an Schulkindern ergeben im allgemeinen einen recht brauchbaren epidemiologischen Index und damit Hinweise auf die u.U. erforderliche Massenbehandlung der betr. Bevölkerung (DE VRIES, 1962; ASHCROFT u. Mitarb., 1965). RUGE (1967) wies nach, daß unter Leprösen von den Philippinen die Zahl der (latent) Frambotischen wesentlich größer war, als dem allgemeinen Befall entsprach, 10%:2%. Da, wie bereits betont, die serologischen Reaktionen bei alten Fällen teilweise erloschen sind, gibt ein derartiger Nachweis nur ein angenähertes epidemiologisches Bild.

Interessant ist ein Vergleich der Erkrankungszahlen an manifester und latenter Frambösie in Indonesien mit denen an endemischer Lues in Bosnien. Beide Seuchen zeigen epidemiologisch gesehen grundsätzlich das gleiche Verhalten.

Tabelle 1

LI u. SOEBEKTI: Frambösie			GRIN: endemische Lues (1956)		
Alter Jahre	Frambösie klinische Fälle	von Gesamtbevölkerung serologisch positiv	Alter Jahre Fälle	Lues klinische Fälle	von Gesamtbevölkerung serologisch positiv
bis 1	2%	8,5%	bis 1	2%	12,8%
bis 11	15%	54,0%	bis 3	5%	13,5%
bis 16	20%	71,0%	bis 6	10%	16,2%
bis 21	30%	77,5%	bis 11	15%	27,0%
			bis 16	20%	29,2%

In diesem Zusammenhang mag darauf hingewiesen werden, daß in manchen Gegenden z. B. Sudan (Grin, 1961), Senegal (Oddou, 1961) gleichzeitig Frambösie und endemische Lues vorkommen und daß es zur Beurteilung der epidemiologischen Lage nicht immer leicht ist, diese beiden Krankheiten voneinander zu trennen (Abb. 2).

Durch die modernen Verkehrsmittel wird außerdem die venerische Lues auch in früher kaum zugängliche Gebiete verschleppt (Ba u. Mitarb., 1965; Basset u. Mitarb., 1961), und damit wird die Lage noch unübersichtlicher. So ist es heute eigentlich nur in kaum berührten Landstrichen noch möglich, einwandfreie Anhaltspunkte für das epidemiologische Verhalten der Frambösie zu gewinnen. Auch die Massenbehandlung mit PAM hat das epidemiologische Bild gründlich gewandelt.

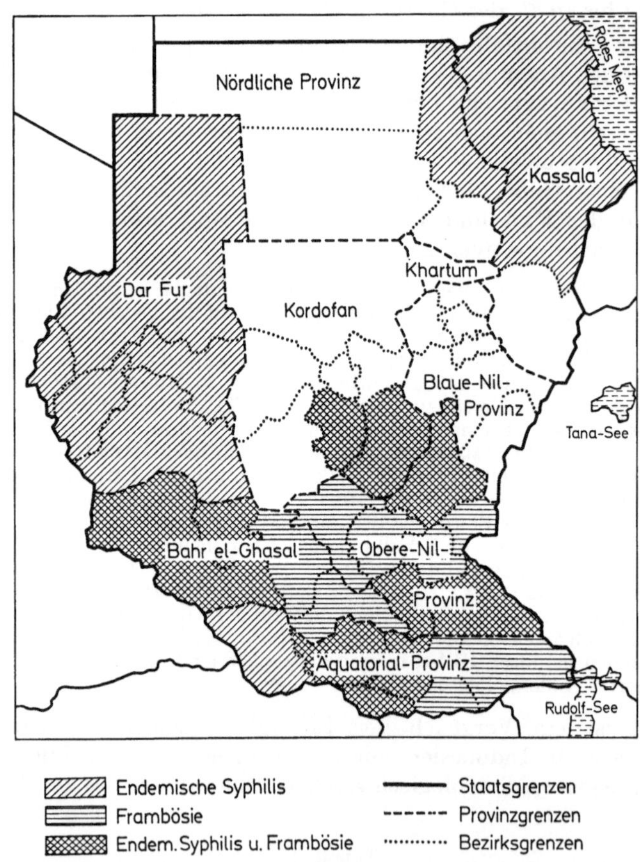

Abb. 2. Verteilung der endemischen Treponematosen im Sudan. (Aus E. I. Grin, 1961)

Infolge dieser Massenbehandlung sind jetzt etwa 60—70% der Kinder, die das Pubertätsalter erreichen, in manchen Gegenden als mögliche spätere echte (venerische) Syphilitiker zu betrachten gegenüber 5—10% vor 20 Jahren. Das bedeutet die Gefahr des Auftretens von echter Syphilis, über das bereits aus früheren ländlichen Frambösiebezirken wie West-Samoa, Neu-Guinea und Thailand berichtet wird (Guthe u. Mitarb., 1972) (vgl. S. 136).

Tabelle 2 (nach ODDOU)

Land	Frambösie klinisch %	Syphilis klinisch %	von Bevölkerung serologisch positiv %
Elfenbeinküste	36,0	—	42,5
Guinea	8,0	2,7	18,4
Ober-Volta	2,2	1,8	13,5
Nord-Dahomey	3,8	—	15,0
Senegal	2,2	19,5	30,0
Sudan	2,8	9,0	27,5
Mauretanien	—	36,0	47,0
Niger	—	6,3	13,0

3 Mio wurden untersucht und 2693573 behandelt.

VI. Krankheitsbild

Man hat vielfach versucht, eine für die verschiedenen Formen der Frambösie — ähnlich wie bei der Lues — geltende Nomenklatur aufzustellen. HACKETT (1957) unterscheidet in seinem Schema ein *Früh- und ein Spätstadium.* Alle Erscheinungen, die später als nach 5 Jahren nach der Ansteckung auftreten, werden zum Spätstadium gerechnet.

Er trifft folgende Einteilung:

I. *Frühstadium:* a) klinisch: Papel, frühe Haut-Schleimhaut-Frambösie, Befall von Handtellern und Fußsohlen, Knochen und Gelenken. b) frühlatentes Stadium.

II. *Spätstadium:* a) klinisch: Hauterscheinungen, Befall von Handtellern und Fußsohlen, Knochen und Gelenken, b) spätlatentes Stadium.

Im Mittel beträgt die *Inkubationszeit* einige Wochen.

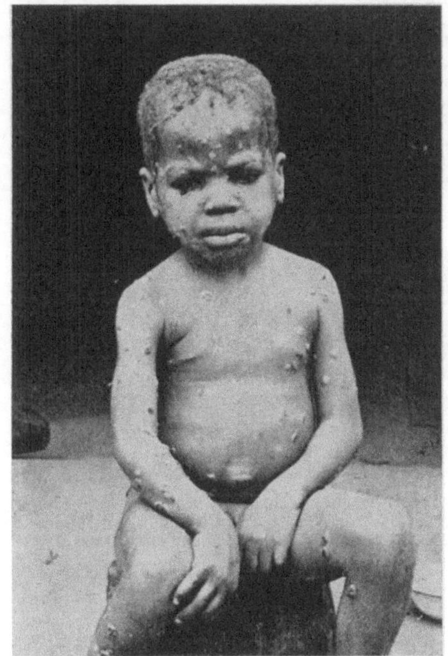

Abb. 3. Kind mit generalisierten zuendegehenden Papeln. Ansteckende Frühframbösie in Gesicht an Rumpf und Gliedmaßen. Einige Tage nach PAM-Behandlung (GUTHE)

Meist bildet sich eine kleine Erosion, die sich innerhalb kurzer Zeit zur sog. *Mutterpapel* (mother yaw) entwickelt und die sich erheblich vergrößern kann. Sie wird papillomatös, ist mit einer gelblichbraunen Kruste bedeckt, unter der sich eine leichte blutende, granulierende Oberfläche befindet, deren Serum massenhafte Erreger enthält. Gelegentlich kommt es zu einer (leicht schmerzhaften) weichen Schwellung der örtlichen Lymphknoten. Die Papel kann beträchtlich jucken. Zerfällt die Papel, so wird ein wallartig granulierender Geschwürsgrund frei. Vielfach bildet sich indessen diese Papel zurück, und es bleibt nur noch eine eingezogene Narbe.

Diese Primärläsionen sitzen vorzugsweise an den unteren Gliedmaßen (unteres Drittel der Unterschenkel, Knöchel, Fußrücken) und finden sich hauptsächlich bei Kindern (Abb. 3).

Einige Wochen oder Monate *später* erfolgt ein Ausbruch auf der Haut, der die verschiedensten Formen aufweisen kann. Mattigkeit, Fieber, Kopfschmerzen können die Vorboten sein. Von einem makulösen, lichenoiden oder papulösen *Exanthem* aus wandeln sich diese Erscheinungen teilweise in Papeln um, aus denen sich in kurzer Zeit die typischen *Papillome* entwickeln. Da sich diese Umwandlung in Schüben vollzieht, sieht man im Frühstadium alle Entwicklungsstufen nebeneinander. Mit Vorliebe sitzen diese Papeln und Papillome an den Übergangsstellen von Haut zur Schleimhaut (Mund und Nase) und besonders gern an feuchtwarmen Körperstellen wie Scheide und After. Im weiteren Verlauf bilden sie sich dann zu den charakteristischen *himbeerartigen (framboise) Hautwucherungen* aus, die an allen Stellen des Körpers aufschießen können, hierher gehören auch die sog. *wet crabs* der Handteller und Fußsohlen. Das starke Jucken führt zum Kratzen und damit nicht selten zu Sekundär-Infektionen (Abb. 4).

Sehr schmerzhaft können die ebenfalls zum Frühstadium gehörenden *Knochenhautentzündungen* an den langen Röhrenknochen oder an Händen und Füßen sein. Bei Befall der Hände erinnern sie an die Spina ventosa. Ohne Behandlung bilden sich schwere Knochen- und Gelenksdeformationen aus. Gundu, eine langsam fortschreitende, meist beiderseitige Hyperostose des Proc. naris des Oberkiefers, gehört anscheinend nicht in den Formenbereich der Frambösie. Seine Ätiologie ist auch heute noch unklar.

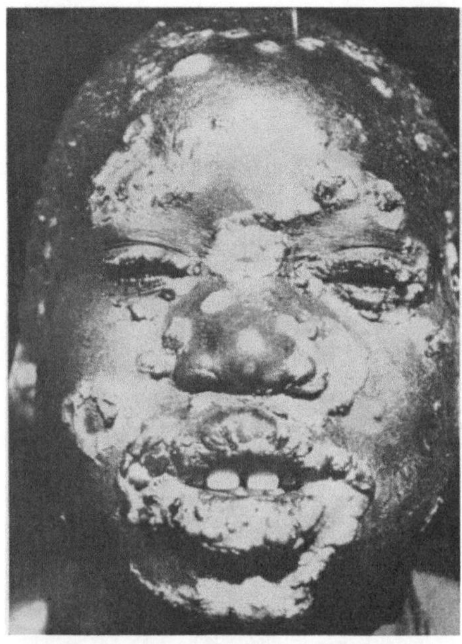

Abb. 4. Typischer papillomatöser Befall bei Frühframbösie. Die hohe Ansteckungsfähigkeit dauert etwa 6 Monate. Ringförmige Papillome auf der rechten Wange (GUTHE)

Auf das Frühstadium folgt das *frühlatente* (seropositive) *Stadium*, das durch vielfache klinische *Rückfälle* unterbrochen werden kann. Dieses frühlatente Stadium geht dann in ein *spätlatentes Stadium* über, dessen Beginn man etwa *5 Jahre nach* dem Auftreten der ersten Erscheinungen ansetzt. Veränderungen, die sich nach diesem Zeitpunkt einstellen, rechnen zu den Spätfällen.

Zu diesem Zeitpunkt weisen die Hauterscheinungen einen ulcerösen, serpiginösen oder hyperkeratotischen Charakter auf, so wie man ihn von der tertiären Syphilis her kennt (Abb. 5). Auch gummöse Formen sind nicht selten. Wesentlich einschneidender sind aber die *Verstümmelungen*, die das Spätstadium am Skelet hervorruft. Hier sind es die Herde an der Corticalis, die die umgebende Haut durchbrechen und zu langdauernden *Geschwürsbildungen* führen. Bei den von selbst einsetzenden Vernarbungen kommt es neben dupuytrenähnlichen, gewöhnlich doppelseitigen *Kontrakturen* (WALTERS u. ZAHRA, 1957; RELVICH, 1959) zu Verkrüppelungen aller Art (Abb. 6). Hierher rechnet man neuerdings auch einen Teil der *Ainhumfälle* (BROWNE, 1961), d.h. die Abschnürung von Zehen (meist der kleinen Zehe) durch eine langsam sich ausbildende fibröse Umschnürung des Grundgelenks infolge von Geschwürsbildungen an der Unterseite der Zehen durch Verletzungen u. a., die im Laufe der Jahre zu einer schmerzlosen Amputation führt.

Eine bekannte Folge dieser spätframbotischen Prozesse sind die sog. *Säbel- oder Bumerangbeine*, die weitgehend auf osteoporotischen Veränderungen beruhen. Durch sie kommt es auch vielfach zu *Spontanfrakturen*, bei denen auch die Gelenke beteiligt sind. Der Endzustand gleicht dem einer schweren verstümmelnden Arthritis (FURTADO, 1957). Zu den weiteren Erscheinungen des Spätstadiums

a

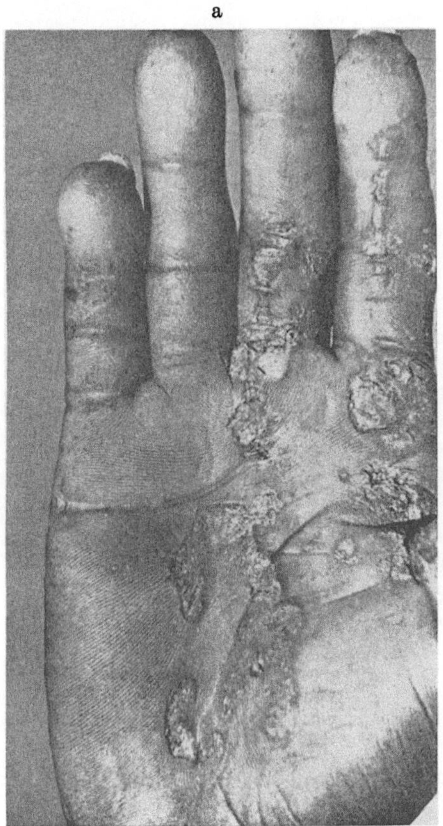

b

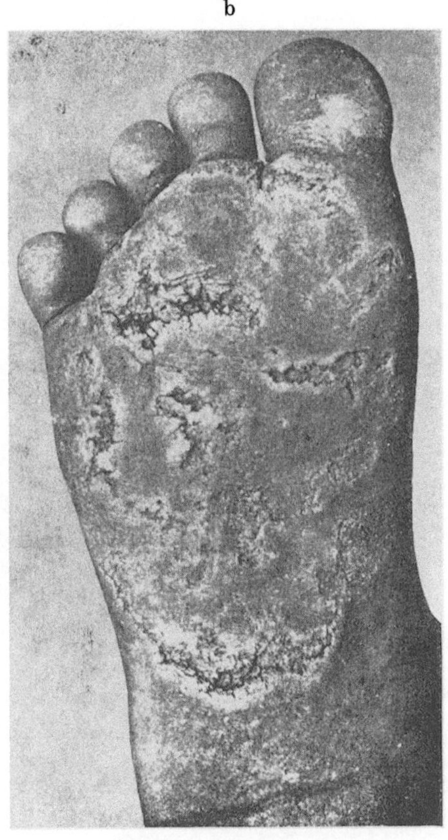

Abb. 5. a Milde aber schmerzhafte und arbeitsbehindernde Frühkeratose der Handflächen. b Hyperkeratose der Fußflächen bei Früh- oder Spätframbösie mit anschließenden Narben und Pigmentierungen. Frühläsionen entspringen den Veränderungen der Epidermis, die zum Absterben und Untergang der oberflächlichen Zellen führen. Diese Veränderungen sind das Ergebnis der hier beobachteten Gewebsverluste (GUTHE)

zählt die bereits erwähnte *Gangosa* (s. Path. Anat.) = *Rhinopharyngitis mutilans*, bei der es zu schweren Zerstörungen des Nasengerüstes und des knöchernen Oberkiefers kommt und an die sich schwere, zum Tode führende Sekundärinfektionen (Aspirationspneumonien) anschließen können.

Auch die bekannten *juxtaarticulären Knotenbildungen* gehören hierher. Sie sitzen vielfach symmetrisch in der Regel in der Nähe der Streckseiten der Gelenke, meist an Knie- und Ellenbogen, weniger häufig an Hüft- und Fußgelenken oder Rippen (Abb. 7 u. 8). Zunächst sind die unter der Haut verschieblichen Geschwülste teigig-bohnengroß, später werden sie härter und können bis Apfelsinengröße erreichen. Sie sind mit der Haut nicht verwachsen, manchmal fühlt man mehrere

Knoten. Entzündliche Erscheinungen fehlen, im Anfang bestehen leichte Schmerzen. Auf den Schnitt sieht man ein derbes fibröses Gewebe, gelegentlich mit Hohlräumen, die von einer zentralen Erweichung herrühren. Keine Verkäsung oder Vereiterung. Histologisch liegt eine bindegewebige Wucherung mit unspezifischen entzündlichen und degenerativen Vorgängen vor. In manchen Fällen gelingt der Nachweis von Treponemen. Die Serumreaktionen sind durchweg positiv, die Knoten sprechen auf spezifische Behandlung gut an. Diese Knoten findet man

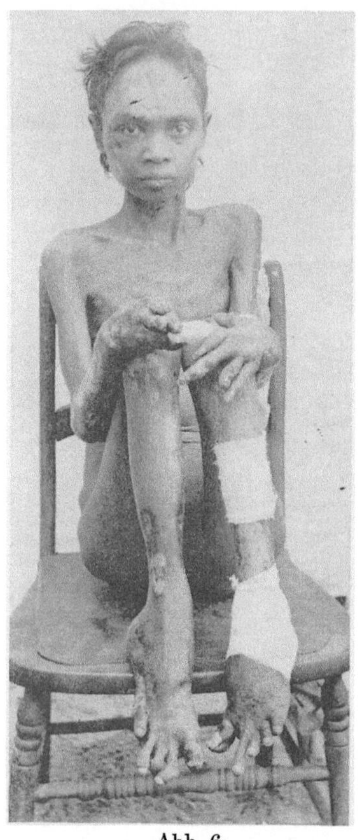

Abb. 6

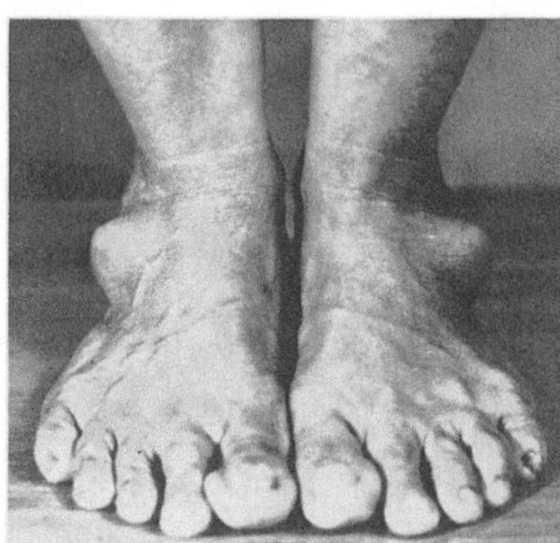

Abb. 7

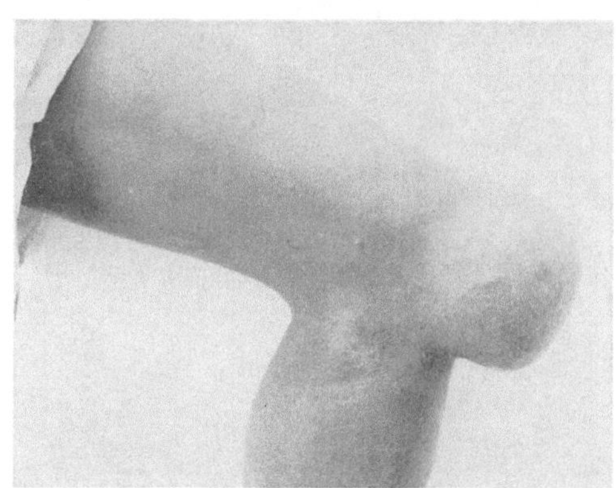

Abb. 8

Abb. 6. Verstümmelnde Form der Frambösie

Abb. 7. Nodositas juxtaarticularis (C. M. Hasselmann, ded.)

Abb. 8. Juxtaarticulärer Knoten

ebenfalls bei Lues, und eine Unterscheidung Lues: Frambösie ist hier gleichfalls nicht möglich. Dagegen fehlen diese Nodositates bei der 3. (4.) Treponematose, der Pinta, völlig.

Das Röntgen-Bild zeigt im Frühstadium eine Verdickung des Periosts, die in ihrem zwiebelschalenförmigen Aufbau an ein Ewing-Sarkom erinnert. Die plastische Knochenhautentzündung hat ähnliche Züge wie bei der Lues. Lange und kurze Röhrenknochen werden ziemlich gleichmäßig befallen. Später entwickeln sich Erosionen mit dem Charakter einer gummösen Osteitis. Es kommt auch zu einer Sklerose mit anschließender Cystenbildung. Vielfach sind die Knochenschäfte diffus verdickt, und damit erhält die Corticalis ein unregelmäßiges

Aussehen. Des weiteren finden sich Herde chronischer Periostitis mit Sequesterbildung sowie Verkürzungen der Phalangen. Auch sind die Gelenke häufig in Mitleidenschaft gezogen. Die Differentialdiagnose zwischen einem frambotischen und syphilitischen Prozeß ist sehr schwer. Hier müssen die sonstigen Befunde und die Anamnese sowie Herkunft des Kranken weiterhelfen (OOSTHUIZEN, 1949; BLEWETT, 1959; RISEBOROUGH u. Mitarb., 1961).

Es ist verständlich, daß die vielfach ulcerösen Tertiärerscheinungen insbesondere an den Beinen in *bösartige Geschwülste* übergehen können (HENTSCH, 1957; FURTADO u. BATISTA, 1962). Auch die Umwandlung von gutartigen Melanomen der Fußsohle in bösartige Tumoren bei crab yaws ist bekannt (CHESTERMAN, 1931).

Ein *Befall der inneren Organe und des ZNS fehlt.* Die früheren Untersuchungen von VAN DER SCHAAR (1936), der gelegentlich eine Pleocytose, Eiweißvermehrung und eine positive WaR bzw. Sachs-Georgi-Reaktion im Liquor beschreibt, konnten von FURTADO (1957) und VAUCEL (1953) nicht bestätigt werden.

In den letzten Jahren stellte ENGELHARDT (1959) im Gegensatz zu der bisher vertretenen Auffassung, es gebe keine angeborene Frambösie, die Behauptung auf von der Übertragung des Erregers von der Mutter auf die Frucht.

Er fand, daß bei Babies von frambösiekranken Müttern die klinischen Erscheinungen 3—4 Monate nach der Geburt auftraten. In keinem Fall gab es die sog. Mutterpapel (s. S. 143). Serologisch waren die Mütter im 7. und 9. Monat sowie unter der Geburt und 5 Monate später untersucht worden. Je besser die vorhergehende Behandlung durchgeführt worden war, desto geringer war die Zahl der Säuglinge mit angeborener Frambösie. Die Zahl der untersuchten Mütter betrug 814.

Da die Infektion meist schon *im Säuglings- oder Kindesalter* stattfindet, sieht man schon bei verhältnismäßig jungen Leuten schwere Spätschädigungen.

Die Immunität nach Überstehen der Erkrankung erlischt rasch, kann aber durch Re- oder Superinfektionen erneut hervorgerufen werden.

Interessant ist, daß die Frambösie in höheren, kälteren und trockeneren Gegenden ihren Charakter zu ändern vermag. Die unbedeckten Körperstellen weisen mehr trockene, exzemartige Veränderungen auf, während an den feuchtwarmen Stellen papillomatöse und ulceröse Erscheinungen anzutreffen sind (RAMSAY, 1925; HASSELMANN, 1962).

1. Diagnose und Differentialdiagnose

Die Erkennung des typischen Bildes bereitet keine Schwierigkeiten. Der Nachweis der Erreger in dem unter den abgehobenen Borken der Primärläsion herausquellenden Serum erhärtet die Diagnose des Frühstadiums.

Die bei Syphilis üblichen Serumreaktionen, d.h. Cardiolipin KBR, Reiterantigenreaktionen, VDRL = CMT, Meinicke Reaktion = MKR II sowie Fluorescenz- und TPI-Test sind positiv. In den frühen Stadien sind die Titer meist hoch und sprechen auf Behandlung gewöhnlich besser und rascher an als die Serumtiter im Spätstadium. Im Spätstadium gibt es bei den sog. burnt out Fällen vielfach negative Ausfälle. Im Einzelfall kann man den Erfolg der Behandlung mit quantitativer Serumauswertung verfolgen.

Man muß aber daran denken, daß neben den häufig auch durch äußere Einflüsse bedingten Eigenhemmungen in den Tropen nicht selten *falsch-positive Ausfälle*, besonders bei den Lipoidreaktionen auftreten können, so in Fällen von Lepra, Malaria, Anämien, um nur einige zu nennen. Es empfiehlt sich daher, stets eine Reiter-Antigen-Reaktion mitlaufen zu lassen, die unter den augenblicklichen Umständen wohl die beste Gewähr eines verhältnismäßig zuverlässigen Ergebnisses gibt, wenn man nicht auf die Möglichkeit eines Fluorescenz- oder TPI-Testes zurückgreifen kann (RUGE, 1967, 1969, 1970; GARNER u. Mitarb., 1970, 1971, 1972).

Die Bedeutung der bei seropositiven Einwohnern von Neu-Guinea vielfach gefundenen *asymptomatische Kälteagglutinine* ist noch unklar. Eine Infektion mit Mycoplasma pneumoniae spielt anscheinend hierbei eine geringe Rolle. Vielleicht ist die hohe Infektionsrate von Ascaris lumbricoides daran stärker beteiligt (KARIKS, 1971).

Schwierig kann die Diagnose im Spätstadium werden, besonders dann, wenn *Mischinfektionen* vorliegen. Hier kann es zu Verwechslungen mit Tbc, Ulcus tropicum, Leishmaniasen (Espundia), Pilzerkrankungen (Blastomykosen, Chromomykose), Krätze, Lepra(!) und bösartigen Tumoren kommen. Eine Unterscheidung spätframbotischer und spätsyphilitischer Prozesse ist manchmal nicht möglich, selbst der Histologie sind hier Grenzen gesetzt (s. Path. Anat.). In den meisten Fällen werden aber bakteriologisch-serologische und gewebliche Untersuchungen doch zum Ziel führen. Auch ein Behandlungsversuch mit Penicillin kann richtungweisend sein.

HACKETT u. LOEWENTHAL (1956) haben eine kleine Monographie herausgegeben über die dermatologische Differentialdiagnose. Sie bringt in zahlreichen, sehr anschaulichen Bildern diejenigen Hautleiden, die vorzugsweise differentialdiagnostisch in den Kreis der Betrachtungen einbezogen werden sollten.

Durch den verstärkten Verkehr (und die erhebliche Einwanderung von Einwohnern der westindischen Inseln, besonders nach England) werden vereinzelte *Fälle in kühlere Gegenden verschleppt* und können dort diagnostische Schwierigkeiten machen (BUREAU u. Mitarb., 1960; DALY u. MORTON, 1963; FRY u. RODIN, 1966; LANIGHAN-O'KEEFFE, 1967).

Die wichtigsten *Unterschiede zwischen Frambösie und venerischer Syphilis* bringt die nachstehende Zusammenstellung:

Tabelle 3

Frambösie	vener. Syphilis
Vorkommen nur in den Tropen (von verschleppten Fällen abgesehen) . . .	Kosmopolitisch
Keine erbliche Übertragung	häufig erblich
Befallen sind meist Kinder	Jugendliche und Erwachsene
Weiche Primärpapel, vielfach am unteren Drittel der Unterschenkel . . .	(harter) Schanker an den Genitalien
Sekundärstadium: leicht blutende himbeerähnlich gewucherte Papel	Gewöhnlich Exantheme, Papeln, an den feuchtwarmen Körperstellen Condylome
Die Papeln jucken (beträchtlich)	kein Jucken
Kaum Schleimhauterscheinungen oder Iritis	nicht selten
Kein Haarausfall	Haarausfall
Keine Beteiligung der inneren Organe oder des ZNS	beides nicht selten
Im Spätstadium häufig Knochenerkrankungen	wesentlich weniger häufig vorkommend
Serumreaktionen: positiv	positiv
Liquor: nicht verändert	besonders im Spätstadium bei Erkrankungen des ZNS verändert

2. Prognose

Bei frühzeitig einsetzender Behandlung sind die Heilungsaussichten günstig. Spätstadien mit Hyperkeratosen, Kontrakturen, Knochen- und Gelenksveränderungen sind sehr viel schwieriger zu beeinflussen. Hier kommen neben der üblichen Penicillinbehandlung noch korrigierende orthopädische Maßnahmen usw. in Frage.

3. Behandlung

Die frühere Behandlung mit Schwermetallen (As, Bi, Hg) ist heute (fast) völlig durch die Antibiotica, insbesondere die verschiedenen *Depotpenicilline* verdrängt worden. Ohne sie ist eine wirksame und zeitsparende Massenbehandlung gar nicht mehr denkbar. Jetzt ist es möglich, ohne große Kosten ganze Landgebiete frambösiefrei zu machen, vorausgesetzt, daß man etwa 90 % der Bevölkerung erfaßt.

Die Dosierung beträgt aufgrund vielfacher Erfahrungen bei frischen Fällen 1,2—2,4 Mega, die in Abständen von 8—14 Tagen verabfolgt werden können. Kinder erhalten 100000 E/kg.

Spätfälle bedürfen einer stärkeren Behandlung, sie ist dem jeweiligen Fall anzupassen. Zweckmäßig nimmt man entsprechende serologische Kontrollen vor. Einzelne latente Fälle, die u.U. nur eine positive Serumreaktion aufweisen, erfordern im allgemeinen keine Behandlung. Man erklärt ihnen, daß ihre positiven Serumreaktionen mit Syphilis nichts zu tun haben.

Eine Überempfindlichkeit gegen Penicillin, die übrigens bei diesen Kranken außerordentlich selten ist, wird mit den üblichen Mitteln bekämpft (Idsøe u. Mitarb., 1968).

Eine gesteigerte Resistenz gegenüber T. pertenue ist bisher nirgends beobachtet worden.

Bei vereinzelten hartnäckigen Fällen, die auf Penicillin nicht ansprechen, wechselt man das Präparat und verabfolgt Tetracycline.

Natürlich darf man auch eine Allgemeinbehandlung und die Therapie sonstiger Begleiterkrankungen nicht vergessen (Malaria, Amöbenruhr, Wurmerkrankungen u. a.).

4. Bekämpfung und Verhütung

Das Wichtigste sind Hebung der allgemeinen Lebenshaltung, hygienische Aufklärung und Betreuung der Bevölkerung. Dazu gehört u.a. die Einrichtung von Behandlungszentren und mobilen Sanitätseinheiten, denen Behandlung und Überwachung der Patienten sowie die Ermittlung etwaiger Neuerkrankungen oder ansteckender Rückfälle obliegt. Nur auf diese Weise ist eine Ausrottung der Seuche zu erreichen.

Schon in der Vorpenicillin-Ära hat man mit diesem Verfahren gute Erfolge erzielt (Ceylon: Pereira, 1962; Jamaica: Yaws Commission, 1936); aber ein durchschlagender Erfolg war erst durch Schaffung der Depotpenicilline in greifbare Nähe gerückt. Heute ist es möglich, ganze Landstriche von der Seuche zu befreien, wenn man die Möglichkeit hat, etwa 90 % der Gesamtbevölkerung zu untersuchen und den Erfolg in Abständen von $^1/_2$ und 1 Jahr nachprüfen kann. Auf diese Art erfaßt man Rückfälle und etwaige Neuerkrankungen. Für die Massenbehandlung genügen — das haben vielfache Erfahrungen gezeigt — bei frischen Fällen 1,2 (bis 2,4) Mega bei Kindern 300000—500000 E. Spätfälle erhalten, falls erforderlich und durchführbar, eine etwas höhere Dosierung. Latente Fälle und Kontakte (Haushaltsmitglieder, Familienangehörige), die gewöhnlich die größte Zahl der Behandlungsbedürftigen ausmachen, bekommen unter 15 Jahre 0,3 Mega, darüber 0,6 Mega. Diese Art des Vorgehens ist unbedingt notwendig, wenn man die Weiterverbreitung der Seuche erfolgreich unterbinden will. Rückfälle pflegen vorzugsweise in der Zeit der Regenfälle aufzutreten. Vor Beginn der Massenbehandlung bezifferte man die Zahl der manifest Erkrankten auf 50 Mio., davon entfiel die Hälfte auf Afrika (Lutte contre les treponematoses, 1956).

Ein paar Beispiele mögen das von der WHO während der letzten $2^1/_2$ Jahrzehnte im Kampf gegen die Treponematosen, insbesondere die Frambösie, Erreichte verdeutlichen. Bis Ende 1966 wurden mit einem Gesamtkostenaufwand von rund 200 Mio. DM in 45 Ländern 154 Mio. Personen untersucht, 368 Mio. Nachuntersuchungen vorgenommen und 47,1 Mio. Kranke behandelt.

Tabelle 4. *Endemische Kindertreponematosen. Zahl der im Zusammenhang mit dem internationalen WHO Treponematosen Programm 1950—1966 behandelten Personen*

Erdteil	Zahl der bei Beginn der Übersichtsuntersuchungen Erfaßten	Zahl aller Untersuchungen und Nachuntersuchungen	Zahl der Behandelten einschl. Kontakte und Latente
Afrika[a])	27269000	79120800	19780000
Amerika[a,b] . . .	8340000	11205000	6110000
Östl. Mittelmeer[c]	758000	1860100	324500
Europa[c]	145000	883500	52500
Südost-Asien[a]. . West-Pazifik[a] .	117515000	274971000	20850000
Gesamt . . .	154027000	368040400	47117000

a = Frambösie, b = Pinta, c = endem. nichtvener. Syphilis („Bejel“, „Dichuchwa“ u.a.)

Das größte Projekt wurde in *Indonesien* durchgeführt wo KODIJAT schon 1937 für eine Massenbehandlung eingetreten war. Die Zahlen für aktive Frambösie lagen zwischen 5—20%, und die serologisch ermittelte Infektionsrate bei 50—80% (HACKETT, 1970). So fanden sich, um nur einen Teil herauszugreifen, bei rund 18,4 Mio. in Mittel- und Ostjava folgende Ergebnisse:

Tabelle 5

	Beginn der Untersuchungen	Nachuntersuchungen	1. Abschlußuntersuchung
Ost-Java (29 Bezirke)			
Bevölkerung geschätzt	9030858	9279304	9703256
Bevölkerung untersucht	7732036 = 85,62%	7926257 = 85,42%	8003765 = 82,49%
Frambösiefälle insgesamt	921451 = 11,92%	122449 = 1,54%	77107 = 0,96%
Davon ansteckende Fälle			4400 = 0,05%
Mittel-Java (29 Bezirke)			
Bevölkerung geschätzt	9343279	9889645	10406854
Bevölkerung untersucht	7682408 = 82,22%	8297250 = 83,90%	8670753 = 83,32%
Frambösiefälle insgesamt	593155 = 7,72%	73159 = 0,88%	28166 = 0,32%
Davon ansteckende Fälle			2216 = 0,03%

In *West-Samoa* belief sich die Zahl der klinischen Frambösiefälle 1955 bei einer Einwohnerzahl von 108000 auf 11,3%, davon waren 3,3% infektiös. Nach systematischer Untersuchung und Behandlung der Bevölkerung, bei denen fast 100% erfaßt wurden, war 1958 die Rate der klinischen Fälle auf 0,001% gesunken, und es gab nur noch vereinzelte Neuansteckungen.

Auch serologisch machte sich die langfristige Wirkung der PAM-Therapie deutlich bemerkbar. Von dem Beginn der Massenbehandlung 1955/1956 ergab sich ein sog. hyperendemisches serologisches Profil — hyperendemisch = Befall der Bevölkerung mit >10% aktiven Fällen — mit einem positiven Ausfall (VDRL) von 53,1% bei den untersuchten Kindern und 82,1% bei den Erwachsenen (Durchschnitt 70%). Zehn Jahre später waren die Prozentsätze auf 7,1 (VDRL) bzw. 1,7 (FTA) bei Kindern und auf 39,1 bzw. 37,3 bei den Erwachsenen gesunken (Durchschnitt 16,2 und 9,1) (GUTHE, 1969).

Haiti wies 1950 bei einer Einwohnerzahl von rund 3,5 Mio. etwa 50% Frambösiefälle (klinische und latente) auf unter der weitaus überwiegenden ländlichen Bevölkerung. 1962 betrug die Rate der infektiösen Fälle lediglich 0,0006% (WHO Chron., 1964).

Selbstverständlich ist es notwendig, alle diese ehemalig endemisch verseuchten Gebiete zunächst laufend zu überwachen, um etwaige Neuausbrüche sofort im Keim zu ersticken.

Besonders auf einigen entlegenen Südseeinseln, dem östlichen Hochland von Neu-Guinea und Australien sowie Äthiopien gibt es noch vereinzelte Frambösieherde, die gründlicher Behandlung und Überwachung bedürfen (Garner u. Mitarb., 1970, 1971; Fischman u. Mundt, 1971; Garner u. Hornabrook, 1970; Schaller, 1970).

Die durch Frambösie bisher verursachten wirtschaftlichen Verluste gehen in die Hunderte von Milliarden.

Saxena u. Mitarb. (1963) geben hierfür aus Indien ein kleines, aber recht lehrreiches Beispiel. Die Bevölkerung von Madhya Pradesh (Indien) betrug 1951 in den Frambösie-Gegenden etwa 5,45 Mio., darunter gab es 2,37 Mio. verschiedener Volksstämme mit rund 80000 Frambösiekranken. Der wirtschaftliche Verlust wurde auf etwa 10 Mio. DM jährlich geschätzt, „wenn er nicht ein Vielfaches betrug". Demgegenüber beliefen sich die Behandlungskosten bei Massenbehandlungen je Kranker auf 1,— DM, von der allein 65 Pf auf das Penicillin entfielen.

Noch sind zwar die Treponematosen ein weltweites Problem, und die WHO betont in ihrem Bericht 1970 die Notwendigkeit weiterer Bekämpfungs- und Forschungsmaßnahmen und macht hierzu eine Anzahl wohldurchdachter Vorschläge. Indessen kann man abschließend sagen, daß die von der WHO in den letzten beiden Jahrzehnten erreichten z. T. glänzenden Erfolge in der Bekämpfung der Frambösie zu der Hoffnung berechtigen, daß diese Seuche in absehbarer Zeit zu sozialer und wirtschaftlicher Bedeutungslosigkeit absinken wird.

Literatur

Ashcroft, M.T., Miall, W.E., Standard, K.L., Urquhart, A.E.: Serological tests for treponemal disease in adults in two Jamaican communities. Brit. J. vener. Dis. **43**, 96—97 (1967).

— **Urquhart, A.E., Gentle, G.H.K.:** Treponemal serological tests in Jamaican school children. Trans. roy. Soc. trop. Med. Hyg. **59** (6), 649—656 (1965).

Ba, H., Maffre, E., Baylet, R., Wone, I., Gueye, C.: Maladies vénériennes suivies à l'Institut d'Hygiène sociale à Dakar. Aspects épidémialogiques 1956—1964. Bull. Soc. méd. Afr. noire Langue franç. **10**, 230—236 (1965).

Basset, A., Boiron, H., Linard, J.: Formes cliniques de la syphilis. Méd. Afrique Noire, Dakar, Juillet, Spec. Num. 31—33, 1961.

Basset, D.C.J.: Hippelates flies and streptococcal skin infektion in Trinidad. Trans. roy. Soc. trop. Med. Hyg. **64**, 138—147 (1970).

Baylet, R., Nouhouay, M., Baylet, M.: La tréponematose naturelle ouverte du singe Papio papio en Casamance. Méd. Afr. noire **18**, (11), 799—801 (1971c).

— **Thivolet, J., Sepetjian, M., Bert, J.:** Sero-epidemiological study of monkey treponematosis in Senegal. WHO/VDT/RES. 250 (1971a).

— — — — **Rioche, M.:** Investigation of the presence of treponemal antibodies in small ruminants in Senegal. WHO/VDT/RES. 245 (1971b).

Blewett, J.: Manifestations of Yaws in Great Britain. Brit. J. Radiol. **32** (375), 198—201 (1959).

Browne, S.G.: Ainhum: A clinical and etiological study of 83 cases. Ann. trop. Med. Parasit. **55** (3), 314—320 (1961).

Bureau, Y., Barriere, H., Nicolas, G.: A propos d'un chancre pianique. Bull. Soc. franç. Derm. Syph. **67**, 883—885 (1960).

Chesterman, C.C.: Melanoma following "Crab-Yaws". Lancet **1931/I**, 183—184.

Cockburn, Th.A.: The origin of treponematoses. Bull. Wld Hlth Org. **24**, 221—228 (1961).

Da Cruz-Ferreira, F.S., Sterenberg, H.: Some Aspects of Yaws in Liberia. Amer. J. trop. Med. Hyg. **5**, 1036—1050 (1956).

Daly, J.J., Morton, R.S.: Clinically active yaws in Sheffield. Brit. J. vener. Dis. **39**, 98—100 (1963).

Engelhardt, H.Kl.: A study of yaws (Does congenital yaws exist?). J. trop. Med. Hyg. **62**, 238—240 (1959).

Ferris, H.W., Turner, Th.B.: Comparative histology of yaws and syphilis in Jamaica. Arch. Path. **24**, 703—737 (1937).

Finger, E., Landsteiner, K.: Untersuchungen über Syphilis an Affen. 2. Mitt. Arch. Derm. Syph. (Wien) **81**, 147—166 (1906).
Fischman, A., Mundt, H.: Test patterns of yaws antibodies in New Zealand. Brit. J. vener. Dis. **47**, (2), 91—94 (1971).
Fribourg-Blanc, A., Niel, G., Mollaret, H.H.: Note sur quelques aspects immunologiques du cynocephale africain. Bull. Soc. Path. exot. **56** (3), 474—485 (1963).
— — — Confirmation sérologique et microscopique de la tréponémose du cynocéphale de Guinée. Bull. Soc. Path. exot. **59**, (1) 54—59 (1966).
Fry, L., Rodin, P.: Early yaws. Brit. J. vener. Dis. **42** (1), 28—30 (1966).
Furtado, T.A.: Late Manifestations of Yaws. Arch. Derm. **76**, 446—451 (1957).
— **Batista, G.**: Karzinomatöse Entartung alter Frambösie — Ulcera. Z. Tropenmed. Parasit. **13**, 198—201 (1962).
Garner, M.F., Backhouse, J.L., Cook, C.A., Roeder, P.J.: Fluorescent treponemal antibody absorption (FTA-ABS) test in yaws. Brit. J. vener. Dis. **46**, (4), 284—286 (1970).
— — **Daskalopoulos, G., Walsh, J.L.**: The Treponema pallidum Haemagglutination Test in yaws. WHO/VDT/RES. 273 (1972).
— — **Tibbs, G.J.**: Yaws in an isolated Australian aboriginal population. Bull. Wld Hlth Org. **43**, (4), 603—606 (1970).
— **Hornabrook, R.W.**: 1968 survey of treponematosis in the Eastern Highlands of New Guinea. Brit. J. vener. Dis. **46**, (1), 13—17 (1970).
— — **Backhouse, J.L.**: The prevalence of yaws on Kar Kar Islands, New Guinea. WHO/VDT. 374 (1971).
Gastinel, P., Vaisman, A., Hamelin, A., Dunoyer, F.: Etude d'une souche de Treponema pertenue récemment isolée. Ann. Derm. Syph. (Paris) **90** (2), 155—161 (1963).
Geltzer (Hoeltzer), R.R.: (Stawropol) per. Mitt. 1958.
Gourlay, R.J., Marsh, M.: An outbreak of yaws in a suburban community in Jamaica. Amer. J. trop. Med. Hyg. **14**, 777—778 (1965).
Grin, E.I.: Endemic Syphilis and Yaws. Bull. Wld Hlth Org. **15**, 959—973 (1956).
— Endemic Treponematoses in the Sudan. Bull. Wld Hlth Org. **24**, 229—238 (1961).
Guimarães, N.F.: Pesquisas sôbre a immunidade da framboesia tropica no homen. Observaçoes feitas em 33 superinoculaçoes e 7 reinoculoçoes. Mem. Inst. Osw. Cruz **44**, 649—685 (1946).
Guthe, T.: Epidemiological-serological investigations of yaws. Arch. Immun. Ther. Exper. **14**, 689—703 (1966).
— Clinical, serological, and epidemiological features of Framboesia tropica (Yaws) and its control in rural communities. Acta derm.-venereol. (Stockh.) **49**, 343—368 (1969).
— **Ridet, J., Vorst, P., D'Costa, J., Grab, B.**: Methods for the surveillance of endemic treponematose and sero-immunological investigations of „disappearing" disease. Bull. Wld Hlth Org. **46**, (1), 1—14 (1972).
Hackett, C.J.: An international nomenclature of yaws lesions. In co-operation with an international group of experts on yaws and participants at the International Conference on Yaws Control, Enugu, Nigeria, 1955 (WHO Monograph Series No. 36).
— The transmission of yaws in nature. J. trop. Med. Hyg. **60**, 159—168 (1957).
— On the Origin of the Human Treponematoses. Bull. Wld Hlth Org. **29**, 7—41 (1963).
— Yaws eradication in Indonesia: Dr. Raden Kodijat's contribution. Trans. roy. Soc. trop. Med. Hyg. **64**, (4), 615—622 (1970).
— **Loewenthal, L.J.A.**: Differential Diagnosis of Yaws, WHO, Monograph Series No. 45, Genf 1960.
Hasselmann, C.M.: Studien über die Histopathologie von Pinta, Frambösie und Syphilis. Arch. klin. exp. Derm. **201**, 1—8 (1955).
— Einflüsse von Klima und Umwelt auf die klinischen Morphen von Syphilis und Framboesia tropica Z. Tropenmed. Parasit. **13**, 281—286 (1962).
Hentsch, H.F.: Maligne Entartung im Bereich alter Frambösiewunden. Z. Haut- u. Geschl.-Kr. **23**, 13—17 (1957).
Hirsch, A.: Handbuch der historisch-geographischen Pathologie, Framboesia, Band I, 379 to 388, 1860, 1. Aufl. Erlangen: F. Enke, u. 2. Aufl. Band II, Yaws, Pian, S. 69—75, 1883, Stuttgart: F. Enke.
Hudson, E.H.: Treponematosis and African Slavery. Brit. J. vener. Dis. **40**, 43—52 (1964).
— Treponematosis and pilgrimage. Amer. J. med. Sci. **246** (6), 645—656 (1963).
— Treponematosis and Anthropology. Ann. intern. Med. **58**, 1037—1048 (1963).
— Christopher Columbus and the History of Syphilis. Acta trop. (Basel) **25** (1), 1–16 (1968) (Lit.).
Idsøe, O., Guthe, T., Willcox, R.R., de Weck, A.L.: Nature and Extent of Penicillin Side-reactions, with Particular Reference to Fatalities from Anaphylactic Shock. Bull. Wld Hlth Org. **38**, 159—188 (1968).
International Work in Endemic Treponematoses and Venerale Infections. 1948—1963. WHO, Genf (1965).

Jahnel, F., Lange, J.: Zur Kenntnis der Frambösie-Immunität der Paralytiker. Klin. Wschr. **5**, 2118—2119 (1926/II).

Jamaica Reports of the Jamaica Yaws Commission 1932—1936, 1936 Govt Printing Office, Kingston.

Jepsen, O.B., Hougen, K.H., Birch-Andersen, A.: Electron Microscopy of Treponema pallidum Nichols. Acta path. microbiol. scand. **74**, 241—258 (1968).

Kakishita, M.: Beiträge zur Experimentellen Frambösie. Zbl. Bakt., I. Abt. Orig. **119**, 212 to 217 (1930/31).

Kariks, J.: Yaws, Mycoplasma pneumoniae and cold agglutination in New Guineans. Med. J. Aust. **1971/I**, 85—87.

Kumm, H., Turner, Th.B.: The transmission of yaws from man to rabbits by an insect rector Hipplelates pallipes Loew. Amer. J. trop. Med. **16**, 245—271 (1936).

Lamborn, W.A.: The experimental transmission to man of Treponema pertenue by the fly Musca sorbens. (Wd). J. trop. Med. **39**, 235—239 (1936) (Lit.).

Lanighan, O,Keeffe, F.M., Holmes, J.G., Hill, D.: Infections and active yaws in a Midland city. Brit. J. Derm. **79**, 325—330 (1967).

Li, Huan-Ying, Soebekti, R.: Serological Study of Yaws in Java. Bull. Org. mond. Santé **12**, 905—943 (1955).

Longhin, S., Popescu, A., Volosceanu, D.: Le rôle de la température dans la généralisation de la syphilis expérimentale. Arch. roum. Path. exp. **16**, 293—308 (1957).

Lutte contre les tréponématoses endemiques. Conférence internationale sur la lutte contre le pian en Afrique. Chron. Org. mond. Santé (Genève) **10**, 50—61 (1956).

Malgras, J., Basset, A., Maleville, J., Bergoend, H., Basset, M., Ermolieff, S.: Etude d'une souche de tréponèmes isolée de pian en Côte d'Ivoire. Bull. Soc. Path. exot. **63**, (6), 652—665 (1970).

Marroquin, J.: Distribución geográfica y frecuencia del pian en el Perú. Rev. peru. Salud Públ. **5**, 205—210 (1956).

Mayer, M., Nauck, E.G.: Framboesia tropica, Handbuch Haut- u. Gechl.-Krkht. XX/I, 1—83. Berlin: Springer 1932. (Lit.).

— — Nodositas juxta-articularis, Handbuch Haut- u. Geschl.-Krkht. XII/1, 84—95. Berlin: Springer 1932.

McLeod, C.P., Magnuson, H.J.: A Study of Cross Immunity between Syphilis and Yaws in Treated rabbits. Part I and II. WHO/VDT/139 (1955), WHO/VDT/140 (1955).

Medina, R.: Reacciones producidas en enfermos de pinta, buba o sifilis por inoculación Treponema pertenue, Castellani 1905. — Su posible applicatión al diagnóstico de curacion de estas treponematosis. Arch. venez. Pat. trop. **2**, (2), 51—87 (1954).

— El carate en Venezuela. Estudio de la enfermedad en el medio natural y resultado de lo ensayos de inoculacion experimental. Dermatologia (Venezuelana) **3**, (3/4), 160—230 (1963).

— Reactions produced in Pinta, Yaws or Syphilis Patiens on Inoculation with Treponema pertenue Castellani 1905, WHO/VDT/RES/63 (1964).

Mölbert, E.: Vergleichende elektronenmikroskopische Untersuchungen zur Morphologie von Treponema pallidum, Treponema pertenue und Reiterspirochaeten. Z. Hyg. Infekt.-Kr. **142**, 510—515 (1956).

Mollaret, H.H., Fribourg-Blanc, A.: Le singe serait-il réservoir du pian ? Méd. Afr. noire **14**, (8/9), 397—399 (1967).

Morton, R.S.: The Button Scurvey of Ireland. Brit. J. vener. Dis. **40**, 271—272 (1964).

Oddou, A.: La campagne de masse contre le pian dans les territoires de l'ex A.O.F. Méd. Afrique Noire Dakar, 1961, Special No. 35—36.

Oosthuizen, S.F.: Yaws. Brit. J. Radiol. **22**, 276—279 (1949).

Ovčinnikov, N.M., Delektorskij, V.V.: Morphology of Treponema pallidum. Bull. Wld Hlth Org. **35**, 223—229 (1966).

— — Further Study of Ultrathin Sections of Treponema pallidum under the Electron Microscope. J. Hyg. Epidem. (Praha) **10**, 195—201 (1966).

— — Further study of ultrathin sections of Treponema pallidum under the electron microscope. Brit. J. vener. Dis. **44**, 1—34 (1968).

— — Further material on the morphology of Treponema pallidum under the electron micros cope. Brit. J. vener. Dis. **45**, 87—116 (1969).

— — Treponema pertenue under the electron microscope. WHO/VDT/RES. 184 (1969).

— — Phagocytosis in syphilis and yaws. WHO/VDT/RES. 248 (1971).

Pagès, F., Many, P., Lapeyre, J.: Valeur des réactions sérologiques de la syphilis chez les sujets de race noire. Presse méd. **67**, 287—289 (1959).

Pardo-Castello, V.: Yaws. Five hundred cases observed in Cuba. Arch. Derm. **40**, 762—775 (1939).

Parramore, T.C.: Non-venereal treponematosis in Colonial North America. Bull. Hist. Med. **44**, 571—581 (1970).

Pautrizel, R., Tasei, L., Szersnovicz, F., Blanloeuil, C.: Valeur des tests serologiques de la syphilis en milieu tropical. Bull. Soc. Path. exot. **49**, 626—629 (1956).
Pereira, E.D.C.: Yaws control in Ceylon. Brit. J. vener. Dis. **38**, (2), 90—93 (1962).
— Factors in the recession of yaws in Ceylon. Brit. J. vener. Dis. **38**, (2), 94—98 (1962).
Portnoy, J., Brewer, J.H., Harris, Ad.: Rapid Plasma Reagin Test for syphilis and other Treponematoses. Publ. Hlth Rep. (Wash.) **77**, 645—652 (1962).
Ramsey, G.C.: Influence of climate and malaria on yaws. J. trop. Med. Hyg. **28**, 85 (1925).
Relvich, A.L.: Observations on the rate of resolution of yaws lesions after procaine benzylpenicilline treatment. Trans. roy. Soc. trop. Med. Hyg. **53**, 75 —77 (1959).
Reiter, H.: Infektionskinetik und stumme Infektion. Münch. med. Wschr. **101**, 917—921 (1959/I).
Riseborough, A.W., Joske, R.A., Vaughan, B.F.: Hand deformities due to yaws in Western Australian Aborigines. Clin. Radiol. **12**, 109—113 (1961).
Ruge, H.: Role of Treponema Reiter in Modern Serology of Syphilis. Brit. J. vener. Dis. **32**, 242—245 (1956).
— Anmerkungen zur Luesserologie heute. Med. Welt **20**, (N.F.) (19), 1132—1135 (1969/I).
— Untersuchungen über die Reaktionsfähigkeit von Lepraseren und über die Spezifität einer Reihe von Syphilistesten. Fortschr. Med. **88**, (16), 785—790, 823—826 (1970).
Ruge, H.G.S.: Treponemal immobilization tests in leprosy. Brit. J. vener. Dis. **43**, 191—196 (1967).
Satchell, G.H., Harrison, R.A.: II. Experimental Observations on the Possibility of Transmission of Yaws by Wound-Feeding Diptera in Western Samoa. Trans. roy. Soc. trop. Med. Hyg. **47**, 148—153 (1953).
de Sauvages, B.: Nosologia methodica III, Pt. 2, p. 425, Amsterdam (1768).
Saxena, V.B., Prasad, B.G.: An epidemiological study of yaws in Madhya Pradesh. III. Economic aspect. Indian. J. med. Res. **51**, (4), 805—820 (1963).
van der Schaar, P.J.: Entigen met framboesia bij lijders aan dementia paralytica. Geneesk. T. Ned.-Ind. **73**, (18), 1138—1145 (1933).
— De liquor cerebrospinalis bij lijders aan framboesia tropica. Geneesk. T. Ned.-Ind. **76**, (13), 784—804 (1936).
Schaller, K.F.: Treponematosis in Ethiopia. Int. J. Derm. **9**, (3), 170—172 (1970).
Schöbl, O.: (u. Mitarb.) zahlreiche Arbeiten in: Philipp. J. Sci. **40** (1929); **42**, **43** (1930).
Scott, C.J.: Yaws. Proc. Transvaal Mine Med. Officers' Assoc. **12**, 139 (1933), Special Suppl. 41—70.
Sellards, A., Goodpasture, E.: Immunity in Yaws. Philipp. J. Sci. **22**, 233—247 (1923).
Sellards, A.W., Lacy, G.R., Schöbl, O.: Superin-Pection in Yaws. Philipp. J. Sci. **30**, 463—474 (1926).
Sepetjian, M., Tissot Guerraz, F., Salussola, D., Thivolet, J., Monier, C.: Contribution à l'étude du tréponème isolé du singe par A. Fribourg-Blanc. Bull. Org. mond. Santé **40**, 141—151 (1969).
Small, J.D., Newman, B.: Venereal spirochetosis of rabbits ("Rabbit Syphilis"), due to Treponema cuniculi: a clinical, serological and histopathological study. WHO/VDT/RES. 257 (1971).
Sprengel, K.: Beitr. Geschichte Medizin. I. Band, 3. Stück, S. 59, Halle 1796. Über den muthmaßlichen Ursprung der Lustseuche aus dem südwestlichen Afrika.
Struve, L.A.: Über die aussatzartige Krankheit Holsteins, allgemein daselbst die Marschkrankheit genannt. Altona: J.F. Hammerich 1820.
Turner, T.B.: The resistance of Yaws and Syphilis Patients to reinoculation with Yaws Spirochetes. Amer. J. Hyg. **23**, (3), 431—448 (1936).
— **Hollander, D.H.**: Biology of the Treponematoses. World Health Organization Genf 1957.
— **McLeod, C.P., Updyke, E.L.**: Cross Immunity in Experimental Syphilis, Yaws, and Spirochetosis of Rabbits. Amer. J. Hyg. **46**, 287—295 (1947).
Vaisman, A., Paris-Hamelin, A., Dunoyer, F.: Méthode expérimentale de différenciacion entre Treponema pallidum et Treponema pertenue. Bull. Org. mond. Santé **36**, 339—342 (1967).
Vaucel, M.A.: Le pian dans les territoires africains français. Bull. Org. mond. Santé **8**, 183—204 (1953).
de Vries, J.L.: The Role of Schools in Yaws Surveillance. WHO/VDT/291 (1962), Working Document.
Wallace, A.L., Harris, Ad.: Reiter Treponeme. A Review of the Literature. Bull. Wld Hlth Org. **36**, Suppl. 2 (1967).
Walters, J.H., Zahra, A.: The Aetiology of Dupaytren's Contracture in Eastern Nigeria. Trans. roy. Soc. trop. Med. Hyg. **51**, 346—352 (1957).
WHO, Bibliography on Yaws, 1905—1962, 106 S. 1963, Genf. 1726 Titel.
— Techn. Rep. Ser. No. 435. Treponematoses research. Report of a WHO Scientific Group. Geneva, 1970.

Protozoenkrankheiten

Die Protozoen-Infektion in allgemeiner klinischer Betrachtung

F. O. Höring

I. Definition

Der erste Stamm des Tierreichs sind die Protozoen, „meist mikroskopisch kleine Tiere vom morphologischen Wert einer Zelle, bestehend aus einem Zellkörper (Protoplasma, Plasma), in dem ein oder mehrere Zellkerne eingeschlossen sind (Nucleus)" (A. Wetzel, 1954). Sie haben — ähnlich dem pflanzlichen Stamm der Bakterien — einen ungeheuren Artenreichtum, von dem nur ein kleiner Teil zeitweise oder dauernd auf symbiontische oder parasitische Lebensweise eingestellt ist. Als Wirte dienen dabei Lebewesen verschiedenster Art, von solchen Einzellern angefangen, die durch andere, ihnen oft nahestehende Protozoenarten parasitiert werden (z. B. Suctorien), über niedrige und höhere Pflanzen (z. B. Leptomonas-Arten als Parasiten in Pflanzen) bis zu den tierischen Metazoen, besonders Würmern, Insekten, bei den Vertebraten sowohl Kalt- als auch Warmblüter. Bei diesem Zusammenleben werden herkömmlich Symbiose, Kommensalismus und Parasitismus unterschieden, obwohl hierbei scharfe Abgrenzungen unmöglich und diese Begriffe Werturteile sind. Das Zusammenleben kann ektobiontisch (ektoparasitisch) sein, besonders bei im Wasser lebenden Wirten, oder es liegt eine Endobiose (Höring, 1957) vor, bei der man den meist kommensalistischen Aufenthalt von Protozoen in Körperhöhlen des Wirts (vor allem Darmkanal, auch Mundhöhle, Vagina) vom pathogenen Parasitismus mit Gewebsbefall, teils extracellulär in der Gewebsflüssigkeit, teils intracellulär unterscheiden kann.

Unter den äußerst zahlreichen, für Warmblüter pathogenen Protozoenarten, von denen immerhin einige Hundert die Veterinärmedizin angehen, gibt es *nur ein rundes Dutzend*, das *für die Humanmedizin Bedeutung* hat. Da diese zudem in der Mehrzahl Tropenkrankheiten hervorrufen, so wird es verständlich, daß die Beschäftigung mit denselben für den mitteleuropäischen Humanmediziner gewöhnlich etwas Fremdartiges darstellt und er recht wenig Zusammenhang mit den ihm bekannten Infektionskrankheiten sieht. Vor allem die wichtigste, die Malaria, ist für ihn ein in ihrem Wesen ganz isoliert dastehendes, pathologisches Phänomen, da ihm die Kenntnis der zahlreichen tierischen, besonders auch der veterinärmedizinisch gut bekannten Sporozoonosen abgeht, die alle Übergänge von der primitiven Ekto- bis zur hoch entwickelten Endobiose aufweisen. Eine gewisse Kenntnis dieser Dinge erleichtert aber das klinische Verständnis, das dann auch wichtige Richtlinien für die ärztliche Therapie geben kann.

Fremdartig berührt den einheimischen Arzt auch die große *Bedeutung der Überträger* und damit der Entomologie, die davon herrührt, daß alle protozoischen Parasiten durch Zwischenwirte aus dem Stamm der Arthropoden übertragen werden *können* (Ausnahme ?: Toxoplasma), die Mehrzahl obligat nur durch solche übertragen wird und in ihnen einen wichtigen Teil ihres Entwicklungskreislaufes vollzieht.

II. Allgemeine Morphologie und Biologie

Im Gegensatz zu den Bakterien gleicht die Struktur der protozoiden Zelle im Prinzip schon der metazoischen, d. h. sie besitzt einen Protoplasten mit einem sich mitotisch teilenden Kern, wenn dies auch nicht immer direkt nachweisbar ist, ein Cytoplasma und mindestens teilweise (besonders die Flagellaten) auch eine Zellmembran. — Die meisten Arten zeigen einen mehr oder weniger komplizierten *Entwicklungscyclus*, dessen einfachstes Schema der Wechsel zwischen vegetativem und Dauerstadium (Trophozoit-Cyste) ist, der bei den Sporozoen aber schon die Entwicklung einer zweigeschlechtlichen Vermehrung aufweist, aus der die Dauerform, die Oocyste mit den die Infektion vollziehenden Sporozoiten hervorgeht. — Die *Bewegung* geschieht bei den Protozoen z. T. amöboid, z. T. bei Arten, deren äußere Form schon stärker fixiert ist, mit Bewegungsorganellen (Wimpern oder Geißeln, diese z. T. mit undulierender Membran). — Die *Ernährung* der Protozoen ist osmotisch oder amöboid (Umfließung); teilweise findet sich aber bei fester Zellmembran und -form auch schon eine Mundöffnung, durch die Bakterien, ja Wirtstierzellen aufgenommen werden.

Der Stamm der Protozoen wird heute in *2 Divisionen* eingeteilt. Die erste, die *Cytomorpha* (Plasmodroma), enthält in ihren 4 Stämmen fast alle medizinisch wichtigen Arten, so die *Rhizopoden* mit der Familie der Amöbiden, die *Flagellaten* (Mastigophoren) mit den Darmflagellaten und Trypanosomiden, die *Sporozoen*, hier zugehörig die Telosporidien mit den Ordnungen der Coccidien und der Hämosporidien. — Die zweite Division, die *Cytoidea* (Heterokaryoten), die durch Vorhandensein eines Makro- und eines Mikronucleus schon einen Übergang zu den Metazoen bildet, hat nur einen Stamm, die *Ciliaten* (Wimpertierchen, Infusorien), zu denen Balantidium coli gehört als einzige zuweilen menschenpathogene Art, deren natürlicher Wirt aber das Schwein ist. — Betreffs Einzelheiten sei hier auf das „Lehrbuch der speziellen Zoologie" von A. Kaestner (Kapitel „Protozoen" von A. Wetzel) 1954/1955 und besonders auf das „Lehrbuch der Parasitologie" von G. Piekarski (1954) hingewiesen.

Vom Gesichtspunkt einer biologisch-medizinischen *Ökologie* aus, d. h. einer allgemeinen Biologie der Endobiosen von Tier und Mensch, sind die Protozoonosen äußerst lehrreich: Im Unterschied von den Virus- und Bakterienkrankheiten ist bei ihnen nicht nur die Phylogenese der Anpassung der Endobionten an ihre Wirte, sondern auch im klinischen Ablauf das Gelingen (oder Mißlingen) der gegenseitigen Anpassung von Wirt und Keim aneinander zum Zwecke einer möglichst dauerhaften und daher für beide Teile „vorteilhaften" Symbiose erkennbar, d. h. also beim Erreger die „Flucht" in Ruhe- oder Dauerstadien seines Entwicklungscyclus zum Zwecke des Überlebens im Darwin'schen Sinne, beim Wirt die Entstehung einer (relativen) Immunität. Schon E. Martini (1933) kam bei seinen ökologischen Studien über die Tropenkrankheiten zu der Erkenntnis, daß „langsam verlaufende Krankheit für die Arterhaltung des Wirts wie des Gasts einen Vorteil bedeute". — Eine neue eingehende Darstellung von Wirtsbeziehung, Pathogenese und Pathologie der Protozoonosen findet sich im „Handbuch der allgemeinen Pathologie" von E. G. Nauck, worauf ausdrücklich hingewiesen sei.

Die folgenden Ausführungen dieses Abschnitts II mögen dem Humanmediziner eine Übersicht über das große Gebiet des protozooischen Parasitismus im Tierreich geben und damit zum Verständnis desselben beim Menschen beitragen.

a) Die *Klasse der Amöbiden* aus dem Stamm der *Rhizopoden*, zu denen auch die Klassen der Heliozoen (Sonnentierchen), Radiolarien und Foraminiferen gehören, umfaßt als eine Ordnung die Amöbinen sensu strictiori, von denen viele Arten freilebend in Wasser, Moor und Sand vorkommen und manche auch zweigeschlechtliche oder geißeltragende Stadien durchlaufen.

Als Beispiel für den kompletten Entwicklungskreislauf in dieser Ordnung sei die Endamoeba blattae angeführt, die im oberen Darmabschnitt der Schabe eine echte Schizogonie durchläuft, an deren Ende Cysten entstehen; aus diesen gehen im unteren Darmabschnitt männliche und weibliche Gameten hervor, nach deren Kopulation infolge Koprophagie des Wirtstiers die Schizogonie in einem anderen von neuem wiederbeginnt.

Die Darm- und Mundamöben des Menschen haben allerdings einen vereinfachten Entwicklungskreislauf, in dem nur noch — und auch das nur teilweise — einerseits der Wechsel von Minutaform und Cyste als Commensalen, andererseits bei Entamoeba histolytica die „Entgleisung" in die Magnaform des Gewebsparasitismus übrig geblieben ist, die keine Cysten mehr bilden kann und daher für die Arterhaltung der Amöbe unnütz, also eine „Krankheitserscheinung" der Amöbe ist. Wie Reichenow (1937) schon betont hat, ist nämlich die Erkrankung des menschlichen Wirts weder in dessen, noch im „Interesse" der Amöbe gelegen, sondern für beide Teile eine Störung, vom Standpunkt der Arterhaltung aus gesehen. Nur die symbiontische Form des Amöbenbefalls des Menschen stellt das „Ideal" für beide, Wirt *und* Gast, dar.

Piekarski stellt eine Anzahl von Erregern vorwiegend tropischer Krankheiten von Haus- und Wildtieren (Rind, Pferd, Hund usw.) die *Babesiosen*, *Piroplasmosen* und *Theileriosen*, zu einer Ordnung der „Hämamöben" zusammen. Sie wurden bisher den Sporozoen zugerechnet, was zweifellos recht willkürlich war. Sollte Piekarski's Hypothese einer Stammesverwandtschaft von Rhizopoden und *Hämamöben* zutreffen, so hätte man hier also auch ein Beispiel für den phylogenetischen Übergang von Ekto- und Körperhöhlen-Parasitismus zum Gewebs- und Blutparasitismus vor sich, und zwar ein solches, das für die Veterinärmedizin von größter praktischer (und ökonomischer) Bedeutung ist. Genannt seien hier nur von den Piroplasmosen das Texasfieber bei Pferd, Rind, Schaf und Hund, das Gallenfieber der Pferde (Erreger: Nuttallia), das afrikanische Küstenfieber von Rind und Schaf (Erreger: Theilerien).

b) Der Stamm der *Flagellaten* oder Mastigophoren kann bei ökologischer Betrachtung in die Phytomastigida, die sich u. a. durch Chlorophyllbildung dem Pflanzenreich nähern, und die Zoomastigida geteilt werden. Heute werden — rein morphologisch — 10 Ordnungen unterschieden, von denen nur zwei für die Medizin Bedeutung haben, und zwar die der *Polymastiginen*, zu denen die meisten Darmflagellaten gehören, und die der *Protomonadinen*, zu denen die Familie der Trypanosomiden gehört, die gewöhnlich neben dem Hauptkern noch einen Blepharoblasten (mit Basalkörperchen und Periplast) besitzen. Dieser steht mit den Bewegungsorganellen, den Geißeln, in genetischer Beziehung. Cystenbildung kommt vor; jedoch findet die Vermehrung vorwiegend durch axiale Längsteilung statt.

Bei den Darmflagellaten sind mehrere Familien zu erwähnen, zu denen neben sehr zahlreichen, Kaltblüter bewohnenden (oder auch freilebenden) Arten einige Darm, Urethra und Vagina des Menschen besiedelnde Arten gehören, so aus der Familie der *Eumonadiden* (zu den Protomonadinen gehörig) Cerco- (Entero)monas, von den *Embadomonadiden* Chilomastix, von den *Distomatiden* die symmetrisch-zweikernige (diplozoische) Lamblia und von den *Tetramitiden* Trichomonas hominis und vaginalis. Bei all diesen Familien, von denen es bei anderen Wirten als dem Menschen wie angedeutet eine ungeheure Fülle von Arten gibt, handelt es sich noch um einen relativ wenig entwickelten extracellulären Körperhöhlen-Commensalismus ohne größere pathogene Bedeutung. Doch gehört im System hierher auch schon die Familie der *Kryptobiiden*, die außer dem Parabasalkörperchen 2 Flagellen mit undulierenden Membranen besitzen und bei Seefischen im Darm, bei Schnecken schon in den Gängen der Samendrüsen, schließlich bei Süßwasserfischen aber im Blut leben, also bereits einen komplizierten Endoparasitismus entwickelt haben, wie wir ihn nun bes. bei der Familie der *Trypanosomiden* finden.

Bei ihr begegnen wir bes. ausgeprägt der *Schwierigkeit einer richtigen Unterscheidung verschiedener Arten* von bloßen verschiedenen Entwicklungsstadien, indem die 4 Phänotypen: Leptomonas, Crithidia, Trypanosoma, Leishmania sich z. T. wie getrennte Arten, z. T. aber nur wie Stadien verhalten. Die beiden ersten werden als Cysten (= Leishmaniaform) über die freie Umwelt, die beiden letzten nur noch durch Zwischenträger (Arthropoden) übertragen, sind demnach für den Parasitismus hoch spezialisierte Formen und finden sich auch allein in der humanen Pathologie. Im Zwischenwirt (Arthropoden) verwandeln sie sich aber wieder in die Leptomonas-, zuweilen sogar in die Crithidienform. Trotz dieser *Polymorphie der Trypanosomiden* entsprechen den Krankheiten der Wirbeltiere und des Menschen meistens auch morphologisch hoch spezialisierte und daher wohl unterscheidbare Trypanosomen- und Leishmanien-„Arten". Andererseits taucht aber doch immer wieder das Problem des Übergangs dieser „Arten" ineinander auf, wie etwa bei Tryp. rhodesiense und brucei (Erreger der Nagana bei Rindern) sowie den Leishmanien. Man muß diese für die Humanmedizin aktuellen Probleme im Rahmen der gesamten Protozoologie und der Problematik ihrer Systematik sehen. Diese einzelnen „Arten" haben teilweise noch komplette Cyclen wie Schizotrypanum cruzi oder nur noch Teile desselben (Tr. gambiense), oder sie kommen nur noch als „Trypanosoma" vor wie Tr. equiperdum, der Erreger der Beschälseuche, der ohne Zwischenwirt nur noch per coitum in der Trypanosomenform existiert und direkt übertragen wird. Die Trypanosomenform parasitiert noch extra-, die Leishmanienform nur noch intracellulär.

Trypanosomiasen, teils in Form symptomlos bleibenden Blutkommensalismus, teils aber auch schon pathogen, finden sich mit zahllosen Arten, mehr oder weniger auf einzelne Wirtsarten oder Gruppen verwandter Wirtstiere spezialisiert, bei Fischen, Amphibien (bes. Fröschen), Reptilien (Schildkröten, Echsen, Schlangen), wobei bei Landtieren Arthropoden, bei Wassertieren Blutegel Überträger sind; sie finden sich dort auch als Gewebsparasiten besonders in Leber und Lunge. Bei wilden und domestizierten Säugetieren sind sie weit verbreitet und erzeugen meist zunächst langfristige Fieber, oft vom Rückfalltyp, und Anämien, sowie Aborte und Sterilität. Nur die sog. polymorphen Trypanosomen, zu denen auch die menschenpathogenen gehören, führen zum Befall des ZNS mit neurologischer Symptomatik, bes. die Nagana der Rinder (Erreger: Tr. brucei). Vielfach kommt es bei den tierischen Trypanosomiasen zu einer mehr oder weniger vollständigen Ausheilung, wobei eine stammspezifische Prämunition, z. T. aber wohl auch echte Immunität entwickelt wird.

Als ökonomisch *für die Haustierzucht wichtige Tierkrankheiten* seien hier genannt: bei Einhufern in Indien die Surra (Tr. evansi), bei Pferden u. a. in Argentinien die Kreuzlähme (Mal de caderas, Tr. equinum), im Mittelmeergebiet die schon erwähnte Dourine oder Beschälseuche (T. equiperdum), in Afrika außer der wichtigsten, der Nagana der Rinder (Tr. brucei) die Souma bei Pferd und Rind in Zentralafrika (Tr. vivax), in Rhodesien die Schweineseuche (T. pecorum und rodhaini), in Zentralafrika schließlich bes. bei Wildtieren (Affen, aber auch Caniden und Capriden, auch Rindern) die Erkrankung durch Tr. congolense.

c) Bei der *Klasse der Sporozoen* übertrifft der ungeheure Formenreichtum noch denjenigen der anderen Protozoenstämme. Als einziger Stamm leben sie durchwegs parasitisch. Von den 4 Klassen der *Telo-*, *Cnido-*, *Haplo-* und *Sarcosporidien* befassen wir uns hier nur mit den ersten, bei denen man immerhin noch extracellulär an der Darmwand, besonders von wirbellosen Wirten (Regenwürmern, Schaben usw.) lebenden Formen begegnet, so die Ordnung der Gregarinen. Für höhere Wirtsarten sind nur die Ordnungen der Coccidiomorphen und Hämosporidien von Bedeutung. Bei ihnen liegt bereits ein intracellulärer Parasitismus vor, der bei den

Coccidien und Eimerien die Darmepithelien betrifft, sich bei anderen Arten der Coccidiomorphen aber auch schon wie bei den Hämosporidien auf Organe, vor allem die Leber erstreckt.

Unter den *Coccidiosen* gibt es wiederum zahlreiche, ökonomisch wichtige, die Veterinärmedizin betreffende Haustiererkrankungen, wie die „rote Ruhr" der Rinder, die weiße Kükenruhr, vor allem die Lebercoccidiose der Kaninchen (Erreger: Eimeria stiedae) u. a.

Den höchst entwickelten Gewebs- und schließlich Blutparasitismus zeigt die Ordnung der *Hämosporidien*. Besonders bei Vögeln finden sich solche Formen, wo die Schizogonie nur in Gewebs-, vor allem den Leberzellen, auch Lungenendothelien abläuft und nur die Geschlechtsformen (Gametocyten) ins Blut gelangen, wo sie sich für die Übertragung durch Insekten auf neue Wirte bereit halten, so etwa bei Haemoproteus columbae (Taube) und Leukocytozoon (Truthahn, Amsel).

Am Ende steht die Familie der *Plasmodien*, die es in strenger Wirtsartspezialisierung mit zahllosen Arten bei Vögeln (Kanarienvogel, Taube, Sperling, Huhn usw.), Fledermäusen, Nagetieren, Wiederkäuern, den Affen und schließlich dem Menschen gibt.

Auf die Einzelheiten ihrer Morphologie, Entwicklungscyclen und Übertragungsweisen kann hier nicht eingegangen werden, da diese Verhältnisse bei der Darstellung der Malaria-Plasmodien geschildert werden. Hier soll nur in groben Umrissen zum Zwecke des allgemein-biologischen Verständnisses aufgezeigt werden, wie ungeheuer verbreitet der protozoische Parasitismus in der Natur ist und wie sich bei der Übersicht über denselben zwanglos die phylogenetische Stufenleiter bis hin zur Malaria des Menschen aufzeigen läßt, wobei freilich zu bedenken bleibt, daß die Protozoologie noch immer erst einen kleinen Teil ihres Stoffes, und diesen vielfach nur bruchstückhaft, kennt.

d) Wegen der klinischen Nebensächlichkeit verzichten wir hier auf eine Besprechung des Stammes der *Ciliaten* (Division: Cytoidea).

Auf einen besonders wichtigen Punkt soll aber abschließend noch hingewiesen werden, der im Vorausgegangenen schon mehrfach gestreift wurde, die Frage der *Wirtsspezifität bei den Protozoen*. Im allgemeinen sind die Protozoen, mehr als Bakterien, sehr *streng wirtsspezifisch*, wie das ja daran leicht zu erkennen ist, daß es der humanmedizinischen Forschung bes. bei den Amöben und Plasmodien des Menschen an geeigneten Versuchstierarten fehlt. So mußten auch die Entwicklungscyclen und die Chemotherapie besonders der Malaria weitgehend an anderen Plasmodien-Arten als denen des Menschen, also gewissermaßen im Analogieschluß von einer Plasmodienart zur anderen erforscht werden. Ebenso erstaunlich ist freilich die umgekehrte Sicht, daß nämlich die Wirtsarten, besonders der Mensch, nur für einige wenige Protozoenarten empfänglich sind und die Entwicklung wirtsfremder Protozoenarten (im Sinne von Zoonosen) hier eine große Ausnahme ist.

Eine theoretisch sehr interessante Ausnahme bildet das von GARNHAM (1969) beschriebene Haften der von Babesien hervorgerufenen Piroplasmose bei splenektomierten Menschen; das bestätigt die Milz als ein Organ für die Aufrechterhaltung wirtartspezifischer Empfänglichkeit, eine Eigenschaft, die aus Tierversuchen wohl bekannt ist.

Die Wirtsspezifität betrifft zumeist nicht nur den Wirbeltierwirt, sondern auch den arthropodischen Überträger, indem es meist nur eine oder wenige Arthropoden-Arten sind, die für ein bestimmtes Protozoon als *Vektor* in Frage kommen. Da die Kopulation der Geschlechtsformen, wenn es eine solche bei einer Protozoenart gibt, im Überträger stattfindet, so ist übrigens nach der üblichen Definition eigentlich dieser als der *Hauptwirt*, das Wirbeltier bzw. der Mensch als *Nebenwirt* zu bezeichnen. Folge der Wirtsspezifität ist u. a., daß es unschwer gelingt, „neue" Protozoenarten aufzufinden, wenn man bei selteneren wildlebenden Wirtstieren nach solchen sucht. Erstaunlich ist jedenfalls die enge und strenge Anpassung dieser in die Hunderttausende gehenden Protozoenarten an ihren Lebensraum dort, wo er aus nur einer Wirts- und nur einer Überträgerart besteht. Doch ist es auch wieder überraschend zu sehen, daß es von dieser strengen Wirtsspezifität — ähnlich wie bei Viren und Bakterien: man denke an Tollwut und Salmonellen — einzelne wichtige *Ausnahmen* gibt. Wir haben bei den Trypanosomiden schon darauf hingewiesen. Die merkwürdigste Ausnahme bilden aber die *Toxoplasmen*, bei denen geradezu von einem Mangel jeder Wirtsspezifität gesprochen werden muß, da sie sich ja in offenbar der gleichen Art (?) als „T. gondii" von den Vögeln über die Nage-, sämtliche Haus- und viele Wildtiere bis zum Menschen hin finden. Im übrigen ist gerade bei Toxoplasma Systematik, Biologie und Übertragungsweise noch nicht eindeutig geklärt.

III. Pathogenese

Haben wir im Vorausgegangenen an der Systematik der Protozoen schon die Phylogenese vom freien Dasein über den Ekto- und Körperhöhlen-Parasitismus bzw. -Kommensalismus bis zur intracellulären Endosymbiose bei den einzelnen Klassen in großen Zügen verfolgt, so hat eine *phylogenetische Betrachtungsweise* auch für die Pathogenese und für das klinische Verständnis der Protozoonosen einen so hohen heuristisch-didaktischen Wert, wie das bei den Virosen und Bakteriosen wegen der viel geringeren Differenzierung dieser Erreger nicht der Fall ist. Freilich sind unsere phylogenetischen Kenntnisse nur recht unsicher, da sie meist nur vorläufige Deutungsversuche darstellen, was aber ihrem Wert zum Verständnis des pathogenetischen Geschehens kaum Abbruch tut.

Als Beispiel für die Problematik phylogenetischer Betrachtung sei erwähnt, daß etwa über die Frage, ob der Parasitismus der Vorläufer der heutigen Malariaerreger im Wirbeltier oder bei den Insekten begann, keineswegs Einigkeit besteht. Theobald Smith war der Meinung, daß der Parasitismus im Überträger der ältere sein müsse, da ja in ihm der Generationswechsel stattfindet. Neuerdings glaubt man aber mehr, daß sich der Parasitismus wie oben angedeutet im Wirbeltierwirt von der Ekto- zur Endosymbiose entwickelt hat und der Hinzugewinn eines Übertragers aus dem Insektenreich erst sekundär erfolgte. Einzelheiten und Literatur finden sich bei L. J. Bruce-Chwatt (1965).

Bei phylogenetischer Betrachtung der Pathogenese der Krankheit ist zu beachten, daß die Evolution des Erregers in enger Korrelation mit der des vertebraten Wirtsorganismus abgelaufen ist, d. h. daß man dabei nicht nur diejenige beider Teile, sondern eine Phylogenese der Symbiose beider zu erkennen versuchen muß. Das „Ende" der Entwicklung ist gewissermaßen dann erreicht, wenn die lange evolutionäre Vergesellschaftung dazu führt, daß der Parasit sich so verhält, als ob er ein Organ des Wirts wäre (E. Mayr, 1957), wenn also gewissermaßen aus 2 Arten eine neue Überart geworden und damit die „ideale" Endosymbiose erreicht ist, ein Geschehnis, das bei niedrigeren Lebewesen, besonders bei Insekten und Bakterien (P. Buchner) gut bekannt ist.

a) In diesem Sinne verlagert sich also der *Parasitismus* phylogenetisch von außen nach innen. Dabei kann man folgende für die Klinik wichtige *Entwicklungsstufen* unterscheiden:

1. Die *Darmlumen-Symbiose* zahlreicher Rhizopoden, Flagellaten und Ciliaten-Arten sowie der Minutaformen der Entamoeba histolytica kann bei diesen letztgenannten zum Gewebsparasitismus übergehen, wenn die Magnaform der Amoebe

in die Darmwand eindringt und sich dort per continuitatem in selbst gebildeten Gewebsspalten ausbreitet, unter Umständen auch mit dem Blutstrom der Pfortader in die Leber verschleppt wird.

2. In einem nächsten Entwicklungsschritt haben sich Coccidien (Eimeria u. Isospora) ein *intracelluläres Dasein in den Darmepithelien* angeeignet, wo sie in mehreren asexuellen Generationen (Schizogonien) verbleiben, um dann in geschlechtlicher Generation Oocysten zu bilden, die mit dem Kot ausgetrieben werden und neue Wirte erreichen können. Als Beispiel der nächsten Schritte sei auf Eimeria stiedae hingewiesen (vgl. oben), welche die Fähigkeit hat, wiederum durch die Pfortader ihren Entwicklungscyclus (Schizo- *und* Sporogonie) in das Gallengangsepithel, weiter in Endothelzellen der Capillaren, als Haemoproteus in die Kupfferschen Sternzellen, schließlich als Hepatocystes in die Leberzellen selbst zu verlegen.

3. Protozoen, die das Darmstadium aufgegeben haben und zum reinen Gewebs- und Blutparasitismus (mit Vektorübertragung) übergegangen sind, zeigen im Prinzip nur noch einen rudimentären kurzfristigen *extracellulären Gewebsspalten- bzw. Blutplasma-Parasitismus.* Es tritt die *intracelluläre Endosymbiose* ganz in den Vordergrund, wie es komplett bei der Chagaskrankheit zu beobachten ist: kurzes extracelluläres Ausbreitungsstadium in Trypanosomenform (Gewebsspalten, Lymphe und Blutplasma), langfristiges intracelluläres Ruhestadium in Leishmanienform (Herzmuskelzellen, Ovarien, Testes, auch RES der Leber, Milz u. a. Organe, schließlich Nervenzellen besonders der Darmwand).

Nicht bekannt ist, ob auch bei der Schlafkrankheit ein intra-, bei den Leishmaniasen und der Toxoplasmose ein extracellulärer Parasitismus im Menschen noch stattfindet oder ob diese Stadien den Erregern tatsächlich schon völlig verlorengegangen sind. Bei letzteren muß natürlich bei der Erregerausbreitung mit Befall neuer Wirtszellen ein kurzes extracelluläres Stadium (ohne entsprechende Erregerumwandlung ?) postuliert werden. Bei der Malaria-Schizogonie entsprechen dem die Merozoiten. Bei ihr wandern die Sporozoiten (extracellulär ?) vom Ort des Mückenstichs zunächst zur Leberparenchymzelle, wo die erste, die exoerythrocytäre (phylogenetisch alte) Schizogonie stattfindet und erst dann zu den Erythrocyten, von denen jeweils die Merozoiten durch das Blutplasma neue Erythrocyten erreichen·

Die *Organotropismen* (Organ- bzw. Gewebsaffinitäten) bei den Protozoonosen des Menschen lassen sich also wie folgt ordnen:

1. Darmwand a) extracellulär: Amöben
   b) epithelial-intracellulär: Isospora
2. Plasma u. Lymphe (Gewebsflüssigkeit) extracellulär: lokal: Amöben
   generalisiert: Trypanosomen
3. epithelial-intracellulär: (bes. in der Leber): Trypanosoma cruzi
   exoerythrocytäre Plasmodien
   Toxoplasmen (?)
4. mesenchymal-intracellulär:
   a) endothelial-vasotrop: Pl. falciparum (Gehirn),
   b) reticuloendothelial: Leishmanien,
   dazu noch Muskelzellen: Tryp. cruzi,
   c) erythrocytär: Plasmodien.

Inwieweit ein Parasitenbefall von Nervenzellen (Neuronen) stattfindet, ist noch nicht genügend geklärt (bei Toxoplasma wahrscheinlich). Tatsache ist jedoch, daß das ZNS, bes. das Gehirn als das empfindlichste Organ des Menschen, schwere trophische Schäden erleidet beim Endstadium der Schlafkrankheit, das in mancher

Beziehung der Metalues verglichen werden kann, bei der Chagaskrankheit (hier mehr das periphere NS), bei der Toxoplasmose und in gewissem Sinne auch bei der Mal. tropica.

Die parasitäre Entwicklung geht also von den Körperhöhlen über die diese auskleidenden Epithelien zu bestimmten Organepithelien, dann zu den mesenchymalen, schließlich den diesen zugehörenden Blutzellen. Es ist wichtig, daß die (intracelluläre) Endosymbiose der Epithelien offenbar „älter" ist als die des Mesenchyms, das meist schlechtweg als das „Abwehrorgan" angesehen wird (Höring, 1957, 1963).

Aus dieser Stufenleiter lassen sich die das klinische Krankheitsbild hervorrufenden Organotropismen der einzelnen Krankheiten ableiten, die für die menschlichen Protozoonosen hier noch einmal zusammengestellt seien:

extracellulär:	Amöbiasis: Bindegewebe der Darmwand, Leberinterstitium.
	Schlafkrankheit: RES, bes. Lymphknoten, im Endstadium: Meningen.
	Chagas-Krankheit: RES, Muskel-, Nerven-(?)zellen.
	Kala-azar: RES.
intracellulär:	Haut-Leishmaniosen: Gefäß-Endothel von Haut und Schleimhäuten.
	Toxoplasmose: RES in Lymphknoten, Leber, Meningen, auch Glia.
	Malaria: Leberparenchymzellen, Gefäßendothelien, Erythrocyten.

b) Dieser Entwicklung des protozoischen Parasitismus entsprechend verläuft auch die *Phylogenese der Infektionskrankheit beim Vertebraten* einschl. des Menschen: von der lokalen Oberflächeninfektion über die sich per continuitatem ausbreitende Gewebsinfektion zunächst extra-, dann intracellulär zur cyclischen Krankheit, bei der stets eine extracelluläre Ausbreitungsphase mit intracellulärer Endosymbiose ineinander greift. Ist diese cyclische Phase (mit Immunitätsbildung) abgeschlossen, so kann sich der gleiche Erreger zeitweise nun auch septisch-generalisierend verbreiten. Diese auch für die Bakteriosen gültige Gesetzmäßigkeit (vgl. „Klin. Infektionslehre" Höring, 1962) läßt sich bei den Protozoonosen, wie gezeigt, auch phylogenetisch ableiten, vor allem die pathogenetische Bedeutung des Wechsels von extra- und intracellulären Stadien. Dabei dient die extracelluläre Phase der Ausbreitung, kontinuierlich oder generalisierend, die intracelluläre der Immunitäts- bzw. Prämunitionsbildung und der Überführung des Parasitismus in die Latenz, sei sie absolut (z. B. Toxoplasmose) oder wenigstens relativ (z. B. chronische Malaria im Endemiegebiet).

c) Besonders hervorstechend ist die *Gesetzmäßigkeit der festen Bindung der Krankheitsstadien des Menschen* (bzw. Wirbeltierwirts) *an die Entwicklungsstadien der protozoischen Erreger*. Vereinfacht läßt sich dies — entsprechend den Verhältnissen bei den Wurmkrankheiten (vgl. Höring, 1950) — so formulieren: lokale Ausbreitung im Gewebe und cyclische Generalisation sind an die vegetativen, asexuellen extracellulären Stadien der Erreger gebunden, in denen keine oder höchstens eine Vermehrung durch Zweiteilung (Trypanosomen!) stattfindet; das Organmanifestationsstadium ist an die sich vermehrenden, allerdings zeitweise ruhenden, intracellulären „Reife"stadien der Erreger gebunden, so bei den Leishmaniosen, der Chagas-Krankheit und Toxoplasmose; nur bei der Schlafkrankheit ist ein solches intracelluläres Erregerstadium unbekannt. Bei der Malaria kommt es nach dem latent bleibenden Leberbefall mit der von hier ausgehenden ersten cyclischen Generalisation bzw. Schizogonie, die das zur Immunität führende Schüffner'sche Anfangsfieber der Tertiana begleitet, zur posttertiären erythrocytären Ansiedlung und rhythmischen Vermehrung (Schizogonien) in der Blutbahn, die pathogenetisch (u. symptomatisch) einer Sepsis gleicht: einer Erreger-Streuung bei vorhandener Immunität mit Sepsisherd in den Erythrocyten (ausführliche Darstellung der Malaria-Pathogenese bei HÖRING, 1950).

Die pathogenetische Analyse der Protozoonosen zeigt also, daß sie sich — ebenso wie die Helminthiasen (HÖRING, 1950) — zwanglos in die entsprechenden Gesetzmäßigkeiten der allgemeinen klinischen Infektionslehre einordnen lassen, ohne sich prinzipiell etwa von den Virosen und Bakteriosen verschieden zu verhalten. Das gilt auch, wie im folgenden Abschnitt gezeigt werden soll, für die pathogenetischen Zusammenhänge zwischen klinischem Krankheitsverlauf und Immunität.

IV. Immunität

Über die Frage, ob es bei Protozoonosen eine Immunität gibt oder nicht, ist viel diskutiert worden, und man findet bes. im älteren Schrifttum darüber die verschiedensten Ansichten. Diese hängen weitgehend davon ab, was der betreffende Autor unter „Immunität" versteht, worüber bekanntlich stark abweichende Meinungen herrschen.

Definiert man Immunität als das Vorhandensein von spezifischen Antikörpern, so ist davon freilich bei den Protozoonosen wenig zu finden, obgleich sie auch bei diesen diagnostisch wertvoll sein können, wie etwa bei der Toxoplasmose. Daß solche aber nur sehr wenig mit dem klinischen Phänomen eines Geschütztseins gegenüber Zweiterkrankung zu tun haben, das nun einmal das ursprüngliche Grundphänomen jeder Immunität ist, hat sich heute wohl als allgemeine Erkenntnis durchgesetzt. Antikörper dürfen nicht mit Immunität gleichgesetzt werden, schon gar nicht bei den Protozoonosen.

Bei den Protozoen spielt ein Phänomen eine wichtige Rolle, das ebenso vor allem auch von den chronischen Bakteriosen, Tuberkulose, Lues usw. her bekannt ist, nämlich die *Infektionsimmunität* (engl.: *non sterilizing immunity*, franz.: *prémunition*). Diese hat mit Antikörpern nichts zu tun, ist vielmehr ein Phänomen, das sich prinzipiell nicht *in vitro*, sondern nur am lebenden Gesamtorganismus nachweisen und studieren läßt.

Für diese Form der Immunität charakteristisch ist definitionsgemäß, daß ein relativer Schutz gegen exogene Superinfektion so lange besteht, als noch lebende Erreger im Organismus anwesend sind. Deren intracellulärer Sitz ist gerade für die Infektions-Immunität besonders bezeichnend.

Einschränkend muß freilich bei den Protozoen hinzugefügt werden, daß 1. diese Immunität nur zum Teil gegenüber der gesamten Erregerart, also artspezifisch wirksam wird und meist überwiegend nur eine Stammspezifität zeigt (so bei Malaria), und 2. daß manche protozoischen Erreger gegenüber der von ihrem Wirt erworbenen Immunität eine Plastizität besitzen und sich der abtötenden Kraft des Blutes durch Ausbildung neuer antigener (?) Eigenschaften in zeitlichem Rhythmus immer wieder entziehen können, wie es vor allem bei den Trypanosomen nachgewiesen wurde. Bei ihnen wird angenommen, daß jedes Fieberrezidiv, wie es sich nach Wochen und Monaten häufig entwickelt, durch Ausbildung eines vom infizierenden Erreger verschiedenen Rezidivstammes hervorgerufen wird, wobei freilich auch exogene Superinfektionen mit anderen Stämmen diese Rolle übernehmen könnten.

Folgende immunologische Erkenntnisse bei den Protozoonosen seien hier hervorgehoben:

1. Die Magnaform der *Entamoeba histolytica* ist, wie besonders REICHENOW (1937) gezeigt hat, nicht mehr vermehrungsfähig und daher für die Arterhaltung

der Amöbe „uninteressant“. Der Wirtsorganismus entwickelt ihr gegenüber auch keinerlei Immunität, „läßt sie gewähren“, obwohl sie zuweilen gefährlich wird.

2. Gegenüber der ebenfalls im klinischen Geschehen lokal bleibenden (nicht (?) generalisierenden) *Leishmania tropica* (Orientbeule) wird jedoch eine lebenslängliche Immunität erworben, da sie sich intracellulär als Dauerform in der Haut des Wirts aufhält und dort auch noch lange nach der Heilung, wahrscheinlich lebenslänglich in wenigen lebenden Exemplaren verbleibt (Infektions-Immunität). Dem aktiven Stadium folgt hier also eine lebenslängliche Latenz mit Reinfektionsschutz. (Dies sei hier besonders im Hinblick auf die Behauptung betont, es gäbe bei den Protozoonosen keine „echte“ Immunität!).

3. Daß es bei der *Kala-azar* echte Spontanheilungen gibt, ist kaum zu leugnen. Nach Corkill (1949) kommt es trotz weit verbreiteter latenter Infektion überhaupt nur bei allgemeiner Resistenzminderung durch Hunger, andere Krankheiten usw. zur Erkrankung. Die indische Kala-azar kehrt im Falle der Überwindung ihre Viscerotropie in eine sekundäre Dermatotropie (Spätleishmanoid der Haut) um. Die Mittelmeer-Kala-azar ist meist progredient. Im Falle der Erreichung einer Latenz schützt die Infektions-Immunität weitgehend vor Superinfektion, wobei der Keimgehalt des Wirts auf ein Minimum zurückgehen dürfte.

4. Bei der *Schlafkrankheit* ist eine spontane Ausheilung fraglich. Bei vielen tierischen Trypanosomiasen ist sie bekannt, oder es kommt zu einer langfristigen Latenz. Bei der menschlichen Trypanosomiase ist die Blutinfektion im Endstadium — durch Immunitätserwerb — gewöhnlich erloschen, die Liquorinfektion zwar sehr spärlich, aber letal. Erwerb voller Immunität mit Schutz vor exogener Super- oder Reinfektion ist jedenfalls nicht sicher bekannt.

5. Auch die *Chagas-Krankheit* tritt klinisch vorwiegend als bis zum Tode progredientes Leiden in Erscheinung, wobei die Spätformen wie Herzinsuffizienz, Megacolon, usw. aber erst in jüngster Zeit als ihr überhaupt zugehörig erkannt wurden, ebenso wie ihre große Verbreitung von Texas bis Argentinien. Daraus darf mit großer Wahrscheinlichkeit geschlossen werden, daß doch Latenz häufiger vorkommt als bislang bekannt. Auch diese Latenz dürfte mit Infektions-Immunität einhergehen.

6. Bei der *Toxoplasmose* überwiegen die latenten Infektionen mit lebenslänglicher Infektions-Immunität die wenigen manifest werdenden Fälle bei weitem.

7. Die *Malaria tertiana* führt zunächst, wie besonders von der holländischen, aber auch der Balkankriegmalaria bekannt, in einem wechselnden Prozentsatz zu „primärer Latenz“, die bis zum Frühling des dem Infektions-Zeitpunkt folgenden Jahres dauert (6—10 Monate) und mit ruhender Infektion der Leberzelle, einhergeht. Die klinische Erstmanifestation ist das Schüffner'sche Anfangsfieber, das mit nur ganz geringer Parasitämie (ausgehend von der ersten Schizogonie in der Leber) einhergeht und zu der lebenslänglichen artspezifischen Anfangsfieber-Immunität führt. Irgendwann später erfolgende Reinfektion führt nie wieder zu solchem, sondern sofort zum Rhythmusfieber. Dieses wird durch die sekundären (erythrocytären) Schizogonien erzeugt und wiederholt sich bei Reinfektion mit anderen Stämmen beliebig oft, während es sich mit dem gleichen Stamm nach 5—8 Anfällen erschöpft. Gegen das Rhythmusfieber wird also nur stammspezifische Immunität erworben, die das Erlöschen der Anfälle bewirkt. Im Prinzip dürfte auch jeder Rückfall (ohne Neuinfektion) durch einen anderen Plasmodienstamm erzeugt sein, d. h. die Zahl der Rückfälle entspricht der Zahl der infizierenden Mückenstiche anläßlich der Primärinfektion (Fairley, 1947; Höring, 1947). Das Absterben der

Schizonten eines Stammes mit Erlöschen der rhythmischen Anfälle wird also durch die stammspezifische Immunität des Wirts erzielt. Darüber hinaus ist jedoch die Absterbeordnung des Pl. vivax im Wirt so, daß spätestens $2^1/_2$ Jahre nach der letzten Infektion die Erreger aus dem Wirtsorganismus verschwunden sind. Lebenslänglich bleibt aber die artspezifische Anfangsfieber-Immunität bestehen.

8. Bei der *chronischen Malaria im Endemiegebiet* stellt sich im Lauf der Jugend bei zunächst starkem, später zurückgehendem Milztumor eine „Toleranz" gegenüber den laufend erfolgenden Superinfektionen ein, die z. T. auf der artspezifischen, z. T. auf der Immunität gegen die landeseigenen Stämme, zum weiteren Teil aber wohl auf einer durch „Training" erworbenen Anpassung des Wirtsorgans beruht, womit u. a. der durchschnittlich stark erhöhte Gamma-Globulin-Spiegel von im Endemiegebiet aufgewachsenen Personen in Zusammenhang gebracht wird. Diese „*Toleranz*" ist wohl z. T. unspezifisch, obgleich der Kontakt mit neuen Stämmen bei Verbringung in andere Gegenden doch recht häufig zu neuen Fieberanfällen führt. Jedenfalls ist sie Ausdruck der Prämunition, die sich also bei derart gehäuften exogenen Infektionen über lange Zeit hin als ein sehr wirksames Instrument des Wiedererkrankungsschutzes erweist.

9. Bei der *Malaria tropica* geht die Absterbeordnung noch schneller als bei tertiana, in etwa $^3/_4$ Jahren vor sich. Eine exogene Reinfektion ist jederzeit möglich, wie ja auch bei dem pathogenetischen Mechanismus der Malaria, der einer Sepsis entspricht (vgl. oben), nötig. Sepsis führt nie zu Immunität, sondern setzt eine gewisse Form einer solchen geradezu voraus (vgl. Höring, 1962). — Unklar ist bis heute — warum bei der Tropica die einen Fälle unter erfolgreicher Eindämmung der Erregervermehrung gutartig verlaufen, andere aber bei förmlicher Überwucherung der roten Blutkörperchen durch die Parasiten — also Versagen jeder Immunitätsausbildung — den perniciösen Charakter annehmen.

Von diesen wenigen hier aufgezählten typischen pathogenetischen Eigenschaften der Protozoonosen werden die Gesetzmäßigkeiten der Beziehungen von Erregervermehrung, -cyclus und -tod zu Krankheitszeitpunkt, -dauer, -verlauf und -schwere beim Menschen mit seinen Immunitätsproblemen schlaglichtartig beleuchtet. Phylogenese, Pathogenese und Immunität der Protozoonosen sind aber heute erst in ihren groben Umrissen erforscht. Weitere Erkenntnisse werden es erlauben, ein vollständiges Bild der Heilungs- und Immunitätsprozesse zu zeichnen.

Literatur

Bruce-Chwatt, T. J.: Paleogenesis and Paleo-Epidemiology of Primate Malaria. Bull. Wld Hlth Org. **32**, 363 (1965).

Buchner, P.: Endosymbiose der Tiere mit pflanzlichen Mikroorganismen. Basel-Stuttgart: Birkhäuser 1953.

— Die harmonische Einbürgerung pflanzlicher Mikroorganismen in den tierischen Körper. Verh. dtsch. Ges. inn. Med. **1957**, 32.

Corkill, N. L.: Activation of latent Kala-azar in relation to protein metabolism. Ann. trop. Med. **43**, 261 (1949).

Fairley, N. H.: Sidelights on malaria in man obtained by subinoculation experiments. Trans. roy. Soc. trop. Med. Hyg. **40**, 621 (1947).

Garnham, P. C. C., Donnelly, J., Hoogstraal, H., Kennedy, C. C., Walton, A.: Human Babesiosis in Ireland: Further observations and the medical significance of this infection. Brit. med. J. **4**, 768 (1969).

Höring, F. O.: Induced and war malaria. Bull. trop. Med. Hyg. **50**, 150 (1947).

Höring, F.O.: Exotische Krankheiten. Stuttgart: Georg Thieme-Verlag 1950.

— Zoologische Symbioseforschung und medizinische Infektionslehre. Verh. dtsch. Ges. inn. Med. **1957**, 94.

— Klinische Infektionslehre 2. Aufl. Berlin-Göttingen-Heidelberg: Springer 1962.

— Der intrazelluläre Keimeinschluß. Symposium Ciba Bd. XI, Nr. 4, 158 (1963).

Kaestner, A.: Lehrbuch der Zoologie. Teil I: Wirbellose. 1. Halbband. Jena: Gustav Fischer Verlag 1954&1955.

Martini, E.: Wege der Seuchen 2. Aufl. Stuttgart: Ferdinand Enke 1943.

— Vom Parasitismus in der Zoologie. Med. Klin. **1933**, 1248.

Mayr, E.: Evolutionary aspects of host specifity among parasites of vertebrates. In: **E. Mayr** et **J. Baer**. Premier Symposium sur la Spécifité parasitaires des Parasites des Vertebrés. Neuchatel: Institut de Zoologie 1957.

Nauck, E.G.: Protozoen als Krankheitserreger. In: Handbuch der allgemeinen Pathologie. XI. Bd./2. Teil: Belebte Umweltfaktoren. Berlin-Heidelberg, New York: Springer 1965.

Piekarski, G.: Lehrbuch der Parasitologie. Berlin-Göttingen-Heidelberg: Springer 1954.

Reichenow, E.: Die Biologie der Entamoeba histolytica als Grundlage für die Pathogenese. Arch. Schiffs- u. Tropenhyg. **41**, 257 (1937).

Smith, Th.: Parasitism and disease. Princeton: University Press 1934.

Wetzel, A.: In „Lehrbuch der Zoologie" von Kaestner, vgl. oben.

I. Protozoenkrankheiten durch Leishmanien

Viscerale Leishmaniase: Kala-azar

M. G. Hartmann

Mit 14 Abbildungen

I. Definition

Die viscerale Leishmaniase bzw. Kala-azar ist eine Parasiteninfektion mit einem zur Gattung der Leishmania gehörenden Protozoon (Leishmania donovani). Sie wird durch Phlebotomen übertragen.

Die Erkrankung tritt in bestimmten Endemiegebieten als Allgemeinerkrankung mit unregelmäßigem Fieber, meist chronischem, aber auch akutem oder subakutem Verlauf, mit einer Krankheitsdauer von mehreren Monaten bis drei Jahren auf. Die Krankheit geht mit erheblicher Milzschwellung, Lebervergrößerung, fortschreitender Erschöpfung, Anämie und Leukopenie einher. Sie führt zu schwerer Kachexie. Die Sterblichkeit ist bei unbehandelten Fällen sehr hoch. Epidemisches Auftreten der Erkrankung ist möglich.

II. Geschichte

Bis zur Einbürgerung der heute allgemein üblichen Bezeichnung Kala-azar oder viscerale Leishmaniase waren *viele andere Namen* in Gebrauch. Diese Namen hatten in den meisten Fällen nur lokale Bedeutung oder waren irrtümliche Namensgebungen: z. B. Schwarzes Fieber, kachektisches Fieber, Leishman-Donovan-Krankheit, Malarial Cachexia, Dum-Dum-Fieber, Burdwan-Fieber, Sahibs Disease, Kala-dukh, Kala-jwar, Kala-hazar, Assam-Fieber, Ponos, Semiesh, Mittelmeer-Kala-azar, Anaemia febrilis splenica, Marda tal biccia, Malatha da mensa, Pseudoleukaemia infantum febrilis, Anaemia splenica infantum pseudoleucaemia u. a.

Das Krankheitsbild wurde, als Ponos benannt, 1835 klinisch von Roeser zuerst auf der griechischen Insel Spezza beobachtet (zitiert nach Hirsch, 1881). Seit 1880 war die Erkrankung in Italien, besonders in Süditalien, auf Sizilien, aber auch in der Umgebung Roms, als klinisches Bild bekannt (Cardarelli). Fede sowie Somma beschrieben zwei Varietäten, eine fieberhafte und eine ohne Fieber verlaufende Form. Letztere wurde unter dem Namen Anaemia splenica infantum pseudoleucaemia bekannt (v. Jaksch, 1889).

In *Indien* lassen sich nach der ausführlichen Zusammenstellung von Brahmachari (1926) die ersten sicheren Angaben auf das Jahr 1882 zurückführen, als Clarke in einem Sanitätsbericht aus Assam über eine Erkrankung berichtete, die durch eine Malariainfektion hervorgerufen und von den Eingeborenen als *Kala-Azar oder „Schwarze Krankheit“* bezeichnet wurde.

Diese Erkrankung hatte seit 1869 im Bereich der Garo-Berge am Khasi-Gebirge, Assam, die Bevölkerung stark dezimiert und manche Familien ganz ausgerottet. Wahrscheinlich kann aber das erste nachweisbare epidemische Auftreten der Krankheit in die Jahre 1824/25 verlegt werden. In dieser Zeit trat in Jessore (Indien) ein Iwar-vikar genanntes Fieber auf, das große Ähnlichkeit mit dem 1854—1875 ebenfalls in Bengalen beobachtetem Burdwan-Fieber aufwies. Diese Erkrankung wurde 1897 von Rogers als Kala-azar aufgefaßt. Andere Autoren

---

Aus der klinischen Abteilung (Chefarzt Prof. Dr. W. Mohr) des Bernhard-Nocht-Instituts für Schiffs- und Tropenkrankheiten (Direktor Prof. Dr. H.-H. Schumacher)

glaubten aber, daß es sich um eine Ankylostomiasis, eine bösartige Form der Malaria, ein Maltafieber oder eine Kombination anderer Infektionen mit Malaria handle (Giles, 1898; Bentley, 1902; später Brahmachari, 1911).

Das genaue Studium der bis dahin noch nicht näher abgeklärten Erkrankung führte dann dazu, daß die Erreger in der Milz entdeckt wurden (Manson, 1903). Wenig später beschrieb Leishman (1903) seine Beobachtungen aus dem Jahre 1900 bei einem an Dum-Dum-Fieber verstorbenen Soldaten, der aus Indien zurückgekehrt war. Er deutete ebenso wie Manson die gefundenen Körperchen als degenerierte Trypanosomen. Unabhängig davon erhob Donovan (1903) in Madras einen ähnlichen Befund bei Menschen, denen er wegen jahrelang anhaltenden Fiebers mit Splenomegalie die Milz punktiert hatte. Gleichzeitig machte Marchand (1903, 1904) in Leipzig bei einem aus China zurückgekehrten Deutschen die gleichen Beobachtungen. Auf dem 72. Jahreskongreß der britischen medizinischen Gesellschaft in Oxford 1904 konnte dann geklärt werden, daß es sich um einen neuen Erreger handelte, der entsprechend dem Vorschlag von Ross (1903) mit dem Namen „*Leishmania donovani*" belegt wurde (Leishman, Rogers, Donovan, Bentley, Christophers, Castellani, Manson, Phillips, Bruce). In der Folgezeit wurden Beobachtungen von Kala-azar-Erkrankungen aus vielen Teilen der Welt mitgeteilt. 1922 konnte Brahmachari erstmals eine Hautleishmaniase beschreiben, die ebenfalls durch Leishmania donovani hervorgerufen wurde und in manchen Fällen nach der Behandlung einer Kala-azar auftrat. Auch diese Erkrankungsform wurde inzwischen in zahlreichen Arbeiten mitgeteilt.

III. Der Erreger

Die viscerale Leishmaniase wird durch *Protozoen* hervorgerufen, die der *Gattung Leishmania* (Laveran u. Mesnil, 1903), Ross (1903), aus der *Familie der Trypanosomatidae* zugehören und im allgemeinen als Leishmania donovani bekannt sind. Nach den epidemiologischen und immunologischen Gegebenheiten werden einzelne Arten und Rassen dieser Leishmania unterschieden, obwohl sich morphologische Merkmale der Differenzierung nicht finden lassen. Möglicherweise können biochemische Untersuchungen mit Bestimmung der DNA im Nukleus bzw. im Kinetoplasten Unterscheidungen in der Taxonomie erleichtern (Chance, 1971).

Bis zu diesem Zeitpunkt erscheint es nicht ratsam, die L. donovani durch weitere Artbezeichnungen aufzuspalten. Dennoch hat Garnham (1971) im Bulletin der WHO entsprechend dem Binominalsystem nach Adler die folgenden Warmblüterspezietäten angegeben:

1. Leishmania donovani: kommt in Personen aller Altersgruppen vor.
2. Leishmania chagasi: in Südamerika gewöhnlich als Synonym für L. donovani gebraucht.
3. Leishmania infantum: vorwiegend bei Kindern vorkommend.
4. unbenannte Species des Sudan und Ostafrikas mit geringen Unterschieden gegenüber Leishmania donovani (als L. donovani var. archibaldi von Nicoli, 1963 im Rahmen seines Trinominalsystems beschrieben).

Wie bei anderen Vertretern aus der Familie der Trypanosomatidae machen auch die hier genannten Leishmanien *bei Wirtswechsel* einen *Formwechsel* durch. Während im Überträger ein begeißeltes Stadium des Erregers gefunden wird, tragen die intracellulär im Vertebraten lebenden Leishmanien keine Geißel (*Amastigote* = *Leishmaniaform* im Gegensatz zur *Geißeltragenden Promastigoten* bzw. *Leptomonasform*; siehe Abb. 1).

1. Die Leishmaniaform des Parasiten

Die im Vertebraten, z. B. dem Menschen, intracellulär lebenden Leishmanien haben bei kleiner eiförmiger oder rundlicher Gestalt eine Länge von 2—4 μ und eine Breite von 2—3 μ. Eine Geißel oder eine undulierende Membran sind nicht zu erkennen. Zum hinteren Ende des Parasiten gelegen findet sich ein ovaler, bläschenförmiger Kern mit einer gut abgrenzbaren Membran, submembranös gelegenem Chromatin und einem zentralen Karyosom. Nach vorn — der geißeltragende Parasit bewegt sich in dieser Richtung — und tangential zum Zellkern angeordnet, ist ein leicht kommaförmiger *Kinetoplast* unterschiedlicher Größe erkennbar. Hier kann man außerdem das Basalkorn unterscheiden. Diese Strukturen lassen sich bei lichtmikroskopischer Untersuchung beobachten. Sie stellen sich in der Färbung nach Leishman bzw. nach Giemsa mit lichtblauem Cytoplasma und rötlich gefärbtem Zellkern sowie dunkelrot gefärbten Kinetoplasten dar. Auch neuere histochemische Techniken führten nicht zu Erkenntnissen, die zu einer Revision der bisherigen Auffassung von der Morphologie des Parasiten veranlassen (Sen Gupta u. Mitarb., 1953). In Anbetracht der Anwesenheit von DNS im Kinetoplasten sprechen Sen Gupta u. Mitarb. von einem *Kinetonukleus*, zumal sie der Meinung sind, daß diese Organelle doch offenbar für die Entwicklung der Geißel notwendig ist und wahrscheinlich den Bewegungsablauf des Organismus

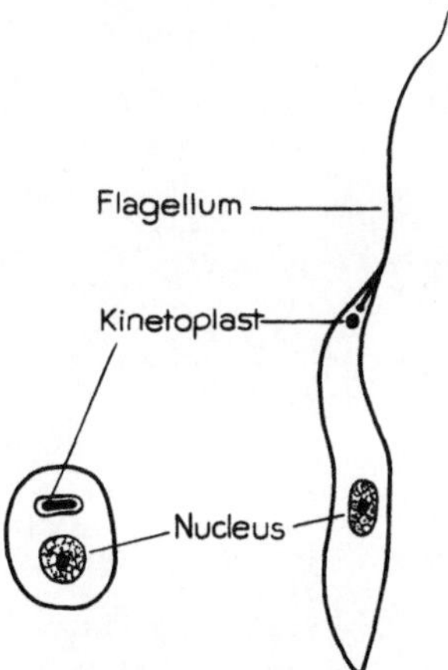

Leishmania = amastigot Leptomonas = promastigot

Abb. 1. Schematische Darstellung der Leishmania donovani als intracellulär im Vertebraten (Leishmaniaform) und extracellulär im Überträger (Leptomonasform) vorkommender Erreger

kontrolliert. Es hat sich herausgestellt, daß der Kinetoplast DNS enthält und mit den bei Leishmanien schlauchförmigen Mitochondrien in Verbindung steht. Die Bildung der *Geißel* geht immer vom Basalkorn aus und hat keine erkennbare Beziehung zum Kinetoplast (Mühlpfordt, 1963a, b). Das Chromatingerüst wandelt sich unter der Behandlung mit Ribonuclease gewöhnlich in 6 feine, rundliche Körperchen um, so daß sie als Chromosomen angesehen werden. Diese Befunde konnten durch die Elektronenmikroskopie weitgehend bestätigt werden (Chang, 1956; Garnham u. Bird, 1962; Sanyal u. Sen Gupta, 1967; Chatterjee u. Sen Gupta, 1970).

Die Leishmania läßt eine doppelte Hülle mit einer freien Spaltbildung erkennen. Subpelliculär findet sich eine Lage von 80—120 Fibrillen. Es sind tubuläre Strukturen von 0,02 μ Weite, die parallel zur Oberfläche verlaufen (Sen Gupta, Das Gupta u. Bhattacharya, 1951; Howells u. Gardener, 1971). Der *Kern* hat eine doppelte Kernmembran von etwa 0,1 μ Dicke, Nucleoli und Poren. Das

Karyosom ist gut abzugrenzen. Die Verteilung dieses Materials korrespondiert mit den Ergebnissen der Lichtmikroskopie bei der Darstellung der DNS in der Feulgen-Reaktion. Der *Kinetoplast* läßt eine Serie von Fibrillen in einem erweiterten Stück des großen Mitochondriums erkennen. Das Basalkorn stellt sich als eine komplexe Struktur dar, die von einem Kranz von 9 um eine zentrale Doppelfibrille gelagerten Fibrillenpaaren gebildet wird. Über dem *Basalkorn* ist der Leishmaniakörper eingestülpt und wird als *Geißelsäckchen* bezeichnet. Dieses Geißelsäckchen spielt als Reservoir und bei der Nahrungsaufnahme eine Rolle. Die Bildung der Geißel geht in Sekunden vonstatten. Die charakteristische Bewegung der so entwickelten Leptomonasform wird durch die zentrale Fibrille ermöglicht. Darauf weist auch die Querstreifung der Fibrillen hin (INOKI u. Mitarb., 1957). Im übrigen stellen sich Zellbestandteile dar, die aus der allgemeinen Cytologie bekannt sind: feinstgranuliertes Cytoplasma mit Ribosomen, Polysomen, endoplasmatisches Reticulum, Golgi-Apparat, Vakuolen, Pigmentgranula und Fettröpfchen (CHEREPOVA, 1970; MCALPINE, 1970) (Abb. 2).

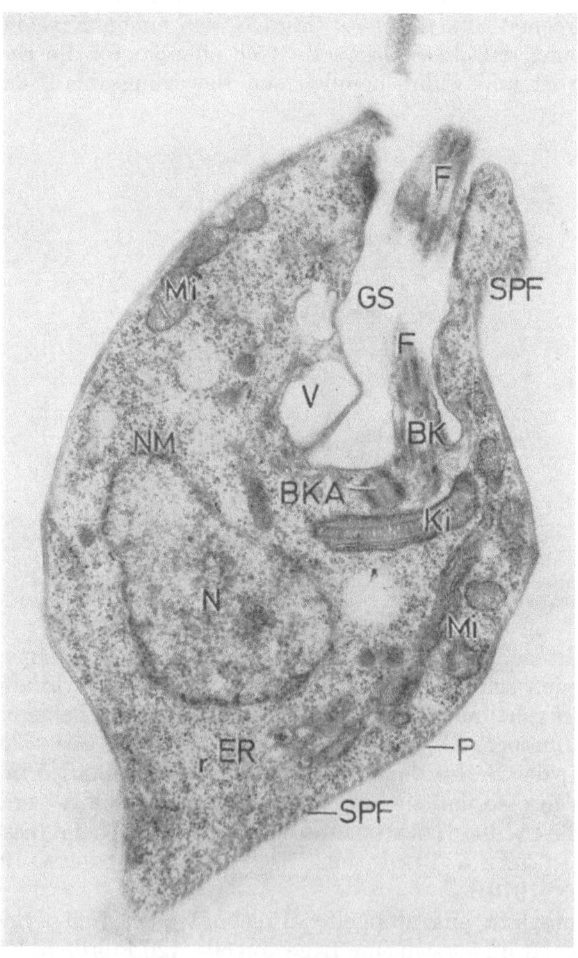

Abb. 2. Leishmania donovani (Stamm: WHO LRC-L 55, Brasilien) N = Zellkern, NM = Kernmembranen, rER = rauhes endoplasmatisches Reticulum, Ki = Kinetoplast, Mi = Mitochondrium, BK = Basalkorn der Geißel, BKA = Basalkornanlage einer zweiten Geißel (Anzeichen für beginnende Zellteilung), F = Geißel, GS = Geißelsäckchen, V = Vacuole, P = Pellicula, SPF = subpelliculäre Fibrillen. El.-opt. Aufn.: MÜHLPFORDT, Hamburg, × 20000

Es liegen eingehende Untersuchungen über die *Histochemie* des Parasiten vor (BANERJEE u. Mitarb., 1956; GUHA, PYNE u. SEN, 1956; KRASSNER, 1966). Die Untersuchung der Membran ergab 52% Proteine, 25% Lipide und 10% Kohlenhydrate. In der Zelle kommen die Kohlehydrate vorwiegend als Mannose vor. Stickstoff findet sich hauptsächlich in den Lipiden, das Verhältnis N/P beträgt 1.5. Die Lipide sind zu 21% neutrale Lipide, zu 19% freies Cholesterin und zu 58% Phospholipide.

Der *Stoffwechsel* ist gekennzeichnet durch aerobe Vorgänge mit oxydierten Stoffwechselendprodukten (FULTON u. JOYNER, 1949; VON BRAND, 1966; JANOVY u. POORMAN, 1969). Glukolyse und der Krebscyclus spielen im Glukosestoffwechsel der Parasiten die Hauptrolle, wie MANCILLA u. Mitarb. (1965), mit radioaktivem Kohlenstoff zeigen konnten. Spätere Untersuchungen machten deutlich, daß der Pentosephosphatcyclus bei den energieliefernden Reaktionen mehr im Vordergrund steht (GOSH u. DATTA, 1971). Die Abläufe der Reaktionen sind abhängig vom pH-Wert und der Temperatur (ADLER, 1950; CROWTHER u. Mitarb., 1954; CHATTERJEE u. GOSH, 1959, 1960; POORMAN u. JANOVY, 1969).

In der *Wirtszelle* der Vertebraten vermehren sich die amastigoten Stadien durch *Zweiteilung*, wobei sich zuerst der Kinetoplast und darauf der Zellkern teilt. Die Wirtszelle ist schließlich mit Parasiten prall gefüllt. Die Parasiten werden durch Absterben der Wirtszelle frei. Sie werden passiv von phagocytierenden Zellen des RES bzw. RHS aufgenommen. Die Beobachtung von APPUHN u. WEISS (1956), daß einzelne Parasiten in den Zellen auch einer Schizogonie unterworfen sein können, ließ sich nicht bestätigen. Es liegt eine normale Teilung vor, wobei die Tochtertiere von hyalinen Präzipitaten eingeschlossen sein können (WERTHEIN, RONER u. MONTILLO, 1970). Die Zellteilung der Wirtszelle wird bei geringem Befall nicht beeinflußt.

Nach den Untersuchungen von BOSSIE-AGAVRILOAEI u. LUPASCO (1965) sind *Übergangsformen* in die Leptomonasform auch im Vertebraten nicht mit Sicherheit auszuschließen. Sie sahen rudimentäre Geißeln in Ausstrichen von Milz und Nebenniere infizierter Goldhamster. Allerdings ist die Frage ungeklärt, ob diese Stadien sich entwickelten, weil nach der Tötung der Wirtstiere eine zu lange Zeit mit entsprechendem Absinken der Temperatur vergangen war und somit die natürlichen Bedingungen für die Leishmaniaform des Erregers nicht mehr bestanden. Werden nämlich Leishmanien in Gewebekulturen bei 37° gehalten, so finden sich auch beim Einbringen von Flagellaten nur Leishmaniaformen, und zwar in den Zellen im Wachstum. Werden die Flagellaten in eine bei 22°C gehaltenen Gewebekultur eingebracht, so finden sich sowohl Leishmaniaformen in den Zellen in Vermehrung als auch Leptomonasformen in der Gewebsflüssigkeit. Durch Änderung der Temperatur und die damit auftretende Schädigung der Wirtszelle in der Gewebekultur werden die Parasiten entweder für die eine oder die andere Entwicklungsform determiniert (LEMMA u. SCHILLER, 1964; LAMY, 1969).

2. Die Leptomonasform des Parasiten

Die Leptomonasform der Leishmania donovani ist ein *begeißelter Parasit*, wie er sich nur *im Überträger und in der Kultur* (Blut-Agar) entwickelt. Dabei haben die frühen birnenförmigen Entwicklungsstadien eine Längsausdehnung von 5—10 μ, bei einer Breite von 2—3 μ. Sie bilden sich zu den vollentwickelten Formen um mit einem langen schlanken und spindelförmigen Körper, dessen Länge 15—20 μ und dessen Breite 1—2 μ beträgt. Der Kern ist fast immer zentral gelegen. Nach dem vorderen Ende ist der Kinetoplast quer zur Längsachse angeordnet. Davor läßt sich das Basalkorn mit dem Geißelsack abgrenzen.

Elektronenmikroskopische Studien von PYNE u. CHAKRABORTY (1958) erklären die *Geißelsackbildung* wie bei der Leishmaniaform des Protozoen als eine Einstülpung der Zellmembran am Austrittsort der Geißeln. Die *Geißel* entwickelt sich in der Kultur in kurzer Zeit nach dem Einbringen des LD-Körpers (Leishmaniaform) in das Medium. Die Zeitdauer ist abhängig von einer Reihe von Einflüssen (z.B. Art des Mediums, Zustand der Zellen, Temperatur usw.). Bereits bei einer Länge von 1—2 μ führt sie *pendelnde Bewegungen* aus und versetzt den Organismus in rotierende Bewegungen. Nach 4 Std hat die Geißel eine Länge von ca. 18 μ erreicht. Sie schlägt 130mal/sec. Die Fortbewegung des gesamten Organismus geschieht mit der Geißel voran (Zuggeißel) und beträgt etwa 20 μ/sec (ADLER, 1963). Dadurch ist nicht nur eine rasche, freie Beweglichkeit in flüssigen Medien gewährleistet, sondern auch das Durchdringen von Geweben ermöglicht. Infolge des weit vorn gelegenen Kinetoplasten bildet sich bei diesem Parasiten keine undulierende Membran aus, wie das bei der Chrithidia- und Trypanosoma-Form der Trypanosomen der Fall ist.

Zur *Ernährung* sind wie bei der Leishmaniaform keine präformierten Verdauungsorganellen ausgebildet. Die Nährstoffe werden aus dem umgebenden Milieu (Mageninhalt und Speicheldrüsensekrete der übertragenden Phlebotomen) über die Oberfläche absorbiert und so auch die Stoffwechselendprodukte ausgeschieden. Eine wesentliche Rolle bei der Nahrungsaufnahme spielt auch das Geißelsäckchen, in das die Nahrungsbestandteile bei der Fortbewegung eingestrudelt werden.

Die *Fortpflanzung* erfolgt gleichfalls als vegetative Vermehrung durch Zweiteilung. Der Vorgang beginnt mit der Teilung des Kinetoplasten, wobei das eine der Tochtertiere die Geißel der Mutterzelle behält, während das zweite Tochtertier vom Basalkorn aus eine neue Geißel entwickelt. Zur gleichen Zeit teilt sich auch der Zellkern, worauf die Durchtrennung des Cytoplasmas von vorn nach hinten erfolgt. Untersuchungen von CHAKRABORTY u. DAS GUPTA (1962) ergaben in der Kultur eine Gesamtzeitdauer von 24 Std (Ruhepause 15,2 h, Prophase 1,1 h, Metaphase 3,6 h, Anaphase 1,1 h, Telophase 0,9 h, zweikernige Form, 1,8 h) für eine Teilung. In der Metaphase sind 8, in der Anaphase 16 Chromosomen (8 Paare) zu differenzieren (CHAKRABORTY u. Mitarb., 1962).

3. Kultur

Leishmania donovani läßt sich relativ leicht auf verschiedenen Nährböden züchten. Das gebräuchlichste Medium ist das *NNN-Agar* (NOVY — McNEAL — NICOLLE).

Es besteht aus 14 Teilen Agar, 6 Teilen Kochsalz und 900 ccm Aqua dest. Dieser Mischung wird bei ca. 50°C defibriniertes Kaninchenblut im Verhältnis 3:1 zugesetzt oder man verwendet eine der vielen Variationen (PATKAR, 1949). Den Nährboden läßt man schräg erstarren. Im Kondenswasser wachsen die Erreger zu Flagellaten vom Leptomonastyp und können über viele Generationen immer wieder abgeimpft werden. Bei Zusatz von Dextrose kann auch Pferdeblut für die Kultur benutzt werden, ebenso gelingt die Kultur auf Platten als Oberflächenkultur. Sehr gute Ergebnisse lassen sich bei Überschichtung mit Hanks-Lösung erzielen (FROMENTIN, 1969).

Für Massenkulturen wird ein Herz-Gehirn-Kaninchenblut-Medium besonders empfohlen (RIOUX u. Mitarb., 1970). Das Nakamura-Medium eignet sich besonders für die Züchtung der Leishmanien in proteinfreier Lösung, wenn biochemische Untersuchungen vorgesehen sind (NAKAMURA, 1967).

Zur Züchtung der intracellulären Leishmaniaformen hat sich die Einimpfung in den Dottersack von Hühner-Embryonen bewährt (LUPASCU u. Mitarb., 1963).

Nach der Methode von LAMY u. Mitarb. (1964) lassen sich Leishmaniakulturen gut über 5 Monate auf Sarkomzellen von Hunden halten, ohne daß neue Sarkomzellen zugefügt werden (siehe auch LAMY, 1969). Auch die Peritonealzellen des Hamsters können als Grundlage für derartige Kulturen dienen (PULVERTAFT u. HOYLE, 1960; HERMAN, 1966).

4. Tierversuche

Als Versuchstiere sind Affen, Hamster, Hunde, Meerschweinchen, Katzen, Ratten und Mäuse geeignet, besonders wenn eine intraperitoneale Übertragung gewählt wird oder eine Einimpfung in die Leber erfolgt. Bei Hamstern gelingt die langsam fortschreitende tödliche Infektion fast zu 100%. Werden xerothermophile Nagetierarten aus Endemiegebieten gewählt, so überleben sie meist auch die schwere Infektion (KRAMPITZ u. MÜHLPFORDT, 1964).

IV. Epidemiologie

Endemische Herde der Kala-azar finden sich *verstreut über weite Gebiete der Erde* (Abb. 3—5). Quer durch Asien, den mittleren und nahen Osten, die Anliegerstaaten des Mittelmeerraumes kommt Kala-azar bis Portugal in der alten Welt vor. Aber auch in Afrika lassen sich mehr oder weniger große Gebiete mit Kala-azar feststellen, besonders in Äthiopien, dem Sudan und Ostafrika. In der neuen Welt reicht die Verbreitung von Mexiko im Norden bis nach Nordargentinien im Süden. Bemerkenswerterweise gibt es zwischen den oft weit verstreut liegenden Herden keine endemischen Brückengebiete. Dabei sind einige Herdgebiete sehr ausgedehnt, wie z.B. Bengal und Assam in Indien oder das obere Nilgebiet im Sudan, andere Infektionsgebiete haben nur eine geringe Ausdehnung. Einzelne Gebiete wechseln in ihrer Ausdehnung oder wandern, andere bleiben über viele Jahre konstant (ADLER, 1964).

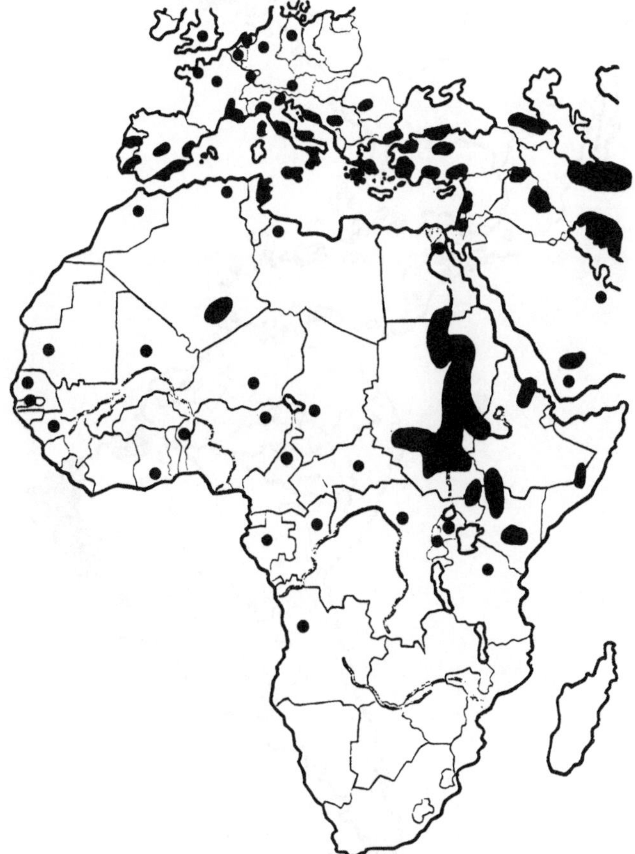

Abb. 3. Verbreitung der Kala-azar im Mittelmeerraum und in Afrika
endemisches Vorkommen
Einzelerkrankungen oder eingeschleppte Fälle

Die klimatischen Bedingungen der verschiedenen Herde variieren von Trockengebieten bis zur tropischen Feuchte, von der Savanne und Steppe bis zum Wald- und Dschungelgebiet. Es gibt Herde, die unter Meereshöhe liegen (Jericho) und solche, die 2500 m über Meeresniveau zu finden sind (am Himalaya). Entsprechend unterschiedlich sind die Gegebenheiten hinsichtlich Flora und Fauna.

Diese Verschiedenheiten in der Lokalisation, verbunden mit regionalen epidemiologischen Besonderheiten, sind zudem kombiniert mit Rassenunterschieden der Leishmanien und unterschiedlichen Lebensvoraussetzungen der lokalen Überträger. Ein direkter Vergleich der einzelnen Endemiegebiete untereinander ist deshalb selten möglich. Es gibt aber in allen Fällen eine Reihe von gemeinsamen Voraussetzungen, die dennoch epidemiologische Studien zulassen.

So ist die Epidemiologie der Kala-azar in jedem Falle bestimmt durch das Infektionsreservoir, seien es Tier, Mensch oder beide, an denen der *spezifische Überträger* — eine oder mehrere Arten von *Phlebotomen (engl. sandflies)* — sich durch die Gewebsflüssigkeit oder das Blut infizieren kann. Die Phlebotomen sind

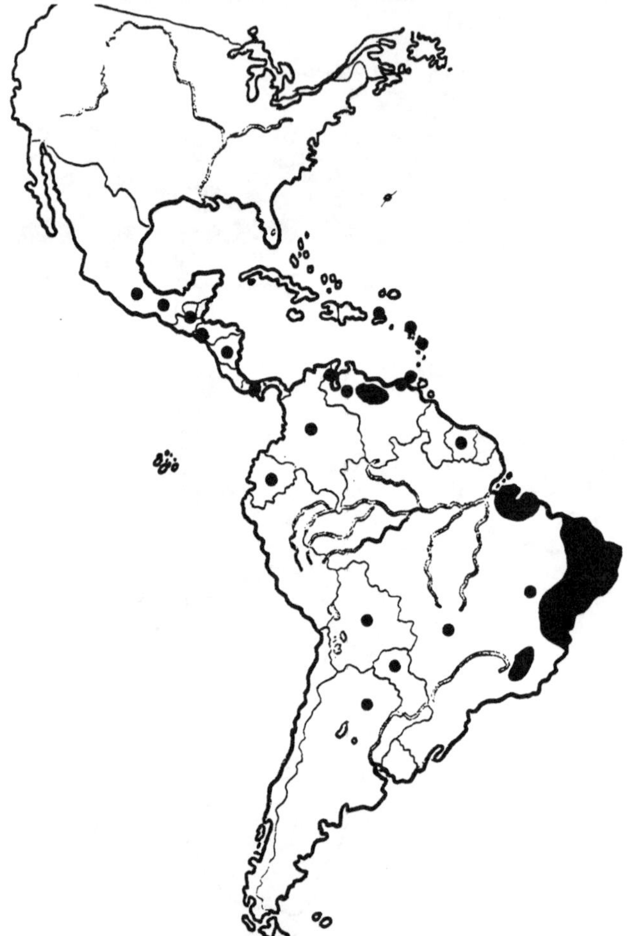

Abb. 4. Verbreitung der Kala-azar in Mittel- und Südamerika
endemisches Vorkommen
Einzelerkrankungen oder eingeschleppte Fälle

kleine, gelblich gefärbte, 2—4 mm messende *Mücken* mit kurzem Körper und breiten Flügeln, zu deren auffälligen äußeren Merkmalen eine starke Behaarung des ganzen Körpers, einschließlich der Flügel, gehört. Moskitonetze mit normaler Maschenweite Nr. 18 werden mit Leichtigkeit passiert.

Die Überträger stammen aus der Unterordnung der Nematocera (Mücken) und gehören zur Familie der Psychodidae (Schmetterlingsmücken). Hier bilden sie eine Unterfamilie der Phlebotominae mit den Gattungen Phlebotomus und Lutzomyia sowie mehreren Untergattungen. In Tabelle 1, welche die bisher bekannten Überträger der Kala-azar aufführt, sind die Untergenera in Klammern beigefügt. Systematik und Nomenklatur der Phlebotomen sind z. T. noch umstritten.

Phlebotomen kommen im Flachland und in einigen Bergtälern, auch in Höhen bis über 2000 m in tropischen, subtropischen und gemäßigten Zonen vor. Ähnlich wie Stechmücken halten sie sich tagsüber an dunklen, windgeschützten Plätzen, in Grotten, Erdspalten, Termitenbauten, Nagerlöchern, Ställen, Latrinen, Häusern oder in der Vegetation auf und gehen erst in der Dämmerung auf Nahrungssuche aus. Nur die Weibchen sind Blutsauger. Phlebotomen sind schlechte Flieger, der Flugradius beträgt selten mehr als 50 m. Sie finden sich daher gewöhnlich in der Nähe der Brutplätze. Die verschiedenen Larvenstadien leben im feuchten Boden, in Kehrichthaufen, unter Blättern und vor allem im Tierdung. Die Gesamtentwicklung bis zur erwachsenen Mücke dauert im tropischen Klima 3—4, im subtropischen meist 6—8 Wochen. Die beim Saugakt mit der Blutmahlzeit (Exsudat,

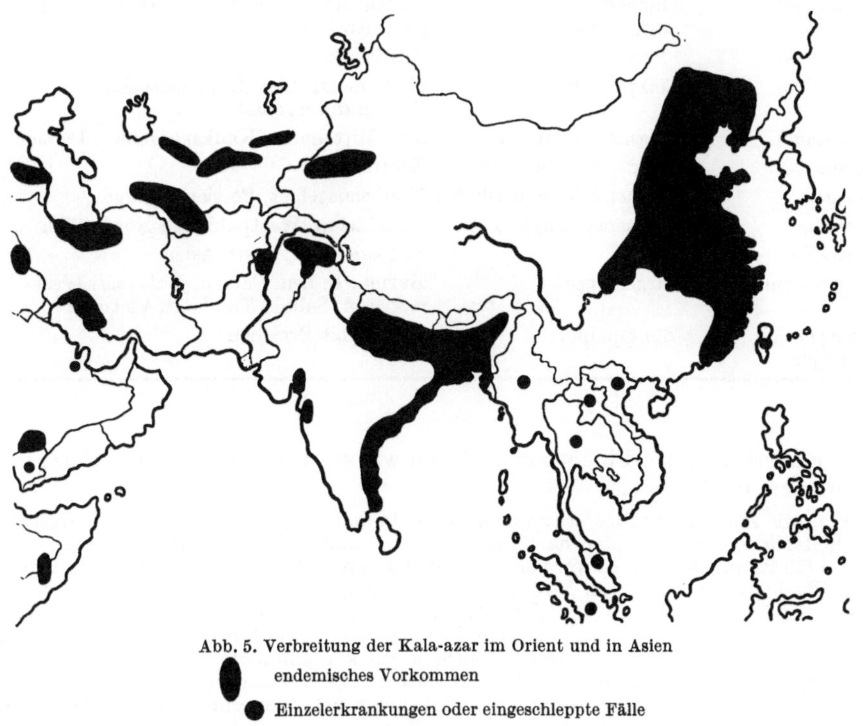

Abb. 5. Verbreitung der Kala-azar im Orient und in Asien
endemisches Vorkommen
Einzelerkrankungen oder eingeschleppte Fälle

Monocyten oder Zellen des reticuloendothelialen Systems) aufgenommenen Leishmanien gehen im Magen der Phlebotomen in eine begeißelte Form (Leptomonasform) über, vermehren sich lebhaft und dringen vom vorderen Teil des Magens in den Pharynx und weiter bis in den Stechrüssel vor. Diese Entwicklung dauert in Abhängigkeit von der Umgebungstemperatur 5—8 Tage, sogenannte äußere Inkubation. Durch die starke Vermehrung kommt es häufig zu einer Blockade der Pharynxpassage und die Erreger gelangen bei den wiederholten Saugversuchen der Mücken mit Magen- bzw. Pharynxinhalt oder direkt von den Mundwerkzeugen aus auf und in die Haut des empfänglichen Wirts (Abb. 6).

Durch den Übertragungskreislauf vom Wirt zum Vektor und vom Vektor wieder zum Wirt wird die Verbreitung der Leishmanien in Gang gehalten. Diese Verbreitung der visceralen Leishmaniase ist also ebenso abhängig vom Vorkom-

Tabelle 1. *Zusammenstellung der heute bekannten Überträger der visceralen Leishmaniasen (Kala-azar) und ihre Verbreitungsgebiete (nach* LEWIS, *1971)*

Vektoren der visceralen Leishmaniase		
Genus	Species	Verbreitung
Phlebotomus (Phlebotmus)	papatasi	Mittelmeergebiet, westl. Asien, Nordafrika, Indien
(Synphlebotomus)	celiae	Kenya
(Synphlebotomus)	martini	Kenya, Äthiopien, Sudan
(Synphlebotomus)	vansomerenae	Kenya
(Larroussius)	ariasi	Frankreich, Spanien, Portugal, Marokko, Nordalgerien
(Larroussius)	kandelakii	westl. Asien, Kaukasusgebiet
(Larroussius)	langeroni orientalis	Sudan, Äthiopien, Kenya, Tschad, Niger südl. Arabien
(Larroussius)	longicuspis	Nordafrika
(Larroussius)	major syriacus	Mittelmeergebiet, Kaukasusgebiet, Schwarzmeergebiet
(Larroussius)	perniciosus tobbi	östl. Mittelmeer, Kaukasusgebiet, Persien
(Adlerius)	chinensis chinensis	Zentralchina
(Adlerius)	chinensis halepensis	Kaukasusgebiet, Persien, Syrien
(Adlerius)	chinensis longiductus	Uzbekistan, Westpakistan, Nordindien
(Adlerius)	simici	Südosteuropa, westl. Asien
(Euphlebotomus)	argentipes	Burma, Indien, Ceylon, Malaysia, Westpakistan, Sabah, Thailand, Vietnam
Lutzomyia (Lutzomyia)	longipalpis	Mexiko bis Brasilien

men der übertragenden Phlebotomus-Arten wie die Verbreitung der Malaria vom Vorkommen der Anophelen.

Derartige Zusammenhänge wurden schon bald nach den ersten Beschreibungen des Krankheitsbildes vermutet. Man hatte aber zunächst andere Insekten als Überträger angenommen (PATTON, 1907). Infektionsversuche mit Läusen und Flöhen brachten keine Erfolge. In den Phlebotomen wurde von MACKIE (1915) in 10% eine natürliche Infektion mit einer „besonderen Herpetomonasart" festgestellt, aber man sah sich seiner Zeit nicht in der Lage, eine Beziehung zur Leishmania donovani herzustellen, obwohl KNOWLES u. Mitarb. die Herpetomonas nach Füttern mit durch Leishmanien kontaminiertem Blut in 50% in den P. argentipes nachweisen konnten (1924). Erst SWAMINATH u. Mitarb. (1941) konnten den eindeutigen Beweis für den Kreislauf mit Phlebotomen als Vektoren erbringen. Gerade das Vorkommen einer Haut- und Schleimhautform der Kala-azar stützte lange Zeit die Auffassung von der Kontaktinfektion (MALONE u. BROOKS, 1944). Heute hat sich allgemein die Auffassung durchgesetzt, daß zur Übertragung der Infektion bestimmte Phlebotomenarten notwendig sind. Andere Übertragungsformen — 1 Fall von Infektion unter Eheleuten (SYMMERS, 1960), Fälle von Infektion durch Bluttransfusion (CHANG u. Mitarb., 1948; ANDRE u. Mitarb., 1957) und intra-uterine Infektionen (LOW u. COOK, 1926) — gehören zu den Seltenheiten und sind ohne epidemiologische Bedeutung.

Die wesentlichsten Fortschritte auf dem Gebiete der Epidemiologie der visceralen Leishmaniase konnten in den letzten Jahrzehnten zweifellos durch die zunehmenden Kenntnisse über die *Wichtigkeit der Tierreservoire* für die meisten Endemieherden gemacht werden — wahrscheinlich *mit Ausnahme Indiens*, wo die *Infektionskette Mensch-Phlebotomen-Mensch* im Vordergrund steht. — Dadurch war es möglich, Infektionen des Menschen zu erklären, die bei Reisen durch Wüstengebiete (z. B. in Turkestan) oder im Dschungel (z. B. in Südamerika) aufgetreten waren, obwohl die Begleitumstände einen anderen Menschen als Reservoir ausschlossen. Bislang kannte man nur den *Hund* als Zwischenwirt, z. B. im Mittelmeerraum, im Kaukasusgebiet, in Turkestan, im nördlichen China und in Brasilien. ADLER u. THEODOR stellten 1931/32 in 10 % eine Infektion bei Hunden auf Malta fest. Über stark infizierte Hunde ließ sich Phlebotomus perniciosus zu 100 % infizieren, während die Rate verschwindend gering ausfiel, wenn die Phlebotomen an schwer erkrankten Menschen infiziert wurden (ADLER u. THEODOR, 1935). Etwas anders fand DEANE (1956) die Verhältnisse in Brasilien. Der hier als Überträger fungierende P. longipalpis ließ sich am Menschen in 15 % und am Hund in 24 % infizieren. Als zusätzliches Reservoir entdeckte DEANE im untersuchten Gebiet *Füchse*, die bis zu 100 % eine Infektion bei dieser Phlebotomenart auslösten. Aufgrund des unterschiedlichen Infektionsreservoirs können *drei Formen der visceralen Leishmaniase* abgegrenzt werden.

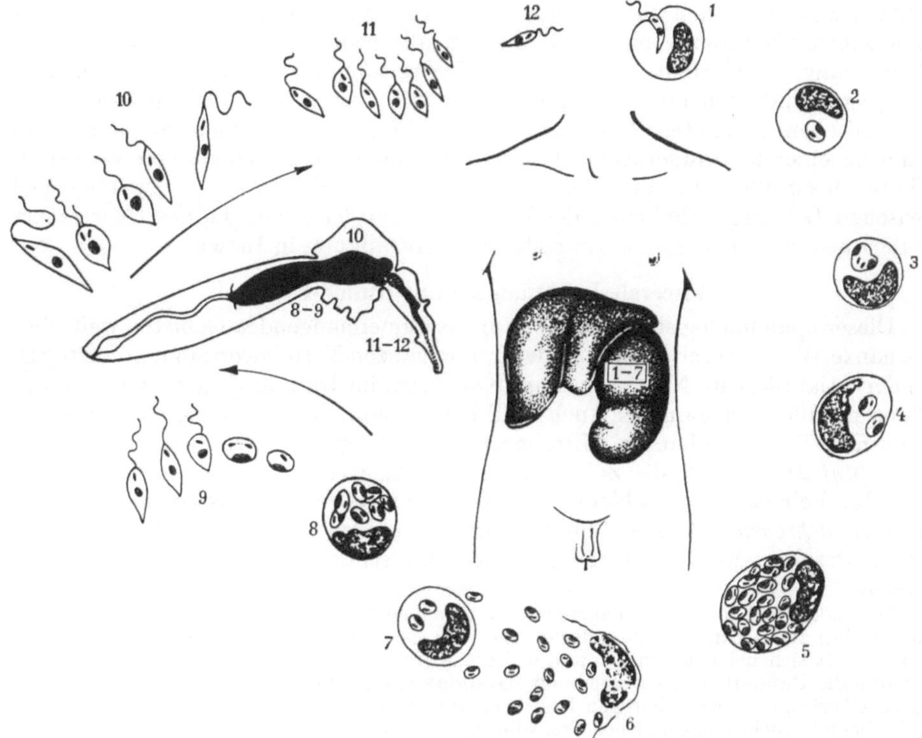

Abb. 6. Leishmania donovani. Entwicklungscyclus. 1 = von Endothelzelle aufgenommene, begeißelte Leptomonasform; 2—6 = Vermehrung durch Zweiteilung und erneuter Befall von Endothelzellen und Monocyten; 8—9 = Umwandlung der von Phlebotomen aufgenommenen Leishmanien im Mückenmagen zum begeißelten Stadium, das (10—12) wieder aufwärts in den Pharynx wandert und dann als metacyclische Form (12) erneut die Infektion in Gang setzt. 1—7 vorwiegend in Milz und Leber, die dadurch stark vergrößert werden (PIEKARSKI, 1954)

1. Indische Kala-azar

Wie bereits erwähnt, erfüllt der *Mensch* bei der indischen Kala-azar alle Voraussetzungen für ein *Reservoir* der natürlichen Infektion, d.h. er lebt in enger Beziehung zum Überträger P. argentipes, führt zu einer hohen Infektionsrate, wenn die Überträger-Mücke bei ihm saugt, und kann schließlich selbst infiziert werden durch den Stich infizierter Phlebotomen (SWAMINATH u. Mitarb., 1942). Die Voraussetzungen für diese epidemiologischen Gegebenheiten sind durch zwei charakteristische Erscheinungen der Erkrankung geschaffen: 1. das Vorkommen einer ausreichenden Zahl Parasiten im peripheren Blut, um eine hohe Infektionsrate beim Überträger hervorzurufen, und 2. das Auftreten der Post-Kala-azar-Haut-Leishmaniase nach der Behandlung mit der Ausbildung von begrenzten, mit Parasiten infizierten Hautläsionen. Man nimmt an, daß die indische Kala-azar früher ebenfalls eine Zoonose gewesen ist, die aber durch die besonderen Umstände den Umweg über ein Tierreservoir nicht mehr braucht und deshalb zu einer *Anthroponose* sich entwickelte (Hoare, 1962).

Es sind alle Altersgruppen empfänglich, doch zeigt sich die *höchste Erkrankungsrate* im *Alter von 10—20 Jahren*. Diese Gruppe stellt 60 % der Gesamtzahl der Fälle. Die Erkrankung ist *häufiger auf dem Lande* als in den Städten. Die Häuser von befallenen Personen (oft erkranken ganze Familien, während Nachbarhäuser frei sein können) weisen in unmittelbarer Nähe vielfach starken Pflanzenwuchs und Kleintierställe auf, günstige Biotope für die Phlebotomen. Das erklärt, weshalb in den dichter besiedelten, aber gut kanalisierten und evtl. auch gepflasterten Städten weniger Erkrankungsfälle beobachtet werden. Diese lokale Begrenzung der Krankheit paßt zu der Verbreitung der Phlebotomen und ihren Lebensgewohnheiten mit dem beschränkten Flugvermögen. Auch in Zeiten von epidemischem Auftreten lassen sich diese Bedingungen erkennen, nur kommt es dann zu einer kontinuierlichen Ausbreitung von Haus zu Haus, von Viertel zu Viertel, bis große Teile einer Population betroffen sind. Das enge Zusammenspiel zwischen Lebensgewohnheiten des Menschen und der Bionomie des Überträgers erklärt also das epidemische Auftreten der Erkrankung in Indien.

2. Viscerale Leishmaniase mit Hunde-Reservoir

Dieser epidemiologische Typ ist in unzusammenhängenden Gebieten weit über die ganze Welt verbreitet. Man findet ihn im ganzen Mittelmeerraum, in Portugal, an der Atlantikküste Nordafrikas, im Kaukasus, im Irak, in Zentral-Asien und in China nördlich des Jangtse. Auch in Teilen Südamerikas, besonders in Brasilien kann man ihn antreffen. Im Mittelmeergebiet treten *80 %* der Fälle bei *Kindern unter fünf Jahren* auf; die Zahl steigt auf 94 %, wenn man die Altersgrenze bis zum 10. Lebensjahr verschiebt. Bemerkenswerterweise ist das *seltene Auftreten beim Erwachsenen* nicht Folge einer sich entwickelnden Immunität nach Exposition im Kindesalter. Es werden nämlich auch zureisende Erwachsene nur selten betroffen.

Die Erklärung für dieses Phänomen ist in einem Faktor des Erwachsenenblutes (ein Euglobulin) zu suchen, der die aufgenommenen Leishmanien zerstört (Taub, 1956). Dieser Faktor läßt sich bei Kindern bis zum 6. Lebensjahr nicht nachweisen. Diese Erkenntnisse erklären die Resultate der Versuche von Maggiore (1923), dem es nicht gelang, Erwachsene durch Übertragung erregerhaltigen Knochenmarks zu infizieren. Adler u. Theodor war es 1931 ebenfalls nicht möglich, einen Freiwilligen mit Kala-azar durch Inokulation über experimentell infizierte Phlebotomen zu infizieren, während es bei empfänglichen Tieren auf dem gleichen Wege gelang.

Die Zahl der Fälle, die sich früher unabhängig von jährlichen Schwankungen zeigte, hat seit Anwendung der Insecticide deutlich abgenommen. Dieser epidemiologische Typ der visceralen Leishmaniase zeichnet sich in besonders auffälligem Gegensatz zur indischen Kala-azar auch noch dadurch aus, daß Epidemien mit großen Erkrankungszahlen bisher nicht aufgetreten sind. Wenn ein neues Gebiet befallen wird, so erreicht die Erkrankungsziffer nicht mehr als 20 bis 30 Fälle (Adler, 1964). Die Phlebotomen sind an klimatische Bedingungen gebunden, die ihnen relativ hohe Durchschnittstemperaturen (+15°) garantieren.

Deshalb wurden bisher, abgesehen von eingeschleppten Fällen (Selberg, 1947; Kleinschmidt, 1948; Bonebakkar, 1960; Reimers u. Mitarb., 1965; Meissner u. Seybold, 1966; Treske u. Stanisic, 1968; Buhl u. Mitarb., 1971), noch *keine autochthonen Fälle nördlich der 10° Isotherme* beschrieben. Allerdings trat der Fall von Beyreder (1965) am nördlichen Alpenrand in Niederösterreich auf, ohne daß die Patientin jemals eine Auslandsreise unternommen hatte. Auch andere Kontaktmöglichkeiten waren auszuschließen. Bemerkenswerterweise gelangen Kultur- und Tierversuche bei diesem Fall nicht. Im Gebiet von Paris wurden ebenfalls 3 autochthone Fälle diagnostiziert (RIOUX u. GOLOAN, 1969). Es fanden sich Hinweise dafür, daß sich Hunde in Südfrankreich (Ferienaufenthalte der Hundehalter) infiziert hatten und

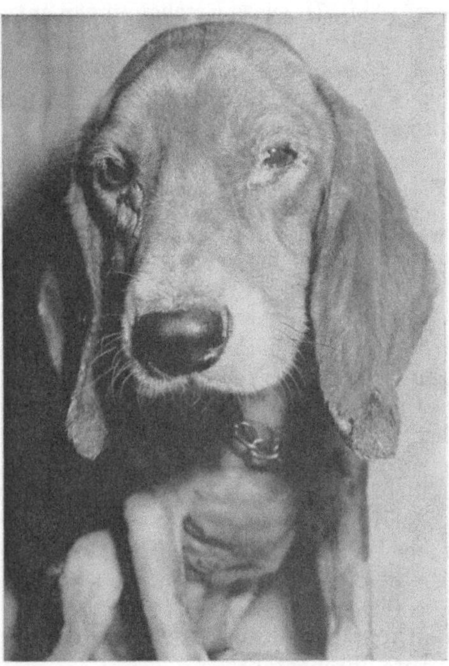

Abb. 7a. Hunde-Kala-azar. Beagle, ♂ 2 J., infiziert am 20. 4. 1972 mit Laborstamm L. donovani (Indien), Aufnahme vom 24. 8. 1972. Hautveränderungen am Kopf, besonders rund um die Augen und an den Ohren. BSG 100/140 mm nach 1 h und 24 h. Leukocytose von 26000 Zellen. Gewichtsabnahme von 11,5 auf 6,0 kg. (Tropeninstitut Hamburg)

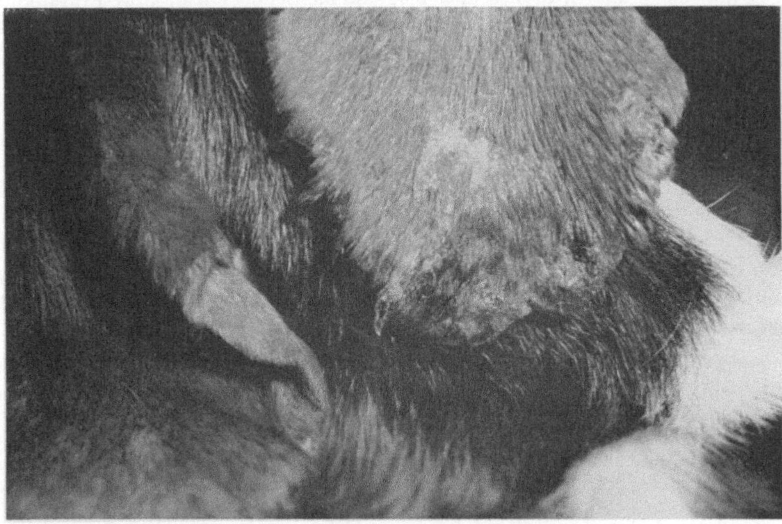

Abb. 7b. Hunde-Kala-azar. Beagle ♂ 2 J., infiziert am 20. 4. 1972, Aufnahme vom 12. 9. 1972. Hautveränderungen am Ohr. Die warzenartigen Knotenbildungen, die himbeerrot sind und Haarverlust aufweisen, sind deutlich zu erkennen. An der Spitze des Ohres auffällige Hautläsion mit Substanzverlust. (Tropeninstitut Hamburg)

somit die Erkrankung in die Nähe der Hauptstadt einschleppten. Bei den Untersuchungen zu diesen autochthonen Erkrankungen im Raum von Paris wurde außerdem ein ausgedehntes Tierreservoir an Hunden in der Normandie festgestellt.

Die *typische, akute Hunde-Kala-azar* ist durch die *Hauterscheinungen*, die zuerst in der Umgebung der *Augen* und der *Nasenlöcher* sowie an der *Basis der Ohren* auftreten, charakterisiert (Abb. 7). Diese Erscheinungen entwickeln sich, nachdem die eingedrungenen Erreger recht bald nach der Infektion aus dem peripheren Blut verschwunden sind. Es kommt bei den Hunden nacheinander zu folgenden Symptomen: Seborrhoe, Schuppenbildung, Haarausfall, Hautschwellung, Knotenbildung und schließlich zu Ulcerationen.

Die Folgen bestehen in allgemeiner Abzehrung. Der Parasitennachweis gelingt leicht in den verdickten Hautstellen. Diese Tatsache erklärt auch, daß sich die Phlebotomen leichter am Hund als am Menschen infizieren. Da die infizierten Hunde häufig völlig gesund erscheinen können, entziehen sie sich oft der Beobachtung. Schwere klinische Fälle bei Hunden genesen sehr rasch, wenn ohne jede andere Behandlung eine strenge reine Fleischkost eingehalten wird (Adler u. Mitarb., 1938).

In den übrigen Verbreitungsgebieten zeigt die Epidemiologie die gleichen Gesetzmäßigkeiten. In Teilen des *asiatischen Rußland* traten Erkrankungen z. T. in kleinen Epidemien auf, wenn Menschen zur Erschließung in neue Gebiete eindrangen. Solche Verhältnisse wurden 1950/51 in Tadschikistan beobachtet. Hier war der Mensch in bisher unbewohnte Gegenden gekommen, in denen die Infektion als reine Zoonose über ein Tierreservoir und einen Vektor verfügte. Als Reservoir wurden *Schakale* gefunden (Latyschew u. Kryukowa, 1954). Auch *in Südamerika* ließen sich neben Hunden noch andere als Reservoir dienende Tiere feststellen. Die eingehenden Untersuchungen von Deane konnten hier zu einer Klärung führen und, wie bereits erwähnt, auch *Füchse* als Wirtstiere nachweisen. Im übrigen wurden die eingehenden Studien zur Verbreitung der Kala-azar neben Penna (1934) auch von Chagas u. Mitarb. (1938, 1939) und den Wissenschaftlern des Oswaldo-Cruz-Instituts durchgeführt.

Sehr interessant ist die persönliche Mitteilung von Falcao an Adler (1964). Danach finden sich die Brutplätze von Lutzomyia longipalpis im Gebiet Lanpha nur in den dort vorkommenden Höhlen; die erwachsenen Mücken wurden hier zu keiner Zeit im Bereich menschlicher Ansiedlungen gefunden. In diesem Gebiet sind menschliche Kala-azar-Erkrankungen so gut wie nie festgestellt worden. Dieses Beispiel zeigt ebenso wie der Bericht aus Tadschikistan, in welch enger Beziehung die epidemiologischen Einzelfaktoren Reservoir-Überträger-Mensch stehen müssen, um ein befallenes Gebiet für den Menschen gefährlich werden zu lassen. In Südamerika werden neben L. longipalpis noch eine Reihe anderer Überträger angenommen, doch blieben Übertragungsversuche bisher ohne Erfolg.

3. Viscerale Leishmaniase in Ostafrika

Obwohl die viscerale Leishmaniase in Ostafrika prinzipiell denselben epidemiologischen Gesetzmäßigkeiten gehorcht wie die beiden anderen Typen, besteht doch eine Reihe hervorstechender Besonderheiten, die die Darstellung als eigenen Typ rechtfertigen. Das läßt sich sehr gut am Beispiel der Untersuchungen in *Kenya* zeigen.

Vor dem 2. Weltkrieg war die viscerale Leishmaniase eine äußerst seltene Erkrankung in Kenya, die Zahl nahm nach dem Kriege zu, und Fendall berichtete 1950 über 15 Fälle im Kitui-Distrikt in der Nähe des Tana-Flusses. Dieses Gebiet entwickelte sich rasch zu einem wesentlichen endemischen und epidemischen Herd. So konnte Heisch wenige Jahre später (1954) schon über eine Epidemie mit 3000 Krankheitsfällen in Kenya berichten. In den Folgejahren wurden weitere Berichte über Erkrankungen in Kenya veröffentlicht (Fendall, 1961; Southgate u. Oriedo, 1962; McKinnon, 1962; Southgate, 1964; Cahill, 1968). Gelegentlich auftretende Ausbrüche waren bereits vor dem Kriege in Kenya und im Sudan beobachtet worden. Sie traten auf bei Personen, die unbewohntes Gebiet passiert hatten, so z. B. 60 Fälle bei einem Bataillon der Königlichen Armee (Cole, 1944; zitiert bei Adler, 1964).

Die gleichen Voraussetzungen fanden sich bei den Ausbrüchen in den 50er Jahren allerdings mit dem Unterschied, daß nun die Krankheit auch in bewohnten Gebieten endemisch wurde. Das war möglich, weil bei dieser Form der visceralen Leishmaniase auch ein *Hautleishmanoid* sich entwickelt und vermehrt Parasiten im peripheren Blut auftraten (WIJERS u. MINTER, 1963). Es gelang, 28 von 58 P. martini an Kala-azar-Kranken zu infizieren (MINTER u. Mitarb., 1962). Bedingt durch die *Brutplätze der Phlebotomen* in den Luftröhren *verlassener Termitenhügel* erfolgt die *Übertragung* überwiegend *auf erwachsene Männer*, die im Zusammenhang mit ihrer Tätigkeit die Gegend in der Umgebung der Dörfer durchstreifen müssen oder zum Palaver in der direkten Nähe der Termitenbauten sitzen (MANSON-BAHR u. SOUTHGATE, 1964; SOUTHGATE, 1964). Schließlich gibt die Entwicklung eines parasitenhaltigen Leishmanioms an den für die Phlebotomen zugänglichen Körperstellen vor Ausbruch der eigentlichen Erkrankung eine zusätzliche Erklärung dafür, weshalb in den bewohnten Gebieten Ost-Afrikas ein Tierreservoir offenbar keine entscheidende Rolle für die Epidemiologie der visceralen Leishmaniase spielt, obwohl zunächst offenbar eine reine Zoonose mit Niederwild und Nagern (z.B. Erdhörnchen) als Wirten vorlag. Es wurde auch eine Reihe von Kriechtieren infiziert gefunden. Der Nachweis, daß diese als Reservoir für Übertragungen auf den Menschen eine Rolle spielen, konnte bisher nicht geführt werden.

V. Pathogenese

Von einer infizierten *Mücke* können die *Leptomonasformen* des Erregers aus dem Pharynx der Phlebotomen *durch den Saugrüssel* unter die *Epidermis des neuen Wirts* gelangen. Sie runden sich *im Gewebe zu* den *Leishmaniaformen* ab und werden von *Zellen des RES der Subcutis* aufgenommen, die als phagocytierende Histiocyten oder als Monocyten und selten auch als neutrophile Leukocyten durch den Eintritt des Fremdkörpers angezogen werden. Die Leishmanien sind gegenüber den Verdauungsfermenten der Phagocyten resistent und werden im Inneren der Zellen nicht abgetötet. Vielmehr finden sie *im Cytoplasma der Wirtszellen* einen geeigneten *Nährboden*. Sie beginnen, sich zu vermehren, bis die RES-Zelle mit einer großen Menge (50—200) von Leishmanien angefüllt ist und zugrunde geht. Dadurch werden die Parasiten befreit und von neuen Zellen des RES phagocytiert. Eine andere Möglichkeit der Weitergabe der Parasiten besteht durch den Austausch der Parasiten über feine Cytoplasmafortsätze von Wirtszelle zu Wirtszelle, besonders bei festsitzenden Phagocyten. Bemerkenswerterweise bleiben die infizierten Wirtszellen eine verhältnismäßig lange Zeit erhalten, ohne regressive Veränderungen zu zeigen.

Die *intracelluläre Parasitenentwicklung* geht mit einem proliferativen Reiz einher und führt zu einer hyperplastischen Zunahme gerade der Zellelemente, die dem Krankheitserreger als Ansiedlungs- und Nahrungsquelle dienen. Dabei scheint zunächst ein ausgewogenes Wirts-Parasit-Verhältnis zu bestehen und bleibt offenbar über unterschiedliche Zeit erhalten (*Inkubationszeit*).

Die Ursache für die unterschiedlich lange Inkubationszeit ist bisher noch nicht ausreichend geklärt. Außerdem pflegt die Inokulation von L. donovani keineswegs immer zum klinischen Ausbruch der generalisierten Erkrankung zu führen (MANSON-BAHR, 1959). Daraus folgt, daß die Leishmanien für den Menschen nur eine bedingte Pathogenität besitzen. CORKILL (1949) vertritt deshalb die Auffassung, daß der Ausbruch der Krankheit an verschiedene, aktivierende Bedingungen geknüpft ist, z.B. Verminderung des Eiweißspiegels oder zusätzliche bakterielle Infektionen.

Während sich bei der Hautleishmaniase (L. tropica) die Infektion auf das cutane RES beschränkt, kommt es bei der *visceralen Leishmaniase* zu einem schnellen Abklingen der dermalen Reaktionen (MANSON-BAHR, 1955, 1959;

VERONESI u. Mitarb., 1955) mit Verlagerung des Schwerpunktes der *Parasitenvermehrung über die Lymphknoten auf Milz und Leber*. Schließlich kann der ganze Körper davon betroffen sein. Heilungen im Stadium der Hautinfektion durch L. donovani sind ebenso möglich wie im Stadium der lymphadenopathischen Leishmaniasis (SEN GUPTA, 1962). Schlägt das ausgeglichene Wirt-Parasit-Verhältnis zugunsten des Parasiten um, wird der latente zum aktiven Zustand. Mit dem Freiwerden großer Parasitenmassen ist der Anlaß zum ersten Fieber gegeben (CHADLI u. PHILIPPE, 1961). Durch starken Befall und die damit verbundene Schädigung, die praktisch auf eine Blockade des gesamten Reticuloendothels hinausläuft, vergrößern sich die betroffenen Organe: Milz, Leber und Lymphdrüsen.

Die *Milz* ist besonders stark von Massen parasitenhaltiger Makrophagen durchsetzt, es kommt zur Wucherung der Pulpa mit Schwund des lymphatischen Gewebes. Bereits am Anfang der Infektion beginnt die Verminderung der Lymphocyten in den Milzfollikeln. Die Keimzentren werden gegenüber dem lymphocytären Randsaum dominant und zeigen viele Mitosen. Diese Aktivität ist kombiniert mit einer hyperplastischen Entwicklung der Makrophagen in der roten Pulpa, so daß makroskopisch die Milz mehr als homogener Körper wirkt. Plasmazellen werden in späteren Stadien der Infektion, wenn die Parasiten seltener werden, sowohl herdförmig in der Leber als auch in der roten Pulpa der Milz gefunden.

In der *Leber* enthalten die gewucherten und stark vergrößerten Kupfferschen Sternzellen massenhaft Parasiten.

Im *Knochenmak* treten parasitenhaltige Makrophagen in den Vordergrund. Die starke Hyperplasie der reticulo-endothelialen Anteile führt zu einer Verdrängung der erythropoetischen Elemente des Knochenmarks und damit zur Anämie. Neben der vermehrten Zerstörung der roten Blutkörperchen vor allem in der vergrößerten Milz phagocytieren die überschüssig gebildeten reticulo-endothelialen Zellen in gleicher Weise Leishmanien und Erythrocyten (SMITH u. WEISS, 1958). In gewissem Umfang scheinen die Leishmanien auch Erythrocyten befallen und schließlich zerstören zu können, wie aus den Untersuchungen von CHAOULITCH (1954) ablesbar wird.

Ähnliche Veränderungen finden sich auch im Bereich anderer Körperorgane; schließlich lassen sich die Parasiten überall im Organismus und in den Ausscheidungen (Nasenschleim, Speichel und Faeces) nachweisen.

VI. Pathologie

Die Leichen von an Kala-azar Verstorbenen sind kachektisch. Der Bauch ist aufgetrieben, die Haut, meist von ausgebleicht-strohiger Farbe (grau-gelblich), erscheint ödematös. In sehr vielen Fällen sind die Leichenhaut und die Schleimhäute extrem blaß. Hellhäutige Menschen weisen vielfach eine deutliche Dunkelfärbung über den Handrücken, den Fußrücken, über der Stirn und in der Bauchhaut auf, die bedingt ist durch eine vermehrte Pigmentierung. Aufgrund dieser dunkleren Hautstellen bekam die Krankheit ihren Namen „Kala-azar" = schwarze Krankheit.

Die *Milz* ist stark vergrößert. In Ausnahmefällen kann die Milz 4 kg wiegen, sie erreicht dann mit ihrem kaudalen, oft tief gekerbten Rand fast die Symphyse. Bei Kindern wird in solchen Fällen das Gewicht mit ca. 1000 g bestimmt. Durchschnittlich liegen die Organgewichte jedoch bei der Hälfte der genannten Gewichte.

In akuten Stadien ist die Milz insgesamt weich mit einer verdickten Kapsel (MANSON-BAHR, 1961).

BRAHMACHARI (1926) weist darauf hin, daß Kapselverdickungen erst bei chronisch verlaufenden Fällen von Kala-azar beobachtet werden können. DE PAOLA u. DA SILVA (1960) haben bei ihren Untersuchungen nur selten eine Verdickung der Milzkapsel und der Trabekel gefunden. Regelmäßig ist dagegen der Befund einer betonten Proliferation der reticulären Fasern, die in einigen Bezirken mäßig verdickt sind. Perisplenitische Veränderungen und Verwachsungen mit Nachbarorganen können vorkommen. Es besteht eine vermehrte Brüchigkeit, die bei chronischen Fällen abnimmt.

Auch die Konsistenz des Milzparachyms wechselt. In akuten Fällen ist die dunkelrote Pulpa weich und quillt bei Einschnitten vor. Dabei werden die Malphigischen Körperchen prominent (MAEGRAITH, 1966). Ebenso wie VISENTINI (1910) bei der Kala-azar des Mittelmeerraumes stellte BRAHMACHARI (1928) bei seinen Beobachtungen in Indien kleine Hämorrhagien in der Milz fest, ein Befund, den DE PAOLA u. DA SILVA (1960) nicht bestätigen konnten.

Die Follikulararterien weisen eine nur mäßige fibröse Verdickung der Adventitia auf. Die Sinus sind verbreitert, ihre *leishmanienhaltigen Endothelzellen* vergrößert. In manchen Fällen ordnen sie sich zu *kleinen Granulomen* an und es kann eine Obstruktion der Gefäßlichtung eintreten. BRAHMACHARI (1926) und MAEGRAITH (1966) beschrieben *anämische Infarkte.*

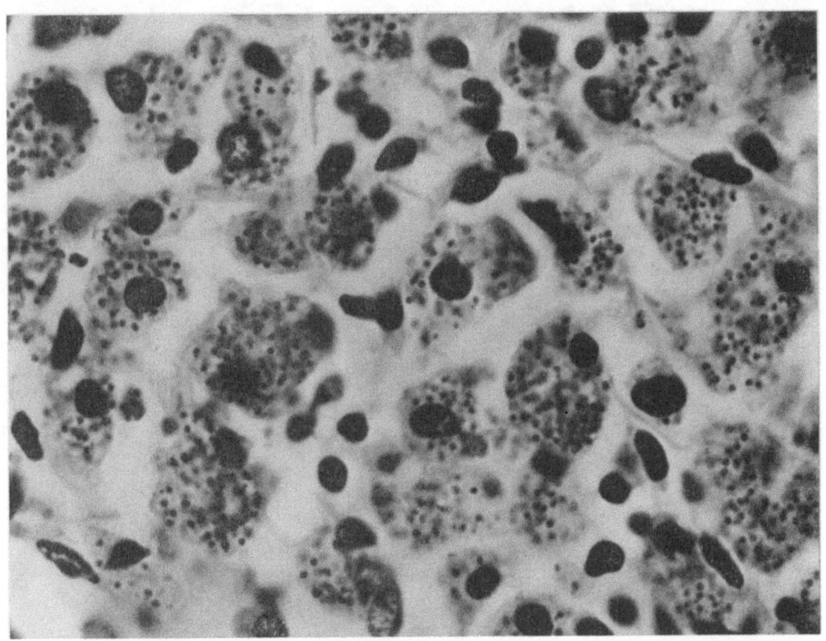

Abb. 8. Viscerale Leishmaniase. Phagocytose und Vermehrung der Parasiten in Zellen der roten Milzpulpa (NAUCK, 1965)

Eine starke Retikulumzellvermehrung und eine Schwellung der Sinusendothelien sowie mehr oder weniger ausgedehnte Plasmazellinfiltrate werden auch von MELENEY (1925) und HU (1933) aufgrund ihrer tierexperimentellen Untersuchungen angegeben. SELBERG (1948) sah sich wegen der erheblichen Plasmazellansammlungen bei seinem Fall dazu veranlaßt von einem charakteristischen „*plasmacellulären Milztumor*“ zu sprechen. Außerdem kann es zum Auftreten von Russelkörpern und zu einer verbreiteten *Ablagerung hyaliner Tropfen* kommen (NAUCK, 1965). Nur die von Leishmanien angefüllten Makrophagen bleiben frei von derartigen Eiweißniederschlägen, deren Auftreten mit ähnlichen Veränderungen beim multiplen Myelom verglichen worden ist (SELBERG, 1948). In den Makrophagen sind die Parasiten in typischer Leishmaniaform zu erkennen (Abb. 8). Der Befall durch Parasiten ist jedoch nie so stark wie in der Leber (DE PAOLA u. DA SILVA, 1960). Länger verlaufende Fälle zeigen eine mäßige Fibrose in der Pulpa. Bei Kindern lassen sich oft neutrophile Myelocyten in der Pulpa nachweisen.

Die *Leber* wiegt gewöhnlich über 2000 g. Die Kapsel ist gespannt. Das Parenchym ist entweder blaß-gelb durch eine fettige Degeneration oder mehr rot mit den Zeichen einer Stauung im Capillarkreislauf.

Hervorstechendes Merkmal der histologischen Veränderungen ist die beträchtliche *Vermehrung der Kupfferschen Sternzellen*, die durch die massenhaft eingelagerten Parasiten erheblich geschwollen sind. Eine Einengung der Sinusoide ist oft die Folge. Außerdem zeigen die infizierten Zellen häufig *degenerative Veränderungen.* Ihr vakuolisiertes Cytoplasma enthält spärlich Parasiten und einen pyknotischen Kern. Zuweilen liegen die Zellen frei in der Lichtung von Capillaren oder Venen (de Paola u. da Silva, 1960). Kupffersche Sternzellen, die nicht von Parasiten befallen sind, finden sich oft in kleinen Anhäufungen und weisen manchmal ein vollständig hyalinisiertes Cytoplasma ohne Andeutung einer Kernstruktur auf. Bei sehr starkem Befall können Parasiten auch in den Leberzellen oder frei in der Capillarlichtung nachgewiesen werden.

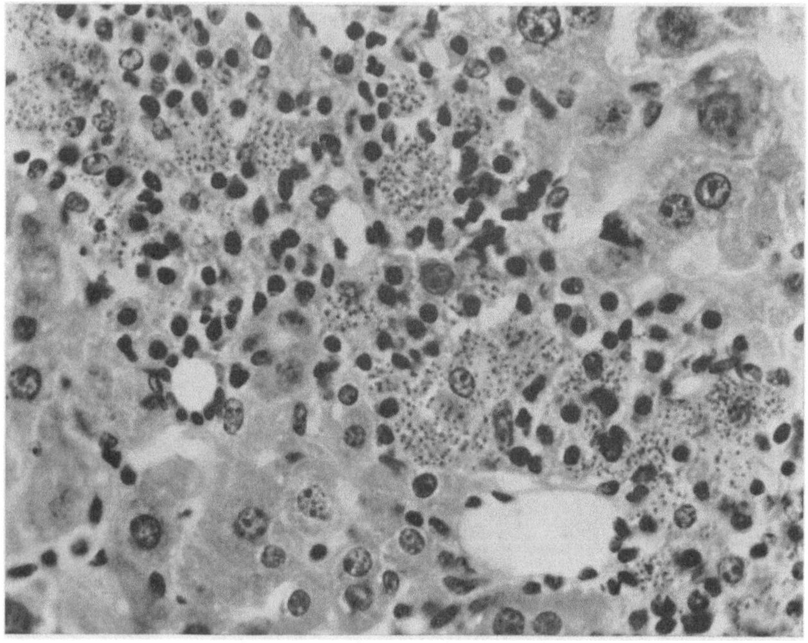

Abb. 9. Viscerale Leishmaniase. Knötchenförmige Proliferation und Hypertrophie parasitenhaltiger Kupffer'scher Sternzellen der Leber (Nauck, 1965)

Während da Silva u. de Paola (1958) auf die Ähnlichkeit der retikulären Faservermehrung mit einer Fibrose hinweisen, vermerkt Maegraith (1966) ausdrücklich, daß es bei den akuten Fällen nicht zu einer nennenswerten Bindegewebsvermehrung kommt. Sie wird erst in chronischen Stadien der Erkrankung beobachtet. Möglicherweise ist auch der von Rogers (1908) bei der Kala-azar beschriebene Cirrhosetyp hier einzuordnen.

Bei einem Viertel der untersuchten Lebern haben de Paola u. da Silva (1960) eine verschieden gradige *Verfettung der Leberzellen* gefunden, ein Befund wie er schon von Brahmachari (1926) beschrieben wird. Fast immer bestehen portale Zellinfiltrate mit Lymphocyten, Plasmazellen und weniger auch parasitenhaltigen Makrophagen (Abb. 9). Polymorphkernige sind nur spärlich vorhanden.

Nach einer Antimonbehandlung bleibt eine mäßige Proliferation der Kupfferschen Sternzellen bestehen. Die übrigen Veränderungen bilden sich zurück.

Im *Knochenmark* der langen Röhrenknochen nimmt das beim normalen Erwachsenen vorherrschende Fettmark eine mehr rötliche Farbe an. Die Granulopoese ist gesteigert. Dabei finden sich mehr Promyelocyten als die reiferen Formen. Das Knochenmark des Sternum ist durch die Verarmung an Zellelementen der myeloischen Reihe und eine Wucherung reticuloendothelialer Zellen, die als parasitenhaltige Makrophagen das Bild beherrschen, gekennzeichnet. Die Erythropoese ist vermindert, ein Befund, der besonders durch die geringe Zahl von Normoblasten deutlich wird.

Dieser Befund wird von fast allen Autoren immer wieder bestätigt mit Ausnahme von DE OLIVEIRO (zitiert bei DE PAOLA u. DA SILVA, 1960), der keine Störung der Erythropoese bei 19 Fällen erkennen konnte. Es finden sich nur kleine Gruppen von Lymphocyten, während Plasmazellen vorherrschen, besonders bei sehr aktiven Infektionen. Megakaryocyten sind immer, zum Teil sogar reichlich, vorhanden. Es besteht aber keine thrombocytopoetische Aktivität. Das Bild ähnelt sehr dem der idiopathischen, thrombocytopoenischen Purpura.

Die *Lymphknoten* sind im allgemeinen vergrößert. Die Knotengruppen des Mesenteriums und der Femoralgegend sind jedoch am meisten betroffen. Sie erscheinen weich und vermehrt durchblutet. Mikroskopisch ist die hauptsächlichste Veränderung eine Vermehrung der Makrophagen, die sich aus den Uferzellen der Sinus und den Reticulumzellen entwickeln. Diese Zellen können Leishmanien enthalten, selbst dann, wenn andere Organe frei davon sind. Bei schweren Infektionen sind umfangreiche plasmacelluläre Infiltrate zu beobachten.

Intestinal-Trakt. In diesem Bereich besteht ebenfalls eine Proliferation der reticuloendothelialen Zellen speziell im Duodenum und Jejunum. Die Villi erscheinen geschwollen durch eingelagerte, parasitenangefüllte Zellen. Kleinere Ulcerationen sind kein ungewöhnlicher Befund, auch hier lassen sich parasitierte Zellen demonstrieren (MAEGRAITH, 1966; LOMBARDO, 1913). CHRISTOPHERS (1904) hat derartige Veränderungen am Dünndarm nicht gesehen. Er beschreibt aber gehäufte und ausgedehnte Ulcerationen am Dickdarm mit dem Nachweis von Erregern in Infiltraten in der Umgebung der Läsionen. Diese Veränderungen sind zu trennen von einer terminal auftretenden unspezifischen ulcerösen Colitis, einer bakteriellen Ruhr oder einer Amöbenruhr.

Bereits 1926 beschreibt BRAHMACHARI das Vorhandensein von Leishmanien in der *Lunge*. Neben Herden mononucleärer Infiltrationen in der Umgebung von Bronchiolen und Venen finden sich inkonstant hämorrhagische Bezirke. Die Septen sind in diesen Fällen durch die Proliferation von Histiocyten verbreitert. Auch in den Alveolarwänden sowie im Bindegewebe in der Umgebung der Bronchiolen und Blutgefäße lassen sich Leishmanien, besonders bei massiver Infektion nachweisen (HU, 1936). BOGLIOLO (1956) teilt den Befund einer Hyperplasie des Lymphgewebes im Bereich des Corium der Trachea mit. Es zeigt sich hierbei eine große Anzahl von Plasmazellen, eine Vermehrung der Histiocyten und vereinzelt auch Granulocyten. Es kann sich in einzelnen Bezirken eine Stauung mit Ödeme entwickeln (MEIRA u. Mitarb., 1948).

Auch am *Herzen* (BRAHMACHARI, 1926), in den *Nieren* (DE PAOLA u. DA SILVA, 1960) und den *Nebennieren* (JEMMA u. DI CHRISTINA, 1911; DIONISI, 1913; BRAHMACHARI, 1926; HU, 1936) sind plasmacelluläre Infiltrate nachgewiesen worden. Endothelzellen der *Gefäße* weisen ebenfalls bei allgemeiner Ausbreitung der Infektion parasitierte Zellgruppen auf (BRAHMACHARI, 1926). Diese Infiltrate werden als Ursache für Blutungen in die Retina, oder aus der Nase bzw. vom Gaumen angesehen.

Darüber hinaus können *parasitenhaltige Makrophagen in allen Organen* festgestellt werden. So im Pankreas (PIANESE, 1911; zitiert nach BRAHMACHARI, 1926), in den Hoden (CHRISTOPHERS, 1904; MELENEY, 1925; HU, 1936; BOGLIOLO, 1956), im Nervensystem (BASILE u. Mitarb., 1911; DIQUATTRO, 1949), in der Skelettmuskulatur (VISENTINI, 1910), im Thymus (VISENTINI, 1910), in den Tonsillen (HU, 1936), am Auge (NAPIER u. Mitarb., 1941), an der Nasenschleimhaut (DE AZEVEDO, 1960) und am Kehlkopf (ZINNEMANN u. Mitarb., 1961).

Haut. Bei der histologischen Untersuchung von Material, das aus scheinbar gesunden Hautstellen gewonnen wurde, finden sich nur spärliche Veränderungen (DE PAOLA u. DA SILVA, 1960). In einzelnen Fällen können in den tiefen Hautschichten kleine und weiche, lymphoplasmocytäre Infiltrate in der Umgebung glandulärer und vasculärer Strukturen auftreten. Sie hüllen Makrophagen mit wenigen Leishmanien ein. Insgesamt bleiben Leishmanien in der Haut bei gleichzeitig bestehender visceraler Kala-azar seltene Befunde (CHAGAS u. Mitarb., 1938; BOGLIOLO, 1956). KIRK u. SATI (1940) weisen bei Untersuchungen im Sudan zuerst Hautläsionen nach, die dem visceralen Befall vorausgingen. Eine entsprechende Mitteilung machen MANSON-BAHR u. HEISCH (1956) aus Kenya.

Erstmalig 1922 beschreibt Brahmachari eine *Post-Kala-azar-Haut-Leishmaniose,* die nach Jahren bei einer spontan geheilten Erkrankung oder bei behandelten Fällen auftritt. Die Läsionen bieten ein polymorphes Bild.

Sie gleichen nach Sen Gupta (1956) hypopigmentierten Maculae. In diesen sind kaum Leishmanien enthalten. Andere mehr erythematöse Veränderungen bergen reichlich Parasiten. Die Hautveränderungen vom nodulären Typ bestehen schließlich aus zahlreichen Zellelementen, die Erreger einschließen. Ulcerationen werden bei diesen Läsionen nicht beobachtet, vielmehr finden sich eher verrucöse Veränderungen. Dabei ist die Epidermis atrophisch, die Hautpapillen erscheinen verödet. In der subpapillären Zone besteht ein Ödem mit erweiterten Blugefäßen und eine geringgradige Infiltration mit Histiocyten. Die elastischen Fasern sind fragmentiert. Bei späteren Stadien tritt eine stärkere Fibrose hervor.

VII. Immunologie

Das Hauptproblem einer Prüfung der immunologischen Reaktionen eines Wirtes besteht in der Abtrennung von Infektiosität, Pathogenität und Resistenz in ihre primär wirtsspezifischen bzw. parasitenspezifischen Komponenten. So können auch die Leishmanien durch eine bestimmte Empfänglichkeit des Wirtes, seine Resistenz oder seine pathologischen Reaktionen charakterisiert werden, wenn es gelingt, die Reaktion wiederholt am Wirt unter standardisierten Bedingungen zu beobachten. Dabei ist zwischen angeborener und erworbener Immunität zu unterscheiden.

a) Angeborene Immunität

Angeborene Immunität wird erfaßbar durch das unterschiedliche Ausmaß der entzündlichen Reaktion sowie der Phagocytose, die allen Lebewesen zu eigen ist und dem einen oder den verschiedenen Faktoren, von denen die Empfänglichkeit oder Resistenz einer definierten Art auf einen ganz bestimmten Fremdkörper abhängt. Diese angeborene Immunität kann durch eine Reihe weiterer Faktoren verändert bzw. beeinflußt werden.

Alter. Im Mittelmeerraum, in Brasilien, in den übrigen südamerikanischen Staaten und in China ist Kala-azar als eine Erkrankung vorwiegend der Kinder bekannt, während sie in Indien, bei den Epidemien in Kenya und im Sudan mehr Erwachsene betrifft. Southgate u. Oriedo (1962) konnten Hinweise für die Gründe finden, die zu derart unterschiedlichen Infektionsraten zwischen Kindern und Erwachsenen führen. In Kenya zeigte sich, daß neu von einer Epidemie betroffene Gemeinden eine andere Altersverteilung zeigten als Gemeinden, die vom epidemischen zum endemischen Status sich entwickelt hatten. In *epidemischen Gebieten* traten relativ *mehr Erkrankungen bei Erwachsenen* auf, während *in Endemiegebieten vorwiegend Kinder* betroffen waren. Dies Verhalten spricht mehr für die Zunahme einer erworbenen Immunität in höherem Alter als für eine direkte Altersabhängigkeit (Southgate, 1964). Demgegenüber fand Taub (1956) eine Korrespondenz zwischen der Altershäufigkeit von Leishmania infantum Infektionen und dem Fehlen eines lytischen Faktors im Serum während der Kindheit bis zum 6. Lebensjahr. Ähnliche Beobachtungen hatte Adler bereits 1940 mitgeteilt.

Tierexperimentell ließen sich keine sicheren Altersunterschiede feststellen. Grun (zit. nach Stauber, 1970) konnte keine Unterschiede in der Resistenz gegenüber L. donovani finden, ganz gleich, ob die Infektion 3 Tage nach der Geburt oder später erfolgte. Ott (zit. nach Stauber, 1970) kam mit der standardisierten intracardialen Infektion zu ähnlichen Ergebnissen, hatte aber den Eindruck, daß ältere Hamster empfänglicher waren als jüngere, ohne eine statistische Signifikanz nachweisen zu können.

Geschlecht. Hierzu sind ausreichende Untersuchungen bisher nicht durchgeführt worden.

Interessant sind die Beobachtungen von Southgate u. Oriedo (1962), die in Ostafrika eine höhere Infektionsrate bei Männern fanden. Spätere Untersuchungen von Manson-Bahr u. Southgate (1964) sowie Southgate (1964) brachten eine einfache Erklärung, die mit den

Lebensgewohnheiten zusammenhing und sich nicht mit einer angeborenen größeren Empfänglichkeit der Männer für diese Infektion ursächlich erklären ließ. GOBEL u. Mitarb. (1965) beobachteten bei ihren Untersuchungen eine größere Resistenz weiblicher Hamster gegenüber der visceralen Leishmaniase, wenn das Auftreten von Ödemen oder die Zeit bis zum Eintritt des Todes als Parameter gewählt wurden. Die wenigen Beobachtungen dieser Untersucher reichen aber auch hier nicht aus, um Einflüsse durch das Geschlecht anzunehmen.

Rasse. Eine unterschiedliche Empfänglichkeit einzelner Rassen gegenüber Infektionen mit L. donovani konnte bisher beim Menschen noch nicht beobachtet werden. Ein Vergleich mit Tierversuchen ist sehr schwierig. Nicht zuletzt aus diesem Grunde wurden deshalb bisher Tierversuche auf diese Fragestellung hin kaum ausgewertet.

Endokrinium. Beobachtungen über sichere Einflüsse beim Menschen wurden bisher auf diesem Gebiete nicht mitgeteilt.

Auch die Mitteilungen über Tierversuche sind wenig hinweisend. Es war lediglich zu beobachten, daß unter Gaben von Steroidhormonen leishmanienhaltige Zellen die Infektion länger überstehen, wobei allerdings die Parasitenzahlen insgesamt etwas zurückgingen und die Hyperplasie der Milz nicht so deutlich hervortrat. Ein Einfluß auf die terminale Ödembildung beim Hamster trat nicht ein (STAUBER u. Mitarb., 1952).

Ernährungszustand. Kala-azar Infektionen wurden schon frühzeitig mit einem verminderten Ernährungszustand in Zusammenhang gebracht, und es wurde besonders auf die mögliche Rolle des Eiweißmangels hingewiesen. Eindeutige Untersuchungsergebnisse liegen aber nicht vor.

Tierexperimentell hat ACTOR (1960) nachgewiesen, daß bestimmte Mangelzustände signifikante Veränderungen im Ablauf der Infektion auslösen können. So verminderten sich sowohl die angeborene als auch die erworbene Resistenz bei Eiweißmangel und Pyridoxinmangel. Mangel an Pantothensäure verbesserte die Resistenz am Anfang, führte aber bei längerer Dauer zu einer Überladung mit Parasiten, wobei die Toleranz des Wirts gegenüber solchen Parasitenmassen offenbar erhöht war. Überraschenderweise hatte ein schwerer Thiaminmangel keinen Effekt auf den Verlauf der Infektion bei der Maus. Schwerer Eiweißmangel führte übrigens beim Hamster zu einer vermehrten Resistenz, während bei der Maus das Gegenteil eintrat.

Interkurrente Infektionen. In endemischen Gebieten für Malaria und viscerale Leishmaniase können beide Krankheiten zusammen diagnostiziert werden. Eine gegenseitige Beeinflussung ließ sich dabei nicht erkennen.

ADLER (1954) beobachtete am Hamster dagegen, daß eine Infektion mit L. donovani eine Infektion mit Plasmodium berghei inhibiert, umgekehrt war ein Einfluß nicht festzustellen. Infektionen mit Mykobakterien verminderten eine Superinfektion mit L. donovani, d.h. es fanden sich signifikant weniger Leishmanien in der Leber, und umgekehrt war nach einer Infektion mit L. donovani eine Sekundärinfektion mit Mykobakterien unmöglich (KONOPKA u. Mitarb., 1961).

Insgesamt ist wenig über die angeborene Immunität und die Faktoren, die sie beeinflussen, bei der visceralen Leishmaniase bekannt. Die bisher vorliegenden Ergebnisse von Tierversuchen können nur als andeutende Hinweise auf mögliche Einflüsse gedeutet werden. Zweifellos ist hier noch ein großes Feld für weitere Untersuchungen sowohl bei Erkrankungen des Menschen als auch im Tierversuch offen.

b) Erworbene Immunität

a) Aktive Immunität

Die Seltenheit von Zweiterkrankungen, die mögliche spontane Heilung, das Auftreten von atypischen und asymptomatischen nicht tödlich verlaufenden Erkrankungen und die wenigen Beschreibungen von Infektionen mit L. donovani, die nach einer cutanen Infektion nicht zu einem Befall der inneren Organe führten, sprechen für eine erworbene Immunität. Viele Berichte über derartige Krankheitsverläufe liegen auch aus Beobachtungen bei Kleintieren vor.

Lediglich die Untersuchungen von Manson-Bahr (1961) befassen sich mit dem experimentellen Nachweis einer Immunität beim Menschen gegenüber Reinfektionen. Wurde ein von Niederwild gewonnener Stamm von L. donovani bei einem Menschen inokuliert, so entwickelten sich in der Haut Knötchen, ohne zu einem Befall der inneren Organe zu führen. Diese Personen konnten danach nicht mit einem sicher menschen-pathogenen Stamm infiziert werden. Wurde der Versuch bei Menschen unternommen, die eine Kala-azar durchgemacht hatten, so traten nur vorübergehend Papeln in der Haut auf. Es bestand dann eine erworbene Kreuzimmunität gegenüber allen L. donovani-Stämmen, sowohl vom Menschen als auch vom Niederwild. Eine Kreuzimmunität gegenüber L. tropica, dem Erreger der Orientbeule, entwickelt sich entgegen früheren Ansichten jedoch nicht.

Bei Felduntersuchungen in Kenya konnten die unter experimentellen Bedingungen erhaltenen Ergebnisse nicht völlig sicher bestätigt werden. Hier brachten neuerliche Überprüfungen interessante Resultate (Manson-Bahr u. Southgate, 1964; Southgate u. Oriedo, 1967; Southgate u. Manson-Bahr, 1967): Es wurden Gebiete entdeckt, in denen niemals eine Leishmaniase aufgetreten war, wo aber doch viele Menschen einen positiven Leishmanin-Test hatten. Injizierte man diesen einen dermotropen Stamm von L. donovani eines Erdhörnchens, so entwickelten sich typische Immunreaktionen, ohne daß sich lebende Leishmanien nachweisen ließen. Freiwillige, die keinen positiven Test entwickelten, reagierten auf die Infektion dieses Stammes wie nicht immune und lebende Leishmanien waren in den Hautknötchen zu finden. Ähnliche Ergebnisse konnten erzielt werden, wenn ein L. donovani von Eidechsen verwandt wurde.

Man kann folgern, daß in Gegenden mit dem Vorkommen von Leishmania-Infektionen bei Niederwild und daß bei Anwendung von L. donovani aus Eidechsen beim Menschen eine Hautsensibilisierung gegen Leishmania Antigen und eine Immunität gegen Kala-azar entstehen kann. Eine Infektion auf oralem Wege oder auf anderen Wegen unter Umgehung der Haut wird aber nicht beeinflußt.

Die allgemeinen Abwehrreaktionen zeigen bei einer visceralen Leishmaniase keine wesentlichen Unterschiede gegenüber anderen Infektionen der inneren Organe, obwohl viele Zellen des Lymphocyten-Makrophagen-Systems direkt von den Parasiten befallen sind (Taliaferro, 1962). Durch die Inanspruchnahme und den Verlust von Lymphocyten wird gleichzeitig die Lymphocytogenese verstärkt in Gang gesetzt. Das Bild ist schließlich von Makrophagen und Plasmazellen beherrscht, wobei erstere als Wirtszellen, die anderen im Rahmen der Globulinsynthese, wie sie für die viscerale Leishmaniase charakteristisch ist, eine Rolle spielen.

β) *Passive Immunität*

Die Prüfung einer möglichen passiven Immunisierung kann auf verschiedenen Wegen und mit unterschiedlichen Mitteln vollzogen werden. So läßt sich die Entwicklung einer Allergiereaktion vom verzögerten Typ beim Meerschweinchen gegen Leishmania-Antigen in Gang setzen, wenn Zellen aus Lymphknoten und der Milz, die von einem sensibilisierten Meerschweinchen stammen, übertragen werden (Boysia, 1967). Es liegen aber bisher nur wenige Versuchsergebnisse zur Frage vor, inwieweit eine passive Übertragung einer Protektion gegenüber einer visceralen Leishmaniasis möglich ist (Kretschmar, 1965).

Das Vorkommen von Praemunition bei der visceralen Infektion verschiedener Tiere läßt annehmen, daß Antikörper in geringem Ausmaß vorhanden sind oder doch zumindest physikalische Schutzmechanismen in Kombination mit Antikörperreaktionen. Stauber (1970) geht davon aus, daß bei einer hochgradigen Resistenz des Wirts eine langdauernde Fortsetzung der Infektion möglich ist. Sie wird wahrscheinlich durch Faktoren bedingt, die etwa mit den Beobachtungen einer vermehrten Integrität der Wirtszellmembran nach Steroidgaben vergleichbar sind. Aus diesen Überlegungen wird auch verständlich, weshalb bei einem hochempfänglichen Wirt, seien es Mensch oder Hamster, passive Immunitätsübertragungen wenig Aussicht auf Erfolg haben. In solchen Fällen müßten dann große Mengen z. B. von Serum übertragen werden.

Miller u. Twohy (1968) berichteten über die passive Übertragung einer Protektion gegen L. donovani bei Verwendung von Lymphoidzellen immunisierter Tiere, außerdem wurde in Zellkulturen die Parasitenvermehrung nicht begünstigt, wenn sie Makrophagen immuner Tiere einbrachten.

c) Serologie

Serumproteine. Es ist schon lange bekannt, daß eine Infektion mit L. donovani zu einer Störung der Plasma-Proteinverhältnisse führt und durch eine *Hyperglobulinämie* gekennzeichnet ist. Im Prinzip lassen sich derartige Veränderungen auch bei anderen schweren Infektionskrankheiten (Verminderung des Albumins) oder bei Gewebszerstörungen (Anstieg des Alpha-Globulins) feststellen. So *massive Vermehrungen des Gamma-Globulins* wie bei visceraler Leishmaniase werden aber sonst nicht beobachtet. Das Gamma-Globulin kann mehr als 50 % des gesamten Serumproteins ausmachen. Die starke Vermehrung der Gamma-Globuline bei gleichzeitiger Verminderung der Albumine kann als Ursache für den positiven Ausfall des Formol-Gel-Tests und ähnlicher Tests angesehen werden.

Da der Mensch trotz hoher Gamma-Globuline unbehandelt an der Erkrankung stirbt, scheint es zweifelhaft, daß es sich um aktiv schützende Antikörper handelt. TALIAFERRO (1962) vertritt die Ansicht, daß die Hypergammaglobulinämie überwiegend eine quantitative Abnormität ist mit geringer qualitativer Substanz. Zur besseren Beurteilung müßte zuvor geklärt werden, welche Antigene — Parasit, Parasiten-Produkt oder Wirt — die Gammaglobulinproduktion in Gang gebracht haben.

Serologische Reaktionen. Daß die Leishmanien antigenes Material enthalten, das den Wirt zur Produktion von Antikörpern veranlaßt, konnte in den letzten Jahren ausreichend nachgewiesen werden. Die Studien von ADLER (1963), DUXBURY u. SADUN (1964) sowei BRAY u. LAINSON (1965) haben die Beweise dazu geliefert. Die Untersuchungen von ADLER u. ADLER (1955), ADLER (1963) sowie ADLER (1965) waren in besonderem Maße grundlegend, nicht nur für das Verständnis der Reproduzierbarkeit und Differenzierbarkeit bei verschiedenen Erkrankungsformen, sondern auch für den Nachweis von Antigenunterschieden zwischen den verschiedenen Rassen und Arten der Leishmanien. Mehr direkt verwertbare Ergebnisse konnten die Studien an den Antikörpern infizierter Wirte aufweisen.

So etwa die Prüfung der hämagglutinierenden Systeme beim Menschen (CASCIO u. Mitarb., 1962) oder Untersuchungen anderer agglutinierender Systeme (SEN u. MUKERJEE, 1961), Studien mit fluorescierenden Antikörpern (ODDO u. CASCIO, 1963; SHAW u. VOLLER, 1964; DUXBURY u. SADUN, 1964; HERMAN, 1965; sowie BRAY u. LAINSON, 1965; KIEN-TRUONG u. Mitarb., 1969), und mit Präzipitationsreaktionen bei Gel-Diffusionstests und Immuno-Elektrophorese (BRAY u. LAINSON, 1966; CHAVES u. FERRI, 1966; PRIOLISI u. GIUFFRÉ, 1967; IRUNBERRY u. Mitarb., 1968; FERRI u. CHAVES, 1968; RANQUE u. Mitarb., 1969).

Besonders zahlreiche Untersuchungsergebnisse liegen unter Verwendung der Komplementbindungsreaktion vor.

Ein Teil der Untersucher stellte das Antigen aus Flagellaten-Kulturen her (GHOSH u. Mitarb., 1949; CHUNG u. CHANG, 1951; WANG u. Mitarb., 1953; BANERJEE u. BANERJEE, 1955; HOU u. Mitarb., 1960), andere gingen vom sogenannten Lepra-Bacillus nach KEDROWSKY aus (SEN GUPTA u. ADHIKARI, 1952; MONSOUR, 1956; MONSOUR u. KHALEQUE, 1957; KHALEQUE, 1962, 1965) oder von Tuberkel-Bacillen (NUSSENZWEIG u. Mitarb., 1957; NUSSENZWEIG, 1957, 1958; PELLEGRINO u. BRENER, 1958; BRENER u. PELLEGRINO, 1958; CUNHA u. Mitarb., 1963; TORREALBA u. CHAVES-TORREALBA, 1964; DE ALENCAR u. Mitarb., 1966, 1968). Einzelne Untersucher arbeiteten mit anderen Mykobakterien (PELLEGRINO u. Mitarb., 1958).

Faßt man die Kenntnisse aus Pathogenese, Pathologie und Immunologie zusammen, so ergibt sich folgendes Bild: Die viscerale Leishmaniase ist fast ausschließlich eine Erkrankung des Makrophagen-(Histiocyten-)Systems des Wirts. Sie ist charakterisiert durch die Auswanderung infizierter Zellen aus einer Hautläsion in die hauptsächlichsten lymphocytopoetischen und makrophagenfilternden Zentren (Milz, Leber, Knochenmark und Lymphknoten). Eine massive allgemeine Lymphocytogenese führt zu extremer Splenomegalie und Hepatomegalie. Im Zusammenhang damit entwickelt sich eine zunehmende schwere Hypergammaglobulinämie, ein Ausstoß vor allem unspezifischer, komplementbindender Antikörper und eine progressive lymphocytotische Leukopenie. Wenn die Phase der Invasion in die Milz beginnt, besteht keine Resistenz gegenüber der visceralen Leishmaniase. Der Tod ist gewöhnlich die Folge einer unbehandelten Infektion, bedingt durch die überschießende lymphatische Hyperplasie. Es entwickelt sich aber eine starke Resistenz, wenn die Erkrankung z. B. durch eine Chemotherapie ausheilt.

Behandlungserfolg oder Selbstheilung hinterlassen einen positiven *Hauttest* (Montenegro oder *Leishmanin*) vom Typ der verzögerten Allergie. Diese Reaktion fällt jedoch gering positiv oder negativ aus bei der indischen Kala-azar.

Positive serologische Untersuchungen sind bei der visceralen Leishmaniase nicht korreliert mit dem Ausmaß der Immunität. *Agglutinationstests und Komplementbindungsreaktion* sind *relativ unspezifisch.*

Die Fluorescenz-Antikörper-Reaktion ist nur gruppenspezifisch. Spezifischere Reaktionen werden nach den bisherigen Untersuchungen von einem Hämagglutinationstest erwartet (Bray u. Rahim, 1969).

Ein Mikro-agar-Gel-Immunodiffusions-Test von Schneider u. Hertig (1966) verspricht ebenfalls größere Spezifität, kann aber wie die meisten anderen Reaktionen durch gewöhnliche andere Antigene in seiner Aussage verwischt werden.

Viele *andere gebräuchliche Reaktionen* hängen zwar von der extremen Hypergammaglobulinämie bei der visceralen Leishmaniase ab, sind aber völlig *unspezifisch* und nicht zum Antikörper-Titer korreliert (Bramacharis-Reaktion, Napier-Probe, Formol-Gel-Test, Chopra's Reaktion und Siaprobe).

VIII. Klinik

Primäraffekt (Leishmaniom). Nach dem Stich durch infizierte Phlebotomen kann sich eine juckende Papel mit erythematösem Hof von 10—20 mm Durchmesser entwickeln. Eine zentrale Gewebsnekrose wird gelegentlich beobachtet. Es besteht dann ein Primäraffekt ähnlich dem Trypanosomenschanker oder dem Chagom. Nach den bisherigen Beobachtungen sind derartige *primäre Hautläsionen* aber *auf bestimmte geographische Gebiete beschränkt.* Es liegen Beobachtungen aus der UdSSR (Mirzoian, 1941), dem Sudan (Kirk, 1938) und aus Kenya (Manson-Bahr, 1955) vor. Sensible Personen klagen außerdem manchmal in dieser Zeit über Unwohlsein, Übelkeit und Fieber. Manson-Bahr u. Mitarb. (1963) machten an künstlich intradermal infizierten Freiwilligen die Beobachtung, daß es in Einzelfällen zur Entwicklung einer Primärläsion in der Haut kommen kann, ohne daß sich später eine typische Kala-azar-Erkrankung entwickelt. Aus den übrigen Verbreitungsgebieten der Kala-azar wurde über das Auftreten eines Primäraffekts an der Inokulationsstelle bisher nicht berichtet. Lediglich aus dem indischen Endemiegebiet liegen Hinweise auf kurzzeitig nachweisbare kleine Hautknötchen vor (Napier u. Krishnan, 1931).

Inkubation. Bei den Fällen, die keinen Primäraffekt aufweisen, ist die Inkubationszeit außerordentlich schwer bestimmbar. Sie ist stark *wechselnd.* Most u. Lavietes (1947) ermittelten Zeiten zwischen wenigen Tagen und 19 Monaten. Manson-Bahr (1959) beobachtete bei künstlich gesetzten Infektionen eine Inkubationszeit von 4 Monaten.

Es werden aber auch Zeiten bis zu 2 Jahren und mehr für durchaus möglich angesehen (Feldman, 1946; Norman, 1946; Duffy u. Davison, 1949). Jopling (1955) berichtet über einen Fall, bei dem sich die Symptome der Kala-azar $2^1/_2$ Jahre nach der möglichen Exposition entwickelten. Eine ähnlich lange Inkubationszeit ist aus der Arbeit von Stone u. Mitarb. (1952) ersichtlich. Die längste bisher festgestellte Zeit teilt Wright (1959) mit 9 Jahren mit. Dieser Fall ist durch eine ausgeprägte Hypogammaglobulinämie besonders bemerkenswert, und es ist die Frage zu stellen, ob hier nicht die geschwächte Abwehrkraft des Organismus bei einer gleichzeitig bestehenden gewissen Resistenz es möglich machte, daß die Leishmanien so lange überleben konnten.

1. Krankheitsbild und Verlauf

Prodromalstadium. Ein ausgeprägtes Prodromalstadium findet sich selten. Manche Patienten klagen über vorübergehende Magen-Darmstörungen, die als anfallsweise auftretende Leibschmerzen, Erbrechen oder Diarrhoen wechselnd mit Obstipation beschrieben werden. Besonders bei Kindern kann in vielen Fällen ein leichter Katarrh der Luftwege auf den Beginn der Erkrankung hindeuten. Es können aber auch Mattigkeit, leichte unregelmäßige Temperatursteigerungen und Kopfschmerzen in dieser Phase in Erscheinung treten.

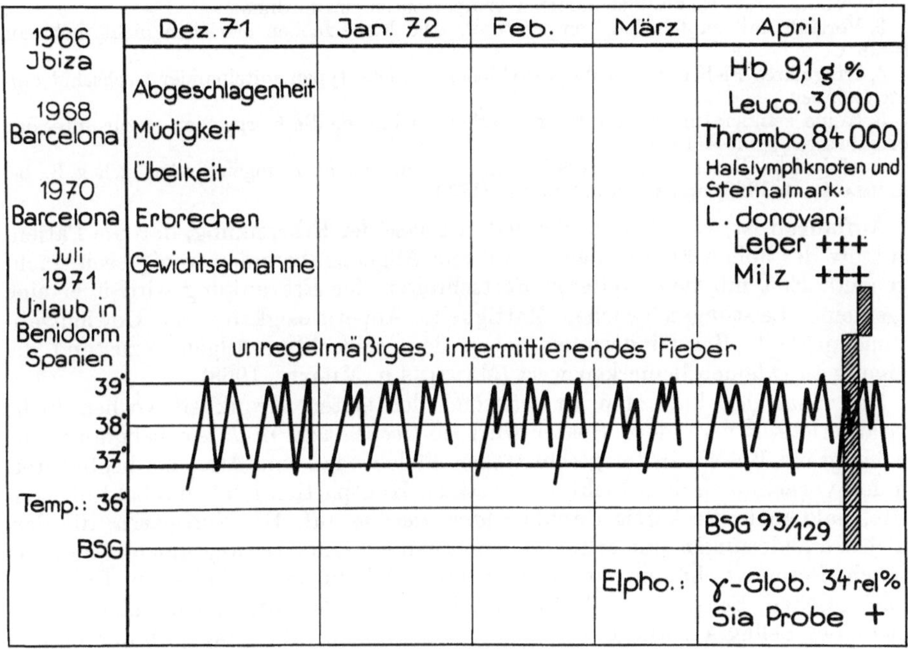

Abb. 10. Fieberverlauf bei Kala-azar (W.H. 400/72). Im Tagesverlauf zweigipflige Fieberkurve mit unregelmäßigem, intermittierendem Fieber über mehrere Monate bei einem deutschen Urlauber 6 Monate nach Rückkehr aus Spanien

Erkrankung. Der Beginn der Erkrankung kann plötzlich sein mit einem akut einsetzenden Temperaturanstieg auf 39—40° C und wird deshalb gelegentlich mit einem Malariaanfall verglichen. Allerdings kommt es meist nicht zu Schüttelfrosterscheinungen. Beobachtungen in Indien zeigen in etwa 20 % der Erkrankungen ein typhusähnliches Bild. In vielen anderen Fällen setzt das Fieber so unbemerkt und schleichend ein, daß der Krankheitsbeginn nicht exakt angegeben werden kann. Derartige Anfangsphasen sind besonders aus dem Mittelmeerraum bekannt. Insgesamt werden fieberhafte Zustände bei ca. 97 % der Fälle gefunden. Im weiteren Verlauf tritt *remittierendes oder intermittierendes Fieber* auf, das unregelmäßige kurzdauernde Fieberschübe registrieren läßt. Schließlich können Fieberwellen von 2—6wöchiger Dauer resultieren, gelegentlich von kurzen oder längeren Remissionen unterbrochen. Obwohl ein pathognomonischer Fiebertyp für die

Kala-azar nicht besteht, ist bei dem an und für sich unregelmäßigen Fieberverlauf das mehrfache Steigen und Fallen der Temperaturen innerhalb von 24 Std recht charakteristisch. Wird häufig genug gemessen, lassen sich oft zwei Fiebergipfel, selten aber auch drei, feststellen (Abb. 10). Der erste Fieberanstieg fällt meist in die späten Vormittagsstunden, während der zweite Gipfel in den späten Abendstunden liegt. Bei Fieberabfall kann es zu profusen Schweißausbrüchen kommen. Bei der Kala-azar sind entsprechend den bereits angedeuteten verschiedenen Krankheitsverläufen *5 Fiebertypen* zu unterscheiden, unter denen die Einzelerkrankung beschrieben werden kann.

1. Anfallsartig auftretendes Fieber mit einer isolierten Attacke oder intermittierend mit zwei- bzw. dreimaligem Anstieg. In diese Gruppe gehören auch Verläufe, bei denen einmalige Temperaturanstiege jeden 2. Tag oder auch jeden 4. oder 5. Tag auftreten.
2. Andauernde Fieberzustände vom Typ der Kontinua oder des remittierenden Fiebers mit einer oder mehreren Fieberzacken täglich. Hierzu sind auch sattelartige Fieberkurven mit undulierenden sowie rückfallfieberartigen Temperaturen einzuordnen.
3. Verläufe mit subfebrilen Temperaturen. Die Fieberzacken erreichen nicht mehr als 37—38° C.
4. Irreguläres Fieber, wobei die verschiedenen Fiebertypen miteinander wechselnd auftreten können.
5. Keine Temperaturerhöhungen und Verläufe bei denen die Körpertemperatur unter den Normalwerten gemessen wird.

Ausführliche Darstellungen verschiedener Verlaufsbeobachtungen finden sich z.B. bei BRAHMACHARI (1926) und LIPPI u. TRIPODI (1950).

Auffallend ist, vor allem in der ersten Phase der Erkrankung, daß die Patienten trotz des hohen Fiebers häufig in ihrem Allgemeinbefinden wenig beeinträchtigt sind. Erst mit dem weiteren Fortschreiten der Erkrankung wird über eine allgemeine Leistungsschwäche, Mattigkeit, Appetitlosigkeit und Gewichtsabnahme geklagt. Bei Kindern ist neben dem schlechten Allgemeinzustand die Neigung zu Ödemen bemerkenswert (MARTINS u. Mitarb., 1968).

Die *Haut* der Patienten ist während der ersten Krankheitswochen nicht charakteristisch verändert. Später wird sie *trocken und rauh*, sie bekommt eine strohig-graue Blässe. In fortgeschrittenen Fällen wird eine Atrophie beobachtet. An den vornehmlich dem Licht ausgesetzten Hautpartien tritt eine bald flächenhafte, bald mehr fleckartig dunkle *Pigmentierung* auf. Bei Europäern, die derartige Veränderungen nur selten zeigen, ist die Pigmentierung einem Chloasma ähnlich. Besonders häufig werden diese Pigmentierungen im indischen Endemiegebiet gesehen. Es ist aber auffällig, daß bei diesen Patienten auch andere Symptome einer Pellagra vorliegen, und es stellt sich somit die Frage, ob der Befund einer Hautpigmentierung als pathognomonisch für die Kala-azar angesehen werden kann (SEN GUPTA u. Mitarb., 1952). Hier finden sich neben der Trockenheit der Haut und einer Hyperkeratose auch Mundwinkelrhagaden, Glossitis und schließlich neurologische Symptome wie Parästhesien, Störungen der Tiefensensibilität und „burning feet" (MUSTAFA, 1965).

Gleichzeitig können sich Veränderungen entwickeln, wie sie bei anderen Vitaminmangelerscheinungen bestehen. So Haarausfall, Hemeralopie und Xerose wie bei einer Vitamin A-Hypovitaminose oder Zahnfleischentzündungen und Schleimhautblutungen wie bei Vitamin C-Mangel. Es ist auffällig, daß derartige Mangelerscheinungen auch ohne Kala-azar in hohen Prozentsätzen bei der indischen Bevölkerung auftreten. Untersuchungen, die statistisch signifikant eine Häufung derartiger Störungen bei der Kala-azar nachweisen, liegen nicht vor.

Die Hautbeteiligung bei Kala-azar kann auch in hirsekorngroßen *Knötchen* bestehen, die sich an den verschiedenen Körperteilen, z.B. an den Armen (ANDRÉ u. Mitarb., 1957) entwickeln. Die disseminiert auftretenden Efflorescenzen sind meist von rötlicher Farbe, glänzend und indolent. Am Anfang ihrer Entwicklung wird manchmal über Juckreiz geklagt.

Derartige Formen der Krankheitserscheinung können in allen Endemiegebieten auftreten (ALCANTARA u. Mitarb., 1969). Im Endemiegebiet des Sudan und Ostafrikas besteht aber zweifellos ein besonderer Dermotropismus. Hier werden Veränderungen an der Haut besonders häufig beobachtet (HOOGSTRAAL u. HEYNEMANN, 1969). In diesem Gebiet, aber auch in Indien und weniger in Südamerika, treten *Hautgeschwüre* auf, die vielfach sehr schmerzhaft sind. In anderen Fällen entwickeln sich pemphigusartige *Blasen*, in denen sich Massen von LD-Körperchen finden. Eine weitere Form der Hautbeteiligung ist mit der Entwicklung einer diffusen pseudolepromatösen Hautleishmaniase gegeben wie sie aus Venezuela und Äthiopien bekannt ist. Schließlich kommen ulceröse Prozesse im Bereich des Mundes vor, die bei reduzierten Patienten bis zum Noma fortschreiten können.

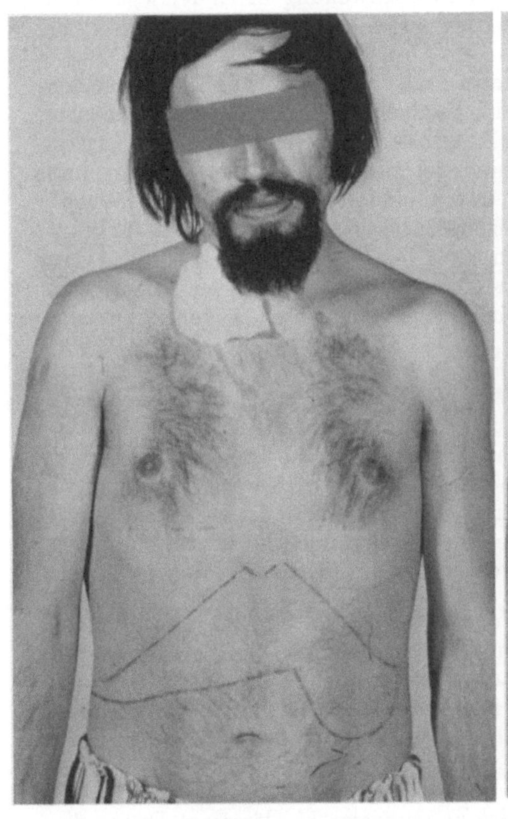

Abb. 11

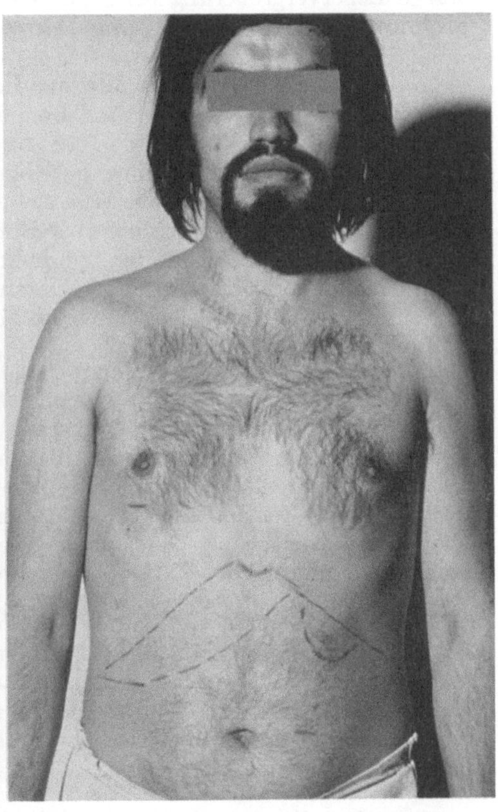

Abb. 12

Abb. 11. Kala-azar bei einem deutschen Spanienurlauber. Deutliche Milz- und Lebervergrößerung (W.H. 400/72)

Abb. 12. Kala-azar-Patient 8 Wochen nach Behandlungsbeginn mit nur noch geringer Leber- und Milzschwellung (W.H. 400/72)

Bei der ersten Untersuchung fällt besonders bei Kindern ein deutlich *aufgetriebener Leib* auf. Einzelne Patienten klagen über stechende Schmerzen oder ein dumpfes Druckgefühl im linken Hypochondrium. Die oft groteske Auftreibung des gesamten Abdomens steht in einem eigentümlichen Kontrast zur allgemeinen Kachexie des Patienten. Sie ist selten bedingt durch einen zusätzlich auftretenden Ascites als vielmehr durch die gewaltige Vergrößerung der *Milz*, weniger auch der

Leber. Eine *Milzvergrößerung* (Abb. 11) wird in etwa 92 % der Fälle nachweisbar (CHATTERJEE u. HAGEN, 1953). Sie reicht oft bis über die Nabellinie hinaus und kann, vor allem wieder bei Kindern, bis zur Symphyse vergrößert tastbar sein. Anfangs imponiert das Organ als relativ weiche Resistenz, in späteren Stadien wird die Milz derb bis hart. Ganz selten wird eine Milzschwellung vermißt (ADLER, 1940).

Bald nach Krankheitsbeginn entwickelt sich eine zunehmende *Lebervergrößerung*, wenn auch nicht in gleichem Maße wie die Milzschwellung. Die vergrößerte Leber kann spontan schmerzhaft sein, fast immer besteht eine Druckempfindlichkeit. Nach NAPIER (1939) zeigen etwa 88 % der Kranken eine deutlich nachweisbare, 64 % eine sehr wesentliche Leberschwellung. Deshalb kann eine starke Lebervergrößerung bei gleichzeitiger Milzschwellung in Endemiegebieten als hinweisend auf eine Kala-azar-Erkrankung angesehen werden.

Neben der Schwellung von Milz und Leber findet sich in vielen Fällen auch eine *Anschwellung* der cervicalen, axillären, inguinalen und femoralen *Lymphknoten* (TERRY u. Mitarb., 1950; MEIRA, 1958; DE ALENCAR, 1959; SEN GUPTA u. CHATTERJI, 1961; CLAYTON, 1971). Eine Beteiligung der paraaortalen, der iliacalen und der inguinalen Lymphknoten läßt sich durch eine Lymphographie darstellen. In der Literatur wird außerdem über Einzelfälle berichtet, bei denen die Erkrankung nur bis zum Stadium der Lymphknoteninvasion sich entwickelt, ohne daß es zu einer Beteiligung der inneren Organe kommt (BELL u. Mitarb., 1958). Diese Patienten befinden sich fast immer in einem ausgezeichneten Allgemeinzustand und bleiben fieberfrei.

Die Beteiligung der *Atmungsorgane* wird an dem Auftreten von *Bronchitiden* vielfach im Anfangsstadium der Erkrankung deutlich. Besonders Kinder sind davon betroffen. Es besteht dann ein trockener Husten mit Tachypnoe (DE ALENCAR, 1959). Ein während der Behandlung persistierender Husten wird als ungünstiges prognostisches Zeichen angesehen (MEIRA, 1958). Im Endstadium werden Bronchopneumonien gehäuft beobachtet. Hier dürfte allerdings die allgemeine Resistenzminderung bei den Patienten eine wesentliche Rolle spielen.

Die Symptomatik von Seiten des *Magen-Darm-Traktes* reicht von *Stomatitiden* über *Erbrechen* und Anacidität bis zu *Diarrhoen*. Je nachdem, ob die Initialsymptome in Husten oder Durchfall bestehen, unterscheidet DE ALENCAR (1959) eine respiratorische und eine enteritische Form der Kala-azar. In Spätfällen kann eine gastrointestinale Hämorrhagie die schlechte Prognose eines Falles anzeigen (HEILMANN u. Mitarb., 1971).

Eine Beteiligung von *Herz* und *Kreislauf* tritt erst bei längerer Dauer der Kala-azar-Erkrankung auf. Es ist ein Anämiegeräusch zu hören bei Tachykardie und niedrigen Blutdruckwerten. Im EKG können die PQ-Zeit verlängert und das T abgeflacht oder negativ sein (MOHR, 1941; GIVA u. BINAGHI, 1947; DEMPSEY, 1965). Die elektrokardiographischen Veränderungen werden als Ausdruck toxischer aber reversibler Myokardschädigung aufgefaßt. Organische, für die Leishmaniase typische Myokardveränderungen sind dagegen bislang nicht mitgeteilt worden. In den späteren Stadien schwerer Krankheitsverläufe ist eine Herzdilatation nicht ungewöhnlich (BRAHMACHARI, 1926; SCHÜTT, 1940). Auf die im Spätstadium auftretenden *Ödeme* wurde bereits hingewiesen. Sie können aber oft ein Frühsymptom der Krankheit sein (BRAHMACHARI, 1926) und sind daher nicht als rein cardial anzusehen.

Laboratoriumsbefunde. Im *Urin* ist häufig eine febrile Albuminurie nachzuweisen (BRAHMACHARI, 1926). Echte nephritische Störungen scheinen aber nicht zum Krankheitsbild zu gehören. Beobachtungen an Einzelfällen (UEBEL, 1951) lassen bindende Schlüsse auf einen ursächlichen Zusammenhang zwischen beiden Krankheiten nicht zu. Der von LAJOUANINE u. Mitarb. (1961) berichtete Fall weist eine Reihe weiterer Komplikationen auf, die für sich bereits renale Störungen bedingen können.

Sehr folgenschwere Veränderungen treten manchmal schon in den ersten Krankheitswochen am *Blut* ein, nach einigen Monaten Krankheitsdauer sind sie die Regel. Es entwickelt sich eine *hypochrome Anämie* mit Anisocytose, Poikilocytose und Polychromasie. Die Zahl der roten Blutkörperchen schwankt zwischen $2^1/_2$ und 4 Millionen, kann aber auch unter 2 Millionen absinken (BENITEZ, 1967). Andere Autoren beschreiben eine normochrome, normocytäre Anämie (WALTERS, 1949; REIMERS u. Mitarb., 1965; MEISSNER u. SEYBOLD, 1966; KNIGHT u. Mitarb., 1967). Die Lebensdauer der Erythrocyten ist stark reduziert, wie Studien mit radioaktivem Eisen und Chrom zeigen (KNIGHT u. Mitarb., 1967). Das Knochenmark behält eine gute Regenerationsfähigkeit, wie sie an der *Reticulocytose* sichtbar ist, über eine recht lange Zeit. Auf die Dauer kommt es zu einer Erschöpfung des Marks bei gleichzeitiger Verdrängung der Erythropoese durch Hyperplasie im retikuloendothelialen System (MARTINS u. Mitarb., 1965; KNIGHT u. Mitarb., 1967). Eine hämolytische Komponente wird bei schweren Anämieformen ebenfalls erwogen (VAN DER LINDE u. Mitarb., 1969). In der Erythropoese fällt insbesondere die Verminderung der Normoblasten und der großen Proerythroblasten auf. Die mittelgroßen und die kleineren Formen der Proerythroblasten erscheinen eher vermehrt (SADIKARIO u. TADŽER, 1957; SMITH u. WEISS, 1958). Auch die polychromatischen Erythroblasten sowie orthochromatischen Normoblasten sind in leicht erhöhter Zahl im Knochenmark zu bestimmen. Die Reifungshemmung in der weißen Reihe wurde bereits im Abschnitt „Pathologie“ erwähnt. Hier sei noch darauf hingewiesen, daß die Kernplasmarelation bei allen Formen kaum gestört ist.

Das *weiße periphere Blutbild* ist durch eine immer feststellbare *Leukopenie* gekennzeichnet. Die Zahlen liegen meist unter 3000/mm^3. Werte unter 1000/mm^3 sind durchaus keine Seltenheit. Es gibt aber in bestimmten Fällen auch über 10000 Leukocyten (ZIVIČ, 1969). Im allgemeinen sinken aber die Leukocytenwerte ab und zwar mehr, als den reduzierten Erythrocytenzahlen entspricht. BANERJEE (1950) berichtet über das Vorkommen von *Agranulocytosen* aus China und Indien. Im Differenzialblutbild imponiert eine Vermehrung der Monocyten und der Lymphocyten bei verminderten Polynucleären. Eosinophile Zellen lassen sich selten finden.

Meist später als die Leukopenie wird eine *Thrombocytopenie* nachgewiesen. Die Werte sinken dann oft unter 100000/mm^3. Überhaupt kommt es vielfach zu einer Störung der Blutgerinnung. Dabei sind die Veränderungen meist multipel und kommen in den verschiedensten Kombinationen vor. Am häufigsten tritt eine Verminderung der Faktoren VIII und IX auf, aber auch die Faktoren V, VII, X und XIII können betroffen sein (BASU u. Mitarb., 1970). Als Folge davon stellen sich relativ häufig hämorrhagische Symptome ein, wenn sie auch im Allgemeinen keine schweren Krankheitsbilder verursachen. Die Erscheinungen bestehen in Epistaxis und/oder Purpura.

Die *Blutsenkungsgeschwindigkeit* wird fast regelmäßig sehr stark beschleunigt gefunden, ist aber eine unspezifische Erscheinung (NAPIER u. HENDERSON, 1932).

Oft liegen die Werte schon nach der ersten Stunde über 50 mm. Die Werte der zweiten Stunde werden fast immer mit mehr als 100 mm bestimmt.

Die *Serumproteinbestimmung* führt zu wechselnden Befunden. In ca. 16 % der Fälle findet sich eine Hypoproteinämie, in etwa 35 % liegt eine Hyperproteinämie vor, die restlichen Prozente bewegen sich im Normbereich. Das Albumin ist ziemlich regelmäßig vermindert (92 %), während das Globulin in 84 % der Fälle deutlich erhöht ist. Dementsprechend ist der Albumin-Globulin-Quotient bei fast allen Kala-azar-Erkrankten erniedrigt (Chakravarti, 1950). Die Erhöhung des Globulinspiegels ist so gut wie ausschließlich bedingt durch eine *Gamma-Globulin-Vermehrung*. Diese Befunde sind immer wieder reproduzierbar (Kumar u. Mitarb., 1958; Jenkins u. Mitarb., 1959; Shanker, 1959; Silvar u. Mitarb., 1961; van Peenen u. Miale, 1962). Das langsam wandernde $Gamma_2$-Globulin wird in der Elektrophorese als besonders charakteristisch für Kala-azar angesehen (Sen Gupta u. Mitarb., 1953). Nach der Behandlung des Serums in der Ultrazentrifuge läßt sich eine erhebliche Vermehrung in der 7 S (Ig G)-Fraktion ablesen (Martins u. Mitarb., 1969).

Eine Beteiligung der *Nebennieren* bei der Kala-azar kann aus der allgemeinen Verbreitung der Parasiten im Organismus geschlossen werden. Darauf hat Knowles bereits 1927 hingewiesen und die Untersuchungen von Chakravarty u. Mitarb. (1949), schienen das zu beweisen. Chatterjee u. Sen Gupta (1958) sehen die erhaltenen Befunde mit gleicher Berechtigung im Zusammenhang mit der Mangelernährung und Unterentwicklung, wie sie bei der in Indien betroffenen Bevölkerung gehäuft vorkommt.

An weiteren humoralen Reaktionen sind die sog. *Serumlabilitätsproben* zu nennen, die im Zusammenhang mit der Verschiebung der Serumeiweißkörper bei Kala-azar meist positiv ausfallen. Am meisten gebräuchlich sind der Thymoltest, die Cadmiumsulfat-Probe und der Takata. Bei diesen Tests muß aber erwähnt werden, daß sie bei Frühfällen oft noch negativ sind (Chakravarty u. Mitarb., 1949; Chauduri u. Dutta, 1951). Zuverlässiger und empfindlicher als der Formol-Gel-Test wird der Thymoltest angesehen von Ranque u. Mitarb. (1949).

Das *Bilirubin* kann bei Kala-azar erhöht gefunden werden. Werte über 3,0 mg % sind aber sehr selten. Die Serumtransaminasen SGOT und SGPT sind häufig gering bis leicht über die Norm erhöht. Auch mehr als 100 IU können bestimmt werden (Martins u. Mitarb., 1962). Im akuten Stadium werden vielfach erhöhte LDH-Werte bestimmt. Das Verhalten der alkalischen Phosphatase ist uncharakteristisch, deutliche Steigerungen kommen vor. Das Serumeisen ist vielfach erniedrigt.

Die Kahn-Flockungsreaktion kann bei Kala-azar positiv ausfallen (Gupta u. Gupta, 1956). Auch falsch positive WAR-Reaktionen kommen vor. Nuti (1965) berichtet über 14 positive Agglutinationstests auf Brucellose bei 901 Fällen von Kala-azar auf Malta. Die Rheumaserologie fällt bei manchen Fällen positiv aus.

2. Prognose

Im Allgemeinen hat die Erkrankung einen *langsam fortschreitenden Verlauf*. Dabei vergehen vom Auftreten der ersten Zeichen und Symptome an etwa $1^1/_2$—3 Jahre, bis die Kala-azar unbehandelt zum Tode führt. Der Allgemeinzustand der Patienten verschlechtert sich, es entwickelt sich eine schwere Kachexie. Der Appetit bleibt in der ersten Zeit noch gut erhalten, nur manchmal klagen die Patienten über einen plötzlichen auftretenden Widerwillen gegen die Aufnahme der Nahrung. Später tritt immer mehr eine Inappetenz in den Vordergrund.

Die Anämie nimmt mit dem Fortschreiten der Erkrankung zu, die Leukopenie kann extreme Formen annehmen. Sekundärinfektionen sind dann oft die Folge. Tritt in einem solchen Falle keine Erhöhung der Leukocytenzahlen ein, gilt das als ungünstiges prognostisches Zeichen. Besonders zu fürchten ist das Auftreten von Noma, Ruhr, hartnäckigen Durchfällen, Ödemen im Kopfbereich (z.B. Glottis) und Blutungen. Profuse Blutungen, z.B. aus dem Darmtrakt, können rasch den Tod des geschwächten Patienten im Schock zur Folge haben.

Der Krankheitsverlauf ist im Prinzip bei Erwachsenen und Kindern gleich. Es besteht lediglich bei Kindern häufiger eine Neigung zu einer Beteiligung der Atemwege insbesondere mit der Ausbildung von Lobär- und ausgedehnten schweren Bronchopneumonien (NETO u. Mitarb., 1960; PINHEIRO, 1964; SOBRAL u. Mitarb., 1967; TAHERNIA u. JALAYER, 1968). Infolge der rascheren Beeinträchtigung des Flüssigkeitshaushaltes bei Kindern wirken sich auch die evtl. auftretenden Darmstörungen akut ungünstig aus (SATI, 1962).

Neben diesem langsam verlaufenden Krankheitsbild gibt es mehr *akute Verläufe*, die in 6—12 Monaten zum Tode führen. Man kann etwa rechnen, daß 75 % der Erkrankungsfälle in die erste Kategorie fallen, während 25 % akute Abläufe zeigen (MIRZOIAN, 1941). Außerdem sind einzelne Fälle aus der ganzen Welt, besonders aber aus dem Sudan bekannt, die extrem schnell, innerhalb weniger Wochen, zum Tode führten. Es kommen Spontanheilungen vor. Sie treten insbesondere im Stadium des Leishmanioms aber auch noch in der lymphoglandulären Phase der Infektion ein. Auf die Gesamtheit der Erkrankungen bezogen sind diese Fälle aber recht selten. Lediglich aus dem indischen Endemiegebiet ist eine relativ hohe Rate von Spontanheilungen bekannt (MOSKOVSKIJ u. SOUTHGATE, 1971). Sie beträgt 17 %, obwohl hier eine lymphoglanduläre Phase der Erkrankung nur ausnahmsweise erfaßbar ist.

3. Komplikationen und Folgezustände

Auf die schwerwiegenden Folgen einer *Komplikation an den Atemwegen oder im Bereich des Darmtraktes* wurde bereits hingewiesen. Es kann aber auch zu einer Reaktivierung einer Lungentuberkulose während der Kala-azar-Erkrankung kommen (NAG u. GHOSE, 1955). Diese Komplikation wirkt sich oft besonders folgenschwer aus; denn sie zwingt vielfach dazu, die eingeleitete Antimontherapie abzusetzen (SEN GUPTA, 1944). Überhaupt treten *bakterielle Infektionen* in den späteren Stadien der Erkrankung gehäuft auf. So kann es auf Grund harmloser Verletzungen zu Absceßbildungen kommen. Auffällig oft entwickeln sich Otitiden, die z.T. purulent verlaufen (LEONARDI u. CONSOLI, 1952). Besonders große Zahlen an schwerwiegenden Komplikationen werden im Zusammenhang mit einem epidemischen Auftreten der Kala-azar festgestellt, vor allem, wenn die Epidemie in Notzeiten auf eine wenig resistente Bevölkerung trifft. SEN GUPTA u. Mitarb. (1948) berichten über akut einsetzende Pneumokokkenmeningitiden, die innerhalb von 24—36 Std zum Tode führten.

Die Bedeutung von *Darmstörungen* für den Ablauf der Erkrankung, besonders *bei Kindern*, wurde ebenfalls bereits erwähnt. Sie können Folge der Erkrankung selbst sein und ihre Ursache in Infiltraten und Ulcerationen in den verschiedenen Darmabschnitten haben. In den Endemiegebieten sind aber zusätzlich bakterielle oder parasitäre Darminfektionen sehr häufig, da diese Infektionen auch bei der übrigen Bevölkerung bereits in hohen Prozentsätzen vorkommen. Derartige Zweitinfektionen mit Ruhrbacillen oder Amöben bedürfen der Sanierung, wenn nicht eine Verschlechterung der Heilungsaussichten bei der Kala-azar in Kauf genommen werden soll.

Ganz besondere Beachtung verdienen *Wurminfektionen* und hier in erster Linie der Hakenwurmbefall, da durch ihn eine erhebliche Verschlechterung der Anämie bedingt sein kann. Selbst marantische Ödeme können in dieser Parasitose ihre eigentliche Ursache haben.

Bei langdauerndem Verlauf der Kala-azar wird außerdem das Auftreten einer *Lebercirrhose* seit langem diskutiert. Auf die Untersuchungen von DA SILVA u. DE PAOLA (1958) wurde schon hingewiesen (siehe Kapitel Pathologie).

Es erhebt sich die Frage, ob von diesen fibrotischen Veränderungen aus nicht doch eine Lebercirrhose sich entwickeln kann. Der Befund, den WU u. Mitarb. (1949) mitteilen, scheint dafür zu sprechen, doch war hier ein mäßiger Alkoholgenuß wohl konkurrierend wirksam. Die Veröffentlichung von GOSWAMI (1970) bringt zu diesem Problem neue Hinweise. Unter 50 Patienten mit einer Kala-azar von 9 Monaten bis 5 Jahren Dauer hatten 60% cirrhotische Veränderungen. 86% zeigten einen mehr oder weniger starken Ikterus, funktionelle Leberstörungen waren sehr häufig. Der Autor vergleicht die Kala-azar-Patienten mit 25 Personen ohne Kala-azar und kommt zu dem Schluß, daß das Auftreten einer Lebercirrhose lediglich eine Frage der Dauer der Erkrankung ist. Der bisher gültige Hinweis, daß zusätzliche Noxen, z. B. eine Virushepatitis, eine toxische Antimonschädigung oder eine chronische Unterernährung, für die Entstehung der Lebercirrhose bei oder nach Kala-azar eine wesentliche Rolle spielen, scheint durch die Beobachtungen von GOSWAMI zumindest eingeschränkt.

Im Gegensatz zu den sonstigen Beobachtungen bei Lebercirrhose sind die *Leberveränderungen* bei Kala-azar in unkomplizierten Fällen nach der Behandlung oder Spontanheilung in einem großen Ausmaß *rückbildungsfähig*, da ledigleich die retikulo-endothelialen Zellen unter weitgehender Freilassung des Leberparenchyms betroffen sind. Es ist erstaunlich zu sehen, wie relativ rasch sich nach Einsetzen der Therapie und der Heilung die Krankheitserscheinungen wieder zurückbilden. Dazu gehören manchmal auch die Leber- und Milzvergrößerungen (Abb. 12). In einer Reihe von Fällen bleibt die Splenomegalie mit mäßiger Anämie noch über längere Zeit bestehen.

Rückfälle werden bei ausreichender Therapie nur in wenigen Einzelfällen beobachtet (ECKER u. Mitarb., 1949; DAS u. SEN GUPTA, 1950).

In Indien wird recht häufig, im Sudan, in Ostafrika und in China in wenigen Fällen ein besonderer Folgezustand an der Haut beobachtet:

Die *Post-Kala-azar-Haut-Leishmaniase* auch als *Hautleishmanoid* bezeichnet. Diese etwa 1—5 Jahre nach überstandener Kala-azar auftretenden Hautveränderungen sind schon seit längerer Zeit bekannt (BRAHMACHARI, 1922). Sie wurden zunächst mit der Antimonbehandlung in Beziehung gebracht. Mit der zunehmenden Zahl beobachteter Fälle wurden Erkrankungen an einer Post-Kala-azar-Haut-Leishmaniase auch bei Patienten gesehen, deren viscerale Leishmaniase spontan abgeheilt schien (CHATTERJEE, 1952). Insgesamt hat die Incidenz dieser Erscheinung zugenommen (SEN GUPTA, 1956). Die Ursache, die zu einer Absiedlung der Parasiten in der Haut führen, nachdem die Infektion der inneren Organe erloschen ist, sind noch nicht näher bekannt. Veränderungen am Parasiten mit Entwicklung eines besonderen Dermotropismus und am Wirt mit der Ausbildung eines besonders stabilen Parasit-Wirts-Verhältnisses werden diskutiert.

Die klinischen Erscheinungen bestehen zunächst in *hypopigmentierten Flecken*, die vornehmlich am Stamm und an den Extremitäten lokalisiert sind. Der Durchmesser kann wenige Milimeter bis zu 1 cm betragen. Die Hautsensibilität ist in diesem Bereich voll erhalten, eine differentialdiagnostisch in Betracht zu ziehende Lepra läßt sich damit bereits weitgehend ausschließen.

Diese hypopigmentierten Fleckbildungen sind oft die einzigen Veränderungen, die die Patienten aufweisen. Es gibt aber viele andere Fälle, bei denen sich 3 verschiedene Typen von Hautläsionen nebeneinander befinden. Dazu gehören *knötchenartige Veränderungen*, die ebenfalls hypopigmentiert oder aber erythematös sein können. Oder es bestehen mehr oder weniger *flächenhafte Erytheme*. Diese Veränderungen treten vor allem im Gesicht auf und bieten in ihrer knotigen Form das Bild einer Facies leonina, die wiederum zur Lepra abzugrenzen ist. Auch an der Wangen-, Nasen- und Rachenschleimhaut können sich derartige Verdickungen entwickeln (CHEN u. Mitarb., 1953). Selten finden sich gleichartige

Erscheinungen an der Zunge (Dey u. Kuar, 1953) oder am Kehlkopf, wobei auf Grund der klinischen Erscheinungen ein Neoplasma imitiert wird (Sati u. Ali, 1962). *Ulcerationen* gehören nicht zum Bild der Post-Kala-azar-Haut-Leishmaniase, werden aber in Einzelfällen beobachtet (Dutta, 1951; Yawalkar u. Mitarb., 1966). Bei diesen Patienten entwickeln sich eingezogene Narben, die manchmal dunkler pigmentiert sind als die umgebende Haut (Sen Gupta u. Mitarb., 1950).

Bei längerem Bestehen dieser Hautleishmaniase nehmen die beschriebenen Veränderungen eine warzenartige gelblich gefärbte Knotenform an und können bis zu 4 cm groß werden. Obwohl teilweise eine erhebliche Ausdehnung der Erscheinungen vorliegt, ist das Befinden der Patienten kaum jemals stärker beeinträchtigt.

In den hypopigmentierten Flecken lassen sich nur spärlich L. donovani nachweisen, während in den nodulären Efflorescenzen im allgemeinen große Massen von Parasiten zu finden sind. Wird die Post-Kala-azar-Haut-Leishmaniase nicht behandelt, so kann sie über Jahre bestehen bleiben. Die Behandlung gestaltet sich oft schwierig.

4. Diagnose und Differentialdiagnose

Die Diagnose einer visceralen Leishmaniase ist in den Anfangsstadien klinisch nur schwer zu stellen. Lediglich in Endemiegebieten wird man auf Grund von unregelmäßigen Fieberzuständen mit Lymphknotenschwellungen und einer mäßigen Milzvergrößerung an die Kala-azar denken, vor allem, wenn neben allgemeiner Mattigkeit und wechselndem Appetit über hartnäckigen Reizhusten und/oder wechselnde Darmstörungen mit Diarrhoen und Verstopfung geklagt wird. Bei Frauen kann die früh einsetzende Amenorrhoe einen zusätzlichen Hinweis geben.

In dieser Phase der mäßigen Milzschwellung mit z.T. bereits septischen Temperaturverlauf ist differentialdiagnostisch eine *Sepsis* auszuschließen. Eine Endokarditis lenta wird bei mehrfach negativen Blutkulturen unwahrscheinlich. Negative Bakterienkulturen aus Stuhl, Urin, Blut und evtl. Knochenmark sprechen auch gegen einen *Typhus*, für den die bei Kala-azar fast immer gegebene Tachykardie und das Fehlen zentralnervöser Erscheinungen, wie Somnolenz, schon klinisch nicht sehr charakteristisch sind.

Eine *Brucellose* kann in den Endemiegebieten für Kala-azar ebenfalls häufig akquiriert sein. Hier geben die serologischen Reaktionen weitere Hinweise mit der Einschränkung, daß in manchen Fällen von Kala-azar die Brucelloseserologie positiv ausfallen kann (Nuti, 1965). Die *Miliartuberkulose* weist in Frühfällen eine gewisse Ähnlichkeit mit einer visceralen Leishmaniase auf. Hier bieten aber Tuberkulintest und insbesondere der kurzfristige Verlauf bald Anhaltspunkte für die richtige Diagnose.

Gegenüber *Morbus Boeck* kann die Differentialdiagnose relativ schwierig sein, doch wird in den meisten Fällen der Kveim-Test hinweisende Resultate bringen. Ein *Rückfallfieber* läßt sich durch den fehlenden Erregernachweis im peripheren Blut recht rasch ausschließen.

Bei einer Kala-azar mit Hautefflorescenzen ist gelegentlich eine Abgrenzung zu *Fleckfiebererkrankungen* erforderlich. Sie kann, wenn die serologischen Reaktionen noch keine ausreichenden Hinweise geben und ein LD (Leishmania donovani)-Nachweis zunächst nicht gelingt, in den ersten Wochen schwierig sein. Dagegen lassen sich eine *Mononucleose*, eine *Hepatitis epidemica* im Anfangsstadium und *Rubeolen* in kürzerer Zeit diagnostizieren.

In manchen Fällen von *Erkrankungen aus dem rheumatischen Formenkreis* gestaltet sich die Differentialdiagnose ebenfalls schwierig. Das gilt im Kindesalter vor allem für das *Still-Syndrom* und bei Erwachsenen für das *Felty-Syndrom*, wenn die zu diesen Krankheitsbildern gehörenden arthritischen Erscheinungen mehr im Hintergrund stehen. Diese Krankheitsbilder weisen ebenfalls eine Leukopenie, Thrombopenie und Anämie, sowie pellagrinöse Hautveränderungen, Lymphknotenschwellungen, Hyperproteinämie und Stomatitiden auf. Im Knochenmark ist die Reticulumzellvermehrung auffällig. Besonders bei Erkrankungen an Kala-azar außerhalb der Endemiegebiete und wenn wenig Übung in der Diagnostik der Leishmanien besteht, kann oft lange Zeit eine Fehleinschätzung des Krankheitsbildes die Folge sein. Das Gleiche gilt für die *Reticulosen*, insbesondere deren aleukämische Form.

Der *Lupus erythematodes* kann bei Auftreten von Hautläsionen im Gesicht bei visceraler Leishmaniase differentialdiagnostisch ebenfalls in Betracht kommen. Auch hier läßt sich durch den Parasitennachweis die richtige Diagnose bald stellen, zumal der LE-Zelltest negativ ausfällt. Auf die Möglichkeiten einer Fehldiagnose als *Lepra* wurde schon mehrfach hingewiesen.

In den Verbreitungsgebieten Ost- und Zentralafrikas ist die Differentialdiagnose zur *Schlafkrankheit* in den Kreis der Überlegungen einzubeziehen. In diesen Fällen wird sich besonders durch die Möglichkeit der Lymphknotenpunktion der richtige Erreger nachweisen lassen. Schwierig ist oft die Abgrenzung gegen eine *tropische Splenomegalie* und ein *Banti-Syndrom*. Letzten Endes kann die Entscheidung nur per exclusionem und schließlich durch den Erregernachweis getroffen werden (CHATTERJEE, 1955).

Die für die meisten Endemiegebiete wichtigste Differentialdiagnose ist zweifellos die *Malaria*. Es gilt auch hier, daß jede fieberhafte Erkrankung in diesen entsprechenden Endemiegebieten solange als Malaria anzusehen ist, bis das Gegenteil bewiesen wird. An das Vorkommen von Doppelinfektionen muß aber dabei gedacht werden (z. B. TRIPODI, 1948; BLANC u. Mitarb., 1959). Fieberhafte *Bilharziainfektionen* können ebenfalls der Kala-azar ähnliche Krankheitsbilder auslösen. In diesem Falle klärt der Einachweis die Situation, wenn nicht Mischinfektionen vorliegen (z. B. DE OLIVEIRA u. Mitarb., 1959). Am Tropeninstitut Hamburg konnte ein Fall mit Kala-azar, Blasenbilharziose und Amöbiasis beobachtet werden. Die Diagnosestellung war unter diesen Umständen besonders erschwert. Durch *Hakenwurmbefall* bedingte Anämien und Kachexien mit und ohne Ödeme sind differentialdiagnostisch praktisch jedes Mal in Betracht zu ziehen. Eine Mischinfektion ist hier besonders häufig.

Auf die Möglichkeit von gleichzeitigen Infektionen mit *Ruhrbakterien* und *Amöben* wurde bereits hingewiesen. Wesentliche differentialdiagnostische Schwierigkeiten werden durch diese Infektionen nicht hervorgerufen.

Zusammenfassend lassen sich folgende Symptome bei einem voll entwickelten Krankheitsbild eines Patienten in Endemiegebieten und nach Aufenthalt in solchen Gebieten als *hinweisend für eine Kala-azar* feststellen:

1. Fieber, gewöhnlich mit 2 Fieberzacken innerhalb von 24 Std.
2. Eine deutliche Vergrößerung von Milz und Leber, in verschiedenen Gebieten auch Lymphknotenschwellungen.
3. Eine meist schwere hypochrome normocytäre Anämie.

4. Eine lymphocytotische Leukopenie.
5. Eine Hypoproteinämie mit Hypergammaglobulinämie.
6. Eine Umkehr des Albumin-Globulin Quotienten.
7. Ödeme.
8. Eine beschleunigte BSG.
9. Eine Amenorrhoe bei Frauen.

Wenn auch auf Grund der epidemiologischen Lage und der klinischen Symptomatik bereits prima vista die Diagnose zu stellen sein kann, so ist doch wie in jedem Erkrankungsfalle die Diagnose unbedingt durch den *Nachweis der Parasiten* zu sichern.

Am schonendsten für den Patienten wäre zweifellos der Nachweis im *peripherem Blut*. Dabei gelingt die Darstellung wegen der geringen Parasitendichte so gut wie nie im Blutausstrich. Im dicken Tropfen, der nach GIEMSA, PAPPENHEIM oder LEISHMAN gefärbt wird, ist das Auffinden der Leishmanien möglich. Diese Methode ist jedoch sehr zeitaufwendig, da meist mehrere Präparate sehr intensiv durchsucht werden müssen. Die Parasitämie scheint in den verschiedenen

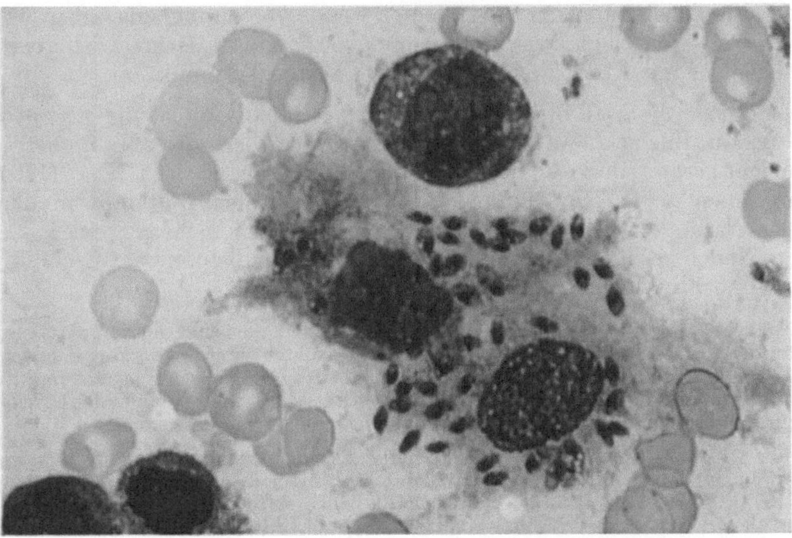

Abb. 13. Knochenmarkpunktat. Zahlreiche Leishmanien aus einer zerquetschten Zelle liegen z.T. noch im Zellverband, z.T. bereits in der näheren Umgebung (W.H. 400/72)

Endemiegebieten unterschiedlich ausgeprägt zu sein. SHORTT u. Mitarb. (1927) weist mit seiner speziellen Technik in bis zu 98 % Leishmanien bei seinen Untersuchungen in Indien nach. Im Endemiegebiet des Sudan finden sich in etwa 35 % der Fälle Parasitämien im peripheren Blut (ROHRS, 1964). Diese Zahlen lassen sich durch Kombinationen mit Tierversuchen auf 65 % verbessern. Der sicherste Nachweis gelingt aber zweifelsfrei durch die *Kultur der Leishmanien im NNN-Medium* (siehe Kapitel „Erreger“). Es wird deshalb allgemein gefordert, nach Möglichkeit alle drei Methoden — *direkten Nachweis, Tierversuch und Kultur* — zu kombinieren, um damit die höchstmögliche Trefferquote zu erzielen.

Lassen sich im peripheren Blut L. donovani nicht nachweisen, so ist die *Knochenmarkpunktion* der nächste diagnostische Schritt. Sie wird beim Erwachsenen vorwiegend als Sternalmarkpunktion, bei Kindern als Punktion am Beckenkamm durchgeführt. Hier erhält man in ca. 92% positive Ergebnisse (NUTI, 1965). Dabei findet man Parasitenansammlungen intracellulär in den Makrophagen gelegen, aber auch einzeln liegende Parasiten sind fast immer nachweisbar (Abb. 13). Gelegentlich kommt das Krankheitsbild nach einem körperlichen Streß zum Ausbruch. So ließ sich bei einem Schüler L. donovani im Sternalmark nachweisen, nachdem die Fieberzustände sich nach einem 1500 m-Lauf eingestellt hatten.

Bei spärlichem Befall, schlechter Färbung und ungeübtem Untersucher können die einzelnen Parasiten leicht der Feststellung entgehen. Die zumindest zusätzliche Prüfung der Präparate durch geschulte Diagnostiker ist deshalb dringend geboten. Dabei sollte die Färbung des luftgetrockneten Präparates (Ausstrich und Quetschpräparat) dem Empfängerlabor überlassen bleiben. Wenn nur die direkte Erregersuche durchgeführt wird, bleibt die Aussagekraft eingeschränkt, denn auf diese Weise ist es nicht möglich, Tierversuche und Kulturen anzusetzen.

Führt auch die Knochenmarkpunktion nicht zum Ziel, kann mit einer *Leberpunktion* in vielen weiteren Fällen die Diagnose gesichert werden (DA SILVA u. DE PAOLA, 1956; SEN GUPTA u. Mitarb., 1956; PRATA, 1957). Die Methode der Leberblindpunktion kann nur als eine ergänzende Maßnahme angesehen werden; die Trefferrate liegt hier zwischen 60 und 80%. Diese Methode ist aber ohne Zweifel weniger mit Komplikationen belastet als die Milzpunktion.

Die *sicherste Methode* für die Diagnose einer Kala-azar ist die *Milzpunktion* (SEN GUPTA u. BHATTACHARYA, 1951; BEDNÁR, 1951). Es wird aber immer wieder zur Vorsicht geraten und vor Rupturen und Blutungen gewarnt. NUTI (1965) hat 396 Punktionen an der Milz durchgeführt und erwähnt keine fatale Komplikation. Außerdem läßt sich das Risiko zweifellos durch Verwendung einer dünnen, scharfen Nadel gering halten und durch die Sekundenpunktionstechnik nach MENGHINI noch weiter vermindern.

In ländlichen Gegenden wird die Milzpunktion in vielen Fällen eher toleriert als die Sternalmarkpunktion. Eine Leukose und ein Blutungsübel sollten allerdings ausgeschlossen sein. SABIDO (1950) sah bei 508 Milzpunktionen einmal einen fatalen Ausgang bei einem Patienten in sehr schlechtem Allgemeinzustand und in einem fortgeschrittenen Stadium der Erkrankung. In diesem Falle waren Blutgerinnungsuntersuchungen nicht vorausgegangen.

Für die Diagnostik sind nur geringe Mengen von Zellmaterial aus der Milzpulpa erforderlich. Es können dabei oft überraschend dichte Parasitenansammlungen gefunden werden (MOHR, 1972). Vom Milzpunktat sollten ebenfalls Kulturen und Tierversuche (siehe Kapitel „Erreger") angesetzt werden. Um einwandfreie Ergebnisse zu erzielen, ist vor allem für die Parasitenkultur auf eine absolut sterile Entnahme und eine sofortige Verarbeitung besonderer Wert zu legen.

Als ergänzende Methode kann die *Lymphknotenpunktion* vor allem bei Fällen mit Vergrößerung der Lymphknoten angesehen werden. Die Excision eines Lymphknoten bringt im allgemeinen keine größere Sicherheit für die Diagnose. Sie kann aber gelegentlich bei ungeklärten Lymphknotenvergrößerungen überraschend zur richtigen Diagnose verhelfen.

Auf die Möglichkeit bei Hauteffloreszenzen durch *Scarification* oder Probeexcision L. donovani nachzuweisen, wurde bereits hingewiesen.

Ein direkter Erregernachweis ist schließlich noch aus *Nasenabstrichen* — in ca. 16% positiv (DE AZEVEDO, 1960) — und Tonsillarabstrichen möglich. Ohne diagnostische Bedeutung ist der nur selten gelingende Nachweis der Parasiten im Speichel, im Urin und in den Faeces.

Für die Untersuchungen am Krankenbett hat sich eine Reihe von *unspezifischen Tests* eingebürgert, die besonders in der Zeit, als noch keine Immunreaktionen zur Verfügung standen, ihre Berechtigung hatten, andererseits aber wegen der Einfachheit ihrer Durchführung besonders für Untersuchungen unter Feldbedingungen geeignet sind. Diese Reaktionen beruhen auf der Vermehrung der Gamma-Globuline und der damit verbundenen Veränderung des Albumin-Globulin-Quotienten.

Hier ist in erster Linie der *Formol-Gel-Test* zu nennen. Er wurde 1921 von NAPIER eingeführt und ist auch als Aldehyd-Probe bekannt. Bringt man 1 ml Serum mit 1 Tropfen 40%igen Formaldehyds zusammen, so geliert das Serum in wenigen Minuten. Innerhalb von 24 Std tritt zudem eine Braunfärbung ein. Obwohl die Reaktion hinsichtlich des positiven Ausfalls bei Kala-azar insbesondere bei Spätfällen als recht zuverlässig gilt, kommen auch immer wieder negative Resultate vor (z.B. CHEMNITZ u. KIRSCH, 1948; RAGHAVAN u. SATYA PRAKASH, 1949; TAJ-ELDIN u. Mitarb., 1969).

Der *Brahmachari-Test* (1923) ist eine Modifikation der Sia-Probe. 1 ml Serum werden in 20 ml Aqua destillata gegeben. Die positive Reaktion tritt bei erheblichen Globulinvermehrungen ein und ergibt eine flockige Trübung des Serums. Variationen des Tests führen zu ähnlichen Ergebnissen (PANI, 1957).

Der *Antimon-Test nach* CHOPRA (1927) wird mit einem 1:10 verdünnten Serum durchgeführt. Beim Unterschichten mit 4%iger Antimon(V)-Lösung tritt eine Trübung an der Schichtgrenze auf. Einzelne Autoren halten den Chopra-Test für zuverlässiger als die Formol-Gel-Reaktion. Auch zu diesem Test wurde eine Reihe von Modifikationen, die einfacher in der Handhabung sind, entwickelt (z.B. RAGHAVAN, 1949).

Für die Differentialdiagnose gegen Malaria wurde von HENRY (1951, 1953) der *Malaria-Flockungstest* angegeben. Eine wesentliche diagnostische Bedeutung hat diese Reaktion aber bisher nicht erlangt.

In der Sicherheit seiner Aussage und der diagnostischen Bedeutung ist der *Adrenalin-Test* nach MAYRINK u. MAGELHÃES (1969) ebenfalls noch nicht eingehend geprüft. Hier soll die subcutane Injektion von 1 ml Adrenalin 1:1000 die Kontraktion der Milz und damit eine Ausschwemmung der Parasiten in den Blutstrom und das Knochenmark bewirken.

Eine komplizierte Methode und deshalb an ein leistungsfähiges Labor gebunden ist die *quantitative Bestimmung der Immunglobuline*. Durch sie läßt sich regelmäßig eine Vermehrung der Ig G nachweisen, während Ig M und Ig A selten Veränderungen aufweisen (PRIOLISI u. GIUFFRÉ, 1967; IRUNBERRY u. Mitarb., 1968; MARTINS u. Mitarb., 1969). Andere Autoren weisen auf die Möglichkeit einer gleichzeitigen Ig M-Erhöhung hin (CHAVES u. FERRI, 1966; FERRY u. CHAVES, 1968). Paraproteine treten bei der Kala-azar in der Immunelektrophorese nicht auf.

Von JADIN u. Mitarb. (1970) wird ein *Hemmtest* empfohlen, der davon ausgeht, daß das Wachstum der Leishmanien in der Kultur durch Antikörper der Seren infizierter Personen gehemmt wird (BRAY, 1968). Lytische Reaktionen an den Leishmanien werden ebenfalls dabei beobachtet.

Sehr gebräuchlich ist die *Komplementbindungsreaktion*, die mit den verschiedensten Antigenen durchgeführt wird (siehe Kapitel „Immunologie"). Diese Reaktion wurde in vieler Hinsicht geprüft, und es fand sich eine positive Reaktion bei ca. 95% gesicherter Kala-azar-Erkrankungen (SEN GUPTA u. ADHIKARI, 1952). Andere Untersucher hatten nur in 59% positive Resultate (ROY u. Mitarb., 1955). Die Reaktion ist durch eine Reihe von falsch positiven Resultaten bei anderen Erkrankungen (lepromatöse Lepra, akuter Tuberkulose und akuter Chagas-Krankheit) belastet (PELLEGRINO u. Mitarb., 1958). Eine gewisse Korrelation der Titerhöhe mit dem Ausmaß der Milz- und Lebervergrößerung ist festzustellen (NUSSENZWEIG, 1958). Nach erfolgreicher Behandlung fällt der Titer deutlich ab. Es besteht auch eine Abhängigkeit der Ergebnisse vom modus operandi bei Durchführung der Komplementbindungsreaktion (NUSSENZWEIG, 1958). Der diagnostisch wertbare Titer beginnt etwa bei 1:40, ist aber abhängig vom verwendeten Antigen und muß mit dem ausführenden Labor abgestimmt werden.

Auch der *Immunfluorescenztest* ist nicht spezifisch. Es besteht aber Gruppenspezifität, so daß bei fehlenden Voraussetzungen für das Vorliegen einer L. tropica- oder L. brasiliensis-Infektion das Resultat für die Diagnose einer Kala-azar verwertbar wird (ODDO u. CASCIO, 1963; SHAW u. VOLLER, 1964; BRAY u. LAINSON, 1965). Die Empfindlichkeit des Tests scheint aber noch nicht ausreichend, da negative Resultate bei gesicherten Kala-azar-Patienten auftreten können (DUXBURY u. SADUN, 1964). Der diagnostisch wertbare Titer beginnt etwa bei 1:80. Eine Abstimmung mit dem ausführenden Labor ist notwendig.

Eine recht große Spezifität wird dem *Gel-Diffusions-Test* zugeschrieben (BRAY u. LAINSON, 1966; RANQUE u. Mitarb., 1969). Da einzelne Präcipitationslinien sich mit anderen Leishmaniaarten überschneiden, ist eine genaue Kenntnis des Präcipitationsbildes zur Beurteilung erforderlich.

Sehr zuverlässig sind auch die Ergebnisse mit dem *indirekten Hämagglutinationstest* (CASCIO u. Mitarb., 1962). Die diagnostisch wertbare Titerhöhe ist mit dem ausführenden Labor abzustimmen. Der Nachteil dieser Reaktion besteht darin, daß die agglutinierende Wirkung durch Absorption der Antikörper nachläßt.

Sind *Felduntersuchungen* zur Beurteilung eines Endemiegebietes und zur Prüfung der Durchseuchung einer Bevölkerung vorgesehen, so sind alle bisher genannten Tests zu aufwendig und praktisch nicht durchführbar. Das sicherste, einfachste und brauchbarste Vorgehen ist in solchem Falle die Durchführung des *Leishmanin-Tests* (MANSON-BAHR, 1961; CAHILL, 1970). Im Originaltest wird dazu eine Suspension von L. tropica major, die in einer Kultur gezogen und dann mit Phenol abgetötet wurde, als Antigen verwendet. Es kommt zu einer Allergie vom verzögerten Typ, so daß das Ergebnis nach 36—48 Std abgelesen werden kann. Es besteht eine hohe Spezifität mit nur wenigen falsch positiven Resultaten (SERGUIEV, 1970). In der letzten Zeit werden zunehmend L. donovani als Antigen gebraucht.

Der *Montenegro-Test* wird mit L. brasiliensis angesetzt. Das Verhalten unterscheidet sich vom Leishmanin-Test insofern, als die unbehandelte südamerikanische viscerale Leishmaniase hierbei negativ reagiert, während im Sudan positive Reaktionen auftreten (MANSON-BAHR u. Mitarb., 1959).

In manchen Fällen von Tuberkulose ergeben sich allerdings positive Resultate (MERCADAL PEYRI, 1951). Bemerkenswerterweise ist der Test negativ bei der akuten indischen und nordafrikanischen Kala-azar (MANSON-BAHR, 1961). Bei Untersuchungen in Kenya als auch in Brasilien ergab sich, daß der Test im frühen Stadium der Kala-azar negativ ist und oft erst nach erfolgreicher Behandlung positiv wird (VAN PEENEN u. DIETLEIN, 1963; PESSÔA u. LOPES, 1963). In Indien wird eine positive Reaktion fast in allen Fällen von Post-Kala-azar-Hautleishmaniase beobachtet (SEN GUPTA u. MUKHERJEE, 1962).

Bei der vorliegenden Vielzahl von möglichen diagnostischen Maßnahmen ist eine Auswahl der zuverlässigsten Untersuchungen unerläßlich. Die empfehlenswerte Diagnostik bei Verdacht auf Kala-azar wird deshalb in der folgenden Tabelle dargestellt:

1. Knochenmarkpunktion 2. Leberpunktion 3. Milzpunktion 4. Lymphknotenpunktion 5. Hautscarification	a) direkter Erregernachweis b) Kultur c) Tierversuch

6. Formol-Gel-Test
7. quantitative Bestimmung der Immunglobuline

8. Komplementbindungsreaktion
9. indirekter Hämagglutinationstest
10. Immunfluorescenztest.

5. Therapie

Die Behandlung von Kala-azar-Kranken sollte im Krankenhaus erfolgen, dabei sind Maßnahmen zur Isolierung der Patienten nicht erforderlich. Während der Injektionsserien empfiehlt sich die Einhaltung von Bettruhe, sie ist aber keine absolute Forderung.

Die *Allgemeinbehandlung* besteht in einer eiweißreichen, kohlehydratreichen und vitaminhaltigen Kost, ohne daß eine spezielle Diät eingehalten werden muß. In der ersten Phase der Therapie kann noch eine starke Inappetenz bestehen. In diesem Zustand sollte der Kranke nicht zur Nahrungsaufnahme gezwungen werden. Besteht ein schwer kachektischer Zustand mit ausgeprägter Anämie (Hb 6,0 g% und weniger), kann durch eine Transfusion die Besserung des Zustandes beschleunigt werden. Infusionen mit Aminosäuren, Glucose und Vitaminen können ebenfalls eingesetzt werden. In Endemiegebieten und bei Ausbruch einer Epidemie läßt sich oft eine Hospitalisierung nicht durchführen. In diesen Fällen ist eine ambulante Massenbehandlung zu organisieren.

Die *Chemotherapie* wird seit vielen Jahren mit *Antimon-Präparaten* durchgeführt. Sie hatte sich bereits hinsichtlich des therapeutischen Effektes mit dreiwertigem Antimon bewährt. Wegen der auftretenden toxischen Erscheinungen wird die Behandlung heute allgemein mit *fünfwertigen Antimonpräparaten* durchgeführt. In Deutschland steht bislang noch *Solustibosan* zur Verfügung. Dieses Natrium-Stiboglukonat wird in der Dosierung von 0,6 g täglich intramuskulär oder intravenös verabreicht. Die i. m. Injektion ist meist schmerzhaft, deshalb bevorzugen die Patienten vielfach die intravenöse Injektion. Sie wird zur Behandlung einer indischen Kala-azar für 6—10 Tage durchgeführt. Alle anderen Fälle benötigen 30 Injektionen, die in 2 Serien zu je 15 Injektionen gegeben werden. Die Einschaltung einer Behandlungspause von 10 Tagen zwischen den beiden Serien hat sich bewährt.

Künftig ist das gleichartige englische Präparat *Pentostam*[1] zu verwenden. Zu diesem Mittel liegen ausgedehnte Untersuchungen vor (SUN, 1949; TUCKMAN, 1949; HO u. Mitarb., 1952; MIRZOYAN, 1954; Chin. med. J., 1955; HO u. T'AO, 1955). Dabei wird deutlich, daß dieses Präparat so gut wie keine Nebenwirkungen aufweist, also gut verträglich ist. Allerdings haben die vorwiegend chinesischen Therapeuten nur jeweils 4—6 Injektionen verabreicht, da die viscerale Leishmaniase in Südostchina der indischen Kala-azar entspricht. Die Heilungsrate wird mit 96—99% angegeben. Schon nach 4 Injektionen ist das Sternalmark bei einem großen Prozentsatz der Fälle frei von Parasiten.

Die Dosis bei Kindern unter 14 Jahren beträgt 0,4 g täglich und 0,2 g täglich bei Kindern unter 2 Jahren. Kinder tolerieren das Antimonpräparat sehr gut, wie es scheint, sogar besser als Erwachsene. Pentostam ist deshalb das Mittel der Wahl in der Behandlung der Kala-azar.

Eine andere Antimonpräparation ist *Urea stibamine*, das beim Erwachsenen in einer Dosis von 0,25 g täglich für 6—10 Tage (Gesamtdosis 2,5 g) bei der indischen Kala-azar intravenös verabreicht wird. Es kann auch 0,3%ig in einer

1 (Burroughs Wellcome u. Co).

5 %igen Glucoselösung infundiert werden (Chen, 1949). Andere Formen der Kala-azar werden wieder mit 30 Injektionen behandelt. Bei dieser Behandlung wird in etwa der Hälfte der Fälle über Nausea, Erbrechen, Engegefühl in der Brust, Schwitzen und Schwellungen der Augenlider und der Lippen geklagt.

Das N-Methylglucamin-antimonat *Glucantime* (Spezia, Paris) ist in der Kala-azar-Therapie ebenfalls gut eingeführt.

Es wird in einer Dosis von 0,06 g—0,1 g pro kg Körpergewicht (12—20 ml) jeden 2. Tag intramuskulär in 12—15 Injektionen verabreicht. Die Dosis für Kinder liegt in gleicher Höhe, so daß ein Kind mit einem Gewicht von 10 kg 2—3 ml der Lösung, bei einem Gewicht von 20 kg 4—6 ml erhält. Das Präparat ist besonders bei der Behandlung der Kala-azar des Mittelmeerraumes in Gebrauch. Einzelfälle können eine Überempfindlichkeit gegenüber dem Medikament zeigen. Es handelt sich meist um anaphylaktische Reaktionen. Ein Todesfall ist beschrieben (Li Moli, 1956). Über Nebenwirkungen am Respirationstrakt wird von Faiolo u. Caporaletti (1953) berichtet, und eine Polyneuritis haben Portier u. Mitarb. (1951) gesehen. Nach den Untersuchungen von Chakravarti u. Sen Gupta (1950) ist ein kumulativer Effekt als Ursache der Nebenwirkungen nicht anzunehmen. Sen Gupta (1950) hat das Präparat mit gutem Effekt bei sonst therapieresistenten Fällen eingesetzt. Ähnliche Erfolge teilen Durand u. Mitarb. (1950) mit.

Die Post-Kala-azar-Hautleishmaniase spricht besonders in ihrer erythematösen Form recht gut auf diese Behandlung an. Patienten, die nur hypopigmentierte Flecken aufweisen, zeigen häufiger einen ungenügenden therapeutischen Effekt (Sen Gupta u. Mitarb., 1952).

Im allgemeinen sprechen die Patienten mit Kala-azar gut auf eine Therapie mit 5-wertigem Antimon an. Ggf. sollte die Kur bis zum 3. Mal wiederholt werden. Außerdem ist daran zu denken, daß z.B. das Pentostam nicht standardisiert ist, so daß eine zu geringe Dosis verabreicht wird. Es empfiehlt sich, erst eine andere Packung zu verwenden, ehe Resistenz angenommen wird (Manson-Bahr, 1971). Die früher gebräuchliche Behandlung mit *Tartarus stibiatus* ist obsolet.

Eine weitere Gruppe von Medikamenten zur Behandlung von Kala-azar sind die *Diamidine*. Das Pentamidin isothionat (*Pentamidin, Lomidin*) wird in täglichen intramuskulären Injektionen von 0,002—0,004 g pro kg Körpergewicht über 15 Tage gegeben. Die Nebenwirkungen sind gering, es treten nur selten vorübergehende neuralgische Beschwerden auf (Sen Gupta, 1950). Mehrfach ist es unter der Behandlung zu einem Diabetes mellitus gekommen (Claisse u. Mitarb., 1950; Bryceson, 1968). Die Sofortheilungsrate wird sehr hoch angegeben (Lee u. Ling, 1951), und außerdem kann oft noch bei Resistenz gegenüber anderen Präparaten ein Effekt erzielt werden (Chung u. Mitarb., 1951).

Sulfonamide und Antibiotica sind auf die Kala-azar ohne Wirkung. Ihr Einsatz hat seine Berechtigung bei Komplikationen, z.B. Noma (Chung u. Mitarb., 1949). Lediglich von *Nystatin* und *Amphotericin B* ist bekannt, daß sie das Wachstum der Leishmanien hemmen (Gosh u. Mitarb., 1960; Gosh u. Chatterjee, 1961, 1962, 1963). Auf Grund der bisherigen Beobachtungen können diese Medikamente bei resistenten Kala-azar-Fällen noch mit Erfolg eingesetzt werden (Gosh u. Mitarb., 1961; de Alencar u. Mitarb., 1962; Prata, 1963). Nystatin (Mysteclin) wird in einer Dosierung von 2—4 mal täglich 100 mg für 14 Tage verabreicht. Amphotericin B wird in der Dosis von 1 mg pro kg Körpergewicht pro Tag in einer 4—6 Std laufenden Infusion jeden 2. Tag für 50—70 Tage infundiert.

Bei den meisten in der Behandlung der Kala-azar verwendeten Präparaten kann es unter der Einwirkung von ultraviolettem Licht zur Bildung lebertoxischer Verbindungen auch in noch verschlossenen Medikamentengebinden kommen. Für eine entsprechende Aufbewahrung der Präparate ist deshalb Sorge zu tragen.

Die *Splenektomie* wird als therapeutische Maßnahme bei Kala-azar allgemein abgelehnt. Während NAPIER (1949) sie bei resistenten Fällen in Erwägung gezogen sehen will, plädieren SEN GUPTA u. CHATTERJEE (1961) für eine Wiederholung der Chemotherapie möglichst mit Wechsel des Medikaments. Ist dann eine Splenektomie immer noch wegen eines ausgeprägten Hypersplenismus unumgänglich, muß der Operation nochmals die Chemotherapie folgen.

Im Einzelfall ist jeweils zu prüfen, ob die Behandlung effektiv war (SEN GUPTA, 1949). Als klinische Zeichen können dafür gelten: 1. Besserung des Allgemeinzustandes, 2. Abklingen des Fiebers (Abb. 14), 3. Größenabnahme der Milz (Abb. 12), 4. Normalisierung der Leukocytenzahl und 5. deutliche Besserung des Hämoglobinspiegels.

Darüber hinaus ist unbedingt nochmals auf Parasiten eingehend zu untersuchen. Eine Untersuchung während der Behandlung oder sofort danach ist nicht ausreichend, da es sich um einen vorübergehenden Effekt handeln kann. Eine *Nachuntersuchung nach* $^1/_4$—$^1/_2$ *Jahr* ist durchzuführen; Kontrollen nach 1 Jahr und 2 Jahren erscheinen weiterhin zweckmäßig. Bei diesen Kontrollen sind wiederum Kulturuntersuchungen und Tierversuche anzustellen.

6. Prophylaxe

Eine wirksame Chemoprophylaxe der Kala-azar gibt es nicht (WILLIAMSON, 1955). Ob mit Antigenen von infizierten Kriechtieren und Niederwild eine Immunisierung im großen Stil furchführbar wird, ist noch ungeklärt. Verschiedene Versuche in dieser Richtung erbrachten unterschiedliche Ergebnisse (z.B. COUTINHO, 1954; MANSON-BAHR, 1961). Deshalb müssen zur Bekämpfung und Sanierung der verseuchten Gebiete *Krankenbehandlung und Überträgerbekämpfung* gleichzeitig durchgeführt werden. Das Vorgehen verlangt eine eingehende Kenntnis der Epidemiologie und der ökologischen Gegebenheiten bei den verschiedenen Formen der Kala-azar.

Bei der *indischen Kala-azar* muß die Kontrolle das Reservoir der Infektion, den Menschen, und den Überträger, die Phlebotomen (P. argentipes), erfassen. Erkrankungsfälle des Menschen sind unbedingt zu behandeln. Die Bevölkerung sollte auf eine Splenomegalie unter Umständen ergänzt durch Milzpunktion und Formol-Gel-Test untersucht werden. Alle Verdachtsfälle sind dann ebenfalls zu behandeln. Die *Phlebotomen* sind im allgemeinen sehr empfindlich gegen DDT, so daß die Versprühung von DDT im Bereich der Brut- und Ruheplätze, sowie an den Häusern und Hütten erfolgversprechend ist. Sie wird ja auch bereits im Rahmen der Malariabekämpfung in größerem Stil durchgeführt (NASIR-UD-DIN, 1952). Die persönliche Prophylaxe kann noch darin bestehen, daß Sandfliegenstiche vermieden werden. Da die Phlebotomen nicht über das Erdgeschoß hinaus aufsteigen, sollte entweder auf dem Dach oder im 1. Obergeschoß geschlafen werden. Außerdem sind Verunreinigungen in der Umgebung der menschlichen Wohnungen durch Küchenabfälle, Tierställe und Fäkalien zu vermeiden.

Die *Mittelmeer-Kala-azar* und die *amerikanische Kala-azar* haben als Reservoir *Hunde oder Füchse* u.ä. Die Infektion insbesondere bei Hunden kann kontrolliert werden. Infizierte Tiere sind zu beseitigen (DE ALENCAR, 1961; SHERLOCK u. ALMEIDA, 1970). Alle Hunde, auch die gesund erscheinenden, sind auf die Infektion zu prüfen. Hier hat sich die Komplementbindungsreaktion sehr gut bewährt und kann auch bei Massenuntersuchungen eingesetzt werden. Finden sich mehr als 10% positiver Reaktionen, sind die verdächtigen Hunde einzeln mit dem Formol-Gel-Test und einer Lymphknotenpunktion zu untersuchen. Es ist dann notwendig,

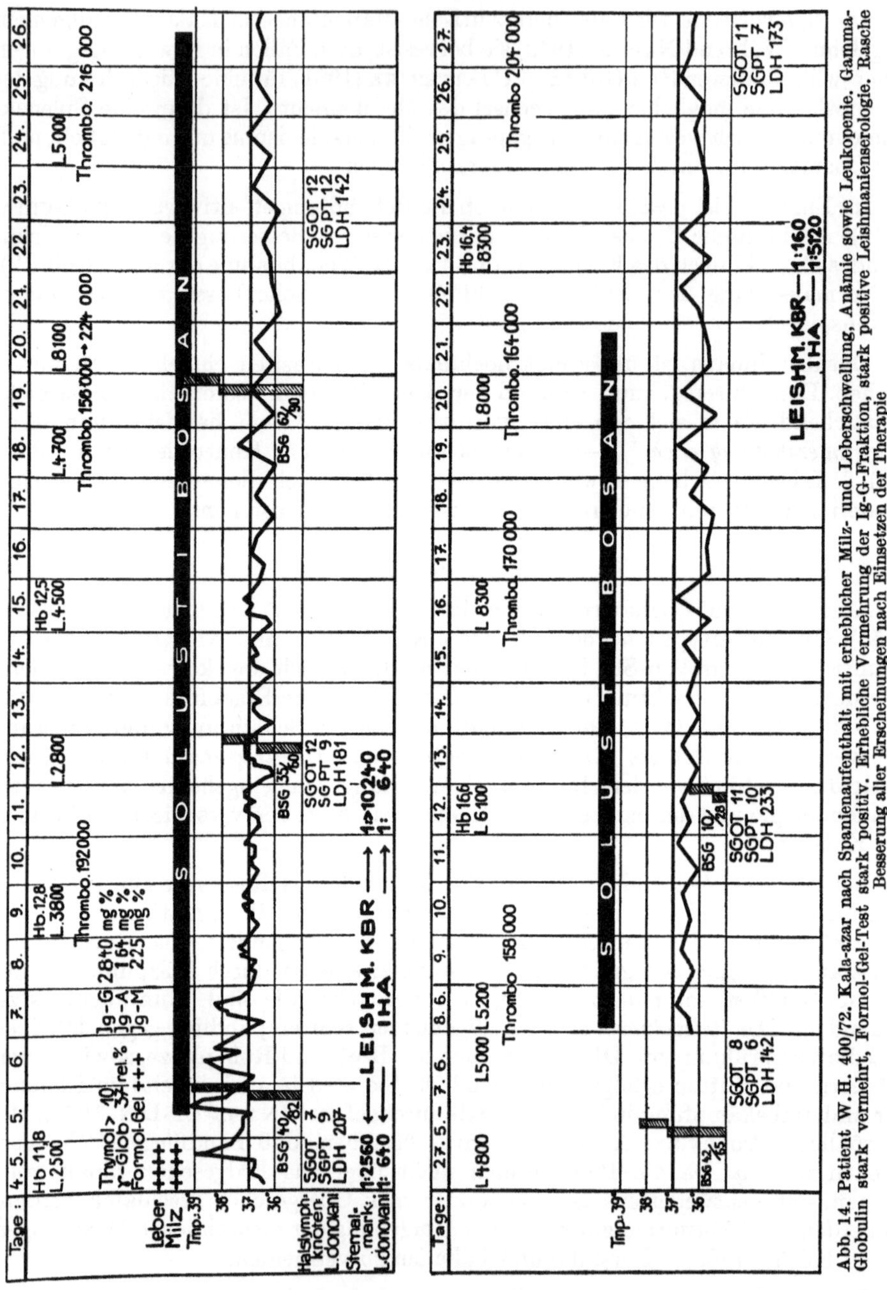

Abb. 14. Patient W. H. 400/72. Kala-azar nach Spanienaufenthalt mit erheblicher Milz- und Leberschwellung, Anämie sowie Leukopenie. Gamma-Globulin stark vermehrt, Formol-Gel-Test stark positiv. Erhebliche Vermehrung der Ig-G-Fraktion, stark positive Leishmanienserologie. Rasche Besserung aller Erscheinungen nach Einsetzen der Therapie

ein engmaschiges Netz von Untersuchungsstellen aufzubauen, in denen die Hunde jährlich untersucht werden können. Nur Hunde, für die ein Unbedenklichkeitszertifikat vorliegt, werden nicht getötet.

Wo eine derartige Kontrolle nicht möglich ist, oder noch andere Tiere als Reservoir in Betracht kommen, ist mit Hilfe von DDT der Überträger zu bekämpfen (HERTIG, 1949, 1950; CORRADETTI, 1954; DE ALENCAR, 1963). Für die individuelle Prophylaxe gelten die gleichen Voraussetzungen wie bei der indischen Kala-azar.

Die *afrikanische Kala-azar* fordert im Prinzip gleiche Maßnahmen, allerdings ist zu berücksichtigen, daß hier das *Niederwild* das *Hauptreservoir* darstellt. In Gebieten mit Epidemien wird auch der Mensch zum Reservoir. Die als Überträger wirkenden Phlebotomen stechen hier allerdings außerhalb der Behausungen und bei Nacht. Ein DDT-Spray an den Wohnungen der Menschen ist deshalb weitgehend ohne Effekt. Der Kontakt Mensch-Überträger muß aber unterbrochen werden. Die Wohnsiedlungen sollten deshalb im Sudan auf freier Fläche entfernt von den dort anzutreffenden Akazienbüschen angelegt werden. In Nordkenya sind die Termitenbauten im Umkreis von mindestens 100 m von den Wohnungen zu zerstören und evtl. mit DDT zu sprayen (QUTUBUDDIN, 1964). Massenuntersuchungen der Bevölkerung auf Splenomegalie in Kombination ggf. mit Milzpunktion und Formol-Gel-Test können auch hier große Zahlen von Infizierten und Erkrankten aufdecken. Eine Behandlung ist dann vorzunehmen. Außerdem können endemische Gebiete durch den Leishmanin-Test in ihrer Ausdehnung und hinsichtlich der Durchseuchung der Bevölkerung näher bestimmt werden (MANSON-BAHR, 1967). Einreisende aus anderen Gebieten können als gegen die Infektion geschützt angesehen werden, wenn sie einen positiven Hauttest aufweisen. Soldaten und Polizisten, die in derartigen Gebieten eingesetzt sind, sollten positive Leishmanin-Tests haben (MANSON-BAHR, 1971). Die individuelle Prophylaxe besteht im täglichen Gebrauch eines Repellents, außerdem ist das Schlafen unter freiem Himmel nach Möglichkeit zu vermeiden.

Literatur

Actor, P.: Protein and Vitamin Intake and Visceral Leishmaniasis in the Mouse. Exp. Parasit. **10**, 1—20 (1960).

Adler, S.: Attempts to transmit visceral leishmaniasis to man. Remarks on the histopathology of leishmaniasis. Trans. roy. Soc. trop. Med. Hyg. **33**, 419—437 (1940).

— The Metabolism of Leishmania donovani. Trans. roy. Soc. trop. Med. Hyg. **43**, 553—554 (1950).

— The behavior of Plasmodium berghei in the golden hamster Mesocricetus auratus infected with visceral leishmaniasis. Trans. roy. Soc. trop. Med. Hyg. **48**, 431—440 (1954).

— A Serological Comparison between a Leishmania from Phlebotomus martini and Strains from Kala Azar acquired in Kenya. Israel J. exp. Med. **11**, 31—34 (1963).

— The Development of Flagella of Leishmania. Israel J. Zool. **12**, 97—99 (1963).

— Leishmania. In: Advances in Parasitology, Vol. 2 Dawes, B. Hrsgb., New York: Academic Press. Inc., 1964, pp. 35—96.

— Immunology of Leishmaniasis. Israel J. med. Sci. **1**, 9—13 (1965).

— **Adler, Judith**: The Agglutinogenic Properties of Various Stages of the Leishmanias. Bull. Res. Coun. Israel **4**, 396—397 (1955).

— **Theodor, O.**: Investigations on Mediterranean Kala-azar. I. Introduction and epidemiology. Proc. roy. Soc. B **108**, 447—453 (1931).

— — Investigations on Mediterranean Kala-azar. VI. Canine visceral leishmaniasis. Proc. roy. Soc. B **110**, 402—412 (1932).

— — Investigations on Mediterranean Kala-azar. VII. Further observations on canine visceral leishmaniasis. Proc. roy. Soc. B **116**, 454—504 (1935).

— — **Witenberg, G.**: Investigations on Mediterranean Kala-azar. XI. A study of Leishmaniasis in Canea (Crete). Proc. roy. Soc. B **125**, 491—516 (1938).

Alcántara, L. G., Magalhaes, V. B., Fontenele, Z.: Lesiones cutáneas contemporáneas del kala-azar. Kasmera **3**, 141—148 (1969).

André, R., Brumpt, L., Dreyfus, B., Passelecq, A., Jacob, S.: Leishmaniose cutaneée, leishmaniose cutanée-ganglionnaire et kala-azar transfusionnel. Bull. et Mém. Soc. Méd. Hôpit. de Paris. **25/26**, 854—860 (1957).

Appuhn, E., Weiss, C.: Schizogonieformen von Leishmania donovani im menschlichen Knochenmark. Z. Tropenmed. Parasit. **7**, 93—99 (1956).

Banerjee, Gouri, Roy, D.K., Ganguli, N.C.: The Amino-Acid Composition of certain Leishmania Bodies. Ann. Biochem. **16**, 57—60 (1956).

Banerjee, J.C.: Agranulocytosis in Kala-Azar. (With a Case Note.) Calcutta med. J. **47**, 178—181 (1950).

Basile, C., La Cava, F., Visentini, A.: Sopra un caso di leptomeningite da leishmania. Rendiconti Accad. Sincei **22**, 69—78 (1911).

Basu, A.K., Chatterjea, J.B., Sen Gupta, P.C., Mukherjee, A.M.: Haemostasis in kala-azar. Trans. roy. Soc. trop. Med. Hyg. **64**, 581—587 (1970).

Bednár, B.: Diferenciální diagnosa a prukaz viscerální leishmaniasy (kala-azar) při bioptickém vyšetření. Časopis Lékařů Českých. Prague **90**, 1019—1020 (1951).

Bell, D.W., Carmichael, J.A.G., Williams, R.S., Holmann, R.L., Stewart, P.D.: Localized Leishmaniasis of Lymph Nodes. Report of Four Cases. Brit. med. J. 740—743, **1958**

Benitez, L.E.L.: Leishmaniasis visceral. Rev. Asoc. méd. argent. **81**, 610—612 (1967).

Bentley, C.A.: Kala-azar as an analogous disease to Malta fever. J. trop. Med. Hyg. **5**, 270 (1902).

— Malaria and Kala-azar. Indian med. Gaz. **37**, 459—465 (1902).

— Notes upon kala-azar and the new parasite. Brit. med. J. **1904 II**, 653—654.

Beyreder, J.: Ein Fall von Leishmaniose in Niederösterreich. Wien. med. Wschr. **43**, 900—901 (1965).

Blanc, F., Merlihot, J., Aubert, L.: L'association morbide paludisme leishmaniose viscérale. Bull. Soc. Path. exot. **52**, 630—655 (1959).

Bogliolo, L.: Nova contribuição ao conlucimento da anatomia patológica da leishmaniose visceral. A propónito de un caso brasileiro e com especial referencia á fibrose hepática leishmaniótica. Hospital (Rio de J.) **50**, 393—440 (1956).

Bonebakkar, A.: Kala-azar in a Dutch sailor. Trop. geogr. Med. **12**, 1—6 (1960).

Bossie-Agavriloaei, A., Lupasco, G.: Sur l'existence de la forme flagellée de Leishmania donovani dans les tissus de l'hôte vertébré. Arch. roum. Path. exp. **24**, 709—712 (1965).

Boysia, F.: Delayed hypersensitivity to leishmanial antigens in the guinea pig. Ph. D.-Thesis. New Brunswick N.J.: Rutgers-The State University Press 1967.

Brahmachari, U.N.: On the nature of the epidemic fever in Lower Bengal commonly known as Burdwan fever (1854—1855). Indian med. Gaz. **46**, 340—343 (1911).

— A new form of cutaneous leishmaniasis-dermal leishmanoid. Indian med. Gaz. **57**, 125 (1922).

— The globulin opacity test of kala-azar. Indian med. Gaz. **58**, 295—296 (1923).

— Kala-Azar (Innere oder viscerale Leishmaniasis) Handbuch der Tropenkrankheiten, Bd. 4, Hrsgb. Mense, C., Leipzig: Johann Ambrosius Barth, 1926, S. 639—752.

— A treatise on Kala-azar. London: John Bale, Sons and Danielsson 1928.

Von Brand, T.: The Physiology of Leishmania. Rev. Biol. trop. **14**, 13—25 (1966).

Bray, R.S.: Antigen-antibody reactions in various forms of leishmaniasis. In: 8th Int. Congr. Trop. Med. and Malaria, Teheran 1968. Abstracts and Reviews 278.

— **Lainson, R.:** The Immunology and Serology of Leishmaniasis. I. The Fluorescent Antibody Staining Technique. Trans. roy. Soc. trop. Med. Hyg. **59**, 535—544 (1965).

— — The Immunology and Serology of Leishmaniasis. IV. Results of Ouchterlony Double Diffusion Tests. Trans. roy. Soc. trop. Med. Hyg. **60**, 605—609 (1966).

— **Rahim, G.A.F.:** Studies on the immunology and serology of leishmaniasis. VI. Search for antigenic variation in single strains of Leishmania spp. (Bray). Trans. roy. Soc. trop. Med. Hyg. **63**, 378—382 (1969); VII. Serotypes of Leishmania tropica (Bray u. Rahim). Ibid., 383—387.

Brener, Z., Pellegrino, J.: Reações imunológicas cruzadas em cães com doença de Chagas e leishmaniose visceral, naturalmente infectados. Rev. bras. Malar. **10**, 45—49 (1958).

Bruce, D.: Diskussionsbemerkung. Brit. med. J. **1904 II**, 658.

Bryceson, A.: Pentamidine-induced diabetes mellitus. E. Afr. med. J. **45**, 110—117 (1968).

Buhl, H., Meiser, R.J., Pappas, A.: Unklares Fieber infolge sporadischer Kala-azar. Med. Welt **22**, 917—919 (1971).

Cahill, K.M.: Clinical and epidemiological patterns of leishmaniasis in Africa. Trop. geogr. Med. **20**, 109—118 (1968).

— Field techniques in the diagnosis of kala-azar. Trans. roy. trop. Med. Hyg. **64**, 107—110 (1970).

Cardarelli, A.: Della pseudoleucemia splenica dei bambini. Congresso Medico di Genova 1880, zit. bei Brahmachari, U.N. 1926.

Carswell, J.: Kala-Azar at Kitui. E. Afr. med. J. **30**, 287—293 (1953).

Cascio, G., Purpura, R., Priolisi, A.: Sulla presenza di agglutinine anti Leishmania (test di emoagglutinazione condizionata). G. Mal. infett. **14**, 669—670 (1962).

Chadli, A., Philippe, E.: La leishmaniose viscérale et le systéme réticulohistiocytaire. Arch. Inst. Pasteur Tunis **38**, 9—31 (1961).

Castellani, A.: Leishmania donovani in Ceylon. Brit. med. J. **1904 II**, 656—657.

Chagas, E., da Cunha, A.M., Castro, G., de Oliveira, Ferreira, L.C., Romaña, C.: Leishmaniose visceral Americana. Mem. Inst. Osw. Cruz **32**, 321—390 (1937).

— — **Ferreira, L.C., Deane, L., Deane, G., Guimarães, F.N., v. Paumgarten, M.J., Sá, B.**: Leishmaniase visceral Americana. Mem. Inst. Osw. Cruz **33**, 89—229 (1938).

Chakraborty, J., Das Gupta, N.N.: Mitotic Cycle of the Kala-Azar Parasite, Leishmania donovani. J. gen. Microbiol. **28**, 541—545 (1962).

— **Guha, A., Das Gupta, N.N.**: Cytology of the Flagellate Form of Leishmania donovani with Consideration of the Evidence for Abnormal Nuclear Division. J. Parasit. **48**, 131—136 (1962).

Chakravarti, H.: Studies on Plasma Protein. I. Kala-Azar. Indian med. Gaz. **85**, 141—144 (1950).

Chakravarti, R.N., Sen Gupta, P.C.: Urinary Excretion of Antimony after Administration of Methyl Glucamine Antimoniate. Preliminary Observations. Indian med. Gaz. **85**, 388—391 (1950).

Chakravarty, N.K., Sen Gupta, P.C., Bose, J.P., De, U.N.: Biochemical Investigations in Kala-Azar. Part I. The Hepatic Function in Kala-Azar. Indian J. med. Res. **37**, 113—149 (1949).

— — — — Biochemical Investigations in Kala-Azar. Parts II and III. Indian J. med. Res. **37**, 401—410 (1949).

Chance, M.L.: DNA base composition differences between species of Leishmania. Trans. roy. Soc. trop. Med. Hyg. **66**, 352 (1972).

Chang, Patricia, C.H.: The Ultrastructure of Leishmania donovani. J. Parasit. **42**, 126—136 (1956).

Chaoulitch, S.P.: Leishmania donovani (Laveran et Mesnil) (1903) parasite aussi les érythrocythes. Bull. Soc. Path. exot. **47**, 244—246 (1954).

Chatterjee, A.N., Ghosh, J.J.: Studies on the Metabolism of Leishmania donovani, The Causative Organism for Kala-Azar. Ann. Biochem. **19**, 37—50 (1959).

— — Carbon Cioxide Assimilation by Leishmania donovani. Nature (Lond.) **185**, 322 (1960).

Chatterjee, B.B., Hagen, K.: Findings in 679 Cases of Kala Azar in Santal Parganas. Indian med. Gaz. **88**, 214—223 (1953).

Chatterjee, K.D.: Human parasites and parasitic diseases. Calcutta 1952.

Chatterjee, S.N.: Observations on the degree of splenic and hepatic enlargement in Kala-azar and tropical splenomegaly. J. Indian med. Ass. **25**, 435—436 (1955).

— **Sen Gupta, P.C.**: Ultrastructure of the promastigote of Leishmania donovani. Indian J. med. Res. **58**, 70—76 (1970).

Chatterji, A., Sen Gupta, P.C.: Urinary Excretion of 17-Ketosteroids in Kala-Azar. J. Indian. med. Ass. **31**, 11—13 (1958).

Chaves, J., Ferri, R.G.: Immunoglobulins in Visceral Leishmaniasis. Rev. Inst. Med. trop. S. Paulo **8**, 225—226 (1966).

Chaudhuri, R.N., Dutta, B.N.: A Study of Cadmium Test in Tropical Diseases. Indian med. Gaz. **86**, 240—241 (1951).

Chemnitz, H., Kirsch, E.: Beitrag zur Serologie und Pathologie der Kala-Azar. Z. ges. inn. Med. **3**, 336 (1948).

Chen, T.T.: Rapid Treatment of Chinese Kala-Azar with Urea Stibamine. A Report of Twelve Cases. Ann. trop. Med. Parasit. **43**, 174—181 (1949).

Chen, Tzu-ta, Chen, Pang-mu, Li, Lee-shih: Post-Kala-Azar Dermal Leishmaniasis. A Report of Two Typical Cases with special reference to Result of Intensive Antimonial Therapy. Chin. med. J. **71**, 334—342 (1953).

Cherepova, N.: Research into Flagellata in view of their structure, function and other properties. II. Electron microscope studies on the ultrastructure of Leishmania donovani. Izv. mikrobiol. Inst. Sofia **21**, 265—276 (1970).

Chinese Med. J. Peking. 73, 91—99 (1955). New China's Achievements in the Treatment and Prevention of Kala-Azar.

Christophers, S.R.: A preliminary report on a parasite found in persons suffering from enlargement of the spleen in India. Sci. Mem. Off. Med. and San. Dep. Gov. India **8**, 1 (1904).

— Tropical Splenomegaly and Oriental Sore. Brit. med. J. **1904 II**, 655—656.

Chung, Huei-lan, Chang, A., Chang, Nai-ch'u, Feng, Shui-lien, Lu, Jiu-ping, Tsao, Yu-pu: The Efficacy of Penicillin in the Treatment of Noma occurring in Kala-Azar Patients. China med. J. **67**, 469—473 (1949).

— **Chang, Nai-cheng**: A Kala-Azar Complement Fixation Test; its Diagnostic and Prognostic Value. Chin. med. J. **69**, 3—18 (1951).

— **Chow, Hua-k'ang, Chang, A., Ts'Ao, Yu-pu**: Stilbamidine in the Treatment of Chinese Kala-Azar, with especial reference to Antimony Resistant and Antimony Hypersensitive Cases. Chin. med. J. **69**, 171—184 (1951).

Chung, Huei-lan, Chow, Hua-k'ang, Lu, Jui-ping: The first two cases of transfusion kala-azar. Chin. med. J. **66**, 325—326 (1948).

Claisse, R., di Matteo, J., Deuil, R., de Traverse, P. M.: Diabéte aigu aprés kala-azar traité par la diamidine. Bull. et Mém. Soc. Méd. Hôpit. de Paris **3/4**, 153—159 (1950).

Clarke, J. J.: Annual Report of the San. Commissioner with the Gov. of Assam. 1882. zit. bei Brahmachari, U.N. 1926.

Clayton, R. J.: Leishmaniasis. Lancet **1971**, 194.

Corkill, N. L.: The activation of latent Kala-Azar in relation to protein metabolism. Ann. trop. Med. Parasit. **43**, 261—267 (1949).

Corradetti, A.: Lotta contro la leishmaniosi mediante la lotta contro i flebotomi in Italia. Rend. Ist. Super. Sanità **17**, 374—384 (1954).

Coutinho, J. O.: Observações sôbre a vacinação preventiva com leptomonas mortas na leishmaniose espontânea da cobaia; Leishmania enriettii. Folia clin. biol. (S. Paulo) **21**, 321—326 (1954).

Crowther, S., Fulton, J. D., Joyner, L. P.: The Metabolism of Leishmania donovani in Culture. Biochem. J. **56**, 182—185 (1954).

Cunha, R. V., De Alencar, J. E., Andrade, F. B.: Uso da reação de fixação de complemento para diagnóstico do calazar canino em enquérito de massa. Rev. bras. Malar. **15**, 405—410 (1963).

Das, A., Sen Gupta, P. C.: Relapse of Kala-Azar after Splenectomy. Lancet **1950**, 681—683.

Da Silva, J. R., De Paola, D.: A punção-biopsia hepática no diagnóstico do calazar americano. Bol. Cent. Estud. Hosp. Serv. Estado **8**, 1—7 (1956).

— — O problema das fibroses hepaticas no leishmaniase visceral americana. Rev. Ass. méd. bras. **4**, 8—21 (1958).

— — O problema das fibroses hepáticas na leishmaniose visceral americana. Gaz. méd. port. **11**, 361—378 (1958).

— — Hepatic Lesions in American Kala-Azar: a Needle-Biopsy Study. Ann. trop. Med. Parasit. **55**, 249—255 (1961).

De Alencar, J. E.: Aspectos clinicos do calazar americano. Rev. bras. Malar. **11**, 19—44 (1959).

— Profilaxia do calazar no Ceará, Brasil. Rev. Inst. Med. trop. S. Paulo **3**, 175—180 (1961).

— Influência da dedetização sôbre a incidência do calazar humano no Ceará — novos dados. Rev. bras. Malar. **15**, 417—424 (1963).

— **Ilardi, A., Pampiglione, S.**: La reazione di fissazione del complemento nella diagnosi della leishmaniosi viscerale: antigeni da batteri acido alcool resistenti. Parassitologia **8**, 147—181 (1966).

— — — La reazione di fissazione del complemento con antigene da B.C.G. nella leishmaniosi viscerale (nota aggiuntiva). Parassitologia **10**, 33—35 (1968).

— **Magalhaes, V. B., Sampaio, V. D.**: Tratamento de 3 casos de calazar pela anfotericina B. Rev. bras. Med. **19**, 669—678 (1962).

Deane, L. de M.: Leishmaniose visceral no Brasil. Estudos sôbre reservatórios e transmissores realizados no Estado do Ceará. Rio de Janeiro: Serviço Nacional de Educação Sanitária, Brazil, 1956.

Deane, L. M., Deane, M. P.: Encontro de cães naturalmente infetados por Leishmania donovani, no Ceará. Hospital **45**, 703—707 (1954).

De Azevedo, J. F.: Sur la transmission du kala-azar mediterranéen. An. Inst. Med. trop. (Lisboa) **5**, 269—287 (1948).

— Sobre o diagnóstico do Kala-azar. J. Méd. (Pôrto) **43**, 265—272 (1960).

— Biologia da Leishmania donovani em relação com a sua acção patogenica e a epidemiologia do Kala-azar. Rev. ibér. Parasit. **22** (1962).

— Rapporti fra la leishmaniosi canina e la leishmaniosi umana in Portogallo. Arch. ital. Sci. med. trop. **44**, 3—29 (1963).

Dempsey, J. J.: Leishmaniasis in the Sudan Republic (26). Electrocariographic Findings in Sudanese Kala-Azar. E. Afr. med. J. **42**, 131—134 (1965).

De Oliveira, C. A., Batista, S. M., Lima Falção, Alda: Calazar em Minas Gerais. Revisão dos dados epidemiológicos obtidos até 1958. Rio de Janeiro **56**, 625—643 (1959).

De Paola, D., Da Silva, J. R.: Histopathologie der Kala-Azar. Ergebnisse der allgem. Path. u. pathol. Anatomie, Bd. 39. Hrsg. P. Cohrs, W. Giese u. H. Meesen. Berlin-Göttingen-Heidelberg: Springer 1960, S. 1—52.

Dey, N. C., Kuar, B. K.: Dermal Leishmanoid in Assam. J. Indian med. Ass. **22**, 456—461 (1953).

Dietlein, D. R.: Leishmaniasis in the Sudan Republic. 16. Seasonal Incidence of Phlebotomus Species (Diptera: Psychodidae) in an Upper Nile Province Town and Village. Ann. Entomol. Soc. Amer. **57**, 243—246 (1964).

Dionisi, A.: Contributo all'anatomia patologica del'anemia da leishmania. Mal. e Malat. Paesi Caldi **4**, 265—269 (1913).

Diquattro, C.: Pachimeningite esterna da Leishmaniose. Arch. "De Vecchi" Anat. Pat. **12**, 37—55 (1945).
Donovan, C.: On the possibility of the occurrence of trypanosomiasis in India. Brit. med. J. **1903 II**, 79.
— Human piroplasmosis. Brit. med. J. **1904 II**, 649—652.
Duffy, J.P., Davison, L.E.: Kala-azar: 3 cases developing in octerans. Amer. J. med. Sci. **217**, 21—27 (1949).
Durand, P., Benmussa, Caruana: A propos du traitment du kala-azar par le glucantime. Congrès Internat. Hyg. et. Méd. Méditerranéennes Alger, 3, 4, 5 Avril 1950. 131—134.
Dutta, S.C.: A Case of Post-Kala-Azar Dermal Leishmaniasis. Indian. med. Gaz. **86**, 354—355 (1951).
Duxbury, R.E., Sadun, E.H.: Fluorescent Antibody Test for the Serodiagnosis of Visceral Leishmaniasis. Amer. J. trop. Med. Hyg. **13**, 525—529 (1964).
Ecker, H.D., Ambury, J.F., Robinson, Lucille, B.: Report of a Case of Kala-Azar Relapsing after Two Years. Amer. J. trop. Med. **29**, 707—710 (1949).
Faiola, A., Caporaletti, I.: Contributo alla cura della leishmania viscerale con antimoniato di N-metil-glucamina. Ital. Sci. Med. Trop. Parassit. **34**, 645 (1953).
Fede: zit. bei Brahmachari, U.N. (1926).
Feldmann, A.: Kala-azar with onset of symptoms in Great Britain. Brit. med. J. **1946 II**, 816—817.
Fendall, N.R.E.: Kala-Azar in the Kitui Reserve. E. Afr. med. J. **27**, 291—296 (1950).
— Kala-azar in the Kitui Reserve. II. E. Afr. med. J. **28**, 62—65 (1951).
— Kala-Azar in East African with particular reference to Kenya and the Kamba Country. Parts I, II, III u. IV. J. trop. Med. Hyg. **55**, 193—204, 220—233, 245—256 (1952).
— The History and Character of the Kala-Azar Outbreak in the Kitui District. E. Afr. med. J. **30**, 269—285 (1953).
— The Spread of Kala-Azar in Kenya. E. Afr. med. J. **38**, 417—419 (1961).
Ferri, R.G., Chaves, J.: Selective detection of 19S and 7S antibodies in visceral leishmaniasis. Arq. Gastroenterol. **5**, 169—172 (1968).
Fromentin, H.: Culture de deux souches de Leishmania donovani en milieu diphasique. Bull. Soc. Path. exot. **62**, 696—702 (1969).
Fulton, J.D., Joyner, L.P.: Studies on Protozoa. Part I. The Metabolism of Leishman-Donovan Bodies and Flagellates of Leishmania donovani. Trans. roy. Soc. trop. Med. Hyg. **43**, 273—286 (1949).
Garnham, P.C.C.: The genus Leishmania. Bull. Wld Hlth Org. **44**, 477—489 (1972).
— **Bird, R.S.**: A preliminary study of the fine structure of Leishmania mexicana as seen under the electron microscope. Sci. Rep. Ist. sup. Sanità **2**, 83—88 (1962).
Ghosh, B.K.: Isolation and Characterization of the Membrane of Leishmania donovani. Ann. Biochem. **23**, 159—168 (1963a).
— Action of an Antifungal Antibiotic Nystatin on the Protozoa Leishmania donovani. Part VI. Studies on the Action on Isolated Membrane and the Isolation of Antibiotic-Rich Cell Particle from L. donovani. Ann. Biochem. **23**, 337—344 (1963b).
— **Chatterjee, A.N.**: Effect of Nystatin on the Metabolism of a Protozoal Organism, Leishmania donovani. Ann. Biochem. **20**, 55—56 (1960).
— — Mode of Action of the Polyene Antibiotic, Nystatin, on Leishmania donovani. Indian J. Microbiol. Calcutta **1**, 147—152 (1961a).
— — Action of an Antifungal Antibiotic, Nystatin, on the Protozoa Leishmania donovani. Part I. Studies on the Metabolism of Leishmania donovani. Part. II. Studies on the Release of Intracellular Constituents. Ann. Biochem. **21**, 307—322, 343—354 (1961b).
— — Leishmanicidal Activity of Nystatin, a Polyene Antifungal Antibiotic. I. The Probable Mechanism of Action of Nystatin on Leishmania donovani. Antibiot. and Chemother. **12**, 204—206 (1962a).
— — Leishmanicidal Activity of Nystatin, a Plyene Antifungal Antibiotic. II. Isolation of Bound Nystatin from Cells of Leishmania donovani and its Clinical Application. Antibiot. and Chemother. **12**, 221—224 (1962b).
— — Action of an Antifungal Antibiotic, Nystatin, on the Protozoa Leishmania donovani. Part III. Studies on the Lysis of the Cells of L. donovani. Ann. Biochem. **23**, 173—186 (1963a).
— — Action of an Antifungal Antibiotic, Nystatin, on the Protozoa, Leishmania donovani. Part V. Studies on the Absorption of Nystatin by L. donovani. Ann. Biochem. **23**, 309 to 318 (1963b).
— **Haldar, D., Chatterjee, A.N.**: Effect of Mycobacillin on the Metabolism of a Protozoal Organism, Leishmania donovani. Ann. Biochem. **20**, 303—308 (1960).
— — **Ray, J.C., Chatterjee, A.N.**: Leishmanicidal Property of Nystatin and its Clinical Application. Ann. Biochem. **21**, 25—28 (1961).

Ghosh, D.K., Datta, A.G.: Leishmania donovani: assay for a functional pentose phosphate pathway. Exp. Parasit. **29**, 103—109 (1971).

Ghosh, H., Ghosh, N.N., Ray, J.C.: Further Studies on Complement-Fixation Reaction in Kala-Azar with a Specific Antigen as an Aid to Diagnosis. Ann. Biochem. **9**, 173—178 (1949).

Giles, G.M.: The etiology of kala-azar. Indian med. Gaz. **33**, 1—4 (1898).

Giva, A., Binaghi, G.: Aterazioni cordio-circolatorie uci bambini affetti da leishmaniosi viscerale. Clin. pediat. (Bologna) **29**, 534—547 (1947).

Gleiberman, S.E., Belova, E.M.: General Morphology of the Cytopathogenic Effect of Leishmania in Tissue Cultures. Med. Parasit. Dis. Moskau **33**, 650—654 (1964).

Goble, F.C., Konopka, E.A., Boyd, J.L.: Sex of host as a factor in protozoal pathogenesis. In: Progress in Protozoology. Abstracts, 2nd Int. Conf. Protozool. London. International Congress Series No. 91. Amsterdam: Excerpta Medica Foundation 1965.

Goswami, B.M.: A study of cirrhosis of the liver due to chronic kala-azar. J. Indian med. Ass. **54**, 315—320 (1970).

Guha, A., Pyne, C.K., Sen, B.B.: Cytochemical Studies of Mitochondria in Leptomonad Form of Leishmania donovani, the Kala-azar Parasite. J. Histochem. Cytochem. **4**, 212—216 (1956).

Gupta, S.P., Gupta, N.P.: Some Observations on Kahn's Universal Serologic Reaction. J. Indian med. Ass. **27**, 309—313 (1956).

Heilmann, K., Döhnert, G., Wohlenberg, H.: Tödlich verlaufende Leishmaniasis visceralis (Kala Azar) bei Mittelmeerurlaubern. Dtsch. med. Wschr. **96**, 36—38 (1971).

Heisch, R.B.: Epidemiology of Kala-Azar. E. Afr. med. J. **30**, 267—268 (1953).

— Studies in Leishmaniasis in East Africa. I. The Epidemiology of an Outbreak of Kala-Azar in Kenya. Trans. roy. Soc. trop. Med. Hyg. **48**, 449—464 (1954).

— Is there an Animal Reservoir of Kala-Azar in Kenya ? E. Afr. med. J. **40**, 359—362 (1963).

Henry, A.F.X.: Kala-Azar et Paludofloculation. Riv. Malar. **30**, 195—198 (1951).

— Kala-azar et paludofloculation. Rev. Palud. Méd. trop. **11**, 7—9 (1953).

Herman, R.: Fluorescent Antibody Studies on the Intracellular Form of Leishmania donovani grown in Cell Culture. Exp. Parasit. **17**, 218—228 (1965).

— Studies of the Numbers and Morphology of the Intracellular Form of Leishmania donovani grown in Cell Culture. J. Protozool. **13**, 408—418 (1966).

Hertig, M.: Phlebotomus and Residual DDT in Greece and Italy. Amer. J. trop. Med. **29**, 773—809 (1949).

— Observations on the Density of Phlebotomus Populations following DDT Campaigns. Bull. Wld Hlth Org. **2**, 621—628 (1950).

Hertwig, F., Oberdoerster, F.: Beitrag zu einigen Problemen der parasitären Krankheiten in China. 2. Mitteilung. Kala-Azar. Z. Tropenmed. Parasit. **11**, 401—409 (1960).

Heyneman, D.: Leishmaniasis in the Sudan Republic. 12. Comparison of Experimental Leishmania donovani Infections in Phlebotomus papatasi (Diptera: Psychodidae) with Natural Infections found in Man-Baited P. orientalis captured in a Kala Azar Endemic Region of the Sudan. Amer. J. trop. Med. Hyg. **12**, 725—740 (1963).

— **Mansour, N.S.**: Leishmaniasis in the Sudan Republic. 7 Testing of Various Animal Bloods and Concentrations in Cultures of Leishmania spp. with Notes on Leptomonad Survival in Chick Embryo Cultures. J. Egypt. publ. Hlth Ass. **37**, 187—216 (1962).

Hirsch, A.: Die allgemeinen akuten Infektionskrankheiten vom historisch-geographischen Standpunkt und mit besonderer Berücksichtigung der Aetiologie. Handbuch der histor.-geographischen Pathologie. Bd. 1; 2. Bearbeitung. Stuttgart: Ferdinand Enke 1881.

Ho, E.A., T'Ao, C.Y.: Further Report on Evaluation of Sodium Antimony Gluconate in Mass Treatment of Kala-Azar by the Rate of Disappearance of Leishmann-Donovan Bodies. Chin. med. J. **73**, 293—306 (1955).

— **Tao, C.Y., Sung, S.J.**: Evaluation of Sodium Antimony Gluconate in Mass Treatment of Kala-Azar by the Rate of Disappearance of Leishman-Donovan Bodies. Chin. med. J. **70**, 245—252 (1952).

Hoare, C.A.: Reservoir hosts and natural foci of human protozoal infections. Acta trop. (Basel) **19**, 281—317 (1962).

Hoogstraal, H., Dietlein, D.R.: Leishmaniasis in the Sudan Republic: Recent Results. Bull. Wld Hlth Org. **31**, 137—143 (1964).

— — **Heynemann, D.**: Leishmaniasis in the Sudan Republic. 4. Preliminary Observations on Man-Biting Sandflies (Psychodidae: Phlebotomus) in Certain Upper Nile Endemic Areas. Trans. roy. Soc. trop. Med. Hyg. **56**, 411—422 (1962).

— — **Van Peenen, P.F.D., Reid, T.P.**: Leishmaniasis in the Sudan Republic. 9. Ecological Relationships of Sandfly Species and Leishmania Infection (Hoogstraal u. Dietlein). 10. Natural Infections in Rodents (Hoogstraal, van Peenen, Reid u. Dietlein). Amer. J. trop. Med. Hyg. **12**, 165—178 (1963a).

Hoogstraal, H., Heyneman, D.: Leishmaniasis in the Sudan Republic. 30. Final epidemiological report. Amer. J. trop. Med. Hyg. **18**, 1091—1210 (1969).

— — **Dietlein, D.R., Browne, H.G., Reid, T.P., Jr., Van Peenen, P.F.D., Saber, A.H., Rohrs, L.C.**: Leishmaniasis in the Sudan Republic: Epidemiological Findings. Bull. Wld Hlth Org. **28**, 263—265 (1963b).

Hou, Tsung-Ch'ang, Ts'ao, Wei-Chi, Chung, Huei-Lan, Wu, Chü-Ying, Liu, Yun-T'ao: Human and Canine Leishmaniasis in Sian: with special reference to Significance of Kala-Azar Complement Fixation Test. Chin. med. J. **80**, 340—346 (1960).

Howells, R.E., Gardener, P.J.: Preliminary electron microscope observations on the amastigote forms of Trypanosoma cruzi and Leishmania donovani. Trans. roy. Soc. trop. Med. Hyg. **66**, 336 (1972).

Hu, C.H.: The pathological anatomy of human Kala-azar with special references to certain hitherto less well recognized changes. Clin. Med. J. Suppl. **1**, 1—11 (1936).

Inoki, S., Nakanishi, K., Nakabayashi, T.: Study of Leishmania donovani with special reference to the Kinetoplast, Mitochondria, and Golgi Zone by Electron Microscope employing the Thin Section Technique. Biken's J. **1**, 194—197 (1958).

— — — **Ohno, M.**: Fine Structure of the Flagellum of Leishmania donovani revealed by Electron-Microscope. Med. J. Osaka Univ. **7**, 719—729 (1957).

Irunberry, J., Benallégue, A., Grangaud, J.P., Mazouni, M., Khati, B., Khedari, M.: Etude des immunoglobulines plasmatiques dans le kala-azar. Arch. Inst. Pasteur Algér. **46**, 102—113 (1968).

Jadin, J., Le Ray, D., Fameree, L.: Diagnostic de la leishmaniose viscerale par la réaction de l'inhibition de la culture. Bull. Soc. Path. exot. **63**, 334—341 (1970).

Von Jaksch, E.: Über Leukämie und Leukozytose im Kindesalter. Wien. klin. Wschr. **2**, 435—437, 456—458 (1889).

Janovy, J., Jr., Poorman, A.E.: Temperature and metabolism in Leishmania. I. Respiration in L. donovani, L. mexicana and L. tarentolae. Exp. Parasit. **25**, 276—282 (1969).

Jemma, S.P., Christina, C.: Über die Leishmania-Anämie der Kinder. Zbl. Bakt., I. Abt. Orig. **59**, 109—177 (1911).

Jenkins, A.R., Robertson, D.H.H., Manson-Bahr, P.E.C.: Serum Proteins in East African Kala-Azar. Ann. trop. Med. Parasit. **53**, 93—96 (1959).

Jopling, W.H.: Long Incubation Period in Kala-Azar. Brit. med. J. **1955**, 1013.

Khaleque, K.A.: A New Method for Preparing an Antigen from Kedrowsky's Bacillus for the Complement Fixation Test for Kala-Azar. J. Path. Bact. **83**, 284—287 (1962).

— Complement Fixation Test for Kala-Azar with an Antigen prepared from Acid Fast Bacillus. Pak. J. med. Res. **4**, 234—240 (1965).

Kien Truong, T. u. Mitarb.: Diagnostie sérologique des leishmanioses par immunofluorescence súr coúpes de foies oú de rates de hamsters infectés avec Leishmanis donovani. Bull. Soc. Path. exot. **62**, 1077—1084 (1969).

Kirk, R.: Primary cutaneous sore in a case of Kala-Azar. Trans. roy. Soc. trop. Med. Hyg. **32**, 271—272 (1938).

— African Leishmaniasis. Cent. Afr. J. Med. **2**, 199—203 (1956).

— **Sati, M.H.**: Studies in leishmaniasis in the Anglo-Egyptian Sudan. II. The Skin and Lymphglands in Kala-Azar. Trans. roy. Soc. trop. Med. Hyg. **33**, 501—506 (1940).

Kleinschmidt, H.: Scritti med. (Roma), **1**, 351. Zit. bei Reimers u. Mitarb. (1965).

Knight, R., Woodruff, A.W., Pettitt, L.E.: The mechanism of anaemia in Kala-Azar. A study of 2 patients. Trans. roy. Soc. trop. Med. Hyg. **61**, 701—705 (1967).

Knowles, R.: The Kala-azar transmissions problem and the factor of resistance. Far Eastern Association of Trop. Med. Trans. 7th Congr. Brit. India (1927), 1—11.

— **Napier, L.G., Smith, R.O.A.**: On a Herpetomonas found in the gut of the sandbly Phlebotomis argentiges, fed on Kala-azar patienst. Indian med. Gaz. **59**, 593—597 (1924).

Konopka, E.A., Goble, F.C., Lewis, L.: Effect of prior infection with L. donovani on the course of experimental tuberculosis in mice. Bact. Proc. 134 (1961).

Krampitz, H.E., Mühlpfordt, H.: Zur Empfänglichkeit einiger xerothermophiler Nagetierarten für die experimentelle Infektion mit Leishmania donovani (Calcutta-Stamm). Z. Tropenmed. Parasit. **15**, 269—278 (1964).

Krassner, S.M.: Cytochromes, Lactic Dehydrogenase and Transformation in Leishmania. J. Protozool. **13**, 286—290 (1966).

Kretschmar, W.: Immunität bei der Leishmania enriettii-Infektion des Meerschweinchens. J. Tropenmed. Parasit. **16**, 277—283 (1965).

Kumar, S., Kumar, A., Agarwal, K.L., Mangalik, V.S.: A Study of Serum Proteins in Kala-Azar by Filter Paper Electrophoresis. J. Indian med. Ass. **31**, 14—17 (1958).

Lajouanine, P., Canet, J., Pernel, A., Kremp, L., Beanvallet, H., Ben Zaquem, J., Lancret, P.: Un cas de Kala-azar avec alleinte rénale. Arch. franç. Pédiat. **18**, 1354—1365 (1961).

Lamy, L., Samso, A., Lamy, H.: Installation, multiplication et entretien d'une souche de Leishmania donovani en culture cellulaire. Bull. Soc. Path. exot. **57**, 16—21 (1964).

Lamy, L. H.: La transformation réciproque des formes mastigotes et amastigotes de Leishmania et son déterminisme en présence de cellules vivantes in vitro. Ann. Inst. Pasteur **117**, 545—555 (1969).

Latýshev, N. I., Kryukova, A. P.: The Genetic Relationship between various Species of Leishmania. Problems of Regional, General & Exper. Parasit. & Med. Zool. Moscow. **8**, 211—215 (1953).

— — **Povalishina, T. P.:** Essays on the Regional Parasitology of Middle Asia. I. Leishmaniasis in Tadjikistan. — Materials for the Medical Geography of Tadjik S.S.R. Results of Expeditions in 1945—1947. Problems of Regional, General & Exper. Parasit. & Med. Zool. Moscow. **7**, 35—62 (1951).

Laveran, A., Mesnil, F.: Sur un protozoaire nonvean Piroplasma Donovani, Lav. et Mesn. C. R. Acad. Sci. (Paris) **138**, 187—189 (1903).

Lee, T. M., Ling, C. C.: Preliminary Observations on the Treatment of Chinese Kala-Azar with Pentamidine Isothionate. Chin. med. J. **69**, 160—170 (1951).

Leishman, W. B.: On the possibility of the occurrence of Trypanosomiasis in India. Brit. med. J. I, 1252—1254, II, 1376—1377 (1903).

— Discussion on the Leishman-donovan bodies. Brit. med. J. **1904 II**, 642—645.

Lemma, A., Schiller, E. L.: Extracellular Cultivation of the Leishmanial Bodies of Species belonging to the Protozoan Genus Leishmania. Exp. Parasit. **15**, 503—513 (1964).

Leonardi, O., Consoli, A.: Singolaritá sintomatica in un caso di leishmaniosi viscerale dell'adulto Acta Med. Ital. **7**, 291—295 (1952).

Lewis, D. J.: Phlebotomid Sandflies. Bull. Wld Hlth Org. **44**, 535—551 (1971).

Li Moli, S.: Sul trattamento con glucantim della leishmaniosi viscerale infantil. G. Mal. infett. (Rome) **8**, 14—19 (1956).

Lippi, M., Tripoli, P.: Osservazioni e considerazioni sulla curva termica nella leishmaniosi viscerale. Arch. ital. Sci. med. trop. **31**, 555—563 (1950).

Lombardo, G.: Contributo allo studio delle alterazione anatomiche dell'anemia da leishmania pathologica. **5**, 292—296 (1913).

Low, G. C., Cook, W. E.: A congenital case of Kala-azar. Lancet **1926**, 1209.

Lupascu, G., Bossie-Agavriloaei, Aspasia, Dingulescu, M.: Contributtii la studiul cultivarii de Leishmania donovani pe evbrione de găină. Microbiologia (Buc.) **8**, 139—144 (1963).

Mackie, F. P.: Kala-azar in Nowgong (Assam). Indian J. med. Res. **1**, 626—629 (1914).

— The experimental transmission of Indian kala-azar to animals. Indian J. med. Res. **2**, 934—941 (1915a).

— Insects and kala-azar. Indian J. med. Res. **2**, 942—949 (1915b).

— The problem of kala-azar. Indian med. Gaz. **57**, 326—331 (1922).

Maegraith, B.: Pathological anatomy of Mediterranean and Tropical Diseases. Spez. path. Anatomie, Bd. 5. Hrsgb. W. Doerr u. E. Uehlinger. Berlin-Heidelberg-New York: Springer 1966, S. 459—463.

Maggiore, S.: Contributo allo studio etia-patogenetico delle infezione da Leishmania. Pediatria **33**, 169—172 (1925).

Malone, R. H., Brooks, A. G.: Transmission of kala-azar in India. The case against the sandfly. Indian med. Gaz. **79**, 484—493 (1944).

Mancilla, R., Náquira, C., Lanas, C.: Metabolism of Glucose labelled with Carbon-14 in Leishmania entiettii. Nature (Lond.) **206**, 27—28 (1965).

Manson, P.: Discussion on Trypanosomiasis. Brit. med. J. **1903 II**, 645—648.

— Diskussionsbemerkung. Brit. med. J. **1904 II**, 657—658.

Manson-Bahr, C.: Leishmaniasis. In: B.G. Maegraith and H.M. Gilles. Management and treatment of tropical diseases. Oxford and Edinburgh: Blackwell Scientific Publ. 1971.

Manson-Bahr, P. E. C.: A Primary Skin Lesion in Visceral Leishmaniasis. Nature (Lond.) **175**, 433—434 (1955).

— East African Kala-Azar with special reference to the Pathology, Prophylaxis and Treatment. Trans. roy. Soc. trop. Med. Hyg. **53**, 123—136 (1959).

— Immunity in Kala-Azar. Trans. roy. Soc. trop. Med. Hyg. **55**, 550—555 (1961a).

— The Leishmanin Test and Immunity in Kala-Azar. E. Afr. med. J. **38**, 165—167 (1961b).

— Cryptic infections of humans in an endemic kala-azar area. E. Afr. med. J. **44**, 177—182 (1967).

— **Heisch, R. B.:** Studies in leishmaniasis in East-Africa. III Clinical Featurs and treatments. Trans. roy. Soc. trop. Med. Hyg. **50**, 465—471 (1956).

— — Transient Infection of Man with a Leishmania (L. adleri) of Lizards. Ann. trop. Med. Parasit. **55**, 381—382 (1961).

— — **Garnham, P. C. C.:** Studies in Leishmaniasis in East Africa. IV. The Montenegro Test in Kala-Azar in Kenya. Trans. roy. Soc. trop. Med. Hyg. **53**, 380—383 (1959).

Manson-Bahr, P.E.C., Southgate, B.A.: Recent Research in Kala-Azar in East Africa. J. trop. Med. Hyg. **67**, 79—83 (1964).

— — **Harvey, A.E.C.**: Development of Kala-Azar in Man after Inoculation with a Leishmania from a Kenya Sandfly. Brit. med. J. **1963**, 1208—1210.

Manson-Bahr, P.H.: Mansons Tropical Diseases 15th ed. London: Cassell 1961.

Marchand, F.: Zur Kenntnis der sog. Banti'schen Krankheit und der Anaemia splenica. Münch. med. Wschr. **50**, 463—467 (1903).

— Über neue Protozoeninfektionen beim Menschen. Münch. med. Wschr. **51**, 630 (1904).

Martins, A.V., Falcão, A.L., Da Silva, J.E.: Nota sôbre os flebótomos do Estado de Goiás, com a descrição de duas espécies novas e da fémea de Lutzomyia longipennis (Barretto, 1946) e a redescrição do macho da L. evandroi (Costa Lima e Antunes, 1936). (Diptera, Psychodidae). Rev. bras. Malar. **14**, 379—401 (1962).

Martins, J., De Sonza, J., Silva, E.: Primeiros casos autóchones de calazar no Espiroto Santo. Hospital (Rio de J.) **73**, 745—774 (1968).

Martins, J.M., Cunha, R.V., Pitombeira, M. da S.: Serum Protein abnormalities in visceral leishmaniasis (kala-azar). Rev. bras. Pesquisas Méd. Biol. **2**, 89—94 (1969).

— **De Alencar, J.E., Magalhaes, V.B.**: The Anemia of Kal-Azar. Rev. Inst. Med. trop. S. Paulo **7**, 47—64 (1965).

— **Fontenele, Z., de Alencar, J.E.**: Estudo da transaminase glutâmico-oxalacética no calazar. Hospital (Rio de J.) **61**, 149—161 (1962).

Mayrink, W., Magalhaes, P.A.: Diagnóstico do calazar. I. Emprêgo da esplenocontração com adrenalina. Rev. Inst. Med. trop. S. Paulo **11**, 11—12 (1969).

McAlpine, J.C.: Electronic cytochemical demonstration of a lysosome in Leishmania donovani. Trans. roy. Soc. trop. Med. Hyg. **64**, 822—825 (1970).

McKinnon, J.A.: Kala-Azar in the Upper Rift Valley of Kenya. Part I. Background and Discovery of the Disease. Part II. Epidemiological Factors. J. trop. Med. Hyg. **65**, 51—63, 82—90 (1962).

Meira, J.A., Jamra, M., Lima, M.L.M.T.: Leishmaniose visceral americana. Con rideracoes clinicas, hematológicas e anátomo-patológicas a proposito de une caso. Arch. Fac. Hig. S. Paulo **2**, 253—300 (1948).

Meira, Lins, F.: Leishmaniose visceral infantil em Pernambuco-Aspectos clínicos, hematológicos e electroforéticos. An. Fac. Med. Recife **18**, 215—239 (1958).

Meissner, W., Seybold, G.: XIX. Viscerale Leishmaniose (Kala-Azar) in Deutschland. Med. Welt **1966**, 48—52.

Melenay, H.E.: The histopathology of kala-azar in the Hamster, monkey and man. Amer. J. Path. **1**, 147—168 (1925).

Mercadal Peyri, J.: Primeras experiencias dermatologicas espanolas sobre la reaccion de Montenegro. Rev. ibér. Parasit. **11**, 47—59 (1951).

Miller, H.C., Twohy, D.W.: Cellular immunity to Leishmania donovani. Bact. Proc. **19**, 100 (1968).

Minter, D.M., Wijers, D.J.B., Heisch, R.B., Manson-Bahr, P.E.C.: Phlebotomus martini — a Probable Vector of Kala-Azar in Kenya. Brit. med. J. **1962**, 835.

Mirzoian, H.A.: Sur l'affection primaire dans la leishmaniose viscerale des enfants. Med. Parazit. (Mosk.) **10**, 101—106 (1941).

Mirzoyan, A.: Comparative Evaluation of Effectiveness of Antimony Compounds in the Treatment of Visceral Leishmaniasis. Med. Parasit. Parasitic Dis. Moscow **2**, 161—164 (1954).

Mohiuddin, A.: An Investigation into the Relationships between the Species (Parasitic in Man) of the Genus Leishmania Ross, 1903. Part II. The Serological Relationship and Pathogenicity of the various Species. Indian J. med. Res. **40**, 171—192 (1952).

Mohr, W.: Diskussionsbeitrag. Dtsch. Tropenmed. Z. **45**, 307 (1941).

— Blutparasiten. Wichtigste Erreger der Tropenkrankheiten. In: H. Begemann u. J. Rastetter. Atlas der klinischen Haematologie Berlin-Heidelberg-New York: Springer 1972, S. 196—199.

Monsur, K.A.: Alcoholic Extracts of Kedrowsky's Bacillus as Antigen for Complement-Fication Tests in Kala-Azar. Trans. roy. Soc. trop. Med. Hyg. **50**, 91—96 (1956).

— **Khaleque, K.A.**: Preparation of a Purified Antigen from Kedrowsky's Bacillus for Complement-Fixation Test for Kala-Azar. Trans. roy. Soc. trop. Med. Hyg. **51**, 527—532 (1957).

Moskovskij, S.D., Southgate, B.A.: Clinical aspects of leishmaniasis with special reference to the USSR. Bull. Wld Hlth Org. **44**, 491—497 (1971).

Most, H., Lavietes, P.H.: Kala-azar in American military personal. Report on 30 cases. Medicine (Baltimore) **26**, 221—284 (1947).

Mühlpfordt, H.: Über die Bedeutung und Feinstruktur des Blepharoplasten bei parasitischen Flagellaten. Teil I und II. Z. Tropenmed. Parasit. **14**, 357—398, 475—501 (1963).

Mustafa, D.: Neurological Disturbances in Visceral Leishmaniasis. J. trop. Med. Hyg. **68**, 248—250 (1965).
Nag, J.K., Ghose, M.B.: Kala-Azar with Pulmonary Tuberculosis. J. Indian med. Ass. **25**, 138—139 (1955).
Nakamura, M.: Cultivation of Trypanosoma cruzi in an proteinfree dialysate medium. Proc. Soc. exp. Biol. (N.Y.) **125**, 779—780 (1967).
Napier, L.E.: Kala azar: Note on the diagnosis and treatment. Indian med. Gaz. **56**, 401—404 (1921).
— A new serum test for kala-azar. Indian J. med. Res. **9**, 830—846 (1922).
— The diagnosis of kala-azar in disparancy practice. Indian med. Gaz. **74**, 600—603 (1939).
— Splenectomy in the Treatment of Kala-Azar. J. trop. Med. Hyg. **52**, 243—248 (1949).
— **Henderson, R.**: The erythrocyte sedimentation rate in Kala-azar. Indian J. med. Res. **19**, 691—699 (1932).
— **Kirwan, E.O'G., Sen, G.**: Eye complications of dermal leishmaniasis. Indian med. Gaz. **76**, 542—543 (1941).
— **Krishnan, K.V.**: A theory of the aetiology and epidemiology of Kala-azar in India. Indian med. Gaz. **66**, 603—609 (1931).
Nasir-Ud-Din, M.: DDT in the Prevention of Kala-Azar in East Pakistan. Pak. J. Hlth **2**, 21—24 (1952).
Nauck, E.G.: Protozoen als Krankheitserreger. Handbuch der allgem. Pathologie, Bd. 11/II. Hrsgb. F. Büchner, E. Letterer u. F. Roulet. Berlin-Heidelberg-New York: Springer 1965.
Neto, V.A., De Queiroz, R., Campos, R., Elkis, H., Meira, J.A.: Pneumonia intersticial no calazar: estudo radiológico retrospectivo de dezessete casos da doença. Rev. Inst. Med. trop. S. Paulo **2**, 108—111 (1960).
Nicoli, R.M.: Le genre Leishmania R. Ross, 1903. (The Genus Leishmania) Bull. Soc. Path. exot. **56**, 408—416 (1963).
Norman, A.P.: Latent period in Kala-Azar. Lancet **1946 II**, 437—438.
Nussenzweig, V.: Reação de fixação do complemento para leishmaniose visceral com antígeno extraído do bacilo da tubercoulose. Técnica, sensibilidade e especificidade. Hospital (Rio de J.) **51**, 217—226 (1957).
— Contribuição para o estudo da reação de fixação do complemento na leishmaniose visceral, com antígeno extraído de bacilos de tuberculose. Rio de Janeiro: Serviço Nacional de Educação Sanitária, Brazil. (1958).
— Valor da reação de fixação do complemento para leishmaniose visceral com antígeno extraído de bacilos de tuberculose. II. Relaçao entre a reatividade do sôre e os dados clínicos. III. Variação da reastividade sérica com o tratamento específico. IV. Inibição da reação por excesso de sóro. Rev. bras. Malar. **10**, 251—258, 259—266, 267—274 (1958).
— **Nussenzweig, Ruth S., de Alencar, J.E.**: Leishmaniose visceral canina: reação de fricação do complemento com antígeno extraído do vacilo da tuberculose. Hospital (Rio de J.) **51**, 325—332 (1957a).
— — — Leishmaniose visceral canina nos arredores de Fortaleza, Estado do Ceará: inquérito sorológico utilizando a reação de fixação do complemento com antígeno extraído do bacilo de tuberculose. Observações sôbre o diagnóstico e epidemiologia da doença. Hospital (Rio de J.) **52**, 111—129 (1957).
Nuti, M.: Il kala-azar nell'isola di Malta. Arch. ital. Sci. med. trop. **46**, 405—407 (1965).
Oddo, F.G., Cascio, G.: Il test di immuno-fluorescenza nelle leishmaniosi viscerale e cutanea. Riv. Ist. sieroter. ital. **38**, 139—145 (1963).
Pani, A.: La più semplice siero-reazione per la diagnosi di Kala-Azar. Modifica alla reazione di Brahmachari e studio comparativo sul valore pratico delle reazioni più comuni. Acta Med. Italica **12**, 121—128 (1957).
Patkar, N.A.: Value of Row's Medium for Culture of Leishmania in Kala-Azar. A Review. Indian Phycn. **8**, 261—264 (1949).
Patton, W.S.: Preliminary report on the development of the Leishman-Donovan-body in the bed bug. Scient. Mem. by Officers of the Med. and Sanit. Dept. of the Goot. of India (New Series). **27**, 1—19 (1907).
Pellegrino, J., Brener, Z.: Reação de fixação do complemento com sangue dessecado no diagnóstico do calazar canino. Rev. bras. Malar. **10**, 39—44 (1958).
— — **Santos, U.M.**: Complement Fixation Test in Kala-Azar using Mycobacterium butyricum Antigen. J. Parasit. **44**, 645 (1958).
Penna, H.A.: Leishmaniose visceral no Brasil. Brasil-méd. **48**, 949—953 (1934).
Pessôa, S.B., Lopes, J.A.S.: Sobre a intradermorreação de Montenégro em região endêmica de leishmaniose tegumentar e visceral. Rev. Inst. Med. trop. S. Paulo **5**, 170—175 (1963).
Phillips, L.: Note on the occurrence of the Leishman-donovan-parasite in Arabia and Egypt. Brit. med. J. **1904 II**, 657.
Piekarski, G.: Lehrbuch der Parasitologie. Berlin-Göttingen-Heidelberg: Springer 1954.

Pinheiro, L.: Pneumonite intersticial no calazar. Rev. goiana Med. **10**, 13—18 (1964).

Poormann, A.E., Janovy, J., Jr.: Temperature and metabolism in Leishmania. II. Aldolase in L. adleri, L. donovani, L. mecicana and L. Rarentolae. Exp. Parasit. **26**, 329—335 (1969).

Portier, A., Boulard, C., Massonnat, J.: Accident polynévritique après une cure de 2168RP pour Kala Azar de l'adulte. Algérie méd. **55**, 674—677 (1951).

Prata, A.: Quadro clínico e laboratorial do calzar. Arch. bras. Med. nav. **18**, 5773—6022 (1957).

— Treatment of Kala-Azar with Amphotericin B. Trans. roy. Soc. trop. Med. Hyg. **57**, 266—268 (1963).

Priolisi, A., Giuffré, L.: Immunoelectrophoretic analysis of serum proteins of patients affected by kala-azar. Path. et Microbiol. (Basel) **30**, 215—221 (1967).

Pulvertaft, R.J.V., Hoyle, G.F.: Stages in the Life-Cycle of Leishmania donovani. Trans. roy. Soc. trop. Med. Hyg. **54**, 191—196 (1960).

Pyne, C.D., Chakraborty, J.: Electron Microscopic Studies on the Basal Apparatus of the Flagellum in the Protozoon, Leishmania donovani. J. Protozool. **5**, 264—268 (1958).

Qutubuddin, M.: A Preliminary Note on the Susceptibility of Phlebotomus to Insecticides. Sudan med. J. **3**, 11—15 (1964).

Raghavan, N.G.S.: A New Method of Diagnosis of Kala-Azar. Indian J. Malar. **3**, 199—205 (1949).

— **Satya Prakash**: A Preliminary Note on Napier and Chopra Tests carried out in "Reconstituted Sera" of Kala-Azar Case. Indian J. Malar. **3**, 207—210 (1949).

Ranque, J., Picard, D., Depieds, R., Roche, R., Ranque, M.: Leishmaniose laryngée autochtone à forme pseudo-tumorale. Note parasitologique et épidémiologique. Bull. Acad. nat. Méd. (Paris) **146**, 82—86 (1962).

— **Quilici, M., Dunan, S., Assadourian, Y.**: Réactions d'immunoprécipitation en gélose dans les leishmanioses. Méd. trop. **29**, 70—75 (1969).

— **Ranque, M., Cabassu, H.**: Le thymol test de Maclagan dans les leishmanioses humaines et canines. C.R. Soc. Biol. (Paris) **143**, 1133—1134 (1949).

Reimers, E., Schoen, H., Spiess, H.: Kala-Azar bei einem deutschen Kind. Mschr. Kinderheilk. **113**, 100—102 (1965).

Rioux, J.A., Golvan, Y.J.: Épidémiologie des leishmanioses dans le sud de la Françe. Monogr. Inst. Natn. Santé, No. 37, 223 (1969).

— **Lanotte, G., Dedet, J.P., Martini-Dumas, A.**: Utilisation du milieu "coer-cerveau-sang de mouton" pour la culture en masse des formes promastigotes de leishmanies. Ann. Parasit. hum. comp. **45**, 381—384 (1970).

Rogers, L.: The lower Bengal Burdwan epidemic fever reviewed and compared with the present Assam epidemic malarial fever (Kala-azar). Indian med. Gaz. **32**, 401—408 (1897).

— Note on the occurrence of Leishman-Donovan-bodies in "enchexial fevers": including kala-azar. Brit. med. J. **1904 I**, 1249—1251.

— Cachexial fever in India associated with Cunningham-Leishman-Donovan bodies. Brit. med. J. **1904 II**, 647—649.

— A peculiar intralobular cirrhosis of the liver produced by the protozoal parasite of Kala-azar. Ann. trop. Med. Parasit. **2**, 147—152 (1908).

Rohrs, L.C.: Leishmaniasis in the Sudan Republic. XVIII. Parasitemia in Kala-Azar. Amer. J. trop. Med. Hyg. **13**, 265—271 (1964).

Ross, R.: Note on the bodies recently described by Leishman and Donovan. Brit. med. J. **1903 II**, 1261—1262, 1395.

— Further notes on Leishman's bodies. Brit. med. J. **1903 II**, 1401.

— Leishmania Donovani found in Kala-azar. Brit. med. J. **1904 I**, 160 u. 1049, und **1904 II**, 98.

Roy, A.N., Banerjee, G., Banerjee, B.N.: A Preliminary Investigation on the Complement-Fixation Reaction in Dermal Leishmaniasis. Ann. Biochem. **15**, 109—112 (1955).

Sabido, F.: Contribuição para o estudo e tratamento do Kala-azar infantil. (Revisão de 158 casos.) Bol. clin. Hosp. Lisboa **14**, 487—503 (1950).

Sadikario, A., Tadžer, I.S.: Bone Marrow in Hypersplenic Children (Kala-Azar and Metamalaric Hypersplenism). Acta Facultatis Med. Skopiensis **4**, 121—124 (1957).

Sanyal, A.B., Sen Gupta, P.C.: Fine structure of Leishmania in dermal leishmanoid. Trans. roy. Soc. trop. Med. Hyg. **61**, 211—216 (1967).

Sati, M.H.: Early Phases of an Outbreak of Kala-Azar in the Southern Fung. Sudan med. J. **1**, 98—111 (1962).

— Leishmanial Enteritis as a Cause of Intractable Diarrhoea and Diath. Sudan med. J. **1**, 216—218 (1962).

— **Ali, M.Y.**: Post-Kala-Azar Lesion presenting as Laryngeal Neoplasm. Sudan med. J. **1**, 37—40 (1962).

Schneider, C.R., Hertig, M.: Immunodiffusion reactions of Panamanian Leishmania. Exp. Parasit. **18**, 25 (1966).

Schütt, R.: Heutiger Stand unserer Kenntnisse über viscerale Leishmaniasen. Ergebn. Hyg. **23**, 64—124 (1940).

Selberg, W.: Über Kala-azar bei einem heimgekehrten deutschen Kriegsgefangenen. Hamburger Ärzteblatt **2**, 41 (1947).

Sen, Anjali, Mukerjee, S.: Observation on Antigenic Differentiation of Leishmania Parasites of Kala-Azar and Post-Kala-Azar Dermal Leishmaniasis. Ann. Biochem. **21**, 105—108 (1961).

Sen Gupta, P. C.: The treatment of Kala-azar complicated with pulmonary tuberculosis. Indian med. Gaz. **75**, 50—52 (1944).

— The Treatment of Kala-Azar and its Complications. J. Indian med. Ass. **18**, 377—382 (1949).

— The Treatment of Kala-Azar with Methyl Clucamine Antimoniate. Indian med. Gaz. **85**, 291—296 (1950a).

— Hydroxystilbamidine in the Treatment of Indian Kala-Azar. Indian med. Gaz. **85**, 547 to 553 (1950b).

— Observations on Post-Kala-Azar Dermal Leishmaniosis. Rev. bras. Malar. **8**, 175—186 (1956).

— Pathogenicity of Leishmania donovani in Man. Rev. Inst. Med. trop. S. Paulo **4**, 130—135 (1962).

— **Adhikari, S. L.**: Observations on the Complement Fixation Test for Kala-Azar. J. Indian med. Ass. **22**, 89—93 (1952).

— **Bhattacharyya, B.**: The Spleen in Kala-Azar. Indian med. Ass. **21**, 1—4 (1951).

— — Histopathology of Post-Kala-Azar Dermal Leishmaniasis. J. trop. Med. Hyg. **56**, 110—116 (1953).

— — **Das, A. K., Sanyal, N. N.**: Treatment of Post-Kala-Azar Dermal Leishmaniasis with Mthyl Glucamine Antimoniate. J. trop. Med. Hyg. **55**, 205—208 (1952).

— — **Ray, H. N.**: The Cytology of Leishmania donovani (Laveran & Mesnil, 1903) Ross, 1903. J. Indian med. Ass. **22**, 308 (1953).

— **Chakravarty, N. K., Ray, H. N., Das Gupta, B.**: The Liver in Kala-Azar. Ann. trop. Med. Parasit. **50**, 252—259 (1956).

— **Chatterji, A.**: Lymphadenopathy in a Case of Indian Kala-Azar. J. Indian med. Ass. **36**, 21—22 (1961a).

— — Observations on Drug Resistant Kala-Azar. J. Indian med. Ass. **36**, 225—230 (1961b).

— **Das Gupta, N. N., Bhattacharya, D. L.**: Electron and Photomicrographic Studies for the Flagellate Form of Leishmania donovani. Nature (Lond.) **168**, 1063—1064 (1951).

— **Mallik, B. K. N., Chakravarty, N. K.**: Observations on pneumococcal meningitis as a complication of kala-azar. Indian med. Gaz. **83**, 8—17 (1948).

— **Mukherjee, A. M.**: Intradermal Test with Leishmania donovani Antigen in Post-Kala-Azar Dermal Leishmaniasis. Ann. Biochem. **22**, 63—66 (1962).

— **Panja, D., Banerjee, A. K.**: An Unusual Case of Post-Kala-Azar Dermal Leishmaniasis. Indian med. Gaz. **85**, 138—141 (1950).

— **Rao, S. S., Lahiri, D. C., Bhattacharyya, B.**: Electrophoretic Pattern of Kala-Azar Serum. J. Indian med. Ass. **22**, 433—435 (1953).

— **Sanyal, N. N., Bhattacharyya, B., Mathen, K. K.**: Avitaminosis in Kala-Azar. Preliminary Observationes. Indian med. Gaz. **87**, 444—448 (1952).

Serguiev, V. P.: On high specificity of leishmanin. Medskaya Parazit. **39**, 676—678 (1970).

Shanker, A.: Electrophoretic Differential Serum Protein Pattern in Kal-Azar. Brit. med. J. **1959**, 1221—1223.

Shaw, J. J., Voller, A.: The Detection of Circulating Antibody to Kala-Azar by means of Immunofluorescent Techniques. Trans. roy. Soc. trop. Med. Hyg. **58**, 349—352 (1964).

Sherlock, I. A., Almeida, S. P.: Observações sôbre calzar em Jacobina, Bahia. V. Resultados de medidas profilácticas. Rev. bras. Malar. **22**, 175—181 (1970).

Shortt, H. E., Das, S., Lal, C.: The findings of parasite in the peripheral blood of kala-azar cases by direct microscopical examination. Indian J. med. Res. **15**, 529—538 (1927).

Silver, R. T., Pedreira, L., Korngold, L., Engle, R. L., Jr.: Studies of Serum Protein Abnormalities in Kala-Azar. Proc. Soc. exp. Biol. (N.Y.) **106**, 365—368 (1961).

Smith, D. A., Weiss, C.: Bone marrow studies in the Sudan. J. trop. Med. Hyg. **61**, 161—167 (1958).

Sobral, D. T., Pórto, J. A. F., Neto, M. B.: Intestinal infection and malabsorption in a case of visceral leishmaniasis. Hospital (Rio de J.) **71**, 173—186 (1967).

Somma, L.: Sull'anemia splenica infantile. Arch. pathol. infant. Zit. bei Brahmadrai, U. N. (1926).

Southgate, B. A.: Studies in the Epidemiology of East African Leishmaniasis. 2. The Human Distribution and its Determinants. Trans. roy. Soc. trop. Med. Hyg. **58**, 377—390 (1964).

Southgate, B.A., Manson-Bahr, P.E.C.: Studies in the epidemiology of East African Leishmaniasis. 5. Leishmania adleri and natural immunity. J. trop. Med. Hyg. **70**, 33—36 (1967).

— **Oriedo, B.V.E.:** Studies in the Epidemiology of East African Leishmaniasis. I. The Circumstantial Epidemiology of Kala-Azar in the Kutui District of Kenya. Trans. roy. Soc. trop. Med. Hyg. **56**, 30—47 (1962).

— — Studies in the epidemiology of East African Leishmaniasis. 3. Immunity as a determinant of geographical distribution. J. trop. Med. Hyg. **70**, 1—4 (1967).

Stauber, L.A.: Leishmaniasis. In: Immunity to parasitie annimals. Band 2. Hrsgb. Jackson, Herman u. Singer. New York: Appleton Century Crofts 1970.

— **Mauer, S.I., Leathem, J.H.:** Leishmaniasis in Hamster: adreno cortical hormones and the course of infection. J. Parasit. **38**, 11 (1952).

Stone, H.H., Tool, C.D., Pugsley, W.S.: Kala-Azar (Visceral Leishmaniasis): Report of a Case with 34 Month Incubation Period and Positive Doan-Wright Test. Ann. intern. Med. **36**, 686—693 (1952).

Sun, C.J.: "Pentostam" in the Field Treatment of Kala-Azar. A Preliminary Report. China med. J. **67**, 184—188 (1949).

Swaminath, C.S., Shortt, H.E., Anderson, L.A.P.: Transmission of kala-azar to man by the bites of phlebotomus argentipes. Indian J. med. Res. **30**, 473—475 (1941).

— — — Transmission of Indian Kala-azar to man by the bites of Phlebotomus argentipes, Ann. and Brun. Indian J. med. Res. **30**, 473—477 (1942).

Symmers, W.St.C.: Leishmaniasis acquired by Contagion. A Case of Marital Infection in Britain. Lancet **1960**, 127—132.

Tahernia, A.C., Jalayer, T.: Visceral leishmaniasis (Kala-azar) in children in southern Iran. Ann. trop. Med. Parasit. **62**, 171—173 (1968).

Taj-Eldin, S., Nouri, L., Jawad, J., Falaki, N.: Kala-azar in Iraq. J. Fac. Med. Baghdad **11**, 7—15 (1969).

Taliaferro, W.H.: Remarks on the Immunology of Leishmaniasis. Sci. Rep. Ist. Sup. Sanità **2**, 138—142 (1962).

Taub, Judith: The effect of Normal Human Serum on Leishmania. Bull. Res. Coun. Israel **6E**, 55—57 (1956).

Terry, L.L., Lewis, J.L., Jr., Sessoms, S.M.: Laboratory Infection with Leishmania donovani: a Case Report. Amer. J. trop. Med. **30**, 643—649 (1950).

Torrealba, J.W., Chaves-Torrealba, J.: Empleo de antigeno de B.C.G. en la reacción de fijación del complemento para el diagnóstico de la leishmaniasis visceral. (Nota previa.) Rev. Inst. Med. trop. S. Paulo **6**, 252—253 (1964).

Treske, U., Stanisic, M.: Kala-azar bei Mittelmeerurlaubern. Dtsch. med. Wschr. **93**, 1320 to 1323 (1968).

Tripodi, P.: Sui rapporti tra leishmaniosi viscerale e malaria. Descrizione di tre case clinici. Arch. ital. Sci. med. colon. **29**, 24—38 (1948).

Tuckman, E.: Treatment of Chinese Kala-Azar with Sodium Antimony Gluconate. J. trop. Med. Hyg. **52**, 199—204 (1949).

Turner, E.R., Labrecque, G.C., Hoogstraal, H.: Leishmaniasis in the Sudan Republic. 24. Effectiveness of Insecticides as Residues and Fogs for Control of Phlebotomus langeroni orientalis Parrot (Diptera: Psychodidae). J. Egypt. publ. Hlth Ass. **40**, 59—64 (1965).

Uebel, H.: Über Eiweißstoffwechselstörungen bei infantiler visceraler Leishmaniose unter besonderer Berücksichtigung der pathologisch-anatomischen Veränderungen. Z. Tropenmed. Parasit. **2**, 327—337 (1951).

Van der Linde, D.L., Meuwissen, O.J.A.T., Van Gorp, L.H.M.: Kala azar in Nederland. Ned. T. Geneesk. **113**, 1413—1418 (1969).

Van Peenen, P.F.D., Dietlein, D.R.: Leishmaniasis in the Sudan Republic. 14. Leishmania Skin Testing in Upper Nile Province. J. trop. Med. Hyg. **66**, 171—174 (1963).

— **Miale, Irene L.:** Leishmaniasis in the Sudan Republic: 5. Serum Proteins in Sudanese Kala-Azar. J. trop. Med. Hyg. **65**, 191—195 (1962).

Veronesi, R., Catro, R.M., Marques, J.C., Fiorillo, A.M., Zucolloto, M., Czapski, J., Sasses, Hild L.B., Amato Neto, V.: Leishmaniose visceral (Calazar) no Brasil. Estudo do quadro clinico e humoral de 15 noyos casos. Rev. Hosp. Clin. S. Paulo **10**, 86—111 (1955).

Visentini, A.: Über die Morphologie und den Entwicklungskreis der bei Kranken Kalabriens und Siziliens beobachteten Leishmania. Arch. Schiffs- u. Tropenhyg., Beiheft, **14**, 1—15 (1910).

Walter, J.H.: A Case of Indigenous Kala-Azar in the Gambia. Trans. roy. Soc. trop. Med. Hyg. **43**, 287—292 (1949).

Weng, Hsin-chih, Chung, Huei-lan, Hou, Tsung-ch'ang, Ho, Lien-yin: A simplified Antigen for Kala-Azar Complement Fixation Test with Observations in 742 Cases. Chin. med. J. **71**, 328—333 (1953).

Werthein, G., Roner, A., Montilio, B.: Changes in leptomonads of Leishmania tropica grown in media containing immune serum. Nature (Lond.) **226**, 267—269 (1970).

Wijers, D. J. B., Minter, D. M.: Studies on the Vector of Kala-Azar in Kenya. II. Epidemiological Evidence (Wijers). III. Distributional Evidence (Minter) 19—23; IV. Experimental Evidence (Minter & Wijers). 24—31. Ann. trop. Med. Parasit. **57**, 7—18 (1963).

Williamson, J.: Prophylactic Inactivity of Pentamidine in Experimental Leishmaniasis. Trans. roy. Soc. trop. Med. Hyg. **49**, 444—448 (1955).

Wright, Mary, I.: Kala-Azar of Unusual Duration, associated with Agammaglobulinaemia. Brit. med. J. **1959**, 1218—1221.

Wu, C. S. C., Chu, I. T., Wu, T. T.: A Case of Kala-Azar with Cirrhosis of the Liver and Jaundice. J. Path. Bact. **61**, 209—215 (1949).

Yawalkar, S. J., Mardhekar, B. V., Mahabir, B. S.: Post-Kala-Azar Dermal Leishmaniasis. J. trop. Med. Hyg. **69**, 140—142 (1966).

Zinnemann, H. H., Hall, W. H., Wallace, F. S.: Leishmaniasis of the larynx. Report of a case and its confusion with histoplasmosis. Amer. J. Med. **31**, 654—658 (1961).

Zivić, R. et al.: A contribution to the knowledge of kala azar in children (with a special reference to the haemogram). Medicina (Rijeka) **6**, 341—352 (1969).

Cutane Leishmaniose

Synonyme: Orientbeule; Aleppo-Beule; Delhi-Beule; Natal-Beule; Bagdad-Beule; Biskrah-Beule; Furunkulus orientalis; Wüsten-Ulcus; Jericho-Rose.

Felix Sagher

Mit 3 Abbildungen

I. Definition

Die cutane Leishmaniose ist eine Erkrankung, die in Teilen von Asien, Afrika und besonders in allen Mittelmeergebieten endemisch ist und zahlreiche Benennungen erfahren hat, die im Titel angeführt sind. Die Erkrankung ist eine reine Dermatose und ihre Bedeutung besteht hauptsächlich darin, daß sie kosmetische Schäden verursacht, die vor allem im Gesichte auffallend und unangenehm sind. In der Gegend der Augen kann es zu einem schweren Ectropium kommen und zur Einschränkung des Augenlichtes.

II. Geschichte

Die Erkrankung ist seit vielen Jahrhunderten im Mittleren Osten bekannt und hat vor allem durch den kosmetischen Effekt, den sie verursacht, in den verschiedenen Bevölkerungen Interesse erweckt. So ist z. B. bekannt, daß vor über 300 Jahren die Juden in Bagdad Material von frischen Läsionen auf den Oberschenkel oder den Oberarm der Mädchen inokulierten, um denselben das Erscheinen von Läsionen und Narben im Gesichte zu ersparen.

Die ersten wissenschaftlichen Abhandlungen über die Orientbeule sind vor fast 200 Jahren in der europäischen Literatur erschienen und trotzdem ist die Erkrankung bis heute noch nicht in allen Einzelheiten geklärt, obzwar inzwischen gerade diese Erkrankung die Möglichkeit bot, weitgehende Experimente an Menschen und Tieren durchzuführen.

Im letzten Weltkriege ist die Erkrankung bei verschiedenen Truppen in Nordafrika nicht selten gewesen und ist dadurch noch weiter verbreitet worden.

III. Ätiologie

Die cutane Erkrankung ist durch einen Protozoen *Leishmania tropica* verursacht, die *durch* eine Sandfliege, den *Phlebotomus, übertragen* wird. Die Leishmania tropica ist eine Form des Genus Trypanosomidae, die alle lebenden Flagellaten einschließt, die im Blut und dem Gewebe von menschlichen Individuen vorkommen. Die Leishmania tropica hat einen Lebenscyclus, in dem sie in Form von Flagellaten vorhanden ist und einen, in dem sie ihre Flagella verliert. Im menschlichen Gewebe ist die Leishmania tropica ein ovales Gebilde, das einen Nucleus und einen Kinetoplast besitzt. Die Größe dieser sogenannten *Leishman-Donovan Körperchen* ist 2—4 μ. Der Kinetoplast entwickelt sich in der Sandfliege zu einer Flagella. Leishmania tropica kann in Kultur gezüchtet werden und zwar am besten auf dem sogenannten N.N.N. Agar (Nicolle-Novy-McNeal Medium). Die bei uns benützte Adler'sche Modifikation besteht aus 1 Teil 2,5%igem Agar, 8 Teilen Lockes Lösung, die 0,1%ige Dextrose enthält, und aus 1 Teil frischen Kaninchenblut. Die Ansichten, ob die verschiedenen Formen der Leishmaniose auf dem künstlichen Nährboden unterscheidbar sind, sind nicht einheitlich. Adler glaubt, daß die Leishmania tropica mehr einheitlich und diffuse Massen, während die Leishmania-donovani mehr granuläre Massen bilden. Eine andere Möglichkeit des Unterschiedes der verschiedenen Leishmania-Kulturen stellt der Agglutinationstest dar, der jedoch ebenfalls keine einheitliche Antwort gegeben hat. Jedenfalls ist es sicher, daß die von einer bestimmten Läsion gezüchtete Leishmania immer wieder nur das selbe klinische Bild bei Menschen hervorruft; nicht so beim Tier, wo die Leishmania tropica eine viscerale Form beim Hamster hervorruft.

Die Leishmania tropica wird durch eine *Sandfliege*, den Phlebotomus sergenti und Phlebotomus papatasii übertragen.

IV. Epidemiologie

Während die *Orientbeule* in den früheren Jahrzehnten eine ausgebreitete Erkrankung in Asien und Afrika in den verschiedenen geographischen Zonen, besonders im Mittelmeergebiet, war, ist heute die Erkrankung viel seltener geworden. Die Ursache ist auf die sanitären Maßnahmen zurückzuführen, vor allem das Vernichten der Sandfliegen durch systematisches „Sprayen" von ganzen Gegenden mit DDT und ähnlichen Insektiziden.

V. Klinisches Bild

Die durchschnittliche *Inkubationszeit* beträgt ungefähr 2—3 Wochen, jedoch sind auch kürzere Inkubationszeiten berichtet worden und vor allem viel längere bis zu 3 Jahren und mehr.

Das *klinische Bild* der Leishmania tropica ist sehr mannigfach und in den endemischen Gegenden ist sie im Stande eine große Anzahl von dermatologischen Krankheiten nachzuahmen. Sie spielte daher in diesen Gegenden eine ähnliche Rolle wie die Syphilis in früheren Zeiten in Europa.

Differentialdiagnostisch kamen hauptsächlich folgende Krankheiten in Betracht: Furunkel, Impetigo, Ekthyma und andere Pyodermien, Erysipel, Lupus erythematosus, Lupus vulgaris, tertiäre Syphilis, Lepra, Keloide, Tuberkulosis verrucosa, Ulcus tropicum, Ulcus phagedaenicum, Acne vulgaris, Psoriasis. Diese Mannigfaltigkeit wurde auch vor allem von *Marchionini* in Ankara betont.

Der typische *Verlauf* der Erkrankung ist folgender: Nach der Inkubationszeit entsteht eine kleine Papel von blau-roter Farbe, die allmählich sich vergrößert und im Laufe von einigen Monaten einen Durchmesser von $^1/_2$ bis einigen Zentimetern erreicht bei einer Erhebung von $^1/_2$ cm. Nach 3—4 Monaten beginnt diese chronische noduläre Form im Zentrum zu ulcerieren und zeitweise mit einer Kruste bedeckt zu sein. Dieses Stadium dauert ebenfalls einige Monate. Es kommt schließlich zur Epitelisierung und zur langsamen spontanen Heilung, die in 9—15 Monaten vollendet ist. Da die Durchschnittszeit dieser Erkrankung ungefähr 1 Jahr dauert, wurde die Erkrankung in manchen Gegenden als „Sana" (Jahr) bezeichnet. Dieser Verlauf ist in ungefähr 90% der Fälle vorhanden; nämlich wenn es zur Form der sogenannten *Leishmaniosis nodosa* kommt, die vollkommen ausheilt und auch eine Immunität für Lebzeiten hinterläßt (Abb. 1a—d).

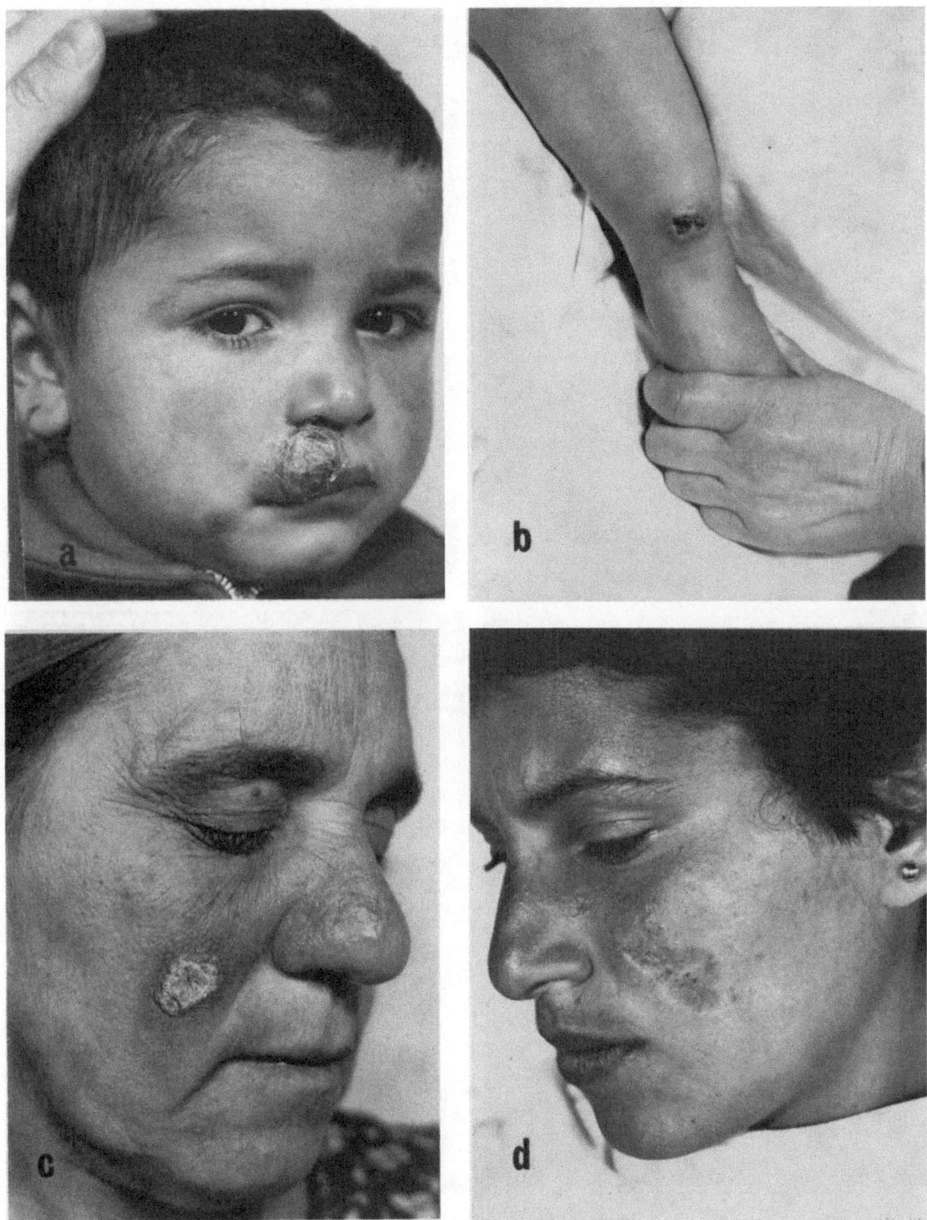

Abb. 1. a Leishmaniasis nodosa (Frühstadium). Chronisches Infiltrat mit Schuppenkruste bedeckt. b Ulcerierte Läsion im Frühstadium. c Knoten in Heilung. Das Infiltrat ist in Resorption. d Charakteristische Narbe als Resultat der Erkrankung im Frühstadium

Ungefähr 10% der Fälle gelangen jedoch nicht zu einer vollkommenen Ausheilung. Entweder kommt es sofort am Rande oder im Zentrum der Läsion zu einer Umwandlung und zum Fortbestehen der Läsion, oder es kommt zu einer klinischen Ausheilung und Narbenbildung und erst nach Jahren entstehen gewöhnlich am Rande oder in einer gewissen Entfernung neue Läsionen, die jedoch einen

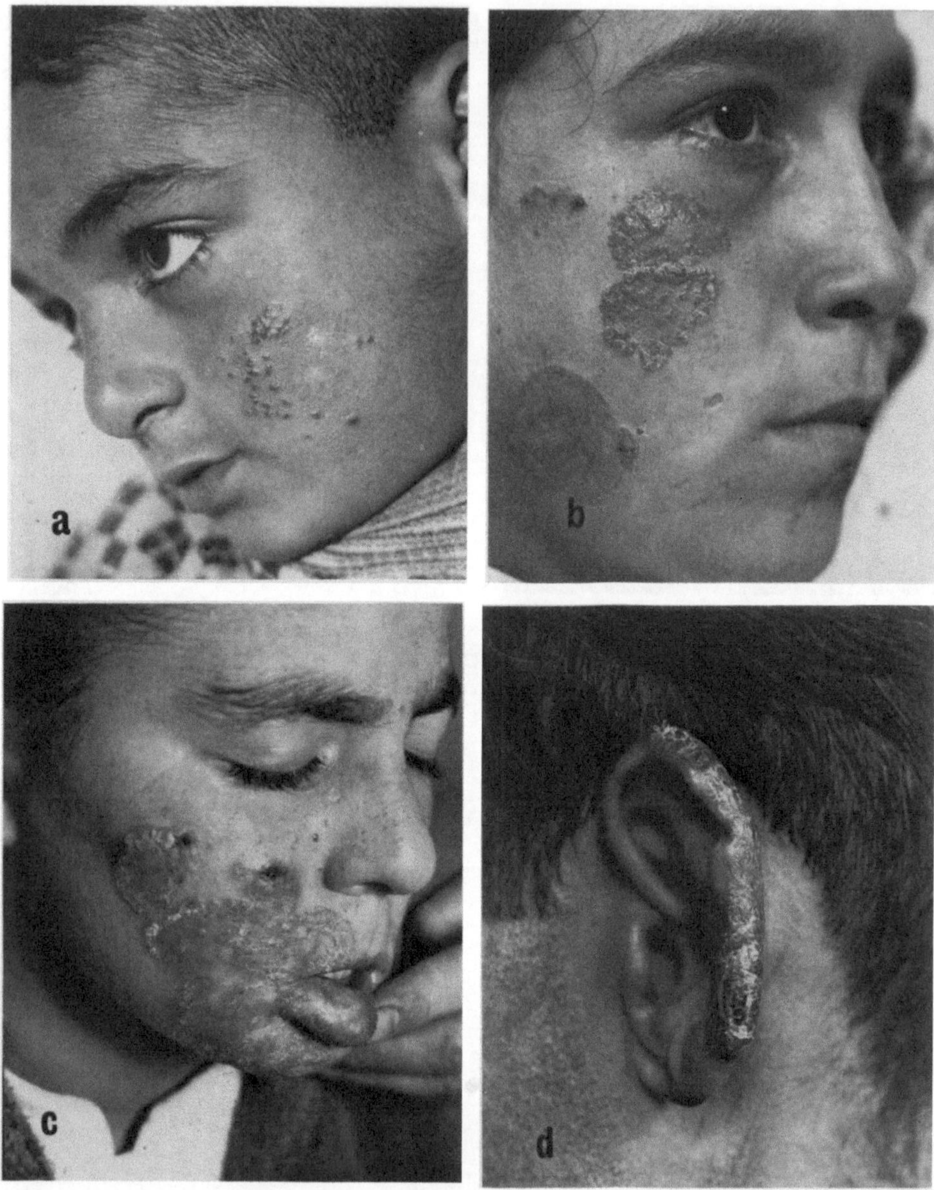

Abb. 2. Leishmaniasis recidivans. a Am Rande der Narbe sind kleine tuberkuloide Knötchen vorhanden, die unter Glasdruck gelblich erscheinen. b Hauptsächlich die Randpartien der Narbe sind befallen, aber auch einzelne tuberkuloide Knötchen sind im Zentrum der Narbe vorhanden. c Die Mundschleimhaut kann manchmal befallen sein, jedoch nur durch Kontinuität des Prozesses von der umgebenden Haut. d Infiltrat am Ohr ähnlich dem Chiclero Ulcus

vollkommen anderen Charakter zeigen. Ähnlich wie bei der tertiären Syphilis entwickeln sich nun in diesem Spätstadium tuberkuloide Strukturen, die klinisch von einer gelblich-braun-roten Farbe sind und bei diaskopischem Druck unter Glas die typischen Tuberkel zeigen, wie der Lupus vulgaris. Zum Unterschiede von der Narbe der tertiären Syphilis, wo das Zentrum immer von Rezidiven frei bleibt, während der Rand progredient ist, und der Tuberkulose, wo sowohl am Rand als auch im Zentrum Tuberkel vorhanden sind, ist bei der *Leishmaniasis recidivans*, wie sie DOSTROVSKY nannte, meistens die Peripherie befallen und relativ selten zeigt das Zentrum einzelne Knötchen. Diese Spätform der Leishmaniose kann sich über Jahrzehnte erstrecken und heilt im allgemeinen nur sehr langsam ab, sehr häufig mit großen kosmetischen Zerstörungen (Abb. 2a—d).

Besondere klinische Bilder einer sogenannten *feuchten und trockenen Form* wurden in Südrußland beobachtet. Der feuchte Typus der Erkrankung trat in den Landgebieten auf, wo sich die Sandfliegen an einem Nagetier infizierten, das das Reservoir in diesen Gegenden darstellt. Die trockene Form war fast ausschließlich in den städtischen Gegenden zu beobachten. Beide Typen verhielten sich nicht nur epidemiologisch, sondern auch klinisch und therapeutisch verschieden.

Leishmanid: Ein Leishmanid ähnlich den Leishmaniden bei Kala-Azar gibt es bei der cutanen Form scheinbar nicht. In einzelnen Fällen erfolgt jedoch ein Durchbruch der immunologischen Barriere und es kommt zur Streuung in Form von Leishmaniden, wie das von BERLIN bei der Leishmaniasis recidiva und ZUKKERMANN u. SAGHER bei der Frühform der Leishmaniose beobachtet wurde. Die Leishmanide entstanden allerdings bei einer Frühform, die experimentell durch Inokulation erzeugt wurde.

Die cutane Leishmaniose der alten Welt, die Orientbeule und die mucocutane Leishmaniose der neuen Welt haben viele Ähnlichkeiten. Wesentliche Unterschiede die jedoch regelmäßig vorhanden sind, sind folgende:

a) die metastatischen Erscheinungen an der Mucosa des Mundes und der Nase und das relativ häufige Vorkommen von mykotischen Infektionen beim amerikanischen Typus;

b) die Lupus vulgaris artigen Erscheinungen beim Typus, der im Nahen Osten vorkommt.

Lokalisation der Erkrankung: Die Lokalisation der Erkrankung ist hauptsächlich an den unbedeckten Körperteilen oder an solchen Stellen, wo die Sandfliege in der Dunkelheit am leichtesten stechen kann. Infolge dessen sind die meisten Läsionen am *Gesicht* und an den *Außenseiten der oberen und Unter-Extremitäten* vorhanden. In selteneren Fällen finden sich jedoch die Läsionen auch an den übrigen Stellen des Körpers. Die *Zahl* der Veränderungen hängt vollkommen von der *Menge der Stiche* ab, die ein Patient von den Sandfliegen erhalten hat. In manchen Fällen ist nur eine einzelne Läsion vorhanden, in den meisten Fällen sind es zwischen 5 und 20. Es sind jedoch Fälle mit über 200 Läsionen beschrieben worden. Es ist dabei interessant festzustellen, daß diese nicht alle zur selben Zeit erscheinen müssen, sondern daß nach einer gewissen Zeit, selbst nach dem Entfernen aus der endemischen Gegend, noch immer Läsionen auftreten können. Dies ist dadurch verständlich, daß die Inkubationszeit solche großen Variationen zeigen kann.

VI. Histopathologisches Bild

Entsprechend dem klinischen Bilde ist auch das histologische Bild bei den Frühformen (s. Abb. 3a) und bei den Spätformen (s. Abb. 3b) vollkommen verschieden.

Die *Frühform* stellt ein Granulom dar, bestehend aus histiocytären Zellen, die voll mit Leishman-Donovan-Körperchen sind, außerdem sind Lymphocyten,

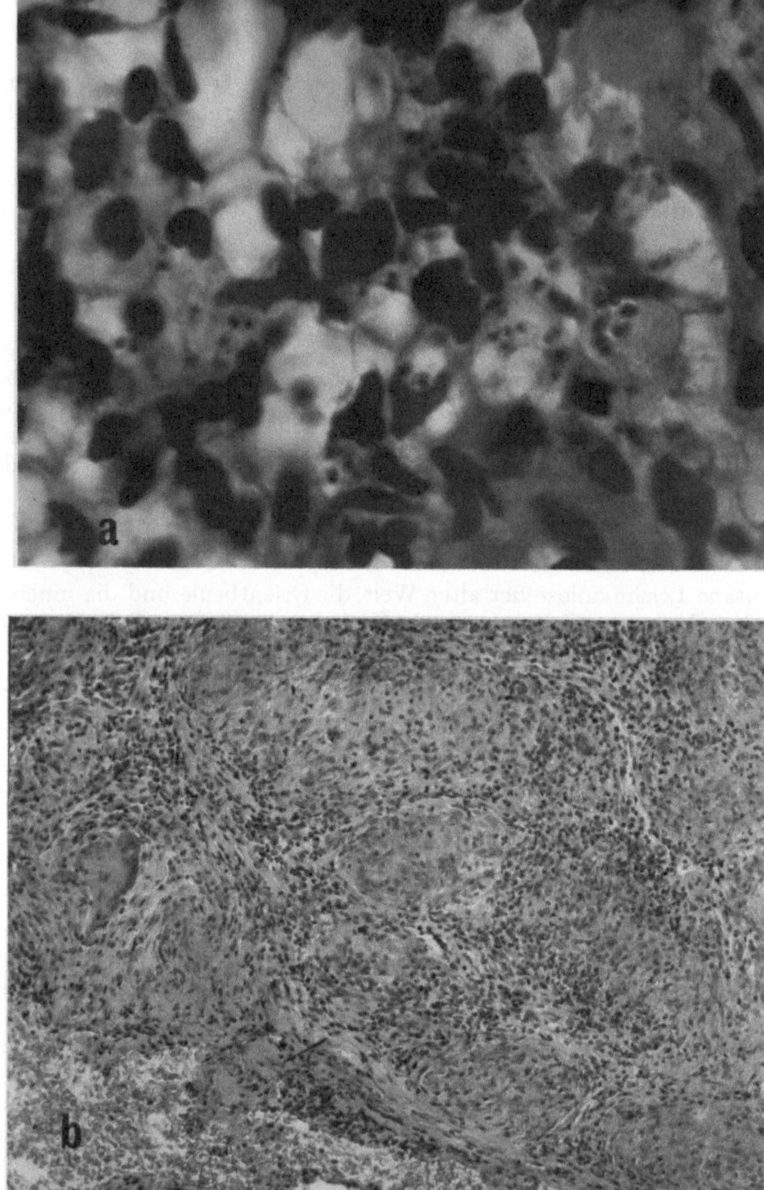

Abb. 3. a Leishmaniasis nodosa. Zahlreiche Leishman-Donovan Körperchen sind in den histiocytären Zellen vorhanden. Giemsa Färbung, Öl-Immersion. b Leishmaniasis recidivans. Tuberkuloides Granulationsgewebe in dem Parasiten nicht demonstrierbar sind. Hämatoxylin-Eosin Färbung, ca. 450 mal

Plasmazellen und polynucleare Zellen in verschiedenem Maßstabe beteiligt. Vor allem wenn es zur Ulceration kommt, sind die polynuclearen in großen Massen vorhanden. Die Anzahl der Leishmania-Parasiten ist in den ersten Monaten der Erkrankung sehr groß. Das gesamte histologische Bild sieht wie mit Salz und Pfeffer bestreut aus und ähnelt in einem gewissen Maße dem Bilde der Histoplasmosis. Die Parasiten verschwinden mehr oder minder nach dem 5.—7. Monat der Erkrankung und sind in den letzten Monaten im histologischen Bilde nicht mehr zu finden. Sie sind in dieser Zeit jedoch noch mit dem Kulturverfahren nachweisbar.

Vollkommen anders ist das Bild der *Leishmaniasis recidivans*. Es handelt sich dabei um ein typisches tuberkuloides Granulationsgewebe bestehend aus massenhaften Tuberkeln, mit epitheloiden Zellen und Riesenzellen umgeben von einem lymphocytären Saum. Dieses Bild ist von anderen tuberkuloiden Strukturen nicht unterscheidbar. In histologischen Schnitten sind Leishman-Donovan-Körperchen im allgemeinen nicht zu finden, ebenso wie man Tuberkelbacillen beim Lupus vulgaris nur sehr selten finden kann.

1. Diagnose und diagnostische Methoden

Die wesentlichen Befunde zeigt Tab. 1.

Bei dem Verdacht einer Läsion auf Leishmaniose ist die *einfachste Methode* eine kleine oberflächliche Incision am Rande der Beule durchzuführen, dann mit einem scharfen Skalpell aus der Cutis Gewebe herauszukratzen und das Material auf einen Objektträger aufzustreichen. Der *Ausstrich* wird fixiert und mit Giemsa gefärbt. Dabei können die Leishman-Donovan-Körperchen sehr deutlich im oder um die monocytären Zellen gefunden werden. Außer in der Läsion der Hautleishmaniose können die Parasiten manchmal in den regionären Drüsen gefunden werden, wie dies von DOSTROVSKY gezeigt wurde. Diese Untersuchung beweist objektiv das Vorhandensein der Leishmaniose.

Tabelle 1. *Diagnose der cutanen Leishmaniose*

	Frühform der cutanen Leishmaniose	*Spätform* der cutanen Leishmaniose
Klinische Erscheinungen	Indolente, entzündliche Knötchen oder Knoten, die ulcerieren können oder einem Furunkel, Erysipel oder Tumor ähnlich sind.	Destruktiver, chronischer, entzündlicher Prozeß mit Lupus vulgaris ähnlichen Knötchen und atrophischen Narben.
Heilung	Heilt im allgemeinen spontan in 1 Jahr mit einer scharf ausgestanzten, unregelmäßigen Narbe unter dem Niveau der übrigen Haut.	Die Heilung ist unvollkommen und die Läsionen können 20 und mehr Jahre bestehen.
Histologie	polymorphes, celluläres Infiltrat, hauptsächlich histiocytärer Art. Leishman-Donovan-Körperchen vorhanden.	Tuberkuloide Struktur. Leishman-Donovan-Körperchen kaum demonstrierbar.
Leishmania Parasiten	In Ausstrich positiv, in der Kultur positiv.	In Ausstrich negativ, in der Kultur positiv.
Leishmanin-Test	Im aktiven Stadium: positiv (normergisch); in abgeheilten Fällen: stark positiv; in der Narbe nach Leishmaniose: negativ (anergisch).	Stark positiv (hyperergisch).

Intracutan-Test: Ähnlich wie bei der Tuberkulose gibt der intracutane Test, durchgeführt mit abgetöteten Flagellaten aus der Kultur, eine positive Reaktion nach 48 Std. Die Flagellaten aus der Kultur werden in einer Konzentration von 100000 Parasiten in 0.1 ccm intradermal injiziert und nach 48 Std besteht eine Rötung und Papel von einem Durchmesser von 1—2 cm. Dieser Test hat eine hohe Spezifizität. In Untersuchungen von über 600 Patienten, die getestet wurden, wurde eine Spezifizität von 95% festgestellt. Die Einschränkung ist ähnlich wie bei Tuberkulose. In einer endemischen Gegend, in der ein Patient in der Jugend Leishmaniose durchgemacht hat, bleibt dieser Test das ganze Leben hindurch positiv. Es kann daher, wenn es sich später um eine andere Hautläsion handelt, der Test zu Irrtümern führen. Handelt es sich jedoch um Patienten, die nicht aus endemischen Gegenden stammten, so ist der Test von hohem diagnostischen Wert.

2. Prophylaxe

Die Frage einer *Vaccination* gegen Leishmaniose beschäftigte die Bevölkerung in Endemiegebieten seit vielen Jahrhunderten. Es ist überliefert, daß in Bagdad bei der jüdischen Bevölkerung häufig die Töchter künstlich mit Material von einer bestehenden Läsion inokuliert wurden und dadurch eine Leishmaniose an einer gewünschten Stelle hervorgerufen wurde. Mit dieser Form haben sie verhindert, daß die Erkrankung im Gesichte der Mädchen entstand und dort die charakteristischen unschönen Narben hervorrief.

Viele Versuche, eine Vaccine herzustellen, waren nicht von Erfolg begleitet. Weder chemische noch thermale Methoden haben zu einem Erfolg geführt.

Es blieb daher als einzige Methode, eine *künstliche Infektion* mit einer Beule am Oberschenkel oder Oberarm hervorzurufen, und durch das Ablaufen dieser Erkrankung eine Immunität herzustellen. Diese Versuche wurden im größeren Maßstabe durch KATZENELLENBOGEN ausgeführt und zeigten den Wert dieser prophylaktischen Maßnahmen in einer endemischen Gegend. Die Inokulationsexperimente können sowohl mit Kulturflagellaten durchgeführt werden, als auch mit Material von Leishman-Donovan-Körperchen aus der Milz von infizierten Hamstern, wie dies KATZENELLENBOGEN zeigte.

3. Pathogenese: Experimentelle Leishmaniose

Da es sich bei dieser Leishmaniose um eine rein cutane Form ohne interne Komplikationen handelt, deren einziges Problem die Abheilung einer Läsion mit einer Narbe darstellt, eignet sie sich besonders gut dazu, verschiedene Probleme durch experimentelle Versuche an Menschen zu studieren, da viele Menschen den Wunsch haben eine Immunisierung zu bekommen, wenn sie in endemischen Gegenden leben müssen. Einige dieser experimentellen Studien haben ein interessantes Licht auf allgemeine medizinische Probleme geworfen.

Die Inkubationsperiode, die im allgemeinen zwischen 2—5 Wochen beträgt, kann manchmal viele Jahre dauern. Es lag die Frage nahe, ist dies eine Frage der Empfänglichkeit der Patienten oder hängt dieselbe von den Parasiten ab. Es konnte festgestellt werden, daß durch den Stich des Phlebotomus ungefähr 20000 Flagellaten in die menschliche Haut hineingebracht werden.

In Versuchen, ob die Zahl der Parasiten einen Einfluß auf die Inkubationszeit hat, wurden verschiedene Mengen bei Freiwilligen injiziert. BERBERIAN injizierte 50000 Parasiten und erhielt eine Inkubationszeit von ca. 4 Monaten. DOSTROVSKY injizierte zwischen 1000000 bis 16000000 Parasiten und erhielt Inkubationszeiten, die bei den niedrigeren Dosen um 1—2 Wochen lagen. Bei der Menge von 16000000 trat jedoch eine sofortige Rötung auf, die nach 2 Tagen eine Fluktuierung zeigte, von der reine Flagellaten kultiviert werden konnten. Aus diesem Knötchen entwickelte sich direkt die Leishmaniabeule. Es kam also praktisch dazu, daß man durch die Veränderung der injizierten Menge die Inkubationszeit bis auf praktisch Null herabsetzen konnte.

Diese Tatsache mag ein Licht auf andere Krankheiten werfen wie z. B. auf die Syphilis, bei der ebenfalls die Inkubationszeit durchschnittlich 3 Wochen beträgt, anscheinend weil mehr oder minder dieselbe Menge von Treponemen bei dem Geschlechtsverkehr in die Schleimhaut oder Haut gebracht werden. Wenn der Patient eine inadäquate Penicillintherapie während der Inkubationszeit erhält, wird die Inkubationszeit viel länger und es manifestiert sich die Syphilis erst nach einigen Monaten. Es könnte sich hier also ebenfalls darum handeln, daß durch die Penicillintherapie ein Teil der Treponemen abgetötet und dadurch die Inkubationszeit verlängert wird.

Daß nach Abheilen einer natürlichen Infektion eine vollkommene Immunität besteht, konnte in weiteren Experimenten gezeigt werden, in denen 5000000 Parasiten injiziert wurden. Statt einer neuen Läsion entstand ein Ulcus, das nach einigen Wochen abheilte, oft von allgemeinen Erscheinungen begleitet war und in dem keine Parasiten demonstriert werden konnten. Es handelte sich also hier um einen ähnlichen Versuch wie beim zweiten Teil des Kochschen Phänomens.

Weitere Untersuchungen zeigten folgende Tatsache: Wenn Leishmania Parasiten in den ersten Monaten bei einem Patienten injiziert wurden, der Läsionen hatte, die erst einige Monate bestanden, war es möglich eine neue Läsion zu erzeugen, die ebenfalls einer Leishmaniasis nodosa entsprach. Wenn der Patient im Zeichen spontaner Abheilung war, konnte eine solche Läsion nicht mehr erzeugt werden. Es stellte sich daher die Frage, was bei den 10% der Erkrankten mit Leishmaniasis recidivans geschieht. Eine Inokulation dieser Patienten erzeugte in allen Fällen das klinische und das histologische Bild einer Leishmaniasis recidivans. Es benimmt sich also hier die Leishmaniose ähnlich der Syphilis, wo in einem bestimmten Stadium auch nur eine Läsion desselben Stadiums experimentell erzeugt werden konnte. Allerdings sind die Versuche bei der Syphilis nicht reine Versuche, da es sich um Gewebsmaterial handelte, während bei der Leishmaniose die Inokulationen mit reinen Kulturparasiten durchgeführt werden konnten. Diese Reaktion wurde als „*Isophasisches Phänomen*“ bezeichnet, was ausdrücken soll, daß nur eine Form der Erkrankung erzeugt werden kann, entsprechend der Phase, in der sich der Patient befindet. Ist der Kranke in einer Frühphase der Erkrankung, erzeugt die Inokulation ein Frühstadium, ist er im Spätstadium der Erkrankung, erzeugt die Inokulation eine Spät- oder tuberkuloide Reaktion.

Eine weitere Frage, die von allgemeinem Interesse war, ist die Zeit, die nötig ist, daß eine intracutane Sensibilisierung gegen abgetötete Bacillen entsteht. Es ist ja nicht sicher bekannt, wie lange es dauert bis ein Tuberkulintest nach der Infektion positiv wird. Bei der Leishmaniose konnte dies an Freiwilligen genau festgestellt werden. Es stellte sich heraus, daß bereits 72 Std nach der Inokulation ein positiver Intracutantest hervorgerufen werden konnte.

Weitere Versuche zeigten, daß ein Unterschied in der Sensibilität gegen abgetötete Leishmania-Parasiten besteht.

Während der Durchschnitt der Parasiten, der nötig ist, um eine positive Reaktion bei der Leishmaniasis nodosa hervorzurufen, zwischen 1000 und 100000 beträgt, kann man bei der Leishmaniasis recidivans noch eine positive Reaktion mit 10 Parasiten und selbst weniger hervorrufen. Dies weist darauf hin, daß diese Form die keine Immunität zeigt, jedoch eine viel höhere allergische Reaktion aufweist.

Versuche in normaler Haut und in der Narbe nach Leishmanioseerscheinungen zeigten, daß die Narbe, in der eine Leishmaniose abgeheilt ist, einen negativen Test aufweist. Dies ist besonders interessant, da unter mehr als 1000 Testen nur ein einziges Mal beobachtet werden konnte, daß bei einem Patienten mit Spätform einer Leishmaniose ein negativer Intracutantest vorhanden war. Dieser Test wurde positiv, als die Heilung des Prozesses begann.

4. Therapie

Die Therapie wechselt in den verschiedenen Gegenden. Es gibt bis heute kein spezifisches Mittel gegen die Leishmaniose. Da jedoch eine spontane Heilungstendenz vorhanden ist, wurden die verschiedensten Methoden vorgeschlagen. Alle haben mehr oder weniger einen günstigen Einfluß. In der befallenen Bevölkerung selbst werden einfache Methoden, wie das Ausbrennen mit Schwefelsäure oder mit Kohlensäureschnee verwendet. Ärztlich ist die intratumorale Injektion von Atebrin am häufigsten gebräuchlich. Sie ruft im allgemeinen eine schnellere Heilung der Läsionen hervor. Der große Nachteil der Methode ist die enorme Schmerzhaftigkeit der Injektionen. Die intramuskuläre Anwendung von Antimon, die bei der internen Erkrankung oder in Südamerika viel größeren Effekt aufweist, hat bei der Orientbeule nur einen recht geringen Effekt. Trotzdem sind Antimonpräparate eines der gebräuchlichsten Mittel in den verschiedenen Ländern. Röntgenstrahlen haben sich bei der Frühform der Leishmaniose sehr bewährt. Sie haben jedoch den Nachteil, daß relativ hohe Dosen verwendet werden müssen, die an bestimmten Körperstellen angezeigt sind. Die Grenzstrahlen hatten einen ähnlichen Einfluß und haben durch ihre oberflächliche Wirkung eine weitere Verwendungsmöglichkeit als die Röntgenstrahlen.

Die verschiedenen Antibiotica, die im *in Vitro* Versuch einen Effekt gegen den Parasiten zeigten, haben sich in *in Vivo* kaum bewährt. Das Penicillin hat vollkommen versagt, das Streptomycin wird von manchen Autoren gelobt, bei anderen jedoch hat es sich nicht bewährt. Die lokale Behandlung mit antiparasitären Mitteln bewirkt im allgemeinen eine Beschleunigung der Heilung durch ihren Einfluß auf die sekundäre Infektion. Wenn auch die meisten der genannten Behandlungen bei der Frühform einen Effekt haben, so haben sie jedoch beim tuberkuloiden Typus meist vollkommen versagt.

Es war daher die Idee von DOSTROVSKY, die Barriere um den Tuberkel mit Steroiden zu durchbrechen und gleichzeitig durch intramuskuläre Anwendung des Stibiums einen besseren Effekt hervorzurufen. In einer Anzahl der Fälle konnte sowohl durch systemische Verabreichung Cortison oder durch intratumorale Injektion Hydrocortison und gleichzeitiger Verabreichung vom Stibium intramuskulär eine Heilung erreicht werden. Die Behandlung ist jedoch sehr langwierig.

Zusammenfassend erscheint die Leishmaniose der Haut für den Dermatologen deshalb besonders interessant, weil sie viele andere Hauterkrankungen nachahmen kann. Der Histopathologe ist besonders an einer Krankheit interessiert, deren Granulom zu verschiedenen Zeiten einen so verschiedenen Aufbau zeigt. Den Epidemiologen interessiert die Erkrankung, die sich beim Menschen und beim Tier vollkommen anders verhält, den Protozoologen das Studium eines Parasiten, der einmal Hauterscheinungen, einmal viscerale Erscheinungen und einmal mucocutane Formen hervorrufen kann, und endlich den Immunologen, da Studien an menschlichen Freiwilligen vorgenommen werden können, die daran interessiert sind, gegen eine natürliche Infektion geschützt zu werden.

Literatur

Adler, S.: Trans. roy. Soc. trop. Med. Hyg. **40**, 701 (1947).
— **Ber, M.**: Indian J. med. Res. **29**, 803 (1941)
— **Katzenellenbogen, I.**: Ann. trop. Med. Parasit. **46**, 25 (1952).
— **Theodor, O.**: Ann. trop. Med. (1926, 1927, 1929, 1930).

Berberian, D. A.: Arch. Derm. Syph. (Berl.) **49**, 433 (1939); **50**, 231 (1944); **50**, 233 (1944); **50**, 234 (1944).

Berlin, Ch.: Arch. Derm. Syph. (Berl.) **41**, 874 (1940).
— Harefuah **24**, 26 (1943).
— Proc. Tenth Internat. Congr. Derm., London, 1952, S. 372.
— Excerpta med. (Amst.), Sect. XIII **6**, 328 (1952).
— Brit. J. Derm. **65**, 265 (1953).

Dostrovsky, A.: Ann. trop. Med. Parasit. **20**, 385 (1926).
— Arch. Schiffs- u. Tropenhyg. **33**, 417 (1929).
— Ann. trop. Med. Parasit. **30**, 267 (1936).
— Deliberationes congressus Dermat. Internat., Budapest, 1936.
— Ann. trop. Med. **29**, 123 (1939).
— Acta med. orient. (Tel-Aviv) **4**, 303 (1945).
— Proc. Tenth Internat. Congr. Derm., London, 1952, S. 374.
— Excerpta med. (Amst.), Sect. XIII **6**, 330 (1952).
— Día méd. **26**, 1555 (1954).
— **Druckman, A.**: Deliberationes congressus Dermat. Internat., Budapest, 1936.
— **Sagher, F.**: Harefuah **19**, 33 (1940).
— — Arch. Derm. Syph. (Berl.) **45**, 865 (1942).
— — Acta med. orient. (Tel-Aviv) **2**, 63 (1943).
— — Ann. trop. Med. Parasit. **39**, 98 (1945).
— — Arch. Derm. Syph. (Berl.) **54**, 543 (1946).
— — Ann. trop. Med. Parasit. **40**, 265 (1946).
— — **Zuckerman, A.**: A.M.A. Arch. Derm. Syph. **66**, 665 (1952).
— **Zuckerman, A., Sagher, F.**: Harefuah **43**, 29 (1952).

Even-Paz, Z., Sagher, F.: S. Afr. med. J. **35**, 576 (1961).

Flarer, F.: Boll. Ist. sieroter. milan. **18**, 469 (1938).

Forman, L.: Brit. J. Derm. **61**, 27 (1949).

Goldman, L., Sagher, F., O'Hara: Exhibit at Fourth Internat. Congress on Trop. Med., and Malaria, Washington, D.C., May 10—15, 1948.
— — — Harefuah **38**, 9 (1950).

Jessner, M.: Arch. Schiffs- u. Tropenhyg. **31**, 72 (1927).
— **Amster, S.**: Dtsch. med. Wschr. **19**, 784 (1925).

Katzenellenbogen, I.: Ann. trop. Med. Parasit. **36**, 28 (1942).
— Arch. Derm. Syph. (Berl.) **50**, 239 (1944).
— Handbook of Tropical Derm. and Med. Mycology. Ed. by R. D. G. PH. Simons, Amsterdam, Chapter 11, Elsevier Publishing Co., 1952, p. 336.
— Israel J. exp. Med. **11**, 229 (1964).
— **Confino, R.**: Harefuah **67**, 41 (1964).

Kochs, A. G.: Arch. Derm. Syph. (Berl.) **70**, 814 (1954).

Latyshev, N. I., Kriukova, A. P.: Med. Parasit. and parasitic Dis., 1942, Ref.: Trop. Dis. Bull. **40**, 24 (1943).

Marchionini, A.: Schweiz. med. Wschr. **71**, 1220 (1941).
— Arch. Derm. Syph. (Berl.) **185**, 1 (1943).
— Dermatologica (Basel) **94**, 319 (1947).

Machkileisson, L., Neradov, L., Rapaport: Ann. Derm. Syph. (Paris) **6**, (Ser. 7), 229 (1935).

Mayer, M., Nauck, E. G.: Jadassohn's Handbuch der Hautkrankheiten, Berlin, 12/1, 119 (1932).

Monacelli, M.: Policlinico, Sez. prat. **40**, 1107 (1933).
— Arch. ital. dermat. sif. **10**, 345 (1934).
— Rif. med. **50**, 165 (1934).
— Rif. med. **52**, 707 (1936).
— Athena (Roma) **19**, 51 (1953); Abstr. Excerpta med. (Amst.), Sect. XIII **8**, 163 (1954).

Montenegro, J.: Arch. Derm. Syph. (Berl.) **13**, 187 (1926).

Rotberg, A.: Hospital **39**, 263 (1951).
— Rev. paul. Med. **39**, 463 (1951); **39**, 467 (1951).

Sagher, F.: Acta med. Orient. (Tel.Aviv) **5**, 82 (1946).
— Arch. Derm. Syph. (Berl.) **55**, 658 (1947).
— Brit. J. Derm. Syph. **59**, 205 (1947).
— Dermatologica (Basel) **95**, 237 (1948).
— Dermatologica (Basel) **97**, 176 (1948).
— Dermatologica (Basel) **101**, 181 (1950).
— Dermatologica (Basel) **105**, 187 (1952).
— Dermatologica (Basel) **109**, 239 (1954).
— Dermatologica (Basel) **113**, 243 (1956).
— **Verbi, S., Zuckerman, A.**: **J. invest. Derm. 24**, 417 (1955).
— **Zuckerman, A., Rein, C.R., Kitchen, D.K.**: Brit. J. Derm. **66**, 246 (1954).
Zuckerman, A., Sagher, F.: **J. invest. Derm. 40**, 193 (1963).

Die amerikanische Haut- und Schleimhautleishmaniase

(Leishmaniasis Americana, Úlcera de los Chicleros, Espundia, Uta, Úlcera de Bauru, Buba brasiliana, Pian-bois, Forest Yaws, Boschyaws etc.)

LUDWIG JAFFÉ

Mit 4 Abbildungen

I. Definition

Eine durch das Protozoon Leishmania brasiliensis sensu lato hervorgerufene Krankheit der Haut und oft auch der Schleimhäute, die in vielen neotropischen Gegenden von erheblicher Bedeutung für die Volksgesundheit ist.

II. Geschichte

Es ist sicher, daß die Leishmaniase der Haut und der Schleimhäute in der Neuen Welt seit langem endemisch ist; nach WEISS (1943) wurde sie 1586 in Peru beschrieben. Auch die in präkolumbianischen Keramiken („Huacos") dargestellten Gesichtsverstümmelungen werden meist auf die Leishmaniase zurückgeführt. Demgegenüber weist freilich HERRER (1956) darauf hin, daß in diesen Darstellungen die Knorpelzerstörung der Nasenscheidewand in der Regel fehlt, so daß es sich auch um Läsionen anderer Ätiologie handeln könne. Der Erreger wurde bei der amerikanischen Haut- und Schleimhautleishmaniase zuerst im Jahre 1909 sowohl durch LINDENBERG wie auch durch CARINI und PARANHOS nachgewiesen. Die moderne Therapie begann mit der Einführung des Brechweinsteins durch VIANNA im Jahre 1912.

III. Ätiologie

Der Erreger, *Leishmania brasiliensis s. l.*, ist morphologisch nicht von Leishmania tropica und Leishmania donovani, den Erregern der Orientbeule (Hautleishmaniase der Alten Welt) und der Kala-Azar (Viscerale Leishmaniase) zu unterscheiden. Auch die Versuche, kulturell oder im Tierversuch Unterschiede zu entdecken, haben bisher nicht zu eindeutigen Ergebnissen geführt. Sind also die Beziehungen dieser drei angenommenen Leishmaniaarten zueinander noch nicht geklärt, so wird der Fragenkomplex noch dadurch kompliziert, daß das *klinische Bild* der amerikanischen Haut- und Schleimhautleishmaniase *in den verschiedenen Gebieten* stark *differiert.* Man hat darum eine Anzahl von *Unterarten* von L. brasiliensis sensu lato angenommen, deren Einteilung auf dem klinischen Bild (s.w.u.) beruht. PESSÔA (1961) schlägt folgende Bezeichnungen von *Subspecies* vor: „L. brasiliensis brasiliensis", „L. brasiliensis peruviana", „L. brasiliensis guayanensis", „L. mexicana" und „L. brasiliensis pifanoi". ADLER (1964) vertritt den Standpunkt, daß die verschiedenen Species bzw. Subspecies serologisch differenziert werden können. L. donovani, L. tropica, L. mexicana und L. brasiliensis sind seiner Meinung nach serologisch zu unterscheiden und weitere Untersuchungen mit dieser Methode sind nach ADLER angezeigt, um Unterarten innerhalb Mittel- und Südamerikas festzustellen.

IV. Pathologische Anatomie

Histologie. Das histologische Bild allein ist weder in der Haut noch in der Schleimhaut genügend charakteristisch, um eine Diagnose zu ermöglichen, jedoch können unter Umständen die morphologischen Befunde dem mit der Krankheit vertrauten Untersucher gestatten, einen Verdacht auszusprechen. Beweisend für die Diagnose ist allein der *Nachweis der Parasiten*. Die Häufigkeit der Leishmanien im histologischen Präparat wie auch in Ausstrichen schwankt aber außerordentlich. Sehr zahlreich sind die Parasiten immer nur in der selteneren diffusen Form (s.w.u.) zu finden. Geschwürsbildung mit sekundärer Infektion trägt zu den Schwierigkeiten bei. Die Fixierung des Biopsiematerials in Formalin ist für den Leishmaniennachweis gleichfalls nicht günstig. Zenkersche oder Bouinsche Lösung sind vorzuziehen, nur ist ihre Anwendung unter den bestehenden Bedingungen gewöhnlich nicht durchführbar. In ihrem Buch ,,Leishmaniose Tegumentar Americana" fassen PESSÔA u. BARRETTO (1948) die histologischen Befunde wie folgt zusammen: Das feingewebliche Bild besteht aus einer mehr oder weniger intensiven *Infiltration* aus Histiocyten, Plasmazellen und Lymphocyten, mit gelegentlichen *Riesenzellen* vom Langhanstyp oder auch Fremdkörpertyp. Die Anzahl der verschiedenen Zelltypen variiert außerordentlich. Russelsche Körper können angetroffen werden, ebenso Proliferation des Epithels, Acanthose und Parakeratose. THORNBURGH, JOHNSON u. ELTON (1952) untersuchten in Panama Biopsiematerial von 20 Fällen mit leishmaniösen Hautgeschwüren. Die Ergebnisse waren ziemlich konstant und bestanden vor allem in *epithelialer Hyperplasie*, wenig Granulationsgewebe, intensiver chronischer Entzündung der dermalen Papillen, Lokalisation um die Schweißdrüsen herum, Fehlen von Gefäßveränderungen. MARTÍNEZ BÁEZ u. ALEMÁN (1960) untersuchten in Mexiko Material von 10 Fällen. Zwei der Läsionen waren Papeln, die übrigen Geschwüre. In den verhältnismäßig frischen Fällen (wenige Wochen oder Monate alte Veränderungen) fanden sich *Granulome*, die durch *leishmanienhaltige Makrophagen* charakterisiert waren. In den älteren Fällen war das Bild weniger charakteristisch. Nach FASAL (1952) findet sich auch *Tuberkelbildung* mit Verkäsung. Auch RODRÍGUEZ M. u. AVILES NUGUE (1953) in Ecuador beschrieben Tuberkelbildung, aber ohne Verkäsung. In Britisch Guayana beobachteten TALBOT u. HAWKING (1964) drei Fälle mit Hautläsionen, bei denen die histologischen Befunde am Geschwürsrand in folgendem bestanden: Diffuse Granulationen in der subepithelialen Schicht, die sich teilweise nach oben erstreckten, so daß geringe Teile des Epithels mit mononucleären Zellen infiltriert waren. Das Granulationsgewebe enthielt mononucleäre Zellen aller Arten mit rundlichen oder länglichen Kernen. Einige dieser Zellen hatten ein sehr schaumiges Cytoplasma. Es fanden sich auch junge Capillaren und Fibroblasten, aber keine neutrophilen oder eosinophilen Zellen. Leishmanien fanden sich einzeln oder paarweise in kleinen Vakuolen, anscheinend im Cytoplasma anliegender mononucleärer Zellen, sie waren häufiger in den oberen Schichten. Bei der *diffusen Form* der Hautleishmaniase, die insbesondere in Venezuela erforscht wurde (s.w.u.), werden histopathologisch Granulome gefunden, die durch *große Makrophagen* gebildet werden, deren Protoplasma stark vakuolisiert und *voll von Parasiten* ist. Trotz der großen Anzahl der pathologisch-anatomischen Untersuchungen ist die Entwicklung des histopathologischen Prozesses und seine Beziehung zum Immunitätszustand noch nicht geklärt (PORTUGAL, 1965). Über nasale *Schleimhautveränderungen* berichteten KLOTZ u. LINDENBERG (1923) aus Brasilien an Hand von 15 Fällen. Sie fanden perivasculäre Lymphocyteninfiltrate, Vorherrschen von Plasma- und endothelialen Zellen, endotheliale Knötchen und Endarteriitis. RUDOLF JAFFÉ (1944) beobachtete in Venezuela bei 25 Fällen von nasaler Leishmaniase Proliferation des Epithels und Granulationsgewebe mit Rundzelleninfiltraten, Plasmazellen und typischen Langhansschen Riesenzellen.

V. Pathogenese

Es ist anzunehmen, daß die Infektion der Haut sich auf dem *Lymphwege* auf die nähere Umgebung ausbreitet. Lymphangitis und Lymphadenitis werden beobachtet, freilich nicht immer; PESSÔA u. BARRETTO (1948) betonen, daß sie nur dann als leishmaniös angesehen werden können, wenn die Erreger im Lymphapparat nachgewiesen werden, andernfalls kann auch eine sekundäre Infektion im Spiel sein. CALERO u. JOHNSON (1953) in Panama fanden bei fünf von sieben akuten Fällen von Hautleishmaniase akute Lymphangitis und Lymphadenitis, die sie auf sekundäre Infektion zurückführten. Hämatogene Aussaat in die Haut ist auch beobachtet worden (C.M. JOHNSON, Panama; persönliche Mitteilung). Die Invasion der *Schleimhäute* kann per continuitatem von einer cutanen Läsion erfolgen. Übertragung durch den kratzenden Finger mag auch gelegentlich vorkommen. Da die Schleimhautveränderungen aber oft erst Monate bzw. viele Jahre (bis zu 36 Jahren) nach Abheilen der Hauterkrankung auftreten, muß in erster Linie eine hämatogene Invasion angenommen werden. VILLELA, PESTANA u. PESSÔA (1939) konnten bei primären Hautläsionen Leishmanien im Curettagematerial von normal erscheinender Nasenschleimhaut nachweisen.

VI. Epidemiologie

Die endemische Region erstreckt sich *vom mexikanischen Yucatán bis nach Nordargentinien;* ausgenommen Chile und Uruguay. Angesichts der Verbreitung in Mittelamerika sollte die im deutschen Schrifttum vielfach noch übliche Bezeichnung „Südamerikanische" Haut- und Schleimhautleishmaniase unterbleiben. Die Krankheit befällt in erster Linie die *ländliche Bevölkerung.* Das epidemiologische Bild ist nicht statisch, sondern man kann immer nur von Phasen sprechen (PIFANO, 1960). Die gegenwärtigen Statistiken vermitteln kein wahres Bild. PIFANO sieht jede neotropische Waldregion als einen potentiellen Herd an. Besonders häufig erkranken *Waldarbeiter* und bei der Urbarmachung neuen Landes Beschäftigte. Die Lebensbedingungen der endemischen Gebiete mit ihrer unzureichenden bzw. fehlenden ärztlichen Versorgung, mit ebensolchen Verkehrsbedingungen und vor allem auch ihrer Armut, erschweren die Bekämpfung. Es bestehen keine Unterschiede in der Empfänglichkeit nach Alter, Geschlecht und Rasse bei gleichmäßig exponierten Personen. Eine Anzahl von Krankheitsfällen ist *auch* in der *gemäßigten Zone* bei Rückwanderern, überseeischen Gastarbeitern und Reisenden beobachtet worden (PARTENHEIMER, 1947; REIPEN, 1951; SNAPPER, 1952; PFEIFFER, 1954; PÜSCHEL, 1955; MOSSBÖCK, 1957; EMSLIE, 1962; KOBURG, 1963; SCHIRREN u. NEUNER, 1963; HERRMANN, 1964; möglicherweise auch der von ZINNEMAN, HALL u. WALLACE, 1961 berichtete Fall eines Kriegsteilnehmers, wenn auch die Verfasser ihn der Kala-Azar zurechnen).

Alles spricht dafür, daß die Krankheit primär eine *Zoonose* ist. Dem Suchen nach dem Reservoirwirt ist aber bisher nur ein sehr begrenzter Erfolg beschieden gewesen. In Britisch-Honduras konnten LAINSON u. STRANGWAYS-DIXON (1963, 1964) in *Nagetieren* natürliche Infektionen nachweisen und Reinfektionen erzeugen. Ähnliches berichteten NERY-GUIMARÃES u. AZEVEDO (1964) und andere aus Brasilien. In Panama fanden HERTIG u. Mitarb. (1959) zwar ebenfalls natürliche Infektion in zwei Nagetieren, jedoch waren diese Befunde anscheinend passager. Im wesentlichen ist der *Reservoirwirt* noch *unbekannt.*

Die Frage der *Vektoren* ist besser geklärt. An der Rolle der *Phlebotomen* (stechenden Mücken, „Sand-flies") als Überträgern besteht kein Zweifel. In den weiblichen Phlebotomen entwickeln sich die Leishmaniaformen (neue Bezeichnung: amastigote Formen) zu Flagellaten (Leptomonaden, neue Bezeichnung: promastigote Formen) und gelangen durch den Stechrüssel in den menschlichen Organismus, in dem sie wiederum die Leishmaniaform annehmen.

Inkubation. Nach Pessôa (1951) ist die Minimum-Inkubationszeit unbekannt, im allgemeinen beträgt die Inkubationszeit nach seiner Erfahrung 10—20 Tage, gelegentlich 10 Monate bis zu einem Jahr.

VII. Klinisches Bild

1. Symptomatologie

Die *Hauterscheinungen gleichen* im allgemeinen denen *der Orientbeule.* Das Auftreten von Allgemeinsymptomen im Beginn der Infektion ist fraglich. Die primäre Läsion, die dem Arzt seltener zu Gesicht kommt, besteht in einem meist *juckenden Erythem* (Pessôa u. Barretto, 1948; Pessôa, 1951; Calero u. Johnson, 1953). Spätere Stadien sind durch *Papel-, Bläschen- und Geschwürsbildung* gekennzeichnet. Die Geschwürsbildung kann sehr ausgedehnt sein. Außerdem kann die Bildung von Knötchen, verrukösen, papillomatösen und framboesieartigen Wucherungen das cutane Krankheitsbild außerordentlich vielfältig gestalten. In Mexiko (Halbinsel Yucatán), Guatemala (Provinz Petén) und Britisch-Honduras ist die Hautleishmaniase unter dem Namen „*Úlcera de los Chicleros*" bekannt, so benannt nach den Chicle-Arbeitern[1]. Das „*Chiclero-Geschwür*" wird besonders häufig, aber nicht ausschließlich, *an der Ohrmuschel* angetroffen, die es zu einem großen Teil zerstören kann (Shattuck, 1933, 1938; Clark u. Shattuck, 1938). Leishmaniöse Ohrmuschelerkrankung wird aber auch in anderen zentral- und südamerikanischen Ländern beobachtet; Adler sah auch einen Fall bei Orientbeule (Adler u. Gunders, 1964). Die Heilungstendenz der amerikanischen Hautleishmaniase ist im allgemeinen geringer als bei der Orientbeule, die Narbenbildung oft ausgedehnter. Narbenbildung kann aber auch fehlen! Im allgemeinen kann man sagen, daß die Schwere der Krankheitserscheinungen im Norden der endemischen Region geringer ist und nach Süden hin zunimmt; auch daß mit zunehmender Höhenlage die Erkrankung milder wird bzw. nicht mehr auftritt.

Verschiedenheiten im Krankheitsverlauf betreffen vor allem auch das Auftreten der gefürchteten *Schleimhautbeteiligung.* Aus Mexiko wurde bisher nur ein Fall von verhältnismäßig milder Schleimhautaffektion per continuitatem (Gutiérrez Ballesteros, 1959) beschrieben. In Panama ist das Bild schon erheblich anders, wie ich in 16 Jahren in der Provinz Bocas del Toro an der Grenze von Costa Rica feststellen konnte (Jaffé, 1954, 1957, 1960, 1961, 1963). Von noch größerer Bedeutung ist die Mucosaaffektion in Peru, Ecuador, Paraguay und Brasilien. In Peru hat man zwischen der die Schleimhäute selten und nur per continuitatem befallenden „*Uta*" der höher gelegenen Regionen und der bösartigeren, „*Espundia*" genannten, Form des Tieflandes unterschieden (Weiss, 1943). Auch bei der „Uta" kann die Schleimhautzerstörung erheblich sein. Eine scharfe Grenze zwischen „Uta" und „Espundia" läßt sich nicht ziehen. Die metastatischen Schleimhautveränderungen bestehen im Beginn in einer unilateralen oder seltener bilateralen Schwellung an der vorderen Nasenscheidewand. Später bilden sich kleine Granulationen, deren Sekretion verkrustet. Entfernung der Krusten verursacht Blutung. Derartige Granulationen können sich auch am Kopf der unteren Muschel und am Boden der vorderen Nasenhöhle finden. Mattos Barretto (zit. nach Aguiar Pupo, 1946) teilt die nasalen Mucosaveränderungen ein in ulcerös-destruktive, infiltrative, polypöse und atrophische. Die *ulceröse Form* ist die gefährlichste. Eine der häufigsten Folgen der *Nasenleishmaniase* ist die Zerstörung der knorpligen Nasenscheidewand, der die des häutigen Septums und anderer Teile folgen kann. Unter

---

1 Chiclegummi (Kaugummi) wird aus dem Milchsaft des mittelamerikanischen Sapotillbaums (Achras sapota) hergestellt.

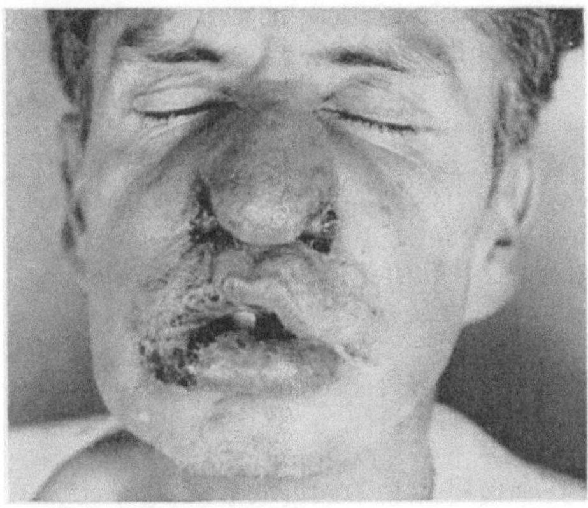

Abb. 1

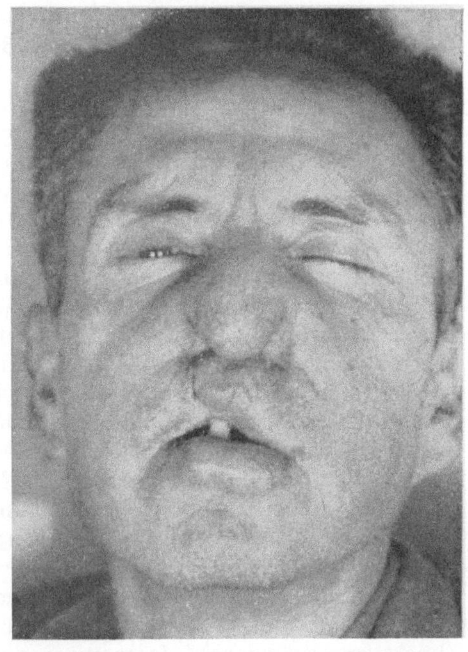

Abb. 2

Abb. 1 und 2. Antimon-resistente Haut- und Schleimhautleishmaniase der oberen Luftwege einschließlich Rachen und Kehlkopf. Heilung durch Amphotericin B. Krankheit erworben im peruanisch-brasilianischen Grenzgebiet, beobachtet in dem sonst Leishmaniasefreien Uruguay. Abbildungen freundlicherweise überlassen von Herrn Professor Federico Salveraglio, Montevideo. (Aus An. Oto-rino-laring. Urug. **34**, 66 (1964))

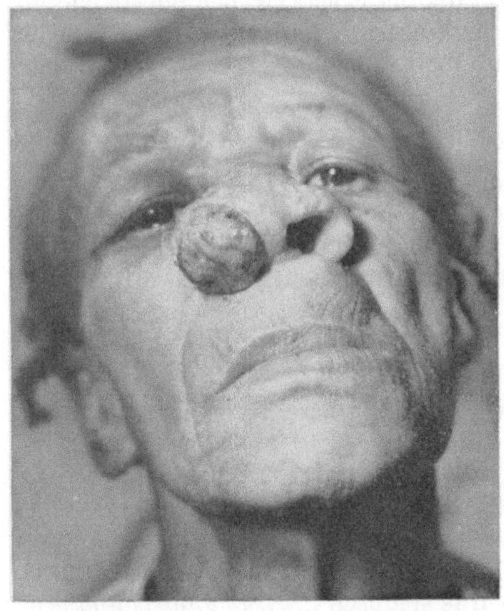

Abb. 3

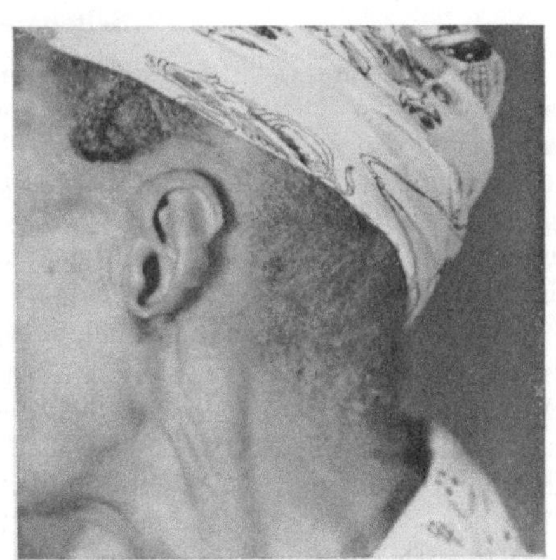

Abb. 4

Abb. 3. Von der rechten vorderen Nasenscheidewand entspringender leishmaniöser Polyp. Am linken vorderen Septum Schleimhautgeschwür. Leishmaniöse Dermatose der vorderen Nase, ein beginnendes Rhinophym vortäuschend. Eigene Beobachtung, Almirante, Panama

Abb. 4. Ohrmuschelverstümmelung infolge von Hautleishmaniase. Derselbe Fall wie Abb. 3

Umständen kann die *Zerstörung* im Naseninnern weit vorgeschritten sein, bevor die äußere Nase mitergriffen wird. Die Beteiligung der äußeren Nase kann grauenhafte Formen annehmen und zu ihrer Reduzierung auf die Apertura piriformis führen. Im Laufe der Zeit oder im Gefolge der Therapie können sich atrophische Prozesse ausbilden, die der Rhinitis atrophicans mit oder ohne Foetor entsprechen. Die schon erwähnten Granulationen am vorderen Septum führen in selteneren Fällen zu meist einseitigen Polypenbildungen, die zuerst ausführlich von MANGABEIRA-ALBERNAZ (1947) beschrieben wurden. Übergreifen auf die Nasennebenhöhlen kommt kaum vor bzw. ist auch bei hochgradiger leishmaniöser Nasenerkrankung von untergeordneter Bedeutung (BARROS, LIMA u. CORRÊA, 1952). Übergreifen auf die Tränenwege und das Auge, auch Metastasierung in das Auge und Zerstörung desselben sind beobachtet worden (PESSÔA u. BARRETTO, 1948). Mucosaläsionen der Augenlider können im Beginn dem Trachom ähneln (ANDRADE 1932, zit. bei PESSÔA u. BARRETTO, 1948; PORTUGAL, 1965). Nächst der *Nase* werden *Rhinopharynx, Mundrachen und Mundhöhle* am häufigsten betroffen. In der Regel geht die Affektion der Nase der des Rachens und anderer tiefergelegener Organe voraus. Prädilektionsstellen im Mundrachen sind weicher Gaumen, Uvula und Gaumenbögen. Aber auch leishmaniöse Erkrankung der Tonsillen, der Zunge und des Zahnfleisches ist beobachtet worden. Erkrankung des harten Gaumens wie überhaupt knöcherner Teile ist selten. Der *Kehlkopf* wird seltener befallen als Nase und Rachen, noch seltener ist der Befall der Trachea und der Bronchien. Nach HARTUNG (1939) ist ein einziger Fall von leishmaniöser Larynxerkrankung ohne vorangegangene Leishmaniase der übrigen oberen Luftwege beschrieben worden. Ein frühes Symptom der Kehlkopferkrankung kann Epiglottitis im Sinne von Ödem und/oder Perichondritis sein. In allen Organen kann es zu Wucherungen, Zerstörungen, Fusionen, Narbenbildungen und Stenosen kommen. Während im nasalen Frühstadium die subjektiven Beschwerden fehlen oder gering sein können, können beim Fortschreiten der Erkrankung Epistaxis, behinderte Nasenatmung, Dysphagie, Heiserkeit und Dyspnoe auftreten. Erstickung, Kachexie und Sekundärinfektion können unmittelbare bzw. mittelbare Todesursachen sein.

2. Seltenere Lokalisationen

Nach PORTUGAL (1965) sind leishmaniöse Läsionen der *Röhrenknochen* beobachtet worden. Diese wurden meist röntgenologisch diagnostiziert, in einem Fall aber auch durch Parasitennachweis. Antimontherapie führte in allen Fällen zur Besserung. Läsionen der *Genitalschleimhaut* sind ebenfalls in seltenen Fällen festgestellt worden (WEISS, 1943; PESSÔA u. BARRETTO, 1948; PORTUGAL, 1965). In einem von MEDINA (1964) veröffentlichten Fall befand sich die primäre und einzige leishmaniöse Veränderung am Penis.

Außer der soeben beschriebenen wurde eine eigenartige Form der amerikanischen Leishmaniase in Bolivien (PRADO BARRIENTOS, 1948), Venezuela, Peru, Mexiko, Honduras und in Brasilien beobachtet. Sie ist in Venezuela eingehender von CONVIT (1958, 1963), MARTIN MAYER, CONVIT u. PIFANO (1949), CONVIT, REYES u. KERDELL VEGAS (1957), MEDINA u. ROMERO (1959), CONVIT, ALARCÓN, MEDINA, REYES u. KERDELL VEGAS (1959), PIFANO u. SCORZA (1960) und MEDINA u. BELFORT (1962) erforscht worden und wurde spanisch „*Leishmaniasis tegumentaria difusa*" benannt. Charakteristisch für dieses Krankheitsbild ist das im Laufe der Zeit (Jahre) stattfindende Auftreten von umfangreichen, *lepromatöse* Lepra vortäuschenden *Hautläsionen*. Diese Läsionen bedecken schließlich die ganze Haut mit Ausnahme der des behaarten Kopfes, der Achselhöhle und der Leistenbeuge; sie enthalten Leishmanien in großer Anzahl und auch in den klinisch gesunden

Hautstellen werden Leishmanien gefunden. Im Blut derartiger Fälle wurden zweimal Leishmanien gefunden, nicht jedoch in den inneren Organen und im Knochenmark (CONVIT, 1958). Schleimhautveränderungen wurden bei dieser diffusen Form nur an der vorderen Nasenscheidewand und in geringem Umfang beobachtet. Die Intracutanprobe nach MONTENEGRO (s.w.u.) fällt im allgemeinen negativ aus. CONVIT (1958) und CONVIT, ALARCÓN, MEDINA, REYES u. KERDELL VEGAS (1959) fanden die Parasiten bei der diffusen Form der Leishmaniase größer als die typischen L. brasiliensis, sahen sie als eine Subspecies an und benannten sie *L. brasiliensis pifanoi*.

MEDINA u. ROMERO (1962) sehen den Erreger der diffusen Form als eine neue Species an und nannten ihn Leishmania pifanoi n. sp. F. NERY-GUIMARÃES (O Hospital **67**, 71 (1965) hält eine neue Species für unwahrscheinlich und nimmt eine veränderte Abwehrlage des menschlichen Organismus als Ursache dieser anergischen „lepromatoiden" Form an. Sie ist auch in Äthiopien beobachtet worden (BALZER, DESTOMBES, SCHALLER u. SÉRIÉ, 1960; CAHILL, 1965).

3. Komplikationen

Mischinfektionen mit Eitererregern dürften bei ulcerierten Veränderungen quasi automatisch eintreten. Nach AGUIAR PUPO (1946) ist das *Erysipel* eine häufige Komplikation. In warmen Klimaten ist ferner das Eindringen von Fliegenlarven in absondernde Haut- und Schleimhautläsionen häufig, es führt zum Krankheitsbild der *Myiasis*. Myiasis beschleunigt das Zerstörungswerk und kann bei Nasenbefall rhinogene Meningitis hervorrufen. Mit zusätzlichen Erkrankungen wie Malaria, Chagaskrankheit, Hakenwurmkrankheit, Amoebiasis, Unter- und Fehlernährung (Avitaminosen) ist in der endemischen Region zu rechnen.

4. Diagnostische Hilfsmittel

Der für die Diagnose entscheidende Parasitennachweis wird bei Hautläsionen nach den gleichen Regeln wie bei der Orientbeule durchgeführt. Bei Schleimhautläsionen empfiehlt RUDOLF JAFFÉ (1944) *Gewebsausstriche* mit von Blut gereinigtem Material. Ich selbst habe damit keine Erfolge gehabt, würde Gewebsausstriche aber immer wieder versuchen. Einfache Abstriche aus der Nase sind bestenfalls unzuverlässig. Kulturen werden auf NNN Agar (NAUCK, 1962) angestellt, denen Streptomycin zugesetzt wird. Zu *Tierversuchen* eignen sich nach PORTUGAL (1965) am besten Rhesusaffen, ferner kommen Hamster, weiße und schwarze Mäuse in Frage. Nach ADLER (1964) verlieren manche Leishmanienstämme ihre Infektiosität auch für empfindliche Laboratoriumstiere nach einer gewissen Dauer der Kulturen. Über die Bedeutung der histologischen Untersuchung vgl. das unter Pathologische Anatomie gesagte. Ein sehr wichtiges Hilfsmittel ist die *Intracutanprobe nach* MONTENEGRO (*Leishmanintest*). Sie besteht in der intradermalen Injektion von 0,1—0,2 ml einer mit Phenol versetzten Leptomonadenaufschwemmung von L. brasiliensis oder L. tropica oder L. enriettii[2] in die Beugeseite des Unterarms, so daß eine Quaddel entsteht. Die Anzahl der Leptomonaden, die von den verschiedenen Autoren verwandt werden, schwankt zwischen 10000 und 10000000 per ml (ROTBERG, 1953; ECHANDI, 1953). Das Antigen wird im Kühlschrank aufbewahrt. Bei positivem Ausfall der Reaktion entsteht innerhalb von 48 Std an der Injektionsstelle eine deutliche Rötung und Schwellung. Gelegentlich tritt Pustelbildung auf, besonders bei dunkelhäutigen Personen wie Negern. Diese Pustelbildung kann zu Narbenbildung führen. Schäden habe ich indes nie beobachtet, und sie sind anscheinend auch nicht von anderer Seite festgestellt worden. Der Monte-

2 Leishmania enriettii ist der Erreger der für den Menschen apathogenen Meerschweinchenleishmaniase.

negrotest ist nicht artspezifisch, er ist auch bei der Orientbeule und bei gewissen Fällen von Kala-Azar positiv. Die Allergie hält anscheinend das ganze Leben an. Bei der diffusen, lepromatöse Lepra simulierenden, Form („Leishmaniasis tegumentaria difusa", s.o.) fällt die Intracutanprobe so gut wie immer negativ aus. Positiv wurde sie bei drei in Äthiopien beobachteten Fällen nach längerer Behandlung (CAHILL, 1965). Bei den typischen Fällen der Amerikanischen Haut- und Schleimhautleishmaniase versagt der Montenegrotest nur selten, am ehesten im Frühstadium der Infektion, wenn der Parasitennachweis leichter gelingt.

5. Diagnose

In den endemischen Gebieten wird der Untersucher kaum verfehlen, an die Möglichkeit einer Leishmaniase zu denken. Differentialdiagnostisch müssen Ulcus tropicum, Mykosen, in erster Linie die Südamerikanische Blastomykose (Lutz-Splendore-Almeida), Lues, Framboesie, Lepra und Tumoren in Betracht gezogen werden. Wichtig ist, daß man in tropischen und subtropischen Gegenden viel mehr als in der gemäßigten Zone mit dem Nebeneinanderbestehen von verschiedenen Infektionen bzw. Krankheiten zu rechnen hat. Positive Seroreaktionen für Treponematosen können auch bei Malaria, Lepra und gelegentlich auch aus nicht geklärten Gründen (STOUT u. CUTLER, 1951) vorkommen. In unseren Breiten ist es wesentlich, bei Touristen, Rückwanderern, Soldaten usw. an die Möglichkeit einer leishmaniösen Infektion zu denken. Bei unklaren Schleimhautveränderungen, in erster Linie solchen der Nase, sollte man bedenken, daß eine leishmaniöse Hauterkrankung längst abgeheilt sein kann. Hautnarben können den Verdacht auf eine alte Leishmaniase lenken; ihr Fehlen schließt jedoch das Bestehen einer leishmaniösen Schleimhauterkrankung nicht aus! Ist der Parasitennachweis nicht zu erbringen, kann die Therapieprobe von Wert sein. Man injiziert ausschließlich eines der weiter unten angeführten Präparate und vermeidet jede andere differente Behandlung. Bei positivem Montenegrotest und gegebenenfalls verdächtigem histologischen Befund kann man Leishmaniase diagnostizieren, wenn ausschließlich auf diese Medikation Ausheilung erfolgt.

6. Prognose

Diese hängt im wesentlichen von der Zweckmäßigkeit der therapeutischen Maßnahmen ab. Das Risiko, daß nach Abheilen einer cutanen Läsion eine solche der Schleimhaut auftritt, besteht unter Umständen noch nach 36 Jahren, besonders nach unzureichender Therapie. Negative parasitologische (auch kulturelle) und histologische Befunde schließen das spätere Auftreten eines Rezidivs nicht aus. Nach den Erfahrungen von CORRÊA u. MORGANTE (1956) können Rezidive nur ausgeschlossen bzw. beherrscht werden, wenn der Kranke alle 6—12 Monate 2—3 Jahre lang untersucht wird.

7. Prophylaxe

Sie besteht im wesentlichen im *Schutz gegen die Phlebotomen*, also in Anwendung von Insecticiden und Repellentien. Der sonst so nützliche Drahtschutz der Häuser und die üblichen Mückennetze sind für diese kleinen Insekten durchgängig. Versuche mit Impfungen sollen erfolgversprechend verlaufen sein (PESSÔA, 1951), haben aber noch keine allgemeine Anwendung gefunden.

8. Behandlung

Sie ist im wesentlichen chemotherapeutisch. Der Brechweinstein wird von *neueren Antimonpräparaten* an Wirksamkeit übertroffen. Viel angewandt wird das zuerst in Deutschland von Bayer hergestellte *Fuadin* (Neoantimosan, Stibophen,

Repodral). Es ist eine dreiwertige Antimonverbindung und wird intramuskulär eingespritzt. In den Vereinigten Staaten wird Fuadin von Winthrop Products, Inc., New York, fabriziert[3]. Meine eigenen Erfahrungen in der Chemotherapie der Leishmaniase sind im wesentlichen auf Fuadin beschränkt (JAFFÉ, 1954, 1957, 1960, 1961, 1963). Versager habe ich nie beobachtet, wenn die Umstände eine ausreichende Behandlung erlaubten. Gleiches berichtete LEÓN (1953, 1957). Nebenwirkungen wie Gliederschmerzen und Übelkeit waren bei meinen Kranken nicht selten. Erbrechen wurde jedoch nur ausnahmsweise beobachtet. Ich habe mich immer an das ursprünglich von Bayer vorgeschlagene Behandlungsschema gehalten: bei Erwachsenen 3,5 ml als erste Dosis, danach jeden zweiten Tag 5 ml bis zu 10—16 Einspritzungen. Kinder erhielten 1 ml pro 10 kg Körpergewicht; die erste Dosis war auch hier geringer. Waren die geklagten Nebenerscheinungen erheblich, bin ich mit der Dosis pro die heruntergegangen, habe auch gelegentlich einen behandlungsfreien Tag mehr eingefügt, war jedoch immer bemüht, eine verzettelte Behandlung zu vermeiden. Eine eventuell notwendige zweite Behandlungsserie wurde erst 1—2 Monate nach der letzten Injektion begonnen. Leider haben Beobachtungen von anderer Seite zur Genüge bewiesen, daß es Fuadinresistente Fälle gibt, sowohl bei cutaner wie mucocutaner Leishmaniase.

Viel angewandt wird auch das fünfwertige Antimonpräparat *Glucantime* (N-methylglucaminantimoniat; Specia, Paris 8, Boite Postale Nr. 490.08.) Die herstellende Firma empfiehlt intramuskuläre Injektion, CORRÊA u. MORGANTE (1956) wandten auch intravenöse an. Sie gaben ihren stationären Patienten 5 ml alle 12, ihren ambulanten Kranken die gleiche Menge alle 24 Std. Nach einer Gesamtdosis von 100 ml wurde eine Behandlungspause von 10 Tagen eingelegt, der eine neue Injektionsserie von im ganzen 200 ml folgte. Bei jeder Antimontherapie ist dem Verhalten des Herzens Aufmerksamkeit zu schenken.

Ein Präparat der Diamidingruppe ist das *Lomidine* (Diamidino 4-4' 1-5 diphenoxypentan; Specia). Das britische Produkt Pentamidine Isethionate von May and Baker (Dagenham, Essex) entspricht dem Lomidine. CORRÊA u. MORGANTE (1956) gaben Erwachsenen Lomidine in 3 Serien von je 10 Ampullen mit einer Pause von je 10 Tagen zwischen den Serien. Appetitlosigkeit, Übelkeit und gelegentlich Erbrechen traten in 50% der Fälle auf, sistierten aber, wenn das Intervall zwischen den Injektionen verlängert wurde. 2-Hydroxystilbamidin (May and Baker) wurde von SNAPPER (1952) in einem Fall erfolgreich angewandt. Das französische Arsenpräparat Eparseno wird nicht mehr hergestellt.

Bei jeder der genannten Drogen muß mit Versagern gerechnet werden. Die „Leishmaniasis tegumentaria difusa" wurde nur im Anfangsstadium durch ein fünfwertiges Antimonpräparat (Solustibosan[4]) beeinflußbar, sonst therapieresistent gefunden (CONVIT, 1958).

Einen weiteren Fortschritt bedeutete daher die Anwendung des Antibioticum *Amphotericin B* („Fungizone", Squibb & Sons, New York; Chemische Fabrik von Heyden, München). Es gelang damit, auch Fälle zu heilen, bei denen alle anderen Mittel versagt hatten, einschließlich einiger der diffusen Form (SAMPAIO, GODOY, PAIVA, DILLON u. LACAZ, 1960; MEDINA u. BELFORT, 1961, 1962; TEIXERA u. GUIMARÃES, 1963). Bei der bekannten Toxizität des Amphotericin sind die üblichen Vorsichtsmaßnahmen einschließlich Krankenhausaufnahme selbstverständlich. Die Behandlungsdauer beträgt unter Umständen mehrere Monate.

---

3 In Deutschland ist Fuadin nicht mehr im freien Handel, aber durch die Pharma-Büros der Bayer-Werke erhältlich.

4 Nicht mehr im Handel.

Andere Antibiotica, die Sulfonamide und Atebrin können nicht empfohlen werden, da Erfolge nur gelegentlich berichtet wurden. Orale Therapie befindet sich noch im Versuchsstadium. HOEKENGA u. TUCKER (1959) berichteten aus Panama bei 3 Fällen über erfolgreiche Anwendung von Brechweinstein in Kapseln. Das GORGAS MEMORIAL LABORATORY (1960, 1962, 1963) im gleichen Land hat umfangreichere Versuche mit Pyrimethamin (Daraprim etc.) eingeleitet. Bei Kindern werden die Ergebnisse als günstig bezeichnet, aber nur bei cutanen Läsionen! Da Pyrimethamin ein Folsäureantagonist ist, sind regelmäßige Blutuntersuchungen notwendig.

In Costa Rica und Mexiko hat man neuerdings therapeutische Erfolge mit Cycloguanilpamoat (CI-501, „Camolar", Parke Davis & Co.) erzielt. Eine einmalige intramuskuläre Einspritzung genügte mitunter, um die Abheilung cutaner Läsionen herbeizuführen. Gegen die Schleimhautaffektionen ist das Mittel aber wirkungslos (A. PEÑA CHAVARRÍA, E. KOTCHER, C. LIZANO. J. Amer. med. Ass. **194**, 1142 (1965); F. BELTRÁN, F. BIAGI F., S. GONZÁLEZ, S. Pren. méd. mex. **31**, 365 (1966).

Die *örtliche Therapie* der Läsionen ist symptomatisch. LEÓN (1957) hatte den Eindruck, daß Kauterisation der Hautveränderungen die Metastasierung in die Schleimhäute fördert. *Chirurgische Behandlung* kommt bei leishmaniöser Larynxstenose (Tracheotomie) und bei leishmaniösen Nasenpolypen in Frage; ferner zur Rehabilitation (plastische Operationen). Jedes chirurgische Vorgehen ist aber zum Scheitern verurteilt ohne ausreichende Chemo- bzw. antibiotische Therapie.

Literatur

Adler, S.: Leishmania, in Advances in Parasitology, herausgegeben von Ben Dawes, Vol. 2. London-New York: Academic Press 1964.

— **Gunders, A.E.**: Immunity to Leishmania mexicana following spontaneous recovery from Oriental Sore. Trans. R. Soc. trop. Med. Hyg. **58**, 274 (1964).

Aguiar Pupo, J.: Estudo clínico da Leishmaniose Tegumentar Americana. — (Leishmania Brasiliensis-Vianna 1911). Rev. Hosp. Clín. **1**, 113 (1946).

Andrade, C.: zit. bei **Pessôa, S.B., Barretto, M.P.**: Leishmaniose Tegumentar Americana. Rio de Janeiro: Imprensa Nacional 1948.

Balzer, R.J., Destombes, P., Schaller, K.F., Sérié, Ch.: Leishmaniose Cutanée Pseudolépromateuse en Ethiopie. Bull. Soc. Path. exot. **53**, 293 (1960).

Barros, R.P., Lima, M.L.M.T., Corrêa, A.: Alterações sinusais na leishmaniose nasal com estudo radiográfico e histopatológico. Rev. Hosp. Clín. **7**, 145 (1952).

Cahill, K.M.: Leishmanin Skin Testing in Africa and the Middle East. E. Afr. med. J. **42**, 213 (1965).

Calero, M.C., Johnson, C.M.: Cutaneous leishmaniasis in the Republic of Panama. A report of 25 cases. Amer. J. trop. Med. Hyg. **2**, 628 (1953).

Clark, S.D., Shattuck, G.Ch.: Diseases of the Peten District of Guatemala. In: A Medical Survey of the Republic of Guatemala by George Cheever Shattuck and Collaborators. Washington, D.C.: Carnegie Institution 1938.

Convit, J.: Leishmaniasis Tegumentaria Difusa. Nueva entidad clínico patológica y parasitaria. Rev. Sanid. Asist. Soc. **23**, 1 (1958).

— Leishmaniasis Tegumentaria Difusa. Proc. 7th Intern. Congr. Trop. Med. and Malaria **2**, 320 (1963) Rio de Janeiro.

— **Alarcón, C.J., Medina, E., Reyes, O., Kerdell Vegas, F.**: Leishmaniasis tegumentaria difusa. Nueva entidad clínica patológica y parasitaria. Arch. venez. Pat. trop. **3**, 218 (1959).

— **Reyes, O., Kerdell Vegas, F.**: Disseminated Anergic American Leishmaniasis. Report of three cases of a type clinically resembling lepromatous leprosy. A.M.A. Arch. Derm. **76**, 213 (1957).

Corrêa, A., Morgante, A.P.: Tratamento das Formas Mucosas O.R.L. da Leishmaniose Tegumentar Americana. Publ. méd. Ano XXVI Núm. 194 (1956).

Echandi, C.A.: Estudios sobre la sensibilidad cutánea en la leishmaniosis tegumentaria en Costa Rica. Rev. Biol. trop. (S. José) **1** (**2**), 173 (1953).

Emslie, E.S.: South American Leishmaniasis in London. Brit. med. J. 3. Febr. (1962), p. 299.

Fasal, P.: American Leishmaniasis or Leishmaniasis Muco-cutanea. In: Handbook of Tropical Dermatology and Medical Mycology. Ed. by R.D.G.Ph. Simons, Vol. I. Amsterdam-Houston-New York-London: Elsevier Publishing Company 1952.

Gorgas Memorial Laboratory: Annual Report 1960, U.S. Government Printing Office, Washington 1961.

— 1962, U.S. Government Printing Office, Washington 1963.

— 1963, U.S. Government Printing Office, Washington 1964.

Gutiérrez Ballesteros, E.: Leishmaniasis tegumentaria. Primer caso con invasión de la mucosa, diagnosticado en México. Rev. Inst. Salubr. Enferm. trop. (Méx.) **19**, 129 (1959).

Hartung, F.: Leishmaniose das mucosas. Rev. argent. Oto-rino-laring. Año VIII No. **9-10**, 341 (1939).

Herrer, A.: Antiguedad de la leishmaniasis tegumentaria en América. Rev. bras. Malar. **8**, 187 (1956).

Herrmann, A.: Leishmaniose und Hals-Nasen-Ohrenheilkunde. Zbl. Hals-, Nas.- u. Ohrenheilk. **79**, 211 (1964).

Hertig, M., Fairchild, G.B., Johnson, C.M., Johnson, Ph. T., Mc Connell, E., Hanson, W.J.: Leishmaniasis Transmission-Reservoir Studies in Annual Report of the Gorgas Memorial Laboratory, 1959. Washington, D.C.: U.S. Government Printing Office 1960.

Hoekenga, M.T., Tucker, H.A.: Treatment of American Dermal Leishmaniasis with a special Oral Dosage Form of Tartar Emetic. Amer. J. trop. Med. Hyg. **8**, 342 (1959).

Jaffé, L.: Nasal Leishmaniasis Americana in Panama. A.M.A. Arch. Otolaryngol. **60**, 601 (1954).

— Otorhinolaryngology in the tropics. In: Otolaryngology. Ed. by G.M. Coates, H.P. Schenck and M.V. Miller. Vol. V. Chapter 19. Hagerstown, Maryland: W.F. Prior Company, Inc. 1957.

— Further observations on Leishmaniasis Americana of the Upper Respiratory Passages in Panama. Arch. Otolaryng. **72**, 464 (1960).

— Südamerikanische Schleimhautleishmaniase. Erfahrungen in Panama und ein Überblick über den heutigen Stand der Therapie. Z. Tropenmed. Parasit. **12**, 147 (1961).

— Die Hals-Nasen-Ohrenheilkunde der Tropen und Subtropen in: Hals-Nasen-Ohrenheilkunde — Ein kurzgefaßtes Handbuch, herausgegeben von J. Berendes, R. Link und F. Zöllner. Band II / Teil 2. Stuttgart: Georg Thieme Verlag 1963.

Jaffé, R.: Histopathological Picture of American Leishmaniasis. Pract. oto-rhino-laryng. (Basel) **6**, 45 (1944).

Klotz, O., Lindenberg, H.: The Pathology of Leishmaniasis of the Nose, Amer. J. trop. Med. **3**, 117 (1923).

Koburg, E.: Über Leishmaniose der Nase. HNO-Wegweiser **11**, 95 (1963).

Lainson, R., Strangways-Dixon, J.: Leishmania mexicana: the epidemiology of dermal leishmaniasis in British-Honduras. Part. I. Trans. R. Soc. trop. Med. Hyg. **57**, 242 (1963).

— — The epidemiology of dermal leishmaniasis in British-Honduras, Part II. Trans. R. Soc. trop. Med. Hyg. **58**, 136 (1964).

León, L.A.: La Leishmania Brasiliensis Vianna, 1911 y Las Leishmaniasis Otorrino-Buco-Faringolaringea y Oftálmica. Atti del VI Congresso Internazionale di Microbiologia. Roma, 6—12 Settembre 1953. Vol. 5 Sez. XV p. 311.

— Leishmanias y Leishmaniasis (Especialmente en América) Quito. Ecuador: Editorial Universitaria 1957.

Mangabeira-Albernaz, P.: Estudo crítico do "pólipo da leishmaniose". Brasil-méd. **61**, 283 (1947).

Martínez Báez, M., Alemán, P.: Histopatología de la leishmaniasis cutánea en México. Rev. Inst. Salubr. Enferm. trop. (Méx.) **20**, 153 (1960).

Mattos Barretto: zit. bei **J. Aguiar Pupo**. Rev. Hosp. Clín. **1**, 113 (1946).

Mayer, M., Convit, J., Pifano, F.: Estudios experimentales con una cepa de Leishmania brasiliensis proveniente de un caso de leishmaniasis tegumentaria diseminada de aspecto lepromatoso. Arch. venez. Pat. trop. **1**, 183 (1949).

Medina, R.: Leishmaniasis genital. Dermatología Venezolana **4**, 52 (1964).

— **Belfort, E.**: Anfotericina B en el tratamiento de la leishmaniasis tegumentaria americana. Dermatología Venezolana **3**, 3 (1961/1962).

— **Romero, J.**: Estudio clínico y parasitológico de una nueva cepa de leishmania. Arch. venez. Pat. trop. **3**, 298 (1959).

— — Leishmania Pifanoi N. Sp. El agente causal de la Leishmaniasis tegumentaria difusa. Arch. venez. Pat. trop. **4**, 349 (1962).

Mossböck, F.: Über einen Fall von Espundia (Amerikanische Leishmaniasis der Haut und Schleimhäute). Mschr. Ohrenheilk. **9**, 289 (1957).

Nauck, E.G. u. Mitarb.: Lehrbuch der Tropenkrankheiten. Stuttgart: Georg Thieme Verlag 1962.

Nery-Guimarães, F., Azevedo, M.: Rodeores silvestres („Oryzomys goeldi") da Amazonia com infecção natural por „Leishmania" (Primeira nota). Hospital (Rio de J.) **66**, 37 (1964).

Partenheimer, K.: Ein Beitrag zur Kenntnis der südamerikanischen Schleimhautleishmaniase (Espundia). Arch. Ohr.-, Nas.-, u. Kehlk.-Heilk. **115**, 116 (1947—1949).

Pessôa, S.B.: Leishmaniasis, cutaneous, mucocutaneous, and visceral, with special reference to its occurrence in the Americas. In: Clinical Tropical Medicine. Ed. by R.B.H. Gradwohl, L.B. Soto and O. Felsenfeld. Chapter 10. St. Louis: C.V. Mosby Company 1951.

Pessôa, S.B.: Classificaçao das Leishmanioses e das espécies do género Leishmania. Arquivos de Higiene e Saúde Pública **26**, 41 (1961).

— **Barretto, M.P.**: Leishmaniose Tegumentar Americana. Rio de Janeiro: Imprensa Nacional 1948.

Pfeifer, E.: Beitrag zur Therapie der Espundia. Z. Tropenmed. Parasit. **5**, 184 (1954).

Pifano, F.: Aspectos epidemiológicos de la leishmaniasis tegumentaria en la región neotrópica, con especial referencia a Venezuela. Arch. venez. Med. trop. **3**, 31 (1960).

— **Scorza, J.V.**: Aspecto inmunológico de las Leishmanias que parasitan al hombre, con especial referencia a la Leishmania brasiliensis pifanoi Medina & Romero (1957). Arch. venez. Med. trop. **3**, 15 (1960).

Portugal, H.: Amerikanische Haut- und Schleimhautleishmaniase. In: Handbuch der Haut- und Geschlechtskrankheiten. J. Jadassohn. Ergänzungswerk. Band 4, Teil 1A, herausgegeben von A. Marchionini. Berlin-Heidelberg-New York: Springer 1965.

Prado Barrientos, L.: Un caso atípico de Leishmaniasis cutáneomucosa (Espundia). Mem. Inst. Osw. Cruz, XLVI: **2**, 415 (1948).

Püschel, L.: Zur Leishmaniase der Nase. HNO-Wegweiser **5**, 219 (1955).

Reipen, W.: Leishmania-Erkrankung der Nase. Z. Laryng. Rhinol. **30**, 177 (1951).

Rodríguez M., J.D., Aviles Nugue, J.D.F.: Algunas observaciones sobre leishmaniasis cutáneomucosa en el Ecuador. Rev. ecuat. Hig. **10**, 35 (1953).

Rotberg, A.: Contribuição para o estudo da alergia na leishmaniose tegumentar americana. Trop. Dis. Bull. **50**, 203 (1953).

Sampaio, S.A.P., Godoy, J.T., Paiva, L., Dillon, N.L., da Silva Lacaz, C.: The treatment of American (Mucocutaneous) Leishmaniasis with Amphotericin B. Arch. Derm. **82**, 627 (1960).

Schirren, C.G., Neuner, Y.: Beitrag zur Beeinflussung der Amerikanischen Haut- und Schleimhautleishmaniose durch Amphotericin B-Infusionen. Hautarzt **14**, 473 (1963).

Shattuck, G.Ch.: Chiclero Ulcer and other forms of leishmaniasis in America. In: A Medical Survey of the Republic of Guatemala by George Cheever Shattuck and Collaborators. Washington, D.C.: Carnegie Institution of Washington 1938.

— **u. Mitarb.**: The Peninsula of Yucatan. Medical, Biological, Meteorological and Sociological Studies. Washington, D.C.: Carnegic Institution of Washington 1933.

Snapper, I.: American Mucocutaneous Leishmaniasis Successfully Treated with 2-Hydroxystilbamidine. Amer. J. Med. **13**, 655 (1952).

Stout, G., Cutler, J.C.: Problemas serológicos en Centro América. Bol. Ofic. sanit. panamer. **30**, 321 (1951).

Talbot, J.J., Hawking, F.: Dermal Leishmaniasis (Bush Yaws) in British Guayana. J. trop. Med. Hyg. **67**, 293 (1964).

Teixeira, R., Guimarães, N.A.: Anfotericina B na leishmaniose tegumentar Americana. Resultados em casos resistentes e na forma difusa anérgica. Rev. Ass. méd. bras. **9**, 230 (1963).

Thornburgh, D.B., Johnson, C.M., Elton, N.W.: The histopathology of cutaneous leishmaniasis in Panama. Trans. R. Soc. trop. Med. Hyg. **46**, 550 (1952).

Villela, F., Pestana, B.R., Pessôa, S.B.: zit. bei **Pessôa** (1951).

Weiss, P.: Epidemiologia y Clínica de las Leishmaniosis Tegumentaria en el Perú. Rev. Med. exp. (Lima) **2**, 209 (1943).

Zinneman, H.H., Hall, W.H., Wallace, F.G.: Leishmaniasis of the Larynx. Report of a Case and its Confusion with Histoplasmosis. Amer. J. Med. **31**, 654 (1961).

II. Protozoenkrankheiten durch Trypanosomen

Schlafkrankheit

E. W. BÜCKEN u. W. MOHR

Mit 8 Abbildungen

I. Definition

Die Schlafkrankheit oder auch afrikanische *Trypanosomiasis*, englisch "sleeping sickness", französisch "maladie du sommeil", ist eine Erkrankung, die durch Erreger der Flagellatenfamilie Trypanosomatidae hervorgerufen wird, in West- und Zentralafrika in erster Linie durch Trypanosoma gambiense, in Ostafrika vornehmlich durch Trypanosoma rhodesiense. Die das Endstadium der Erkrankung charakterisierende Schlafsucht gab dem Leiden seinen Namen. Krankheitsüberträger sind verschiedene Arten von Glossinen (Tsetsefliegen). Aus diesem Grunde ist ihre Verbreitung auf solche Gebiete beschränkt, in denen Glossinen heimisch sind, nämlich auf das tropische Afrika.

II. Geschichte

Im Jahre 1910 übersetzte BECKER vom Hamburgischen Kolonialinstitut einen Absatz aus dem Werk des arabischen Geschichtsphilosophen IBN CHALDUM aus dem 14. Jahrhundert, in dem vom Tode eines Negersultans aus dem westafrikanischen Königreich Mâllî im Nigergebiet berichtet wird. Der Sultan litt an einem Krankheitsbild mit Schlafneigung zu allen Tageszeiten, einer Neigung, die stetig zunahm, bis er schließlich kaum noch bei Bewußtsein war und endlich nach zweijährigem Leiden an Entkräftung verstarb. Zahlreiche Bewohner dieses Gebietes sollen an ähnlichen Krankheitsbildern gelitten haben. Den Symptomen nach zu urteilen, handelt es sich hier um die Beschreibung der Erkrankung, die später als Schlafkrankheit in die Nomenklatur der Medizin einging.

Der nächste darauf folgende Bericht über die Schlafkrankheit, so genannt, weil sie durch allgemeine Somnolenz charakterisiert war, liegt von ATKINS aus dem Jahre 1734 vor. ATKINS war zu dieser Zeit als Schiffsarzt an der Küste Guineas tätig. Er bemerkte, daß jüngere Menschen leichter von dieser Krankheit befallen wurden als ältere, und daß die Mortalität recht hoch war. Wenn die Erkrankten nicht verstarben, traten mit der Zeit Veränderungen der Persönlichkeit ein, die nicht selten bis zur völligen geistigen Verwirrung reichten (SCOTT, 1939).

Rund 70 Jahre später beschrieb WINTERBOTTOM das klinische Bild der Schlafkrankheit. Er wies besonders auf die auffallenden Schwellungen der Nackenlymphknoten im Frühstadium der Erkrankung hin, die dann später nach ihm als *Winterbottom'sches Zeichen* benannt wurden (SCOTT, 1939; HOEPPLI u. LUCASSE, 1964). Spätere Beschreibungen folgten von CLARKE im Jahre 1840, der das Krankheitsbild als „narcotic dropsy“ bezeichnete, und von DANIELL (1849). GUERIN berichtet 1869 von 148 Schlafkrankheitsfällen bei Sklaven, die aus dem Kongo kamen und nach Martinique verkauft worden waren. Daß es dort nicht zu einer weiteren Verbreitung kam, liegt allein daran, daß der Überträger, die Tsetsefliege, dort nicht heimisch ist. 1875 beschrieb GORE, und ein Jahr später auch CORRE das Krankheitsbild. CORRE stützt seinen Bericht auf Beobachtungen im Senegal. Alle diese Autoren erwähnen als Hauptmerkmal der Erkrankung die Gleichgültigkeit, die Melancholie und Lethargie sowie auch die Schwellungszustände der Cervical-Lymphdrüsen (SCOTT, 1939).

Den Erreger der Schlafkrankheit entdeckten FORDE und DUTTON im Jahre 1901, nachdem BRUCE 1895 Trypanosomen als Erreger der in Afrika bei Rindern verbreiteten Nagana-Seuche herausgefunden und festgestellt hatte, daß die Infektion durch *Glossina morsitans* übertragen

---

Wir danken für die freundliche Unterstützung bei der Bearbeitung des Abschnittes über Erreger und Epidemiologie Herrn Prof. GEIGY, Basel und des parasitologischen und serologischen Teiles den Herren Professoren MÜHLPFORDT und MANNWEILER.

wurde. Forde und Dutton konnten Trypanosomen im Blut von Patienten aus Gambia nachweisen. Daher erhielt der Parasit die Bezeichnung *Trypanosoma gambiense*. Castellani gelang dann 1902 der Nachweis von Trypanosomen im Liquor von Schlafkranken.

Mit diesen Entdeckungen begann die eigentliche Erforschung der Schlafkrankheit, wobei in den Jahren 1900 bis 1914 durch deutsche, englische, französische, belgische und portugiesische Forscher erhebliche Fortschritte erzielt werden konnten. Manson berichtete 1903 über den ersten nach England eingeschleppten Fall von Schlafkrankheit. Er bemerkte bereits damals, daß an der Stichstelle der Tsetsefliege in der Haut gewisse Veränderungen auftraten, ohne sie jedoch näher zu beschreiben. Die genaue Beschreibung der heute als *Trypanosomenschanker* bezeichneten Hautveränderung erfolgte erst 1929 durch Graf. Kleine erbrachte 1909 den Nachweis, daß Trypanosomen in den Glossinen einen Entwicklungsvorgang durchmachen, und die Glossinen erst nach Abschluß dieses Vorgangs infektiös sind.

Stephens u. Fantham beschrieben 1910 ein Schlafkrankheitsbild mit akuterem Verlauf, für dessen Erreger sie eine neue Trypanosomenspecies verantwortlich machten, der sie den Namen *Trypanosoma rhodesiense* gaben.

Interessant sind auch die *verschiedenen Bezeichnungen*, die dem Krankheitsbild von den Eingeborenen gegeben werden. In den Namen spiegeln sich einzelne hervorspringende Symptome der Krankheit wieder. So wird sie „Kemborn“, „Kaptsungi“ oder „Konje-Kira“ genannt. Diese drei Bezeichnungen beziehen sich auf die auffallende Anschwellung der Lymphdrüsen, speziell der im Bereich des Nackens (Kemborn = Nuß, Kaptsungi = Kind des Nackens, Konje-Kira = Ballkrankheit). In einer anderen Gegend wird die Schlafkrankheit als „Moryor“ bezeichnet, was soviel wie „geschwollener Körper“ bedeutet und sich auf Erkrankte bezieht, die im Frühstadium an Gewicht zunehmen. „Yeesegbei“, „Dudduru“ und „Fukufenkor“ sind weitere Bezeichnungen. „Yeesegbei“ bedeutet „Wasserkrankheit“, „Dudduru“ bezieht sich auf die Bewohner am Fluß, die der Infektion besonders ausgesetzt sind, und „Fukufenkor“ ist die Bezeichnung für einen großen Topf, der zur Behandlung der Schlafkrankheit benutzt wurde (Hoeppli u. Lucasse, 1964).

Je nach Volksstamm verschieden sind auch die einheimischen Behandlungsmethoden der Schlafkrankheit. Dabei spielten und spielen auch heute noch Fetische und Amulette eine große Rolle. Weit verbreitet ist die Verabreichung von Dekokten aus Pflanzen, Blättern und Wurzeln, die eine entsprechende Wirkung entfalten sollen.

III. Erreger

1. Eigenschaften

Der Erreger der Schlafkrankheit gehört zur *Familie Trypanosomatidae*, die ihrerseits wiederum zur Klasse der Flagellaten gezählt wird.

Wie schon einleitend erwähnt, wurde *Trypanosoma brucei* von Bruce als Erreger der in Afrika gefürchteten *Viehseuche Nagana* beschrieben. Später stellte sich jedoch heraus, daß nicht nur Trypanosoma brucei, sondern auch Trypanosoma congolense (Broden, 1904) und Trypanosoma vivax (Ziemann, 1905) als Seuchenerreger eine Rolle spielen können. Diese Parasiten sind jedoch für den Menschen selbst nicht pathogen. Pathogen für den Menschen und einige Wirbeltiere dagegen sind die zur Trypanosoma brucei-Untergruppe gehörenden *Trypanosoma gambiense* und *Trypanosoma rhodesiense*, die eigentlichen *Erreger der Schlafkrankheit*. Diese drei Trypanosomenarten lassen sich jedoch morphologisch nicht voneinander unterscheiden (Hoare, 1949; Piekarski, 1954; Geigy u. Herbig, 1955; Westphal, 1961; Manson-Bahr, 1966). Durch Enzymstudien konnten Parr u. Welch (1969) ebenfalls eine enge Verwandtschaft zwischen Trypanosoma brucei und Trypanosoma rhodesiense nachweisen.

Eine *Differenzierung* der drei Trypanosomenarten kann, da eine morphologische Unterscheidung nicht einwandfrei möglich ist, praktisch *nur nach epidemiologischen Gesichtspunkten sowie* durch Beurteilung ihrer unterschiedlichen *Virulenz* erfolgen. Dabei zeichnet sich Trypanosoma rhodesiense durch eine stärker ausgeprägte Virulenz aus, die einen akuteren Verlauf des Krankheitsbildes bedingt als eine Infektion mit Trypanosoma gambiense.

Neuerdings haben Rickman u. Robson (1970) einen Inkubationstest mit Menschenblut entwickelt, der eine Unterscheidung von *T. rhodesiense* gegenüber *T. brucei*, die häufig im selben Tierreservoir vorkommen, ermöglichen soll.

2. Morphologie

Sowohl bei Trypanosoma gambiense als auch bei Trypanosoma rhodesiense bestehen morphologische Unterschiede zwischen den Parasiten, die sich bei einer Infektion im menschlichen Blut oder im Blut einiger Wirbeltiere nachweisen lassen, und denen, die sich in ihrem Zwischenwirt, der Tsetsefliege, entwickeln (Abb. 1).

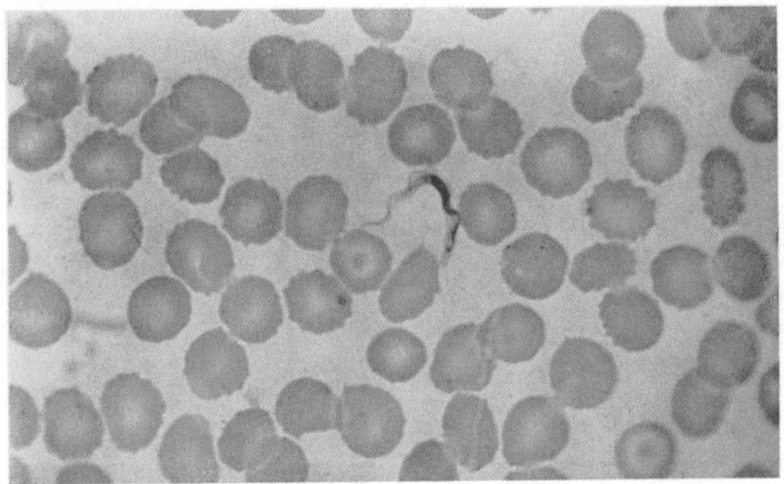

Abb. 1. Trypanosoma gambiense im Blutausstrich (Pat. aus Westafrika)

Die Parasiten zeichnen sich *im menschlichen Organismus* durch einen *Pleomorphismus* aus. Dabei lassen sich nach Hoare (1949) *drei Hauptformen* unterscheiden: eine *schlanke*, mehr spindelähnliche *Form*, eine mehr abgestumpfte, *plumpe Form* und eine zwischen diesen beiden liegende *Intermediärform*. Gemeinsam ist jedoch allen drei Formen die zentrale Lage des Zellkernes und die Position des Kinetoplasten (Blepharoblast) im hinteren Ende des Parasiten.

Vorherrschend sind im Teilungsstadium die schlanken, spindelförmigen Parasiten. Sie sind durch eine wellenförmige, sogenannte undulierende Membran charakterisiert, an der eine lange, frei endende Geißel entlangzieht. Diese entspringt aus einem Basalkorn in der Nähe des Kinetoplasten. Durch die Geißel vermag der Parasit lebhafte Bewegungen auszuführen. Die *Größe* der schlanken Formen liegt, die frei endende Geißel eingeschlossen, im Durchschnitt bei 29 μ. Die Größe kann aber nach Piekarski (1954) bis 40 μ, nach Hoare (1949) sogar in Extremfällen 42 μ betragen.

Durch leichte Abrundung und Verbreiterung des hinteren Endes zeichnen sich die etwas plumpen und relativ kurzen Parasitenformen aus. Ihre Größe liegt zwischen 12 und 26 μ, im Durchschnitt beträgt sie 18 μ. Neuere morphometrische Erhebungen (Hecker u. Mitarb., 1972) haben ergeben, daß diese Kurzformen unter den drei Varianten, das größte Volumen aufweisen. Diese Formen besitzen kein oder nur ein sehr kurzes freies Geißelende. Ihre Beweglichkeit ist dementsprechend geringer.

Der zwischen diesen beiden Formvarianten liegende Intermediärtyp des Parasiten mißt im Durchschnitt 23 μ. Das hintere Ende ist ebenfalls abgestumpft; es ist jedoch ein freies Geißelende mittlerer Länge vorhanden.

Das Cytoplasma von Trypanosoma gambiense und Trypanosoma rhodesiense zeigt sich im nach GIEMSA gefärbten Präparat feingranuliert.

Die *Vermehrung* erfolgt ungeschlechtlich *durch Längsteilung*. Dabei teilen sich zunächst das Basalkorn und der Kinetoplast, später folgt der Zellkern. Aus dem neugebildeten Basalkorn wächst eine Geißel, und erst dann, wenn diese ihre volle Länge erreicht hat, teilt sich der Zellkörper.

Im Überträger, der Tsetsefliege, machen die Trypanosomen einen *Entwicklungsgang* durch, bei dem sie ihre Form mehrfach verändern. Dieser Entwicklungscyclus wurde eingehend von KLEINE u. TAUTE (1911), ROBERTSON (1912), KLEINE u.

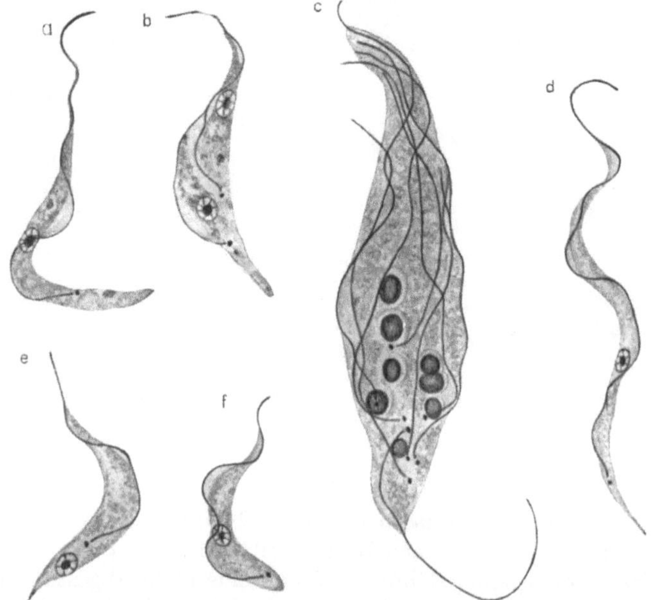

Abb. 2a—f. *Trypanosoma gambiense* Entwicklungsformen aus *Glossina palpalis*. a aus dem Mitteldarm 48 Std nach Blutaufnahme; b Teilungsform nach derselben Zeit; c multiple Teilung nach 6 Tagen; d schlanke Form, die in Proventriculus und Speicheldrüsen wandert; e epimastigote Form aus der Speicheldrüse; f infektiöse Trypanosomaform aus der Speicheldrüse. Vergr. 2500:1. (Nach ROBERTSON)

ECKHARD (1913) und TAYLOR (1932) beschrieben. KLEINE u. TAUTE (1911) glaubten noch zwischen männlichen und weiblichen Formen unterscheiden zu können, eine Beobachtung, die sich aber, wie spätere Untersuchungen ergaben (ROBERTSON, 1912; REICHENOW, 1921), nicht bestätigte. ROBERTSON (1912) betonte, daß eine Geschlechtsdifferenzierung in keinem Stadium des Entwicklungsvorganges beobachtet werden konnte. Für die spätere Infektionsfähigkeit ist jedoch diese systematische Formveränderung der Parasiten von entscheidender Bedeutung (KLEINE, 1909; GEIGY, 1967).

Sticht die Tsetsefliege einen mit Trypanosomen infizierten Organismus und saugt dessen Blut, so gelangen dabei gleichzeitig Parasiten über den Pharynx und

Oesophagus in den Mitteldarm der Fliege. Schon hier treten die ersten Formveränderungen der Trypanosomen auf, es entstehen die sogenannten *Mitteldarmformen* (Abb. 2a). Diese zeichnen sich durch eine weniger betonte undulierende Membran aus sowie durch einen Positionswechsel des Kinetoplasten, der sich etwa in die Mitte zwischen Zellkern und Hinterende des Parasiten schiebt. Der *Kinetoplast* als spezieller Teil des Mitochondriums wird beim Auswachsen des letzteren verschoben. Das vergrößerte Mitochondrium ist aktiv und erlaubt es dem Parasit, seinen oxydativen Stoffwechsel der verhältnismäßig sauerstoffarmen Umgebung des Fliegendarmes anzupassen (VICKERMAN, 1962, 1965). Die Größe der Mitteldarmformen liegt im Durchschnitt bei 35 μ (HOARE, 1949). Diese Formen vermehren sich außerordentlich stark (ROBERTSON, 1912; TAYLOR, 1932) (Abb. 2b u. c). Während diesem Zeitabschnitt (10 Tage) umwandern sie die sogenannte peritrophische Membran und bewegen sich im exoperitrophen Raum nach vorne gegen den Proventrikel. Sie passieren dort die peritrophische Membran an ihrem Bildungsort und gelangen in das Proventrikel-Lumen (Abb. 2d), wo sie sich in trypomastigote und zum Teil in epimastigote Formen (TAYLOR, 1932) umwandeln. Vom Proventrikel gelangen die Parasiten wieder in den Oesophagus und Pharynx, und von dort über den Hypopharynx in die Speicheldrüsen. Hier bilden sich ebenfalls epimastigote Formen, die durch einen schlanken Zelleib mit kurzer ondulierender Membran gekennzeichnet sind (Abb. 2e). Der Kinetoplast liegt in diesen Formen dicht vor dem Zellkern. Sie vermehren sich durch Zweiteilung und liegen entweder frei im Drüsenlumen oder mit der Geißel an die Drüsenwand geheftet (HOARE, 1949).

Die bislang *in der Tsetsefliege* aufgetretenen *Entwicklungsstadien* sind jedoch für den Menschen nicht pathogen. Um ihre *Pathogenität* zu erlangen, müssen sich die epimastigoten Formen erst in sogenannte *metacyclische Formen* umwandeln (Abb. 2f), die relativ klein und gedrungen sind und eine kurze Geißel tragen. Erst wenn diese metacyclischen Formen mit Merkmalen der trypomastigoten Blutform in der Speicheldrüse der Tsetsefliege vorhanden sind, sind sie infektiös und der Stich der Glossina für den Menschen gefährlich. Die Dauer der Umwandlung von epimastigoten in metacyclische Formen beträgt zwischen 2 und 5 Tagen (PIEKARSKI, 1954). Der gesamte *Cyclus in der Tsetsefliege* von der Parasitenaufnahme bis zum Auftreten von infektiösen Formen dauert *15—35 Tage* (REICHENOW, 1921; HOARE, 1949). KLEINE (1909) erbrachte als erster den Nachweis, daß erst nach Abschluß dieses Entwicklungscyclus' von der Fliege infektiöse Trypanosomen abgegeben werden können. Wie WIJERS u. WILLETT (1960) zeigten, muß mit der Blutmahlzeit ein hoher Prozentsatz von kurzen Blutformen aufgenommen werden, wenn sich die Infektion in der Tsetsefliege etablieren soll.

Der *feinstrukturelle Aufbau* von Trypanosoma gambiense und rhodesiense wurde elektronenmikroskopisch unter anderen von MUEHLPFORDT u. BAYER (1961), BAKER u. Mitarb. (1961), VICKERMAN (1962, 1965, 1970, 1971) sowie STEIGER (1973) untersucht und beschrieben. Die Untersuchungen ergaben, daß der Zelleib von einer Membran, der Pellikula, umgeben ist, unter der sich regelmäßig spiralig angeordnete subpellikuläre Mikrotubuli finden. Diese Tubuli dienen als Stütz- und Bewegungselemente. Die aus dem Basalkorn entspringende Geißel läßt elektronenmikroskopisch ein äußeres Bündel von 9 Doppeltubuli und 2 Zentraltubuli erkennen. Auch die Geißel ist von der Pellikula umgeben. Dieser Geißelaufbau stellt ein allgemeines Schema dar, das praktisch im gesamten Tierreich seine Gültigkeit hat.

Der in der Nähe des Basalkorns liegende Kinetoplast besteht aus den zwei das Organell begrenzenden Mitochondrienmembranen, den schleifenförmigen elektronendichten DNS-Fibrillen und einer feingranulären Matrix.

Der *Zellkern* ist von einer Doppelmembran umgeben und sein Bau entspricht dem eukaryoter Zellen. Einzig der Nucleolus ist verschieden und besitzt nur RNS Anteile.

In der Nähe der Geißelbasis liegt der *Golgi-Apparat*, der bei allen bisher untersuchten Trypanosomen gefunden werden konnte. Er ist aus membranbegrenzten lamellären Säckchen aufgebaut, von denen sich Vesikel abschnüren können. Der Golgiapparat spielt unter anderem bei der Verpackung, Speicherung und Synthese von Glykoproteinen und Enzymen eine wichtige Rolle.

Pro Trypanosom findet sich ein einziges entweder schlauchförmiges (Blutformen) oder weitverzweigtes (Vektorformen) *Mitochondrium*. Mitochondrieninnenstrukturen (Tubuli) sind in den intermediären und stumpfen Blutformen, sowie in allen Fliegenformen nachweisbar. Allerdings sind sie bei letzteren bedeutend häufiger und größer. Sie fehlen den schlanken Blutformen. Diese morphologischen Unterschiede decken sich mit biochemischen Resultaten (RYLEY, 1962), wonach schlanke Blutformen keinen, Fliegenformen jedoch einen voll funktionellen Citronensäurecyclus aufweisen. Intermediäre und stumpfe Blutformen stellen Zwischenstadien dar, bei denen Komponenten eines aktiven Mitochondriums im Aufbau begriffen sind.

3. Kultur und Wachstumscharakter

Trypanosomen lassen sich auf künstlichen Nährböden halten und zur Vermehrung bringen. Zur *Züchtung* von Trypanosomen der Bruceigruppe empfiehlt WEINMANN (1960) ein spezielles Blutagar-Medium. Er fand heraus, daß menschliches Serum Lysine enthalten kann, die Kultur-Trypanosomen zerstören und somit unter Umständen negative Ergebnisse vortäuschen können.

Aus diesem Grunde inaktiviert er das zur Herstellung des Mediums verwendete Blut und erreicht mit diesem Verfahren in nahezu 100% der Fälle positive Ergebnisse.

Frisches Citratblut (75 ml einer 2,5%igen Natriumcitrat-Lösung ad 500 ml Menschenblut) wird zentrifugiert. Man wäscht anschließend die Erythrocyten 3mal mit physiologischer Kochsalzlösung und inaktiviert gleichzeitig das separierte Plasma 30 min bei 56°C. Anschließend mischt man gewaschene Erythrocyten und inaktiviertes Plasma im Verhältnis 1:1 und gibt die gleiche Menge Nähragar 1,5% zu. Das fertige Nährmedium kann anschließend mit 600—1000 I.E. Penicillin versetzt werden, um das Wachstum unerwünschter Bakterien zu verhindern. Das in Kulturröhrchen abgefüllte Medium ist bei 4°C monatelang haltbar. Das Blutagar-Medium wird homogener, falls man die gewaschenen Erythrocyten durch kurzes Tiefkühlen (—20 bis —25°C) und anschließend langsames Auftauen hämolysiert (GEIGY u. Mitarb. pers. Mitt.). Beimpfte Nährböden werden bei 24—25°C gehalten.

Positive Ergebnisse findet WEINMAN (1960) frühestens nach 5 und spätestens nach 30 Tagen, je nach Anzahl der inokulierten Trypanosomen. Die Trypanosomenkolonien sind farblos, durchscheinend, gleichmäßig rund und besitzen nur selten einen Durchmesser von mehr als 2 mm. WEINMAN empfiehlt jedoch, die Identifikation der Kolonien nicht allein aufgrund dieses äußeren Erscheinungsbildes vorzunehmen, sondern stets durch den mikroskopischen Nachweis der Parasiten, die sich als Einzel- oder Teilungsformen darbieten.

Zur *Züchtung* von Trypanosoma gambiense und Trypanosoma rhodesiense empfiehlt HOARE (1949) das *Kulturmedium von* RAZGHA (1930) *in der Modifikation von* BRUTSAERT u. HENRARD (1938).

Dieses besteht aus einer Mischung von 2—2,5 ml Ringerlösung, die 0,6% Natriumchlorid enthält, und dem gleichen Volumen Tyrode-Lösung[1]. Diese Mischung wird auf Teströhrchen abgefüllt und sterilisiert. Jedes dieser Röhrchen wird sodann mit 2 ml normalem Menschenblut oder Kaninchenblut, das 1% Natriumcitrat enthält, versetzt. Die somit gebrauchsfertigen Kulturmedien werden auf Sterilität geprüft und kühl gelagert.

Soll nun eine Kultur auf Trypanosomen angelegt werden, müssen 5 ml des zu untersuchenden Blutes mit 1 ml Natriumpolyanethylsulphonat-Lösung (Liquoid „Roche") versetzt wer-

---

1 Tyrode-Lösung: Natriumchlorid 0,8, Calciumchlorid 0,02, Kaliumchlorid 0,02, Magnesiumchlorid 0,02, Mononatriumphosphat 0,005, Natriumbicarbonat 0,1, Glucose 0,1, Aqua dest. ad 100,0.

den. Von dieser Mischung werden je 0,5 ml in die vorbereiteten Kulturröhrchen gegeben und für 10 Tage im Brutschrank bei 25—28°C aufbewahrt. Nach Ablauf von je 10 Tagen können weitere Kulturen überimpft werden.

In der Kultur wandeln sich die Trypanosomen zu Mitteldarmformen um, solchen Formen also, die nach Aufnahme der Parasiten durch die Tsetsefliege in deren Darm gefunden werden. Die Bildung von epimastigoten und metacyclischen Formen in Kulturen ist selten, aber möglich (Geigy u. Mitarb., 1973; Amrein u. Mitarb.). Aufgrund cytochemischer Untersuchungen fand Lehmann (1965), daß Kulturformen von Trypanosoma rhodesiense das Enzym saure Phosphatase verlieren. Er erwägt die Möglichkeit, daß mit dem gleichzeitigen Verlust des Enzyms auch ein Verlust der Infektiosität einhergehen könnte.

Das ursprüngliche *Kulturverfahren von* Razgha (1930), *modifiziert nach* Reichenow (1934), ist etwas einfacher. Es eignet sich besonders zur Züchtung von Trypanosoma gambiense.

Der Nährboden besteht aus einer Mischung von gleichen Teilen Ringerlösung, die 0,6% Natriumchlorid enthält, und Venenblut, das im Verhältnis 1:1 mit Natriumcitrat gemischt ist. Je 1 ml Ringerlösung und 1 ml Citratblut werden in Kulturröhrchen abgefüllt. Indem sich das Blut absetzt, bildet sich an der Oberfläche eine Leukocytenschicht.

Zum Ansetzen der Kultur wird ein solches Röhrchen mit einem Tropfen trypanosomenhaltigen Bluts versetzt und bei 26°C im Brutschrank aufbewahrt. Es bilden sich ebenfalls Mitteldarmformen, die sich in der Leukocytenschicht vermehren, und die in je 14tägigen Abständen weiter verimpft werden können.

Für den Zeitraum von 24—48 Std können Trypanosomen auch in einer Mischung aus gleichen Teilen Kaninchenserum und Ringer-Glucose-Lösung bei 37°C im Brutschrank gehalten werden. Eine Vermehrung findet dabei jedoch nicht statt (Hawking, 1963).

Neben den Kulturverfahren besteht weiterhin die Möglichkeit des *Tierversuches*. Menschenpathogene Trypanosomen lassen sich auf Affen (mit Ausnahme von Pavianen), Hunde und Katzen übertragen, die an einem sehr schweren akuten Symptomenbild erkranken. Bei der Übertragung auf Meerschweinchen, Ratten und Mäuse findet man häufig ein mehr chronisch verlaufendes Krankheitsbild. Dabei ist Trypanosoma rhodesiense im allgemeinen leichter zu übertragen und wesentlich virulenter als Trypanosoma gambiense. Trypanosoma gambiense läßt sich vom Menschen direkt nur relativ schwierig auf Versuchstiere übertragen.

4. Antigene Eigenschaften

Nach Gray (1967) und Lumsden (1967) besitzen Trypanosomen eine komplexe Antigenstruktur. Ihre Antigene lassen sich in zwei Gruppen einteilen, in *Exo- und Endo-Antigene*.

Bei den *Exoantigenen* handelt es sich um lösliche Antigene, die von den intakten Organismen in die Umgebung freigesetzt werden und zur Bildung präcipitierender, agglutinierender und schützender Antikörper anregen. Da sie sich von Variante zu Variante eines Trypanosomenstammes unterscheiden, werden sie auch als *„variant-spezifische" Antigene* bezeichnet. Sie scheinen für die immunologischen Unterschiede zwischen den einzelnen Varianten verantwortlich zu sein. Man nimmt an, daß Trypanosoma rhodesiense 4 Hauptgruppen von Exoantigenen besitzt, von denen jede Gruppe mindestens 2 verschiedene Komponenten enthalten soll. Möglicherweise liegt die Anzahl dieser Antigene jedoch noch höher.

Variable Exoantigene sind in einem Oberflächencoat lokalisiert (Vickerman u. Luckins, 1969). Diese Schicht ist ca. 150 Å dick und liegt der Pellikula der Blut- und metacyclischen Speicheldrüsenformen auf.

Endoantigene sind dagegen Antigene, die erst nach Zerstörung der Organismen frei werden und in Trypanosomenhomogenaten nachweisbar sind. Sie werden auch als „gemeinsame" oder *„species-spezifische" Antigene* bezeichnet, da sie in Varianten und Stämmen einer Trypanosomenspecies sowie in Stämmen verschiedener Species gemeinsam auftreten. Sie sollen für die antigene Ähnlichkeit morphologisch nicht verwandter Trypanosomen verantwortlich sein.

Als Besonderheit besitzen Trypanosomen die Fähigkeit, ihre Antigenstruktur im infizierten Tier oder Menschen zu ändern. Bei einer Trypanolyse aufgrund einer

Antigen-Antikörper-Reaktion werden nicht alle Trypanosomen zerstört, sondern einige von ihnen bleiben vermehrungsfähig. Die verbliebenen Trypanosomen, die sich nun vermehren, erweisen sich jedoch resistent gegenüber den Antikörpern, die die vorausgegangene Trypanolyse herbeigeführt hatten. Dieser Vorgang kann sich häufig wiederholen, wobei morphologisch zwar gleiche, in ihrer Antigenstruktur jedoch immer unterschiedliche Parasiten entstehen. Nach Seed (1964) besitzen diese Fähigkeit der Antigenvariabilität nur die Blutstromformen und nicht die Kulturformen der Trypanosomen.

IV. Pathologisch-anatomische Befunde

Die pathologisch-anatomischen Befunde bei afrikanischer Trypanosomiasis hängen im allgemeinen von der Virulenz der Parasiten ab und können in *3 Stadien* eingeteilt werden, gewissermaßen als Folgeerscheinung der Infektionsausbreitung.

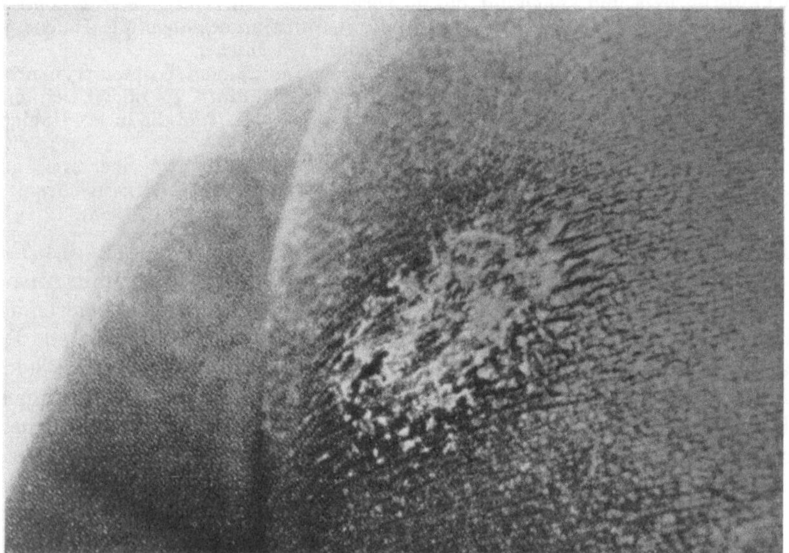

Abb. 3. Trypanosomenschanker auf dem Gesäß

Das *erste Stadium* umfaßt die Übertragung metacyclischer Trypanosomen beim Stich durch die Tsetsefliege und die darauffolgende örtliche Reaktion an der Stichstelle, die häufig nachzuweisen ist, der sogenannte *Trypanosomenschanker* (Abb. 3). Die erste Beschreibung dieser Hautveränderung erfolgte durch Graf (1929); deshalb auch die Bezeichnung Graf'scher Schanker. Dabei handelt es sich um einen Schwellungszustand der Haut an der Stichstelle, die zwischen dem 2.—5. Tag nach einem infektiösen Stich auftreten kann (Fischer u. Reichenow, 1952). Krampitz (1967) beobachtete bei Infektionen mit Trypanosoma rhodesiense die Schankerbildung zwischen dem 4.—9. Tag nach erfolgter Infektion. Zunächst bildet sich eine kirschkerngroße indurierte Hautstelle, die sich bald aus der Umgebung abhebt und wärmer anfühlt. Die Schwellung entwickelt sich rasch weiter bis bald das Faltenmuster der Haut ganz verstrichen ist. Im Zentrum kann sich ein kleines Bläschen bilden, das sich unter Schuppung weiter ausbreitet. Diese Erscheinung ist typisch und ein sicheres Zeichen für eine Trypanosomeninfektion, die nicht länger als 3 Wochen zurückliegt (Krampitz, 1967).

Nach etwa 3 Wochen klingen die Hauterscheinungen auch ohne Therapie wieder ab. Bisweilen bleibt noch ein *hyperpigmentierter Fleck* monatelang bestehen. Nach WILLET (1966) können bis zum Auftreten des Trypanosomenschankers auch bis zu 15 Tage vergehen, was einzig und allein von der Anzahl der eingebrachten Parasiten und vor allem von ihrer Virulenz abhängt. FAIRBAIRN u. BURTT (1946) halten die Anzahl von 300—450 metacyclischen Trypanosomen für erforderlich, um eine humane Infektion hervorzurufen. Die Anzahl kann aber auch größer oder geringer sein. BAILEY u. BOREHAM (1969) konnten schon mit 10 metacyclischen Parasitenformen bei einer Versuchsperson eine Parasitämie erzeugen.

Die Abhängigkeit von der Virulenz erklärt möglicherweise die Erscheinung, daß ein Trypanosomenschanker bei einer Infektion mit Trypanosoma gambiense seltener gesehen wird als bei einer Infektion mit Trypanosoma rhodesiense, bei der die Hauterscheinung in 50% der Fälle gefunden werden kann (KRAMPITZ, 1967). DUGGAN u. HUTCHINSON (1966) konnten bei 84 an Schlafkrankheit erkrankten Rückkehrern aus Westafrika in nur 19 Fällen einen Trypanosomenschanker diagnostizieren, während es ihnen bei 24 aus Ostafrika heimgekehrten Patienten in 11 Fällen gelang.

Übertragungsweg der Parasiten auf den Menschen:

Die Tsetsefliege gehört zu den sogenannten thelmophagen Blutsaugern, die durch multiple Verletzungen kleinster Hautgefäße ein intracutanes Depot aus Blut, Gewebsflüssigkeit und gerinnungshemmendem Fliegenspeichel bilden. Mit dem Speichel gelangen die Parasiten in dieses Depot. Sie verbleiben zunächst an Ort und Stelle und vermehren sich. FAIRBAIRN u. GODFREY (1957) konnten durch kombinierte Versuche mit freiwilligen Versuchspersonen und Ratten nachweisen, daß die Parasiten im ersten Stadium der Infektion im allgemeinen nicht vor Ablauf von 7—8 Tagen in die Blut- und Lymphbahnen einbrechen.

Dann jedoch kommt es zu einer Dissemination, durch die das *zweite Stadium* der pathologischen Veränderungen eingeleitet wird. In diesem zweiten Stadium schwellen zunächst die *Lymphdrüsen* im Einzugsbereich des Trypanosomenschankers an. Etwas später können dann in vielen Fällen die für eine Schlafkrankheit typischen Drüsenknoten im Nacken und seitlichen Halsdreieck beobachtet werden.

Im Frühstadium der Erkrankung sind die vergrößerten Lymphdrüsen weich und enthalten zahlreiche Parasiten. Histologisch findet sich eine lymphocytäre und histiocytäre Proliferation, wobei die Histiocyten Erythrocyten, Zelldetriten und zerfallene Trypanosomen (EDINGTON u. GILLES, 1969), kleine interstitielle Hämorrhagien bisweilen lebende Trypanosomen enthalten können (MAEGRAITH, 1966).

Im *dritten Stadium* lassen sich dann die typischen pathologischen Veränderungen nachweisen, die hauptsächlich das *Zentralnervensystem* betreffen. Es findet sich eine *chronische Meningoencephalitis* mit Verwachsungen der Dura mit dem Schädeldach und der Arachnoidea. Das Gehirn ist als Folgeerscheinung verminderter Durchblutung, die ihrerseits wiederum Folge einer Gefäßverengung durch Endothelproliferationen ist, stellenweise erweicht, die Windungen sind abgeflacht. In der Gehirnsubstanz können kleine Hämorrhagien gefunden werden. Pathognomonisch sind perivasculäre Infiltrate, die die weiße Hirnsubstanz durchsetzen. Die Infiltrate werden durch Lymphocyten, Histiocyten, einzelne eosinophile und polymorphkernige Leukocyten und durch, von MOTT (1905) beschriebene, *maulbeerartige Zellen* gebildet. Bei diesen handelt es sich um eosinophile Zellen mit exzentrisch gelegenem Kern oder kernlose hyaline Kugeln, wahrscheinlich degenerierte Plasmazellen (MANSON-BAHR, 1966). Die Infiltrationen durchsetzen die gesamte Leptomeninx von Hirn und Rückenmark und reichen entlang der Gefäße bis weit in die Hirn- und Rückenmarkssubstanz hinein (BERTRAND u. Mitarb., 1935). Proliferation der Endothelzellen kann zur Einengung des Spinalkanals und zu einer Liquordrucksteigerung führen. Hierdurch kann es am Auge zum Papillenödem und weiter als Folge der Veränderungen des Zentralnervensystems zur Atrophie des Nervus opticus kommen (McKIE REID, 1966).

Trypanosomen können in der Hirnsubstanz nur in seltenen Fällen nachgewiesen werden. Stevenson (1922) gelang der Nachweis zum erstenmal in der weißen Substanz des Frontallappens.

Veränderungen des *peripheren Nervensystems* werden von Janssen u. Mitarb. (1956) beschrieben. Sie fanden bei 7 Patienten, die an den Folgen einer Trypanosoma gambiense-Infektion verstorben waren, eine interstitielle Neuritis in Verbindung mit einem Exsudat, das aus Plasmazellen und Mott'schen Zellen bestand. Im Perineurium ließ sich eine Vasculitis mit Proliferation der Gefäßendothelien nachweisen. Dabei war das unterschiedliche Alter der Läsionen, von denen einige jüngeren, andere älteren Datums waren, bemerkenswert. Beschrieben wurden diese Veränderungen im Bereich der Hirnnerven und hinteren Spinalwurzeln mit Prädilektionsstellen in unmittelbarer Nähe der Spinalganglien (Van Bogaert u. Janssen, 1957). Einer dieser Patienten litt an einer klinisch manifesten Polyneuritis, so daß in diesem Fall auch der Befall des gesamten peripheren Nervensystems diskutiert wurde.

Eindrucksvoll können in diesem Stadium auch *Veränderungen am Herzen* sein. Peruzzi (1928) beobachtete schwere Myokarditiden, die bei experimentell mit Trypanosoma rhodesiense infizierten Affen zum Tode führten. Lavier u. Leroux (1939) beschreiben typische Veränderungen im Sinne einer Epikarditis, sklerosierenden Endokarditis und einer periarteriellen Myokarditis mit Arteritis der Coronargefäßzweige. Ähnliche Veränderungen werden von Koten u. De Raadt (1969) beschrieben. Sie fanden bei 6 Obduktionen an Schlafkrankheit Verstorbener am Herzen subepicardiale Zellinfiltrationen, die Lymphocyten, Plasmazellen, Histiocyten und vereinzelt eosinophile und neutrophile Leukocyten enthielten. Gleichermaßen war das Myokard betroffen, in dem sich ein interstitielles Ödem und vereinzelt lokale Hämorrhagien fanden. In einem Fall konnten auch Mott'sche Zellen nachgewiesen werden.

Braimah (1962) beschreibt Ekg-Veränderungen bei mit Trypanosoma gambiense infizierten Mäusen, die einer unspezifischen Myokarditis beim Menschen entsprechen. Er beobachtete in einigen Fällen vorübergehende Störungen der Überleitungszeit, das Auftreten ventrikulärer Extrasystolen sowie Veränderungen der ST-Strecke und der T-Welle im Sinne einer Senkung bzw. einer Abflachung oder Inversion. Ähnliche Beobachtungen machte Mohr (1961) bei einem Patienten mit Schlafkrankheit, der klinisch und elektrokardiographisch die Symptome einer Myokarditis bot.

De Raadt u. Koten (1968) stellten bei den Herzveränderungen eine Ähnlichkeit mit denen der Chagasmyokarditis fest. Bertrand u. Mitarb. (1967) beschreiben bei 4 von 5 Obduktionsfällen eine Herzdilatation.

Weniger eindrucksvoll sind *Veränderungen der Lunge, der Leber, der Milz und der Nieren.* Veränderungen der Lunge sind durch Endothelproliferation der Gefäße, die bis zum völligen Verschluß derselben führen können, gekennzeichnet. Die Leber bietet eine mehr oder weniger ausgeprägte Parenchymschädigung, sonst aber keinen spezifischen Befund. Die Milz ist nur leicht vergrößert und weist häufig lokale Nekrosen und fibrotische Veränderungen auf. In den Nieren lassen sich bisweilen Veränderungen im Sinne einer chronischen Glomerulonephritis nachweisen.

Grundlegende Unterschiede zwischen den pathologisch-anatomischen Befunden bei Infektionen mit Trypanosoma gambiense und solchen mit Trypanosoma rhodesiense lassen sich nicht feststellen. Die Veränderungen bei einer Trypanosoma rhodesiense-Infektion können an den inneren Organen auffallender und stärker ausgeprägt sein. Dabei kann es zu Perikard- und Pleuraergußbildungen sowie zur Bildung von Ascites kommen. In seltenen Fällen gelingt dann auch der Nachweis von Trypanosomen in der Perikardflüssigkeit (Hawking u. Greenfield, 1941; Edington u. Gilles, 1969).

V. Pathogenese

Der genaue Mechanismus, der bei einer afrikanischen Trypanosomiasis des Menschen die Krankheit verursacht und schließlich den Tod herbeiführt, konnte bislang nicht zufriedenstellend geklärt werden (Goodwin, 1964; Weinman, 1968; Boreham, 1970). Wenn auch nach Nissle (1966) und Weinman (1968) Toxine in

Frage gestellt werden, da sie noch nicht nachgewiesen werden konnten, ist doch die Mehrzahl der Autoren der Ansicht, daß *Endotoxine* in der Pathogenese der Schlafkrankheit eine entscheidende Rolle spielen (Laveran u. Pettit, 1911; Hawking u. Greenfield, 1941; Fischer u. Reichenow, 1952; Piekarski, 1954; Peters, 1969). Sie gehen davon aus, daß bei der *Trypanolyse* Stoffe frei werden, die auf den Körper eine toxische Wirkung ausüben und Fieberschübe hervorzurufen vermögen. Da der Zerfall von Trypanosomen aufgrund ihrer variablen Antigeneigenschaften *periodisch* auftritt, lassen sich damit auch die *periodisch auftretenden Fieberschübe* erklären. Dabei ist aber auch die unterschiedliche Virulenz der Parasiten nicht ohne Bedeutung.

Nissle (1966) konnte im Tierversuch zeigen, daß es während des Stadiums der Trypanosomenvermehrung bei Versuchstieren zu keinen Krankheitserscheinungen kommt; das Fell bleibt glatt, die Freßlust unvermindert, die Erythrocytenzahl konstant. Stellt sich nun, hervorgerufen durch eine Antigen-Antikörper-Reaktion, ein massiver Trypanosomenzerfall ein, entwickelt sich ein schweres und akutes Krankheitsbild. Ähnliche Erscheinungen konnte er durch Gaben von Atoxyl herbeiführen. Die gleichen Beobachtungen werden von Mense (1930) beschrieben und veranlaßten Krampitz (1967) zu der Annahme, daß der Schlafkranke nicht so sehr an den lebenden Parasiten leidet oder stirbt, sondern mehr an den „Parasitenleichen".

Bei dem Versuch, Licht in das Dunkel der Pathogenese zu bringen, stieß Schern (1928) auf Störungen des Zuckerstoffwechsels mit hypoglykämischen Zuständen. Andrews u. Mitarb. (1930) maßen dem Verschluß kleiner Blutgefäße durch agglutinierte Trypanosomen Bedeutung zu. Zuckermann (1954) glaubt, heterogene Antikörper, die gleichzeitig gegen Trypanosomen und Erythrocyten gerichtet sind, für die Anämie und die dadurch entstehenden Folgezustände verantwortlich machen zu können. Ein Mißverhältnis in der Hämoglobin-Sauerstoff-Konzentration im Blut aufgrund verstärkter Milchsäureproduktion oder einen erhöhten Kaliumspiegel im Endstadium hält Von Brandt (1966) dagegen für pathogenetisch bedeutungslos.

Die Suche nach *pharmakologisch wirksamen Substanzen*, die pathogenetisch von Bedeutung sein könnten, führte Boreham (1966a, 1966b, 1968, 1970) zu einem pharmakologisch aktiven Polypeptid, dem *Kinin*, das ähnlich dem Histamin eine gefäßschädigende Wirkung entfalten kann. Er konnte im Tierversuch nachweisen, daß der Kininspiegel im Serum und Urin von Ratten und Kaninchen innerhalb der ersten Woche nach erfolgter Infektion mit Trypanosoma brucei bemerkenswert anstieg. Eine ähnliche Erhöhung des Kininspiegels konnte er im Blut von 101 Patienten mit einer Trypanosoma rhodesiense-Infektion nachweisen. Da Kinin die Permeabilität der Gefäßendothelien erhöht, kann es möglicherweise in Zusammenhang mit den bei Schlafkrankheit auftretenden Gefäßveränderungen gebracht werden. Bedeutsam scheint auch die Feststellung, daß eine Kininerhöhung bei Infektion mit apathogenen Trypanosomen nicht nachgewiesen werden konnte (Boreham, 1966a).

Entscheidend in der Pathogenese der Veränderungen des Zentralnervensystems ist der *Proteingehalt des Liquors*. Dieser muß für eine erfolgreiche Infektion mehr als 0,03% betragen (Fairbairn, 1934; Hawking u. Greenfield, 1941), ein Befund, der sich bei einer Infektion mit Trypanosoma gambiense relativ spät, bei einer solchen mit Trypanosoma rhodesiense recht früh einstellt, da hier die Toxinwirkung auf die Plexus choreoidei stärker ist. Bevor der erhöhte Proteingehalt nicht erreicht ist, können Trypanosomen im Liquor nicht existieren.

Da trypanolytische Stoffe in den Liquor nicht übertreten können (Ruge, 1942), kommt es auch dort nicht mehr zu einer Antigen-Antikörper-Reaktion. Obwohl die Parasiten sich stark vermehren, was sich durch die Häufigkeit der Teilungsformen anzeigt, nimmt ihre Zahl jedoch nicht wesentlich zu. Ursache dafür ist, daß die Lymphocyten, die im Liquor nachweisbar sind, die Elimination der Parasiten übernommen haben, indem sie diese durch Berührung zerstören (Reichenow, 1921).

VI. Epidemiologie

In über *41 Ländern des afrikanischen Kontinents* ist die Schlafkrankheit verbreitet. Ihr Verbreitungsgebiet deckt sich mit dem des Überträgers, der Tsetsefliege, und erstreckt sich etwa von der südlichen Grenze der Sahara in 15° nördlicher Breite bis hinunter nach Ngamiland im Norden Betschuanalands in 20° südlicher Breite. Das Lebensgebiet reicht vom Atlantik im Westen bis hinüber zum Indischen Ozean im Osten des Kontinents (National Academy of Sciences, 1962; Vaucel, 1963).

Die *Tsetsefliege* gehört zur Gruppe der Glossinen (Abb. 4), von denen ca. 30 Arten ausnahmslos in Afrika heimisch sind (Geigy u. Herbig, 1955). Davon fungieren als Überträger menschenpathogener Trypanosomen *im Westen und zentralen Teil Afrikas* die *Glossinen der Palpalisgruppe* (Glossina palpalis, Glossina tachinoides, Glossina fuscipes), *im Osten* die *Glossinen der Morsitansgruppe* (Glossina morsitans, Glossina swynnertoni, Glossina pallidipes). Glossina palpalis und Glossina fuscipes gehören zu den sogenannten *„riverine"-Tsetsefliegen*, die die tropischen Regen- und Galeriewälder mit relativ hoher Luftfeuchtigkeit und ausgeglichenen Temperaturen bevorzugen. Glossina tachinoides und die Glossinen der Morsitansgruppe ziehen das Klima der Savannen mit niedriger Luftfeuchtigkeit und größeren

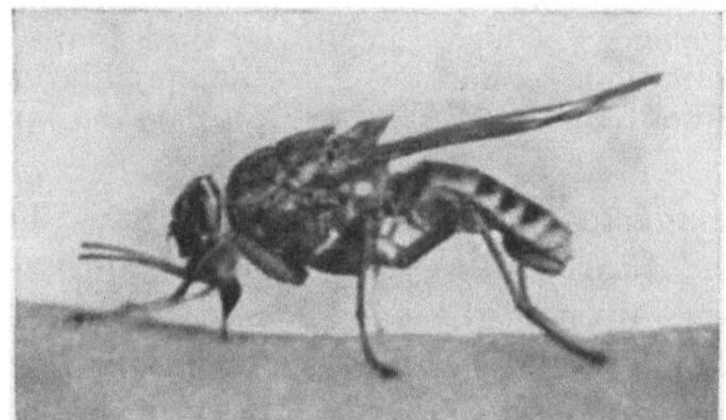

Abb. 4. Glossina morsitans beim Blutsaugen (Phot. A. Westphal)

Temperaturschwankungen vor. Sie gehören zu den sogenannten *„savannah woodland"-Tsetsefliegen* (Piekarski, 1954). Aber auch Glossina fuscipes kann ihre gewohnte Umgebung an Seen und Flüssen verlassen und bis tief in das Landesinnere in trockenere Gegenden vordringen (Bertram, 1969).

In *West- und Zentralafrika* wird die Schlafkrankheit durch *Trypanosoma gambiense* hervorgerufen. Die Übertragung erfolgt durch Glossinen der Palpalisgruppe, wobei im Westen alle Grade der Endemizität gefunden werden können, angefangen von sehr aktiven mehr oder weniger lokalen Herden bis hin zu weiten Gebieten, die anscheinend frei von der Krankheit sind (WHO Chron., 1963).

Die übertragenen Trypanosomen sind weniger virulent und verursachen ein mehr chronisches Krankheitsbild. Die Virulenz kann so weit herabgesetzt sein, daß nur noch ganz leichte Krankheitsbilder entstehen oder die Infektionen gar symptomlos verlaufen. Ein solcher Stamm (Fuero-Stamm) wird von Harding u. Hutchinson (1948) in Sierra Leone beschrieben, wo sich nur bei einer von 57 infizierten Personen das typische Symptomenbild einer Schlafkrankheit entwickelte. Ein ähnlicher, durch geringe Virulenz ausgezeichneter Stamm (Trypanosoma nigeriense) wird von Macfie (1913) in Nigeria beschrieben. Die Beobachtungen lassen die Annahme zu, daß sich zwischen dem Parasiten und dem Wirt ein Gleichgewicht gebildet hat.

Ein klassisches Trypanosoma gambiense-Gebiet befand sich in Nigeria entlang der Täler des Niger und des Benueflusses, sowie einiger Flüsse, die in den Tschadsee münden (DUGGAN, 1962). Wenn auch durch Bekämpfungsmaßnahmen eine Reduzierung erzielt werden konnte, können doch im Bida-Emirat, nördlich des Niger, noch jährlich 150—200 neue Schlafkrankheitsfälle registriert werden (THOMSON, 1967). Im Gesamtbild ist die Zahl der Schlafkrankheitsfälle in Nigeria jedoch zurückgegangen. Während 1935 noch 90000 Fälle verzeichnet werden konnten, sank die Zahl in den Jahren 1945 auf 16000, 1956 auf 6000 und 1965 auf rund 2000 Fälle (THOMSON, 1967). Bis 1967 verringerte sich diese Zahl jedoch nicht mehr (WHO Techn. Rep., 1969).

Über das Auftreten von Schlafkrankheitsfällen während der Jahre 1960—1970 in den übrigen Staaten West- und Zentralafrikas gibt Tab. 1 Auskunft.

Tabelle 1. *Neu entdeckte Fälle von Schlafkrankheit in den Jahren 1960—1970 in West-, Zentral- und Ostafrika*

(nach Wld Hlth Org., Tech. Rep. Ser., 1969, Nr. 434 u. HUTCHINSON, 1971)

Land	1960	1961	1962	1963	1964	1965	1966	1967	1968	1969	1970 I–X
Mauretanien .				keine Fälle berichtet							
Senegal . . .								35			
Gambia . . .								63			
Port. Guinea .			377		142	304		129			
Guinea					600	475	496	482			
Sierra Leone .						3					
Liberia . . .				keine Fälle (1) berichtet							
Mali								259			
Elfenbeinküste								34	180		
Obervolta . .						221	189	197			
Ghana							242	165			
Togo	bis 1965 durchschn. 70 Fälle/Jahr					30	67	97	30		
Dahomey . . .								11			
Niger								22			
Nigeria			3309					2000			
Tschad . . .								61	35		
Kamerun . .								425			
Centr.Afr.Rep.								24	14		
Äquat. Guinea							55				
Gabun								97	67		
Kongo (Brazza.)								28	43		
Zaire									3061		
Angola	zw. 1961 u. 1963 33 Fälle					70	52	34			
Sudan			278			27					
Äthiopien . .								11	28	173	42
Somalia . . .				keine Fälle berichtet							
Uganda . . .				durchschnittlich 100 Fälle/Jahr							
Kenya			128	86	453	346	121	152			
Ruanda . . .				keine Fälle berichtet							
Burundi . . .	zw. 1961 u. 1965 173 Fälle										
Tanzania . .	zw. 1961 u. 1966 2719 Fälle						100				
Sambia . . .				keine Fälle berichtet							
Malawi . . .				keine Fälle berichtet							
Mozambique .				30	30			100			
Südrhodesien .				keine Fälle berichtet							
Botswana . .	112						127				

Allerdings können diese Zahlen nur einen ungefähren Überblick geben, da nicht in jedem Land die Meldung und Registrierung konsequent vorgenommen wird. So werden für Liberia in den letzten 10 Jahren keine Erkrankungsfälle angegeben. MOHR (1961) behandelte jedoch einen Patienten, der sich 1958 während des Hafenbaues in Greenville/Sinoe County (Liberia) bei einem Buschtrip infiziert hatte, und Dietrich konnte 1965 im gleichen County bei einem etwa 13 Jahre alten Jungen einen frischen Schlafkrankheitsfall diagnostizieren und erfolgreich behandeln.

Als Hauptreservoir für Trypanosoma gambiense gilt der Mensch, obwohl auch bei Hausschweinen und Cricetomys gambianus Trypanosomen nachgewiesen werden konnten.

Im Gegensatz zur mehr chronischen Verlaufsform der Trypanosoma gambiense-Infektion ruft die Infektion mit *Trypanosoma rhodesiense*, deren Verbreitungsgebiet auf den *Osten Afrikas* begrenzt ist, ein schweres und akutes Krankheitsbild hervor. Die Infektionen treten mehr gruppiert und sporadisch auf, bisweilen mit epidemischen Tendenzen (WHO Techn. Rep., 1969).

Als Überträger von Trypanosoma rhodesiense gelten die *Glossinen der Morsitansgruppe*. Bei einer Epidemie im Alego-Distrikt in Kenya in den Jahren 1964/65 konnte jedoch festgestellt werden, daß Trypanosoma rhodesiense auch von Glossina fuscipes übertragen werden kann (Willet, 1965; Krampitz, 1968; Diesfeld, 1969). Van den Berghe u. Lambrecht (1963) sowie Robertson (1963) gelang eine ähnliche Feststellung in Uganda. Harley (1968) konnte sogar nachweisen, daß die Speicheldrüsen-Infektionsrate von Trypanosoma rhodesiense bei Glossina fuscipes höher sein kann als bei Glossina morsitans.

Aufschluß über die geographische Verbreitung der Schlafkrankheit, hervorgerufen durch Trypanosoma gambiense und Trypanosoma rhodesiense, gibt die Graphik Abb. 5.

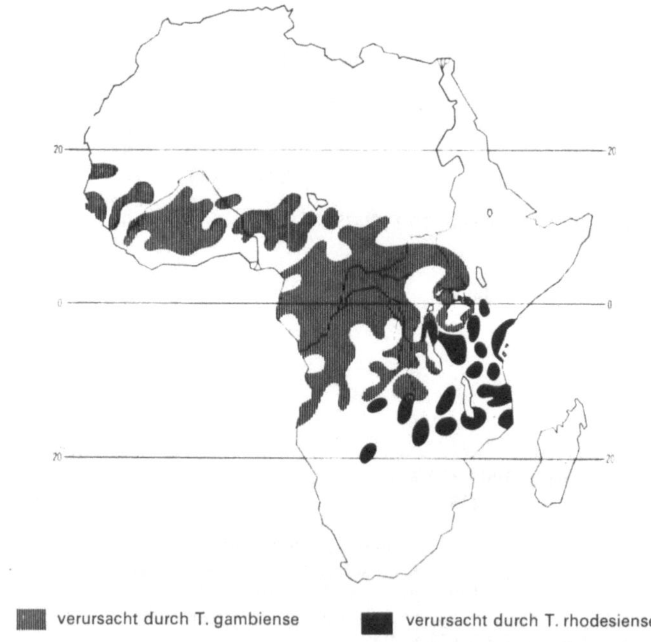

Abb. 5. Verbreitung der Schlafkrankheit in Ost- und Westafrika WHO Chron. 1963

Während die Gambiaform der Schlafkrankheit in Westafrika seit Hunderten von Jahren bekannt zu sein scheint, wurde die *akute Verlaufsform durch Trypanosoma rhodesiense* vor rund 60 Jahren in Rhodesien zum erstenmal beobachtet, und zwar im *West-Sebungwe-Gebiet*, das an den Sambesi angrenzt (Abb. 6 u. 7). Die nächsten Fälle dieser akuten Erkrankung wurden 1923 im West-Hartley-Gebiet am Umniatifluß beobachtet. Von 1945 bis 1954 trat die Erkrankung in Nordlomagundi, auf der rhodesischen Seite des Sambesi, auf, und von 1955 bis 1967 bestand

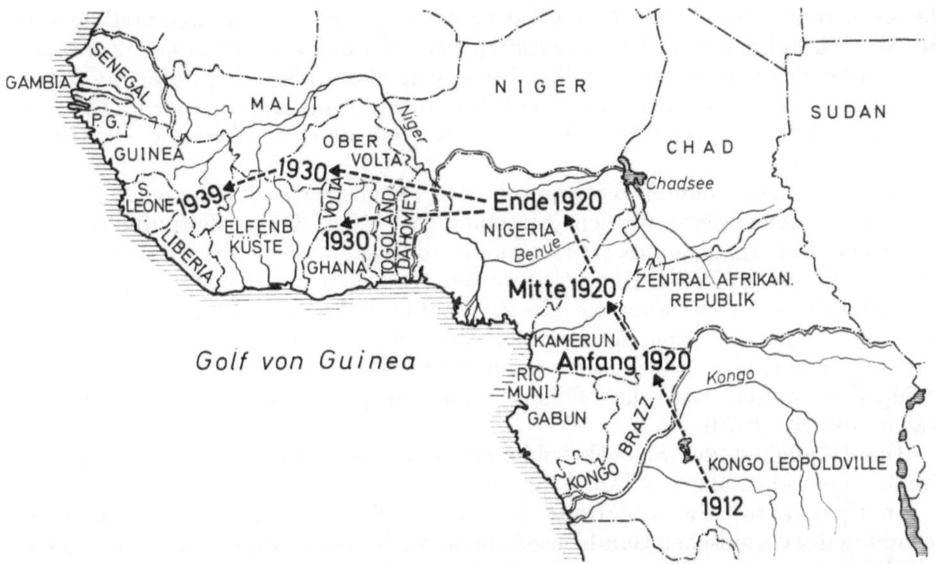

Abb. 6. Ausbreitung der Schlafkrankheit in Westafrika in den Jahren 1912—1940 (aus D. SCOTT: Epidemic Diseases in Ghana 1901—1960)

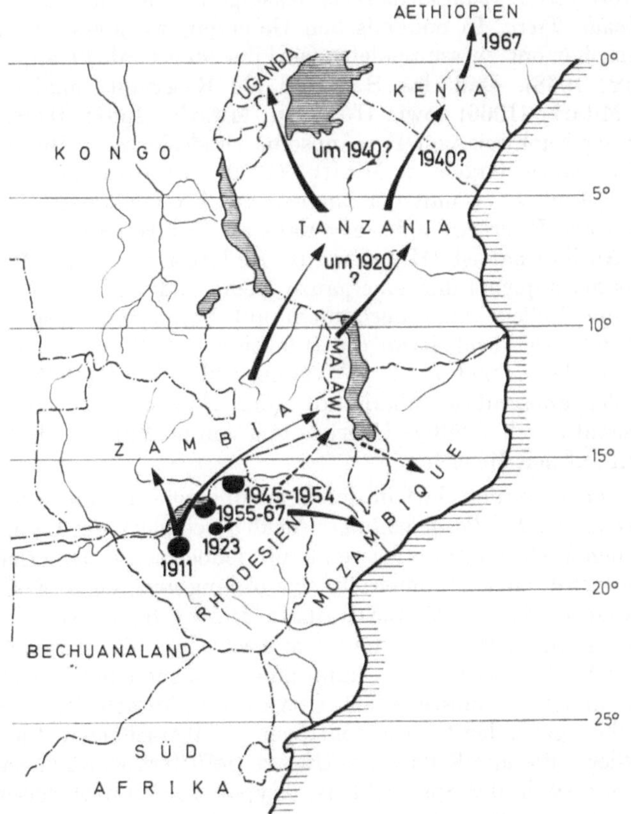

Abb. 7. Ausbreitung der Schlafkrankheit in Ostafrika seit 1911 (nach BLAIR u. Mitarb., 1968 und Brit. Med. J. 1968)

der sogenannte „*Kariba-Herd*" am Karibasee. Von den ersten Herden breitete sich die Schlafkrankheit vom Rhodesiensetyp nach Norden und Osten aus. Zunächst wurden *Sambia* und *Malawi* befallen. Nach dem ersten Weltkrieg traten die ersten ernsthaften Epidemien in *Tansania* auf. Die Ausbreitung nach Uganda und Kenya erfolgte möglicherweise während oder kurz nach dem 2. Weltkrieg (Blair u. Mitarb., 1968).

Im März 1967 konnten die ersten beiden Schlafkrankheitsfälle im *Südwesten Äthiopiens* nachgewiesen werden. Äthiopien galt bis zu diesem Zeitpunkt als trypanosomenfrei. Im Dezember 1967 konnte die Diagnose bei zwei und bis März 1968 bei 4 weiteren Patienten gestellt werden (Baker u. McDonnel, 1969). In den darauffolgenden 12 Monaten stieg die Zahl auf 95 Fälle an. Es handelte sich dabei um akute Verlaufsformen durch Infektion mit Trypanosoma rhodesiense. Als Überträger fungierten Glossina morsitans und eventuell Glossina fuscipes (Baker 1970). Über weitere Krankheitsfälle in Äthiopien (Gilo-Gebiet) berichten McConnel u. Mitarb. (1970).

Die Häufigkeit der Schlafkrankheitsfälle in den einzelnen ostafrikanischen Staaten geht ebenfalls aus Tab. 1 hervor.

In Uganda trat die Schlafkrankheit in den letzten anderthalb Jahrzehnten sowohl in der chronischen Gambienseform als auch in der akuten Rhodesienseform auf (Übersichtsreferat Diesfeld, 1969). Wooff (1969) ist jedoch der Ansicht, daß die menschliche Trypanosomiasis in Uganda kein ernsthaftes Problem mehr darstellt.

Als *Reservoir für Trypanosoma rhodesiense* gelten der *Mensch, sein Vieh und einige wildlebende Tiere.* In endemischen Gebieten, wo stets eine größere Zahl infizierter Menschen eng zusammenlebt, wird der Mensch das Hauptreservoir darstellen (Geigy, 1968). Daß das Hausrind als Reservoir fungiert, bestätigten Onyango u. Mitarb. (1966) sowie Hoeve u. Mitarb. (1967). Heisch u. Mitarb. (1958) gelang der Nachweis von Trypanosoma rhodesiense im Buschbock (Tragelaphus scriptus) sowie Geigy u. Mitarb. (1972 und 1973) in der Kuhantilope *(Alcelaphus buselaphus)*, womit der langgehegte Verdacht bestätigt wurde, daß es auch *wildlebende Reservoire* gibt. Ebenfalls als Wildreservoir möglich scheinen noch andere Antilopenarten (Hippotragus, Redunca u.a.), das Warzenschwein (Phacochoerus aethiopicus) und eine ganze Reihe anderer Wildarten, von denen *T. brucei*-Gruppe isoliert, aber noch nicht auf Volontären ausgetestet wurden (Ashcroft, 1959). Demnach kann die Infektion mit Trypanosoma rhodesiense als echte Zoonose bezeichnet werden (Vaucel, 1967). Ford (1965) bezeichnet die menschliche Trypanosomiasis überhaupt vom Ursprung her als zoonotischen Unfall, verursacht durch zufällige Übertragung von im Blut wilder Tiere lebenden Trypanosomen auf den Menschen.

Nicht übersehen werden darf in der Epidemiologie der menschlichen Trypanosomiasis der „*gesunde*" *Parasitenträger* (healthy carrier), der trypanosomeninfiziert ist und auch Tsetsefliegen infizieren kann, jedoch selbst keinerlei Krankheitserscheinungen bietet, ein Phänomen, für das bislang noch keine Erklärung gefunden werden konnte (Krampitz, 1967; Blair u. Mitarb., 1968). Die Gewohnheit der Eingeborenen, ihren Wohnort häufig zu wechseln und Verwandtenbesuche in weit entfernten Dörfern zu machen, kann auch Ursache einer Verschleppung der Erkrankung in andere Landesteile sein. Onyango u. Mitarb. (1968) warnen allerdings davor, die „gesunden" Parasitenträger zu überschätzen. Sie konnten bei keiner Tsetsefliege, die an 49 Parasitenträgern gefüttert wurden, nach 25 Tagen weder im Darm noch in der Speicheldrüse Trypanosomen nachweisen.

Hutchinson (1953) stellte in Gambia bei Frauen und älteren Mädchen, die während der Arbeit auf den Reisfeldern den Fliegenstichen besonders ausgesetzt waren, einen erhöhten

Befall mit Trypanosoma gambiense fest. Eine Bevorzugung des männlichen oder weiblichen Geschlechts für die Erkrankung besteht jedoch im allgemeinen nicht (EDINGTON u. GILLES, 1969).

Epidemiologisch bedeutsam ist aber auch, daß sich bei weitem nicht alle von der Tsetsefliege aufgenommenen Trypanosomen zu infektiösen metacyclischen Formen umbilden können (HOARE, 1949). Maßgebend dafür sind einerseits klimatische Bedingungen, denen die Fliege während ihres Larvenstadiums oder später ausgesetzt war, andererseits auch der Wirt, an dem sich die Fliege infizierte (HOARE, 1949; JORDAN, 1965).

HARLEY u. Mitarb. (1966) wiesen in einer Testreihe nach, daß bei 97 Versuchen mit infizierten Glossina morsitans in 24 Fällen keine infektiösen Trypanosomen in der Speicheldrüse nachweisbar waren, und in 14 weiteren Fällen war die Menge so gering, daß sie zur Verursachung einer Infektion nicht ausreichte. GEIGY u. Mitarb. (1968) untersuchten in zwei Gebieten des Ulanga-Distriktes in Tansania Glossina morsitans auf Infektionen mit Trypanosomen. In beiden Gebieten gelang es ihnen, eine Infektionsrate von 10,8% bzw. 8,9% nachzuweisen. Dabei fand sich jedoch nur eine Drüseninfektion mit metacyclischen Parasitenformen.

VII. Klinisches Bild

1. Symptomatologie der Trypanosoma gambiense-Infektion

Im allgemeinen kann man das klinische Bild der Schlafkrankheit in *3 Stadien* einteilen:

1. das Stadium der Vermehrung der Parasiten und unter Umständen symptomlosen Parasitämie,
2. das febril-glanduläre Stadium,
3. das Stadium mit Beteiligung des Zentralnervensystems (meningoencephalitische Phase).

1. Die *Inkubationszeit* der Schlafkrankheit beträgt im Durchschnitt bei Eingeborenen 2—3 Wochen, bei Europäern, die von infizierten Glossinen gestochen wurden, etwa 14 Tage (MANSON-BAHR, 1966).

Die beim Stich der Tsetsefliege in die Haut eingebrachten Trypanosomen bleiben zunächst an Ort und Stelle und vermehren sich dort. In einigen Fällen bildet sich am Ort der Parasiteninokulation der schon beschriebene *Trypanosomenschanker*. Dieser entwickelt sich innerhalb weniger Tage von einem zunächst kirschkerngroßen Hautknoten, der von einem deutlichen Erythem umgeben ist, zu einer ödematösen Schwellung von Handtellergröße, die sich über das Hautniveau erhebt und das Faltenmuster der Haut verstreichen läßt. Im Zentrum kann sich ein kleines Bläschen bilden, das sich unter Schuppung weiter ausbreitet. Wegen des äußeren Erscheinungsbildes wird der Schanker bei Eingeborenen leicht übersehen. In solchen Fällen ist die feine Hautschuppung ein wichtiger diagnostischer Hinweis. In Epidemiegebieten ist diese Hautschwellung jedoch so bekannt, daß die Eingeborenen und auch die dort schon länger lebenden Ausländer bei entsprechenden Hauterscheinungen nach einem Glossinenstich gleich den Arzt aufsuchen und ihm praktisch die Diagnose präsentieren (ZSCHUCKE, 1933). Daß heute aber in Ländern, in denen die Schlafkrankheit nur noch selten und sporadisch auftritt, selbst afrikanische Ärzte, auch bei Vorhandensein eines Trypanosomenschankers und typischer Symptome, leicht eine Schlafkrankheit übersehen, konnte MOHR (1961) bei einem Schlafkrankheitsfall aus Liberia feststellen.

In den ersten Tagen, in denen sich der Schanker ausbildet, brauchen noch keine Krankheitssymptome zu bestehen. Es kann jedoch quälender *Juckreiz* auftreten, der die Betroffenen zum Kratzen verführt. Dadurch kann es zur Ulceration und Superinfektion des Schankers kommen. Spontane Ulcerationen werden aber nie beobachtet (KRAMPITZ, 1967).

Spätestens am 9. Tage nach dem infektiösen Fliegenstich muß mit dem Eindringen der Parasiten in die Blut- und Lymphbahnen gerechnet werden. Der Zeitraum zwischen dem Beginn der *Parasitämie* und dem Auftreten erster Krankheitserscheinungen kann unterschiedlich lang sein. Bei Eingeborenen kann das Stadium der symptomlosen Parasitämie wenige Tage bis Wochen dauern. Es gibt chronische Verlaufsformen, die 3 und mehr Jahre keine Symptome bieten, bei denen es dann plötzlich zum Auftreten nervöser Erscheinungen kommt (WILLET, 1965). Während der gesamten Zeit der Parasitämie können, wenn auch spärlich, Parasiten im Blut nachgewiesen werden. Bei Nichtafrikanern fällt dieses Stadium häufig fort. Bei ihnen treten schon etwa 2—3 Wochen nach der Infektion manifeste Erscheinungen auf.

Die *Prodromalerscheinungen* sind uncharakteristische Kopf- und Gliederschmerzen. Schweißausbrüche stellen sich ein sowie allgemeine Abgeschlagenheit und Schlaflosigkeit. Dann folgt meist die Erhöhung der Körpertemperatur, die bis 40°C betragen kann. Dabei entwickelt sich jedoch nur selten eine Kontinua. In den meisten Fällen fällt das Fieber bald wieder zur Norm ab, um später intervallartig erneut anzusteigen. Die Zeitabstände zwischen den einzelnen Fieberschüben werden dabei nach und nach größer.

Während des *Fieberstadiums* treten bei hellhäutigen Patienten relativ häufig flüchtige Hauterscheinungen auf. Es handelt sich dabei um ein *annuläres Erythem*, das meistens auf Brust und Rücken sehr deutlich zu sehen ist, aber auch im Gesicht oder an den Beinen beobachtet werden kann. Ein solches Erythem kann durch Hitze, besonders durch ein heißes Bad, provoziert werden (MANSON-BAHR, 1966). Nicht selten bilden sich lokalisierte Ödeme am Rumpf oder an den Händen.

2. Mit dem Eindringen der Parasiten vom Primärherd aus in die Lymphbahnen, womit am 7.—8., spätestens am 9. Tag nach erfolgter Infektion zu rechnen ist, kommt es auch zu den *typischen Lymphknotenschwellungen*. Während zunächst nur geringgradige Lymphknotenvergrößerungen in unmittelbarer Nähe des Insektenstiches und des möglicherweise darauf folgenden Schankers beobachtet werden konnten, bilden sich nun die besonders auffallenden *Lymphknoten im Nacken und am seitlichen Halsdreieck*, die unter der Bezeichnung WINTERBOTTOM'sches *Zeichen* bekannt sind. Die Lymphknoten sind zunächst von weicher, später derber Konsistenz. Es ist jedoch nicht die Regel, daß die Schwellungen dem Untersuchenden so ins Auge fallen; in vielen Fällen können sie auch nur erbsengroß und kaum zu tasten sein. Sie sind jedoch unabhängig von ihrer Größe immer schmerzlos oder nur ganz gering druckempfindlich. Eine Einschmelzung wird ohne Sekundärinfektion nie beobachtet.

Während des febril-glandulären Stadiums werden gelegentlich ödematöse Schwellungszustände der Augenlider beobachtet, wobei besonders die Unterlider betroffen sind. Gleichzeitig findet sich dann eine Anschwellung der präaurikulären Lymphknoten (McKIE REID, 1966).

Die *Milz* ist in diesem Stadium im allgemeinen vergrößert *tastbar*. Sie ist anfangs von weicher Konsistenz, wird aber im Laufe der Erkrankung infolge fibröser Umwandlung derber (FISCHER u. REICHENOW, 1952). Desgleichen kann die Leber vergrößert und druckempfindlich zu tasten sein.

Schon vor Befall des Zentralnervensystems können die ersten neurologischen Erscheinungen auftreten, die sich in sensiblen und motorischen Ausfällen andeuten. DUGGAN u. HUTCHINSON (1966) konnten frühzeitige Wesens- und Persönlichkeitsveränderungen in 22 von 109 Fällen beobachten.

Typisch für eine Schlafkrankheit ist eine gesteigerte *Schmerzempfindlichkeit* im Bereich des distalen Endes *der langen Röhrenknochen*, die als KERANDEL'sches *Zeichen* bekannt ist.

Das *febril-glanduläre Stadium* kann sich mit zwischenzeitlichen Remissionen über wenige Monate und in Einzelfällen über Jahre hinziehen (MANSON-BAHR, 1966).

3. Mit dem Eindringen der Trypanosomen in das Zentralnervensystem beginnt das *dritte Stadium der Erkrankung, die eigentliche Schlafkrankheit.* Veränderungen der Persönlichkeit treten dabei mehr hervor als ausgesprochen neurologische Symptome. Das Gedächtnis verschlechtert sich, der Kranke wird reizbar, vernachlässigt sich, ist müde und apathisch. Im Gegensatz zum vermehrten Schlafbedürfnis kann quälende Schlaflosigkeit auftreten, der Schlafrhythmus kann sich umkehren (GELFAND, 1947; MOHR, 1961). In anderen Fällen kann sich eine läppische Heiterkeit ausbreiten, die in eine gewisse Hemmungslosigkeit ausartet (MANSON-BAHR, 1966). Im weiter fortgeschrittenen Stadium entwickelt sich eine Neigung zu mehr oder weniger ausgeprägter Aggressivität.

Die neurologischen Symptome können sehr mannigfaltig sein und praktisch jedes neurologische Krankheitsbild vortäuschen. Dabei besteht eine gewisse Ähnlichkeit mit Formen der progressiven Paralyse (GELFAND, 1947). Es werden sensible Ausfälle, motorische Lähmungen, Parkinson-ähnliche Erscheinungen mit Tremor der Hände und Ataxie sowie fibrilläre Zuckungen der Muskeln beobachtet. COLLOMB u. Mitarb. (1968) beschreiben Hemiparesen, die sich nach Behandlung wieder besserten.

Mit fortschreitender Erkrankung nehmen die zentralnervösen Störungen zu. Das Schlafbedürfnis wird immer größer. Wenn die Kranken nicht schlafen, schauen sie mit halbgeschlossenen Augen ins Leere. Interesse kann man bei ihnen nur für Augenblicke erwecken, dann fallen sie wieder in ihren Stupor zurück. Auffallend ist der Verlust der Gesichtsmimik, es entwickelt sich ein *Maskengesicht.* Die Sprache wird verwaschen oder skandierend. Stuhl und Urin können nicht mehr gehalten werden, die Patienten lassen unter sich. Sie geraten sehr schnell in einen kachektischen Zustand, weil das Bedürfnis, Nahrung oder Getränke aufzunehmen, immer geringer wird.

In diesem Stadium kommt es auch zu *ausgeprägten Störungen der Augen.* Zur Beobachtung gelangen Papillenödeme und interstitielle Keratitiden mit begleitenden Iridocyclitiden. Der Nervus opticus kann atrophieren. DUGGAN u. HUTCHINSON (1966) beobachteten bei einem Patienten im Endstadium totale Blindheit. Eine Beteiligung des Ohres drückt sich durch Gehör- und Gleichgewichtsstörungen aus.

Störungen der Herztätigkeit, die gelegentlich auch geringgradig schon während des vorausgehenden Stadiums auftreten können (BERTRAND u. Mitarb., 1968), sind im Stadium der zentralnervösen Beteiligung häufiger. DUGGAN u. HUTCHINSON (1966) beschreiben das Auftreten von Tachykardien ohne Erhöhung der Körpertemperatur. FOUCHET u. GATEFF (1968) konnten bei 37 von 55 Patienten Veränderungen im Elektrokardiogramm nachweisen. Dabei handelte es sich hauptsächlich um Niedervoltage des QRS-Komplexes und eine Abflachung der T-Welle. BERTRAND u. Mitarb. (1968) fanden bei einem Patienten einen kompletten Rechtsschenkelblock, bei einem weiteren eine Überleitungsstörung im Sinne einer WENKKENBACH'schen Periode und bei einem dritten ebenfalls eine Überleitungsstörung mit Verlängerung des PQ-Intervalls auf 0,24 sec. MANSON-BAHR u. CHARTERS (1963) beschreiben zwei Fälle von Myokarditis mit röntgenologisch feststellbarer ausgeprägter Herzvergrößerung. Da es unter spezifischer Behandlung zu einer raschen Normalisierung der Herzgröße kam, vermuten sie, daß es sich um Perikardergüsse gehandelt hat. KEAN u. BRESLAU (1964) weisen jedoch in ihrer Zusammenstellung über Herzveränderungen bei Schlafkrankheit darauf hin, daß es sich speziell in den beiden eben genannten Fällen möglicherweise nur um eine Herzdekompensation bei Trypanosomiasis gehandelt hat und nicht um eine ausgesprochene Myokarditis.

Veränderungen des Blutbildes sind im allgemeinen wenig charakteristisch. Gelegentlich kann schon im febril-glandulären Stadium eine relative Monocytose und Lymphocytose beobachtet werden, die unter Umständen im Stadium mit zentralnervöser Beteiligung noch deutlicher wird. Die Leukocytenzahl steigt, wenn überhaupt, nur wenig an. Ein stärkerer Anstieg der Leukocytenzahl deutet fast immer auf eine bakterielle Mischinfektion und zu erwartende Komplikationen hin.

Eine zunächst leichte *Infektanämie* nimmt mit Fortschreiten des Krankheitsbildes zu und entwickelt sich zu einer mehr oder weniger ausgeprägten hypochromen Anämie.

Der Blutzuckerspiegel liegt im allgemeinen im Normbereich und spielt diagnostisch keine Rolle.

Die Blutsenkungsgeschwindigkeit ist bei frischen Infektionen oft nur leicht erhöht, nimmt aber dann rasch zu und erreicht ihre Höchstwerte in den Spätstadien mit zentralnervösen Symptomen.

Eine Erhöhung des Serumbilirubinspiegels wird hin und wieder bei häufigen Rezidiven der Erkrankung beobachtet, gehört aber für gewöhnlich nicht zum Krankheitsbild (EVENS u. Mitarb., 1963).

Auffallende Veränderungen zeigen sich schon frühzeitig in der Serumelektrophorese. Bei Umkehr des Albumin-Globulin-Quotienten ist die *gamma-Globulin-Fraktion stark erhöht*, teilweise bedingt durch eine Vermehrung der Immunglobuline der IgM-Fraktion. Die Erhöhung der IgM-Fraktion im Serum ist zwar für die Schlafkrankheit nicht pathognomonisch, in Verbindung mit anderen Symptomen der Erkrankung jedoch von Bedeutung. Bei Anwesenheit lebender Parasiten im Blut ist die *IgM-Fraktion* immer *erhöht*, kann aber bei Remissionen wieder auf den Normalwert sinken (Normalwert 120 mg% $\pm$ 35 mg%).

Der unspezifische Formol-Gel-Test fällt häufig positiv aus.

Im Stadium der zentralnervösen Beteiligung findet sich ein ausgeprägt *pathologischer Liquorbefund*. Während im febril-glandulären Stadium die Reaktionen nach NONNE-APPELT, WEICHBROD u. PANDY im allgemeinen negativ sind (LAPEYSSONIE, 1954), fallen sie im Stadium zentralnervöser Beteiligung positiv aus. Die *Zellzahl* ist stark *vermehrt*, Lymphocyten überwiegen. *Im Sediment* lassen sich *Trypanosomen* mit der Färbung nach MAY-GRÜNWALD-GIEMSA relativ leicht nachweisen. Der *Proteingehalt steigt* über 40 mg%. Typisch ist das *Auftreten von IgM-Globulinen* auch im Liquor. Während die Erhöhung der IgM-Fraktion im Serum nicht unbedingt für eine Schlafkrankheit beweisend ist, ist eine IgM-Erhöhung im Liquor pathognomonisch und für die Diagnose beweiskräftig. Makroglobuline können bei Schlafkrankheit über 10% des Gesamtproteins im Liquor ausmachen, was bei anderen Erkrankungen des Zentralnervensystems nicht beobachtet wird.

2. Symptomatologie der Trypanosoma rhodesiense-Infektion

Die Infektion mit Trypanosoma rhodesiense unterscheidet sich von der mit Trypanosoma gambiense durch ihren *wesentlich akuteren Verlauf*. Die Inkubationszeit ist kürzer, ein Trypanosomenschanker wird häufiger beobachtet. Das Krankheitsbild beginnt plötzlich und führt unbehandelt innerhalb eines Jahres oder in noch kürzerer Zeit zum Tode.

Im Stadium der glandulär-febrilen Phase kann häufig eine Beteiligung des Leberparenchyms mit Erhöhung des Serumbilirubinspiegels und Urobilin- und Bilirubinausscheidung im Urin beobachtet werden (ROBERTSON u. JENKINS, 1959; GELFAND u. FRIEDLANDER, 1963). Schon früh zeigt sich eine Herzalteration mit Tachykardie und Hypotonie. Ödeme können sich ausbilden und in generalisierte

Ergüsse der Pleura- und Bauchhöhle übergehen. Ferner wurden Perikardergüsse und myogene Herzdilatationen beobachtet. Nach ASH u. SPITZ (1945) sind die hervorstechendsten Merkmale einer Trypanosoma rhodesiense-Infektion eine ausgesprochene *Polyserositis und* eine *Myokarditis*, die sich durch Erschlaffung des Herzmuskels sowie Hämorrhagien, Nekrosen und in späteren Stadien durch eine Fibrose des Myokards auszeichnet.

Lymphknotenschwellungen sind dagegen häufig weniger ausgeprägt und spielen als diagnostisches Merkmal kaum eine Rolle.

Die *Beteiligung des Zentralnervensystems* tritt wesentlich *schneller* ein, und es kommt rascher zum allgemeinen *Verfall des Erkrankten*, wenn er nicht schon vorher an einer Pneumonie verstorben ist.

3. Komplikationen

Komplikationen werden vor allem in den späteren Stadien der Erkrankung verzeichnet und gehören häufig zum Bild der unbehandelten Trypanosoma rhodesiense-Infektion. Nicht selten sind durch Superinfektion mit Streptokokken und Meningokokken verursachte Meningitiden (FISCHER u. REICHENOW, 1952). Pneumonien sind immer wieder Ursache für einen vorzeitigen Tod (KRAMPITZ, 1967). Als Folge encephalitischer Prozesse können epileptiforme Krämpfe bisweilen den plötzlichen Tod herbeiführen. NEEL (1944) hält auch Komplikationen von seiten der Nieren in Einzelfällen für möglich. Aborte sollen ebenfalls durch Schlafkrankheit begünstigt werden (MANSON-BAHR, 1966).

4. Connatale Trypanosomiasis

Intrauterine Übertragung einer Schlafkrankheit von der infizierten Mutter auf den Feten wurde unter anderen von KELLERSBERG (1925), MÜHLENS (1929), CHAMBON (1933) und DARRE u. Mitarb. (1937) beschrieben.

Durch ausgedehnte Versuchsreihen konnten PHILIPP (1928), OLEG (1942) und WERNER (1954) nachweisen, daß dies nur ausnahmsweise und unter besonderen Bedingungen der Fall sein kann. PHILIPP (1928) zeigte, daß sowohl Trypanosoma brucei als auch Trypanosoma rhodesiense im Tierversuch bei Mäusen, Ratten, Meerschweinchen und Kaninchen nicht in der Lage sind, die intakte Placenta zu durchdringen, selbst wenn im mütterlichen Blut eine massive Parasitämie besteht. Zu ähnlichen Ergebnissen kam WERNER (1954), der durch weitere Versuche auch die Parasitenübertragung durch die Muttermilch ausschließen konnte.

Eine intrauterine Übertragung wäre also nur auf artefizielle Blutungen in der Placenta und Verbindung mit kindlichen Gefäßen zurückzuführen. Diese Annahme wird durch die Versuche von OLEG (1942) unterstützt, der durch operative und chemische Schädigung des Chorionsyncytiums der Zotten bei Trypanosoma brucei-infizierten Meerschweinchen eine diaplacentare Infektion der Feten erreichen konnte.

Aufgrund dieser Untersuchungen kann als gesichert angenommen werden, daß Schädigungen des Zottensyncytiums Voraussetzung für eine connatale Trypanosomiasis sind, und daß die Parasiten nicht in der Lage sind, die unversehrte Placenta zu durchwandern.

5. Diagnose

Bei Rückkehrern aus Endemiegebieten der Schlafkrankheit, die über lokale Hautschwellungen mit Spannungsgefühl klagen, bei denen plötzlich Lymphdrüsenschwellungen, vor allem im Nacken oder seitlichen Halsdreieck auftreten, die über Schmerzen im Bereich der langen Röhrenknochen klagen, oder bei denen die Umgebung Veränderungen der Persönlichkeit und des sonst normalen Verhaltens feststellt, muß man immer an die Möglichkeit einer Trypanosomeninfektion denken.

Der einfachste und sicherste Weg zur Klärung der Diagnose ist der *Nachweis der Parasiten im Blut oder — bei T. gambiense-Infektionen — im Punktat einer* vergrößerten *Lymphdrüse*. Dieser Nachweis kann geführt werden:

a) im frischen ungefärbten Blutstropfen, der unter einem Deckglas in dünner Schicht mit dem Trockensystem betrachtet wird. Trypanosomen verraten sich durch lebhafte Bewegung der sie umgebenden Erythrocyten;

b) im nach GIEMSA gefärbten sogenannten „dicken Tropfen", in dem man die Trypanosomen mit etwas Übung relativ leicht finden kann (zur Herstellung eines dicken Tropfens wird ein Blutstropfen direkt auf einen Objektträger gebracht und auf Pfenniggröße ausgestrichen. Der Tropfen muß an der Luft trocknen und wird dann ohne vorherige Fixierung mit verdünnter GIEMSA-Lösung — 1 Tropfen Lösung auf 1 ml Aqua dest. oder gepuffertes Wasser — gefärbt. Färbungsdauer 45 min. Nach Ablauf der Färbungszeit wird der Objektträger vorsichtig abgespült und erneut an der Luft getrocknet. Die Betrachtung erfolgt unter Öl-Immersion);

c) im nach MAY-GRÜNWALD-GIEMSA gefärbten Blutausstrich lassen sich die Parasiten nur bei massivem Blutbefall leicht nachweisen. Bei spärlichem Befall wird dagegen oft langes Suchen notwendig sein;

d) bereitet der Parasitennachweis Schwierigkeiten, sei es, weil nur eine geringe Parasitämie besteht oder weil der Patient schon anbehandelt worden ist, so empfehlen VAUCEL u. Mitarb. (1964) folgendes *Anreicherungsverfahren*:

Ein Teil Blut, das ungerinnbar gemacht worden ist, wird mit der gleichen Menge einer Lösung versetzt, die in 100 ccm 1,5 g Saccharose und 0,15 g KCl enthält. Dazu werden dann 4 Teile einer 0,005%igen $MgCl_2$-Lösung gegeben. Die Mischung wird bei 2000 Umdrehungen/min für 5—10 min zentrifugiert. Danach können in der obenstehenden Flüssigkeit die Parasiten unter Umständen in der 3—48 fachen Konzentration nachgewiesen werden. Die Untersuchung erfolgt dann, wie schon beschrieben, unter dem Mikroskop.

MARTIN u. Mitarb. (zit. nach FISCHER u. REICHENOW, 1952) empfehlen zur Anreicherung die Methode der *fraktionierten Zentrifugation*. Dabei werden zu 1 ml einer 6%igen Natriumcitrat-Lösung 9 ml Blut aufgezogen, das ganze gut durchmischt und für 10 min bei 1500 Umdrehungen zentrifugiert. Wird die Drehzahl richtig gewählt, bleibt das überstehende Plasma trübe. Der Überstand einschließlich der Leukocytenschicht wird abpipettiert und erneut zentrifugiert. Im Bodensatz dieses Zentrifugates nun können bisweilen schon Trypanosomen nachgewiesen werden. Das überstehende Plasma wird erneut abpipettiert und dieses Mal für mindestens 15 min bei 2000 Umdrehungen zentrifugiert. Im Bodensatz können jetzt bei positivem Befund die Trypanosomen aufgefunden werden.

e) Das Verfahren der *Hämatokritzentrifugation* ist nach WOO (1970) eine weitere Methode zur Anreicherung von Parasiten. Der positive Nachweis soll vor allem bei Infektionen mit Trypanosoma gambiense, bei denen die Parasitenzahl im Blut in der Regel gering ist, erleichtert sein. Diese Methode kann auch für den Liquor angewendet werden.

Zur Gewinnung von *Gewebssaft* zum Nachweis von Trypanosomen *aus* einem *Lymphknoten*, muß dieser punktiert werden. Zur Punktion verwendet man eine nicht zu englumige Kanüle. Die zu punktierende Stelle wird jodiert und der Lymphknoten zwischen Zeigefinger und Daumen fixiert. Die Kanüle wird eingestoßen und ein wenig hin und her bewegt. Dabei wird der Lymphknoten mit Daumen und Zeigefinger geknetet, um Gewebssaft in die Kanüle zu pressen. Sodann wird die Kanüle mit dem Zeigefinger dicht verschlossen und herausgezogen, ihr Inhalt auf einen Objektträger gestrichen und untersucht. Im Nativpräparat zeichnen sich die Trypanosomen wieder durch heftige Bewegung der sie umgebenden Zellen aus.

Diese Untersuchungsmethoden reichen zwar aus, die Diagnose zu sichern, sagen aber nichts darüber aus, ob schon eine Beteiligung des Zentralnervensystems vorliegt. Hier kann nur die *Lumbalpunktion* Klarheit verschaffen. Bei zentralnervöser Beteiligung können im Liquor ebenfalls Trypanosomen gefunden werden, sogar dann noch, wenn sie im peripheren Blut nicht mehr nachweisbar sind.

Der Liquor wird weiterhin auf Eiweißgehalt und Zellzahl untersucht. Eine Zellzahl über 10 und ein Eiweißgehalt über 30 mg% sprechen für eine Beteiligung des Zentralnervensystems (WILLET, 1965). Die WASSERMANN'sche, MEINICKE- und KAHN-Reaktion sind im Liquor bei zentralnervöser Beteiligung häufig positiv. Die Goldsolkurve ähnelt im fortgeschrittenen Stadium immer mehr der der Lues und Spätlues, mit dem Unterschied, daß die typische Lueszacke mit Kulminationspunkt bei 1:40 und 1:80 bei Schlafkrankheit seltener ist (ZSCHUCKE, 1933).

Tierversuch: Da sich auch menschenpathogene Trypanosomen auf Versuchstiere (Affen — mit Ausnahme von Pavianen —, Hunde, Katzen, Ratten, Mäuse, Meerschweinchen, Kaninchen) übertragen und in Kulturmedien (s. S. 254) züchten lassen, bieten sich hier weitere diagnostische Möglichkeiten, vor allem bei spärlichem Parasitenbefall. Allerdings wird man bei der Diagnoseklärung einer Trypanosoma rhodesiense-Infektion eher erfolgreich sein als bei einer Infektion mit Trypanosoma gambiense, da sich diese vom Menschen direkt nur sehr schwer auf Versuchstiere übertragen lassen. Affen sind die geeignetsten Versuchstiere (s. S. 255).

Serodiagnostik. Das Feld der diagnostischen Möglichkeiten wurde durch eine Entdeckung von MATTERN u. Mitarb. (1961) erweitert. Sie konnten bei Serumuntersuchungen von 42 Patienten, die an einer Schlafkrankheit durch Trypanosoma gambiense litten, bei 40 Patienten eine *Vermehrung der IgM-Fraktion im Serum* nachweisen. Ein Jahr später wies MATTERN (1962) einen ähnlichen Anstieg im Liquor der Erkrankten nach. LUMSDEN (1966) bestätigte dieses Phänomen auch für Infektionen mit Trypanosoma rhodesiense. Bei beiden Typen der Schlafkrankheit kommt es innerhalb von 2—3 Wochen nach erfolgter Infektion, in Einzelfällen auch schon früher, zu einem deutlichen Anstieg der Serum-IgM-Fraktion (MATTERN, 1964; LUMSDEN, 1966; GRAY, 1967), die um das 4—mehrfache des Normalwertes erhöht sein kann (MATTERN, 1968).

BAILEY u. Mitarb. (1967), BINZ u. Mitarb. (1968) und MATTERN (1968) weisen jedoch darauf hin, daß eine Erhöhung des Serum-IgM-Spiegels durchaus für eine Schlafkrankheit nicht pathognomonisch ist. Ähnliche Erhöhungen können beim Morbus Waldenström, bei tropischer Splenomegalie, Lebercirrhose, primärem Lebercarcinom und lymphatischer Leukämie gefunden werden. BINZ u. Mitarb. (1968) konnten bei Untersuchungen im Kongo bei 23 von 210 Probanden (11%), die nicht an einer Trypanosomiasis litten, einen erhöhten oder an der oberen Normgrenze liegenden Serum-IgM-Spiegel nachweisen. CUNNINGHAM u. Mitarb. (1967) und MATTERN (1968) sind jedoch der Ansicht, daß bei normalem Serum-IgM-Spiegel eine Trypanosomeninfektion differentialdiagnostisch ausgeschlossen werden kann.

Die *Erhöhung des IgM-Spiegels im Liquor* ($\geq$ 10% des Gesamtproteingehaltes) ist pathognomonisch jedoch für das 3. Stadium ein beweiskräftiger Befund. MATTERN (1968) fand bei 230 Patienten mit Schlafkrankheit und einer Beteiligung des Zentralnervensystems im Liquor sehr hohe IgM-Spiegel. Dabei betrug die IgM-Fraktion mehr als 10% des Gesamtproteingehaltes. Bei anderen Erkrankungen des Zentralnervensystems steigt dagegen der IgM-Anteil höchstens bis 2,5% des Gesamtproteingehaltes an. Bei weiteren Untersuchungen von 60 Patienten, die noch keine Symptome einer Beteiligung des Zentralnervensystems boten, konnte er in 12 Fällen schon *vorher* eine Erhöhung der IgM-Fraktion im Liquor nachweisen. Möglicherweise geht dieses Symptom den klassischen Symptomen, die eine Beteiligung des Zentralnervensystems anzeigen, voraus. Diagnostisch wäre das für die *vorzeitige* Erkennung einer zentralnervösen Beteiligung von großer Bedeutung.

Die *Komplementbindungs-Reaktion* ist vor allem bei frischen Trypanosomeninfektionen in der Lage, verwertbare Ergebnisse zu liefern. Der positive Ausfall der Reaktion bestätigt die Diagnose, der negative Ausfall schließt jedoch eine Schlafkrankheit nicht aus. Nach DE RAADT (1968) kann die Komplementbindungs-Reaktion trotz bestehender Infektion negativ ausfallen:

1. wenn das Intervall zwischen dem Zeitpunkt der Infektion und dem der Untersuchung zu kurz ist, so daß Antikörper noch nicht genügend gebildet worden sind;

2. wenn in fortgeschrittenen Fällen Parasiten im Liquor zwar reichlich, im Blut jedoch nicht mehr nachweisbar sind;

3. wenn am Ende einer parasitämischen Phase praktisch alle Antikörper abgebunden sind.

Ferner soll die Komplementbindungs-Reaktion im Serum von Parasitenträgern (healthy carriers) und Fällen mit Gelbsucht meistens negativ ausfallen.

Das erste brauchbare und auch gruppenspezifische Antigen zur Durchführung der Komplementbindungs-Reaktion wurde von Van Goidsenhoven u. Schoenaers (1944) aus Trypanosoma equiperdum entwickelt.

Bei einer Trypanosoma gambiense-Infektion können im Patientenserum komplementbindende Antikörper etwa ab 7.—15. Tag nach erfolgter Infektion nachgewiesen werden. Sie erreichen ihr Titermaximum rund eine Woche nach Beginn der Krankheitserscheinungen. Bei frischen Infektionen mit Trypanosoma gambiense soll die Komplementbindungs-Reaktion nach Gray (1967) in 95% der Fälle positiv ausfallen. Die Komplementbindungs-Reaktion soll ebenfalls bei Fällen mit Beteiligung des Zentralnervensystems positiv ausfallen sowie in 80% der Rezidive nach unzureichender Therapie. Etwa 3 Wochen nach erfolgreicher Therapie fällt der Antikörpertiter wieder ab (Pautrizel u. Mitarb., 1960). Es können aber auch 12—18 Monate vergehen, bis die gesamte komplementbindende Aktivität aus dem Serum verschwunden ist (Gray, 1967).

Bei unbehandelten Infektionen mit Trypanosoma rhodesiense verzeichnete De Raadt (1968) mit der Komplementbindungs-Reaktion in 74% der Fälle positive Ergebnisse. Kurz nach Beginn der Behandlung fiel der Titer wieder ab. Bei Entlassung aus dem Hospital fand sich noch bei 26% der Patienten eine positive Reaktion, die jedoch bei Kontrolluntersuchungen in den folgenden 3—6 Monaten auf 12% der Patienten zurückging.

Weitere diagnostische Möglichkeiten sind durch den *Nachweis fluorescierender Antikörper* gegeben. Sadun u. Mitarb. (1963) wiesen bei 60 von 82 Patienten mit einer Trypanosoma rhodesiense-Infektion fluorescierende Antikörper nach.

Bailey u. Mitarb. (1966) gelang bei 46 von 50 Krankheitsfällen (92%) mit einer Trypanosoma rhodesiense-Infektion der Nachweis fluorescierender Antikörper. Kontrolluntersuchungen bei 130 Probanden, die nicht an einer Trypanosomen-Infektion litten, ergaben nur in 6% positive Ergebnisse. Lucasse (1970) beobachtete bei 26 Patienten mit einer Trypanosoma gambiense-Infektion sehr starke Fluorescenzreaktionen im Frühstadium der Erkrankung. Er stellte jedoch weiter fest, daß bei Beteiligung des Zentralnervensystems die Reaktionen weniger stark ausfallen.

Hauttest: Der Versuch von De Raadt u. Mitarb. (1965), einen Hauttest zu entwickeln, mißlang, da die Trypanosomiasis offenbar die Haut nicht sensibiliert.

6. Differentialdiagnose

Bei Erkrankungen mit hohem Fieber und fieberfreien Intervallen wird man in Afrika zunächst differentialdiagnostisch an eine Malaria denken müssen oder auch an Kala-Azar. Bei einer *Malaria* tritt im allgemeinen die Milzschwellung mehr hervor. Die, erforderlichenfalls mehrfache, Untersuchung eines „dicken Tropfens“ auf Malariaplasmodien wird in den meisten Fällen Klarheit verschaffen.

Auch bei *Kala-Azar* ist die Milzschwellung stärker ausgeprägt. Im Knochenmarks-, Leber- oder Milzpunktat sind Leishmanien nachweisbar. Außerdem spricht eine Leukopenie mehr für Kala-Azar. Serologisch kann zur Differenzierung die quantitative Bestimmung der Immunglobuline herangezogen werden. Bei Kala-Azar ist sowohl die IgM- als auch die IgG-Fraktion erhöht (Cornille u. Hornung, 1968).

Bei den erythematösen Hauterscheinungen ist an eine *Lues* im Frühstadium zu denken, bei zentralnervösen Störungen eine progressive Paralyse als Spätstadium der Lues auszuschließen. Die Bestimmung der IgM-Fraktion im Liquor erleichtert auch hier die Differenzierung, da die IgM-Fraktion im meningoencephalitischen Stadium der Schlafkrankheit wesentlich stärker erhöht ist als bei progressiver Paralyse. Eine Encephalitis lethargica Economo kann ebenfalls dem Spätstadium der Schlafkrankheit sehr ähnlich sein. In manchen Fällen wird möglicherweise das Krankheitsbild mit einem apoplektischen Insult verwechselt werden können.

Weiterhin ist bei unklarem Fieber an ein Rückfallfieber oder an septicämische Prozesse zu denken.

Die Diagnose wird weniger Schwierigkeiten bereiten, wenn sie im Endemiegebiet selbst gestellt werden muß. *Schwierig* wird die Diagnose erst dann, *wenn* die Betreffenden *das endemische Schlafkrankheitsgebiet schon längere Zeit* vorher *verlassen* haben und plötzlich erkranken. Häufig wird dann an alles Mögliche gedacht, nur nicht an eine Trypanosomiasis, vor allem, wenn der Erkrankte aus Gebieten kommt, in denen die Schlafkrankheit nicht mehr oder nur noch ganz selten vorkommt. Immer wieder wird, besonders heute im Zeitalter des Massentourismus, von Personen berichtet, die sich auf Safaris oder Forschungsreisen in unwegsamen Gebieten des Schlafkrankheitsgürtels infizieren und die Schlafkrankheit nach Europa oder Amerika einschleppen.

Besonders interessant ist ein Fall, von dem LIMBOS (1964) berichtet. Ein Europäer aus Belgisch-Kongo wurde wegen Verdachtes auf eine Leberparenchymschädigung stationär beobachtet. Er befand sich in gutem Allgemeinzustand, bot eine leichte Anämie, eine deutliche Beschleunigung der Blutsenkungsgeschwindigkeit und pathologische Leberfunktionsproben. Unerwartet konnten, auch bei wiederholter Untersuchung, im dicken Tropfen Trypanosomen nachgewiesen werden. Im Liquor ließen sich Trypanosomen nicht nachweisen, auch bestanden keine anderweitigen Veränderungen des Liquors. Die Trypanosomen ließen sich nur sehr schwierig auf Affen übertragen. LIMBOS ordnete sie dem Gambiense-Stamm zu. Der Fall ist insofern sehr interessant, weil es sich bei der Diagnose „Trypanosomiasis" um eine reine Zufallsdiagnose gehandelt hat.

MASTRANDREA u. RINALDI (1969) berichten von einem Geologen, der sich in unwegsamen Gegenden Zambias aufgehalten hatte, wo sonst aber die Schlafkrankheit allgemein selten ist. Der Geologe erkrankte jedoch an einem typischen Krankheitsbild, das auch sogleich erkannt und entsprechend behandelt wurde.

Schließlich beschreiben PERERA u. Mitarb. (1969) den Fall eines 57jährigen Mannes, der eine Safari durch Rhodesien und Botswana gemacht hatte. Er war 2 Wochen mit dem Zelt durch den Busch gezogen, um zu jagen. Dabei wurde er häufig von Glossinen gestochen. Nach der Rückkehr in die USA erkrankte er an einem Symptomenbild mit hohem Fieber, das zunächst als Malaria gedeutet, dann aber doch sehr rasch als Schlafkrankheit vom rhodesiense-Typ erkannt wurde. Die Therapie erfolgte entsprechend und war erfolgreich.

Auch MOHR (1961) berichtet von einem Krankheitsfall, einem Bauingenieur, der sich auf einer Fotosafari im liberianischen Urwald seine Schlafkrankheit zuzog.

Es kann aus diesem Grunde nicht dringend genug empfohlen werden, bei Personen, die aus tropischen Gebieten heimkehren, routinemäßig einen „dicken Tropfen" sorgfältig auf Blutparasiten zu untersuchen, auch wenn sie keinerlei Symptome einer Erkrankung bieten.

7. Prophylaxe

Man hat auch bei der Schlafkrankheit nach Wegen gesucht, sich vor der Infektion zu schützen und den Erreger und seine Überträger möglichst auszurotten. So werden sich prophylaktische Maßnahmen einerseits auf den Menschen, andererseits auf die Überträger und die möglichen Reservoire der Trypanosomen beziehen.

Zum *Schutz des Menschen* besteht die Möglichkeit der Chemoprophylaxe mit den auch zur Therapie angewendeten Medikamenten. Wegen seiner langen Verweildauer im Organismus und seiner guten therapeutischen Wirksamkeit ist das *Germanin* (Bayer 205) zur Prophylaxe sehr gut geeignet. DUKE (1934, 1936) empfiehlt die Gabe von 1—1, 5—2 g Germanin, Kindern je nach Alter und Größe entsprechend weniger (0,3—0,75 g). Die Dosis gewährt einen Schutz für mindestens 3 Monate, in Einzelfällen auch noch länger. In Gegenden, in denen Trypanosoma gambiense heimisch ist, wird die höhere Dosierung empfohlen (Duke, 1934).

Einen sicheren Infektionsschutz bietet auch die vorbeugende Injektion von *Lomidine oder Pentamidin.* Diese beiden Medikamente haben auch eine stärkere Wirkung auf Trypanosoma gambiense. Ihre Wirkung hält länger an und wird als sicher für 4—6 Monate eingeschätzt, von einigen Autoren sogar bis zu 12 Monaten. McLetchie (1947) empfiehlt die Dosis von 250 mg, die alle 4—5 Monate erneuert werden sollte. Im allgemeinen wird die 6monatige Auffrischung empfohlen.

Von ebenso großer Bedeutung wie die Chemoprophylaxe zum Schutz des Menschen ist die *Bekämpfung der Tsetsefliege* und die Sanierung potentieller Parasitenreservoire. Zur Bekämpfung gelangt die breitflächige *Versprühung von Insecticiden* zur Anwendung, teilweise in großangelegten Einsätzen durch Flugzeuge. Der Erfolg kann jedoch beeinträchtigt sein durch die Schwierigkeit, daß man im dichtbelaubten Regenwald die Tsetsefliegen unter Umständen nur teilweise erreicht. Wichtig für den Erfolg ist die Beachtung der Lebensgewohnheiten der Fliegen und die Wirksamkeit der angewendeten Mittel, deren Wirkungsgrad häufig von klimatischen Bedingungen abhängig ist. Außerdem muß bei Ausrottungskampagnen immer der Reinfestation aus anderen Gebieten Rechnung getragen werden (McLennan, 1967). Diese kann verhindert werden, wenn gleichzeitig mit Sprühaktionen auch eine Sanierung der Vegetationen erfolgt, die von den Tsetsefliegen bevorzugt werden, sogenanntes „*bush clearing*". Dadurch kann die Fliegenpopulation merklich gemindert werden. In Savannengebieten versucht man durch Rodung von Waldstreifen die möglicherweise als Parasitenreservoir fungierenden Wildtiere fernzuhalten und mit ihnen die sie begleitenden Fliegen.

Offenes Grasland und im Stich gelassene und verwilderte Felder verwandeln sich oft rasch wieder in Waldgebiete, die eine immer wieder auftretende Gefahr bilden, potente Fliegengürtel zu werden.

Allgemein kann gesagt werden, daß die Schlafkrankheit eine *Infektion der ländlichen Bevölkerung* ist. In zivilisierten Gegenden hat die Tsetsefliege keine Lebenschance, und somit können dort auch keine Schlafkrankheitsfälle auftreten. Die früher angewandte Methode, die Bevölkerung aus verseuchten Schlafkrankheitsgebieten auszusiedeln, war wenig erfolgreich, da die Bewohner trotz Verbotes heimlich in ihre Dörfer und vor allem an ihre Fischgründe zurückkehrten.

Von Potts (1958) wurde zur Ausrottung der Tsetsefliegen die *Sterilisierung der männlichen Fliegen* durch Röntgenbestrahlung empfohlen. Dadurch wird der Paarungstrieb nicht vermindert, die später abgelegten Eier sind jedoch nicht befruchtet. Die Methode ist zwar elegant und theoretisch durchführbar, für größere Kampagnen aber zur Zeit noch nicht geeignet, da die Beschaffung der erforderlichen Anzahl steriler Männchen praktisch ein unlösbares Problem darstellt. Man hat nämlich errechnet, daß zur völligen Ausrottung einer Tsetsepopulation auf die Fläche von 2590 km² 1700000 sterile Männchen benötigt werden. Margolis (1970) hält deswegen die Sterilisierung durch Kontaktgifte für effektiver. Versuche werden zur Zeit unternommen, jedoch erweisen sich die Gifte noch zu toxisch, als daß sie über weitere Gebiete versprüht werden könnten.

Gute Erfolge konnten mit *Massenbehandlungen und -prophylaxe in Endemiegebieten* erzielt werden. Bei solchen Behandlungskampagnen werden alle an Schlafkrankheit Leidenden und die symptomlosen Parasitenträger (healthy carriers) systematisch behandelt. Die Gesunden erhalten prophylaktisch eine Injektion. Wenn auch solche Kampagnen bisweilen wegen des nicht kontrollierbaren Wandertriebes der Eingeborenen auf Schwierigkeiten stoßen, sind die Erfolge in den meisten Fällen doch sehr eindrucksvoll. Lucasse (1964) schlug vor, Endemiegebiete für mehrere Jahre mit Kontrollteams zu besetzen, um alle Bewohner eines

Gebietes sicher erfassen zu können. Nicht zu unterschätzen ist dabei die Tatsache, daß die Erfolge umso besser sind, je mehr es einem gelingt, das Vertrauen der Bevölkerung zu gewinnen, was am besten dadurch erreicht wird, daß man die Behandlungsteams mit Personen besetzt, die die Landessprache oder den Dialekt des zu sanierenden Gebietes beherrschen (Browne, 1964).

Die Methode, durch systematisches Abschießen der Wildtiere, die vor allem in Ostafrika als Trypanosomenreservoir gelten, die Schlafkrankheit zu bekämpfen, mag zwar wirkungsvoll sein, entbehrt aber nicht eines peinlichen Beigeschmackes.

Versuche, durch Gebrauch von Immunseren Tiere gegen Trypanosomiasis zu schützen, gehen zurück bis in das Jahr 1896 (Soltys, 1963). Entscheidende Erfolge konnten aber wegen der instabilen Antigeneigenschaften der Trypanosomen bislang nicht erzielt werden. Soltys (1964) konnte durch Gaben formolisierter Trypanosomen bei Ratten nur eine gute Teilimmunität erreichen. Durch Auswahl einer Antigenvariante gelang es Seed u. Gam (1966), vollständigen Schutz von Mäusen und Kaninchen gegen einen monomorphen Stamm von Trypanosoma gambiense zu bewirken. Aber auch hier handelte es sich wieder um eine spezielle Antigeneigenschaft, die in der Natur in ihrer Einzigartigkeit wahrscheinlich nicht vorkommt.

Aus den oben genannten Gründen konnte eine zufriedenstellende Immunisierung des Menschen ebenfalls noch nicht erfolgen. In Einzelfällen konnte nur für kurze Zeit ein relativer Schutz durch Gaben von Serum, das aus infizierten Tieren gewonnen wurde, erzielt werden.

8. Therapie

Die Chemotherapie der Schlafkrankheit stützt sich auf zwei Klassen von Präparaten, wobei die erste *nichtmetallische, organische Verbindungen*, die zweite *arsenhaltige Verbindungen* umfaßt. Ihr wesentlicher Unterschied besteht in der Penetrationsfähigkeit körpereigener Membranen; denn nur die arsenhaltigen Verbindungen sind in der Lage, die Blut-Liquor-Schranke zu überwinden. Damit sind ihrer Anwendung gewisse Grenzen auferlegt, die davon abhängen, in welchem Stadium die Schlafkrankheit zur Behandlung gelangt. Ferner ist zu beachten, durch welche Trypanosomenart die Krankheit verursacht wird, da Trypanosoma gambiense-Infektionen im Frühstadium gut auf Germanin und Pentamidin, aber nicht auf Tryparsamid ansprechen. Bei Infektionen mit Trypanosoma rhodesiense ist Germanin im Frühstadium das Mittel der Wahl.

Im Spätstadium ist Tryparsamid das klassische Mittel der Wahl bei Infektionen mit Trypanosoma gambiense. Bei Infektionen mit Trypanosoma rhodesiense ist in diesem Stadium nur noch Mel B wirksam und indiziert.

Das 1907 von Koch in Afrika zum erstenmal in großem Maßstab bei der Schlafkrankheit angewendete *Atoxyl* (Synonym: Arsocoll, Soamin, Arsamin) hat heute wegen seiner nachteiligen irreversiblen Nebenwirkungen auf das Zentralnervensystem, vor allem auf den Nervus opticus, *nur noch historisch Bedeutung*. Es handelte sich beim Atoxyl um eine 5-wertige Arsenverbindung mit einem Arsengehalt von 27,2% (p-amino-phenyl-arsin-saures Natrium).

1. Das Atoxyl wurde durch das weniger toxisch wirkende *Tryparsamid* (Synonym: Trypothan, Tryponarsyl) abgelöst, das 1919 von Pearce u. Brown in die Therapie der Schlafkrankheit eingeführt wurde. Beim Tryparsamid handelt es sich ebenfalls um eine 5-wertige Arsenverbindung mit einem Arsengehalt von 24% (N-phenylglycinamid-p-arsin-saures Natrium). Es wurde zum klassischen *Heilmittel für das meningoencephalitische Stadium der Schlafkrankheit durch Trypanosoma gambiense*, da es die Liquor-Schranke durchwandern kann. In den Frühstadien der Erkrankung ist seine Wirksamkeit nicht immer überzeugend und sowohl der des Germanins (Bayer 205) als auch der des Pentamidins unterlegen.

Tryparsamid wird als frisch zubereitete 20%ige Lösung (Auflösung in neutralem Wasser) allgemein intravenös verabreicht. Es kann in Einzelfällen auch intramuskulär oder subcutan verabreicht werden. Die Dosierung bereitet insofern Schwierigkeiten, als die therapeutisch wirksame Dosis sehr nahe jener liegt, die schwere toxische Nebenwirkungen haben kann, wobei bleibende Schädigungen der Augen, wie eine vollständige Amaurose im Vordergrund stehen (LAUTERBURG, 1929). Außerdem ist die individuelle Verträglichkeit sehr verschieden und abhängig vom Allgemein- und Ernährungszustand des Patienten.

Die durchschnittliche Einzeldosis beträgt 35 mg/kg Körpergewicht (20—50 mg/kg). Zu Beginn der Behandlung wird man die Dosierung etwas niedriger wählen und dann langsam steigern. Die Dosis für einen 60 kg schweren Erwachsenen beträgt demnach 1,2—3,0 g im allgemeinen als einmalige Injektion pro Woche. Weitere Injektionen folgen in 7tägigen Abständen bis zu einer Gesamtdosis von 25—35 g, die in normalen Fällen für eine Kur ausreichend sein wird. Bei älteren Erkrankungen können aber je nach Liquorbefund auch Gesamtmengen von 60 g und mehr verabreicht werden. HAWKING (1963) empfiehlt als Einzeldosis 2,0—3,0 g/Woche für die Dauer von 10—12 Wochen. Die Einzeldosis sollte jedoch niemals die Menge von 4,0 g übersteigen. Kindern dürfen als Einzeldosis höchstens 0,05 bis 0,1 g/kg Körpergewicht und Woche verabreicht werden.

Bei verzettelter und nicht ausreichender Dosierung kann sich eine Tryparsamidresistenz der Parasiten entwickeln, die zu unbefriedigenden Behandlungsergebnissen führt und den Wechsel des Medikamentes erforderlich macht. Da die Wirkung des Tryparsamids auf die Blut- und Lymphformen der Trypanosomen nicht immer den Erwartungen entspricht, wird empfohlen, eine Kur mit Germanin (Bayer 205) oder Pentamidin vorauszuschicken oder eine kombinierte Kur durchzuführen. Mit der Kombinationsbehandlung machte MCLETCHIE (1947) in Nigeria gute Erfahrungen. Er verabreichte in Abständen von je 5 Tagen in frühen Fällen 6—8, in fortgeschrittenen Fällen bis zu 20 intravenöse Mischinjektionen der Kombination von je 0,5 g Antrypol (Germanin) und 1,5 g Tryparsamid.

Als *Nebenwirkungen* des Tryparsamids werden Störungen der Augen (Nebelsehen, Tränenfluß, Bulbusschmerzen, Einschränkung des Gesichtsfeldes, Amaurose), gastrointestinale Beschwerden (Übelkeit, Erbrechen, Durchfälle), Hautreaktionen (Dermatitis, Urticaria, Pruritus) und cerebrale Erscheinungen (Kopfschmerzen, Schwindel, Schlafbedürfnis, Krampfzustände) beobachtet. Bleibende Schäden an den Augen können unter Umständen verhindert werden, wenn die Behandlung bei den ersten Anzeichen von Augenstörungen abgebrochen wird. Gaben von BAL (British Anti-Lewisit = Dimerkaptopropanol) können bei der Rückbildung der Symptome unterstützend wirken. Aus diesem Grunde ist es unerläßlich, die Patienten während der Behandlung immer auf Störungen der Augen zu untersuchen und sie nach diesen zu befragen.

2. *Germanin* (Synonyma: Bayer 205, Antrypol, Fourneau-309, Moranyl, Belganyl, Suramin), das *Mittel der Wahl im Frühstadium* sowohl bei Infektionen mit Trypanosoma gambiense als auch mit Trypanosoma rhodesiense wurde 1917 von den Bayer-Werken entwickelt und 1921 in die Therapie der Schlafkrankheit eingeführt (MAYER, 1922). Es handelt sich um eine Verbindung, die sich aus zwei Naphthylaminosulfonsäuren, zwei m-Aminobenzoesäuren und zwei Methylaminobenzoesäuren zusammensetzt, wobei die Sulfonsäure als Natriumsalz vorliegt (Carbamid aus m-aminobenzoyl-m-amino-toluyl-l-naphthylamin-4,6,8-trisulfonsaurem Natrium).

Das Präparat wird im allgemeinen intravenös injiziert, kann aber auch intramuskulär gegeben werden. Zur Injektion wird eine 10%ige Lösung jeweils frisch hergestellt. Die Einzeldosis beträgt im Durchschnitt 1,0 g, jedoch werden von Patienten in gutem Allgemeinzustand auch Einzeldosen von 1,5—2,0 g vertragen. Säuglinge erhalten 0,1—0,2 g, Kinder je nach Körpergewicht 0,2—0,75 g. In den meisten Fällen sind schon 24 Std nach der ersten Injektion keine Parasiten mehr im Blut nachweisbar.

Um Überempfindlichkeitsreaktionen auszuschließen, empfiehlt es sich, die Behandlung zunächst mit der halben Dosis (0,5 g) zu beginnen. Die reguläre Behandlung wird dann mit Injektionen in 4—5tägigen Abständen fortgesetzt. ROBERTSON (1958) empfiehlt folgendes Dosierungsschema: 1,0 g Germanin am 1., 3., 7., 14. und 21. Tag. NAUCK u. Mitarb. (1967) schlagen das 2-Wochen-Schema mit Injektion von je 1,0 g Germanin am 1., 3., 6., 10. und 15. Tag vor (Abb. 8). Da das Germanin vom Körper nur ganz langsam ausgeschieden wird, ist es noch monatelang nach einer Injektion im Blut nachweisbar.

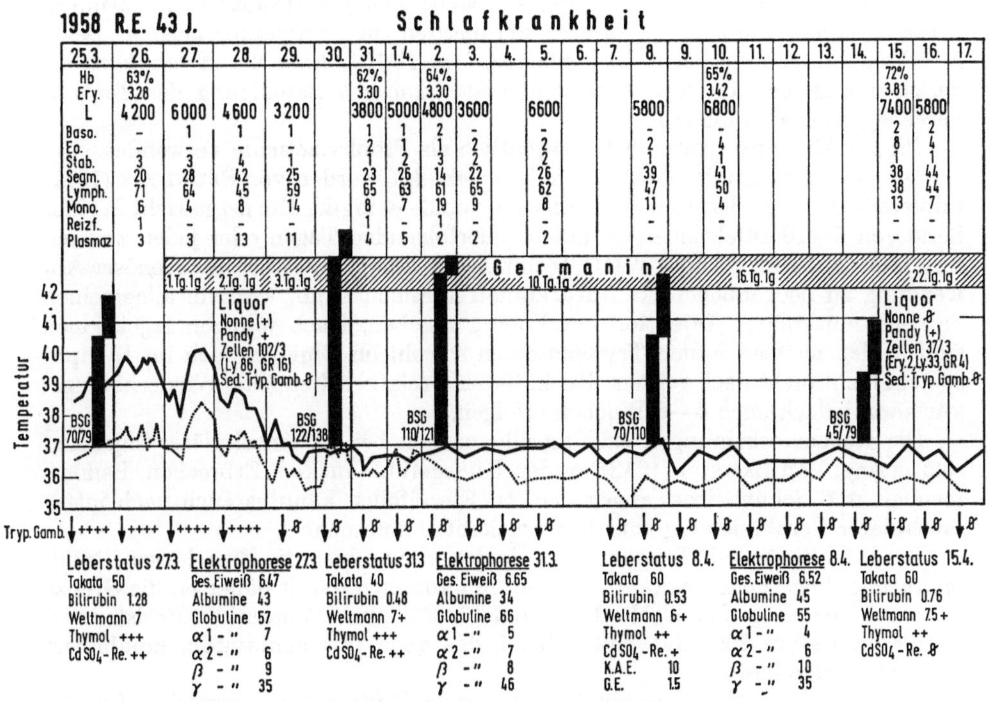

Abb. 8. Verlauf einer behandelten Schlafkrankheit

Die am häufigsten beobachtete Nebenwirkung des Germanins ist eine Albuminausscheidung im Urin. Aus diesem Grunde sollte vor jeder Behandlung der Urin untersucht werden. In den meisten Fällen bildet sich die Eiweißausscheidung nach Beendigung der Therapie spontan wieder zurück. Beim Auftreten granulierter Cylinder im Urinsediment oder gar bei einer Oligurie muß die Behandlung abgebrochen und mit einem anderen Präparat fortgeführt werden. In seltenen Fällen können schuppende Dermatitiden beobachtet werden. Augenstörungen treten nie auf.

Während MANSON-BAHR u. Mitarb. (1961) betonen, daß bislang noch keine germaninresistenten Stämme festgestellt werden konnten, berichtet WILLIAMSON (1966) über einen suraminfesten Stamm von Trypanosoma rhodesiense.

Zur Behandlung der Schlafkrankheit *im Stadium der zentralnervösen Störungen* ist *Germanin nicht geeignet,* da es die *Liquor-Schranke nicht überwinden* kann. Vor einer intralumbalen Injektion wird jedoch dringend gewarnt, da Fieber und Krampfzustände heftigen Ausmaßes die Folge sein können (FISCHER u. REICHENOW, 1952).

3. Nachdem Jancso u. Mitarb. (1935) die trypanocide Wirkung des *Synthalins* (NN'-(diaminodekanyl)-diamidin) herausgefunden hatten, stießen Lourie u. Yor (1939) bei der Suche nach weniger toxischen Substanzen aus der Gruppe der Diamidine — das Synthalin hatte sich als sehr toxisch erwiesen — auf das *Stilbamidin* (4,4'-diamidinostilben), das *Propamidin* (4,4'-diamidinodiphenoxypropan) und das *Pentamidin* (4,4'-diamidinodiphenoxypentan). Das später in Frankreich entwickelte *Lomidine* ist das Dimethansulfonat des Pentamidins.

Mit der Zeit stellte sich heraus, daß besonders das *Pentamidin* sowohl in kurativer Hinsicht im Stadium der febril-glandulären Phase als auch in prophylaktischer Hinsicht die beste Wirkung zeigte. Das ist wohl der Hauptgrund, warum es heute, zusammen mit dem *Lomidine,* am meisten zur Anwendung gelangt. Beide Medikamente erweisen sich aber auch *nur im Frühstadium* der *Erkrankung* als wirksam und sind im fortgeschrittenen Stadium mit Beteiligung des Zentralnervensystems wirkungslos.

Propamidin wird heute noch gelegentlich als Prophylacticum verwendet.

Die ersten Behandlungserfolge mit *Pentamidin* wurden von Saunders (1941) mitgeteilt. Bewährt hat sich die Dosierung von 3—4 mg/kg Körpergewicht in einer Serie von 5—10 Injektionen an aufeinanderfolgenden Tagen oder jeden zweiten Tag (Manson-Bahr, 1966; WHO Techn. Rep., 1969). Da es bei intravenöser Anwendung zu bedrohlichem Blutdruckabfall kommen kann, wird im allgemeinen der intramuskulären Injektion der Vorzug gegeben. Nach wenigen Injektionen sind in den meisten Fällen Trypanosomen sowohl im Blut als auch im Lymphsystem nicht mehr nachweisbar. Rückfälle sind relativ selten, eine Wiederholungskur kann jedoch nach 4—6 Wochen erfolgen.

Die Nebenerscheinungen sind im allgemeinen bei intramuskulärer Injektion sehr gering. Von Lawson (1942) werden Hitzegefühl, Jucken, Erbrechen, Benommenheit und Schüttelfrost angegeben. In Einzelfällen kann es auch nach intramuskulärer Verabreichung zum Blutdruckabfall kommen.

Bei Infektionen mit Trypanosoma rhodesiense müssen die Einzeldosen *Pentamidin* allerdings höher gewählt werden und kommen damit näher an die Grenze stärkerer Toxizität. Für solche Fälle und für Fälle von Pentamidin-Resistenz ist Germanin (Bayer 205) das beste Mittel, das auch mit Pentamidin kombiniert injiziert werden kann.

Für *Lomidine,* das in seiner Wirkung dem Pentamidin entspricht, sind die Indikationen und Behandlungsvorschriften ähnlich.

4. Von Friedheim (1941) wurde das *Melarsen* und später das *Melarsenoxyd* (Friedheim, 1948) in die Therapie der Schlafkrankheit eingeführt. Beim Melarsen handelt es sich wieder um eine 5-wertige Arsenverbindung (Melaminyl-substituiertes Phenylarsenat), beim Melarsenoxyd um eine 3-wertige Arsenverbindung (p-melaminylphenylarsenoxyd), die vom Melarsen abgeleitet wurde.

In der Therapie findet heute hauptsächlich das *Mel B* Verwendung, eine Kombination von Melarsenoxyd und BAL (British Anti-Lewisit = Dimerkaptopropanol). Dieses Medikament wurde von Friedheim (1949) geschaffen, um die toxische Wirkung des Melarsenoxyds herabzusetzen.

Mel B ist in allen Stadien der Schlafkrankheit sowohl durch Trypanosoma gambiense als auch Trypanosoma rhodesiense wirksam, gilt aber im allgemeinen als *Mittel der Wahl im meningoencephalitischen Stadium der Trypanosoma rhodesiense-Injektion.*

Mel B (Synonym: Arsobal) liegt injektionsfertig in einer 3,6%igen dickflüssigen Lösung vor. Als Einzeldosis werden 3,6 mg/kg Körpergewicht sehr langsam intravenös verabreicht, wobei sich die Dosierung streng nach dem Körpergewicht und dem Allgemeinzustand des Patienten zu richten hat.

Patienten in reduziertem Allgemeinzustand sollten zunächst eine kleine Teildosis erhalten, um die Gefahr möglicher Reaktionen zu verringern. Die Injektionen erfolgen an 3—4 aufeinanderfolgenden Tagen. In schweren Fällen kann eine Wiederholungskur nach 3 Wochen erfolgen (MANSON-BAHR, 1966).

Für die Behandlungsdauer und die Zahl der Kuren wird von NEUJEAN (zit. nach NAUCK u. Mitarb., 1966) in Abhängigkeit vom Liquorbefund folgende Empfehlung gegeben:

Bis 20 Zellen/mm² ohne wesentliche Eiweißvermehrung: 1 Kur.

20—100 Zellen/mm² ohne wesentliche Eiweißvermehrung: 2 Kuren im Abstand einer Woche.

100 Zellen und mehr/mm² ohne wesentliche Eiweißvermehrung: 3 Kuren, wobei die 3. Kur im Abstand von 2 Wochen nach der 2. Kur erfolgen soll.

Liquorkontrollen sind in der Zwischenzeit immer wieder erforderlich. Ist außerdem der Eiweißgehalt des Liquors erhöht, wird jeweils eine Kur mehr durchgeführt wie oben angegeben, die dritte und vierte nach jeweils 14 behandlungsfreien Tagen.

Allerdings kann es auch durch *Mel B* zu einer Eiweiß- und Zellvermehrung im Liquor kommen, so daß die Beurteilung des ursprünglichen Krankheitszustandes während der Behandlung und einige Wochen danach bisweilen auf Schwierigkeiten stößt.

Für die *Behandlung von Kindern* empfiehlt ROBERTSON (1958) folgendes Schema:

Behandlungs-Tag	1.	3.	5.	10.	11.	12.	19.	20.	21.	28.	29.	30.
Teil der Dosis von 3,6 mg pro kg KGW	1/10	2/10	3/10	5/10	5/10	5/10	5/10	7/10	8/10	8/10	10/10	10/10

Ein ähnlicher Behandlungsvorschlag wird von APTED (1953) besonders für Kinder in reduziertem Allgemeinzustand gemacht.

Im Frühstadium konnten ONYANGO u. Mitarb. (1968) durch peroral verabreichtes *Mel B* eine Heilung erzielen. Sie gaben eine Mischung von 5 ml *Mel B* und 25 ml Milch an 4 aufeinanderfolgenden Tagen, mußten die Behandlung aber dann am 5. Tag wegen einer reaktiven Encephalopathie unterbrechen. Nach Besserung des Allgemeinzustandes verabreichten sie die gleiche Mischung noch einmal für 3 Tage vom 14.—16. Tag. Am 27. Tag nach der stationären Aufnahme konnte der Patient als geheilt entlassen werden.

Der große Nachteil des *Mel B* ist aber die, trotz versuchter Entgiftung, immer noch ausgeprägte *Toxizität*, deren gefährlichste Auswirkung eine Arsenencephalopathie mit ihren Folgen sein kann. Hauptsächlich werden an Nebenerscheinungen Unwohlsein, Kopfschmerzen, Erbrechen, leichte Albuminurie und Blutungsneigung beobachtet. Die Albuminurie entwickelt sich unter Umständen zu einem bleibenden Nierenschaden. Außerdem kann es zu einer Schädigung der Leber kommen.

Aus diesem Grunde müssen die Indikationsstellungen sehr streng gewählt werden. Es sollte nur im Spätstadium der Trypanosoma rhodesiense-Infektion angewendet werden und bei allen anderen Zuständen nur dann, wenn alle Behandlungsversuche mißlangen und es zu häufigen Rezidiven kommt. Beim Auftreten ernsterer toxischer Nebenwirkungen sollte die Behandlung sogleich unterbrochen werden und durch Gaben von BAL versucht werden, eine Beseitigung der Nebenerscheinungen zu erreichen, falls diese nicht von selbst schnell wieder abklingen.

Eine Weiterentwicklung des *Mel B* stellt das *Mel W* (Penthylthiarsaphenylmelamin) dar, eine wasserlösliche Verbindung, die eine intramuskuläre Injektion ermöglicht (FRIEDHEIM u. DE JONGH, 1959). FRIEDHEIM u. DE JONGH konnten mit *Mel W* im Frühstadium der Trypanosoma gambiense-Infektion gute Behandlungserfolge erzielen. Desgleichen werden von REY u. Mitarb. (1964), WATSON (1965) und COLLOMB u. Mitarb. (1968) zufriedenstellende Behandlungsergebnisse berichtet. SATGE u. Mitarb. (1964) konnten ein 13 Monate altes Kind erfolgreich behandeln, blieben bei der Kindsmutter jedoch ohne Therapieerfolg. Im allgemeinen ist man der Ansicht, daß das *Mel W* in seiner Wirksamkeit dem *Mel B* weit unterlegen ist.

Die Indikationsstellung sollte genau so streng erfolgen wie beim *Mel B*. Die Dosierung liegt bei 3—5 mg/kg Körpergewicht entweder als tägliche Injektion für die Dauer von 4 Tagen, oder jeden zweiten Tag für die Dauer von 8 Tagen. Bei Patienten in stark reduziertem Allgemeinzustand empfiehlt es sich, die Behandlung zunächst mit einer Dosis von 1—2 mg/kg Körpergewicht zu beginnen. WATSON (1965) wendet folgendes Behandlungsprinzip an: am 1. Tag injiziert er die Versuchsdosis von 2 mg/kg Körpergewicht. In Frühstadien ist damit die Behandlung beendet. In fortgeschrittenen Fällen folgt eine weitere Kur nach 7—10 Tagen mit 4 Injektionen von 4 mg/kg Körpergewicht an 4 aufeinanderfolgenden Tagen.

An Nebenerscheinungen werden von COLLOMB u. Mitarb. (1964) Temperatursteigerungen, Erbrechen und Bradykardien genannt. In einem Fall sahen sie die Exacerbation einer Geisteskrankheit, in einem zweiten traten epileptische Anfälle auf. Von WATSON (1965) werden als Nebenerscheinungen Übelkeit, Erbrechen und Albuminurie genannt.

5. In den letzten Jahren wurde auch der Versuch unternommen, das in der Tiermedizin verwendete *Berenil* (4,4'-(diazoamino)benzamidin-aceturat) in die Humanmedizin einzuführen. DE RAADT u. Mitarb. (1965) konnten im Frühstadium der Schlafkrankheit in einzelnen Fällen Behandlungserfolge erzielen. Sie verabreichten zunächst eine Testdosis von 0,5 mg/kg Körpergewicht und bei guter Verträglichkeit nach 4 Std eine weitere Injektion von 4,5 mg/kg Körpergewicht. Eine dritte Injektion erfolgte 3 Tage später mit einer Dosierung von 5 mg/kg Körpergewicht. Die durchschnittliche Dosis beträgt 5 mg/kg Körpergewicht. *Berenil* kann auch peroral verabreicht werden, erreicht dann sein Wirkungsmaximum aber später (BAILEY, 1966). In Spätstadien der Schlafkrankheit ist *Berenil* jedoch ebenfalls unwirksam.

Ein Vorteil des Präparates soll darin liegen, mit ihm als Vormedikation eine reaktive Encephalopathie verhindern zu können, weshalb DE RAADT u. Mitarb. (1965) und BAILEY (1966) empfahlen, die Schlafkrankheitstherapie mit *Berenil* einzuleiten. Jedoch beschreibt DE RAADT (1966) später auch reaktive Encephalopathien nach erstmaliger *Berenil*-Gabe.

6. Bei einigen schweren Schlafkrankheitsfällen, die auf alle herkömmlichen Behandlungsmethoden nicht ansprachen, konnte FIERLAFYN (1960) mit *Nitrofurazon* (*Furazin*) Besserung oder Heilung erzielen. Die Dosis lag bei 1500 mg/Tag peroral für die Dauer von 10 Tagen. Falls dadurch noch keine Besserung des Liquorbefundes erreicht werden konnte, wurde eine zweite Kur mit der gleichen Dosierung für wiederum 10 Tage angeschlossen. Der Nachteil des Präparates, nur in sehr hoher Dosierung wirksam zu sein, und damit verbundene toxische Nebenwirkungen schränken die Einsatzfähigkeit jedoch erheblich ein.

Von ROBERTSON u. KNIGHT (1964) werden als Nebenwirkungen in der Hauptsache Polyneuropathien (Parästhesien, Schmerzen in den Extremitäten, Ataxie, Reflexstörungen, erhöhte Schweißsekretion und „burning feet"-Syndrom) angegeben. Außerdem kann es bei Glucose-6-phosphat-Dehydrogenase-Mangel zu einer hämolytischen Anämie kommen. Degenerative Prozesse der Samenkanälchen werden ebenfalls beschrieben (ROBERTSON u. KNIGHT, 1964). Ein Frühsymptom toxischer Nebenwirkungen ist das Ansteigen des Ruhepulses.

Die durch die toxischen Nebenwirkungen hervorgerufenen Schäden sind häufig nicht reversibel, ein Grund, warum die Nitrofurazonbehandlung ausschließlich den Fällen vorbehalten bleiben sollte, die eine eindeutige Resistenz gegen *Mel B* aufweisen.

Thiamingaben werden zur Vorbeugung von Nervenschäden empfohlen, können diese aber nicht verhindern. Calciumpanthothenat soll das "burning feet"-Syndrom mildern.

Auch das später versuchte *Furaltadon* (ADRIAENSSENS, 1962), ein Abkömmling des Nitrofurazon, erwies sich in der Therapie als wirksam, in der notwendigen Dosierung von 60 mg/kg Körpergewicht für die Dauer von 20 Tagen aber ebenfalls als sehr toxisch.

Die *Allgemeinbehandlung* wird *symptomatisch* sein. BERTRAND u. Mitarb. (1968) sowie FOUCHET u. GATEFF (1968) konnten durch Gaben von Steroiden gute Erfolge bei Herzbeteiligung erzielen. Sie weisen jedoch darauf hin, daß die Dosierung genügend hoch und lange verabreicht werden muß. Sie empfehlen als Anfangsdosis 40 mg/Tag, die wöchentlich um 10 mg reduziert wird, so daß sich eine Gesamtbehandlungsdauer von 40 Tagen ergibt.

Sekundärinfektionen müssen sofort intensiv antibiotisch behandelt werden.

Erwähnt werden soll noch die *reaktive Encephalopathie*, die nach den ersten therapeutischen Dosen eines jeden Schlafkrankheitsmedikamentes auftreten kann. Es handelt sich dabei um ein Erscheinungsbild im Sinne einer BEZOLD-JARISCH-HERXHEIMER-Reaktion. Dabei besteht keine Abhängigkeit von der Intensität der Infektion. Es treten nach anfänglichen starken Kopfschmerzen und Erbrechen tonisch-klonische Krampfzustände auf, die häufig in ein tiefes Koma übergehen. Von ONYANGO u. OGADA (1968) wird dem Furosemid (Lasix) bei solchen komatösen Zuständen ein guter Erfolg zugeschrieben. Auch durch einschleichende Dosierung kann die Reaktion nicht immer verhindert werden.

9. Prognose

Die Prognose der Schlafkrankheit ist abhängig vom Stadium, in welchem die Erkrankung erkannt wird und der Behandlung zugeführt werden kann. Wird sie im Frühstadium erkannt, ist mit den zur Verfügung stehenden Mitteln in 95% der Fälle eine endgültige Heilung zu erzielen. Bei Patienten, die erst im Spätstadium behandelt werden können, ist auch nach erfolgreicher Therapie die Prognose mit Vorsicht zu stellen. Häufige Kontrollen des Liquors müssen den Therapieerfolg überwachen, um ein rechtzeitiges Eingreifen bei Rezidiven zu ermöglichen.

Von MANSON-BAHR (1966) werden folgende Kriterien als Beweis der Heilung gefordert: Im Frühstadium sollen nach Therapie keine klinischen Zeichen der Erkrankung mehr bestehen, der Blut- und Liquorbefund soll, auch bei Kontrolluntersuchungen in den folgenden 2 Jahren, unauffällig sein.

Im Spätstadium sollen nach Therapie ebenfalls keine klinischen Zeichen mehr bestehen, wobei irreversible Schäden des Zentralnervensystems ausgenommen sind. Der Zellgehalt des Liquors soll ständig unter 5 Zellen pro mm^2, der Gesamtproteingehalt unter 0,3 mg/ml liegen.

Bei nichtbehandelten Fällen ist die Prognose im allgemeinen infaust. Es wird zwar vereinzelt über Spontanheilungen berichtet, die Regel ist jedoch ein progredienter Verlauf. Dabei hängt der Verlauf von der Virulenz der Erreger und der Empfänglichkeit der Erkrankten ab. In Gegenden, in denen die Schlafkrankheit endemisch ist, wird der Verlauf bei Eingeborenen leichter sein als in Gegenden, in denen sie zum erstenmal auftritt. Desgleichen wird eine Infektion mit Trypanosoma rhodesiense erfahrungsgemäß akuter ablaufen als eine solche mit Trypanosoma gambiense. Bei Eingeborenen führt eine unbehandelte Schlafkrankheit im allgemeinen nach 2 oder mehr Jahren, häufig unter dem Bilde hochgradiger Kachexie, zum Tode.

Literatur

Adriaenssens, K.: Furaltadone in the treatment of Rhodesian sleeping sickness. Trop. geogr. Med. **14**, 171—182 (1962).

Andrews, J., Johnson, C.M., Dormal, V.J.: Lethal factors in experimental infections of Trypanosoma equiperdum in rats. Amer. J. Hyg. **12**, 381—400 (1930).

Apted, F.I.C.: The treatment of advanced cases of Rhodesian sleeping sickness by Mel B and Arsobal. Trans. roy. Soc. trop. Med. Hyg. **47**, 387—398 (1953).

Ash, J.E., Spitz, S.: Pathology of Tropical Diseases: An Atlas. W.B. Saunders, Philadelphia, S. 186—187 (1945).

Ashcroft, M.T.: The importance of African wild mammals as reservoirs of trypanosomiasis. E. Afr. med. J. **36**, 289—297 (1959).

Atkins, J.: The Navy Surgeon; or Practical System of Surgery. London (1st ed 1734). Zit. **Hoeppli, R., and Chr. Lucasse.** J. trop. Med. Hyg. **67**, 60—68 (1964).

Bailey, N.M.: The use of oral Berenil in the treatment of human trypanosomiasis. E.A.T.R.O. Ann. Rep. S. 83—84 (1966).

— **Cunningham, M.P., Kimber, C.D.:** The indirect fluorescent antibody test applied to dried blood samples for the diagnosis of human trypanosomiasis. E.A.T.R.O. Ann. Rep., S. 33—35 (1966).

— **Boreham, P.F.L.:** The number of Trypanosoma rhodesiense required to establish an infection in man. Ann. trop. Med. Parasit. **63**, 201—205 (1969).

Baker, J.R.: Human Trypanosomiasis in Ethiopia. Trans. roy. Soc. trop. Med. Hyg. **64**, 523—530 (1970).

— **Bird, R.G., Healey, P., Ormerod, W.E.:** Electron micrographs of the kinetoplast region of Trypanosoma spp. Trans. roy. Soc. trop. Med. Hyg. **55**, 304 (1961).

— **McDonnel, E.:** Human trypanosomiasis in Ethiopia. Trans. roy. Soc. trop. Med. Hyg. **63**, 114 (1969).

Becker, C.H.: Der älteste geschichtliche Beleg für die afrikanische Schlafkrankheit. Der Islam, Vol. I, 197 (1910).

Bertram, D.S.: Tsetse and trypanosomiasis control in Nyanca Province, Kenya. Trans. roy. Soc. trop. Med. Hyg. **63**, 125 (1969).

Bertrand, E., Baudin, L., Vacher, P., Sentilhes, L., Ducasse, B., Veyret, V.: L'atteinte du coeur dans 100 cas de trypanosomiase africaine à Trypanosoma gambiense. Bull. Soc. Path. exot. **60**, 360—369 (1967).

— **Sentilhes, L., Baudin, L., Barabe, P., Aye, H.:** Troubles de conduction cardiaque dans la trypanosomiase humaine africaine à Trypanosoma gambiense. Bull. Soc. Path. exot. **61**, 613 to 617 (1968).

Bertrand, I., Bablet, J., Sice, A.: Lésions histologiques des centres nerveux dans la Trypanosomiase humaine. Ann. Inst. Pasteur **54**, 91—147 (1935).

Binz, G., Timperman, G., Hutchinson, M.P.: Estimation of Serum Immunglobulin M as a Screening Technique for Trypanosomiasis. Bull. Wld Hlth Org. **38**, 523—545 (1968).

Blair, D.M., Smith, E.B., Gelfand, M.: Human trypanosomiasis in Rhodesia. Cent. Afr. J. Med. **14**, Suppl., 1—12 (1968).

Boreham, P.F.L.: Pharmacologically active peptides produced in the tissues of the host during trypanosome infections. Nature (Lond.) **212**, 190—191 (1966a).

— Pharmacologically active peptides produced in the tissues of the host during trypanosome infections. Trans. roy. Soc. trop. Med. Hyg. **60**, 124 (1966b).

— Immune reactions and kinin formation in chronic trypanosomiasis. Brit. J. Pharmacol. **32**, 493—504 (1968).

— Kinin Release and the Immune Reaction in Human Trypanosomiasis caused by Trypanosoma Rhodesiense. Trans. roy. Soc. trop. Med. Hyg. **64**, 394—400 (1970).

Braimah, S.: Pathologische und elektrokardiographische Untersuchungen an mit Trypanosoma gambiense infizierten Meerschweinchen. Inaug. Diss. Hamburg 1962.

von Brandt, T.: Biochemistry of Parasites. New York: Academic Press 1966.

Brit. Med. J. 5454, 125—126 (1965): Epidemiology of human trypanosomiasis in Afrika.

Brit. Med. J. 4, 467 (1968): Sleeping sickness in Rhodesia.

Broden, A.: Les infections à Trypanosomes au Congo chez l'homme et les animaux. Extrait du Bulletin de la Société d'Etudes Coloniales, Bruxelles, 1904.

Browne, S.G.: The role of the medical auxiliary in field surveys in tropical Africa. Trans. roy. Soc. trop. Med. Hyg. Hyg. **58**, 370—376 (1964).

Bruce, D.: Preliminary report on the tsetse-fly disease or Nagana in Zululand, Ubombo, Zululand. Durban, Bennet and Davis, 1895.

Brutsaert, P., Henrard, C.: L'hémoculture comme moyen auxiliaire de diagnostic de la maladie du sommeil. C.R. Soc. Biol. (Paris) **127**, 1469—1472 (1938).

Cambon, M.: Trypanosomiase humaine observée chez un enfant âgé de cinq jours. Bull. Soc. Path. exot. **26**, 607—608 (1933).

Collomb, H., Ayats, H., Martino, P., Lariviere, M.: Les incidents et accidents du traitement de la trypanosomiase par le Mel W. (Deuxième note à propos de 40 nouvelles observations.) Bull. Soc. méd. Afr. noire Langue franç. **9**, 325—329 (1964).

— **Virieu, R., Dumas, M., Ayats, H.:** Les formes pseudotumorales et hemiplégiques de la trypanosomiase humaine africaine (à propos de 4 observations). Bull. Soc. méd. Afr. noire Langue franç. **13**, 734—738 (1968).

Cornille, R., Hornung, M.: Determination of serum IgM levels for the diagnosis of T. rhodesiense infection. A study of 45 cases. Amer. J. trop. Med. Hyg. **17**, 522—527 (1968).

Cunningham, M.P., Bailey, N.M., Kimber, C.D.: The estimation of IgM immunglobulin in dried blood, for use as a screening test in the diagnosis of human trypanosomiasis in Africa. Trans. roy. Soc. trop. Med. Hyg. **61**, 688—695 (1967).

Darre, H., Mollaret, P., Tansuy, J., Mercier, P.: Hydrocéphalie congénitale par trypanosomiase hereditaire. Bull. Soc. Path. exot. **30**, 166—176 (1937).

Diesfeld, H. J.: Die geografische Verbreitung der Schlafkrankheit in Ostafrika zwischen 1950 und 1967. Vortrag gehalten auf der Tagung der Österr. Ges. f. Tropenmed. und der Dtsch. tropenmed. Ges., Salzburg-Bad Reichenhall 1969.

Dietrich, M.: 1 Fall von Schlafkrankheit im Sinoe-County/Liberia im Jahre 1965 (persönl. Mitteilung).

Duggan, A. J.: A survey of sleeping sickness in Northern Nigeria from the earliest times to the present day. Trans. roy. Soc. trop. Med. Hyg. **56**, 439—448 (1962).

— **Hutchinson, M. P.**: Sleeping sickness in Europeans. A review of 109 cases. J. trop. Med. Hyg. **69**, 124—131 (1966).

Duke, H. L.: On the protective action of Bayer 205 against the trypanosomes of man. Lancet 1336—1338 (1934).

— On the prophylactic action of "Bayer 205" against the trypanosomes of man. Concluding observations. Lancet 463—469 (1936).

Edington, G. M., Gilles, H. M.: Pathology in the Tropics. London: Edward Arnold Ltd. 1969, 31—38.

Evens, F., Niemegeers, C., Chares, P.: Maladie du sommeil à T. gambiense. Etude de quelques réactions biochimiques du sérum humain. Acad. Roy. des Sci. d'Outre-Mer. Classe des Sci. Naturelles et Méd. **14**, 179 (1963).

Fairbairn, H.: Lange's colloidal gold reaction and the estimation of total proteins in the cerebrospinal fluid of Rhodesian sleeping sickness, and their significance in prognosis. Trans. roy. Soc. trop. Med. Hyg. **27**, 471—490 (1934).

— **Burtt, E.**: The infectivity to man of a strain of Trypanosoma rhodesiense transmitted cyclically by Glossina morsitans through sheep and antelope: evidence that man requires a minimum infective dose of metacyclic trypanosomes. Ann. trop. Med. Hyg. **40**, 270—313 (1946).

— **Godfrey, D.**: Local reaction in man at the side of infection with Trypanosoma rhodesiense. Ann. trop. Med. Parasit. **51**, 464—470 (1957).

Fierlafyn, E.: Le traitement de la trypanosomiase africaine par la Furacine. Ann. Soc. belge Méd. trop. **40**, 469—480 (1960).

Fischer, L., Reichenow, E.: Schlafkrankheit. In: Handbuch der Inn. Med. I/2, 574—600. Berlin-Göttingen-Heidelberg: Springer 1952.

Ford, J.: Distributions of Glossina and epidemiological patterns in the African trypanosomiases. J. trop. Med. Hyg. **68**, 211—225 (1965).

Fouchet, M., Gateff, C.: Evolution de l'atteinte cardiovasculaire dans la trypanosomiase africaine à Trypanosoma gambiense. Méd. trop. **28**, 583—590 (1968).

— — Corticothérapie et altérations cardiovasculaires dans la trypanosomiase humaine africaine. Méd. trop. **28**, 727—730 (1968).

Friedheim, E. A. H.: L'acide triazine-arsinique dans le traitement de la maladie du sommeil africaine. Schweiz. med. Wschr. **71**, 116—119 (1941).

— Melarsen oxide in the treatment of human trypanosomiasis. Ann. trop. Med. Parasit. **42**, 357—363 (1948).

— Mel B in the treatment of human trypanosomiasis. Amer. J. trop. Med. **29**, 173—184 (1949).

— **de Jongh, R. T.**: Mel W, a new trypanosomicidal agent derived from Mel B. Trans. roy. Soc. trop. Med. Hyg. **53**, 262—269 (1959).

Geigy, R.: Neue Forschungsergebnisse über Wildtiere als Trypanosomiasen-Reservoir. Kongreßbericht III. Tagung der Dtsch. tropenmed. Ges. e.V. 1967. München: Urban & Schwarzenberg 1968, 186—174.

— **Herbig, A.**: Erreger und Überträger tropischer Krankheiten. Basel: Verlag f. Recht und Gesellschaft 1955.

— **Kauffmann, M., Diehl, P.**: On the Trypanosome-Infection Rate of Glossina morsitans in the Ulanga District (Tanzania). Acta trop. (Basel) **25**, 72—77 (1968).

— — **Mayende, J. S. P., Mwambu, P. M., Onyango, R. J.**: Isolation of *Trypanosoma* (Trypanozoon) *rhodesiense* from Game and Domestic Animals in Musoma District, Tanzania. Acta trop. (Basel) **30** (1973) (in press).

— — **Rogers, D., Bertram, B. C. R., Boreham, P. F. L.**: Sleeping Sickness Survey in the Serengeti Area (Tanzania) 1971. Acta trop. (Basel) **30** (1973) (in press).

— **Mwambu, P. M., Onyango, R. J.**,: Additional Animal Reservoirs of *T. rhodesiense* Sleeping Sickness. Acta trop. (Basel) **29** (1972).

Gelfand, M.: Transitory Neurological Signs in Sleeping Sickness. Trans. roy. Soc. trop. Med. Hyg. **41**, 255—258 (1947).

— **Friedlander, J.**: Jaundice in Rhodesian Sleeping Sickness. Report on two European Cases. Trans. roy. Soc. trop. Med. Hyg. **57**, 290—292 (1963).

Goodwin, L. G.: In: **Hutner, S.**: Biochemistry and Physiology of Protozoa. New York: Academic Press 1964, 495—524.

Graf, H.: Beitrag zur Pathologie des Glossina palpalis-Stichs und der Inkubationszeit bei Schlafkrankheit. Arch. Schiffs- u. Tropenhyg. **33**, 219—222 (1929).

Gray, A.R.: Some Principles of the Immunology of Trypanosomiasis. Bull. Wld Hlth Org. **37**, 177—193 (1967).

Guerin, P.M.A.: De la maladie du sommeil. Zit. **Mense, C.**: Die afrikanische menschliche Trypanosomenkrankheit (Schlafkrankheit). In: Handbuch der Tropenkrankheiten Bd. V/ Teil 2. Leipzig: J.A. Barth 1930.

Harding, R.D., Hutchinson, M.P.: Sleeping sickness of an unusual type in Sierra Leone and its attempted control. Trans. roy. Soc. trop. Med. Hyg. **41**, 481—512 (1948).

Harley, J.M.B.: Comparison of the susceptibility to infection with T. rhodesiense of G. pallidipes, G. morsitans, G. fuscipes and G. brevipalpis. E.A.T.R.O. Ann. Rep. 68—69 (1968).

— **Cunningham, M.P., van Hoeve, K.**: The numbers of infective Trypanosoma rhodesiense extruded by Glossina morsitans during feeding. Ann. trop. Med. Parasit. **60**, 455—460 (1966).

Hawking, F.: In: **Schnitzer, R.J.**, and **Hawking, F.**: Experimental Chemotherapy. Vol. I. New York-London: Academic Press 1963.

— **Greenfield, J.G.**: Two autopsies on rhodesiense sleeping sickness: visceral lesions and significance of changes in cerebrospinal fluid. Trans. roy. Soc. trop. Med. Hyg. **35**, 155 (1941).

Hecker, H., Burri, P.H.: Application of morphometric methods to Protozoans (Haemoflagellates). Symposium Abstracts, EMCON 1972. The fifth European Congress on EM, University of Manchester (September 1972).

— — **Steiger, R., Geigy, R.**: Morphometric data on the ultrastructure of the pleomorphic bloodforms of Trypanosoma brucei, Plimmer and Bradford, 1899. Acta trop. (Basel) **29**, 182—198 (1972).

Heisch, R.B., McMahon, J.P., Manson-Bahr, P.E.C.: The isolation of Trypanosoma rhodesiense from a bush-buck. Brit. med. J. **2**, 1203—1204 (1958).

Hoare, C.A.: Handbook of medical Protozoology. London: Baillière, Tindall & Cox 1949, 170—217.

Hoeppli, R., Lucasse, Chr.: Old Ideas regarding Cause and Treatment of Sleeping Sickness held in West Africa. J. trop. Med. Hyg. **67**, 60—68 (1964).

— **Regendanz, P.**: Beiträge zur Pathogenese und Histopathologie der Trypanosomeninfektionen der Tiere. Arch. Schiffs- u. Tropenhyg. **34**, 1—18, 67—99 (1930).

Hoeve, K. van, Onyango, R.J., Harley, J.M.B., De Raadt, P.: The epidemiology of Trypanosoma rhodesiense sleeping sickness in Alego Location, Central Nyanza, Kenya. II. The cyclical transmission of Trypanosoma rhodesiense isolated from cattle to a man, a cow and to sheep. Trans. roy. Soc. trop. Med. Hyg. **61**, 684—687 (1967).

Hutchinson, M.P.: The epidemiology of human trypanosomiasis in British West Africa. Ann. trop. Med. Parasit. **47**, 156—182 (1953).

— Human trypanosomiasis in south-west Ethiopia (March 1967 - March 1970). Ethiop. Med. J. **9**, 3—69 (1971).

Jancso, N. v., Jancso, H. v.: Chemotherapeutische Wirkung und Kohlehydratstoffwechsel. Die Heilwirkung von Guanidinderivaten auf die Trypanosomeninfektion. Z. Immun.-Forsch. **86**, 1—30 (1935).

Janssen, P., Van Bogaert, L., Haymaker, W.: Pathology of the peripheral nervous system in African trypanosomiasis: a study of 7 cases. J. Neuropath. exp. Neurol. **15**, 269—287 (1956).

Jordan, A.M.: The hosts of Glossina as a main factor affecting trypanosome infection rates of tsetse flies in Nigeria. Trans. roy. Soc. trop. Med. Hyg. **59**, 423—431 (1965).

Kean, B.H., Breslau, R.C.: Parasites of the human heart. New York-London: Grune & Stratton, 1964, 38—45.

Kellersberger, E.R.: Note on a case of sleeping sickness in a child three weeks old. Trans. roy. Soc. trop. Med. Hyg. **19**, 81—83 (1925/1926).

Kleine, F.K.: Weitere Beobachtungen über Tsetsefliegen und Trypanosomen. Dtsch. med. Wschr. **11**, 1956—1958 (1909).

— **Eckhard, B.**: Über die Bedeutung der Speicheldrüseninfektion bei der Schlafkrankheitsfliege (Glossina palpalis). Z. Hyg. Infekt.-Kr **74**, 183—187 (1913).

— **Taute, M.**: Ergänzungen zu unseren Trypanosomenstudien. Arb. Ksl. Gesdh.amt **31**, 321—376 (1911).

Koten, J.W., De Raadt, P.: Myocarditis in Trypanosoma rhodesiense infections. Trans. roy. Soc. trop. Med. Hyg. **63**, 485—489 (1969).

Krampitz, H.E.: Erscheinungsbild, Pathogenese und diagnostischer Wert der Primärreaktion bei der afrikanischen Schlafkrankheit. Z. Tropenmed. Parasit. **18**, 273 (1967).

Krampitz, H.E.: Zur Epidemiologie und Klinik der ostafrikanischen Schlafkrankheit. Kongreßbericht III. Tagung der Dtsch. tropenmed. Ges. e.V., 1967, München: Urban & Schwarzenberg 1968, 175—187.

— **De Raadt, P.**: Ostafrikanische Schlafkrankheit. Münch. med. Wschr. **109**, 441—451 (1967).

Lapeyssonnie, L.: Les Réactions non spécifiques des Proticles et les Benjoin Colloidal dans le L.C.R. de trypanosomes et des suspects de trypanosomiase. Bull. Soc. Path. exot. **47**, 320—331 (1954).

Lauterburg, M.: Erfahrungen mit Tryparsamid bei Schlafkranken. Arch. Schiffs- u. Tropenhyg. **33**, 251—257 (1929).

Laveran, A., Pettit, A.: Des trypanotoxines. Bull. Soc. Path. exot. **4**, 42—45 (1911).

Lavier, G., Leroux, R.: Lésions cardianes dans la maladie du sommeil. Bull. Soc. Path. exot. **32**, 927—929 (1939).

Lawson, T.L.: Trypanosomiasis treated with Pentamidine. Lancet 480—483 (1942).

Lehmann, D.L.: Enzyme content and its possible relation to infectivity of African Trypanosomes. Trans. roy. Soc. trop. Med. Hyg. **59**, 297—299 (1965).

Limbos, P.: La Pathologie Tropicale d'Importation en Belgique. Bull. Soc. Path. exot. **57**, 767—781 (1964).

Lourie, E.M., Yor, W.: The trypanocidal action of certain aromatic diamidines. Ann. trop. Med. Parasit. **33**, 289—304 (1939).

Lucasse, C.: Control of human sleeping sickness at present times. Ann. Soc. belge Méd. trop. **44**, 285—294 (1964).

Lucasse, Chr.: Fluorescent antibody tests applied to serum of patients with Gambian sleeping sickness. Trop. geogr. Med. **22**, 227—236 (1970).

Lumsden, W.H.R.: Estimation of serum IgM in the diagnosis of human trypanosomiasis. Trans. roy. Soc. trop. Med. Hyg. **60**, 125 (1966).

— Trends in research on the immunology of trypanosomiasis. Bull. Wld Hlth Org. **37**, 167 to 175 (1967).

— Some current problems in the Sero-Immunology of trypanosomiasis in relation to the epidemiology and control of the disease. Bull. Wld Hlth Org. **40**, 871—878 (1969).

Macfie, J.W.S.: On the morphology of the trypanosome (T. nigeriense) from a case of sleeping sickness from Eket, Southern Nigeria. Ann. trop. Med. Parasit. **7**, 339—356 (1913).

MacLennan, K.J.R.: Recent Advances in Techniques for tsetse-fly control. Bull. Wld Hlth Org. **37**, 615—628 (1967).

Maegraith, B.: Pathological Anatomy of Mediterranean and Tropical Diseases. In: **W. Doerr**, und **E. Uehlinger**: Spezielle pathologische Anatomie. Berlin-Heidelberg-New York: Springer, 5, 1966.

Manson, P.: Trypanosomiasis in the Congo. Brit. med. J. 720 (1903).

Manson-Bahr, P., Walters, J.H.: The chemotherapy of tropical diseases. Springfield: C.C. Thomas, 10—17, 1961.

Manson-Bahr, P.E.C.: African Trypanosomiasis. In: **G.W. Hunter, W.W. Frye** and **J.C. Swartzwelder**: A Manual of Tropical Medicine. Philadelphia and London: W.B. Saunders, 394—404, 1966.

— **Charters, E.D.**: Myocarditis in African Trypanosomiasis. Trans. roy. Soc. trop. Med. Hyg. **57**, 119—121 (1963).

Manson-Bahr, P.H.: Manson's Tropical Diseases. 16th Ed. London: Baillière, Tindall & Cassell 1966.

Margolis, B.: African Trypanosomiasis and its Control. Cent. Afr. J. Med. **16**, 17—19 (1970).

Mastrandrea, G., Rinaldi, V.: Osservazioni cliniche diagnostiche e terapeutiche in un caso di Castellanosi proveniente dallo Zambia. Arch. ital. Sci. med. trop. **50**, 45—55 (1969).

Mattern, P.: β_2-macroglobulinorachie importante chez des malades atteints de trypanosomiase africaine. Ann. Inst. Pasteur **102**, 64—68 (1962).

— Techniques et intérêt épidémiologique du diagnostic de la trypanosomiase humaine africaine par la recherche de la β_2-macroglobuline dans le sang et dans le L.C.R. Ann. Inst. Pasteur **107**, 415—421 (1964).

— Etat actuel et résultats de techniques immunologiques utilisées à l'Institut Pasteur de Dakar pour le diagnostic et l'étude de la trypanosomiase humaine africaine. Bull. Wld Hlth Org. **38**, 1—8 (1968).

— **Bentz, M., McGregor, I.A.**: Les anticorps précipitants présents dans le sang et dans le liquide céphalo-rachidien de malades atteints de trypanosomiase humaine africaine à T. gambiense. Ann. Inst. Pasteur **112**, 105—112 (1967).

— **Masseyeff, R., Michel, R., Peretti, P.**: Etude immunochimique de la β_2-macroglobuline des sérums de malades atteints de trypanosomiase africaine à T. gambiense. Ann. Inst. Pasteur **101**, 382—388 (1961).

Mayer, M.: Über das neue Trypanosomenheilmittel „Bayer 205" und seine Bedeutung für die chemotherapeutische Forschung. Dtsch. med. Wschr. **48**, 1335—1337 (1922).

McConnel, E., Hutchinson, M.P., Baker, J.R.: Human trypanosomiasis in Ethiopia: the Gilo River Area. Trans. roy. Soc. trop. Med. Hyg. **64**, 683—691 (1970).

McKie Reid, A.M.: Ophthalmology in the tropics: trypanosomiases (African). In: **P.H. Manson-Bahr,:** Manson's tropical diseases. 16th Ed. London: Baillière, Tindall & Cassell, 811—812, 1966).

McLetchie, J.L.: The control of sleeping sickness in Nigeria. Trans. roy. Soc. trop. Med. Hyg. **41**, 445—470 (1947).

Mense, C.: Die afrikanische menschliche Trypanosomenkrankheit (Schlafkrankheit). In: Handbuch der Tropenkrankheiten, Bd. V/Teil 2. Leipzig: J.A. Barth 1930.

Mohr, W.: Zur Differentialdiagnose und Therapie eines Falles von Schlafkrankheit (Trypanosomiasis). Ther. d. Gegenw. **100**, 227—230 (1961).

Mott, F.W.: Observations on the brains of men and animals infected with various forms of trypanosomes. Proc. roy. Soc. B. **76**, 235 (1905).

Mühlens, P.: Trypanosomiasis bei Mutter und Säugling. Arch. Schiffs- u. Tropenhyg. **33**, 181—187 (1929).

Mühlpfordt, H., Bayer, M.: Elektronenmikroskopische Untersuchungen an Protozoen (Trypanosoma gambiense). Z. Tropenmed. Parasit. **12**, 334—346 (1961).

National Academy of Sciences, Washington 1962, Publ. 996, pp. 123—125: Tropical Health "African Trypanosomiasis".

Nauck, E.G.: Lehrbuch der Tropenkrankheiten. 3. Auflage. Stuttgart: Georg Thieme 1967.

Neel, R.: Sur un cas de Trypanosomiase africaine au début avec complications rénales observé chez un Européen au Soudan. Bull. Soc. Path. exot. **37**, 100—107 (1944).

Nissle, A.: Zur Klärung der Beziehungen zwischen Krankheitsursache, Symptomen und rationeller Therapie. Med. Welt **23**, 1290—1294 (1966).

Oleg, S.: Sulla transmissione transplacentare des Trypanosoma brucei. Sperimentale **95**, 127—140 (1942).

Onyango, R.J., Van Hoeve, K., De Raadt, P.: The epidemiology of Trypanosoma rhodesiense sleeping sickness in Alego location, Central Nyanza, Kenya. I. Evidence that cattle may act as reservoir hosts of trypanosomes infective to man. Trans. roy. Soc. trop. Med. Hyg. **60**, 175—182 (1966).

— **Ogada, T.:** Furosemide (Lasix) in the treatment of reactive encephalopathy following Mel B the-rapy. E.A.T.R.O. Ann. Rep. 83—84 (1968).

— — **Mbwabi, D.:** The use of oral Mel B in the treatment of T. rhodesiense sleeping sickness. E.A.T.R.O. Ann. Rep. 82—83 (1968).

— — **Rogers, A.:** The "healthy carrier" state in rhodesian sleeping sickness. E.A.T.R.O. Ann. Rep. 72—73 (1968).

Parr, C.W., Welch, S.G.: Enzyme variation in man and trypanosomes .Trans. roy. Soc. trop. Med. Hyg. **63**, 119—120 (1969).

Pautrizel, R., Mattern, P., Duret, J.: Diagnostic sérologique de la maladie du sommeil; Il les anticorps fixant le complément au cours de l'infection. Bull. Soc. Path. exot. **53**, 878—885 (1960).

Pearce, L., Brown, W.H.: Chemotherapy of trypanosome and spirochete infections. J. exp. Med. **30**, 437—453 (1919).

Perera, D.R., Donovan, D.L., Stroud, G.M., Schultz, M.G.: Imported African sleeping sickness. J. Amer. med. Ass. **209**, 270 (1969).

Peruzzi, M.: Observations anatomo-pathologiques et sérologiques sur les trypanosomiases. Rapport final de la Commission internationale de la Société des Nations pour l'étude trypanosomiase humaine. Genève, 257—336 (1928).

Peters, W.: Afrikanische Trypanosomiasis. In: **Grumbach A.** und **Bonin, O.:** Die Infektionskrankheiten des Menschen und ihre Erreger. Stuttgart: Georg Thieme, 1804—1811, 1969.

Philipp, E.: Experimentelle Studien zur Frage der kongenitalen Trypanosomen- und Spirochäteninfektion Arch. Gynäk. **133**, 573—679 (1928).

Piekarski, G.: Lehrbuch der Parasitologie. Berlin-Göttingen-Heidelberg: Springer, 67—77, 1954.

Potts, W.H.: Sterilization of Tsetse-flies (Glossina) by gamma irradiation. Ann. trop. Med. Parasit. **52**, 484—499 (1958).

Raadt, P. de: Reactive encephalopathy occurring as a complication during treatment of T. rhodesiense infections with non-arsenical drugs. E.A.T.R.O. Ann. Rep. 85—86 (1966).

— A complement fixation test as a diagnostic tool for T. rhodesiense infections. 8th International Congresses on Tropical Medicine and Malaria. Teheran, 325—326 (1968).

— **Cunningham, M.P., Kimber, C.D., Grainge, E.B.:** Trials of a skin test for sleeping sickness. E.A.T.R.O. Ann. Rep. 33 (1965).

— **Hoeve, K. v., Bailey, N.M., Kenyanjui, E.N.:** Observations on the use of Berenil in the treatment of human Trypanosomiasis. E.A.T.R.O. Ann. Rep. 60—61 (1965).

Raadt, P. de, Koten, J.W.: Myocarditis in Rhodesiense trypanosomiasis. E. Afr. med. J. **45**, 128—132 (1968).

Razgha, A. v.: Über die Züchtung der menschenpathogenen Trypanosomen. Z. Parasitenk. **2**, 55—66 (1930).

Reichenow, E.: Untersuchungen über das Verhalten von Trypanosoma gambiense im menschlichen Körper. Z. Hyg. Infekt.-Kr. **94**, 266—385 (1921).

— Die Züchtung der pathogenen Trypanosomen. Arch. Schiffs- u. Tropenhyg. **38**, 292—302 (1934).

Rey, P., Diop Mar, J., Hocquet, P., Peretti, P., Ballereau, C.: Trypanosomiase nerveuse chez deux enfants de 3 ans. Bull. Soc. méd. Afr. Noire Langue franç. **9**, 271—277 (1964).

Rickman, L.R., Robson, J.: The testing of proven *Trypanosoma brucei* and *T. rhodesiense* strains by the blood incubation infectivity test. Bull. Wld Hlth Org. **42**, 911—916 (1970).

Robertson, D.H.H.: African Trypanosomiasis. In: **H.C. Trowell**, and **D.B. Jelliffe**: Diseases of children in the subtropics and tropics. London: Edward Arnold 1958.

— Human trypanosomiasis in South East Uganda: A further study of the epidemiology of the disease of fishermen and peasant cultivators. Bull. Wld Hlth Org. **28**, 627 (1963).

— **Jenkins, A.R.**: Hepatic Dysfunction in Human Trypanosomiasis. Trans. roy. Soc. trop. Med. Hyg. **53**, 511—523 (1959).

— **Knight, R.H.**: Observations on the Polyneuropathy and the Disordered Pyruvate Metabolism induced by Nitrofurazone in Cases of Sleeping Sickness due to Trypanosoma rhodesiense. Acta trop. (Basel) **21**, 239—263 (1964).

Robertson, M.: Notes on the life history of Trypanosoma gambiense. Proc. roy. Soc. B. **86**, 66—71 (1912).

Ruge, R.: In: **R. Ruge, P. Mühlens** und **M. zur Verth**: Krankheiten und Hygiene der warmen Länder. Leipzig: Georg Thieme 1942.

Ryley, J.F.: Comparative metabolism of blood stream and culture forms of *Trypanosoma rhodesiense*. Biochem. J. **85**, 211—223 (1962).

Sadun, E.H., Duxbury, R.E., Williams, J.S., Anderson, R.I.: Fluorescent Antibody Test for the Serodiagnosis of African and American Trypanosomiasis in Man. J. Parasit. **49**, 385—388 (1963).

Satge, P., Lariviere, M., Mattern, P., Laffont, M., Bourgeade, A.: A propos d'un cas de trypanosomiase africaine chez un nourisson. Bull. Soc. méd. Afr. noire Langue franç. **9**, 278—284 (1964).

Saunders, G.F.T.: Preliminary report on the treatment of sleeping sickness by 4:4'-diamidino diphenoxy pentane. Ann. trop. Med. Parasit. **35**, 169—174 (1941).

Schern, K.: Über die Störung des Zuckerstoffwechsels bei Trypanosomiasen und Spirochätosen. Biochem. Z. **193**, 264—268 (1928).

Scott, D.: Epidemic Diseases in Ghana 1901—1960. London: Oxford University Press 1965.

Scott, H.H.: A History of tropical medicine. London: Edward Arnold 1939.

Seed, J.R.: Antigenetic Similarity among Culture Forms of the "brucei" Group of Trypanosomes. Parasitology **54**, 593—596 (1964).

— **Gam, A.A.**: The properties of antigens from Trypanosoma gambiense. J. Parasit. **52**, 395—398 (1966).

— — Passive immunity to experimental trypanosomiasis. J. Parasit. **52**, 1134—1140 (1966).

Sleeping Sickness Survey in Musoma District, Tanzania — Part IV, s. **Geigy, R., Mwambu, P.M., Kauffmann, M.**: Examination of Wild Mammals as a Potential Reservoir for T. rhodesiense. Acta trop. (Basel) **28**, 181—225 (1971).

Soltys, M.A.: Immunity in African Trypanosomiasis. Bull. Wld Hlth Org. **28**, 753 (1963).

— Immunity in Trypanosomiasis. V. Immunization of Animals with Dead Trypanosomes. Parasitology **54**, 585—591 (1964).

Steiger, R.: On the ultrastructure of *Trypanosoma (Trypanozoon) brucei* in the course of its life cycle and some related aspects. Acta trop. (Basel) (in press) (1973).

Stephens, J.W.W., Fantham, H.B.: On the peculiar morphology of a trypanosome from a case of sleeping sickness and the possibility of its being a new species (T. rhodesiense). Ann. trop. Med. Parasit. **4**, 343—350 (1910).

Stevenson, A.C.: Demonstration of sections showing Trypanosoma gambiense in the brain substance of a case of sleeping sickness. Trans. roy. Soc. trop. Med. Hyg. **16**, 135 (1922).

Taylor, A.W.: The development of Westafrican strains of Trypanosoma gambiense in Glossina tachinoides under normal laboratory conditions, and at raised temperatures. Parasitology **24**, 401—417 (1932).

Thomson, K.D.: Rural health in Northern Nigeria: some recent developments and problems. Trans. roy. Soc. trop. Med. Hyg. **61**, 277—302 (1967).

Van Bogaert, L., Janssen, P.: Contribution à l'étude de la neurologie et neuropathologie de la trypanosomiase humaine. Ann. Soc. belge Méd. trop. **37**, 379—426 (1957).

Van de Berghe, L., Lambrecht, F.L.: The epidemiology and control of human trypanosomiases in Glossina morsitans fly-belts. Amer. J. trop. Med. Hyg. **12**, 129—164 (1963).

Vaucel, M.: Trypanosomiasis beim Menschen in Afrika und Zoonosen. Kongreßbericht III. Tagung Dtsch. tropenmed. Ges. 1967. München: Urban & Schwarzenberg, 1968, 159—167.

— **Dodin, A., Fromentin, H.**: Concentration des hémoparasites extracellulaires par une méthode non traumatisante. Ann. Soc. belge Méd. trop. **44**, 353—358 (1964).

— **Waddy, B.B., de Andrade da Silva, M.A., Pons, V.E.**: Repartition de la trypanosomiase africaine chez l'homme et les animaux. Bull. Wld Hlth Org. **28**, 545 (1963).

Vickerman, K.: The mechanism of cyclical development in trypanosomes of the T. brucei subgroup: an hypothesis based on ultrastructural observations. Trans. roy. Soc. trop. Med Hyg. **56**, 487—495 (1962).

— Polymorphism and mitochondrial activity in Sleeping Sickness trypanosomes. Nature (Lond.) **208**, 762—766 (1965).

— Ultrastructure of *Trypanosoma* and relation to function. In: "The African Trypanosomiasis". Ed. by H.W. Mulligan. London: George Allen & Unwin Ltd. 1970.

— Morphological and physiological considerations of extracellular blood protozoa. In: "Ecology and Physiology of Parasites: a symposium". Ed. by A.M. Fallis. Toronto: University Press 1971.

Watson, H.J.: Mel W: final report on a field trial in the treatment of Trypanosoma gambiense sleeping sickness. Trans. roy. Soc. trop. Med. Hyg. **59**, 163—170 (1965).

Weinman, D.: Cultivation of Trypanosomes. Trans. roy. Soc. trop. Med. Hyg. **51**, 560—561 (1957).

— Cultivation of the african sleeping sickness trypanosomes from the blood and cerebrospinal fluid of patients and suspects. Trans. roy. Soc. trop. Med. Hyg. **54**, 180—190 (1960).

— In: **D. Weinman**, and **M. Ristic**: Infectious Blood Diseases of Man and Animals. New York: Academic Press 1968.

Werner, H.: Über die Frage der plazentaren Trypanosomen-Infektionen und Übertragung von Trypanosomen und Antikörpern durch die Milch auf das Neugeborene. Z. Tropenmed. Parasit. **5**, 422—442 (1954).

Westphal, A.: Parasitologie der Trypanosomiasis. In: Klinik der Gegenwart, Bd. X. München: Urban & Schwarzenberg, 1961, 284—285.

WHO Chronicle: Acquisitions récentes dans le domaine de la Trypanosomiase Africaine **17**, 485—493 (1963).

— Trypanosomiasis Control in Africa. **17**, 32—49 (1963).

— Problems of trypanosomiasis control in Africa. **19**, 152—153 (1965).

WHO Techn. Rep. Ser.: African Trypanosomiasis. No. 434 (1969).

Wijers, D.J.B., Willett, K.C.: Factors that may influence the infection rate of *Glossina palpalis* with *Trypanosoma gambiense*. II. The number and the morphology of the trypanosomes present in the blood of the host at the time of the infected feed. Ann. trop. Med. Parasit. **54**, 341—350 (1960).

Willet, K.C.: Trypanosomiasis in Britain. Brit. med. J. 167 (1965).

— Some observations on the recent epidemiology of sleeping sickness in Nyanza Region, Kenya, and its relation to the general epidemiology of Gambian and Rhodesian sleeping sickness in Africa. Trans. roy. Soc. trop. Med. Hyg. **59**, 374—394 (1965).

— The "trypanosome chancre" in rhodesian sleeping sickness. Trans. roy. Soc. trop. Med. Hyg. **60**, 689—690 (1966).

Williamson, J.: Trypanocidal drug action: some observations on synergism. Trans. roy. Soc. trop. Med. Hyg. **60**, 121 (1966).

Woo, T.K.: The haematocrit centrifuge technique for the diagnosis of african trypanosomiasis. Acta trop. (Basel) **27**, 384—386 (1970).

Wooff, W.R.: A review of current tsetse control in Uganda. Trans. roy. Soc. trop. Med. Hyg. **63**, 125—126 (1969).

Ziemann, H.: Beitrag zur Trypanosomenfrage. Centr. Bakteriol. Parasitenk. **38**, 307—314 (1905).

Zschucke, J.: Beitrag zur Kenntnis der Schlafkrankheit in den westafrikanischen Küstengebieten. Z. Hyg. Infekt.-Kr. **114**, 464—500 (1933).

Zuckermann, A.: Autoimmunization and other types of indirect damage to host cells as factors in certain protozoan diseases. Exp. Parasit. **15**, 138—183 (1964).

Chagas-Krankheit und Chagas-Leiden

FRITZ KÖBERLE

Mit 16 Abbildungen

Die *amerikanische Trypanosomose,* verursacht durch das *Trypanosoma cruzi* (CHAGAS, 1909), war ursprünglich eine auf Wirbellose (Triatominae) beschränkte *Parasitose,* die sich nach Einbeziehung von Vertebraten in den parasitären Entwicklungscyclus auf zahlreiche Wirbeltierarten ausdehnte. Nachdem sich einige Überträger an die menschlichen Behausungen angepaßt hatten und dadurch auch der Mensch in den Entwicklungskreislauf des Trypanosoms eingeschlossen worden war, nahm sie schließlich den Charakter einer typischen *Zoonose* an (CHAGAS, 1912).

Die Erkrankung des Menschen ist allgemein unter der Bezeichnung Chagas-*Krankheit* (Moléstia de Chagas, Enfermedad de Chagas, Chagas' disease) bekannt. Es ist nicht nur aus didaktischen Gründen zweckmäßig, sondern auch für das Verständnis des gesamten Ablaufes der Trypanosoma-cruzi-Infektion und der, in ihrem Rahmen auftretenden, krankhaften Erscheinungen unerläßlich, zwischen der eigentlichen *Krankheit und* deren *Folgeerscheinungen* streng zu unterscheiden. Wir geben zu, daß dies in der Praxis oft nicht leicht, bzw. nur aufgrund eingehender klinischer und Laboratoriumsuntersuchungen möglich ist. Trotzdem ist diese Unterscheidung von grundlegender Bedeutung, um nach den — in der Geschichte der Chagas-Krankheit so zahlreichen — Mißverständnissen und scheinbaren Widersprüchen zu einer einheitlichen Auffassung über das Wesen dieser eigenartigen Protozoenerkrankung zu gelangen.

Die folgende Darstellung wird daher in *zwei Abschnitte* unterteilt: Die eigentliche *Chagas-Krankheit* und die daraus resultierenden Folgeerscheinungen, die *Chagas-Leiden* (KÖBERLE, 1956). Da über die Chagas-Krankheit eine Reihe umfangreicher und zusammenfassender Berichte vorliegt, beschränken wir uns diesbezüglich auf das, zum Verständnis unbedingt Notwendige, um die Chagas-Leiden, entsprechend ihrer Bedeutung, eingehender darstellen zu können.

Chagas-Krankheit

I. Definition

Die Chagas-Krankheit ist eine durch das *Trypanosoma cruzi* (CHAGAS, 1909) hervorgerufene, auf dem amerikanischen Kontinent endemische Infektionskrankheit, die über ein akut fieberhaftes, septicämisches, in ein chronisch latentes, oligoparasitäres Stadium übergeht, in dem meistens augenscheinliche klinische Erscheinungen fehlen. Spontanheilungen dieser chronischen Infektion sind bisher nicht bekannt geworden.

II. Geschichte

Die Entdeckung der Chagas-Krankheit steht in der Geschichte der Medizin einzigartig da, denn es wurde zuerst der Überträger, hierauf der Erreger, schließlich die Infektion bei Tieren und endlich die Erkrankung des Menschen entdeckt;

all dies innerhalb eines Jahres von dem 29jährigen brasilianischen Forscher Carlos Justiniano Ribeiro das Chagas.

Im Jahre 1908 fand Chagas im Darm blutsaugender Raubwanzen (*Panstrongylus megistus*), die in großer Zahl die primitiven Lehmhütten der einheimischen Bevölkerung verseuchten, ein Trypanosom, das er zu Ehren seines Lehrers Oswaldo Cruz, *Schizotrypanum cruzi* nannte. Es gelang bald nachher Affen, Hunde, Kaninchen und Meerschweinchen zu infizieren, die innerhalb weniger Tage eine beträchtliche Parasitämie aufwiesen. Auf der Suche nach Spontaninfektionen fand Chagas eine infizierte Katze und wenige Tage später in denselben Haus, am 9. April 1909, bei einem fieberhaft erkrankten Kind Trypanosomen im peripheren Blut. Im Verlauf der folgenden Jahre hat Chagas die menschliche Erkrankung mit ihren verschiedenen Stadien und Erscheinungsformen meisterhaft beschrieben. Trotz des Nachweises infizierter Raubwanzen und akuter menschlicher Krankheitsfälle in anderen süd- und mittelamerikanischen Ländern, wurde die Existenz einer chronischen Erkrankung angezweifelt und die Chagas-Krankheit im Verlauf der nächsten zwei Dezennien allmählich vergessen. Sie wurde schließlich von Mazza in Argentinien in den 30er Jahren „wiederentdeckt“, der in zahlreichen Publikationen über mehr als 1000 akute Krankheitsfälle berichtete und auf die Bedeutung und Verbreitung der Seuche hinwies. Das allgemeine Interesse war wieder auf die Chagas-Krankheit gelenkt, wobei allerdings vorwiegend akute Fälle gesucht und auch gefunden wurden. Von den verschiedenen, durch Chagas beschriebenen, chronischen Formen wurde nur die Kardiopathie anerkannt und auch diese nur zögend, denn bis 1944 wurden in Brasilien bloß 45 und außerhalb Brasiliens insgesamt 134 chronische Herzfälle veröffentlicht (Laranja u. Mitarb., 1954). Die Verbesserung und systematische Anwendung der Komplementbindungsreaktion (Davis, 1943; Freitas u. Almeida, 1949), sowie die Klärung der Pathogenese der amerikanischen Trypanosomose und die dadurch bedingte Ausweitung des Krankheitsbegriffes (Köberle, 1956) haben zu der Erkenntnis geführt, daß die bisher als selten angesehene Chagas-Krankheit die schwerste Seuche des amerikanischen Kontinentes darstellt. Ihre Opfer werden heute nach Millionen geschätzt und Chagas hatte recht, wenn er in „seiner“ Krankheit „ein sanitäres Problem von allerhöchster Bedeutung“ sah.

III. Erreger

Das *Trypanosoma cruzi* gehört der Familie Trypanosomidae und der Gattung Trypanosoma an, ist ein Darmparasit blutsaugender Raubwanzen und ein Blutparasit der Wirbeltiere und des Menschen, dessen Vermehrung in letzteren durch Leishmaniaformen intracellulär in den verschiedensten Gewebszellen erfolgt.

1. Eigenschaften

Die Flagellatenform zeigt rasche und lebhafte, die Leishmaniaform langsame und sehr geringe Beweglichkeit. Die Parasiten sind sehr empfindlich gegen Temperaturen über 42°, hingegen resistent gegen Einfrieren und Auftauen (Weinmann u. McAllister, 1947; Freitas, 1966) bei Zimmertemperatur halten sie sich durch viele Monate (Sullivan, 1944), Zusatz von Gentianaviolett (1/4000) tötet sie innerhalb von 24 Std (Nussenzweig u. Mitarb., 1953). Blut-, Gewebs- und Kulturformen sind aerobe Organismen, die Kohlehydrate als Energiequelle benötigen und diese durch die wesentlichen Enzyme des Krebscyclus bis zu Essig- und Bernsteinsäure abbauen (Th. v. Brand, 1959; Raw, 1959).

2. Morphologie

Trypanosoma-Form: 17—20 μ langer und 2 μ breiter Flagellat mit zentralgelegenem Zellkern und besonders großem Blepharoblasten nahe dem Hinterende, mit undulierender Membran und Geißel (Abb. 1a). Elektronenoptisch ist nahe dem spornförmig zulaufenden Hinterende eine optisch leere Vacuole (H. Meyer u. Mitarb., 1958) zu erkennen, die offenbar mit einer Flüssigkeit erfüllt ist (Abb. 2). *Leishmania-Form:* 4 zu 1,5 μ großes, ovales Körperchen mit rundem Kern und besonders deutlichem, stäbchenförmigen Blepharoblasten, der quer zur Längsachse liegt (Abb. 1b und c). Crithidia-Form: Ähnlich der Trypanosoma-Form, allerdings mit dem Blepharoblasten vor dem Zellkern (Abb. 1d).

Alle Formen sind mit den, in Parasitologie, Hämatologie und Histologie üblichen Routinefärbungen leicht darstellbar.

3. Kultur

Das Trypanosoma cruzi ist, sowohl ausgehend vom Wanzenkot als auch von Wirbeltier- und menschlichem Material, verhältnismäßig einfach auf künstlichen Nährböden, überlebendem und lebendem Gewebe zu züchten (Einzelheiten bei PIEKARSKI u. MESKE, 1964). Besondere Bedeutung kommt der Gewebekultur zu, weil in dieser der Entwicklungscyclus der Parasiten besonders gut und einfach zu untersuchen ist (KOFOID u. Mitarb., 1935; ROMAÑA u. MEYER, 1942; HAWKING, 1946; MEYER u. Mitarb., 1948, 1954 und 1958; TANG, 1958; KOLLERT, 1960). In der Kultur verliert das Trypanosoma cruzi weitgehend seine Virulenz (GOBLE, 1951), gewinnt diese aber bei nachfolgender Tierpassage wieder zurück.

4. Wachstumscharakter bzw. Entwicklungscyclus

Die Vermehrung der Parasiten erfolgt im Insekt über die Crithidiaform und im Wirbeltier bzw. Menschen über die intracelluläre Leishmaniaform (Abb. 3).

Die blutsaugenden Raubwanzen nehmen reife Trypanosomen auf, die sich im Mitteldarm in *Crithidiaformen* umwandeln, sich lebhaft vermehren und auf ihrem Weg in den Enddarm zu Trypanosomen heranreifen (sog. *metacyclische Formen*). Die Parasitose kann sich innerhalb einer Wanzenpopulation (ohne Mitbeteiligung von Vertebraten) durch Koprophagie und Kannibalismus erhalten (BRUMPT, 1914; REICHENOW, 1934).

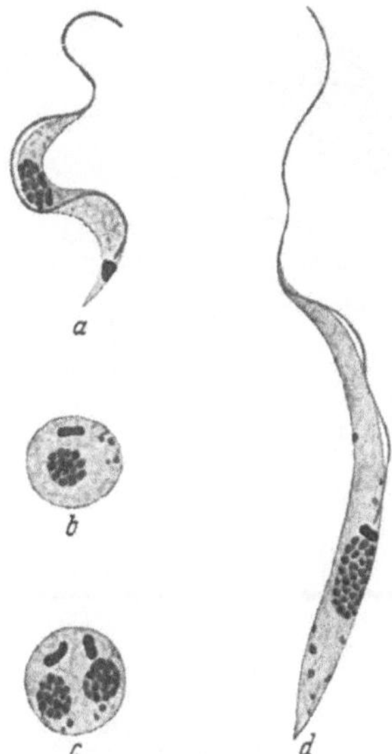

Abb. 1a—d. Trypanosoma cruzi. a: Trypanosomaform im Blutausstrich; b: Leishmaniaform im Milzausstrich von der Maus; c: dieselbe in Teilung; d: Crithidiaform aus Kultur. Vergr. 2000:1 (REICHENOW)

Beim infizierten Wirbeltier und Menschen halten sich die reifen Trypanosomen im strömenden Blut auf; die Dauer dieser Periode ist unbekannt. Sie dringen schließlich in Gewebszellen aller Art, vorzugsweise aber in Muskel- und Gliazellen ein. Dieses Eindringen in die Wirtszelle geschieht mit dem spornförmigen Hinterende (MEYER u. Mitarb., 1958; KOLLERT, 1960) wobei offensichtlich die Flüssigkeit in der Vakuole (Abb. 2) am Hinterende des Parasiten zur Auflockerung der Zellmembran in Aktion tritt. Nach dem Eindringen wandelt sich das Trypanosom in die *Leishmania-Form* um und es erfolgt binäre Teilung bis die ganze Zelle von Parasiten erfüllt und aufgetrieben ist (sog. *parasitäre Pseudocyste*). Nach diesem, 5 Tage währenden intracellulären Teilungsprozeß (ROMAÑA u. MEYER, 1942; KOLLERT, 1960) beginnt die Rückverwandlung der Leishmania in die *Flagellaten-*

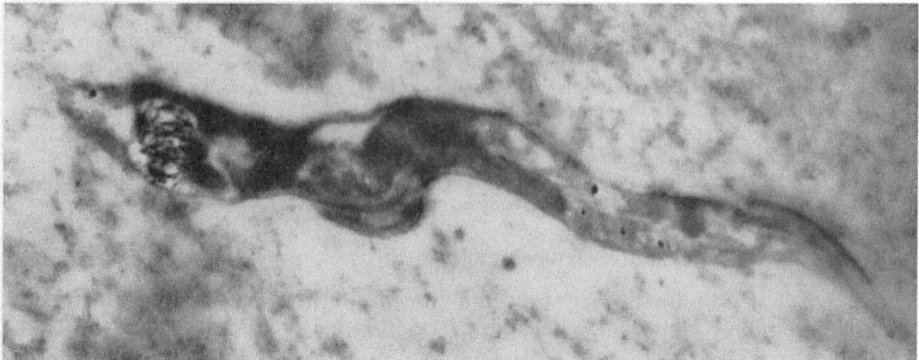

Abb. 2. Trypanosoma cruzi im elektronenoptischen Bild (H. MEYER)

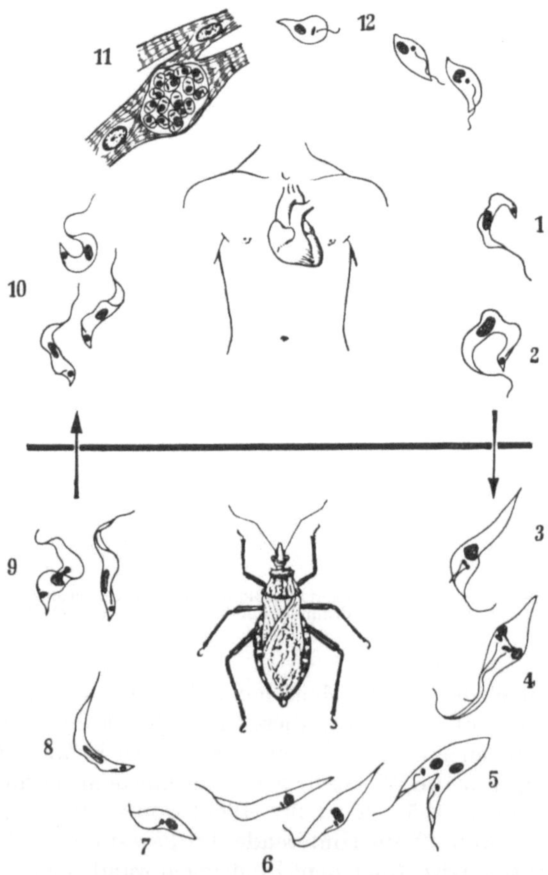

Abb. 3. Trypanosoma cruzi; schematische Darstellung des Entwicklungscyclus. Trypanosomen aus menschlichem Blut (1 und 2) werden aufgenommen und verwandeln sich im Darm von *Triatoma*-Arten in *Crithidia*-Stadien (63—4), sie vermehren sich (5—6) und werden im Enddarm zu metacyclischen Trypanosomen (7—9). Im Menschen gelangen sie auf dem Blutwege (10) in die Organe und werden z. B. in der Muskulatur zu *Leishmania*-Formen (11). Auf diesem Stadium vermehren sie sich lebhaft, wandeln sich zu *Crithidia*- und *Trypanosoma*-Formen um (12) und treten im Blut als Trypanosomen auf (Tryp. etwa 1200×) (Original)

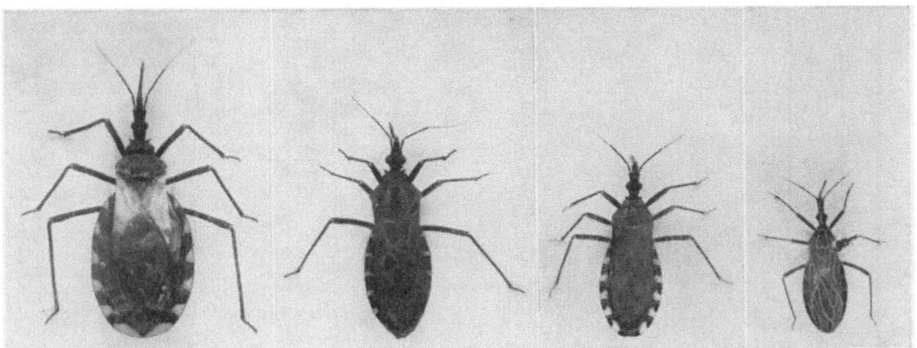

Abb. 4a—d. a: Triatoma phyllosoma pallidipennis; b: Panstrongylus megistus; c: Triatoma infestans; d: Rhodnius prolixus (Nat. Größe)

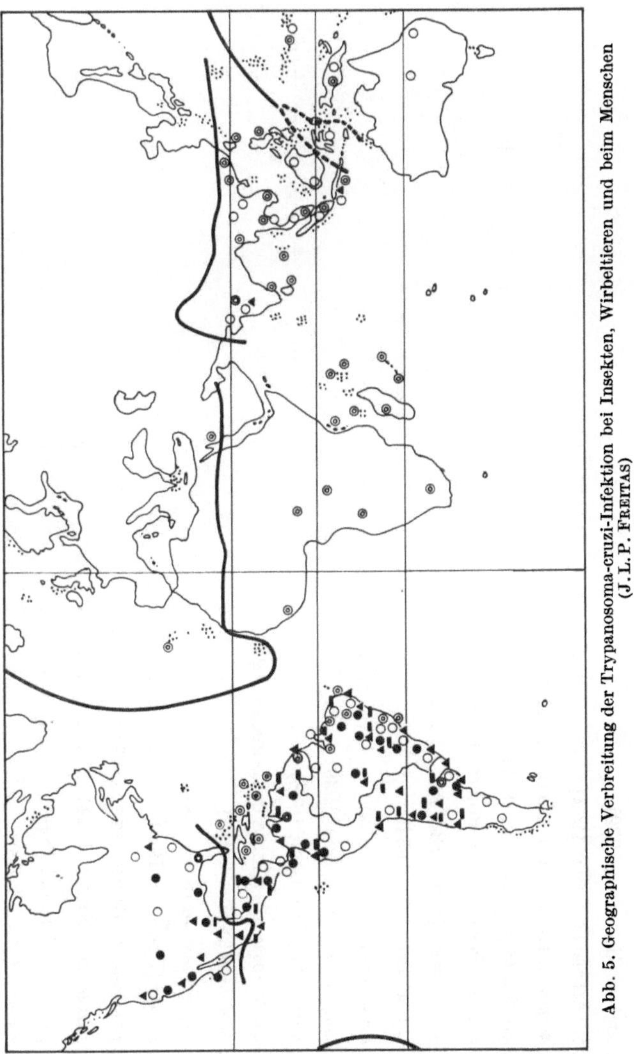

Abb. 5. Geographische Verbreitung der Trypanosoma-cruzi-Infektion bei Insekten, Wirbeltieren und beim Menschen (J. L. P. Freitas)

Tabelle 1. *Infizierte Überträger und ihr Vorkommen in den einzelnen amerikanischen Ländern* (M.P. BARRETTO)

Gattung *Triatoma* (LAPORTE, 1833)	Ant.	Arg.	Bah.	Bol.	Bras.	Ch.	Col.	C.R.	Cur.	Ecu.	Guat.	Gu.E.	Gu.F.	Gu.H.	Hai.	Hon.	Jam.	Mex.	Nic.	Pan.	Par.	Per.	Sal.	Trin.	Ur.	USA	Ven.
T. barberi (USINGER, 1939)																		+									
T. brasiliensis (NEIVA, 1911)					+																						
T. delpontei (ROMAÑA u. ABALOS, 1947)		+																									
T. dimidiata (LATREILLE, 1811)							+	+		+	+					+		+	+	+		+	+				+
T. eratyrusiformis (DEL PONTE, 1929)		+																									
T. gerstaeckeri (STAL, 1859)																		+								+	
T. infestans (KLUG, 1834		+		+	+	+	+														+	+			+		
T. lecticularia (STAL, 1859)																										+	
T. longipennis (USINGER, 1939)																		+									
T. maculata (ERICHSEN, 1848)	+				+			+	+			+	+	+													+
T. mattegrossensis (LEITE u. BARBOSA, 1953)					+																						
T. neotomae (NEIVA, 1911)																										+	
T. nigromaculata (STAL, 1872)																											+
T. nitida (USINGER, 1939)											+					+											
T. phyllosoma (BURMEISTER, 1835)																		+									
T. plantensis (NEIVA, 1914)		+																									
T. protracta (UHLER, 1894)																		+								+	
T. recurva (STAL, 1868)																										+	
T. rubida (UHLER, 1894)																		+									
T. rubrofasciata (DE GEER, 1773)	+		+		+								+		+		+							+		+	+
T. rubrovaria (BLANCHARD, 1843)		+			+	+																			+		
T. sanguisuga (LECONTE, 1855)																		+								+	

Tabelle 1 (Fortsetzung)

Gattung *Triatoma* (LAPORTE, 1833)	Ant.	Arg.	Bah.	Bol.	Bras.	Ch.	Col.	C.R.	Cur.	Ecu.	Guat.	Gu.E.	Gu.F.	Gu.H.	Hai.	Hon.	Jam.	Mex.	Nic.	Pan.	Par.	Per.	Sal.	Trin.	Ur.	USA	Ven.
T. sinaleensis (RYCKMAN, 1962)																		+				+					
T. sordida (STAL, 1859)		+		+	+	+																	+		+		
T. tibiomaculata (PINTO, 1926)					+																						
T. vitticeps (STAL, 1859)					+																						
Gattung *Rhodnius* (STAL, 1859)																											
R. nasutus (STAL, 1859)					+																						
R. neglectus (LENT, 1954)					+																						
R. pallescens (BARBER, 1923)																				+		+					
R. pictipes (STAL, 1872)				+	+		+			+		+	+	+								+		+			+
R. prolixus (STAL, 1859)				+	+		+	+		+	+	+	+	+		+			+	+		+	+				+
Gattung *Panstrongylus* (BERG, 1879)																											
P. lignarius (WALKER, 1873)				+	+							+		+							+	+					
P. megistus (BURMEISTER, 1835)		+			+							+									+						
P. rufotuberculatus (CHAMPION, 1899)				+	+					+										+							+
Gattung *Neotriatoma* (PINTO, 1931)																											
N. circummaculata (STAL, 1859)		+			+																				+		
Gattung *Eratyrus* (STAL, 1859)																											
E. cuspidatus (STAL, 1859)							+			+	+									+							+
E. mucronatus (STAL, 1859)				+	+							+	+														+
Gattung *Parabelminus* (LENT, 1943)																											
P. carioca (LENT, 1943)					+																						
Gattung *Mepraia* (MAZZA u. COL, 1940)																											
M. spinolai (PORTER, 1933)						+																					

formen und die reifen Trypanosomen verlassen aktiv die Wirtszelle, dringen in die Blutbahn ein, um nach unbekannter Verweildauer neuerdings Gewebszellen zu befallen.

5. Toxische und antigene Eigenschaften

Obwohl allgemein angenommen wurde, daß die Trypanosomen weder ein *Toxin* enthalten noch produzieren (Culbertson, 1949), hält Th. von Brand (1952) eine Nachprüfung dieser Frage für notwendig. Chagas (1916) nahm ein Toxin an, um die schweren Allgemeinerscheinungen in der akuten Krankheitsphase und Torres (1929) ein „Noxin“ um die degenerativen Herzmuskelveränderungen zu erklären. Die Frage wurde neuerdings aufgeworfen, als es darum ging, die schweren Ganglienzellzerstörungen in der akuten Krankheitsphase zu erklären (Köberle, 1956). Für das Vorliegen einer cyto- bzw. neurotoxischen oder -lytischen Substanz, die bei Auflösung der Parasiten freigesetzt wird, spricht sich eine Reihe von Autoren aus (Köberle, 1956; Alcantara, 1959; Alvarenga, 1960; MacClure u. Poche, 1960); eine andere Gruppe konnte keine Anhaltspunkte für das Vorhandensein derartiger Substanzen finden (Eichbaum, 1959; Oliveira Musacchio, 1959; Jörg, 1964). Ein „Chagastoxin“ (Seneca, 1969), das sowohl Eigenschaften eines Exotoxins als auch eines Endotoxins aufweist, soll nach intraperitonealer Injektion toxische Hepatitis, Myokarditis und Nephropathie erzeugen. Obwohl auch Paralysen beobachtet wurden, erfolgte keine direkte Applikation des „Chagastoxins“ in das Zentralnervensystem, so daß der Mechanismus der schweren Ganglienzellschädigungen weiterhin ungeklärt bleibt.

Trotz zahlreicher mehr oder weniger erfolgreicher Immunisierungsversuche an Laboratoriumstieren durch schwach virulente Stämme, ist nur wenig über die *antigenen Eigenschaften* und Substanzen des Trypanosoma Cruzi bekannt. Antigen wirksame Polysaccharidfraktionen wurden durch Muniz u. Freitas (1944), bzw. durch M. Gonçalves u. Yamaha (1958) isoliert.

Unter Verwendung der Trypanosomenkultur in Cellulosesäckchen (Fife u. Kent, 1960) konnten Tarrant u. Mitarb., (1965) ein *Exoantigen* nachweisen, das von dem somatischen Antigenen verschieden und wahrscheinlich ein Glykoproteid ist. Ein analoges Antigen wurde von Siqueira u. Mitarb. (1966) nun auch im Serum infizierter Laboratoriumstiere gefunden. Es tritt gemeinsam mit der Gammaglobulinfraktion des Serums auf und scheint in der Pathogenese der Infektion eine Rolle zu spielen. So konnte gezeigt werden, daß Mäuse, denen gewaschene und mit Serum von infizierten Ratten vorbehandelte Trypanosomen injiziert wurden, viel früher und in einem höheren Prozentsatz starben als solche, die mit gewaschenen und mit normalem Rattenserum behandelten Trypanosomen infiziert worden waren.

IV. Epidemiologie

Die Chagas-Krankheit tritt auf dem amerikanischen Kontinent *endemisch* auf und ist an das Ausbreitungsgebiet infizierter Raubwanzen gebunden. Eigenartig ist die Feststellung der Infektion bei asiatischen Affen, auf die wir nicht näher eingehen wollen, weil menschliche Fälle außerhalb Amerikas nicht beobachtet wurden.

Die *Überträger* sind blutsaugende *Raubwanzen* der Familie Reduviidae, Unterfamilie *Triatominae*, die 14 Gattungen mit 89 Arten umfaßt. Mit wenigen Ausnahmen — darunter die kosmopolitische Triatoma rubrofasciata — sind die Triatomen auf Amerika beschränkt, wo insgesamt 39 Arten mit Trypanosoma cruzi infiziert gefunden wurden (Abb. 4 und 5; Tab. 1); ihr Verbreitungsgebiet liegt zwischen dem 42. nördlichen und dem 46. südlichen Breitengrad. Die 2—4 cm langen Wanzen sind bei der Bevölkerung unter regional verschiedenen Bezeichnungen bekannt, leben in Schlupfwinkel (Spalten primitiver Lehmhütten, Tierställen, Vogelnestern und Erdhöhlen von Wildtieren) und verlassen diese nachts zur Blutaufnahme, wobei sie kurze Strecken fliegen können. Sie stechen den Menschen an unbedeckten Körperstellen, bes. im Gesicht, sowie an Armen und Beinen, nehmen bei einem Saugakt bis 0,5 ml Blut auf und setzen unmittelbar nachher ihren dünnflüssigen Kot ab. Der Wanzenbefall in primitiven Hütten kann mehrere tausend Exemplare betragen (Dias u. Zeledon, 1955). Der Infektionsindex dieser Wanzenpopulationen ist regionär sehr verschieden und kann gelegentlich 100% erreichen.

Als *Erregerreservoire* sind zahlreichende wildlebende Wirbeltiere und unter den Haustieren *besonders Hund und Katze* bekannt. Vögel werden zwar infiziert, die im Blut kreisenden Trypanosomen sterben aber nach 2—3 Tagen ab.

Die *Infektion des Menschen* kann auf verschiedene Weise erfolgen:

a) *Infektion durch Wanzenkot.* Der trypanosomenhaltige, von der Wanze nahe der Stichstelle abgesetzte Kot wird durch Kratzen in die Stichstelle, bestehende Hautwunden oder in die Schleimhaut (Bindehautsack) eingerieben. Dieser natürliche Modus ist bei weitem der häufigste.

b) *Diaplacentare Infektion* des Fötus wurde klinisch erstmalig von DAO (1949) und pathologisch-anatomisch von GAVALLER (1953) beschrieben; inzwischen sind zahlreiche Fälle bekannt geworden.

c) Infektion durch die *Muttermilch* wurde von MAZZA (1936) mitgeteilt.

d) Infektion durch *Bluttransfusion* wurde von FREITAS u. Mitarb. (1952) erstmalig beobachtet und seither von zahlreichen Autoren bestätigt (Tab. 2).

Tabelle 2. *Häufigkeit chronischer Chagaspatienten unter den Blutspendern verschiedener brasilianischer Städte*

Städte	Positive Fälle in Prozent	Autoren
Rio de Janeiro		
Hosp. S. Francisco	1,8	SILVA u. Mitarb. (1961)
Inst. f. Hämatologie	1,8	FERREIRA u. Mitarb. (1963)
São Paulo		
Klinikspital	1,5	MELLONE u. Mitarb. (1959)
Santa Casa	4,1	BIANCALANA u. Mitarb. (1953)
Belo Horizonte		
Unfallkrankenhaus	2,4	PELLEGRINO u. Mitarb. (1951)
Blutbank	6,8	PELLEGRINO (1959)
Ribeirão Prêto		
Klinikspital	14,4	FREITAS u. SIQUEIRA (1959)
Hosp. S. Francisco	21,1	BIANCALANA u. Mitarb. (1953)
Santa Casa	10,8	FREITAS u. SIQUEIRA (1959)
Polizei	10,9	FREITAS u. SIQUEIRA (1959)
São José do Rio Prêto	14,9	BIANCALANA u. Mitarb. (1953)
Araguari	19,1	BIANCALANA u. Mitarb. (1953)
Uberaba (Blutbank)	15,0	JATENE u. JACOMO (1958)
Goiania		
Inst. f. Hämatologie	11,0	ALEXANDRE (1964)
Blutbank	25,8	OLIVEIRA u. CESARINO (1963)

e) Infektion durch das Blut infizierter Tiere *anläßlich des Abhäutens* oder Zubereitens ist möglich aber nicht sicher festgestellt.

f) *Infektion durch andere Insekten* (Bettwanzen, Zecken, Fliegen, Moskitos) wurde bisher nur bei Tieren beobachtet (MAYER u. ROCHA LIMA, 1914; BRUMPT, 1913; HOARE, 1964; DÍAZ-UNGRÍA, 1965; ALCANTARA, 1966).

g) Laboratoriumsinfektionen.

Beide Geschlechter werden gleichmäßig befallen (MARTINS u. Mitarb., 1940; LARANJA u. Mitarb., 1948; ROMAÑA, 1963), die *Infektion* erfolgt *vorwiegend in den ersten Lebensjahren* und verläuft dann schwerer als bei Erwachsenen.

Die *Häufigkeit* der Chagaskrankheit wurde bis vor kurzem gewaltig unterschätzt, obwohl immer wieder von Kennern des Problems auf seine Schwere aufmerksam gemacht wurde. Im Jahre 1954 konnte E. DIAS auf dem ganzen amerikanischen Kontinent insgesamt 9869 publizierte Chagasfälle zusammenstellen. Aufgrund eingehenderer Untersuchungen im letzten Jahrzehnt wird heute bereits „an estimated minimum of 7 millions infected individuals" (WHO, 1962) angenommen, eine Zahl, die unserer Ansicht nach, noch immer weit unter den tatsächlichen Werten liegt.

V. Pathologisch-anatomische Befunde

1. Akute Krankheitsphase

Während zur Zeit Chagas' die *Letalität* der akuten Erkrankung 50% betrug, ist sie derzeit *unter 5%* abgesunken. In tödlich verlaufenden Fällen sind die Veränderungen eindrucksvoll und wurden bereits von Chagas (1911) und Crowell (1923) ausführlich beschrieben, so daß dem nichts wesentliches hinzuzufügen ist.

1. *Makroskopischer Befund:* Allgemeines Ödem, besonders im Gesicht, allgemeine Lymphknotenschwellung, Ergüsse in den serösen Höhlen, Hyperämie und Ödem des Gehirns und seiner Häute, eventuell mit flohstichartigen Blutungen, Dilatation des Herzens mit schlaffem und zerreißlichen Myokard, serofibrinöse Perikarditis mit kleinen Hämorrhagien, Leber- und Milzschwellung.

2. *Mikroskopischer Befund:* In allen Organen oder Geweben finden sich mehr oder weniger reichlich intracelluläre Parasitenherde und akutentzündliche Infiltrate, oft mit reichlich eosinophilen Leukocyten. Am regelmäßigsten und stärksten ist das Herz befallen, in dem die *Myokarditis* geradezu phlegmonösen Charakter annehmen kann und eine Intensität wie bei keiner anderen Erkrankung (Torres, 1941). Bei zentral-nervösen Formen finden sich gleichartige *Encephalitis und Myelitis* mit begleitender Meningitis. In Leber und Milz sind Parasiten sehr selten, hingegen findet sich regelmäßig parenchymatös-fettige Degeneration, bzw. akutentzündliche Milzschwellung.

Ebenso wie Parasiten können in allen Organen entzündliche Infiltrate angetroffen werden, deren Lokalisation und Intensität außerordentlich schwanken. Das Trypanosoma cruzi zeigt ausgesprochene Vorliebe für Muskel- und Gliazellen, so daß in diesen Geweben stets die stärksten Veränderungen anzutreffen sind und der Tod in der akuten Phase fast stets durch die schwere Myokarditis oder Encephalitis verursacht wird.

Es liegt also in der akuten Erkrankungsphase anatomisch-pathologisch das typische Bild einer septicämischen, metastatisierenden Protozoenerkrankung vor, wobei — wie bei allen metastatisierenden Prozessen — alle nur denkbaren Variationen beobachtet werden können.

2. Chronische Krankheitsphase

Da in der Mehrzahl der Fälle die akute Phase in eine scheinbar symptomlose Phase übergeht, sind bei Fällen, die infolge anderer tödlicher Erkrankungen oder Unfalls zur Obduktion gelangen, keine charakteristischen makroskopischen Veränderungen nachweisbar. Mikroskopisch können Parasiten meist nur durch Serienschnittuntersuchungen und noch am ehesten im Herzmuskel gefunden werden. Etwas häufiger sind chronisch-entzündliche Infiltrate oder Granulome anzutreffen.

VI. Pathogenese

a) *Inkubationszeit* 5—10 Tage.

b) *Primärläsion und Primärkomplex.* An der *Eintrittsstelle* dringt ein Teil der Parasiten in Histiocyten ein und vermehrt sich intracellulär, ein Teil wird von Phagocyten aufgenommen oder geht extracellulär zu Grunde und verursacht eine *umschriebene*, leicht schmerzende, entzündliche *Schwellung*. Diese heilt in 4—6 Wochen ab und hinterläßt in der Haut einen pigmentierten Fleck; nur selten kommt es zur Vereiterung oder Geschwürsbildung. Innerhalb von wenigen Tagen tritt eine *regionäre Lymphknotenschwellung* auf, die histologisch — wie die Primärläsion — das Bild der unspezifischen, akuten Entzündung zeigt; oft mit reichlich eosinophilen Leukocyten. Die Eintrittspforte ist in der Mehrzahl der Fälle (65 bis 91%) der Bindehautsack mit entsprechender Lid- und präauriculärer Lymphknotenschwellung (ROMAÑAsches Zeichen, Abb. 6).

c) *Generalisation.* In unmittelbaren Anschluß an den Primärkomplex kommt es zur hämatogenen Generalisation unter Auftreten von Allgemeinsymptomen. Die Stärke der Parasitämie, sowie Intensität und Lokalisation des Parasitenbefalles im Organismus sind für das weitere Schicksal des Kranken entscheidend.

d) *Lokale Reaktionen.* Mit dem Platzen der parasitierten Gewebszellen beginnen die lokalen Reaktionen in deren Umgebung. Da nach der 5tägigen, intracellulären Entwicklung der Parasiten die Umwandlung der Leishmaniaformen in die Flagellatenform nicht gleichzeitig erfolgt, befinden sich nach dem Verlassen der Trypano-

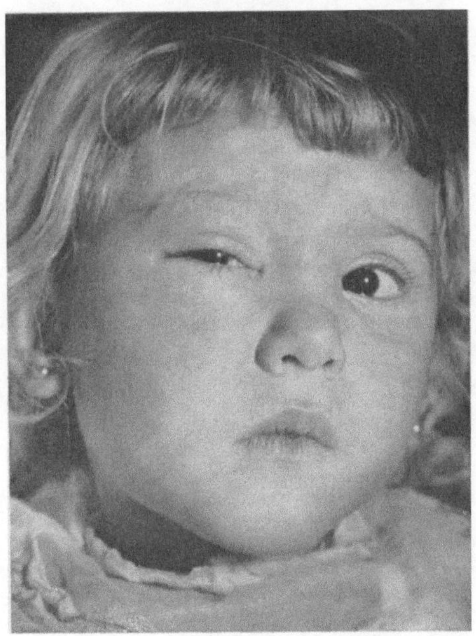

Abb. 6. Romaña'sches Zeichen bei einem 2jährigen Mädchen (J. L. P. FREITAS)

somen noch mehr oder weniger zahlreiche Parasiten im Stadium der Leishmaniaform. Während nun die reifen Trypanosomen in die Blutbahn eindringen, sind die Leishmaniaformen, die extracellulär weder lebensfähig sind noch sich in Trypanosomen umwandeln können (ROMAÑA u. MEYER, 1942), dem Untergang geweiht. Diese nun zerfallenden Leishmaniaformen sind für die lokalen Reaktionen verantwortlich. Diese, erstmalig von G. VIANNA (1911) beschriebenen und von allen Nachuntersuchern bestätigten *Reaktionen* bestehen in der akuten Phase aus *leukocytären (eosinophilen) Infiltrationsherden,* die durch Änderung der immunbiologischen Reaktionslage in der chronischen Phase lympho-monocytären oder histiocytären Charakter annehmen, bis schließlich *epitheloid- und riesenzellige Granulome* auftreten können (Abb. 7).

Degenerative Zellveränderungen wurden gleichfalls bereits von VIANNA (1911) beschrieben, von den Nachuntersuchern aber wenig beachtet, weil sie anscheinend von den entzündlichen Infiltraten weitgehend verdeckt werden.

Sie gehen aber meist den entzündlichen Veränderungen voraus und sind dann leicht feststellbar (Köberle, 1956). Sie können alle Zellarten betreffen (Alvarenga, 1960), sind aber besonders eindrucksvoll an allen Arten von Ganglienzellen (Vianna, 1911; Mönckeberg, 1924; Köberle, 1956; Alcantara, 1959) und führen offensichtlich in kurzer Zeit zur völligen Auflösung der Nervenzellen (Abb. 8). Der Mechanismus dieser Ganglienzellzerstörung ist bisher nicht befriedigend geklärt.

Die Symptome der akuten Krankheitsphase können durch den Zerfall von Millionen von Parasiten und die beschriebenen lokalen Reaktionen befriedigend erklärt werden.

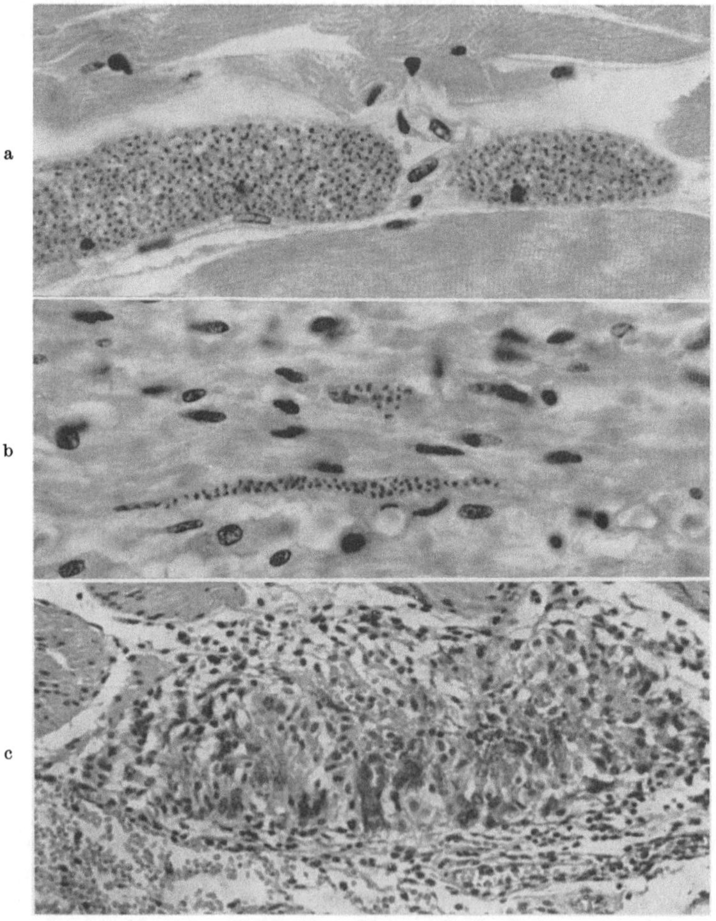

Abb. 7a—c. Parasitismus und lokale Reaktion im menschlichen Oesophagus; a: parasitierte, quergestreifte und b: glatte Muskelzelle; c: riesenzelliges Granulom in der Gegend des Plexus myentericus

Wird die akute Phase überstanden, so stellt sich ein biologisches Gleichgewicht zwischen Mikro- und Makroorganismus ein, die *chronische Erkrankung* geht latent und asymptomatisch weiter, Parasiten und granulomatöse Infiltrate sind außerordentlich spärlich. Überdies können allergische Phänomene beobachtet werden (Muniz u. Azevedo, 1947; Jaffe u. Mitarb., 1961; Kozma, 1962) deren eindrucksvollstes unter Umständen eine *nekrosierende Arteriitis* sein kann (Köberle, 1956; Brito u. Vasconcellos, 1959). Ob es durch Störung des biologischen Gleichgewichtes zum akuten Aufflackern der chronischen Infektion beim Menschen kommen kann, ist nicht bekannt, aber aufgrund einschlägiger Beobachtungen bei Affen (WOLF u. Mitarb., 1953) als möglich anzusehen.

VII. Klinisches Bild

1. Symptomatologie

a) Akute Krankheitsphase

Entsprechend der Schwere der jeweiligen Infektion schwankt die klinische Symptomatologie in weiten Grenzen; oft verläuft die Infektion *wie* ein *grippaler Infekt* und findet keine besondere Beachtung. Bei schwereren Fällen besteht Fieber bis 40°, das selten bis 42° ansteigt, Prostration, Unruhe und allgemeine Reizbarkeit, Photophobie, Kopfschmerzen mit Sommnolenz, Konvulsionen und Halluzinationen, Erbrechen und Durchfall, sowie ein trockener Reizhusten.

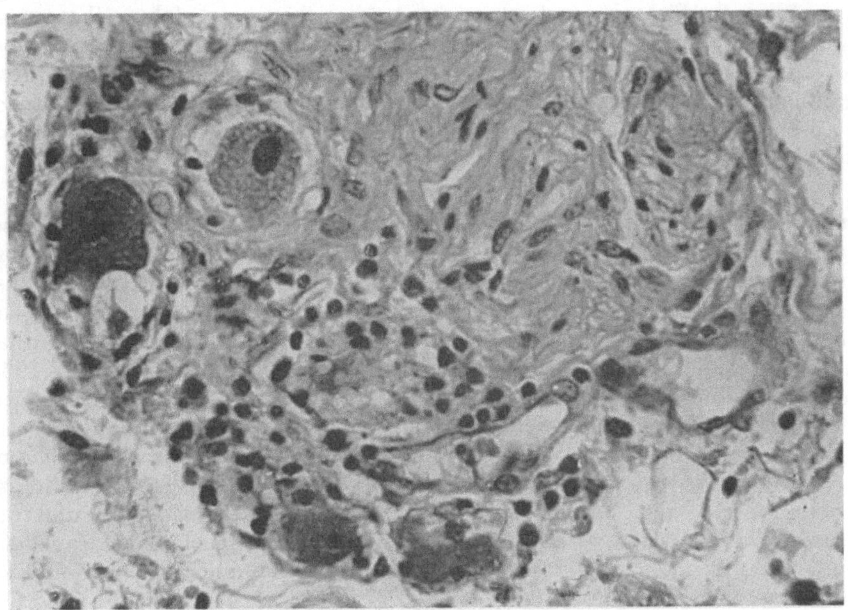

Abb. 8. Schwere Herzganglienschädigung in der akuten Krankheitsphase

Sehr häufig findet sich ausgesprochene *Tachykardie,* die nicht mit der Fieberhöhe in Einklang steht, ferner Herzvergrößerung mit abgeschwächten Geräuschen und elektrokardiographisch Anzeichen einer Herzmuskelschädigung mit Verlängerung von P-R, Niedervoltage, ST-Senkung und primäre Veränderungen der T-Zacke.

Leber, Milz und *Lymphknoten* sind *vergrößert.*

In der Haut sind neben einem starren Ödem mitunter urtikaria-artige Flecken oder umschriebene, leicht schmerzhafte Schwellungen (*metastatische Chagome*) nachweisbar.

Es besteht mäßige Lympho-Monocytose, Hypalbuminämie und Hyperglobulinämie. Bei Besserung kann Eosinophilie auftreten.

b) *Chronische Krankheitsphase*

Nach Überstehen der akuten Infektion gehen bei der großen Mehrzahl der Fälle die klinischen Erscheinungen zurück und es folgt eine asymptomatische Phase von verschieden langer Dauer, meist von vielen Jahren. Die eventuell nach einer längeren Latenzperiode auftretenden Krankheitserscheinungen, bisher unter der Bezeichnung „*chronische Chagaskrankheit*" bekannt, sind nicht durch die chronische Infektion bedingt und für diese charakteristisch, sondern sind Chagasleiden.

2. Komplikationen

Komplikationen sind weder häufig noch typisch für die eigentliche Chagaskrankheit mit Ausnahme von Bronchopneumonie in der akuten Phase.

3. Diagnostische Hilfsmittel

In der akuten Phase ist der *direkte Parasitennachweis* meist einfach; er kann sowohl im dicken Tropfen als auch Frischblutuntersuchung erfolgen, weniger zweckmäßig im gefärbten Ausstrichpräparat. Anreicherungsverfahren (VILLELA u. BICALHO, 1924), Injektion von Frischblut in jungen Mäusen oder Ratten, sowie *Xenodiagnose* und *Kultur* erübrigen sich meist, sind aber in der chronischen Phase unerläßlich und unter Umständen mehrmals zu wiederholen. Der Parasitennachweis durch Organpunktion erübrigt sich meist in der akuten Phase und ist in der chronischen zwecklos.

Unter den serologischen Reaktionen gibt die *Präcipitinreaktion* (MUNIZ u. FREITAS, 1944) in der akuten Phase praktisch in 100% der Fälle positive Resultate. In der chronischen Phase werden durch die hochspezifische *Komplementbindungsreaktion* (GUERREIRO u. MACHADO, 1913) in 85—98% positive Ergebnisse erzielt. Unspezifische Reaktionen werden nur bei visceraler Leishmaniose beobachtet (FREITAS u. ALMEIDA, 1949). Die Reaktion kann auch mit Perikardial-, Pleural- und Abdominalflüssigkeit ausgeführt werden (FREITAS u. Mitarb., 1955), wobei die Ergebnisse gewöhnlich im Blutserum konstanter sind und höhere Titerwerte ergeben. Die Ergebnisse der Klomplementbindungsreaktion können wesentlich verbessert werden, wenn ein spezifischer Antigenhemmer durch Waschen der Trypanosomen in Wasser entfernt wird (ALMEIDA u. Mitarb., 1968). Sehr gute Resultate werden mit dem *Hämagglutinationstest* (CERISOLA, 1962) und dem *Fluorescenztest* (CAMARGO, 1966) erzielt. Für Massenuntersuchungen eignet sich besonders der *Plattenschnelltest* (ALMEIDA, 1963) und vor allem der neue *Latextest* der Behringwerke (ZWISSLER, 1969).

4. Diagnose und Differentialdiagnose

Bei schweren, akuten Fällen in Endemiegebieten ist die Diagnose meist aufgrund der Anamnese und des klinischen Bildes leicht zu stellen und durch den direkten Parasitennachweis einfach zu erhärten. Voraussetzung allerdings ist, daß an die Möglichkeit des Bestehens einer akuten Chagas-Krankheit gedacht wird; bedauerlicherweise ist das aber auch heute noch oft nicht der Fall und selbst in Spitälern werden mitunter akute Fälle nicht oder nur durch zufälliges Auffinden von Trypanosomen im Blutausstrich diagnostiziert. So wird es verständlich, daß mildere Verlaufsformen besonders leicht übersehen oder als grippaler Infekt angesehen werden und daher überhaupt nicht oder erst sehr spät in die Behandlung eines Arztes gelangen.

Differentialdiagnostisch kommen vor allem *Typhus*, Glomerulonephritis, viscerale Leishmaniose, Schistosomose, *Brucellose*, *infektiöse Mononucleose* und *Malaria* in Betracht (Barbosa Lima u. Rassi, 1962). So wie bei fieberhaften Erkrankungen in Malariagegenden immer zuerst an diese Erkrankung zu denken ist, muß auch in Chagasgegenden stets zuerst an diese Krankheit gedacht werden; es wird dann kaum jemals vorkommen, daß akute Erkrankungsfälle der richtigen Diagnose entgehen.

Die chronische Erkrankung kann nur durch Komplementbindungsreaktion und Xenodiagnose mit Sicherheit festgestellt werden, wobei mitunter beide Untersuchungsmethoden wiederholt angewandt werden müssen.

5. Prophylaxe

Da es bis heute kein anerkanntes Heilmittel der Trypanosoma-cruzi-Infektion gibt, kommt deren Verhütung eine entscheidende Bedeutung zu. Sie ist einfach, wenn genügend Geldmittel vorhanden sind (Bau von verputzten Ziegelhäusern mit Moskitoschutz vor Fenstern und Türen) und die entsprechend aufgeklärten Bewohner auf Reinlichkeit bedacht sind. Da diese Voraussetzungen bei den vielen, in primitiven Behausungen lebenden Millionen der Landbevölkerung nicht gegeben sind, hat sich bisher als einzig wirksames Mittel die Anwendung von *Insecticiden* mit mehr oder weniger starker Residualwirkung (Baygon, DDT, Gammexane, Rhodiatox oder Mischung dieser Präparate) bewährt. Am zweckmäßigsten erscheint eine einmalige, sachgemäße Applikation in den Wohnhäusern und Nebengebäuden mit entsprechender Belehrung der Bewohner, wobei weitere Applikationen nur in jenen Häusern vorgenommen werden, in denen neuerdings Triatomen beobachtet wurden (Freitas, 1963; dort auch Einzelheiten und Schrifttum).

6. Therapie

Die Behandlung der Trypanosoma-cruzi-Infektion ist bis heute ein ungelöstes Problem. Bezüglich der verschiedenen Behandlungsversuche verweisen wir auf Fischer u. Reichenow (1952) und Romaña (1963).

Durch die Arbeiten Brener's (1961) wurden die bereits von Packchanian (1952) verwendeten *Nitrofurankörper* neuerdings in die Therapie eingeführt und — abgesehen von den toxischen Nebeneffekten — erfolgversprechend in der akuten Krankheitsphase angewandt (Ferreira, 1961, 1962), hingegen ohne Ergebnis in der chronischen Phase (Coura u. Mitarb., 1961). Derzeit das beste Präparat scheint „Lampit" (Bayer 2502) zu sein, das nicht nur im Tierversuch (Bock u. Mitarb., 1969; Haberkorn, 1970) sondern bei der Behandlung der akuten Erkrankung des Menschen (Bocca Tourres, 1969; Cerisola, 1969; Rebosolan, 1969 u.a.m.) gute bis sehr gute Ergebnisse gezeigt hat. Es hat sich auch bei Vergleichsuntersuchungen mit anderen Präparaten als das am wenigsten toxische Mittel erwiesen (Ferreira, 1969). Die Behandlungserfolge in der chronischen Krankheitsphase sind sehr umstritten.

Seit Mazza (1940) mit dem trypanolytischen Präparat „*Bayer 7602*" eindrucksvolle Behandlungserfolge durch Zerstörung der im Blut zirkulierenden Trypanosomen erzielt hatte, die Infektion aber nicht heilen konnte, weil die intracellulären Leishmaniaformen nicht abgetötet wurden, wird nach der „Therapia magna sterilisans" gesucht, die Trypanosomen und Leishmaniaformen zerstört. Solange diese noch nicht gefunden ist, erscheint es aber nicht angebracht, die Wirksamkeit von Präparaten, die lediglich die im Blut zirkulierenden Trypanosomen zerstören, zu unterschätzen. Da sich das *Schicksal des Chagaskranken in der akuten Krankheitsphase entscheidet* (Köberle, 1957), ist die Anwendung jedes Präparates angezeigt, das die Parasitämie und damit den Gewebsparasitismus mit seinen deletären Auswirkungen auf die Nervenzellen entscheidend vermindert, wie dies heute schon durch eine Reihe von Mitteln möglich ist. Die Heilung der Infektion ist sicherlich das erstrebenswerte Ziel; sie schließt aber gleichzeitig die Verpflichtung ein, vor einer neuerlichen Infektion mit ihren verheerenden Folgen gerade in der akuten Krankheitsphase zu schützen. Das kann aber nur durch gleichzeitige vorbeugende Maßnahmen erreicht werden, so daß nur in sinnvoller Zusammenarbeit von Therapie und Prophylaxe der gewünschte Erfolg zu erzielen ist.

Chagas-Leiden

I. Definition

Unter Chagas-Leiden verstehen wir alle jene krankhaften Erscheinungen, welche durch die — während der akuten Krankheitsphase erfolgten — Ganglienzellzerstörungen verursacht sind. Es handelt sich demnach um zentrale oder periphere *Neuropathien*, die in unmittelbarem Anschluß oder nach einem oft viele Jahre dauernden, scheinbar asymptomatischen Intervall auftreten. *Folgende Formen* sind bis heute bekannt:

Myopathien: Cardiopathie, Aperistalsis
Exokrinopathien: Sialo-adenopathie, Hydradenopathie, Gastropathie
Endokrinopathien: Thyreoideopathie, Pankreatopathie, Gonadopathie
Encephalo- und *Myelopathien*

II. Geschichte

Man sollte erwarten, daß die Geschichte von Chagas-Krankheit und Chagas-Leiden identisch wäre; dies ist aber keineswegs der Fall: Chagas-Leiden waren schon lange Zeit vor der Entdeckung der Chagas-Krankheit bekannt und es ist eigenartig, daß gerade jene Manifestation, deren Chagasätiologie am hartnäckigsten geleugnet wurde und teilweise noch heute abgelehnt wird, nämlich der *Megaoesophagus*, erstmalig vor über 250 Jahren in Brasilien als weitverbreitetes Leiden beschrieben worden ist. Während in Europa Th. Willis im Jahre 1670 den ersten Fall von Megaoesophagus veröffentlicht hat und ähnliche Fälle in den folgenden 200 Jahren als Raritäten publiziert wurden, hat der Kurpfuscher Miguel Pimenta bereits 1703 das in Brasilien häufige Leiden als solches und seine Komplikationen nicht nur beschrieben sowie Vorbeugungs- und Behandlungsmethoden angegeben, sondern sogar seine parasitäre Ätiologie angenommen. Wir können hier nicht auf Einzelheiten und die zahlreichen Veröffentlichungen auf diesem Gebiet eingehen, sondern wollen nur festhalten, daß der *Megaoesophagus* in Zentralbrasilien unter den laienhaften Bezeichnungen „Mal de engasco“, „Entalo“, „Entalação“, „Embuchamento“ und „Bola no esôfago“, sowie die *Chagaskardiopathie* unter den Namen „Baticum“, „Vexame do coração“ oder „Coração de boi“ seit langem bekannt sind und die brasilianische Landbevölkerung bereits wußte, daß diese beiden Leiden oft gleichzeitig bei denselben Patienten vorkommen.

III. Ursache

Die Ursache der Chagas-Leiden ist eine, mehr oder weniger beträchtliche *Verminderung der Anzahl der Ganglienzellen* in den verschiedensten Territorien des zentralen und peripheren Nervensystems. Daß zum klinischen oder anatomischen Manifestwerden noch weitere Faktoren hinzukommen können oder müssen, soll hier nur erwähnt und im Abschnitt „Pathogenese“ ausführlich besprochen werden.

Die Ursache dieser Leiden besteht somit in etwas, das nicht bzw. nicht mehr vorhanden ist, nicht ohne weiteres gesehen werden kann und daher auch lange Zeit nicht gesehen wurde. Dies wird verständlich, wenn man bedenkt, daß das vegetative Nervensystem ein Stiefkind der Pathologischen Anatomie ist und es daher nicht weiter auffiel, wenn es nicht vorhanden war. Eine weitere Schwierigkeit bei der Feststellung der Ursache besteht darin, daß die Ganglienzellen nicht völlig verschwinden, sondern nur numerisch mehr oder weniger stark vermindert sind. Die Feststellung dieser Verminderung erfordert zeitraubende Auszählungen an Serienschnitten und dies nicht nur am pathologischen Material, sondern an normalen Vergleichsfällen. Es liegt somit ein quantitatives Problem vor, dessen Lösung die Anwendung quantitativer Methoden erfordert; es werden daher einschlägige Arbeiten, bei denen dieses Kriterium keine Anwendung fand, hier nicht berücksichtigt.

Auszählmethode der Ganglienzellen:

Formolfixierung, Paraffineinbettung, Anfertigung von 7 μ dicken Serienschnitten, jeder 7. Schnitt wird montiert und mit Hämatoxylin-Eosin gefärbt. Durch Auszählung der Ganglienzellen in 20 Schnitten erhält man deren Anzahl in einer 1 mm dicken Scheibe (genau 980 μ, denn $7 \times 7 \times 20 = 980$) des eingebetteten Blockes. Im Bereich des Verdauungstraktes wurden die Nervenzellen in einem Ring von 1 mm Dicke ausgezählt, im Respirationstrakt in einem solchen von 10 mm Dicke, im Herzen in der Hinterwand des rechten Vorhofes zwischen oberer und unterer Hohlvene, im Rückenmark in einer 1 mm dicken Scheibe des cervicalen, thorakalen und lumbaren Abschnittes und im Kleinhirn die Purkinje-schen Ganglienzellen in einem 15 mm langen Bereich der geraden Windungsteile. Im Ganglion stellatum, coeliacum und hypogastricum wurden alle Nervenzellen gezählt.

Die Toleranzgrenze gegenüber der Denervierung ist in den einzelnen Organen sehr stark verschieden (Abb. 9) und weist überdies noch beträchtliche individuelle Schwankungen auf, so daß die quantitative Erfassung des Denervierungsgrades unerläßlich erscheint. Alle Untersucher, die quantitativ die Läsionen des periphe-

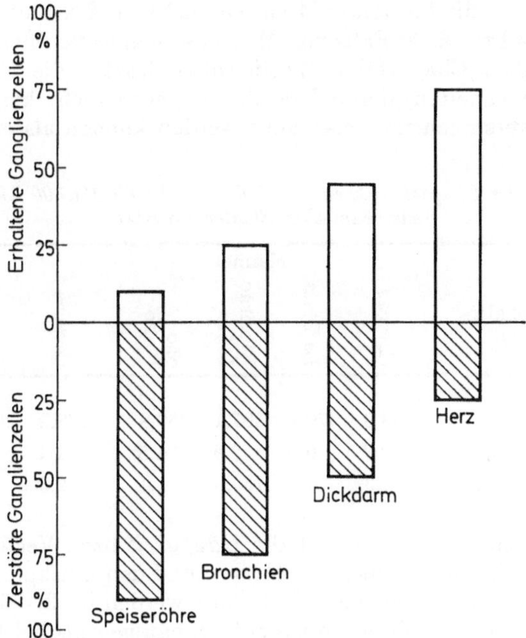

Abb. 9. Denervierungstoleranzgrenze für Speiseröhre (90 %), Bronchien (75 %), Dickdarm (55 %) und Herz (25 %)

ren oder zentralen Nervensystem beim Menschen und Tier in der akuten bzw. chronischen Phase der Chagas-Krankheit studiert haben, konnten die Verminderung der Nervenzellen nachweisen (Köberle, 1957, 1958, 1959, 1960, 1962, 1963; Alcantara, 1959; Köberle, G. u. Penha, 1959; Penha u. Köberle, G., 1959; Brandao, 1961; Jardim, 1962; Tafuri u. Raso, 1962; Haase, 1962; Alcantara, 1963; Costa, 1963; Ciconelli, 1963; Köberle, G., 1963; Vichi, 1964; Alcantara u. Oliveira, 1964; Andrade, 1964; Brandao u. Köberle, 1964; Alcantara u. Mitarb., 1965; Lopes, 1965; Tafuri u. Brenner, 1966).

IV. Epidemiologie

Als Grundlage für alle epidemiologischen Angaben über die Chagas-Leiden gelten selbstverständlich die entsprechenden Ausführungen über die Chagas-Krankheit, wodurch allerdings nicht notwendigerweise etwas über Vorkommen und Häufigkeit der einzelnen Leiden ausgesagt wird. Hierüber sind verwertbare Angaben erst dann zu erwarten, wenn allgemein einheitliche Kriterien bei der Diagnosestellung angewandt werden. Wie groß die Diskrepanzen in offiziellen Statistiken sind, zeigt die Tab. 3, welche die Untersuchungsergebnisse der WHO über die Sterblichkeit in 4 südamerikanischen Städten im Jahre 1962 wiedergibt. Man ist sich darüber einig, daß die *Chagaskardiopathie* — z. T. immer noch fälschlich als „chronische Chagasmyokarditis" bezeichnet — die häufigste Spätmanifestation der Trypanosoma-cruzi-Infektion ist; allerdings wurden einschlägige Fälle lange Zeit als Schistosomenmyokarditis, venezolanische Myokarditis, tropische Myokarditis, perniziöse, obskure, Fiedlersche Riesenzellmyokarditis u.a.m. veröffentlicht und teilweise geschieht dies noch heute. Nach der bereits erwähnten Zusammenstellung von E. Dias wurden in Brasilien bis 1954 insgesamt 3500 akute und chronische Chagasfälle publiziert; dabei wurden allein in zwei 100 km voneinander entfernt gelegenen Städten mit weniger als 50000 Einwohnern (Uberaba und Uberlandia im Staate Minas Gerais) von Mineiro (1948) und Freitas Jr. (1950) 1514 bzw. 2000 Fälle von Megaoesophagus veröffentlicht, also mehr als in ganz Brasilien Chagasfälle. Zweifelsohne besitzt die Chagas-Krankheit regionäre Verschiedenheiten, deren Ursache wir noch nicht kennen und die solange nicht erfolgversprechend untersucht werden können als einheitliche Erhebungen fehlen.

Tabelle 3. *Häufigkeit der Chagaskrankheit als Todesursache (je 100000 Einwohner) in 4 südamerikanischen Städten (WHO)*

Todesursachen Liste A der Internationalen Krankheitsklassifikation	Männer				Frauen			
	Caracas	La Plata	Ribeirão Prêto	São Paulo	Caracas	La Plata	Ribeirão Prêto	São Paulo
Herz- und Kreislaufkrankheiten (Gesamtzahl)	158,9	376,7	397,1	256,8	138,9	200,1	258,5	187,3
Herz- und Gefäßsyphilis	10,3	6,0	2,9	4,5	1,1	1,0	0,5	0,7
Chagaskrankheit	3,3	0,7	133,5	4,4	2,3	0,8	50,9	5,7

Wir zeigen in den Abb. 10 und 11 die *Häufigkeit* bzw. Verteilung *nach Alter und Geschlecht*, der Manifestationen am Herzen und den muskulären Hohlorganen bei 1000 Autopsiefällen. Die meisten Todesfälle werden im 3.—5. Jahrzent angetroffen, alle Leiden sind bei Männern wesentlich häufiger als bei Frauen. Tatsächlich sind die Geschlechtsunterschiede etwas geringer, da ganz allgemein in unserem Autopsiematerial die Männer überwiegen.

Das *Überwiegen der Männer* bei gleicher Infektionshäufigkeit von männlichen und weiblichen Individuen bedarf einer zusätzlichen Erklärung, die wir im Kapitel „Pathogenese" geben wollen. Unsere, für Ribeirão Prêto und Umgebung gültigen Angaben decken sich weitgehend mit den, im Staate Goias erhobenen, klinischen Befunden (Rezende, 1963). Der *Megaoesophagus* ist allerdings im klinischen Krankengut häufiger als das *Megakolon*, das im Autopsiematerial wegen der spontanen oder postoperativen, tödlichen Komplikationen überwiegt. In Argentinien ist das Megakolon häufiger und in Venezuela sollen sowohl Megaoesophagus und Megakolon selten sein. Diese Angaben haben aber nur geringen Wert, da sie nicht auf systematischen Erhebungen mit einheitlichem Konzept beruhen.

V. Pathologisch-anatomische Befunde

1. *Myopathien.* Die eindrucksvollsten und daher am besten bekannten Veränderungen finden sich am Herzen und den muskulären Hohlorganen; sie bestehen in Hypertrophie bzw. Hyperplasie der Muskulatur und Dilatation der Lichtung ohne nachweisbares Passagehindernis, Veränderungen, die gewöhnlich als „idio-

pathische Hypertrophie und Dilatation" oder „Mega" bezeichnet werden, und die wir unter dem Namen „*Enteromegalie*" zusammengefaßt haben (KÖBERLE, 1957). Es können alle Grade von Zunahme der Muskelmasse und Ausweitung der Lichtung bis zur monstruösen Erweiterung angetroffen werden. In der Speiseröhre haben wir eine Muskelzunahme bis auf das 26fache des Normalgewichts und eine Erweiterung bis auf 3 l Inhalt, im Dickdarm eine solche bis 36 l festgestellt.

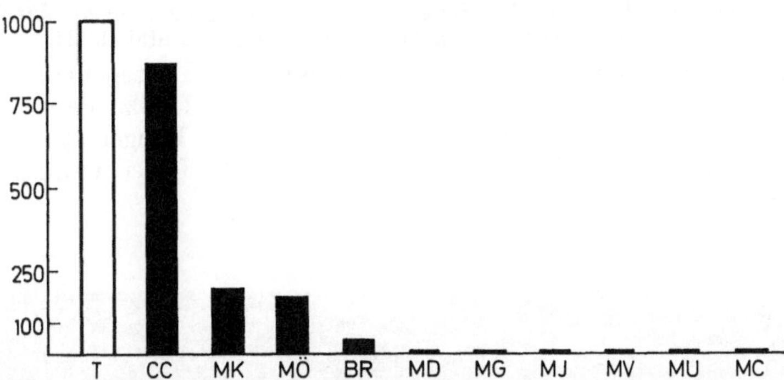

Abb. 10. Häufigkeit der verschiedenen Spätmanifestationen bei 1000 Autopsien chronischer Chagasfälle. T = Gesamtzahl; CC = Kardiopathie; MK = Megakolon; MÖ = Megaoesophagus; BR = Bronchiektasie; MD = Megaduodenum; MG = Megagaster; MJ = Megajejunum; MV = Megavesicula biliaris; MU = Megaureter; MC = Megacystis

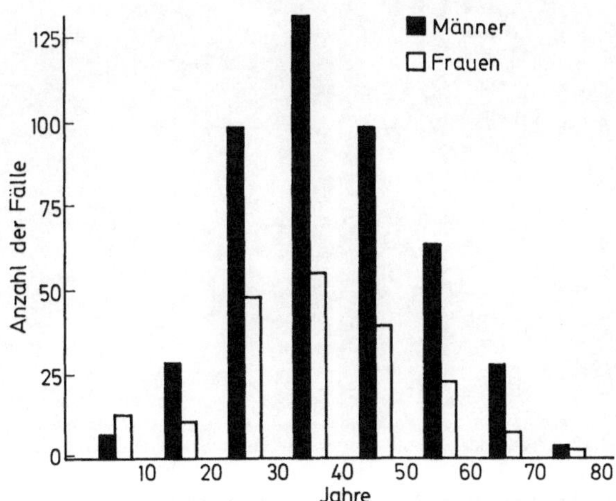

Abb. 11. Verteilung von 1000 Autopsiefällen der Chagaskardiopathie nach Alter und Geschlecht

Befunde am Herzen: Kardiomegalie mit Herzgewichten, die selten 1000 g übersteigen, Durchschnittsgewicht zwischen 500 und 600 g (ANDRADE u. ANDRADE, 1955; KÖBERLE, 1957). Vorwölbung des Conus pulmonalis und der linken, manchmal beider Herzspitzen (Cor bifidum). Ausweitung aller Herzhöhlen, besonders des rechten Vorhofes, aneurysmatische Ausweitung im Spitzenbereich der linken, seltener der rechten oder beider Herzkammern; die Wand kann transparent sein und nur mehr aus Endo- und Epikard bestehen. *Parietale Thrombenbildung* besonders im linken Spitzenbereich und im rechten Herzohr, mitunter aber in beiden Spitzengegenden und beiden Vorhöfen (Abb. 12). Wechselnd deutliche *Fibroseherde* (links mehr als rechts) in der Spitzengegend, den spitzennahen Anteilen der

Kammerwand und des Septums, sowie in den Papillarmuskeln, manchmal auch besonders deutlich in der Hinterwand der linken Herzkammer. Herzklappen und Kranzgefäße ohne Veränderungen, abgesehen von den üblichen arteriosklerotischen Veränderungen bei älteren Menschen. Fleckige und knötchenförmige Epikardverdickungen (rosenkranzartig entlang der Kranzgefäße) als Zeichen abgeheilter Perikarditis.

Zur Darstellung der außerordentlich charakteristischen, aneurysmatischen Spitzenläsion (40% der Fälle) eignen sich die üblichen Sektionsmethoden des Herzens nicht. Wir füllen das Herz mit Formalin auf und eröffnen es nach 24 Std durch einen Frontalschnitt.

Entsprechend den häufigen parietalen Thromben im Herzen finden sich *Infarkte* oder Infarktnarben in Lungen, Gehirn, Nieren und Milz. Bei plötzlichem Herztod (ungefähr die Hälfte der Fälle) findet sich akutes Lungenödem, bei langdauernder Herzinsuffizienz chronische Blutstauung in der Leber, weniger stark in den übrigen Bauchorganen.

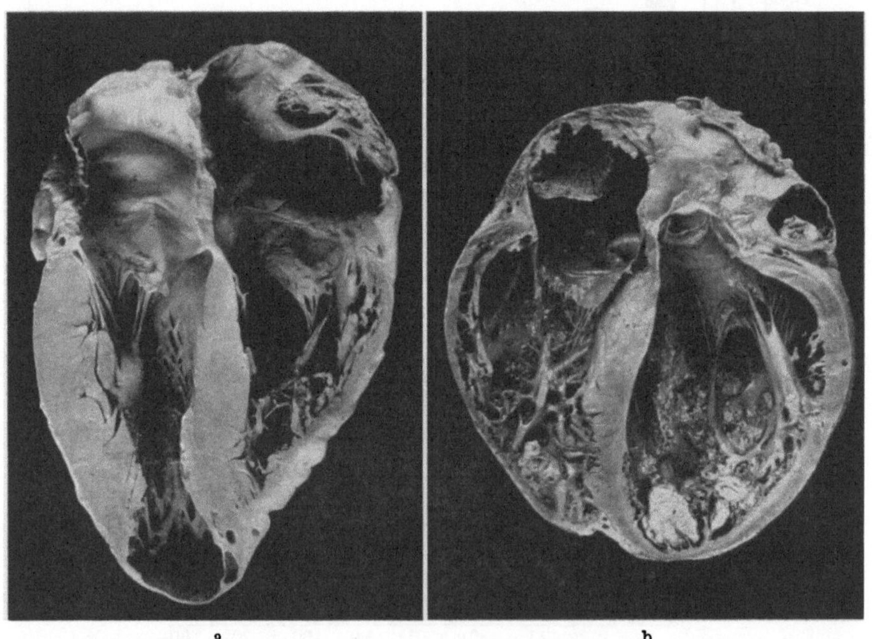

Abb. 12. Chronische Chagaskardiopathie; a: Hypertrophie (400 g), Dilatation aller Herzhöhlen, walnußgroßes Aneurysma der linken Herzspitze; b: Hypertrophie (650 g), mächtige Dilatation aller Herzhöhlen mit parietalen, z. T. puriform erweichten Thromben, Separation der beiden Herzspitzen mit leichter aneurysmatischer Ausweitung

Histologisch finden sich die schon beschriebenen, chronisch-entzündlichen oder granulomatösen Infiltrationsherde; ihr Ausmaß wechselt sehr stark und mitunter können sie fast ganz fehlen. Parasiten sind außerordentlich spärlich und nur bei Untersuchung von zahlreichen Serienschnitten nachweisbar. Fokale Degeneration von Herzmuskelzellen bis zur Mumifikation oder Nekrose, geringgradige diffuse oder stärkere, umschriebene Fibrose mit starker Capillarerweiterung in diesen Bezirken sind häufig, sowohl im Myokard als auch im Reizleitungssystem. Die Anzahl der Ganglienzellen in den cardialen Plexus ist vermindert.

Befund an den muskulären Hohlorganen: Die Veränderungen sind in allen Hohlorganen gleicher Art und bestehen in Hypertrophie bzw. Hyperplasie der glatten Muskulatur, Ausweitung der Lichtung (*Megaoesophagus*, *Megacolon*) und eventuelle Verlängerung des Hohlorganes. Bei dieser Verlängerung (Megadolichocolon) kommt es nicht selten zum Volvulus. Kotsteinbildung im Megacolon führt zu Druckgeschwüren, Perforation und Peritonitis. Die histologischen Veränderungen entsprechen den im Herzen bereits beschriebenen.

2. *Exokrinopathien:* Beidseitige *Hyperplasie der Parotis* und der übrigen Mundspeicheldrüsen; histologisch Vermehrung und intensivere Färbung der Sekretgranula. An den Schweißdrüsen wurden bisher keine eindeutigen Befunde erhoben. Bei der Gastropathie findet sich Atrophie der Schleimhaut mit Intestinalisierung des Oberflächenepithels.

3. *Endokrinopathien:* Bisher liegen keine systematischen, anatomischen Befunde vor.

4. *Encephalopathien:* ALENCAR (1964) beobachtete bei chronischen Chagaskranken Atrophie des Großhirnwindungen, die er allerdings als hypoxämische Läsionen auffaßt. Systematische histologische Untersuchungen wurden nur am Kleinhirn durchgeführt, wo erhebliche Reduktion der Anzahl der Purkinje'schen Ganglienzellen festgestellt werden konnte (JARDIM, 1962; BRANDAO, 1964).

5. *Myelopathien:* Systematische Untersuchungen liegen nur bei Ratten vor, wo durchschnittlich eine Verminderung der Anzahl der Vorderhornganglienzellen auf 70% und in Extremfällen bis auf 28% vermerkt wurde (SCHWARTZBURD u. KÖBERLE, 1959).

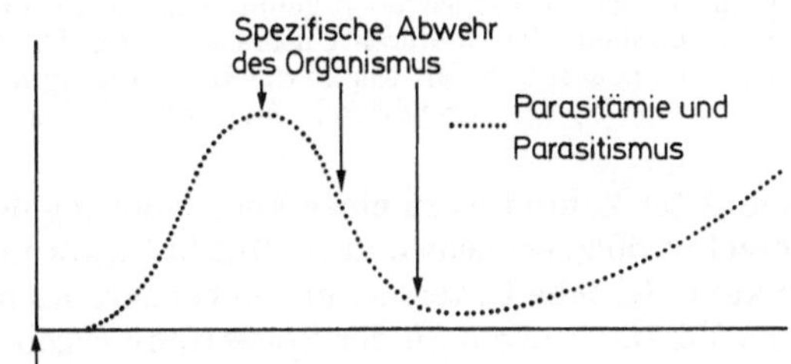

Abb. 13. Klassische Vorstellung vom Wesen der Chagaskrankheit

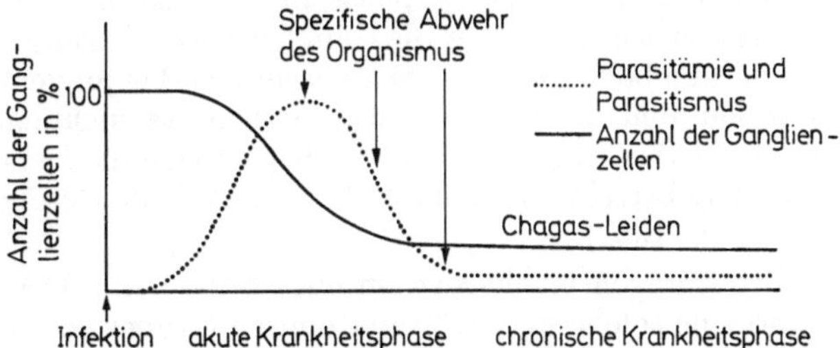

Abb. 14. Aktuelle Vorstellung vom Wesen der Trypanosoma-cruzi-Infektion mit Unterscheidung von Chagaskrankheit und Chagasleiden

VI. Pathogenese

Nach der klassischen Vorstellung wären die, oft viele Jahre nach der akuten Erkrankung auftretenden Erscheinungen Folgen der chronischen Trypanosomenkrankheit mit ihren ständigen, metastatischen Parasitenschüben und den, durch diese verursachten Entzündungsprozessen (Abb. 13). Die „*chronische Chagas-Krankheit*“ äußere sich demnach am Herzen in Form einer „chronischen *Chagas-Myokarditis*“, also einer „spezifischen Herzmuskelentzündung“, wofür auch die eigenartige Symptomatologie zu sprechen schien. Wenn dem tatsächlich so wäre, müßte man erwarten, daß zwischen der schweren, akuten Myokarditis und der „chronischen Myokarditis“ irgendeine Ähnlichkeit bestünde. Das ist in keiner Weise der Fall. CHAGAS hat wiederholt auf den fundamentalen Unterschied zwischen akuter und chronischer Erkrankung hingewiesen und die „chronische, cardiale Form" als ein „neues Kapital in der Humanpathologie" bezeichnet (Chagas u. Villela, 1922). Ganz ähnlich äußern sich spätere Autoren und Laranja u. Mitarb. (1956) sind der Meinung, daß akute und chronische Herzkrankheit sowohl vom klinischen als auch vom pathologischen Standpunkt zwei völlig verschiedene Krankheiten sind. Nach unserer heutigen Ansicht sind die *Spätmanifestationen* nicht spezifische Äußerungen der chronischen Chagas-Krankheit, sondern völlig unspezifische *Denervationssyndrome* (Abb. 14) und stellen modellhafte Demonstrationen des Cannon'schen Gesetzes (1939) dar, das für die Organisation aller höheren Lebewesen von so grundlegender Bedeutung ist. Die peripheren Chagas-Leiden sind Musterbeispiele einer *neuralen Regulationspathologie* (Köberle, 1963) und stellen tatsächlich eine „neue Welt in der Pathologie" (Chagas, 1911) dar, die bis heute noch sehr wenig erforscht ist.

Obwohl die Kardiopathie bei weitem das häufigste Leiden ist, wählen wir für die Darstellung der Pathogenese den Megaoesophagus aus; nicht etwa nur deshalb, weil er das älteste, in Brasilien bekannte Leiden ist und einen besonderen Zankapfel in der Geschichte der Chagaskrankheit darstellt, sondern wegen seiner verhältnismäßig einfachen, weitgehend geklärten Pathogenese, die wir aufgrund besonders eingehender, eigener Untersuchungen entsprechend belegen können.

1. Pathogenese der Aperistalsis des Megaoesophagus

Entsprechend der Verteilung von quergestreifter und glatter Muskulatur, ist die geordnete Peristaltik der thorakalen und abdominellen Speiseröhre an die Intaktheit des Plexus myentericus mit seinen parasympathischen Ganglienzellen gebunden. Anzahl und Verteilung dieser Ganglienzellen bilden die Grundlage aller weiteren Untersuchungen. Die Konstanz der Ganglienzellanzahl in der unteren Speiseröhrenhälfte läßt die Bestimmung der Zellzahl in einem 1 mm breiten Ring des unteren Speiseröhrendrittels für große Reihenuntersuchungen ausreichend erscheinen.

Mit zunehmendem Alter kommt es zu einer Verminderung der Ganglienzellen, die nach dem 8. Jahrzehnt 50% erreicht und zu Motilitätsstörungen und Schluckbeschwerden führen kann. Gleiche Untersuchungen bei chronischen Chagaspatienten ohne anatomische Veränderungen an der Speiseröhre ergeben in allen Altersgruppen erheblich geringere Werte, wobei die Durchschnittswerte — im Gegensatz zu den Normalfällen — mit zunehmendem Alter ansteigen. Daraus geht eindeutig hervor, daß die *Ganglienzellzerstörung* nicht allmählich im Verlauf der Erkrankung, sondern während der akuten Krankheitsphase in der Kindheit erfolgt und die Kranken desto früher sterben, je stärker die Ganglienzellzerstörung war. Auch die hochgradige Denervierung beim *Chagasmegaoesophagus* ist bei jüngeren Individuen etwas stärker als in den höheren Altersgruppen. Serienuntersuchungen in Verlauf der ganzen Speiseröhre haben ergeben, daß bei Chagasfällen die Denervierung das ganze Organ gleichmäßig betrifft und keinesfalls der terminale Oesophagus stärker geschädigt ist (Köberle, 1963).

Nach unseren Erfahrungen macht sich im allgemeinen eine *Denervierung* von 50% funktionell und eine solche von 90% anatomisch (Hypertrophie und Dilatation) bemerkbar; doch sind individuelle Schwankungen recht beträchtlich. Die Zerstörung der parasympathischen Ganglienzellen bedeutet für die Speiseröhre einen teilweisen oder völligen Verlust der propulsiven Peristaltik und darüber hinaus eine Übererregbarkeit der denervierten Muskulatur mit völlig unkoordinierten, lokalen oder diffusen Kontraktionen. Dieser Zustand der *Dysperistalsis* (Köberle, 1957) oder *Aperistalsis* (Brasil, 1956) führt zur Verlängerung der Passage bzw. der Verweildauer des Inhalts und somit zur Dilatation des Organs, die wieder ihrerseits über Dehnung der Muskelfasern zu deren Hypertrophie bzw. Hyperplasie (Pereira u. Gonçalves, 1958) führt. So kommt es über einen „circulus vitiosus", der sich durch viele Jahre oder Jahrzehnte hinzieht, zu dem eindrucksvollen Endstadium des *Dolichomegaoesophagus*. In analoger Weise entstehen gleiche Veränderungen an den übrigen muskulären Hohlorganen. Für alle diese *neuro-*

genen Hypertrophien und Dilatationen (KÖBERLE, 1957) stellt die Störung der autonomen Innervation die entscheidende, aber keineswegs die einzige Ursache dar. Folgende Faktoren sind von Bedeutung:

Zeit: Daß Hypertrophien und Dilatationen von den beschriebenen Ausmaßen Zeit beanspruchen, muß nicht besonders erwähnt werden. Mitunter erfolgt die Entwicklung schleichend und symptomlos über viele Jahre, bis dann plötzlich durch irgendein Ereignis die gesamte Symptomatologie in ihrer ganzen Schwere ausgelöst wird.

Belastung: Ebenso ist es selbstverständlich, daß nur bei Belastung eines innervationsgestörten Organs funktionelle und in deren Gefolge morphologische Veränderungen beobachtet werden können. Dabei ist die Dauer der Belastung pro Tag, die für den Oesophagus gering, die Bronchien größer und für das Herz bei weitem am größten ist, von entscheidender Bedeutung. Die Art der Belastung spielt in der Genese der Aperistalsis eine große Rolle. So wird für ein innervationsgestörtes Hohlorgan der Transport von festem Inhalt wesentlich schwieriger sein, als der von breiigem, flüssigem oder gasförmigem, und wir sehen daher in der besonderen Art der Belastung eine der Ursachen für die große Häufigkeit von Megaoesophagus und Megakolon. Bei diesen Organen ist allerdings auch noch ein vorgeschalteter Sphinkter vorhanden, der infolge der gleichen Innervationsstörung (Achalasie) eine weitere Belastung darstellt.

Psyche: Die Auslösung oder Verstärkung von Symptomen und garnicht selten auch der Tod von Chagasleidenden ist in vielen Fällen durch psychische Einflüsse bedingt. Am deutlichsten ist dies beim Megaoesophagus und insbesondere bei der Kardiopathie.

2. Pathogenese der Kardiopathie

Das menschliche Herz besitzt rund 25000 Ganglienzellen, von denen ungefähr $^1/_5$ in der Hinterwand des rechten Vorhofes, zwischen oberer und unterer Hohlvene liegt (KÖBERLE, 1957) und bei unseren Untersuchungen ausgezählt wurde. Die *numerische Verminderung der parasympathischen Ganglienzellen* führt bereits in der akuten Krankheitsphase zur *Tachykardie*, die nicht mit der Höhe des Fiebers übereinstimmt, sich beim Fieberabfall verstärkt (CHAGAS, 1916) oder erst in der Rekonvaleszenz auftritt (LARANJA u. Mitarb., 1948) und in der nun folgenden latenten Krankheitsperiode mehr oder weniger deutlich ausgeprägt weiterbesteht. Diese neurale Regulationsstörung der Herztätigkeit führt in ähnlicher Weise wie bei den muskulären Hohlorganen zur „*neurogenen Hypertrophie und Dilatation*“ (KÖBERLE, 1957); sie wurde experimentell von COSTA (1963) gezeigt. Bei der Mehrzahl der Fälle wird, infolge der außerordentlichen Anpassungsbreite des kindlichen Herzens, diese rein neurogene Initialphase weitgehend kompensiert und verläuft durch viele Jahre scheinbar symptomlos. Erst im 3. Lebensjahrzehnt treten gehäuft klinische Erscheinungen auf, die von LARANJA u. Mitarb. (1948) auf Grund elektrokardiographischer Untersuchungen als ischämisch gedeutet und pathologisch-anatomisch von ANDRADE u. ANDRADE (1955) als solche beschrieben wurden. Wir haben sie als Folgen einer *neurogenen*, relativen *Koronarinsuffizienz* angesehen, da die Ausschaltung des Vaguseinflusses auf das Herz zu einer „unsinnigen Steigerung der gesamten Oxydationen“ (REIN, 1931) führt.

Der eindrucksvollste und charakteristischste Befund bei der chronischen Chagaskardiopathie ist das sogenannte „*Spitzenaneurysma*“, das in dieser Form bei keiner anderen Herzkrankheit anzutreffen ist.

Für seine Entstehung wurden die verschiedensten Schädigungen verantwortlich gemacht. Neben der bereits erwähnten Hypoxämie wurde vor allem die Myokarditis (MIGNONE, 1958) und eine Separation der Muskelbündel mit nachfolgender Hernienbildung (RASO, 1964) verantwortlich gemacht. Kein einziger dieser Erklärungsversuche befriedigt vollkommen, und die hypoxämische Genese erscheint noch am ehesten annehmbar. Nun hat aber OLIVEIRA (1967) nachgewiesen, daß das Spitzenaneurysma desto häufiger ist, je schlechter die Herzmuskeldurchblutung, daß aber auch in sehr gut durchbluteten Herzen das Spiztenaneurysma vorkommt. Demnach scheint die Hypoxämie nur ein begünstigender, nicht aber der letztlich verantwortliche Faktor zu sein.

Es ist offensichtlich, daß die Pathogenese der Chagaskardiopathie weitgehend geklärt werden kann, wenn es experimentell gelingt, die geradezu pathognomonische „Spitzenläsion“ zu reproduzieren. Ausgehend von den Befunden am vegetativen Nervensystem des Chagasherzens (Cardiopathia parasympathicopriva, KÖBERLE, 1959), das unter einem relativ erhöhten Sympathikotonus arbeitet, hat OLIVEIRA (1968) sowohl die klinischen und elektrokardiographischen Erscheinungen als auch die makro- und mikroskopischen Alterationen der Chagaskardiopathie reproduziert. Durch ein- oder zweimalige Applikation von hohen Dosen (bis 340 mg/kg) von verschiedenen Katecholaminen mit und ohne gleichzeitiger Blokkierung der α-Receptoren und Ausschaltung des Parasympathikus durch Atropin ist es möglich in 2 Wochen bei der *Ratte* eine Kardiopathie zu erzeugen, die der menschlichen Chagaskardiopathie mit ihrer jahrelangen Entwicklung völlig entspricht (Abb. 15).

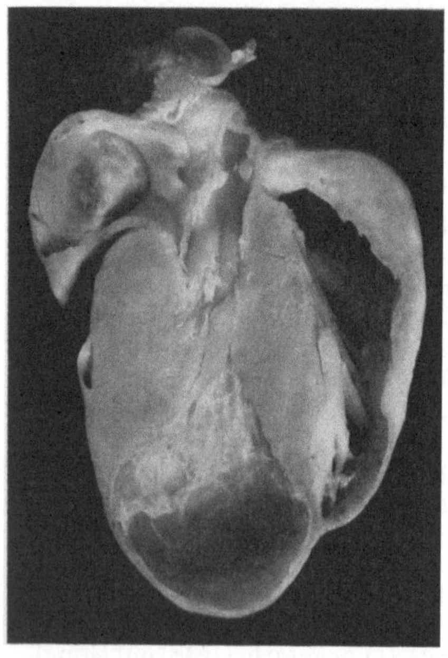

Abb. 15

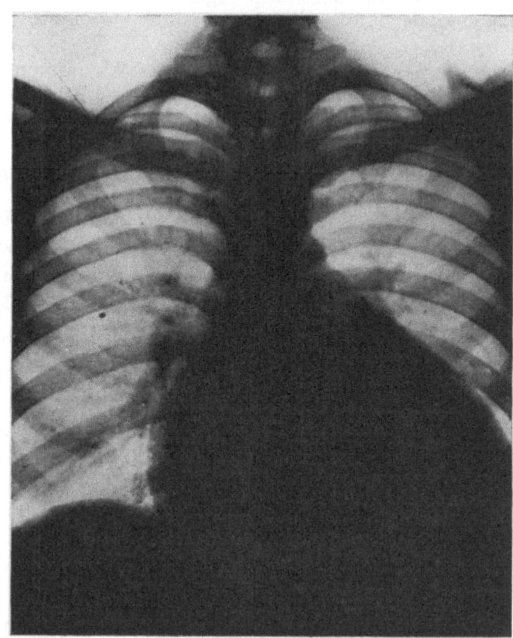

Abb. 16

Abb. 15. Katecholaminogene, parasympathikoprive Kardiopathie mit globaler Hypertrophie und Dilatation, Aneurysma der linken und rechten Spitzengegend und Thrombose des linken Vorhofs; experimentell bei einer weißen Ratte durch zweimalige Injektion von Isoproterenol (340 mg/kg) und Atropin erzeugt

Abb. 16. Chagaskardiomegalie, 21 Jahre, männl., schwerste Dekompensation mit allgemeiner venöser Stauung, hochgradige Extrasystolie bei komplettem A-V-Block (Herzgewicht bei der Nekropsie 780 g)

Die eindrucksvollsten Befunde werden erhalten, wenn zugleich mit der Katecholaminverabreichung der Vagus durch Atropin ausgeschaltet wird. Sauerstoffmangel scheint bei der Pathogenese dieser Herzschäden eine gewisse Rolle zu spielen. Wir halten aber eine direkte, kardiotoxische Wirkung der Katecholamine für das Wegschmelzen (Myocytolyse) des Herzmuskels innerhalb von Stunden ohne entsprechende Narbenbildung verantwortlich.

Das chronische Herzleiden der Chagaskranken ist also eine *katecholaminogene Cardiopathia parasympathicopriva*, eine neurogene Kardiopathie, die sich aufgrund der Ganglienzellzerstörungen im Anschluß an die akute Erkrankung entwickelt und keineswegs eine „parasitär inszenierte“, chronische Chagasmyokarditis, wie immer noch behauptet wird (DOERR, 1967).

Für das innervationsgestörte Chagasherz stellt jede, wie immer geartete Beanspruchung, eine besondere Belastung dar, und hierdurch ist die wesentlich *größere Häufigkeit* der Kardiopathie *bei Männern* zu erklären. Psychische Belastung ist eine häufige Ursache des plötzlichen Herztodes durch Kammerflimmern. Sicherlich kann auch die gleichzeitig bestehende chronische Myokarditis von pathogenetischer Bedeutung sein, allerdings nur als zusätzlicher Faktor und nicht als eigentliche Ursache.

Trotz all der erwähnten Befunde und der neuesten Ergebnisse funktioneller Studien an Chagaspatienten unter emotioneller, physischer und pharmakologischer Belastung (AMORIM u. Mitarb., 1968), die für die neurogene Natur der Chagaskardiopathie sprechen, sind wir heute noch weit von einem vollständigen Verstehen dieses eigentümlichen Herzleidens entfernt.

Exo- und Endokrinopathien sind pathogenetisch im Rahmen einer neuralen Regulationspathologie unter Anwendung des CANNON'schen Gesetzes einfach zu erklären. Nur die Gastropathie scheint hier eine Ausnahme zu bilden, denn es besteht Hypacidität (VIEIRA u. Mitarb., 1965) und nicht — wie zu erwarten — Hyperacidität des Magensaftes.

Encephalo- und Myelopathien manifestieren sich im unmittelbaren Anschluß an die akute Erkrankung bzw. sobald die geschädigten Areale des Zentralnervensystems funktionell in Anspruch genommen werden.

VII. Klinisches Bild

1. Symptomatologie

Die Vielzahl der Chagasleiden und die Mannigfaltigkeit ihrer Kombinationen macht eine schlagwortartige Darstellung der klinischen Erscheinungen erforderlich. Eine Tatsache ist bemerkenswert; daß nämlich bei einem nicht unerheblichen Prozentsatz der Patienten die objektiven Befunde mit den verhältnismäßig geringen oder mitunter fehlenden, subjektiven Beschwerden kontrastieren. Selten ist auch einmal das Gegenteil zu beobachten, daß nämlich heftige Beschwerden bei nur geringfügigen Befunden geäußert werden.

Von Klinikern werden die Spätmanifestationen der Trypanosoma-cruzi-Infektion gewöhnlich nach ihren Erscheinungen in bestimmten Organsystemen unter *verschiedenen Formen* zusammengefaßt (Forma cardiaca, CHAGAS, 1911; Forma nervosa, CHAGAS, 1911 und LARANJA u. Mitarb., 1948; Forma indeterminada, LARANJA u. Mitarb., 1948; Forma digestive, REZENDE, 1959). Wir werden uns daher bei der Darstellung der klinischen Symptomatologie an diese klinische Einteilung halten.

a) Forma cardiaca

Die Entwicklung der Chagaskardiopathie zieht sich *über viele Jahre* oder Jahrzehnte hin und ist häufig durch subjektive und objektive *Symptomenarmut* charakterisiert (BERNING, 1956). Stärkere *Beschwerden* treten gewöhnlich *erst im 3. Lebensjahrzehnt* auf. Hypertrophie und Dilatation betrifft anfänglich die rechte Herzhälfte, der Venendruck ist erhöht. Erst in einer späteren Phase treten Linkshypertrophie und -dilatation stärker in Erscheinung. Linkstyp der Dekompensation ist ausgesprochen selten. Im Endstadium betrifft die Dilatation alle Herzhöhlen (Cardiomegalie), die zirkulierende Blutmenge ist vermehrt, die Sauerstoffsättigung des arteriellen Blutes stark vermindert, die körperliche Leistungsfähigkeit auf ein Minimum reduziert. Nur etwa ein Drittel dieser Herzkranken stirbt in dieser Endphase der kongestiven Herzinsuffizienz. Für die übrigen zwei Drittel ist der *plötzliche*, oft völlig unmotivierte *Herztod* charakteristisch, wobei die Vorgeschichte oft über keinerlei oder nur ganz geringe Herzbeschwerden berichtet.

Subjektive Beschwerden: Herzklopfen, spontan oder nach körperlichen Anstrengungen bzw. nach psychischer Belastung; unbestimmte präcordiale Schmerzen, die von anginösen Beschwerden verschieden sind; Dyspnoe bei Anstrengungen, seltener nächtliche Atembeschwerden oder Orthopnoe; Schwindelgefühl

(Schwarzwerden vor den Augen) mit kurzfristigem Bewußtseinsverlust oder epileptiformen Attacken; Lebervergrößerung mit Schmerzen bei Anstrengung; leichte Ermüdbarkeit.

Physikalischer Befund: Extrasystolen, isolierte, bigeminale oder in Salven; Tachykardie, selten Bradykardie; abgeschwächter erster Herzton, Spaltung des 2. Pulmonaltones, systolisches Geräusch an der Herzspitze; niedriger systolischer Blutdruck; erhöhter Venendruck, positiver Venenpuls.

Röntgenbefund: Alle Grade der Herzvergrößerung bis zur hochgradigen Kardiomegalie mit kaum merkbarer Pulsation.

Elektrokardiogramm: Die Chagaskardiopathie ist elektrokardiographisch durch *Reizbildungs- und Reizleitungsstörungen* gekennzeichnet (CHAGAS u. VILLELA, 1922); alle Nachuntersucher sind sich darüber einig. Multifokale Extrasystolen, Rechtsschenkelblock, A-V-Block kombiniert oder nicht mit Zeichen von Myokardschädigung sind die häufigsten Veränderungen (Tab. 4). Das Vektorkardiogramm kann bei Verdacht auf intraventrikuläre Leistungsstörung aufschlußreich sein (FEHER u. Mitarb., 1960). Besonders charakteristisch ist die sogenannte *Mutabilität des EKG* (BRASIL, 1953), auf die bereits CHAGAS hingewiesen hatte; bei derselben Ableitung oder bei Untersuchung an verschiedenen Tagen können die Befunde ganz erheblich schwanken, vorübergehend sogar normal sein.

Tabelle 4. *Die häufigsten EKG-Veränderungen bei der chronischen Chagaskardiopathie (auszugsweise) in Argentinien (*MOIA u. ROSENBAUM), *Brasilien* (MINAS GERAIS-LARANJA u. Mitarb.; GOIAS-BARBOSA, LIMA u. RASSI) *und Venezuela* (MORALES ROJAS u. Mitarb.)

	Argentinien	Brasilien (GOIAS	MINAS	S. PAULO)	Venezuela
Extrasystolie	78%	70%	47%	52%	42%
Rechtsschenkelblock	61%	43%	51%	56%	35%
Linksschenkelblock	3%	6%	4%	14%	18%
Atrioventrikularblock	12%	17%	36%	13%	13%

b) *Forma digestiva*

Sialo-adenopathie: Beidseitige, nichtschmerzhafte Vergrößerung der Parotis, weniger deutliche Anschwellung der übrigen Speicheldrüsen. Sialorrhoe besonders beim Essen und vor allem wenn Dysphagie bei gleichzeitigem Megaoesophagus besteht (REZENDE, 1959): Hyperamylasämia (VIEIRA, 1959).

Oesophagopathie: Motilitätsstörungen und Schluckbeschwerden, die am eindrucksvollsten bei der fortgeschrittenen Form, dem *Megaoesophagus* sind. Bei diesem finden sich: Dysphagie (99%), Regurgitation (57%), Odinophagie (52%), Aufstoßen (41%), Singultus (38%), Völlegefühl (32%), Speichelfluß (30%), Husten (26%), Sodbrennen und Abmagerung (70%). [REZENDE (1966) in seinem Material von 1235 Fällen]. Röntgenologisch findet sich bei geringer Ausweitung Hypermotilität, bei starker Erweiterung Atonie.

Gastropathie: Völlegefühl im Magen, Dyspepsie mit langsamer Magenentleerung, Aufstoßen (PORTO, 1955), Hypacidität (VIEIRA u. Mitarb., 1963). Röntgenologisch mehr oder weniger starke Erweiterung (*Megagaster*) oder Kaskadenmagen (REZENDE, 1959).

Enteropathie: Völlegefühl; röntgenologisch Erweiterung verschiedener Dünndarmabschnitte mit Hypotonie (42%), segmentärer Dystonie (25%), beschleunigter (25%) oder verlangsamter (12,5%), Darmpassage, Retensionszeichen (52%) sind häufig (FONSECA, 1955), Megaduodenum, Megajejunum und Megaileum hingegen selten (Köberle, 1957). Störung der Fettresorption wurde von Vieira u. Meneghelli (1966) nachgewiesen.

Colopathie: Meteorismus, aufgetriebenes Abdomen, chronische Obstipation, Defäkationsbeschwerden mit Stuhllosigkeit, die in Extremfällen 5 Monate betragen kann. Röntgenologisch verminderte Peristaltik mit Verlangsamung der Darmpassage, Erweiterung (Megakolon) und Verlängerung des Dickdarms (*Megadolichokolon*), Kotsteinbildung.

Cholecysto- und Choledochopathie: Dyskinesie der Gallenwege mit Entleerungsverzögerung. Röntgenologisch: Megavesicula biliar, Megacholedochus.

c) *Forma respiratoria*

Tracheopathie: Anscheinend asymptomatisch; röntgenologisch: Ausweitung-Megatrachea.

Bronchopathie: Husten, Expektoration; röntgenologisch: diffuse, cylindrische Erweiterung der Bronchien, selten sackförmige Ausweitung.

d) *Forma endocrina*

Klinisch anscheinend asymptomatisch, doch liegen für eine endgültige Aussage noch zu wenige Untersuchungen vor (Lomonaco, 1962; Reis, 1963).

e) *Forma urinaria*

Cysto- und Ureteropathie: Miktionsbeschwerden mit Harnretention und sekundären Infektionen; röntgenologisch: Megacystis und Megaureter.

Forma genitalis

Potenzstörungen beim Mann (Haddad u. Mitarb., 1959), Abort und Frühgeburt bei der Frau (Oliveira, 1958; Freitas, 1966).

f) *Forma nervosa „sensu stricto“*

Diese Form wurde von Chagas (1913) an Hand von über 200 Fällen beschrieben, ist aber bis heute nicht anerkannt. Wir hegen hinsichtlich des Bestehens dieser zentral-nervösen Form auf Grund unserer Erfahrungen nicht den geringsten Zweifel und halten uns an die klassische Darstellung Chagas', wobei wir zugeben, daß die Krankheit vor 50 Jahren viel schwerer verlaufen ist (Letalität in der akuten Phase 50%, heute 5%!) und daher offensichtlich derartige Fälle wesentlich häufiger gewesen sind.

Encephalopathie: Spastische Diplegie, Dysbasie, Athetose, Pseudobulbärparalyse, Aphasie, cerebellare Ataxie, Idiotie, Infantilismus, Nanismus etc.

Myelopathie: Pseudotabes, Fehlen der Tiefenreflexe; systematische Untersuchungen liegen nicht vor. Hierher gehören auch die Störungen der Schweißsekretion, die sich in Form von heftigster, oft völlig unmotiviert auftretender Sudorese äußern.

Die *Klinik der Chagasleiden* ist mit dieser Aufzählung keineswegs erschöpft, denn wir stehen erst am Anfang systematischer Untersuchungen. Die Störungen sind oft nur diskret bzw. mit speziellen Laboratoriumsmethoden nachzuweisen. Sie werden nur von dem nachgewiesen, der an ihr Bestehen glaubt und danach sucht (Lomonaco, 1962; Reis, 1963). Störungen des Kaliumstoffwechsels wurden erst kürzlich von Vieira u. Mitarb. (1966) nachgewiesen. Die Ophthalmopathie wurde von uns theoretisch gefordert und deren Bestehen von erfahrenen Praktikern (Porto, 1956) bestätigt; systematische Untersuchungen stehen noch aus. Psychische Störungen verschiedenster Art sind so häufig und typisch, daß sie geradezu diagnostischen Wert besitzen. Wir haben die in den merkwürdigsten Variationen immer wiederkehrende Klage von Patienten mit visceralen Manifestationen, daß sie den äußeren Körper und die Eingeweide als etwas völlig Getrenntes empfinden, als *Schizosomie* bezeichnet, die durch die Denervierung der Eingeweide leicht verständlich wird.

2. Komplikationen

Die häufigste Komplikation der Kardiopathie ist der *plötzliche Herztod*, dem über $^2/_3$ der Patienten erliegen (RASSI, 1960). Er ist durch A-V Block oder Kammerflimmern verursacht, kann in jedem Lebensalter bzw. jeder Phase des Herzleidens eintreten und ist nicht von der Schwere der organischen Veränderungen abhängig. Während oder nach schwerer Anstrengung, nach dem Essen und ganz besonders häufig bei starker seelischer Belastung wird er beobachtet. Allzu oft wird der Chagaspatient dekompensiert in das Krankenhaus eingeliefert, in kompensiertem Zustand entlassen und fällt bei der Pforte tot um. Es ist offensichtlich, daß auch hier nervöse Einflüsse eine entscheidende Rolle spielen. *Embolien* kommen gehäuft in den Lungen, Gehirn, Nieren und Milz vor. Lungeninfarkte führen nicht selten durch Vereiterung und Pleuraempyem zum Tod. Weniger häufig sind Aspitationspneumonien bei Megaoesophagus oder Lungenabscesse bei Bronchiektasien. Die typischen Komplikationen des Megakolons sind Volvulus und Kotsteinbildung mit Perforation und Peritonitis.

3. Diagnostische Hilfsmittel

Bei der Mannigfaltigkeit der Chagasleiden ist es nicht möglich die zahlreichen Hilfsmittel und Methoden zu besprechen, welche die Diagnosestellung erleichtern. Wir wollen nur einige kurz anführen: Motilitätsregistrierung der Hohlorgane durch Ballon- oder Transduzermethode; Bestimmung der Entleerungszeit oder der Durchgangszeit; quantitative und qualitative Sekretbestimmung u.a.m. Eine besondere Bedeutung kommt den verschiedenen Belastungsproben und den Methoden zur Testung der Denervierung der einzelnen Organe zu; Mecholiltest, Pilocarpintest, Physostigmintest etc. (VIEIRA, 1959, 1961, 1963; GODOY, 1963; VIEIRA u. Mitarb., 1961, 1963).

4. Diagnose und Differentialdiagnose

Die Feststellung eines Chagasleidens ist nur durch Anwendung mehrerer diagnostischer Methoden, deren jede zu einer entsprechenden Diagnose führt, möglich.

1. *Ätiologische Diagnose.* Sie wurde bereits im Kapitel „Chagas-Krankheit" besprochen. Da der direkte Parasitennachweis meist schwer und nur mit besonderen Hilfseinrichtungen zu führen ist, steht praktisch nur die *Komplementbindungsreaktion* zur Verfügung. Ihre Leistungsfähigkeit hängt weitgehend von der angewandten Technik und ihrer exakten Durchführung ab. Obwohl sie außerordentlich spezifisch ist, werden nicht in 100% der Fälle positive Resultate erzielt; klinisch liegen die Werte meist über 90% im Leichenmaterial hingegen etwas über 80%. Es ist also damit zu rechnen, daß in 10—20% der Fälle die ätiologische Diagnose nicht gestellt, aber immerhin „ex juvantibus" sehr wahrscheinlich gemacht werden kann.

2. *Anatomische Diagnose.* Die unter Anwendung aller physikalischen Untersuchungsmethoden gewonnenen, morphologischen Befunde sind außerordentlich wichtig für den Ausschluß anderer, krankhafter Prozesse, gestatten aber nur bei weit fortgeschrittenen Fällen eine sichere anatomische Diagnose.

3. *Symptomatische Diagnose.* Obwohl diese in der heutigen Medizin sehr gering bewertet wird, kann sie bei den Chagas-Leiden von erheblicher Bedeutung sein.

Gerade die einfache Landbevölkerung schildert oft die Entwicklung des Leidens und seine Symptomatologie so klar und treffend, daß die Diagnose wenn schon nicht mit Sicherheit, so doch mit großer Wahrscheinlichkeit gestellt werden kann.

So sagte beispielsweise ein Bauer, der zum Spezialisten (REZENDE) kam, daß er seit vielen Jahren bei verschiedenen Ärzten in Behandlung gewesen wäre und ihm jeder gesagt hätte, er habe eine Verengung des Mageneinganges; das sei gar nicht wahr, es fehle einfach die Kraft, die Speisen durchzudrücken. Dieser Ausspruch erläutert die Pathogenese des Megaoesophagus weit besser als viele Abhandlungen über den „Cardiospasmus" oder die „Achalasie".

4. *Funktionelle Diagnose.* Die Chagas-Denervationssyndrome mit ihren mannigfaltigen Funktionsstörungen erfordern, ganz besonders im Initialstadium eine funktionelle Diagnostik.

Darüber hinaus ist es wesentlich, daß funktionelle Untersuchungen wiederholt und unter verschiedener Belastung durchgeführt werden. Das kann dadurch geschehen, daß man dem Organ überdurchschnittliche Leistungen abverlangt, oder indem man die schon gestörte Funktion durch Reizung der überempfindlichen, denervierten Strukturen zusätzlich schädigt. Bei diesen letzteren, pharmakologischen Testmethoden ist allerdings besondere Vorsicht geboten, weil sie zu lebensbedrohlichen Zuständen führen können. Es muß dann sofort das entsprechende Antidot intravenös verabreicht werden. Pharmakologische Teste wurden bei Fällen von Megaoesophagus bereits 1925 von PARISI mit Adrenalin, Pilocarpin und Atropin vorgenommen; auf breiter Basis werden sie seit 1959 von VIEIRA und GODOY bei den verschiedenen Leiden angewendet.

Die Diagnose der Chagas-Leiden ist also keineswegs immer einfach und meist nur unter Anwendung mehrerer diagnostischer Methoden zu stellen, wobei notwendigerweise stets eine die ätiologische sein muß. Da dieser Grundsatz vielfach nicht befolgt wurde, hat es über 50 Jahre gedauert, bis das Problem der amerikanischen Trypanosomose in seiner ganzen Tragweite erfaßt wurde.

Differentialdiagnostische Schwierigkeiten hinsichtlich der Ätiologie können durch die Komplementbindungsreaktion, die in Spitälern der Endemiegebiete routinemäßig durchgeführt werden sollte, einfach behoben werden.

Als Beispiel seien nur die Untersuchungen MAEKELT's (1959, 1961) erwähnt, durch die gezeigt wurde, daß die, so viel diskutierte „chronische Myokarditis" in Venezuela (BERNING, 1956) zu 90% oder mehr eine Chagaskardiopathie ist. Hinsichtlich der Diagnose der einzelnen Leiden als solche bestehen differentialdiagnostische Schwierigkeiten insbesondere bei den zentral-nervösen Formen und bei der Kardiopathie. Bei letzterer kann die Diagnose „ex nocentibus" vermittels pharmakologischer Testung gestellt werden; die Methode ist aber wegen ihrer Gefährlichkeit nicht zu empfehlen. In stark verseuchten Gebieten sind die Schwierigkeiten infolge Kombination mit anderen Krankheiten und Leiden besonders groß und können oft nicht zufriedenstellend gelöst werden.

5. Prophylaxe

Die Möglichkeit einer Prophylaxe der Chagas-Leiden wurde bisher kaum in Betracht gezogen. Sie müßte nicht nur bei allen Patienten nach der akuten Erkrankung angewandt werden, sondern auch alle jene einbeziehen, bei denen durch die Komplementbindungsreaktion eine chronische Infektion festgestellt wird; sie sind alle potentielle Kardiopathen (LARANJA u. Mitarb., 1956) oder eventuelle Anwärter anderer Spätmanifestationen. Da in der Pathogenese aller peripheren Neuropathien die *Belastung* eine entscheidende Rolle spielt, wäre diese auf ein Mindestmaß zu *beschränken.*

Vor allem müßten die Kinder für einen Beruf vorgebildet werden, dessen Ausübung ein Mindestmaß an physischer Belastung erfordert (PORTO, 1956). Dieser Autor hat in einem Erziehungsheim für Kinder leprakranker Eltern bei 25% der Insassen eine chronische Trypanosoma-cruzi-Infektion festgestellt und versucht, diese Kinder von anstrengender sportlicher Betätigung bzw. körperlicher Arbeit fernzuhalten und sie entsprechend beruflich vorzubilden. Die Durchführung dieser Präventivmaßnahmen war keineswegs einfach. So mußte beispielsweise ein 10jähriges, kräftiges und scheinbar völlig gesundes Mädchen mehrmals wegen schwerer, akuter Herzinsuffizienz hospitalisiert werden, weil es — trotz Verbotes — sich heimlich an den schweren Garten- und Feldarbeiten beteiligt hatte. Bei Verdacht auf Läsion im Bereich des Verdauungstraktes müßte durch entsprechende Aufklärung für gründliches Kauen und langsames Essen bzw. die Erzielung regelmäßiger Stuhlentleerung gesorgt werden.

Den Gesundheits- und Erziehungsbehörden ist somit in der Prophylaxe der Chagas-Leiden eine zwar schwierige, aber erfolgversprechende und sicherlich lohnende Aufgabe gestellt.

6. Therapie

Eine Heilung der Chagas-Leiden ist angesichts der irreparablen, organischen Schädigungen des Nervensystems nicht möglich; dies bedeutet aber keineswegs, daß nicht durch entsprechende Behandlung weitgehende Besserung erzielt werden könnte.

Die beste Behandlung Herzleidender besteht in *Bettruhe* und *Diurese*. Digitalispräparate sind wenig oder überhaupt nicht wirksam, eher noch Strophantin; bei ventrikulärer Extrasystolie kann Chinidin erfolgreich sein, bei unvollständigem A-V-Block Atropin (Chagas u. Villela, 1922). Künstliche Schrittmacher können bei schweren Leitungsstörungen durch Jahre mit Erfolg zur Anwendung gelangen.

Die Herztransplantation wird derzeit als Behandlungsmethode der Chagaskardiopathie lebhaft diskutiert und die Tatsache, daß die große Mehrzahl der schweren Chagas-Herzleidenden zwischen 20 und 40 Jahren stirbt, spricht sehr zugunsten dieser Behandlungsmöglichkeit.

Für die verschiedenen Megabildungen der muskulären Hohlorgane stehen zahlreiche Behandlungsmethoden zur Verfügung, von denen nur die chirurgischen, die auch bei den gleichen Leiden anderer Ätiologie angewendet werden, erfolgversprechend sind.

Da es sich bei allen Chagasleiden um Neuropathien infolge mehr oder weniger ausgedehnter Zerstörungen von Ganglienzellen handelt, wird jede Behandlung immer nur symptomatisch und nicht kausal sein können. Der alte Grundsatz „Verhüten ist besser als Heilen“ gilt daher für die Chagaskrankheit und die Chagasleiden in ganz besonderem Maße.

Literatur

Das umfangreiche Schrifttum von 2659 Publikationen wurde vom Instituto Brasileiro de Bibliografia e Documentação in drei Bänden herausgegeben:

Doença de Chagas: Bibliografia brasileira, Rio de Janeiro 1958.

— Complemento a "Doença de Chagas — bibliografia brasileira", Rio de Janeiro 1959.

— Bibliografia brasileira, Rio de Janeiro 1963.

Überdies sei auf folgende **zusammenfassende Darstellungen** hingewiesen:

Anais do Congr. Intern. Doença de Chagas: Oficina Gráfica da Universidade do Brasil, Rio de Janeiro. Bd. I, 1960; Bd. II, 1961; Bd. III, 1962; Bd. IV, 1963; Bd. V, 1964.

Fischer, L., Reichenow, E.: Chagas-Krankheit, Handb. Inn. Med., Bd.I/2, 600—616, 1952.

Romaña, C.: Enfermidad de Chagas. Buenos Aires: Lopez Libreros Ed.S.R.L. 1963.

Ruge, H., Röper, E.: Der heutige Stand der Chagaskrankheit mit besonderer Berücksichtigung der Epidemiologie und der Übertragungsversuche auf Säugetiere. Ergebn. Hyg. Bakt. **19**, 352—463 (1937).

Alcântara, F. G.: Estudos quantitativos dos neurônios cardíacos no rato normal e no infectado experimentalmente pelo Trypanosoma cruzi. Inaug. Diss. Fac. Med. Vet. São Paulo, 1959.

— Experimentelle Chagaskardiopathie, Z. Tropenmed. Parasit. **10**, 296—305 (1959).

— Sistema neurovegetativo do coração na moléstia de Chagas experimental. Rev. goiana Med. **7**, 111—126 (1961).

— Transmissão experimental do Trypanosoma cruzi a camundongos pelo pernilongo Culex fatigans. O Hospital **69**, 27—30 (1966).

— **Oliveira, J. A. M.:** Avaliação quantitativa dos neurônios dos plexos mientérico e submucoso no rato Wistar. O Hospital **66**, 137—142 (1964).

— — Estudo do plexo de Meissner no rato Wistar. O Hospital **66**, 209—212 (1964).

Alcântara, F. G., Oliveira, J. A. M.: Destruição do plexo de Auerbach em ratos chagásicos crônicos. Rev. Inst. Med. trop. S. Paulo **6**, 207—210 (1964).

— — Fase crônica da moléstia de Chagas em rato Wistar. Rev. Inst. Med. trop. S. Paulo **6**, 204—206 (1964).

— — Parasimpático do tracto digestivo no camundongo com infecção chagásica aguda experimental. O Hospital **68**, 223—233 (1965).

Almeida, J. O.: Tecnica de la reaccion de fijacion del complemento en gotas para excluir donadores de sangre chagasicos. Bol. Ofic. sanit. panamer. **55**, 133—145 (1963).

— **Prata, A., Arjona, A. C., Arantes, J. B.**: Presença de um inhibidor de fixação de complemento em antigenos preparados de Trypanosoma cruzi. Rev. Inst. Med. trop. S. Paulo (im Druck).

Alvarenga, R. J.: Lesões do tecido adiposo na fase aguda da doença de Chagas experimental, em camundongos. Inaug. Diss. Med. Fakultät der Univ. Minas Gerais, 1960.

Andrade, Z.: Anatomia patologica da doença de Chagas, Curso de doença de Chagas, Belo Horizonte, 1964.

— **Andrade, S.**: A patologia da doença de Chagas. Bol. Fund. G. Moniz **6**, 1—53 (1955).

Barbosa Lima, A., Rassi, A.: Parasitic heart diseases in **A. A. Luisada**, Cardiology, Bd. III., Suppl. 1, Teil 8, 100—119, 1962. New York: McGraw-Hill Book Comp. Inc.

Barretto, M. P.: Reservatórios e vetores do Trypanosoma cruzi no Brasil. Rev. goiana Med. **9**, 37—76 (1963).

— Reservatórios do Trypanosoma cruzi nas Americas. Rev. bras. Malar. **16**, 527—552 (1964).

Berning, H.: Das klinische Bild der Myokarditis in den Tropen (Venezuela). Erg. Inn. Med. Kinderheilk. **7**, 278—311 (1956).

Bocca Tourres, C. L.: La enfermedad de Chagas en periodo agudo y su tratamiente con el Bay 2502. Bol. chil. Parasit. **24**, 24—27 (1969).

Bock, M., Gönnert, R., Haberkorn, A.: Studies with Bay 2502 on animals. Bol. chil. Parasit. **24**, 13—19 (1969).

Brand, Th. von: Chemical Physiology of Endparasitic Animals. New York: Academic Press 1952.

— The metabolism of Trypanosomas with special reference of Trypanosoma cruzi. Congr. Intern. Docença de Chagas, 1959. Anais Bd. **I**, 319—340 (1960).

Brandão, H. S. J.: Estudo quantitativo dos neurónios simpáticos e parassimpáticos na moléstis de Chagas experimental, em ratos. Inaug. Diss. Med. Fak. Univers. São Paulo, 1961.

— Moléstia de Chagas; estudo quantitativo das celulas de Purkinje em cerebelos humanos, I. Cong. Bras. Neurol. 1964.

— **Köberle, F.**: O apêndice cecal na moléstia de Chagas. Rev. bras. Med. **21**, 611—613 (1964).

Brasil, A.: A mutabilidade electrocardiográfica na cardiopatia chrônica chagásica. Rev. Ass. méd. Minas Gerais. **4**, 149—152 (1953).

— Etiopatogenia da aperistalsis do esófago. Rev. bras. Med. **13**, 577—590 (1956).

Brener, Z.: A atividade terapêutica da furaltadone, furazolidone e furadantina na infecção experimental do camundongo pelo tripanosoma cruzi. O Hospital **60**, 947—951 (1961).

Brito, Th., Vasconcelos, E.: Necrotizing arteriitis in megaesophagus. Rev. Inst. Med. trop. S. Paulo **1**, 195—206 (1959).

Brumpt, E.: Immunité partielle dans les infections à Trypanosoma cruzi, transmission de ce trypanosome par Cimex rotundatus. Bull. Soc. Path. exot. **6**, 172—176 (1913).

— Importance du cannibalisme et de la coprophagie chez les réduvidés hematophages (Rhodnius Triatoma) pour la conservation des trypanosomes pathogènes dehors de l'hôte vertébré. Bull. Soc. Path. exot. **7**, 702—705 (1914).

Bustamante, F. M.: Distribuição geográfica dos transmissores da doença de Chagas no Brasil e sua relação com certos fatôres climáticos. Rev. bras. Malar. **9**, 191—212 (1957).

Camargo, M. E.: Fluorescent antibody test for the serodiagnosis of American trypanosomiasis. Rev. Inst. Med. trop. S. Paulo **8**, 227—234 (1966).

Cannon, W. B.: A law of denervation. Amer. J. med. Sci. **198**, 737—750 (1939).

Cerisola, J. A.: Evolucion serologica de pacientes con enfermedad de Chagas aguda tratados con Bay 2502. Bol. chil. Parasit. **24**, 54—59 (1969).

— **Chaben, M. F., Lazzari, J. O.**: „Test“ de hemaglutinacion para el diagnostico de la Enfermedade de Chagas. Pren. méd. argent. **49**, 1761 (1962).

Chagas, C.: Neue Trypanosomen. Arch. Schiffs- u. Tropenhyg. **13**, 120—122 (1909).

— Nova Tripanosomiase humana. Mem. Inst. Osw. Cruz **1**, 159—218 (1909).

— Moléstia de Chagas ou thyreoidite parasitaria. Rio de Janeiro: Tip. Leuzinger 1911.

— Nova entidade morbida do homen. Rev. méd. S. Paulo **15**, 101—122 (1912).

— Les formes nerveuses d'une Nouvelle Trypanosomiase. Nouv. Iconogr. Salpêt. **26**, 1—8 (1913).

— Tripanosomiase americana. Forma aguda da moléstia. Mem. Inst. Osw. Cruz **8**, 37—60 (1916).

Chagas, C., Villela, E.: Forma cardiaca da tripanosomiase americana. Mem. Inst. Osw. Cruz **14**, 6—61 (1922).

Ciconelli, A. J.: Estudo quantitativo dos neurônios do plexo hipogástrico inferior em ratos normais e em infectados pelo Trypanosoma cruzi. Inaug. Diss. Med. Fak. Rib. Prêto, Univ. S. Paulo, 1963.

Costa, R. B.: Hipertrofia cardíaca em ratos chagásicos e ratos atropinizados. Inaug. Diss. Med. Fak. Rib. Prêto, Univ. S. Paulo, 1963.

— Plexos submucos e mientérico do cólon na moléstia de Chagas. Vortrag am XV. Congr. Bras. Gastroenterol., Goiânia 1963.

Coura, J. R., Ferreira, L. F., Saad, E. A., Morteo, R. E., Silva, J. R.: Tentativa terapêutica com nitrofurazena (furacin) na forma crônica da doença de Chagas. O Hospital **60**, 81—85 (1961).

Crowell, B. C.: Acute form of american trypanosomiasis; notes on its pathology, with autopsy report and observations on Trypanosomiasis cruzi in animals. Amer. J. trop. Med. Hyg. **80**, 1910—1912 (1923).

Culbertson, J. T.: Immunity against animal parasites. New York: Columbia Univ. Press 1949.

Davis, D. J.: An improved antigen for complement fixation in american trypanosomiasis. Publ. Hlth Rep. (Wash.) **58**, 775—777 (1943).

Dao, L. L.: Enfermedad de Chagas en el Estado Guárico (Venezuele) Formas agudas e crônicas. Observacion sobre enfermedad de Chagas congenita. Rev. Policlin. Caracas **18**, 17—32 (1949).

Dias, E.: Chagas-Krankheit (Chagas' Disease). In: Welt-Seuchen-Atlas. Hamburg Verlag 1954, Bd. 2, 335—340.

— **Zeledon, R.**: Infestação domiciliária em grau extremo por Triatoma infestans. Mem. Inst. Osw. Cruz **53**, 473—486 (1955).

Diaz-Ungria, L.: Transmision del Trypanosoma cruzi en los vertebrados. Rev. ibér. Parasit. **25**, 1—44 (1965).

Doerr, W.: Entzündliche Erkrankungen des Myokards Verh. dtsch. Ges. Path. **51**, 67—99 (1957).

Eichbaum, F. V.: Pesquisas sôbre a presença de substâncias tóxicas em culturas de Trypanosoma cruzi. Congr. Intern. Docença de Chagas, 1959. Anais Bd. **II**, 479—491 (1961).

Fehér, J., Pileggi, F., Teixeira, V., Tranchesi, J., Pinto Lima, F. X., Spiritus, O., Chansky, M., Décourt, L. V.: The vector-cardiogramm in chronic Chagas myocarditis. Amer. J. Cardiol. **5**, 349—352 (1960).

Ferreira, H. O.: Forma aguda da doença de Chagas tratada pela nitrofurazona. Rev. Inst. Med. trop. S. Paulo **3**, 287—289 (1961).

— Fase aguda da doença de Chagas. O Hospital **61**, 307—311 (1962).

— Comparación de la tolerancia medicamentosa de la nitrofurazona, la levofuraltadona (NF-602) y el Bay 2502. Bol. chil. Parasit. **24**, 101—103 (1969).

Ferreira, L. F., Coura, J. R., Nogueira, E. S., Galvão, F., Lopes, M. B., Silva, J. R.: Inquérito sorológico sobre doença de Chagas em doadores de sangue no Instituto de Hematologia „**Arthur Siqueira Cavalcanti**" do Estado da Guanabara, Vida Medica, 65—69 ,Juni 1963.

Fife, E. H., Jr., Kent, J. F.: Protein and carbohydrate complement fixing antigens of Trypanosoma cruzi. Amer. J. trop. Med. Hyg. **9**, 512—517 (1960).

Fischer, L., Reichenow, E.: Chagas-Krankheit, Hdb. Inn. Med. Bd. I/2, 600—616, 1952. Berlin-Göttingen-Heidelberg: Springer 1952.

Fonseca, L. C.: Alguns aspectos radiológicos do intestino delgado e do colon na achalasia. Arch. Hosp. S. Casa S. Paulo **1**, 179—185 (1955).

Freitas, J. L. P.: Importancia do expurgo seletivo dos domicílios e anexos para a profilaxia da moléstia de Chagas pelo combate aos triatomineos, Arch. Hig. (S. Paulo) **28**, 217—272 (1963).

— Persönliche Mitteilung (1966).

— **Almeida, J. O.**: Nova técnica de fixação do complemento para moléstia de Chagas. Reação quantitativa com antigeno gelificado de culturas de Trypanosoma cruzi. O Hospital **35**, 787—800 (1949).

— **Amato Neto, V., Fujioka, T.**: Reação de fixação do complemento com antígeno de Trypanosoma cruzi em transudatos. O Hospital **47**, 57—59 (1955).

— — **Sonntag, R., Biancalana, A., Nussenzweig, V., Barreto, J. G.**: Primeiras verificaçoes de transmissão acidental da moléstia de Chagas ao homen por tranfusão de sangue. Rev. paul. Med. **40**, 36—40 (1952).

— **Siqueira, A.**: Prevalência da infecção chagásica entre candidatos a doadores de sangue e entre outros grupos na cidade de Ribeirão Prêto, Estado de São Paulo, Congr. Intern. Docença de Chagas, Rio de Janeiro 1959; Resumos pg. 20.

Freitas, S.V., Jr.: Megacolon e megaesófago no Brasil central. Resen. clin.-cient. **19**, 411—423 (1950).

Gavaller, B.: Enfermedad de Chagas congenita. Observacion anatomo-patológica en gemelos. Bol. Maternidad "Concepsion Palácios" **4**, 59—64 (1953).

Goble, F.C.: Studies in experimental Chagas's diseases in mice in relation to chemotherapeutic testing. J. Parasit. **37**, 408—414 (1951).

Godoy, R.A.: Aspectos clinicos da moléstia de Chagas. Medicina **Carl 2**, 99—104 (1962).

— Hipersensibilidade da musculatura brónquica à metacolina na forma crônica da moléstia de Chagas. Inaug. Diss. Med. Fak. Ribeirão Prêto, Univers. S. Paulo 1963.

Gonçalves, J.M., Yamaha, T.: Complexo polissacarido-polipeptidíco do Trypanosoma cruzi. Proc. VI. Intern. Congr. Trop. Med. Malaria **3**, 246—247 (1958).

Guerreiro, C., Machada, A.: Da reação de Bordet e Gengou na moléstia de Carlos Chagas como elemento diagnostico. Brasil-méd. **27**, 225—226 (1913).

Haase, H.: Tempo de transito gastro-intestinal em ratos chagásicos. Inaug. Diss. Med. Fak. Ribeirão Prêto, Univers. S. Paulo 1962.

Haberkorn, A., Bock, M., Gönnert, .R: Animal experiments with Lampit(R), a new drug against Trypanosoma cruzi. Proc. II. Intern. Congr. Parasitology **4**, 15 (1970).

Haddad, J., Raia, A., Erhart, E.A.: Estudo das atividades sexuais nos pacientes portadores de megacolon, antes e apos a retosigmoidectomia abdominoperineal. Rev. paul. Med. **55**, 343—354 (1959).

Hawking, F.: Growth of protozoa in tissue culture. Trans. roy. Soc. trop. Med. Hyg. **40**, 345—349 (1946).

Hoare, C.A.: Does Chagas' Disease exist in Asia ? J. trop. Med. Hyg. **66**, 297—299 (1963).

Jaffé, R., Dominguez, A., Kozma, C., Gavaller, B.: Bemerkungen zur Pathogenese der Chagaskrankheit. Z. Tropenmed. Parasit. **12**, 137—146 (1961).

Jardim, E.: Alteraçoes quantitativas das células de Purkinje na fase aguda da moléstia de Chagas experimental no camundongo. Inaug. Diss. Med. Fak. Ribeirão Prêto, Univers. S. Paulo 1962.

Jatente, A.D., Jacomo, R.: Doença de Chagas e transfusão de sangue. Rev. goiana Med. **5**, 23—30 (1959).

Jörg, M.E.: Impossibilidad de demonstrar toxinas en Trypanosoma cruzi de cultivos. Bol. chil. Parasit. **19**, 84—87 (1964).

Köberle, F.: Die Chagaskrankheit — eine Erkrankung der neurovegetativen Peripherie. Wien. klin. Wschr. **68**, 333—339 (1956).

— Patogênese dos „Megas". Rev. goiana Med. **2**, 101—110 (1956).

— Über das Neurotoxin des Trypanosoma cruzi. Zbl. Path. **95**, 468—475 (1956).

— Über Enteromegalie. Zbl. Path. **96**, 244—259 (1957).

— Die chronische Chagaskardiopathie. Virchows Arch. **330**, 367—395 (1957).

— Zur Lehre von der Herzhypertrophie. Münch. med. Wschr. **99**, 247—298 (1957).

— Patogenia da moléstia de Chagas. Rev. goiana Med. **3**, 155—180 (1957).

— Cardiopatia chagásica. O Hospital **53**, 311—346 (1958).

— Megaoesophagus. Gastroenterology **34**, 460—465 (1958).

— Megacolon. J. trop. Med. Hyg. **1**, 21—24 (1958).

— Cardiopathia parasympaticopriva. Münch. med. Wschr. **101**, 1308—1310 (1959).

— Die Chagaskrankheit — ihre Pathogenese und ihre Bedeutung als Volksseuche. Z. Tropenmed. Parasit. **10**, 236—267 (1959).

— Chagas-Bronchiektasie. Z. Tropenmed. Parasit. **10**, 304—308 (1959).

— Pathologic anatomy of enteromegaly in Chagas's disease. Proc. II. Meet. Bockus Al. Intern. Soc. Gastroenterol. **2**, 92—103 (1960).

— Quantitative Pathologie des vegetativen Nervensystems. Wien. klin. Wschr. **74**, 144—151 (1962).

— Patogenia do megaesôfago brasileiro e europeu. Rev. goiana Med. **9**, 79—116 (1963).

Köberle, G.: O plexo mienterico na moléstia de Chagas em gatos e cães com infecção natural. Inaug. Diss. Med. Fak. Ribeirão Prêto, Univers. S. Paulo 1963.

— **Penha, P.D.**: Chagas-Megaösophagus. Z. Tropenmed. Parasit. **10**, 291—295 (1959).

Kofoid, C.A., Wood, F., McNeil, E.: The life cycle of Trypanosoma cruzi in tissue culture of embrionic hearthmuscle. Univ. Calif. Publ. Zool. **41**, 23—24 (1935).

Kollert, W.: Sôbre o cultivo do Trypanosoma cruzi em cultura de tecido. O Hospital **58**, 113—124 (1960).

Kozma, C.: Über den Nachweis spezifischer Herz-Autoantikörper bei der Chagas-Myokarditis. Z. Tropenmed. Parasit. **13**, 175—180 (1962).

Laranja, F.S.: Evolucion de los conocimientos sobre la cardiopatia de le enfermedad de Chagas, Imprenta Nacional, Caracas 1954.

Laranja, F.S., Dias, E., Nobrega, G.: Clinica e terapêutica da doença de Chagas. Mem. Inst. Osw. Cruz **46**, 463—529 (1948).

— — — **Miranda, A.**: Chagas' disease, a clinical, epidemiological and pathologic study. Circulation **14**, 1035—1060 (1956).

Lomonaco, D.A.: Estudo da função tireoideana na forma crônica da moléstia de Chagas. Inaug. Diss. Med. Fak. Ribeirão Prêto, Univers. S. Paulo 1962.

Lopes, E.R.: Contribuição ao estudo dos ganglios cardíacos (sistema nervoso autônomo) em chagásicos crônicos. Inaug. Diss. Med. Fak. Uberaba, Minas Gerais 1965.

MacClure, E., Poche, R.: Die experimentelle Chagas-Myokarditis bei der weißen Maus im elektronenmikroskopischen Bild. Virchows Arch. **333**, 405—420 (1960).

Maekelt, G.A.: Investigaciones serológicas de la enfermedad de Chagas mediante la Reación de Fijación de Complemento. Arch. venez. Pat. trop. **1**, 3 (1959).

— Encuesta serologico-estadistica sobre la prevalencia de la infeccion chagasica en el Hospital Vargas. Arch. Hosp. Vargas (Caracas-Venezuela) **3**, 381—391 (1961).

Martinelli, C.E.: Estudo da atividade contrátil do utero humano em pacientes portadores da "Moléstia de Chagas" em sua forma crônica. Inaug. Diss. Med. Fak. Ribeirão Prêto, Univers. S. Paulo 1965.

Martins, A.V., Versiani, V., Tupinambá, A.A.: Sobre 25 casos agudos de moléstia de Chagas observados em Minas Gerais. Mem. Inst. biol. E. Dias **3**, 1—47 (1940).

Mayer, M., Rocha-Lima, H.: Zum Verhalten von Schizotrypanum cruzi in Warmblütern u. Arthropoden. Arch. Schiffs- u. Tropenhyg. **18**, 257—292 (1914).

Mazza, S.: Trasmisión del Schizotrypanum cruzi, al niño por leche de la madre con enfermedad de Chagas. MEPRA **28**, 41—46 (1936).

— **Patterson, G.**: Tres casos de formas agudas de enfermedad de Chagas, dos de inoculación cutánea en párpados, los tres sin conjunctivitis, tratados con 7602 (Ac)Bayer, observados en San Pedro (Jujuy). MEPRA **45**, 147—152 (1940).

Mellone, D., Amato Neto, V., Lopes, A.: O problema da transmissão da doença de Chagas por transfusão de sangue no Hospital das Clinicas em São Paulo. An. Cong. Intern. Doença de Chagas **3**, 893—897 (1962).

Meyer, H., Oliveira Musacchio, M., Andrade Mendoça, I.: Electron microscopic study of Trypanosoma cruzi in thin sections of infected tissue cultures and of blood-agar forms. Parasitology **48**, 1—8 (1958).

— **Porter, K.R.**: A study of Trypanosoma cruzi with the electron microscope. Parasitology **44**, 16—23 (1954).

— **Xavier de Oliveira, M.**: Cultivation of Trypanosoma cruzi in tissue cultures; a four-year study. Parasitology **39**, 91—104 (1948).

Mignone, C.: Alguns aspectos da anatomia patológica da cardite chagásica crônica, Univers. São Paulo 1958.

Mineiro: Contribuição à etiologia do megaesofago, I. Cong. Triang. Min. 1948. Veröffentlicht in Rev. goiana Med. **4**, 29—37 (1958).

Mönckeberg, J.G.: Die Erkrankungen des Myokards und des spezifischen Muskelsystems. Hdbch. spez. Path. Anat. u. Histol. **2**, 426, 1924, Springer Verlag.

Moia, B., Rosenbaum, M.B.: El electrocardiograma en la miocarditis crónica chagásica. Congr. Panameric. Cardiologia, Rio de Janeiro 1960.

Morales Rojas, G., Hernandez, O.P., Fuenmajor, G., Capriles, M.A., Flores, G., Collet, H., Gonzáles, R.A.: Enfermedad de Chagas. Cardiopatia chagásica. Arch. Hosp. Vargas **4**, 137—206 (1962).

Muniz, J., Azevedo, A.P.: Novo conceito da patogenia da doença de Chagas. O Hospital **32**, 165—183 (1947).

— **Freitas, G.**: Contribuição para o diagnostico da doença de Chagas pelas reaçoes de imunidade. Mem. Inst. Osw. Cruz **41**, 303—333 (1944).

Nussenzweig, I., Franca Netto, A.S., Wajchemberg, B.L., Timoner, J., Macruz, J., Do Serro Azul, L.G.: Acidentes vasculares cerebrais embólicos na cardiopatia chagásica crônica. Arqu. neuro-psiquiatria **11**, 386—402 (1953).

Oliveira, C., Cesarino, J.B.: Zitiert nach **Rezende.**

Oliveira, F.C.: A doença de Chagas no ciclo grávido puerperal. Habil. Diss. Med. Fak. Univ. do Brasil 1958.

Oliveira, J.A.M.: Contribuição ao estudo da patogenia do aneurysma da ponta na cardiopatia chagásica. Inaug. Diss. Fac. Med. Ribeirão Preto 1967.

Oliveira, J.S.M.: Cardiopatia "chagásica" experimental. Inaug. Diss. Fac. Med. Ribeirão Preto 1968.

Oliveira Musacchio, M., Meyer, H.: Ação do Schistotrypanum cruzi, degenerado ou em suspensão de tripanosomas mortos, sobre células nervosas em culturas de tecido de embrião de galinha. O Hospital **55**, 899—903 (1959).

Packchanian, A.: Chemotherapy of experimental Chagas' disease with nitrofuran compounds. Antibiot. and Chemother. **7**, 13—23 (1957).

Parisi, R.: Contribuição ao estudo do Mal de engasco e seu tratamento cirurgico. Inaug. Diss. Med. Fak. Univers. São Paulo 1925.

Penha, P.D., Köberle, G.: Megaesôfago chagásico. Rev. goiana Med. **5**, 185—192 (1959).

Pereira, P.F., Gonçalves, R.P.: Megaesôfago; hipertrofia ou hiperplasia? Rev. goiana Med. **4**, 17—28 (1958).

Piekarski, G.: Lehrbuch der Parasitologie. Berlin-Göttingen-Heidelberg: Springer 1954.

— **Meske, Ch.**: Experimentelle Infektionen mit pathogenen Protozoen, Hdb. Exp. Pharmakol., Bd. XVI, Teil 9, Infektionen I, 176—190, 1964.

Pimenta, M.D.: Noticias do que he o achaque do bicho, Off. M. Manescal, Lisboa 1707.

Porto, C.: Gastropatia chagásica crônica. Rev. goiana Med. **1**, 43—54 (1955).

— Assistência médico-social aos chagásicos filhos de pais enfermos de lepra recolhidos aos preventórios. Arqu. Mineiros de Leprologia **4**, 432—440 (1956).

Raso, P.: Contribuição ao estudo da lesão vorticilar na cardite chagásica crônica, Habil. Diss. Med. Fak. Univers. Minas Gerais 1964.

Raw, I.: Some aspects of carbohydrate metabolism of cultural forms of Trypanosoma cruzi. Rev. Inst. Med. trop. S. Paulo **1**, 192—194 (1959).

Rebosolan, J.B.: Sensibilidad de los métodos de diagnóstico parasitológico en pacientes con enfermedad de Chagas aguda tratados con Bay 2502. Bol. chil. Parasit. **24**, 49—50 (1969).

Reichenow, E.: Beiträge zur Kenntnis der Chagas-Krankheit. Arch. Schiffs- u. Tropenhyg. **38**, 459—499 (1934).

Rein, H.: Koronardurchblutung. Verh. dtsch. Ges. inn. Med. **43**, 247—256 (1931).

Reis, L.C.F.: Estudo sôbre anormalidades observadas em curvas glicêmicas na moléstia de Chagas. Inaug. Diss. Fak. Med. Ribeirão Preto, Univers. São Paulo 1963.

Rezende, J.M.: Forma digestiva da moléstia de Chagas. Rev. goiana Med. **5**, 193—227 (1959).

— The endemic south american megaoesophagus, 2. Weltkongress für Gastroenterologie, **1**, 69—74, 1963. Basel-New York: S. Karger.

— Persönliche Mitteilung (1966).

Romaña, C., Meyer, H.: Estudo do ciclo evolutivo do Schizotrypanum cruzi em cultura de tecidos de embrião de galinha. Mem. Inst. Osw. Cruz **37**, 19—27 (1942).

Schwartzburd, H., Köberle, F.: Chagas-Myelopathie. Z. Tropenmed. Parasit. **10**, 309—314 (1959).

Seneca, H.: Experimental toxaemia in mice due to Chagastoxin. Trans. roy. Soc. trop. Med. Hyg. **63**, 535—539 (1969).

Silva, J.R., Coura, J.R., Queiroz, G.: Investigaçoes sôbre a doença de Chagas no Estado da Guanabara. Arch. bras. Med. **51**, 25—38 (1961).

Siqueira, A.F., Ferriolli, F.F., Carvalheiro, J.R.: Exoantígeno em Trypanosoma cruzi. Rev. Inst. Med. trop. S. Paulo **8**, 148 (1966).

Sullivan, T.S.: Viability of Trypanosoma cruzi in citrated blood stored at room temperature. J. Patasit. **30**, 200 (1934).

Tafuri, W.L., Brener, Z.: Lesoes do sistema nervoso autônomo do camundongo albino na tripanosomíase cruzi experimental, na fase aguda. O Hospital **69**, 179—192 (1966).

— **Raso, P.**: Lesoes do sistema nervoso autônomo do camundongo albino na tripanosomíase. O Hospital **62**, 199—216 (1962).

Tang, C.C.: Cultivation of Trypanosoma cruzi in tissue culture. Chin. med. J. **71**, 115—126 (1958).

Tarrant, C.J., Fife, E.H., Anderson, R.I.: Serological characteristics and general chemical nature of the in vitro exoantigens of Trypanosoma cruzi. J. Parasit. **51**, 277—285 (1965).

Torres, C.B.M.: Patogenia de la miocardite cronica en la enfermedad de Chagas. V. Reun. Soc. Arg. Patol. Reg. Norte **2**, 902—916 (1929).

— Sôbre a anatomia patologica de doença de Chagas. Mem. Inst. Osw. Cruz **36**, 391—404 (1941).

Vianna, G.: Contribuição para o estudo da anatomia patologica da moléstia de Chagas. Mem. Inst. Osw. Cruz **3**, 276—293 (1911).

Vichi, F.L.: Destruição de neurônios motores na medula espinal de ratos na fase aguda da moléstia de Chagas. Rev. Inst. Med. trop. S. Paulo **6**, 150—154 (1964).

Vieira, C.B.: Hiperamilasemia no megaesôfago e sua corelaão com indices de hiperatividade das glandulas salivares. Inaug. Diss. Med. Fak. Ribeirão Preto, Univers. São Paulo 1959.

— Hyperamylasämia and hyperactivity of salivary glands associated with megaoesophagus. Amer. J. dig. Dis. **6**, 727—741 (1961).

— Hipersudação provocada pela pilocarpina na moléstia de Chagas crônica. O Hospital **64**, 1335—1345 (1963).

Vieira, C. B., Godoy, R. A.: Resposta motora do esôfago não ectásico a agentes cholinérgicos na moléstia de Chagas. XIII. Kongr. Gastroenterologia. Recife 1961. Rev. goiana Med. **9**, 21—28 (1963).

— — Hiperreatividade da musculatura gástrica à metacolina na moléstia de Chagas crônica. O Hospital **65**, 151—155 (1964).

— — **Carril, C. F.**: Hiperreatividade motora a agentes colinergicos no megacolon chagásico. XIII. Kongr. Gastroenterologia, Recife 1961. Rev. bras. Gastroent. **16**, 41—48 (1964).

— **Meneghelli, U. G.**: A absorção de gordura em portatores da forma crônica da moléstia de Chagas e sua relação com a prova oral de tolerância à glicose. O Hospital **69**, 163—170 (1966).

— — **Godoy, R. A.**: Aspectos da secreção gástrica na forma crônica da moléstia de Chagas. O Hospital **65**, 1345—1354 (1966).

Weinmann, D., McAllister, J.: Prolonged storage of human pathogenic protozoa with conservation of virulence, observations on the storage of helminths and leptospira. Amer. J. Hyg. **45**, 102—109 (1947).

WHO; Pan American Health Organization: Report of the advisory group on research in Chagas' disease, First Meeting 18—22 June, Washington 1962.

Wolf, A., Kabat, E. A., Bezer, A. E., Fonseca, J. R. C.: The effect of cortisone in activating latent trypanosomiasis in Rhesus monkeys. Columbia Univ. Press. 1953.

Zwissler, O.: Persönliche Mitteilung (1969).

III. Amoebiasis

M. Fernex

Mit 22 Abbildungen

I. Definition

Amoebiasis ist eine durch *Entamoeba histolytica* hervorgerufene Krankheit. Der Erreger ist ein Protozoon, das als Kommensal des Dickdarmlumens bei Menschen aller Kontinente gefunden werden kann (Elsdon-Dew, 1964). Eine Krankheit entsteht, wenn dieser Schmarotzer in die Dickdarmschleimhaut eindringt, sich dort anpaßt, vermehrt und dabei Gewebenekrosen und Entzündungen hervorruft. Von der Darmwand aus können die Amoeben in andere Organe gelangen und dort wiederum Nekrosen und Entzündungen verursachen. Man unterscheidet also zwischen der *intestinalen Amoebiasis*, einer ulcerierenden Rektokolitis, und einer *extra-intestinalen Amoebiasis*, deren häufigste Lokalisation die Leber ist und die als *tropischer Leberabsceß* bezeichnet wird. Es handelt sich hier um metastatische Komplikationen der Darminfektion.

Als *Folgen* einer durchgemachten Amoebiasis beobachtet man verschiedene klinische Syndrome. Die häufigsten sind nicht nur spezifische chronische, sondern manchmal auch schwere akute und chronische nicht spezifische Kolitiden bzw. Enterokolitiden. In diesen Fällen können oft keine Amoeben mehr in der Dickdarmwand vorhanden sein, hingegen Narben, Atrophien und unspezifische Entzündungsprozesse. Eine psychische Komponente steht bei solchen Patienten gelegentlich im Vordergrund wie auch Zeichen von Avitaminosen und Malabsorptionssyndrome.

II. Geschichte

1875 vermutete Loesch, daß Amoeben Krankheitserreger sein könnten.

Bei einem Ruhrpatienten in St. Petersburg fand er im Stuhl rasch bewegliche Amoeben, die er *Amoeba coli* benannte. Da in Anwesenheit von Chinin *in vitro* die Motilität dieser Amoeben verschwand, behandelte er seinen Patienten mit Chininklystieren, jedoch ohne Erfolg. Nach einem 3jährigen Krankheitsverlauf starb der kachektisch gewordene Patient an seiner Dysenterie. Loesch hatte auch 4 Hunde wiederholt oral und rektal mit den Amoeben seines Patienten infiziert, um die Pathogenität dieser Protozoen zu prüfen. Einer dieser Hunde zeigte eine Kolitis mit Blut, Schleim und Amoeben im Kot.

Diese waren nicht die erstbeschriebenen Amoeben des Menschen, da Gros solche schon 1849 in der Mundhöhle gefunden hatte. Damals wurden diese Parasiten „Amoeba gingivalis", später Entamoeba gingivalis benannt. Auch Lambl (1860) und Lewis (1870) hatten amoebenartige Gebilde in Stuhluntersuchungen nachgewiesen.

Hlava (1887) beobachtete regelmäßig Amoeben im Stuhl der Ruhrkranken. Da er gleichzeitig sehr verschiedene bakterielle Assoziationen bei diesen Patienten fand, schloß er daraus, daß tatsächlich die Amoeben für die Kolitis verantwortlich gemacht werden müssen und nicht als Begleitparasiten angesehen werden dürfen. Er bestätigte seine Schlußfolgerungen mit Versuchen an Hunden und Katzen. Den Erreger der bacillären Dysenterie erkannten erst 1900 Strong u. Musgrave, die damit Klarheit in das Problem der Dysenterien brachten.

1893 zeigten Quincke u. Roos, daß Amoeben Resistenzformen, d.h. *Cysten*, bilden, daß diese im Gegensatz zu den *vegetativen Formen*, die sofort in der Außenwelt zugrunde gehen, einige Wochen überleben und für die Übertragung der Krankheit verantwortlich sind.

KARTULIS (1885) bemühte sich, Amoeben bei Ruhrpatienten zu finden. Er entdeckte sie endlich 1886 im Stuhl von Kranken in Ägypten. ROBERT KOCH, der in demselben Jahr Untersuchungen über Cholera durchführte, stieß auf Amoebiasisfälle und sah Amoeben in Darmgeschwüren und in einem Leberabsceß. Er bewies somit, daß die tropische Dysenterie und der *Leberabsceß* von demselben Erreger verursacht werden (KOCH, 1887). Dies wurde von KARTULIS (1887, 1889) und OSLER (1890) bestätigt.

Lange vor der Beschreibung von E. histolytica waren Beziehungen zwischen der Dysenterie und dem tropischen Leberabsceß von den Klinikern erkannt worden (ANNESLEY, 1828). Auch hatte schon RONIS (1860) die Ruptur des Abscesses in Pleura, Lunge, Perikardium und Peritoneum beschrieben. SIMON (1890) fand „Amoeba coli" im Sputum eines Patienten mit Ruptur eines Leberabscesses in der Lunge. Endlich beschrieb 1904 KARTULIS die Hirnmetastasen in der Amoebiasis.

Spätere Arbeiten zeigten, daß für E. histolytica verschiedene *Entwicklungsphasen* existieren. Einerseits lebt dieses Protozoon wie ein Saprophyt oder besser wie ein *Kommensal* im Dickdarmlumen, andererseits kann es in das Gewebe eindringen und wird zum Krankheitserreger (KUENEN u. SWELLENGREBEL, 1913).

WALKER (1911) und WALKER u. SELLARD (1913) haben E. histolytica von den harmlosen *Entamoeba coli* unterschieden. Sie prüfen diesen Unterschied in der Pathogenität bei Freiwilligen.

Die erste Monographie über die *pathologisch-anatomischen Veränderungen* bei Amoebenkolitis und Leberabsceß stammt aus Amerika (1891), wo COUNCILMAN u. LAFLEUR den Grundstein zu den heutigen Kenntnissen legten.

Serologische Teste wurden 1921 von SCALAS zur Diagnostik der Amoebiasis eingeführt. Eine einigermaßen spezifische Komplementbindungsreaktion hat CRAIG (1927) beschrieben. Da Amoebenkulturen auch Bakterien enthalten, war es immer sehr schwierig, spezifische Antigene zu gewinnen. Außerdem besitzt E. histolytica nur schwache Antigene. Die Amoebenkulturen ohne Assoziation anderer Mikroorganismen (DIAMOND, 1961) bedeuteten einen sehr wesentlichen Fortschritt. Die WHO hofft nun, mit aus solchen Kulturen erworbenen Antigenen eine hoch spezifische serologische Methode entwickeln zu können (KESSEL u. Mitarb., 1965).

Die Geschichte der spezifischen Behandlung der Amoebenerkrankungen geht sehr weit zurück. DRUEY (1960) gibt eine Abbildung vom Bowerschen Manuskript, das im 4. Jahrhundert n. Chr. geschrieben wurde, und wo eine indische Pflanze, *Holarrhene antidysenterica* mit *therapeutischen Eigenschaften* erwähnt wird. Gewisse pharmakologische Eigenschaften der Wurzel einer südamerikanischen Pflanze, das *Ipecacuanha*, waren schon längst bekannt als die Europäer im XV. und XVI. Jahrhundert diesen Kontinent entdeckten (DESCHIENS, 1965).

Ipeca war 1678 von PISO nach Europa eingeführt worden. HELVETIUS hat sie zur Behandlung von LUDWIG dem XIV. mit Erfolg verwendet (BLOOMFIELD, 1957). PARKES (1846) zeigte, daß bei der Behandlung der Dysenterie nur hohe Dosen von Ipeca wirksam sind und DOCKER (1858) hat dieses Medikament hoch dosiert gegen die Dysenterie und deren Leberkomplikation mit Erfolg verwendet. MAGENDIE u. PELLETIER haben 1817 aus dieser Wurzel das *Emetin* extrahiert, dessen amoebizide Eigenschaften 1912 von VEDDER *in vitro* experimentell geprüft wurden.

Die rasche spezifische Wirkung bei Amoebiasis mit genauen Angaben über parenterale Anwendung und Posologie zeigte Sir LEONARD ROGERS (1912). Alle neuen Amoebizide werden heute noch *in vitro*, im Tierversuch und klinisch mit Emetin verglichen. Es wurden bisher wenige aktivere Substanzen als das Ipecaalkaloid hergestellt.

III. Der Erreger

Die *Entamoeba histolytica* ist ein einzelliges Lebewesen, welches im Dickdarmlumen des Menschen und seltener anderer Säugetiere, wie Hunde, Affen und Ratten, lebt. Die heutige Bezeichnung wurde von der internationalen Kommission der zoologischen Nomenklatur 1955 festgelegt. E. histolytica entspricht gegenwärtig noch einer morphologischen Definition. Doch wäre es besser von einem

E. histolytica-Komplex zu sprechen, der sämtliche menschlichen Amoeben, die vierkernige Cysten bilden, umfaßt. Mit neuen Kulturverfahren scheint es möglich zu sein, hoch virulente E. histolytica Stämme von praktisch avirulenten zu differenzieren (RICHARDS u. Mitarb., 1966). Unter den nicht pathogenen Stämmen wurde der Laredo- Stamm (WHO Trop. Dis. Bull. 66, 1969; GOLDMAN, 1969; WHO techn. Rep. Ser. 421, 1969) sowie ein Entamoeba moshkovskii näher beschrieben (GOLDMAN, 1969; DE CARNERI, 1969). Diese apathogenen Stämme können *in vitro* bei Temperaturen bis 10° C gezüchtet werden (ALBACH u. Mitarb., 1966; RICHARDS u. Mitarb., 1966; NEAL u. JOHNSON, 1968). Die nicht pathogenen Amoeben des E. histolytica-Komplexes besitzen weiterhin morphologische Eigenschaften, die elektronenmikroskopisch erfaßbar sind (RONDANELLI u. Mitarb., 1967).

Serologische Methoden können bei dieser Unterteilung auch zu Hilfe gerufen werden (BUTT, 1966; GOLDMAN, 1966; GOLDMAN u. CANNON, 1967; GOLDMAN u. GLEASON, 1962).

1. Eigenschaften

E. histolytica ist ein Rhizopod, d.h. ein Protozoon mit einer stark deformierbaren Zellmembrane, das sich durch Pseudopodienbildung bewegt und durch Phagocytose ernährt.

Sie entwickelt sich im Dickdarm aus Dauerformen, den vierkernigen *Cysten*, die mit Wasser oder ungekochten Speisen eingenommen werden. Im Ileum oder im Kolon reißt durch die Einwirkung von Trypsin die Cystenmembran ein und die 4kernige Amoebe schlüpft heraus (SCHWARTZWELDER, 1939). Kurz darauf teilen sich die Kerne und es entstehen 8 einkernige, bewegliche Amoeben. Diese sehr kleinen Amoeben nehmen Faecespartikel und vorwiegend Bakterien auf. Sie wachsen und vermehren sich durch Zweiteilung. Man bezeichnet sie als *vegetative bzw. kommensale Formen* oder auch *Minutaformen*. Bei guter Anpassung vermehren sie sich rasch im Darmlumen.

Wenn sie mit den Faeces im Dickdarm mitgeschleppt werden, verändern sich die Amoeben, wahrscheinlich aufgrund der Dehydrierung oder anderer Änderungen des Darminhalts. Sie nehmen an Volumen ab. Das Protoplasma wird homogener, indem es einen Teil seiner Einschlüsse verliert. Diese Form ist unbeweglich. Man spricht dann von einem *präcystischen Stadium*. Mit der Bildung einer festen Membrane entsteht die *Cyste*, in welcher lichtbrechende Stäbchen, die Chromatoidstäbchen, die eine Eiweißreserve darstellen sowie jodfärbbare Glykogenvakuolen, zu erkennen sind. Die Kerne teilen sich zweimal. Die 1-, 2- oder 4kernigen Cysten werden mit dem Stuhl ausgeschieden.

Im Gegensatz zu den vegetativen Formen, die in der Außenwelt innerhalb weniger Minuten zugrunde gehen (QUINCKE u. ROOS, 1893), erlaubt die Enzystation das Überleben der von einer glatten, 0,5 μ dicken Membran umhüllten Dauerformer in einem feuchten und wärmeren Milieu bis zu einem Monat. Damit ist die Verbreitung der Amoeben möglich.

Unter gewissen Bedingungen können diese kommensalen Amoeben ihre Aktivität und Lebensweise ändern und in das Gewebe eindringen. Sie siedeln sich in der Dickdarmmucosa und Submucosa an (KUENEN u. SWELLENGREBEL, 1913; HOARE, 1957), wo sie Nekrosen, Blutungen, Ödem, Hyperämie und Entzündungsreaktionen hervorrufen.

Im Gewebe ernährt sich E.histolytica nicht mehr mit Bakterien und Faecespartikeln, sondern mit Zellen des Wirtes, hauptsächlich Erythrocyten. Für diese Umsiedlung besitzen die Amoeben proteolytische Enzyme, Polysaccharasen und Hyalurionidasen, die das Durchdringen des Gewebes ermöglichen. Die verschiedenen Enzymaktivitäten ermöglichen jedoch nicht die apathogenen von den pathogenen Amoeben zu differenzieren (JARUMILINTA u. MAEGRAITH, 1969). Diese *Gewebeformen* sind 2—10 mal größer als die Minutaformen und werden deshalb auch *„Magna"-Formen* genannt. Ihre gerichteten Bewegungen sind oft bedeutend rascher als jene der Minutaformen, die Pseudopoden viel ausgeprägter als jene aller anderen Darmamoeben des Menschen.

Die Ursache der *Umwandlung der Minuta- in die Magnaform* wurde nur z. T. geklärt (Hoare, 1957). Gewisse Änderungen des intestinalen Milieus, wie Änderungen der Darmflora, bakteriell oder toxisch bedingte Schleimhautentzündungen, könnten für die Invasion verantwortlich gemacht werden (Sarkisyan, 1967). Bekanntlich variieren die Amoebenstämme, so daß Brumpt u. Ho Thi Sang (1961) der Meinung sind, daß zwei oder mehrere Species im E. histolytica-Komplex zu unterscheiden sind, darunter eine tropische, hoch virulente und andererseits eine fast avirulente Species, die vorwiegend in den Gegenden mit gemäßigtem Klima anzutreffen sind.

Auch die *Resistenz des Wirtes* spielt eine wichtige Rolle. Gewisse Affenarten erkranken nie an einer E. histolytica-Infektion, obwohl die Parasiten sich an das Darmlumen gut anpassen. Im Gegensatz dazu sind für junge Katzen alle E. histolytica-Stämme pathogen. Es treten Darmläsionen auf, auch wenn es sich um Stämme handelt, die beim Menschen praktisch nie Krankheiten erzeugen.

Die Rückwandlung der Gewebe- zur Minutaform ist in den Kulturmedien möglich. Ob die großen, bluternährten Amoeben im Darmlumen wieder als bakterienphagocytierende kleine Amoeben erscheinen können, bleibt fraglich. Es sieht so aus, als ob die Vermehrung der Amoeben im Gewebe eine Art Fehlentwicklung darstellt, durch die dem Wirt geschadet wird, ohne daß sich der Parasit dabei weiter fortpflanzen kann, denn die vegetativen Formen vermögen im Gewebe keine Cysten zu bilden.

Ein Kontakt mit einer *Mucosaexkoriation* dort, wo eine *Capillarblutung* stattfindet, genügt für gewisse Stämme, um die *Metamorphose von Minuta- zu Magnaform* hervorzurufen. Die folgenden Beobachtungen scheinen für diese Hypothese zu sprechen: je größer die Zahl der Amoeben im Darmlumen, desto größer ist die Wahrscheinlichkeit, daß eine Eintrittspforte getroffen wird (Faust, 1944). Wenn man die Dickdarmmucosa des Hundes mit chemischen Substanzen angreift, steigt die Chance einer Invasion (Rees, 1927; Nauss u. Rappaport, 1940). Experimentell gelingt es, das Eindringen der Amoeben im Tierversuch durch Stauung des Dickdarminhaltes zu fördern (Martin, 1930; Sellards u. Leiva, 1923; Sellards u. Theiler, 1924; Boeck u. Drbohlav, 1925; Kartulis, 1891; Kovacs, 1892). In der Klinik wie im Tierversuch kann eine Behandlung mit Glucorticoiden die Infektion begünstigen (Kanani u. Knight, 1969; Kasprzak, 1968).

Die *Invasion des Gewebes* wird durch *Diätänderungen*, wie cholesterinreiche Diät, Avitaminosen oder Fischdiäten, begünstigt (Faust u. Mitarb., 1934; Gargouri, 1967; Faust, 1941; Faust u. Reed, 1959) und ferner durch gewisse *Bakterienassoziationen* (Ayulo Robles, 1944; Chang, 1945). Das gilt für hämolytische Streptokokken, Pneumokokken (Baetjer u. Sellards, 1914; Spector, 1932). Colibakterien und Salmonellenarten, die dem Epithel schaden, erleichtern gelegentlich die Invasion (Deschiens, 1938). In der Klinik führt die *Assoziation von Amoebiasis und Shigellosis* zu besonders schweren klinischen Syndromen (Blanc u. Siguier, 1950).

Doch sind es nicht die Bakterien allein, die den Amoeben den Weg durch die Mucosa verschaffen (Chinn u. Mitarb., 1942; Chang, 1945), obwohl sie in vielen Fällen die Invasion der Amoeben begünstigen (Nauss u. Rappaport, 1940; Cleveland u. Sanders, 1930). Amoeben halten sich nicht im Darmlumen, wenn keine Darmflora vorhanden ist, sowohl bei „germfree" gehaltenen Tieren wie nach Antibioticabehandlung. Wenn jedoch die Konzentration der intracoecal inokulierten E. histolytica von 50000 auf 500000 gebracht wird, kommt es auch bei „germfree" Tieren zu Infektionen und Gewebeläsionen mit Nekrosen und chronischer Entzündung (Phillips u. Gorstein, 1966).

2. Morphologie

Neben *E. histolytica* ist es wichtig, die nicht pathogenen Amoeben des Menschen zu kennen, die mit dem Erreger der tropischen Ruhr verwechselt werden können (Geigy u. Herbig, 1955; Antia u. Mitarb., 1965). Als Differenzierungsmerkmale der Amoeben gelten der Grad der Beweglichkeit, die Größe, die Struktur, besonders jene des Kernchromatins, und die Einschlüsse im Protoplasma.

Im Kapitel über die diagnostischen Hilfsmittel bei Amoebiase werden die Techniken der Untersuchungen angegeben. Man kann frischen Stuhl direkt mikroskopisch oder erst nach verschiedenen Konzentrationsverfahren untersuchen. Die feine Kernstruktur der Amoeben kann aber nur nach Färbung erkannt werden.

Es ist wesentlich schwieriger, vegetative Formen als Cysten spezifisch zu unterscheiden. Deshalb sollte man mit der Ausnahme der Magnaform von E. histolytica, bei der das Protoplasma mit Erythrocyten vollgepfropft ist und die kräftige Pseudopodenbildung die Verwechslung mit anderen Amoeben sowie mit Mikrophagen erleichtert, sich nie eine *Bestimmung der Species* ohne *Färbung des Kernes* erlauben. Man unterscheidet zwischen Lugol- und Eosin-Färbungen, die vorwiegend die Protoplasmaeinschlüsse zeigen, und Eisen-Hämatoxylin-Heidenhainfärbung, die zur Darstellung der Kernstruktur besonders geeignet ist (ANDERSON u. Mitarb., 1953). Auch die *Motilität* ist ein gutes Bestimmungsmerkmal für die

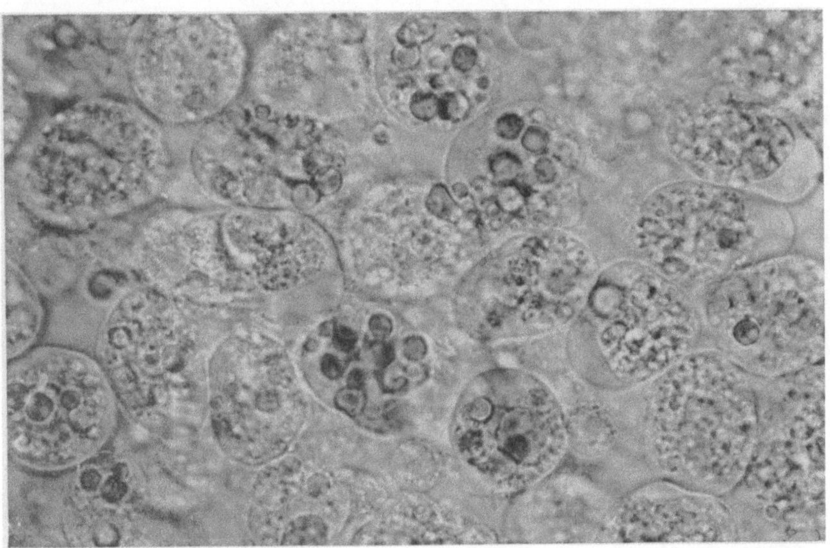

Abb. 1. *Entamoeba histolytica* in einer Schleimflocke aus dem Stuhl. In einem Teil der Amöben Erythrocyten als dunkle Körperchen sichtbar. Bei einigen Bildung eines homogenen Pseudopodiums. Vergr. 1500:1. (Nach WESTPHAL)

vegetativen Formen von *E. histolytica*. Die Bewegungen sind durch Bildung von großen hellen Pseudopoden gerichtet; wie zielbewußt fließen diese Amoeben in die gegebene Richtung (Abb. 1).

Bei E. histolytica ist das *Endoplasma* fein granuliert und enthält phagocytierte Einschlüsse, wie Bakterien für die Minutaform und Zellen bzw. Erythrocyten für die Gewebeform. Elektronenmikroskopische Abbildungen mit Darstellung der Verdauungsvakuolen sind in der Arbeit von FLETCHER u. Mitarb. (1962) gezeigt.

Das *Ectoplasma* erscheint durchsichtig und sehr flüssig. Die Magnaform wandert im mikroskopischen Feld besonders rasch zwischen Faecespartikeln und Blutkörperchen, die sie begleiten. Der Umfang der Pseudopoden ist proportionell größer als bei Minutaformen. Die runden Einschlüsse überdecken oft den Kern. Ihre Anwesenheit im Stuhl oder im Eiter beweist, daß eine Amoebenkrankheit vorliegt, eine „amibiase maladie" wie es die Franzosen im Gegensatz zur „amibiase infestation", die asymptomatische Amoebenträger und Cystenausscheider, bezeichnen (BLANC u. SIGUIER, 1950).

Vor der *Enzystation* reduziert die Zelle ihr Volumen und rundet sich ab. Man erkennt nun keine strukturierten Einschlüsse mehr im Protoplasma, keinen Unterschied zwischen Endo- und Ectoplasma. Es entsteht eine feine Membran mit Doppelkontur und es bilden sich neue Einschlüsse, *die Chromatoidkörperchen*, abgerundete feste plumpe Stäbchen von 1—8 μ in der Länge und glykogenenthaltende, jodfärbbare Vakuolen. Die Reifung der *Cysten* kann im Darmkanal oder in der Außenwelt stattfinden, indem die Kerne sich zweimal teilen. Somit besitzen die *Cysten* 1, 2 oder 4 runde Kerne mit einer typischen Chromatinstruktur, wobei feine Perlen oder Streifen auf der Kernmembran sitzen und ein punktförmiges Karyosom in der Mitte des Kernes liegt. Die Größe der Cysten variiert zwischen 5 und 20 μ Durchmesser.

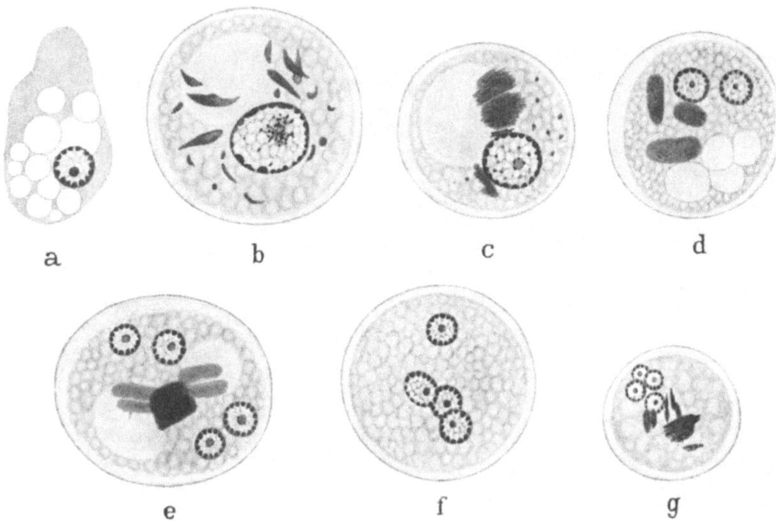

Abb. 2a—g. *Entamoeba histolytica*. Heidenhain-Färbung. a Minutaform; b—f Cysten; g Cyste der kleinen, auch als *E. hartmanni* unterschiedenen Rasse. Vergr. 2000:1. (Nach REICHENOW)

Im ungefärbten Präparat sind die Merkmale der Cysten, die Zahl und Struktur der Kerne, die Glykogenvakuolen gar nicht oder schlecht sichtbar, während die Doppelkontur der Membrane und die Chromatoidstäbchen auffallend sind. Man sieht sie hauptsächlich in den jungen ein- oder zweikernigen Cysten, während sie letzten Endes in den älteren vierkernigen Cysten verschwinden. Es gibt Stämme von kleineren und von größeren E. histolytica, wobei die kleinen Formen seltener als die großen beim Menschen Krankheiten erzeugen (GOLDMAN u. DAVIS, 1965; SHAFFER u. Mitarb., 1958). Die Zwergstämme von E. histolytica können von E. hartmanni nur im gefärbten Präparat unterschieden werden. Durch Untersuchungen mit Hilfe des Elektronenmikroskops konnten zwischen menschenapathogenen Stämmen von E. histolytica und pathogenen Amoebenstämmen morphologische Unterschiede, insbesondere im Bereich der Kernstruktur, nachgewiesen werden (RONDANELLI u. Mitarb., 1967). Elektronenmikroskopisch können gewisse Unterschiede zwischen E. histolytica-Trophocoiten aus Kulturen und aus infiziertem Gewebe gezeigt werden (LOWE u. MAEGRAITH, 1970).

Neben E. histolytica können mindestens *5 andere Amoebenarten* beim *Menschen* gefunden werden. Diese sind aber keine Krankheitserreger: *Entamoeba hartmanni*, *Entamoeba polecki*, *Entamoeba coli*, *Entamoeba gingivalis*, *Endolimax nana* und *Iodamoeba bütschlii*. Alle diese Amoeben sind mit Ausnahme von *E. gingivalis*, die in der Mundhöhle lebt, Kommensale des Dickdarmlumens. Selten findet man im Stuhl *Dientamoeba fragilis*, die morphologisch den Amoeben gleicht, obwohl sie nicht zu den Rhizopoden gehört. ROBINSON (1968) beschreibt einen Nährboden worauf er sämtliche im Menschen vorkommenden Amoeben direkt aus dem Stuhl züchten kann.

a) *E.hartmanni*, eine der E. histolytica morphologisch sehr ähnliche Amoebe findet man häufig im Stuhl. Es handelt sich um eine kleine Amoebe, deren Trophocoiten 3—10 μ und deren vierkernige Cysten 4—8 μ Durchmesser besitzt (HARTMANN, 1908; BRUMPT, 1949; HOARE, 1957; BURROWS, 1957, 1959).

In Kulturen bleiben diese Eigenschaften ziemlich unverändert, obwohl einige Trophocoiten bedeutend größer werden können. Die morphologischen Unterschiede der Kerne sind aber konstanter (BURROWS, 1957, 1964; HENNESSY, 1962): die Verteilung des Chromatins auf der Kernmembrane ist oft plump und unregelmäßig und das Karyosom ist oft peripher gelegen. GOLDMAN (1959), GOLDMAN u. Mitarb. (1960) und GOLDMAN u. GLEASON (1962) konnten *E. histolytica* und *E. hartmanni* serologisch unterscheiden. Diese strenge Trennung von *E. histolytica* und *E. hartmanni* wird jedoch auf Grund der Übergangsformen, die in Kulturen auftreten, bestritten (GLEASON u. Mitarb., 1963). Wesentlich ist, daß *E. hartmanni kein Krankheitserreger* ist.

b) *E. polecki* ist ein *Parasit der Affen und Schweine*, der von E. histolytica von den meisten Laboratorien morphologisch nicht unterschieden wird. Mit der Eisenhämatoxylinfärbung meint BURROWS (1959), diese Entamoebe vom E. histolytica-Komplex eindeutig trennen zu können. Die Cysten enthalten einen einzigen Kern (LAWLESS u. KNIGHT, 1966).

Man weiß noch nicht, ob *E. polecki* wirklich ein so seltener Parasit des Menschen ist. LAWLESS u. KNIGHT (1966) glauben, daß 2,9% der Amoebeninfektionen durch ihn bedingt seien und daß er gelegentlich auch für Menschen pathogen sei. *Bis heute* wurde unseres Wissens diese Amoebe *in 16 Fällen bei Menschen* beschrieben. HARANT u. CABROL (1966) glauben jedoch, daß E. polecki wie E. hartmanni für den Menschen apathogen ist. Leider sind die morphologischen Kriterien noch sehr umstritten: Der Kern hätte für die einen ein kleines, für andere ein großes Karyosom, die Verteilung des Chromatins auf der Kernmembranfläche wäre regelmäßig und fein oder ziemlich grob. Typisch seien aber die großen Chromatoidkörper, die gelegentlich den Kern überdecken. Die Cysten sind einkernig und der Durchmesser des Kernes ist kleiner als ein Drittel der Cystenbreite.

c) Die vegetativen Formen von *Entamoeba coli* gleichen jenen von E. histolytica. Sie sind durchschnittlich größer als die Minutaformen und haben eine plumpere Gestalt. Sie besitzen ein gröberes Endoplasma mit Vakuolen und reichlichen Einschlüssen, darunter vorwiegend phagocytierte Bakterien. Obwohl Entamoeba coli nicht selten bei Patienten, welche an Diarrhoe leiden, gefunden werden (ECALLE u. Mitarb., 1970), konnten diese Protozoen nie im Gewebe nachgewiesen werden und dürfen somit nicht als Krankheitserreger, sondern als kommensale Dickdarmlumenbesiedler betrachtet werden.

Das Ectoplasma ist weniger auffallend und im frischen Präparat wandern diese „Amoeben" nicht so aktiv und nicht so zielbewußt wie E. histolytica, obwohl sie Pseudopoden austrecken. Die Cysten messen zwischen 10 und 35 μ Durchmesser, allgemein über 15 μ. Sie besitzen 8 auffallende runde Kerne, wenn sie reif sind. Unreife Cysten besitzen 1, 2 oder 4 Kerne und unterscheiden sich von E. histolytica Cysten durch eine große, oft zentral gelegene Glykogenvakuole und durch ihre zarten, spitzigen und spärlichen Chromatoidkörperchen. Der Lebenscyclus und die Epidemiologie von E. coli entspricht jener der pathogenen Amoeben mit dem Unterschied, daß dieser Parasit sich dem menschlichen Gewebe nicht anpaßt, obwohl er ausnahmsweise auch Erythrocyten bei Darmblutungen phagocytieren kann.

d) *Endolimax nana*, eine kleine, abgerundete, bis 10 μ große Art, ist im Leben träge beweglich und erscheint im Stuhl oft unbeweglich. Im gefärbten Präparat ist sie mit den Entamoeba-Arten nicht zu verwechseln, da der Kern aus einem großen Binnenkörper von rundem oder unregelmäßigem Umriß und einer schmalen chromatinfreien Außenzone besteht (Abb. 4a, b). Das Protoplasma enthält Nahrungsvakuolen mit Bakterien. Die ovalen, 8—10 μ großen Cysten enthalten im reifen Zustand vier, selten mehr Kerne (Abb. 4c). An der Kernstruktur —

großer, stets runder Binnenkörper und schmale Außenzone — sind die Cysten im gefärbten Präparat leicht von denen der E. histolytica zu unterscheiden (DOBELL, 1943).

e) *Iodamoeba bütschlii* gleicht im frischen Präparat den vegetativen Formen von E. histolytica, im gefärbten Präparat aber unterscheidet sich die Kernstruktur mit ihrer breiten chromatinfreien Außenzone und ihrem plumpen Binnenkörper umgeben von kleinen Chromatinperlen. Die 8—15 μ großen Cysten sind einkernig und enthalten neben runden Einschlüssen eine große, mit Lugol färbbare Vakuole (Abb. 4d, e).

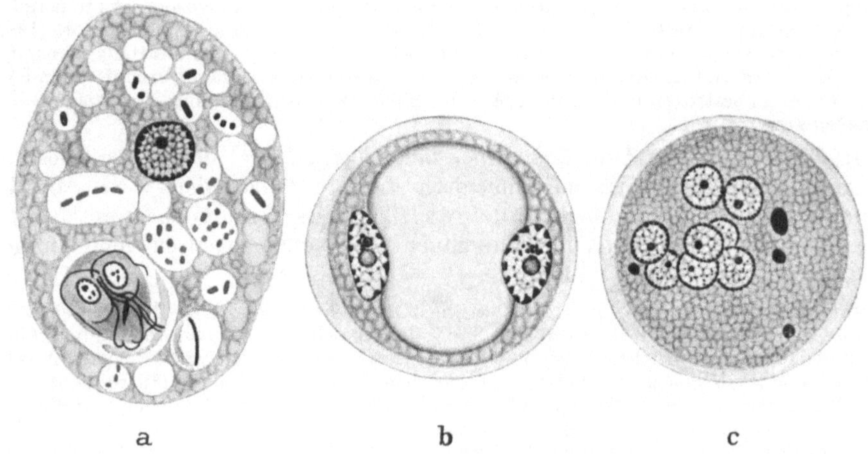

Abb. 3a—c. *Entamoeba coli*. Heidenhain-Färbung. a freie Amöbe; b unreife zweikernige Cyste; c reife achtkernige Cyste. Vergr. 2000:1. (Nach REICHENOW)

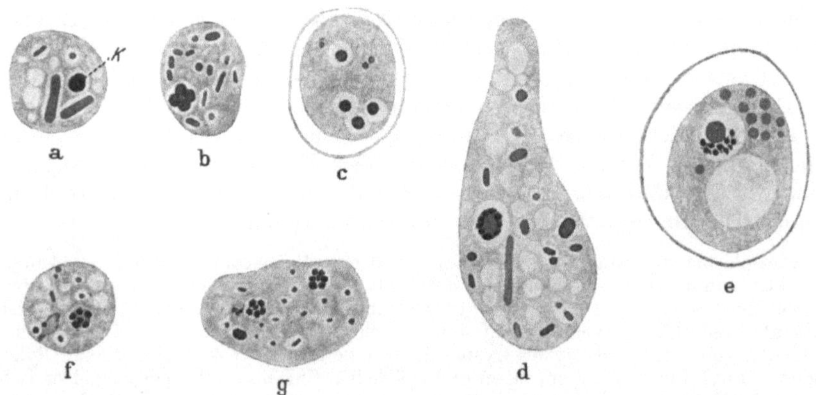

Abb. 4a—c. *Endolimax nana*. a, b freie Amöben (*K* Kern); c reife Cyste; d, e *Jodamoeba bütschlii*, freie Form und Cyste; f, g *Dientamoeba fragilis*, einkernige und zweikernige Amöbe. Heidenhain-Färbung. Vergr. 2000:1. (Nach REICHENOW)

f) *Dientamoeba fragilis* ist ein seltener (SUBIABRE, 1969), ein- oder öfters zweikerniges Protozoon, das im ungefärbten Stuhlpräparat mit den Minutaformen von E. histolytica verwechselt werden könnte. Diese Kommensalen sind im gefärbten Präparat auf Grund ihrer Kernstruktur leicht zu erkennen. Die Kerne sind gekennzeichnet durch 6 zentralgelegene, runde Chromatinkörnchen (Abb. 4f, g).

3. Tierversuche

Schon 1875 versuchte LOESCH, als er den ersten Fall von Amoeben-Kolitis vermutete, vier *Hunde* mit Amoeben zu infizieren.

Bei dieser Tierart wurde später gezeigt, daß gewisse Diätänderungen die Resistenz gegenüber Amoeben reduzieren können, z. B. begünstigt eine Fischdiät das Auftreten einer schweren Amoebenkolitis (FAUST u. Mitarb., 1934). THOMPSON u. LILLIGREN (1949) erzeugten bei fischernährten Hunden eine Woche nach intrarektaler Inokulation von 200 Amoeben aus Kulturen eine Dysenterie. Die Autoren sind der Meinung, daß diese experimentelle Amoebiase als eines der besten Modelle für die Prüfung von Amoebiziden gelten dürfte. Der Hund ist in Bezug auf systemische Dissemination der Amoeben resistent: massive Inokulation von *E. histolytica* in die mesenteriale Vene führt zu multiplen Mikroabscessen in der Leber, die in wenigen Tagen spontan heilen (KONDO, 1939). FAUST u. KAGY (1934) die viele Experimente mit E. histolytica bei diesem Tier durchführten, beobachteten nur in einem Falle einen Leberabsceß.

Katzen, besonders junge Katzen, sind auf alle E. histolytica Stämme empfindlich und erkranken immer an einer Kolitis. KRUSE u. PASQUALE zeigten schon 1894, daß die Inokulation des „sterilen" Eiters eines Leberabscesses bei jungen Katzen eine Dysenterie hervorrufen kann. Auch die für den Menschen praktisch avirulenten Stämme von E. histolytica sind bei diesem Versuchstier stets pathogen.

Die ersten Versuche mit Katzen wurden von HLAVA (1887) unternommen; später verwendeten viele Autoren diese Tiere für die experimentelle Amoebiase (DALE u. DOBELL, 1917; DOBELL u. LAIDLOW, 1926). Man konnte bei Katzen auch Leberabscesse erzeugen. Der Nachteil dieses sehr empfindlichen Tieres ist die hohe Sterblichkeit im Laufe der Infektion.

Es gibt *Affen*, die spontan oder experimentell E. histolytica im Darm aufweisen, ohne daß dabei die geringste Läsion auf der Kolonmucosa auftritt (HEGNER, 1935; SWELLENGREBEL u. RIJPSTRA, 1964). Bei anderen Affenarten hingegen entsteht eine Kolitis schon 48 Std nach Inokulation von Trophocoiten, und viele Studien konnten bei diesen Tieren unternommen werden (HEGNER u. Mitarb., 1932; STRONG, 1905; CASTELLANI, 1908). Die spontane Affenamoebiasis kann klinisch und histologisch jener der Menschen gleichen, und Leberabscesse als Komplikation der Kolitis treten spontan auf (EICHHORN u. GALLAGHER, 1916).

CHANG (1945) hatte mit E. histolytica natürlich infizierte *Ratten* gefunden, doch war bis 1946 die experimentelle Amoebiase bei diesem Tier nicht gelungen. JONES (1946) zeigte, daß nur bei jungen Ratten von 20—33 g Gewicht, d.h. im Alter von 3—4 Wochen, regelmäßig eine Infektion mit E. histolytica stattfinden kann, wenn die Tiere intrarectal oder besser nach Laparotomie intracoecal inokuliert werden. Der Grad der Krankheit ist einigermaßen meßbar, so daß heute die meisten *neuen Amoebizide bei Ratten geprüft* werden.

E. histolytica Stämme, die für den Menschen virulent sind, erzeugen bei jungen Ratten schwere Kolitiden, während Stämme, die für den Menschen praktisch avirulent sind (NEAL, 1957) auch hier kaum pathogen erscheinen. AL DABAGH (1965) zeigte aber, daß avirulente kleine E. histolytica-Stämme, die weder für den Menschen noch für die Ratten pathogen sind, nach Splenektomie zu einer typischen Amoebenkolitis bei den Ratten führen können, obwohl die Splenektomie allein bei der Ratte keine erkennbare Änderung der Kolonmucosa provoziert.

Mäuse sind bekanntlich gegenüber E. histolytica refraktär. Doch gelang es LANCASTRE u. Mitarb. (1968), eine Kolitis zu erzeugen, indem die Tiere vor der intracoecalen Inokulation mit intraperitonealem Eiweiß vorbehandelt wurden. WESTPHAL u. MICHEL (1970) konnten sogar mit hochvirulenten E. histolytica-Stämmen Mesenterial-, Leber- und Hirnabscesse bei der Maus erzeugen.

Meerschweinchen werden auch bei der experimentellen Amoebiasis verwendet. Bei dieser Tierart erzeugt E. histolytica sehr schwere ulcerierende Kolitiden.

Ein Nachteil ist wohl hier die Tatsache, daß Meerschweinchen oft an septikämischen Komplikationen sterben. MAEGRAITH u. HARINASUTA (1954) haben Methoden entwickelt, die es ermöglichen, eine extraintestinale Amoebiase bei diesem Tier zu erzeugen. Es scheint, daß die Fütterung der Meerschweinchen mit einer cholesterinreichen Diät die spontane Entwicklung von Leberabscessen im Laufe einer Amoebenkolitis fördert (BIAGI u. Mitarb., 1961).

Der *Hamster* ist das Tier, bei welchem am leichtesten eine extraintestinale Amoebiase erzeugt werden kann (REINERTSON u. THOMPSON, 1951; JARUMILINTA, 1966). Im allgemeinen wird dafür ein Gemisch von E. histolytica und Bakterien auf oder in die Leber inokuliert. WILES u. Mitarb. (1963) haben aber aus Amoeben eines Leberabscesses eines Patienten ohne Zufuhr von Bakterien wiederholt Leberabscesse beim Hamster provozieren können. Es scheint, daß die Virulenz der Amoeben durch die Leberpassage gesteigert wird.

4. Kultur und Wachstumscharakter der Amoeben

CUTLER (1918) hat als erster *E. histolytica* kultiviert und sie dann Katzen inokuliert, was bei diesen Tieren eine Dysenterie zur Folge hatte. 1925 ist es auch BOECK u. DRBOHLAV gelungen, E. histolytica in Kulturen zu halten. Eine Schildkrötenamoebe E. barretti wurde 1924 kultiviert (BARRETT u. SMITH, 1924).

Menschliche Amoeben können in allen Stadien ihrer Entwicklung kultiviert werden, d.h. sowohl Cysten wie vegetative Formen aus dem Darmlumen und Gewebeformen. Im Kulturmedium entwickeln sie sich alle wie Minutaformen. Doch können sie nach Phagocytose von hinzugesetzten Erythrocyten der Magnaform ähneln.

Die Cystenbildung *in vitro* kann entweder spontan, z. B. bei der Veralterung eines Milieus, oder cyclisch alle 30—42 Tage stattfinden (LAMY, 1961; DESCHIENS, 1965); ein solcher Rhythmus scheint ebenfalls in der Klinik beobachtet werden zu können (KERSHAW, 1946). Anaerobe Bakterien führen *in vitro* auch zur Enzystation der Amoeben (LAMY u. PIECHAUD, 1963). Diese Umwandlung wird noch durch Zufuhr von Reduktoren oder Stärke gefördert (CHANG, 1945; SNYDER u. MELENEY, 1943; STONE, 1935; ZUCKERMAN u. MELENEY, 1945). Kürzlich hat PICK (1964) die in „*vitro-Enzystation*" beschrieben mit Bildung der Membran, Ausstoßen des Inhalts der Verdauungsvakuolen, Auftreten der Chromatoidstäbchen und Glykogenvakuolen. Während sich die Kerne teilen, verschwinden allmählich wiederum die Chromatoidstäbchen und die Glykogenvakuolen.

Die *Exzystation* erfolgt bei reifen Cysten, indem ein Riß in der Membrane entsteht und die vierkernige Amoebe entschlüpft (PICK, 1964). Sie findet aber nicht in jedem Milieu statt. In Anwesenheit von Colibakterien schlüpfen E. histolytica nicht aus den Cysten, jedoch bei Vorhandensein von Clostridium welchii in 33 %.

Das *Wachstum* der Amoeben ist auch *pH abhängig*. Alle Amoeben des Menschen konnten in einem Medium mit hoher CO_2-Konzentration gezüchtet werden. Wenn das pH mehr basisch wurde, fand eine Enzystation statt (NELSON u. JONES, 1964).

Das Wachstum dieser Amoeben zeigt eine große *Abhängigkeit von Bakterien*. Lange Zeit konnten diese Parasiten nicht ohne gleichzeitig entnommene Darmbakterien oder andere zugesetzte Bakterien gezüchtet werden. Fermentationsprozesse erniedrigen das pH des Mediums und begünstigen somit das Wachstum der Amoeben (LAMY u. PIECHAUD, 1963).

Die stark überragende Vermehrung einer gegebenen Bakterienart kann aber auch das Wachstum der Amoeben hemmen: Escherischia coli stimuliert das Wachstum der Amoeben, hingegen hemmen Bacillus subtilis und gewisse Pilze ihre Vermehrung. Später wurden Medien ausgearbeitet, in denen ein einziger Bakterienstamm neben den Amoeben gehalten wird, wie z. B. Clostridium perfringens oder ein Streptokokkus. Hier müssen die Amoeben von den Bakterien mit Mikromanipulationen getrennt werden (REES u. Mitarb., 1960; LAMY, 1948; PHILLIPS u. REES, 1950). Die Bakterien im Nährboden dienen erstens als Ernährung. Doch scheint ihr metabolischer Einfluß auf das Medium für die Vermehrung der Amoeben noch wichtiger zu sein (REEVES, 1964). Diese Bakterienabhängigkeit konnte auch im Tierversuch gezeigt werden, wo z. B. beim „germ-free" gezüchteten Meerschweinchen E. histolytica sich im Coecum nicht halten kann. In Kulturen von Trypanosoma cruzi und Crithidia, d.h. unabhängig von Bakterien, konnten jedoch Amoeben gezüchtet werden. Sie hielten sich auf der zuvor lädierten Coecumschleimhaut besonders dann, wenn Reduktoren dem intestinalen Milieu hinzugefügt wurden (PHILLIPS, 1964). Andere bakterienfreie Nährböden wurden gesucht. Man benutzte Zellkulturen oder Hühnerembryoquetschpräparate (REEVES u. Mitarb.,

1957; LAMY, 1948, 1949; MEEROVITCH, 1954). Gegenwärtig werden endlich „*axenische Kulturen*" erprobt, die besonders für die Herstellung von spezifischen Antigenen eine große Bedeutung haben (DIAMOND, 1961; DIAMOND u. BARTOIS, 1965).

Gewisse menschliche E. histolytica-Stämme können einige Tage bis mehrere Wochen auf Temperaturen unter 37° bzw. bis auf 4° gehalten werden. Durch *Wachstum bei verschiedenen Temperaturen* und verschiedener Verdünnung des Milieus konnten RICHARDS u. Mitarb. (1966) virulente und nicht virulente typische E. histolytica-Stämme unterscheiden bzw. trennen. Auch unter den menschenpathogenen E. histolytica-Stämmen wurden mit ähnlichen Verfahren unterschiedlich virulente Stämme isoliert (SIDDIQUI, 1963; ENTNER u. MOST, 1965; RONDANELLI u. Mitarb., 1967).

Im allgemeinen werden heute *diphasische Nährböden* angewendet. Sie können in kleinen Reagenzgläschen wie auch in viel größeren Behältern angesetzt werden. Die feste Phase ist entweder coaguliertes Pferdeserum, Eiweiß oder Agar mit einigen Zusätzen. Die flüssige Phase besteht aus einer Ringerlösung, die mit Serum oder Eiklar angereichert wird (REEVES u. Mitarb., 1957; LAMY, 1948, 1949; MEEROVITCH, 1954; DESCHIENS, 1965; REES, 1955; REES u. Mitarb., 1960).

Oft gelten Zusätze von feinen Partikeln wie Stärke, roten Blutkörperchen, Gewebestücken neben Kohlenhydraten als begünstigende Faktoren für das Wachstum der Amoeben (LAMY, 1948; SAUTET, 1926; DOBELL u. LAIDLAW, 1926; CHANG, 1942; DOBELL, 1928). Cholesterin und gewisse Steroide scheinen für Amoeben unerläßlich zu sein (SHARMA, 1959; LATOUR u. Mitarb., 1965) und helfen die Virulenz „*in vitro*" aufrecht zu halten (REES u. Mitarb., 1944). Kulturen ermöglichen es, größere Mengen von Antigenen für serologische Untersuchungen herzustellen. Doch sind jene aus Kulturen, in denen auch Bakterien vorhanden sind, nie rein. Vor allem werden „*in vitro*" Versuche für die Vorprüfung neuer Amoebizide angestellt. Für die Prüfung von Pharmaka haben die diphasischen Media den Nachteil, daß sie die geprüften chemischen Substanzen unterschiedlich in die feste Phase absorbieren. Deshalb wurden rein flüssige Nährböden hergestellt (CHINN u. Mitarb., 1942; SHAFFER u. FRYE, 1942).

Zu diagnostischen Zwecken bei der Amoebiasis werden nur selten Stuhlkulturen benützt, hingegen hat die Kultur des Eiters für die Diagnose bei der extraintestinalen Amoebiase, wo die Amoeben oft sehr schwer im direkten Präparat zu finden sind, eine Bedeutung.

5. Toxische und antigene Eigenschaften

Amoeben produzieren *schwache Antigene* und wenig systemisch wirkende Toxine. Sie führen entsprechend zu einer schwachen Immunität. Das klinische Bild ist bedingt durch die lokalen Nekrosen, nicht durch eine Toxämie.

CRAIG (1927) hat einen Alkoholextrakt aus E. histolytica präpariert, der hämolytische und cytolytische Eigenschaften besaß, doch fand er in der Kulturflüssigkeit keine ähnliche Substanz. *In vivo* scheint die Cytolyse enzymatisch bedingt zu sein (BOECK, 1933; MORITA, 1938). Nach MAEGRAITH ist die Virulenz der Entamoebenstämme weder durch Toxine noch durch proteolatische Enzyme, die alle besitzen, zu erklären, sondern durch Fehlen einer Inhibition dieses Enzyms. Neben den proteolytischen Enzymen (MORITA, 1938; HIYEDA u. SUZUKI, 1932; BOECK, 1933) ermöglichen Hyaluronidasen die Wanderung der Amoeben im Bindegewebe.

Da die durch Amoeben hervorgerufene Nekrose nicht toxisch, sondern wahrscheinlich enzymatisch bedingt ist, wird auch die Amoebiase nicht mit einer schweren Toxämie gekuppelt. In der Tat treten nur *lokale Veränderungen*, vorwiegend im Sinne von Nekrosen und Entzündungsreaktionen, auf, die zum Teil durch die Begleitbakterien in der Dickdarmwand hervorgerufen werden. Als Konsequenz einer großen Anzahl solcher kleiner Nekrosen bzw. Geschwüre in der Dickdarmmucosa findet die Absorption toxischer Produkte sowie das Eindringen von Bakterien in der Kolonwand statt. Im Laufe der schweren Kolitiden kommt es *indirekt zu toxischen Schäden*, vorwiegend im Bereich der Leber.

Zum Problem der erworbenen *Immunität* wurde beim Hund gezeigt, daß unter 18 Hunden, die an Amoebendysenterie gelitten hatten und wieder geheilt waren, 4 nicht mehr infiziert werden konnten. In der Klinik aber hat man im Gegenteil den Eindruck, daß Menschen, die einmal eine Dysenterie durchmachten, oft für eine Amoebiase empfänglich geworden sind. Worauf die „Immunität" gewisser Menschen und die „Empfänglichkeit" anderer gegenüber E. histolytica beruht, ist unbekannt.

Der Nachweis von *Antikörpern* stammt aus dem Jahre 1921, als Scalas bei Dysenteriepatienten eine positive *Komplementbindungsreaktion* feststellen konnte. Craig (1927) hat die Spezifität einer Komplementbindungsreaktion geprüft, wobei 89,9 % der Fälle mit positiver Reaktion Amoebencysten aufweisen und nur 1 % infizierte Fälle unter den Individuen mit negativer Reaktion gefunden wurden. Leider zeigte sich später, daß die Interpretation der *Serologie* schwierig ist, und daß diskordante Resultate auftreten können (Spector, 1932; Wagener, 1924; Anderson u. Mitarb., 1953). Die Immunologie der Amoebiase hat nur langsame Fortschritte gemacht, weil Antigene aus Kulturen unrein, d.h. wenig spezifisch waren.

Kessel u. Mitarb. (1965) haben einen *Hämagglutinationstest* ausgearbeitet, der eine gute Spezifizität aufweist. Mit Hilfe von Antigenen, die aus E. histolytica-Kulturen ohne Bakterien stammen, wurden erst übereinstimmende, ausgezeichnete Resultate zwischen Parasitennachweis und Serologie erreicht (Kessel u. Mitarb., 1965). Eine von Maddison u. Mitarb. (1965) ausarbeitete Reaktion ergibt klinisch brauchbarere Resultate, indem eine positive Reaktion bei über 90% der schweren Amoebiasisfälle gefunden wird. Doch bleibt bei leichteren Fällen die Reaktion häufig negativ. Ca. 2 Jahre nach Ausheilung einer schweren Amoebiase wird diese Reaktion wieder negativ.

IV. Pathologische Anatomie

Amoebiasis ist eine Krankheit des Kolons bzw. des Kolons und gleichzeitig der Leber, die sehr oft entweder unspezifisch oder spezifisch mitbeteiligt ist. Der spezifische Befall der Leber beruht auf einer Metastasierung der Amoeben, die sich dort ansiedeln und Nekrosen und Entzündungen verursachen. Der Befall anderer Organe erfolgt entweder auf Grund von Metastasen von der Leber in die Lunge, in das Gehirn und gelegentlich in andere Organe, oder auf Grund direkter Extension vom Kolon oder von der Leber zu den Nachbarorganen. Bei Amoeben-Kolitis können die ileocoecale Gegend oder das untere Ileum sowie die Analgegend und das Perineum mitbeteiligt sein. Der Durchbruch eines Darmgeschwürs führt zu Peritonitiden und möglicherweise zu sekundärer Amoebiasis des weiblichen Urogenitalsystems. Das gleiche gilt für die Amoebenabscesse der Leber, die nach allen Richtungen rupturieren können: Lunge, Pleura, Perikard, Peritoneum, Darmschlingen, Gallenblase, Milz, ins Retroperitoneum, in die Bauchwand und sogar in größere Gefäße wie die Vena cava inferior.

1. Makroskopische Befunde

a) *Intestinale Amoebiase:* Das anatomo-pathologische Bild der Amoebenkolitis mit den runden, unterminierten Geschwüren wurde in 1891 von Councilman u. Lafleur beschrieben.

In klinisch stummen Amoebiasisfällen bei Menschen, die an Unfall starben, konnte Faust (1941) gelegentlich oberflächliche Geschwüre entdecken. Er glaubte deshalb, daß jede Amoebeninfestation mit Darmläsionen verbunden sei. Dies ist in gemäßigtem Klima sicher nicht der Fall, dürfte aber im Endemiegebiet ziemlich häufig sein.

In seiner Analyse von 186 Fällen von intestinaler Amoebiase stellte Clark (1925) fest, daß es sich um vorwiegend junge Erwachsene von 20—50 Jahren, darunter eine Mehrzahl von Männer, handelte. In einem Drittel der Fälle waren die Läsionen in alle Abschnitte des Kolons verteilt, doch ist in der akuten Amoebiasis das Coecum am häufigsten betroffen (87%), dann das Kolon ascendes (57%), das Rectum (39%), das Sigmoid und die Appendix (je 33%), bedeutend seltener das Kolon transversum und deszendens.

Wenn der klinische Ausdruck einer Amoebiasis eine Diarrhoe mit Schleim und Blut im Stuhl oder eine mittelschwere Dysenterie ist, so beruht diese Symptomatologie anatomisch auf mehreren lokalisierten *Geschwüren des Dickdarms* von 1 bis maximum 10 mm Durchmesser. Je zahlreicher die Geschwüre, desto schwerer das Krankheitsbild. Bei schweren Formen der Dysenterie ist der unterste Teil des Ileum oft mitbeteiligt. In solchen schweren Fällen sieht man unzählbare Geschwüre nahe aneinander liegen (Abb. 5a u. b), die konfluieren können. Besonders wenn anaerobe Bakterien gleichzeitig vorhanden sind, können ausgedehnte gangränöse Veränderungen der Kolonwand vorliegen.

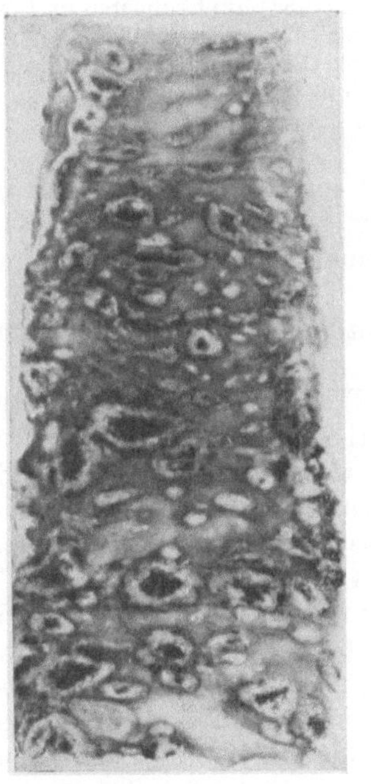

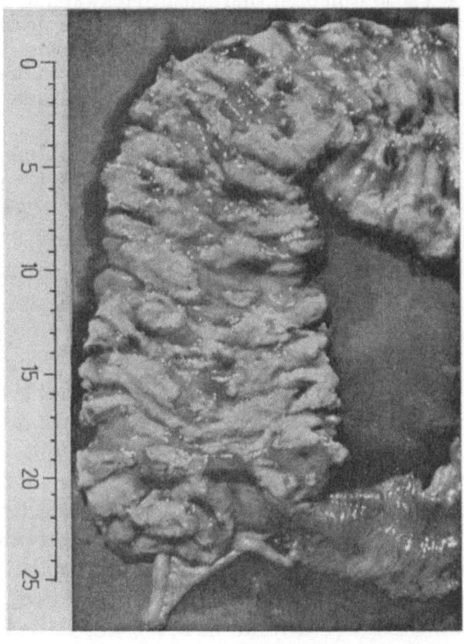

a b

Abb. 5. a Dickdarmabschnitt mit typischen Amöbengeschwüren. (Nach MÜHLENS und BÈZES). b Schwerste Amöbenkolitis im Bereich des Coecums und des Ascendens und unveränderte Schleimhaut im Bereich des Ileons

Die Ulcera sind rund, kraterförmig. Der Rand ist oft erhöht mit einer zentralen Nekrose. Diese Geschwüre reichen in die Submucosa. In toxischen, bzw. komplizierten Fällen dringen sie in die Tiefe, sind von einer lokalen Peritonitis begleitet und können auch perforieren.

In einem Falle von Sarkoma des Magens fanden McDONALD u. MOORE (1965) Amoebengeschwüre in der Magenwand im Bereiche der Neoplasie.

Die häufigste Todesursache ist nach KEAN u. Mitarb. (1956) eine *Perforation*, besonders im Bereiche des Coecums, mit einer sekundären *Peritonitis* (SIMONDS, 1943; CLARK, 1952; LEIGH, 1967). *Fistelbildungen* kommen vor, sei es in Richtung der Leber, des Urogenitalsystems, sei es zwischen Darmschlingen oder seltener (nach chirurgischen Eingriffen wie Appendektomie) in Richtung der abdominellen Wand (BIAGI u. Mitarb., 1966). Oft findet man Zeichen einer lokalisierten gedeckten *Peritonitis* oder eines lokalisierten Abscesses. Eine diffuse Peritonitis begleitet die malignen Formen der Dysenterie. In besonders bösartigen Fällen beobachtet man eine Gangrän der Kolonwand mit Nekrosen über große Flächen im ganzen Dickdarm (ARMENGAUD u. BEZES, 1962; KEAN u. Mitarb., 1956; WRUBLE u. Mitarb., 1966). Lokalisierte und generalisierte Peritonitiden sind bei den Autopsien häufiger als in der Klinik angenommen wurde (POWELL u. WILMOT, 1966; SIMONDS, 1943).

In leichten Fällen ist die Darmwand-Mucosa zwischen den Ulcera praktisch unverändert, während die ganze Darmwand in schweren Fällen deutlich entzündet, oft verdickt, hypertrophisch und ödematös ist. Die Ausheilung solcher Amoebenkolitis führt zur Atrophie der Mucosa und zu Narbenbildungen im Bereich der Submucosa, die gelegentlich zu Stenosen führen können.

Bei hyperplastischen Bindegewebereaktionen kommt es zu granulomatösen Verdickungen der Submucosa mit Stenose als Folge. Diese oft auf einem Segment lokalisierten Veränderungen nennt man *Amoebome.*

Diese Pseudotumoren sind nach SPICKNALL u. PEARCE (1954) am häufigsten im Bereiche des Sigma zu finden (41 %), dann im Bereiche des Rectums (27 %), des Kolons transversum (10 %), seltener im übrigen Kolon. Die Amoebome können Ulcera und tiefgreifende Fisteln aufweisen, evtl. perforieren; sie können auch von derber Konsistent sein und einem Carcinom ähneln. Nicht selten führen solche Veränderungen durch Intrasuszeption zu einem mechanischen Ileus.

Bei der Autopsie von Amoebenruhrfällen trifft man oft eine *nicht spezifische Hepatomegalie* mit Stauung und trüber Schwellung. Bei den tödlich verlaufenden Amoebiasisfällen wird in einem Drittel der Fälle eine metastatische extra-intestinale Amoebiase, ein Leberabsceß festgestellt.

b) *Extra-intestinale Amoebiase:* Die extra-intestinale Amoebiase ist eine der Komplikationen der intestinalen Amoebiase.

a) Leberamoebiasis: DEBAKEY u. OCHSNER (1952) haben aus 111 Publikationen 5250 Amoebiasisfälle sammeln können. Eine Mitbeteiligung der Leber war in 7,5—84,4 % der Fälle angegeben. Im Durchschnitt war ein Leberabsceß in 36,6 % der zur Autopsie gekommenen Fälle vorhanden. Im eigenen Material fanden sie einen Leberabsceß nur in 11,1 % der Fälle. Diese metastatische Komplikation trat in 93,4 % der Fälle aus der Literatur und in 84 % der eigenen Fälle bei Männern auf, ohne daß dafür eine befriedigende Erklärung gefunden wird. Die meisten Patienten waren zwischen 30 und 60 Jahre alt. In 65,1 % der Fälle war nur eine Eiteransammlung vorhanden. Der rechte Leberlappen war in 85,4 % der publizierten und 96 % der eigenen Fälle betroffen. Der linke Lappen allein war in der Serie von CLARK (1925) nur in 8,4 % der Fälle betroffen und in 20 % derjenigen von LAMONT u. POOLER (1958).

In manchen Fällen von Leber-Amoebiase bestehen Zeichen einer Kolitis, oft aber ist die Dickdarmmucosa unverändert. Man muß annehmen, daß die Eintrittspforte sehr diskret ist oder daß sie am Tage der Autopsie oft, z. B. aufgrund einer Antibioticatherapie, bereits ausgeheilt ist.

Die Amoeben gelangen durch die Pfortader in die Leber und werden in den Sinusoiden aufgehalten. Wenn sie in diesem neuen Milieu sich vermehren, bedingen sie in ihrer Umgebung eine Cytolyse. Es können einzelne oder gleichzeitig mehrere solcher nekrotischen Herde entstehen, die konfluieren können.

Die Lyse des Leberparenchyms und der Capillaren mit Blutungen führen zu großen schokoladenkremartigen Materialansammlungen. Man beschreibt in der englischen Literatur dieses Material als „*Anchovy sauce*". Diese nekrotische Flüssigkeit des Leberabscesses kann in sehr chronischen Fällen gelegentlich heller werden und eine fensterkittartige Komistenz aufweisen.

In ca. 5 % der Fälle kann eine *Superinfektion* mit Pyokokken oder anderen Keimen wie Salmonellen auftreten. Diese Superinfektion ist oft auch iatrogen als Folge einer Punktion, häufiger noch eines chirurgischen Eingriffs beobachtet worden.

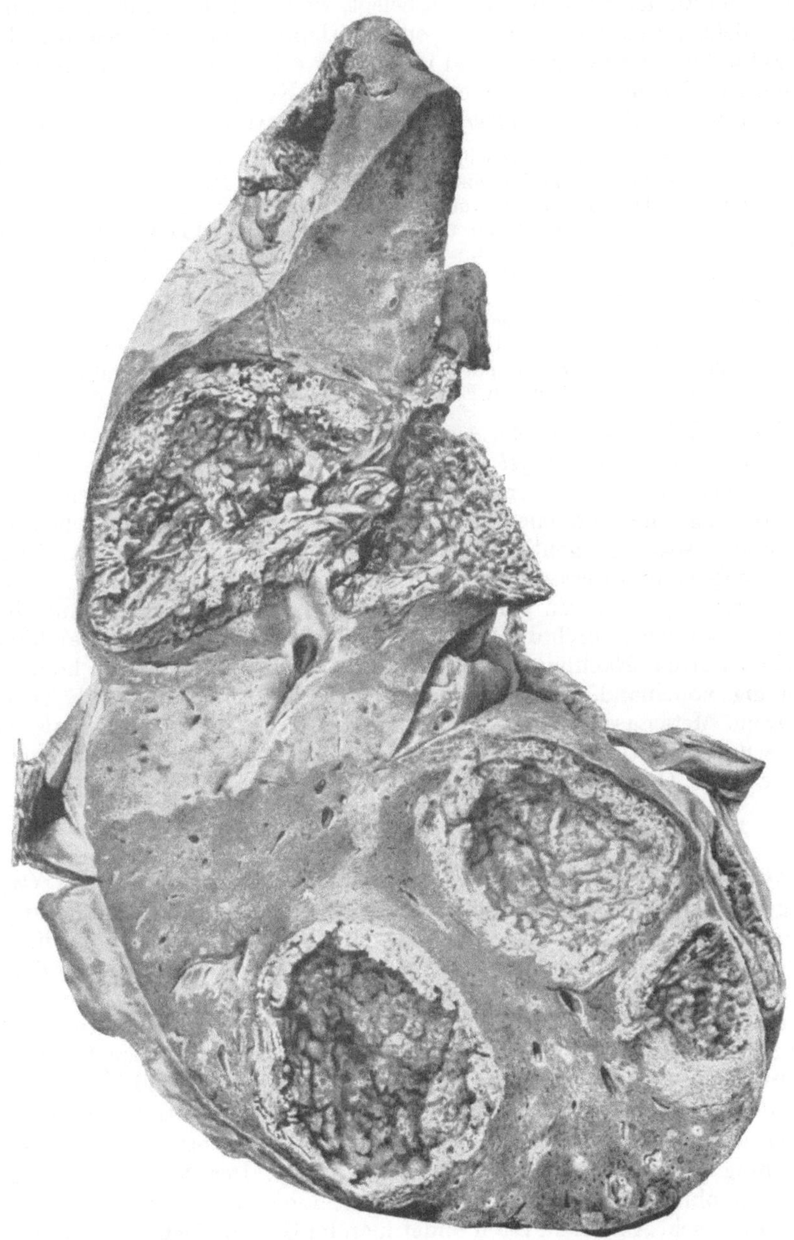

Abb. 6. Multiple Amöbenabscesse in der Leber. Neben großen Eiterhöhlen mit schwammiger Wandung zahlreiche kleine Nekrosen und Einschmelzungen. (Nach MACCALLUM aus JUSTI)

Die Leberabscesse haben die *Tendenz zu konfluieren*, an die Oberfläche des Organs zu gelangen und in Nachbarstrukturen durchzubrechen. In solchen Fällen wird man dasselbe Material z. B. in der Bauch- oder Brusthöhle finden.

Bei den nicht anbehandelten Fällen sind die *Leberabscesse* nicht scharf begrenzt und noch keineswegs eingekapselt. Die Leber ist dann vergrößert und deformiert, die Glisson'sche Scheibe im Bereich des vordringenden Abscesses gespannt und an der Stelle mit Fibrin belegt, wo der Absceß durchbrechen wird. Dies geschieht am häufigsten im rechten Leberlappen unterhalb des Zwerchfelles. Trübe Schwellung und Stauung sind im nicht involvierten Parenchym der Leber erkennbar. In den schwersten Fällen kann durch Kompression oder durch diffuse toxische Leberschädigung ein *Ikterus* entstehen (KEAN u. GILMORE, 1956).

Die *ersten Stadien* der Leberamoebiasis werden natürlich sehr selten bei der *Autopsie* erfaßt. DOXIADES (1961) beschreibt einen diffusen Befall des Parenchyms mit histologisch nachweisbaren Amoeben in den Sinus in einem Fall von Amoebenperitonitis. In den *Leberbiopsien* in Fällen von Amoebenabscessen findet man in der Regel keine Amoeben wie auch keine Zeichen einer Hepatitis (POWELL u. Mitarb., 1959; KIRSCHE, 1959). Man darf aber annehmen, daß entweder sporadische Herde und auch gelegentlich eine miliare Ansiedlung durch Amoeben zustande kommt (BLANC u. SIGUIER, 1950). Die Fälle von Leberabscessen, die zur Autopsie gelangen, sind meistens diejenigen, die perforiert haben. Die häufigste Perforation erfolgt in das Peritoneum, die zweithäufigste in die Pleura und in die Lunge (OCHSNER u. DEBAKEY, 1936). Auch bei Kleinkindern sind Leberabscesse häufige Komplikationen der Amoebiasis und im Gegensatz zu den Erwachsenen bei beiden Geschlechtern gleich verteilt.

β) Andere Lokalisationen von Amoebenabscessen: Amoebenabscesse in anderen Organen stammen *in der Regel von der Leber;* die Ausdehnung eines Abscesses außerhalb der Leber kann entweder brutal und massiv entstehen wie auch progressiv, langsam durch eine kaum erfaßbare Perforation vor sich gehen. Bei der Autopsie wird sogar gelegentlich die Perforationsstelle nicht gefunden. Zwischen zwei benachbarten Abscessen, der eine in der Leber, der andere in der *Lunge*, werden normale Strukturen gefunden. Möglicherweise dringen die Amoeben ins Gewebe ein, wandern durch die Lymphgefäße von einem Organ zum anderen und besiedeln somit das Nachbarorgan (DESCHIENS, 1965). Die Abscesse können aber unabhängig voneinander weit auseinander liegen; es handelt sich dabei um hämatogene Metastasen von der Leber in der Lunge. *Hirnabscesse* als weitere Metastasen sind relativ selten, doch bei Kindern etwas häufiger als bei Erwachsenen (WILMOT, 1962; OLATUNBOSUN, 1965).

2. Histologische Befunde

E. histolytica erzeugt im Gewebe ausgeprägte Zellnekrosen, Ödem, Capillarblutungen und ein nicht spezifisches Infiltrat mit subakuter Entzündung. Das zelluläre Infiltrat besteht vorwiegend aus Histiocyten, Makrophagen und Lymphocyten und einigen Neutrophilen. Die celluläre Reaktion ist im Vergleich zur Größe der Nekrose und zur Anzahl der Parasiten oft recht diskret. Die Seltenheit der Neutrophilen im Exsudat, bzw. das Fehlen von eigentlichem Eiter dürfte auf die sehr rasche Lyse dieser Zellen durch die Amoeben zurückgeführt werden (JARUMILINTA u. KRADOLFER, 1964). Allerdings kann das Eindringen von Bakterien in die Geschwüre den Charakter der Entzündungsreaktion ändern.

Wenn die Läsionen heilen, kommt es zu einer Vermehrung der Fibroblasten mit Bildung einer ödematösen *fibrohyalinen Narbe.* Der Nachweis von großen vegetativen blutphagocytierenden Amoeben im histologischen Schnitt ist hier pathognomonisch. Amoebencysten findet man im Gewebe nicht. Da die Amoeben post mortem ihre Wanderung im Gewebe fortsetzen, entspricht die Topographie der Parasiten im histologischen Schnitt nicht immer der ursprünglichen Lokalisation.

a) *Intestinale Amoebiase:* Das erste Stadium der Penetration der Amoeben in die Darmschleimhaut des Menschen wird selten erfaßt. JAMES (1928), CRAIG (1939) und FAUST (1941) beschreiben sehr oberflächliche Exkoriationen der Mucosa in denen Amoeben angetroffen werden. Andererseits werden E. histolytica in den Krypten der Drüsen sowie im periglandulären Bindegewebe gefunden, ohne daß dabei eine Diskontinuität im Epithel vorhanden sein muß (CRAIG, 1932). Man nimmt an, daß die Amoeben entweder mechanisch durch das Epithel durchtreten oder nach der Lyse einzelner Zellen eindringen. Diese Schlußfolgerungen stammen vorwiegend aus oft widersprechenden Beobachtungen im Tierversuch und sind mit den Befunden, die beim Menschen auftreten, nicht immer übereinstimmend (REES, 1929; HEGNER u. Mitarb., 1932; RATCLIFFE, 1931; ANDERSON u. Mitarb., 1953).

Im Schnitt sind die Amoeben in der Peripherie der nekrotischen Herde, oft sogar im relativ wenig veränderten Bindegewebe der Mucosa oder Submucosa zu suchen (Abb. 7). Wenn Amoeben in die Mucosa oder Submucosa eingedrungen sind erzeugen sie *Koagulationsnekrosen* des Gewebes, denen die glatten Muskelfasern eine gewisse Resistenz entgegenstellen. So breitet sich die Parasitenkolonie in die Submucosa aus, ohne tief in die Muscularis einzudringen (MARTIN, 1930). Entweder entsteht schon zu Beginn ein Ulcus, in das die Bakterien des Darmlumens eindringen (DOPTER, 1907), oder es entsteht später und die Bakterien besiedeln die Amoebennekrose massenhaft.

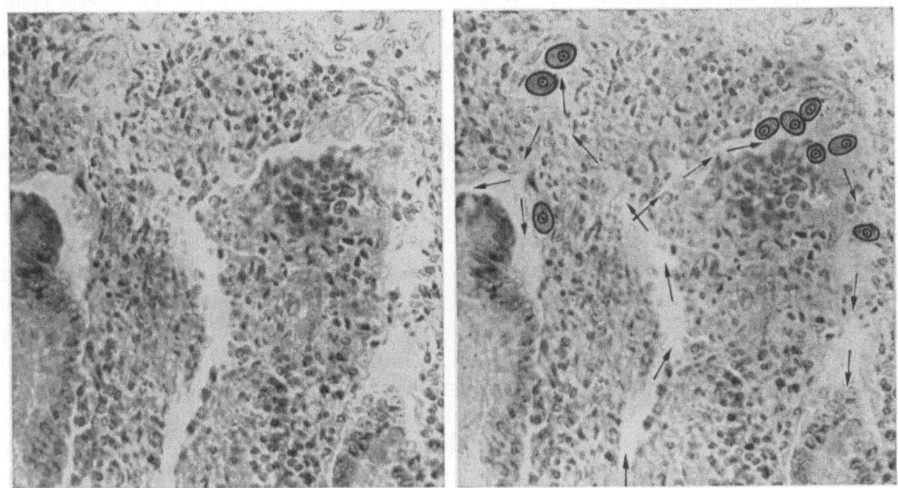

Abb. 7a u. b. Gewebsbefall durch *Entamoeba histolytica*. In b sind die im Schnitt vorhandenen Amöben zeichnerisch hervorgehoben und die durch Gewebsauflösung bei der Wanderung gebildeten Straßen gekennzeichnet. Der Gang *E* führt aus dem Darmlumen in die Mucosa. Vergr. 300:1. (Nach WESTPHAL)

Die typische Läsion ist das *unterminierte Geschwür*, das schon COUNCILMAN u. LAFLEUR (1891) beschrieben haben. Dieses kraterartige Geschwür, einigermaßen vergleichbar mit einem Karbunkel, weist im Zentrum eine Koagulationsnekrose mit wenigen Amoeben aber bald reichlichen Bakterien auf. Die Amoeben halten sich zum größten Teil in der Peripherie im ödematos aufgelockerten Bindegewebe auf, oft zwischen Fibroblasten, Histiocyten und Capillaren gelagert. Große Makrophagen können hier mit Amoeben verwechselt werden, besonders, wenn diese ebenfalls Zellen und Erythrocyten phagocytiert haben. Die Kernstruktur erlaubt es aber, diese Zellen von Amoeben zu unterscheiden.

In chronischen Fällen oder bei Ausheilung solcher Geschwüre kommt es zu einer fibrohyalinen Verdickung der Submucosa und zu einer *Atrophie der Mucosa*. Eine hyperplastische Bindegewebsreaktion mit Granulationsgewebe und ausgeprägtem lymphocytärem histiocytären Infiltrat sowie Proliferation von Fibroblasten, die zu hypertrophischen Narben und Fisteln führen, ist seltener. Es kommt in solchen Fällen in der Regel nicht zur Bildung von Riesenzellen. Hingegen kann ein eosinophiles Infiltrat in hyperplastischen Formen, den sog. Amoebomen, auftreten (CLARK, 1925).

Toxische bzw. komplizierte Fälle können ausgedehnte Nekrosen der Mucosa, ja sogar aller Schichten der Dickdarmwand erzeugen, gelegentlich mit Pseudomembranbildung, und zu Gangrän führen.

b) *Extra-intestinale Amoebiase:* Der histologische Befund bei Amoebiasisläsionen außerhalb des Darmes ist grundsätzlich der Gleiche wie bei der intestnalen Form. Die Amoeben trifft man im noch wenig veränderten ödematösen oder nekrobiotischen Gewebe an. Doch liegt ein Unterschied darin, daß im Gegensatz zu den Dickdarmgeschwüren, wo sehr früh eine Superinfektion stattfindet, Bakterien in den Metastasen in der Regel nicht vorhanden sind. Es handelt sich somit um eine reine Amoebenentzündung und das Infiltrat ist entsprechend noch weniger polymorph. Histiocyten und Lymphocyten sowie pyknotische Neutrophile sind relativ spärlich.

Primär besteht immer eine intestinale Eintrittspforte der Parasiten. Von der Darmwand zur Leber gelangen die Amoeben durch die Pfortader und werden in dem Sinus aufgehalten, wo sich eine Art Mikrothrombus bildet. Wenn sich die Amoeben vermehren, erzeugen sie eine Lyse der in unmittelbarer Nähe liegenden Strukturen und veranlassen dadurch eine Ansammlung von nekrotischem Material, einem *Absceß*. Die Zellen, insbesondere die Granulocyten sind bald nicht mehr erkennbar. Die lymphohistiozytäre Infiltration der Peripherie bleibt diskret. In akuten Fällen fehlt eine Bindegewebsreaktion im Sinne einer Abkapselung. Entfernt vom Absceß ist das Parenchym oft wenig verändert, obwohl eine Stauung mit Ödem und Hyperplasie der Kupfer'schen Zellen und Steatose in den Parenchymzellen gesehen werden kann.

In chronisch verlaufenden Abscessen oder nach der spezifischen Behandlung, sogar nach spontaner Ruptur in ein Nachbarorgan, kann ein Absceß viel schärfer begrenzt sein mit Bildung einer fibrohyalinen und cellulären *Membran*. Nach Ausheilung des Prozesses entsteht eine *Narbe*, die im Vergleich zu der ausgedehnten Zerstörung des Parenchyms auffallend klein sein kann. Auch in diesen Formen der Amoebiase ist der *histologische Nachweis von Amoeben* im Gewebsschnitt das einzige histologische pathognomonische Zeichen. Im Eiter und im histologischen Schnitt ist es notwendig, die Amoeben von Makrophagen zu unterscheiden. Im Gewebe können die *Trophocoiten* nach Goldman (1959) mit Eisenhaematoxylin gefärbt werden. Mit PAS-Färbung werden sie wegen der Glykogenvakuolen violett gefärbt. Die autofluoreszenten Antikörper ermöglichen eine einigermaßen spezifische Darstellung der Amoeben zu erhalten (Goldman, 1959). Wichtig ist bei solchen metastatischen Amoebiasisherden der Leber, der Lunge, des Gehirns, besonders, wenn keine Kolitis vorliegt, überhaupt an eine Amoebiasis zu denken.

V. Pathogenese

Die folgenden Tatsachen erschweren das Verständnis der Pathogenese der Amoebiase (D'Antoni, 1952):

1. Es existieren sehr virulente und praktisch avirulente Stämme von E. histolytica.

2. E. histolytica kann jahrelang als Commensal harmlos das Dickdarmlumen besiedeln und dann gelegentlich beim selben Menschen eine Krankheit erzeugen, wenn sie sich im Gewebe anstatt im Darmlumen vermehrt.

3. In der intestinalen Form der Amoebiase spielen die begleitenden Bakterien eine bedeutende Rolle im Gegensatz zu den Metastasen, wo Amoeben — wie erwähnt — allein auftreten und somit allein für die pathologischen Veränderungen verantwortlich sind.

a) *Intestinale Amoebiase:* Wenn Menschen vierkernige Cysten von E. histolytica mit Getränken oder Speisen eingenommen haben, werden sie mit großer Wahrscheinlichkeit *Amoebenträger*, also Personen in deren Dickdarmlumen sich bakterienphagocytierende, bewegliche Amoeben vermehren. Cysten werden cyclisch gebildet und können, wenn in genügenden Mengen vorhanden, mikroskopisch im Stuhl gefunden werden. Diese Infestation kann jahrelang, ja vielleicht sogar das ganze Leben dauern, ohne daß je Symptome damit verbunden sind.

Wenn es sich um stärker virulente Amoeben handelt, wird früher oder später, oft schon nach wenigen Wochen, als Folge des *Eindringens der Amoeben in die Mucosa*, eine Kolitis auftreten (CRAIG, 1917; WALKER u. SELLARD, 1913). Amoeben bahnen sich mechanisch oder durch Cytolyse einen Weg. Sie können auch schon vorhandene Mikrogeschwüre benützen, ins Bindegewebe dringen und sich in diesem neuen Milieu vermehren. Diese Anpassung der Parasiten ist mit einer *biologischen Umwandlung* verbunden: die Amoeben werden bedeutend größer, phagocytieren hauptsächlich rote Blutkörperchen und leben nicht mehr von Bakterien. Auch nimmt die Motilität der Amoeben zu. Entsprechend wird der Anteil des Ektoplasmas größer. Es werden keine Cysten mehr gebildet, d.h. diese Amoeben können sich nicht ausbreiten. Diese Umwandlung ist wahrscheinlich beim Menschen reversibel, was man durch Kulturen dieser Formen nachweisen kann.

Das Eindringen der Amoeben ist durch verschiedene, z. T. noch unbekannte Faktoren bedingt. Die Invasion des Gewebes ist von der Zahl der Amoeben, deren Virulenz, sowie von verschiedenen unbestimmten Charakteren der Dickdarmflora abhängig. Diätetische Faktoren und eine Abnahme der Resistenz des Wirtes auf Grund vorbestehender Darmkrankheiten spielen gewiß eine Rolle.

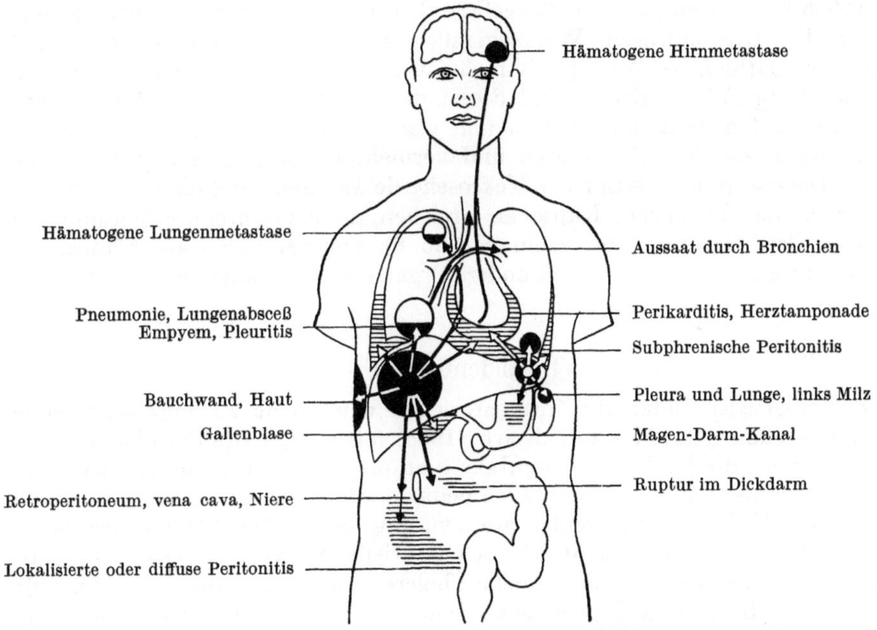

Abb. 8. Schematische Darstellung der Entwicklungsmöglichkeiten von rechts- und linkslokalisierten Amöbenleberabscessen (Ausdehnung oder Ruptur in Nachbarstrukturen, selten hämatogene Metastasen in Lunge und Gehirn)

Solche Faktoren hat WESTPHAL (1937) mit einem Mitarbeiter beweisen können, indem beide E. histolytica-Cysten schluckten. 8 Monate waren sie Cystenausscheider, blieben aber beide beschwerdefrei. Kurz aber nach Absorption von nicht pathogenen Bakterien, die aus dem Darm eines Amoebenruhrpatienten stammten, traten die ersten Symptome in Form von Diarrhoen auf. Dieser Versuch zeigt die Bedeutung der begleitenden Bakterien.

Amoeben besitzen *keine* bekannten *systemisch wirkende Toxine*. Sie sind nur imstande, in ihrer unmittelbaren Nähe Zellnekrosen zu erzeugen. Diese Cytolyse wird auf *proteolytische Enzyme* zurückgeführt.

Die amoeboiden Bewegungen und die Hyaluronidaseproduktion erlauben die *Wanderung durch die Gewebe.* Wo Amoeben eingedrungen sind, z. B. in der Mucosa oder Submucosa des Kolons, erzeugen sie Nekrosen und Geschwüre, gefolgt von Entzündungsreaktionen, Blutungen und Reizung der Nervenstrukturen, des Meisser'schen und Auerbach'schen Nervenplexus. Damit verbunden treten Störungen der Peristaltik des Darmes, Schmerzen und Krämpfe sowie eine Steigerung der Mukusproduktion auf. Die Begleitflora wird für Komplikationen verantwortlich sein, Salmonellen oder Shigellen für eine Toxämie, anaerobe Bakterien für eine Gangrän des Kolons.

Es gibt noch keine befriedigende Erklärung weshalb so *selten Symptome* bzw. Läsionen unter *den Trägern* auftreten, die *in gemäßigtem Klima* leben. In den Tropen kommt es bei Trägern viel häufiger zu einer Kolitis. Daß es wie beim Hunde diätetische Faktoren sind, die dort als begünstigende Faktoren gelten, daß der Unterschied auf der verschiedenen Darmflora beruht, daß die Amoebenstämme weniger virulent sind, sind alles mögliche Antworten. Wahrscheinlich spielen diese Faktoren gemeinsam eine Rolle. In den Ländern mit schlechten Ernährungsverhältnissen sind auch die Hygieneverhältnisse nicht befriedigend, so daß eben Unter- oder Fehlernährungen, Avitaminosen, Eiweißmangel, auch häufig infektiöse Enteropathien vorkommen.

b) *Extraintestinale Amoebiase:* Die Amoeben in der Darmwand wandern gelegentlich in die Lymph- und Blutgefäße. Doch findet man diese Parasiten nur selten in den Lymphdrüsen. Wahrscheinlich werden sie dort zerstört, so daß Lymphadenopathien bei Amoebiasis nicht ausgeprägt sind. Wenn E. histolytica in kleine Blutgefäße eindringt und durch die Pfortader *in die Leber* gelangt, werden sie in den Sinus aufgehalten und wahrscheinlich zum großen Teil vernichtet. Wenn sie sich aber halten und vermehren können, erzeugen sie eine *Cytolyse.* Die dadurch entstandenen Nekroseherde wachsen, konfluieren und haben die Tendenz die Glisson'sche Kapsel zu erreichen, diese zu durchbrechen und von dort aus andere Organe zu besiedeln (s. Abb. 8). Von der Leber aus können die Amoeben durch die Blutbahn auch andere Organe, wie die Lunge und das Gehirn, erreichen.

VI. Epidemiologie

Die Amoebiasis bildet für Tropenreisende eine nicht zu unterschätzende Gesundheitsgefährdung. MOHR u. Mitarb. (1968) geben folgendes Beispiel: 43,09 % der Rückkehrer, die im Laufe eines Jahres untersucht wurden, hatten während ihrem Tropenaufenthalt an Durchfällen gelitten. Die Ätiologie dieser Durchfälle konnte in 192 Fällen nicht abgeklärt werden, hingegen hatten 166 eine gesicherte Amoebeninfektion durchgemacht, 52 eine bakterielle Dysenterie, 10 einen Typhus, 9 einen Paratyphus und 1 eine fragliche Cholera. Somit kann die Amoebiase für die Europäer, die in den Tropen leben, eine wirkliche Gefahr darstellen. Viel schwerer ist es aber, sich ein Bild der Bedeutung der Amoebiase für die einheimische Bevölkerung der tropischen Länder zu machen.

Gesunde Träger bilden das *Amoeben-Reservoir.* So kann zum Beispiel die Krankheit schon im Kindesalter von der Mutter auf das Kind übertragen werden (NNOCHIRI, 1965). Wenn günstige Bedingungen für den Parasiten vorhanden sind, können die von den Trägern mit dem Stuhl entfernten Cysten 2—4 Wochen lang infektiös bleiben. Obwohl Tiere wie Hunde, Affen oder Katzen spontan an Amoebiasis erkranken können (SWELLENGREBEL u. RIJPSTRA, 1964), spielt das *tierische Reservoir* keine bedeutende *Rolle.* Der Dysenteriepatient, der massenhaft Trophocoiten im Stuhl absondert, ist nicht besonders kontagiös, weil Trophocoiten in der Außenwelt sofort zugrunde gehen.

Obwohl es keinen Zwischenwirt gibt, spielen *Fliegen und Kakerlaken* in der Verbreitung der Amoeben eine bedeutende Rolle (CRAIG, 1917). Diese Insekten dürfen als wichtige *mechanische Vektoren* bezeichnet werden, da sie oft sowohl auf Faeces wie auf Speisen gelangen. Unreines Wasser, schmutzige Gegenstände oder Hände, die mit Speisen oder Getränken in Kontakt kommen, ermöglichen eine Übertragung der Cysten von Mensch zu Mensch. Deshalb sollte man in Endemiegebieten keine rohen Speisen essen, und nur gekochtes oder filtriertes Wasser trinken. Die Chlorierung des Wassers, die zur Bakterienvernichtung gebraucht wird, genügt nicht, um die Cysten der Amoeben zu zerstören. Wichtig ist es, in tropischen Gegenden das Küchenpersonal dazu zu bewegen, sich nach dem Stuhlgang immer die Hände gut mit Seife zu waschen; in Gegenden wo die Hygieneverhältnisse schlecht sind, ist es fast unmöglich eine Infestation zu vermeiden (MELENEY, 1944).

Die Übertragung der Amoebiasis geschieht von Mensch zu Mensch. Kontaminationen im Bereich der Mitglieder einer Familie sind bekannt und Lebensmittelverkäufer können, wenn sie infiziert sind, die Amoebiasis verbreiten (GREWAL, 1968).

Amoeben sind *kosmopolit.* Doch obwohl der Erreger in allen Kontinenten auftritt und in gewissen Gegenden Europas oder Nord-Amerikas bei 5—10% der Menschen nachzuweisen ist, bleibt *in den gemäßigten Klimata* die Amoebiasis eine sehr *seltene sporadische Krankheit.* Ganz ausnahmsweise können kleine Epidemien auftreten, wenn das Abwasser durch Ruptur einer Leitung mit dem Trinkwasser vermischt wurde (McCOY, 1934). Geschlossene Gemeinschaften, Waisenhäuser, psychiatrische Kliniken können gelegentlich kleine Infektionsherde bilden. In Kriegszeiten kann die Amoebiase in Ländern, wo sie sonst nicht vorkommt, auftreten. Im letzten Weltkrieg hat die Amoebiasis in Europa selbst keine Schwierigkeiten bereitet. Hingegen hatten die Truppen, die in tropischen Gegenden zu kämpfen hatten, nicht selten mit dieser Krankheit zu tun.

In den warmen, feuchten Monsungegenden *Asiens* und auch in gewissen Teilen *Afrikas*, z.B. in den ärmsten Vierteln großer Städte, kann Amoebiasis eine schwere *Endemie* darstellen. Wo die Hygieneverhältnisse schlecht sind, ist auch die Zahl der Amoebenträger größer. Sie erreicht bis zu 100% der untersuchten Personen in gewissen Gegenden. Diese mehr gefährdeten Menschen sind mit einer großen Anzahl von Amoebenstämmen in stetem Kontakt, darunter mit wenig virulenten und hochvirulenten.

Anscheinend sind die virulenten Stämme mehr wärmeabhängig als weniger virulente. Dies könnte eine Erklärung für das seltene Auftreten von kleinen Epidemien in unserem Klima sein, da sicherlich die Rückkehrer aus den Tropen tropische Stämme mitbringen. Oft sind die Cysten der hochvirulenten Amoeben größer als jene der weniger virulenten. Sie messen über 12 μ im Durchmesser. Solche Cysten, die z. B. die *Chicagoepidemie* auslösten, sind aber bald danach in der Bevölkerung dieser Stadt sehr selten geworden (ANDERSON u. Mitarb., 1953). Nach Gewebspassage findet man beim Menschen maximal virulente Stämme. So kann man annehmen, daß Träger, die eine Dysenterie durchgemacht haben, Cysten von hochvirulenten Stämmen verbreiten. In diesem Zusammenhang sei erwähnt, daß im Tierversuch in Kulturen fast avirulent gewordene Stämme nach Passage in der Leber des Hamsters eine Virulenzsteigerung erlangen.

In vielen Ländern der Welt wurden stichprobenartig einige Hunderte oder Tausende von Menschen auf E. histolytica untersucht. Obwohl die Wahl der untersuchten Gruppen für die gesamte Population oft nicht repräsentativ war, z.B. Arbeitsgemeinschaften, Patienten eines gegebenen Spitals, Soldaten, Schüler, Studenten usw., geben die Ergebnisse solcher Statistiken Anhaltspunkte über die *Häufigkeit der Infestation.* Diese Angaben aus einer Bibliographie von 15000 Arbeiten wurden in der Zusammenstellung von ELSDON-DEW für die Weltgesundheitsorganisation 1964 zusammengefaßt. Die Häufigkeit der Infestation *variiert* zwischen 0 und 94 %. Es kann vorkommen, daß im selben Land, sogar in derselben Gegend, zwei verschiedene Autoren stark abweichende Werte finden. Die Unterschiede sind durch die Wahl der Stichproben, durch die angewandte Methode im Laboratorium und die Fähigkeit des Laborpersonals bedingt.

Interessant sind insbesondere Arbeiten, in denen dieselbe Arbeitsgruppe Untersuchungen in verschiedenen Ländern oder verschiedenen Gemeinschaften unternahm oder im Laufe der Jahre ein gegebenes Gebiet wiederholt erforschte. Es zeigte sich, daß mit der Entwicklung besserer Sanitätsanlagen die Häufigkeit der Infestation langsam abnimmt.

Im Kongo (Brazzaville) stellten DESCHIENS u. LAMY (1952) eine Infestationsrate von 7,2 % bei Afrikanern und nur 1,1 % bei Europäern fest. In Chile fanden SILVA u. Mitarb. (1963) unter 43952 untersuchten Personen eine Infektionsquote von 20,9 % unter den ärmeren und von 9 % unter den sozial höher gestellten Schichten.

Um die Bedeutung der Amoebiasis als Krankheit für ein Land zu ermessen, brachten Massenstuhluntersuchungen keine weitere Klärung. Auch wenn man nur gefärbte Präparate in Betracht zieht oder wenn man die Größe der Cysten mißt, lassen beispielsweise Werte von 10 % Infestation mit potentiell pathogenen Amoeben keine Schlüsse zu, ob die Krankheit sehr häufig oder nur selten im gegebenen Lande auftritt. Bei schlecht ernährter Bevölkerung, wo auch infektiöse oder toxisch bedingte Enterokolitiden vorkommen, wird eine Infestation mit E. histolytica oft zu Symptomen führen. Hingegen wird bei wohlernährten Bevölkerungen, die unter hygienisch sehr günstigen Bedingungen leben, dieselbe Infestationsquote fast keine Bedeutung haben (ANTIA u. Mitarb., 1965). In Nordamerika wird ein Infektionsprozentsatz von 5—10 % (CRAIG, 1917; ELSDON-DEW, 1954), bzw. 1—5 % (BURROWS, 1961) angenommen. BROOKE u. Mitarb. (1963) fanden in der Umgebung des Arkansas Medical Center, wo kaum 10 Fälle von Amoebiasis jährlich behandelt werden, eine E. histolytica-Infestation bei 3,4 % der Bevölkerung. Dort waren 11,2 % mit E. hartmanni infiziert.

Die Bedeutung muß weiterhin für die verschiedenen Altersgruppen verglichen werden. Die Häufigkeit der symptomatischen Amoebiase bei *Kindern* wird oft unterschätzt. MARTUSCELLI u. MICHEL (1969) haben eine klinische Amoebiase bei 1,8 % der in Mexiko hospitalisierten Kindern gefunden. 4 der 89 Fälle waren Leberabscesse, die anderen waren intestinale Formen, oft kombiniert mit bakteriellen Infektionen: Enteropathogene Colibakterien, Salmonellen und Shigellen. Nach WATSON u. Mitarb. (1970) waren E. histolytica häufiger als Salmonellen und Shigellen zusammen als Ursache von Magendarmkrankheiten in Südafrika gefunden worden.

Wegen dieser *Diskrepanz zwischen* der *Häufigkeit der Infestation und* je nach Gegend der *Seltenheit der Amoebiasissymptome* sind MADDISON u. Mitarb. (1965) der Meinung, daß positive *serologische Teste* — Hämagglutinin- und Geldiffusionspräcipitintest — eine bessere Orientierung über die Häufigkeit der Krankheit geben. In der Tat wird diese Reaktion erst positiv, wenn ein direkter Kontakt zwischen Parasit und Wirt, bzw. eine Invasion vorliegt. Bei gesichertem Amoebenleberabsceß war die Reaktion in 96 % der Fälle positiv (360 Fälle). Bei Patienten, die keine Zeichen einer Amoebiase hatten, war die Reaktion nur in 15 % der Fälle positiv.

VII. Klinisches Bild

1. Symptomatologie

Es ist schwierig, die Amoebiasis mit denselben Kriterien wie andere Krankheiten klinisch zu klassifizieren. So kann praktisch nur während Epidemien von einer *Inkubationszeit* wirklich die Rede sein:

In der Chicagoepidemie betrug sie 1—4 Wochen (McCOY u. CHESLEY, 1934). Außerhalb der Epidemien variiert die Inkubation zwischen einigen Tagen oder Wochen bis auf Jahre, da sich die E. histolytica jahrelang im Dickdarmlumen halten und fortpflanzen kann, ohne Symptome hervorzurufen.

Craig (1917) beobachtete während eines Feldzuges in Mexiko, daß der erste Amoebiasisfall schon nach einer Woche auftrat. In der zweiten Woche hatte er 8, in der dritten 3 weitere, dann bis zum Ende des zweiten Monates noch 54 Fälle. Im dritten Monat traten nur noch 24 Fälle auf, 4 im vierten Monat und 6 vom 4. bis zum 12. Monat.

Um die *Faktoren des Auftretens* der Amoebenkrankheit zu erfassen und die Symptome richtig einzugliedern, unterteilt Blanc (1961) anamnestisch seine Patienten mit intestinaler Amoebiase nach ihrer Antwort auf folgende Fragen:

1. *Wann sind die ersten Symptome aufgetreten?*
— handelt es sich um den ersten klinischen Ausbruch der Amoebiase?
— um einen Rückfall mit langer asymptomatischer Periode?
— oder um ein Rezidiv kurz nach der letzten Episode?

2. *Welches sind die wichtigsten Symptome?*
— die Diarrhoe?
— die Dysenterie mit schleimigen, blutigen Absonderungen?
— oder leidet der Patient an schmerzhaftem, unregelmäßigem Stuhlgang (alternierend Obstipation und Diarrhoe)?

3. *Seit wann dauert die gegenwärtige Episode?*
— ist es eine lang anhaltende?
— oder eine kürzlich aufgetretene Krankheit?

4. *Welches ist die geographische Herkunft (für Zentral-Europa von besonderem Interesse)?*
— hat der Patient einen Tropenaufenthalt kürzlich oder vor Jahren hinter sich?
— war der Patient in subtropischen Gebieten oder im Endemiegebiet in Südeuropa?
— handelt es sich um einen der seltenen einheimischen Fälle? Hier sind Kontakte, die der Patient mit einem evtl. Träger hatte, von Bedeutung.

5. *Welches ist die Topographie der Läsionen?*
— ist es eine intestinale oder/und eine extraintestinale Krankheit?
— wie ist die Lokalisation der Darmläsionen:
Diffuse Kolitis?
Bipolare Kolitis (Coecum und Rectum)?
Andere Lokalisationen?

6. *Bestehen aggravierende Faktoren?*
— gleichzeitige Shigellose oder Salmonellose?
— Vorbestehen einer neurovegetativen Dystonie?
— andere Krankheiten oder Komplikationen (z. B. Megacolon, Colitis ulcerosa)?

7. *Handelt es sich um ein postamoebiatisches Syndrom?*
— Unter den postamoebiatischen Syndromen ist auf Krankheitszustände zu achten, wo E. histolytica nur noch eine anamnestische Bedeutung besitzt, wo ein pathologischer Vorgang auf Grund der amoebenbedingten Narben bzw. „Mutilationen" der Dickdarmmucosa zurückbleibt, oder wo ein selbständiger, nicht spezifischer Prozeß sich anschließend an eine Amoebiasis entwickelt hat.

2. Klinische Manifestationen

a) Intestinale Amoebiasis

Der klinische Ausdruck dieser spezifischen Kolitis kann eine *Diarrhoe*, eine *Obstipation* oder ein *Dysenteriesyndrom* mit schleimig blutigen Ausscheidungen sein. In allen Formen werden *Bauchbeschwerden* angegeben. Es treten Krämpfe, Koliken und Tenesmus auf. Selten, bei malignen oder komplizierten Formen kommt es als Ausdruck der Toxämie zu Fieber, Peritonismus, Ileus, Elektrolytstörungen, Schockzuständen oder Kachexie.

Um irgendwelche dieser keineswegs spezifischen Symptome auf eine Amoebiase zurückführen zu können, muß man die *Diagnose parasitologisch sichern.* Der

Erreger ist im Stuhl oder in den Mucosaläsionen nachzuweisen. Im nächsten Kapitel werden diese Maßnahmen näher beschrieben. Die rektosigmoidoskopische Untersuchung ermöglicht, typische Schleimhautläsionen, wie Geschwüre sowie Narben und Atrophie, zu erfassen. Die Röntgenuntersuchungen helfen, das Ausmaß der Läsionen und vorwiegend auch die Komplikationen, wie Stenosen und Fisteln, zu erkennen. Jedoch sind sie besonders zur Differentialdiagnose, d. h. zur Elimination anderer Diagnosen wie Morbus Crohn oder Neoplasien nützlich. Sie helfen auch, eine Lebermetastase zu erfassen.

aa) *Diarrhoe:*

Eine Diarrhoe ist eines der häufigsten Zeichen einer Amoebiasis. Der Beginn ist uncharakteristisch. Sehr früh treten abdominelle Schmerzen, bzw. Unbehagen im Abdomen auf. Dazu werden vermehrt weiche Stühle, oft mit plötzlichem Drang zum Stuhlgang, bemerkt. Das Krankheitsbild kann ziemlich unauffällig sein mit 2 oder 3 schlecht geformten Stühlen. Es kann aber auch zu einem lang anhaltenden Diarrhoesyndrom mit 5—10 wässerigen Stühlen kommen. Es finden sich vermehrt Mucus und gelegentlich blutige Streifen auf dem Stuhl. Die Schmerzen im Hypogastrium oder im Bereich des gesamten Kolons nehmen langsam zu, doch bleibt der Allgemeinzustand lange gut erhalten. Fieber fehlt in den meisten Fällen, obwohl subfebrile Temperaturen auftreten können. In der Regel bleibt die Temperatur unter 38°. Langanhaltende Diarrhoen zusammen mit Flatulenz und Bauchkrämpfen führen mit der Zeit zu einer Verschlechterung des Allgemeinzustandes mit depressiver Verstimmung, Müdigkeit, Schlaflosigkeit, Fröstelgefühl und Gewichtsabnahme.

Bei der klinischen Untersuchung ist der Patient meistens wenig abgemagert. Die Zunge ist belegt, das Abdomen gebläht, das Kolon diffus oder lokalisiert druckdolent. Es ist oft spastisch und wie ein Seilstrang leicht zu palpieren und zu begrenzen. Wenn das Coecum befallen ist, kann eine chronische Appendicitis vorgetäuscht werden. Die Rektoskopie erfolgt nach rektaler Untersuchung, die hier oft schmerzhaft ist wegen Spastizität des Sphinkter ani. Bei der Rektosigmoidoskopie wird in der Hälfte dieser Fälle eine leicht entzündete ödematöse Mucosa beobachtet mit punktförmigen Erhebungen, zentriert von einem kleinen runden Ulcus von 1—3 mm Durchmesser.

bb) *Dysenterie-Syndrom:*

Das Dysenteriesyndrom ist der Ausdruck einer ausgedehnten *ulcerierenden Rektokolitis*, bei der die Patienten neben bzw. anstatt Faekalien Mukus mit Blut und Eiter absondern. Dieses Syndrom ist fast immer mit schweren Bauchkrämpfen, Koliken und Tenesmus verbunden. In Europa ist ein Dysenteriesyndrom selten der Ausdruck einer Amoebiase, hingegen tritt in den Tropen in ca. $^1/_3$ der Fälle ein solches Syndrom auf. Dieses Krankheitsbild gleicht ungefähr der bacillären Dysenterie, doch ist der Verlauf weniger akut. Das Fehlen einer Toxämie unterscheidet sie weiterhin voneinander.

Zu Beginn leidet der Patient an Diarrhoen und Bauchkrämpfen. Bald danach werden die Stühle wässeriger, von reichlich Schleim und von blutigen Streifen begleitet, und entfärben sich progressiv. Nach einigen Tagen werden öfters anstatt Faeces serumartige, schleimige, von blutigen Fäden begleitete Exkrete abgesondert. In der Regel bleibt trotz solch einer schweren Kolitis auch hier der Allgemeinzustand lange gut erhalten. Eine Exsiccose tritt bei Erwachsenen erst spät auf (Martin u. Mitarb., 1953). Bei unkomplizierten Fällen fehlen Symptome wie Nausea und schweres Erbrechen sowie psychische Abgeschlagenheit, Tachykardie, Hypotonie oder hohes Fieber und die Zeichen einer Toxämie.

Bei der *klinischen Untersuchung* ist die Zunge belegt, aber selten trocken, das Abdomen gebläht und diffus druckdolent. Die Palpation des spastischen Kolons löst sehr heftige Schmerzen aus. Die Temperatur ist oft leicht erhöht zwischen 37 und 38°. Die Leber ist perkutorisch und palpatorisch deutlich vergrößert und druckdolent. Wenn man die Lebergegend mit der Faust erschüttert, erzeugt dies aber keinen reißenden, unerträglichen Schmerz wie beim Leberabsceß. Bei der *Rektoskopie* ist die Mucosa leicht gereizt und ödematös, mit einigen flachen Exulcerationen, sowie mit den spezifischen *kraterartigen Läsionen.* Das *typische Amoebenulcus* darf man einigermaßen mit einem Karbunkel der Mucosa vergleichen: eine Papel, deren Spitze exulceriert und mit einem weißlich gelben oder

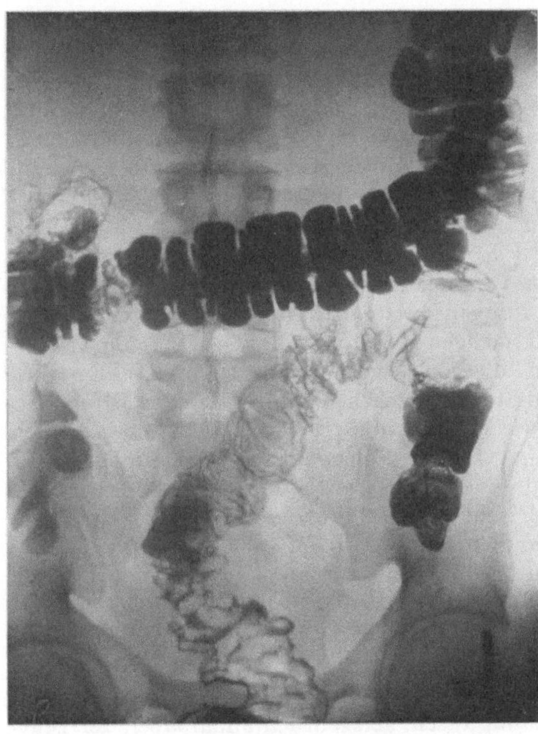

Abb. 9

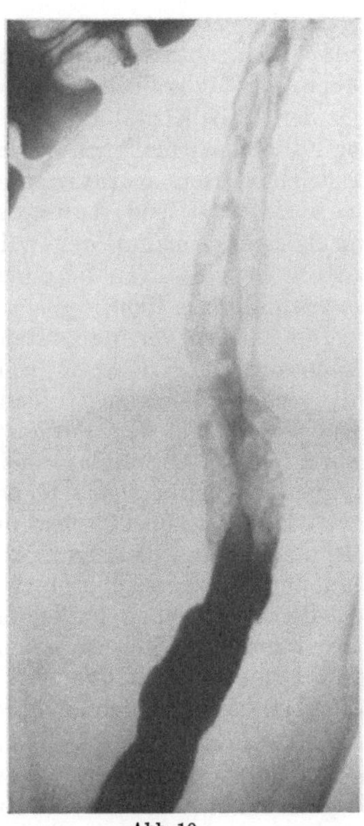

Abb. 10

Abb. 9. Frische Amöbenruhr. Schwellungszustand besonders in den untersten Darmabschnitten, im Sigma und Descendens. Die oberen Darmabschnitte erscheinen im Füllungsbild normal. (Orig. W. MOHR)

Abb. 10. Doppelte Konturierung im Bereich des Descendens mit pseudopolypösen Schleimhautwucherungen bei chronischer Amöbenruhr. (Orig. W. MOHR)

hämorrhagischen Exsudat belegt ist. Das Geschwür im Zentrum mißt zwischen 1 mm bis 1 cm im Durchmesser. Im Exsudat sind reichliche, rasch bewegliche, mit Erythrocyten vollgepfropfte Amoeben zu finden.

Der *Verlauf* solcher Dysenterieepisoden variiert. Obwohl sie gelegentlich spontan innerhalb einiger Tage oder Wochen ausheilen können, besteht eine starke *Tendenz zur Chronizität und zu Rezidiven,* oft nach einer vorübergehenden Besserung oder sogar klinischen Heilung. In 5—30% der Fälle tritt ein *Leberabsceß* als Komplikation auf. Chronische Verlaufsformen und Rezidive führen zur

Verschlechterung des Allgemeinzustandes und zu Komplikationen. Unbehandelte, langanhaltende, rezidivierende Dysenteriefälle, die letzten Endes zur Exsiccose und Kachexie führen, sieht man hauptsächlich in Gegenden deren Hygieneverhältnisse sehr schlecht sind (z. B. „Slums“ von Großstädten in den Tropen).

Eine der wichtigsten *Komplikationen* der Dysenterie ist neben dem Leberabsceß die *Perforation eines Amoebengeschwürs*; es kommt entweder zur lokalen Absceßbildung, oder zu diffuser Peritonitis mit paralytischem Ileus. Die akuten Perforationen sind von besonders schlechter Prognose (Rowland, 1967; Odunjo, 1969). Oft wird die Diagnose einer Peritonitis klinisch zu spät erfaßt (Powell u. Wilmot, 1966). Es können auch *Fisteln* entstehen, die erst röntgenologisch nachweisbar sind. Lebensbedrohliche Blutungen sind seltener.

cc) *Maligne Dysenterie:*

Die Amoebendysenterie kann gelegentlich einen primär malignen Verlauf haben. Die Malignität ist auf viele Faktoren zurückzuführen, darunter die Virulenz der Amoebenstämme. So zeigte die schon erwähnte Chicagoepidemie in 50 % der Fälle einen malignen Verlauf mit multiplen Perforationen. Dazu können die Begleitbakterien aggravierende Faktoren darstellen (Boquien, 1961; Armengaud u. Bezes, 1962; Armengaud u. Mitarb., 1962). Weniger bekannte Faktoren, wie Resistenzabnahme der Individuen, so am Ende der Schwangerschaft und postpartum bei der Frau führen ebenso gehäuft zur Malignität (De Silva, 1970; Lewis u. Antia, 1969).

Die Zeichen der Malignität treten in solchen Fällen oft schon nach wenigen Tagen auf. Die Krankheit beginnt mit einer schmerzhaften Kolitis mit reichlich wässerigen schleimigen Stühlen und heftigen Krämpfen. Bald aber treten *Zeichen einer Toxämie* in den Vordergrund, die sonst bei einer beginnenden Amoebenkolitis fehlen: Abgeschlagenheit bis Stupor, nächtliche Unruhe, Appetitlosigkeit, Nausea und Erbrechen, Fieber zwischen 38 und 40°, gelegentlich aber auch Hypothermie wie bei Cholera und eine Oligurie. Solche Patienten sind inkontinent mit unzählbaren, flüssigen Absonderungen wie Serum mit Schleim und Blut. Manchmal werden auch stark übelriechende, pseudomembranöse Fetzen ausgeschieden. In solchen Fällen fanden Armengaud u. Mitarb. (1962) gleichzeitig Clostridium perfringens, das auch im Tierversuch zu gangränösen Kolitiden führt (Phillips u. Gorstein, 1966). Diese malignen, gangränösen Formen der Amoebenkolitis werden auch bei Kindern beobachtet (Talukdar, 1968).

Die *klinische Untersuchung* zeigt ein typisches Bild: Der Patient ist stuporös, mit eingefallenen Augen, stöhnt. Die Haut ist trocken, grau, die Zunge belegt und ausgetrocknet. Der Puls ist klein, häufig rasch, gelegentlich unpalpabel, der Blutdruck ist niedrig. Es besteht eine Tendenz zum cardiovasculären Kollaps. Der Patient liegt in seinen übelriechenden, blutig-schleimigen Faeces. Das Abdomen ist gebläht, gespannt, druckdolent. Die Parese des Sphinkter ani ist bei Rectaluntersuchung auffällig im Gegensatz zu den banalen Amoebendysenterien, wo eine Spastizität des Anus vorhanden ist (Armengaud u. Bezes, 1962; Armengaud u. Mitarb., 1962; Serafino u. Mitarb., 1963). Es können häufig Zeichen von Peritonitis und Ileus erfaßt werden. Die lokalisierte diffuse Resistenz ist, auch wenn röntgenologisch Luftspiegel oder sogar subphrenische Lufthalbkreise auf eine Perforation hinweisen, nicht sehr eindrücklich. Die Leber ist in der Regel vergrößert und druckdolent, da bei solchen diffusen ulcerierenden Prozessen der Dickdarmmucosa toxische Veränderungen der Leber unvermeidbar sind. In einigen Fällen tritt sogar ein Ikterus auf. Bei maligner Dysenterie können aber auch Abscesse der Leber bzw. der Leber und der Lunge gefunden werden (Blanc u. Mitarb., 1962).

Das schwerste klinische Bild der intestinalen *Amoebiasis* wurde als „fulminans" oder „*gangraenosa*" bezeichnet, oder als „amibiase colique suraiguë mortelle" (PAYET u. Mitarb., 1964), da früher praktisch alle Patienten daran starben. Diese malignen Formen sind auch bei Kleinkindern beobachtet worden (WIJESUNDERA u. DE SILVA, 1962). Einzig eine totale *Colectomie* konnte solche Patienten retten (ARMENGAUD u. BEZES, 1962; STEIN u. BANK, 1970). Die Behandlung mit sehr hohen Dosen von Dehydroemetin mit Tetracyclin neben der symptomatischen Behandlung der Exsiccose und des Schocksyndroms sowie der Elektrolytstörungen kann jetzt einen Teil dieser Patienten retten (ARMENGAUD u. BEZES, 1962). In gewissen tropischen Gegenden sind die malignen Formen der Amoebiasis sehr

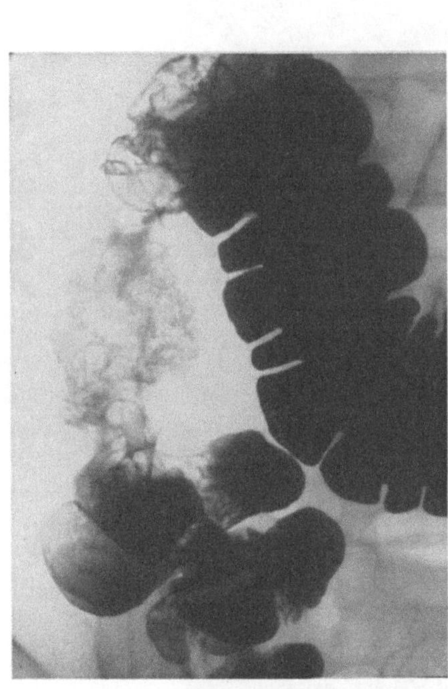

Abb. 11

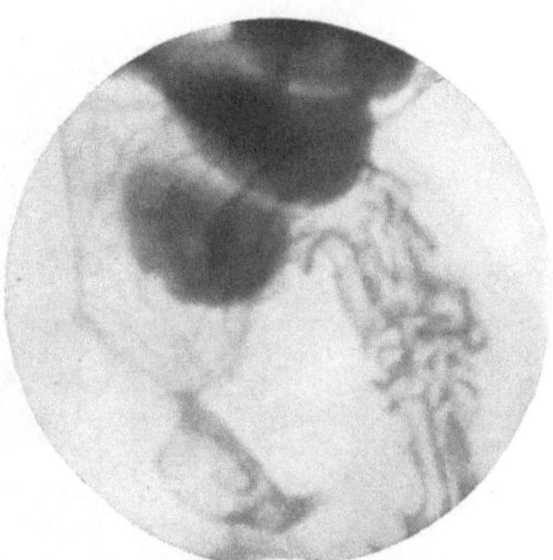

Abb. 12

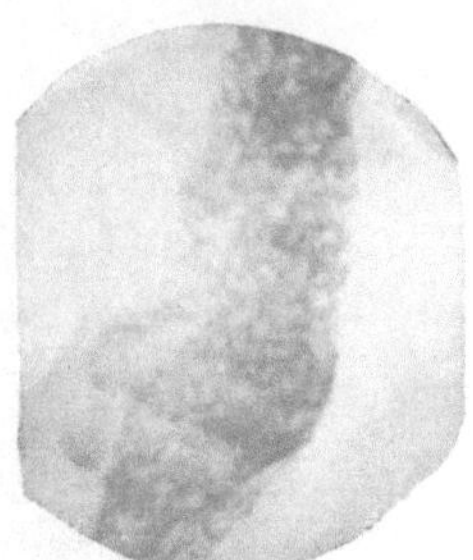

Abb. 13

Abb. 11. Isolierter Prozeß im Bereich des Ascendens, fast tumorartig, bei chronischer Amöbenruhr. Feinere Schleimhautstruktur nicht mehr zu erkennen. (Orig. W. MOHR)

Abb. 12. Entzündlich veränderte Appendix bei chronischer Amöbenruhr. Die Appendix ist fixiert und erweitert mit Kotsteineinlagerung. (Orig. W. MOHR)

Abb. 13. Partie des Descendens bei chronischer Colitis nach Amöbenruhr mit entzündlicher Pseudopolyposis. (Orig. W. MOHR)

häufig. In der Sierra-Leone z.B. beobachtete ROWLAND (1967) eine Mortalität von 48% unter seinen Amoebendysenterie-Patienten, trotz einer Behandlung mit Emetin und Tetracyclin.

dd) *Chronische Amoebenkolitis:*

Die Amoebiasis hat eine Tendenz zur Chronizität und zu Rezidiven. Chronische Amoebiasispatienten klagen während Jahren über Schmerzen im Bereiche des Kolons oder leiden an Blähung und Dyspepsie. Solche Personen haben stets abnormen Stuhlgang: Obstipation mit hartem Stuhl, gelegentlich mit Mucus oder Blutstreifen bedeckt, oft alternierend Diarrhoeepisoden und hartnäckige Obstipation. Die Schmerzen können sehr lokalisiert sein wie in einer Fossa iliaca, die gelegentlich einer chronischen Appendicitis entsprechen. Sie können im Falle einer lokalisierten Proktitis besonders bei der Defäkation auftreten. Neben den erwähnten Beschwerden, dem Appetitmangel und der Nausea leiden solche Patienten an Kältegefühl, rascher Ermüdbarkeit, Kopfschmerzen, depressiver Verstimmung und Irritabilität. Weiter klagen sie über starkes Schwitzen nach Anstrengungen, Gedächtnisstörungen, Praekordialgien und Schwindelgefühl. Auch diese an sich atypischen Symptome können nach spezifischer Therapie, wie eine Emetin- oder Dehydroemetinkur, verschwinden.

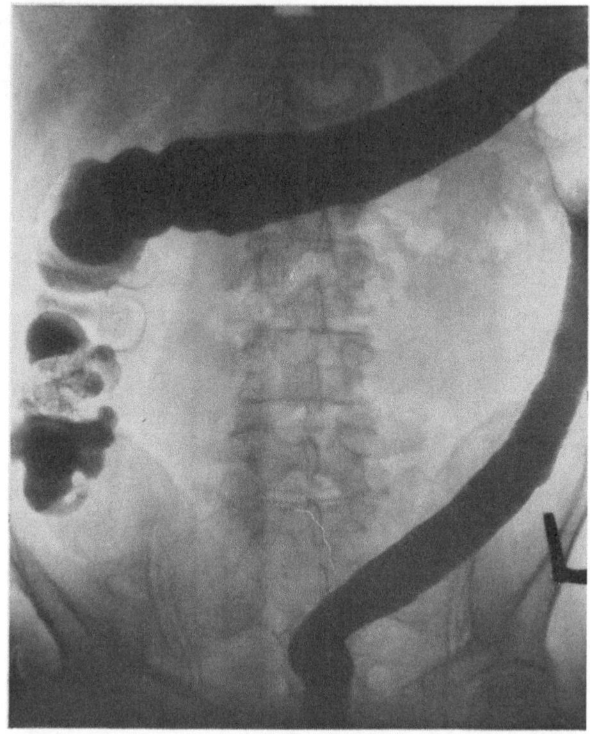

Abb. 14. Schwere chronische Amöbenruhr. Füllungsbild, ohne jede Haustrierung im Descendens und Transversum. Bandartiges Colon. Der Kontrastbrei fließt auch ein in einen starren Darm ohne Motilitätszeichen. (Orig. W. MOHR)

Bei der *klinischen Untersuchung* findet man einen gräulich-schmutzigen Teint, eine belegte oder depapillierte und oft etwas blasse Zunge. Das Abdomen ist gebläht. Nicht selten fällt ein Druckschmerz im Bereiche der rechten Fossa iliaca oder des spastischen Descendens, bzw. des Rectums bei Rectaluntersuchung auf. Die Recto-Sigmoidoskopie weist eine Atrophie der Schleimhaut nach, die bei Kontakt leicht blutet. Man findet auch oberflächliche kleine Exulcerationen, selten aber die typischen Krater wie bei der Dysenterie.

Gelegentlich sind aber keine wesentlichen Veränderungen erfaßbar, da die Läsionen im Dickdarm sehr lokalisiert sein können, insbesondere im Bereich des Coecums. Der Parasitennachweis ist schwierig, umsomehr als viele dieser Patienten immer wieder Medikamente zu sich nehmen, welche die Zahl der Amoeben im Stuhl stark reduzieren. Man findet aber nach der Unterbrechung solcher Behandlungen wieder die vegetativen Formen oder Cysten von E. histolytica im Stuhl.

ee) *Amoebome:*

Wenn auch in den meisten Fällen die Amoeben Nekrosen mit wenig Granulationsgewebewucherung erzeugen, so gibt es doch auch subakute und chronische Amoebenkolitiden, bei denen sich eine hyperplastische Bindegewebsreaktion um die Geschwüre entwickelt. Dies verursacht eine *pseudo-tumorale Verdickung der Darmwand* (Abb. 11).

Das *klinische Bild* entspricht jenem einer eher chronischen Amoebenkolitis: alternierend Durchfälle und Obstipation mit öfters vermehrt Mucus und gelegentlich blutigen Streifen auf dem Stuhl. Auffallend ist hier die *Tendenz zur Dickdarmobstruktion*. Klinisch drückt sich das durch wiederholte Episoden von Subileus, bzw. Ileus aus. Im Bereiche des Rektosigmoids oder der Coecalgegend oder sonstwo im Bereich des Kolons palpiert man einen wenig lokalisierten, *druckempfindlichen Tumor*. Die Benzidinprobe ist oft positiv. Die Röntgenaufnahme nach Holzknecht weist auf einen lokalisierten, lumenverdrängenden Prozeß hin, so daß man besonders außerhalb des Endemiegebietes zuerst an ein neoplastisches Geschehen oder an einen Absceß nach Appendicitis denkt (HANNA u. MEHTA, 1970). Das Blutbild zeigt oft eine Leukocytose mit Neutrophilie (SPICKNALL u. PEARCE, 1954). Wegen Verdachts auf einen Tumor werden solche Patienten nicht selten operiert. Bekanntlich aber verschlechtert ein chirurgischer Eingriff die Prognose solcher Fälle. In der Zusammenstellung von RADKE (1955) starben 26 der 42

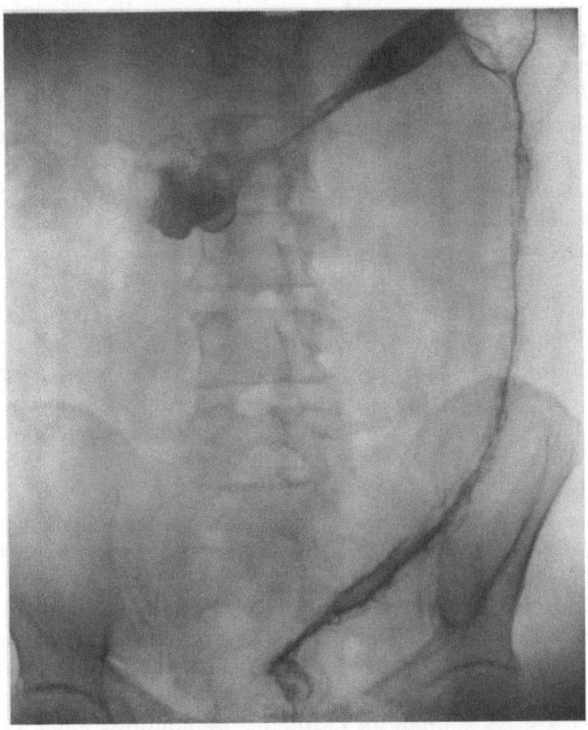

Abb. 15. Nach Entleerung doppelte Konturierung, besonders deutlich im Descendens und Sigma. Fehlendes normales Schleimhautrelief. (Orig. W. MOHR)

operierten Fälle. Hingegen führt eine spezifische Therapie zur raschen Abnahme des Volumens dieses entzündlichen Tumors und oft zur definitiven Heilung (Meyer, 1969).

ff) *Folgen einer schweren Amoebendysenterie:*

Die spezifische Behandlung einer schweren Amoebendysenterie führt zu einer deutlichen Besserung der Symptomatologie und zum Verschwinden der E. histolytica. In einigen Fällen gelingt diese Ausrottung der Parasiten nicht und es tritt bald ein „*Rezidiv*" auf, indem wiederum Diarrhoen mit reichlich Schleim und Blutstreifen auftreten. Erstaunlicherweise können auch bei richtig behandelten und parasitenfreigewordenen Patienten ähnliche schwere „*Pseudorückfälle*" auftreten, wobei trotz wiederholten Kontrollen keine Amoeben erfaßt werden. Nur selten wagt es dann der behandelnde Arzt, die vom Patienten erwartete spezifische Behandlung abzulehnen. Hier sind aber wiederholte Kuren nicht angezeigt. Sie können durch ihre eigenen Nebenerscheinungen die Situation aggravieren (Palmer, 1946; Stewart, 1947; Wilmot, 1958, 1962). In einigen Fällen entwickelt sich eine lang anhaltende, rezidivierende, nicht spezifische, ulcerierende, *postamoebische Kolitis*. Man findet dann oft Makrophagen, die, wenn sie Erythrocyten phagocytieren, von ungeübtem Laborpersonal leicht mit Amoeben verwechselt werden können.

Die Rektoskopie zeigt eine diffuse entzündliche und ödematöse Veränderung der Mucosa mit gelegentlich blutenden Erosionen (Wilmot, 1962). Carayon u. Mitarb. (1966) beschrieben perakute maligne Formen dieser diffusen postamoebischen Kolitis.

Der spontane Verlauf soll ca. 2 Monate dauern (Davis, 1949). Doch entwickelt sich in einigen Fällen eine richtige *Kolitis ulcerosa*, die auf Salazopyrin und bei akuten Schüben auf ACTH anspricht. Eine Kolitis ulcerosa gilt als absolute Gegenindikation für einen Tropenaufenthalt, da sie gleich wie ein Dolichokolon oder ein Megakolon einen aggravierenden Faktor im Falle einer Amoebeninfektion darstellt. Eine Amoebendysenterie kann auch den ersten Schub einer Kolitis ulcerosa auslösen (Davis, 1949; Stewart, 1950).

Ein *Carcinom des Dickdarms* als Folge einer Amoebiasis wird sehr *selten* gefunden. Bei lang anhaltenden, therapieresistenten Amoebenkolitiden sowie bei diesen postdysenterischen Syndromen muß man an eine Neoplasie des Darmes denken und sie durch Rektosigmoidoskopie und Röntgenuntersuchungen darzustellen oder auszuschließen versuchen. Die Röntgenuntersuchungen werden auch auf Amoebome, Stenosen oder Fisteln aufmerksam machen (Serafino u. Mitarb., 1963).

Dickdarmstenosen: Es können im Laufe der Behandlung einer akuten Amoebiase Narben mit Bildung von schmalen, evtl. diaphragmaartigen Stenosen entstehen. Diese werden bei der Rektosigmoidoskopie gesehen. Solche Stenosen müssen gelegentlich chirurgisch behandelt werden, doch stören sie oft die Dickdarmpassage erstaunlich wenig und können spontan verschwinden. Nach einer schweren Dysenterie entstehen auch breitere, stenosierende Narben, die durch ACTH-Therapie konservativ behandelt werden können. Bei solchen stenosierenden Prozessen muß man bei der Rektoskopie besonders aufpassen, da das Durchstoßen solcher Hindernisse zu Perforationen und evtl. tödlichen Peritonitiden führen kann.

Eine weitere Folge einer schweren rezidivierenden oder chronischen Amoebiase ist eine *Atrophie der Mucosa*, wobei die Mucusproduktion vermehrt und die Absorption gestört ist (Misra u. Mitarb., 1966). Wichtig sind dann begleitende *Avitaminosen*, besonders jene der B.-Gruppe. In solchen Fällen beobachtet man öfters angedeutete Zeichen einer *Pellagra*: schmutzige, gräuliche Haut an unbedeckten Stellen (auffallend ist der 0,5—1 cm breite Rand gesunder Haut auf der Stirn direkt unter den Haaren). Die Pellagra führt aber wiederum zur Atrophie und Entzündung der Mucosa des Verdauungstraktus: glatte Zunge, Anitis und Proktitis. Sie ist nach BLANC u. SIGUIER (1950) ein begünstigender Faktor zu Amoebiasisrezidiv. Avitaminosen der Gruppe B erzeugen auch *Malabsorptionssyndrome*, die zu einem richtigen Zirkulus vitiosus führen. Ein *Spruesyndrom* kann die Spätfolge solcher vernachlässigten Zustände darstellen.

Besonders zu beachten sind *psychische Veränderungen* bei chronischer Amoebenkolitis. Eine *depressive Stimmung* begleitet die anhaltenden Magendarmstörungen, auch wenn keine Amoeben mehr vorhanden sind. Nach durchgemachten Kolitiden kann es zu einer „*Amoebenphobie*" kommen, wobei durch unzählbare Kuren und immer wiederholte Stuhluntersuchungen, Rektoskopien, Einläufe und Röntgenuntersuchungen ein „Psychomorbus" entstanden ist und unendlich in die Länge gezogen werden kann.

Die häufigste Komplikation der intestinalen Amoebiase ist die Lebermetastase, der sog. tropische Leberabsceß, oder die Leberamoebiasis.

b) Extraintestinale Amoebiasis

aa) *Der Amoebenleberabsceß*

Der Leberabsceß ist eine Krankheit, die am häufigsten bei jungen Erwachsenen (20—50 Jahre) beobachtet wird (RAGHAVAN u. Mitarb., 1961). Er tritt 5mal häufiger im rechten als im linken Leberlappen auf (LAMONT u. POOLER, 1958); weshalb diese Komplikation viel seltener bei Frauen als bei Männern ist — was in Bezug auf Kolitis nicht so eindeutig der Fall ist — bleibt ungeklärt. OCHSNER u. DEBAKEY (1936) fanden 86,7 % der Leberabscesse bei Männern, SODEMAN u. LEWIS (1945) 88 % und PAYET u. Mitarb. (1964) 80 %.

Man darf den Leberabsceß *nicht mit* den *nicht spezifischen Leberveränderungen bei Amoebenkolitis verwechseln* (POWELL u. Mitarb., 1959). Jede schwere Amoebenkolitis geht mit pathologischen Veränderungen im Bereiche der Leber einher (LAMONT u. POOLER, 1958; CARRERA u. SADUN, 1952), s.S. 338. Die Leber ist vergrößert leicht druckdolent, ödematös und weist eine Hyperplasie der Kupffer'schen Zellen auf, aber es zeigen sich keine degenerativen Parenchymveränderungen. Eine Hepatomegalie begleitet 50% der Amoebenruhrfälle (PAYNE, 1945). Man darf aber bei solchen unspezifischen Veränderungen, die vorwiegend durch das Eindringen von toxischen Produkten und Bakterien in den Amoebengeschwüren der Darmwand bedingt sind (BLANC u. SIGUIER, 1950), nicht wie DOXIADES u. CANDREVIOTIS (1962) von einer Amoebenhepatitis sprechen. Der Beweis der Unspezifität dieser Läsionen beruht auch darauf, daß eine Antibioticatherapie, die auf Amoeben im Gewebe keinen Einfluß hat, diese *Begleithepatopathie* ausheilt, gleich gut wie die spezifischen Medikamente der Krankheit, z. B. Emetin (POWELL u. Mitarb., 1959). Obwohl ein Leberabsceß mit Medikamenten, die auf Bakterien nicht wirken (Chloroquin, Emetin), geheilt werden kann, und im Laufe einer Tetracyclinbehandlung ein Leberabsceß entstehen kann, meinen WOOLFE u. Mitarb. (1967), daß zu Beginn eines Amoebenabscesses Bakterien auch vorhanden sein müssen, da im Tierversuch zur Entstehung eines Leberabscesses Amoeben und Bakterien in die Leber inokuliert werden müssen. Diese Auffassung wird von den meisten Klinikern bestritten.

Der *Verlauf* eines Leberabscesses kann *perakut* sein und innert wenigen Tagen zur Perforation führen. In solchen Fällen begleitet er oft schwere toxische Amoebenkolitiden. Meist aber geht der Verlauf über einige Wochen bis mehrere Monate oft mit Schüben und Remissionen. Es gibt sogar relativ chronische symptomarme Fälle, die eine bedeutend bessere Prognose besitzen als die oben erwähnten Formen.

Bei den *üblichen akuten Formen* sind die zwei *Hauptsymptome Schmerzen* im Bereiche der Leber und *Fieber* (97 % der Fälle nach HARINASUTA u. Mitarb., 1968).

Die *Schmerzen* sind im rechten Hypochondrium bzw. im befallenen Leberlappen, auf der rechten Thoraxseite oder im Epigastrium lokalisiert. Sie nehmen bei Bewegung, tiefer Atmung und Husten stark zu. Manche Patienten sind auf Grund eines Reizes im Bereich des Zwerchfells dyspnoisch. Sie laufen gebückt oder liegen auf der linken Seite in einer schmerzentlastenden Stellung. Ein schmerzhafter Reizhusten ist nicht selten ein Zeichen des Pleurareizes, der als Frühsymptom für einen Leberabsceß gilt.

Die *Fieber* sind gelegentlich hoch bis 40°C, manchmal mit Schüttelfrost. Sie können aber in chronischen Fällen zeitweise fehlen. Alle Typen von Temperaturen können beobachtet werden: remittierende und ondulierende, sowie intermittierende Fieber. Die meisten Patienten sind ernstlich krank, abgeschlagen, appetitlos und nehmen an Gewicht ab. Eine Kolitis kann noch bestehen, bzw. ein Dysenteriesyndrom (RAGHAVAN u. Mitarb., 1961).

Die Leberabscesse, die im linken Leberlappen auftreten, führen oft zu atypischen Krankheitsbildern und werden deshalb oft nicht rechtzeitig als solche erkannt (LE VINE u. Mitarb., 1968; MOKHTAR u. Mitarb., 1967). Je seltener diese Krankheit in einer Gegend auftritt, umso schlechter wird die Prognose, da die Diagnose nicht rechtzeitig gestellt wird (HADDAD u. Mitarb., 1970).

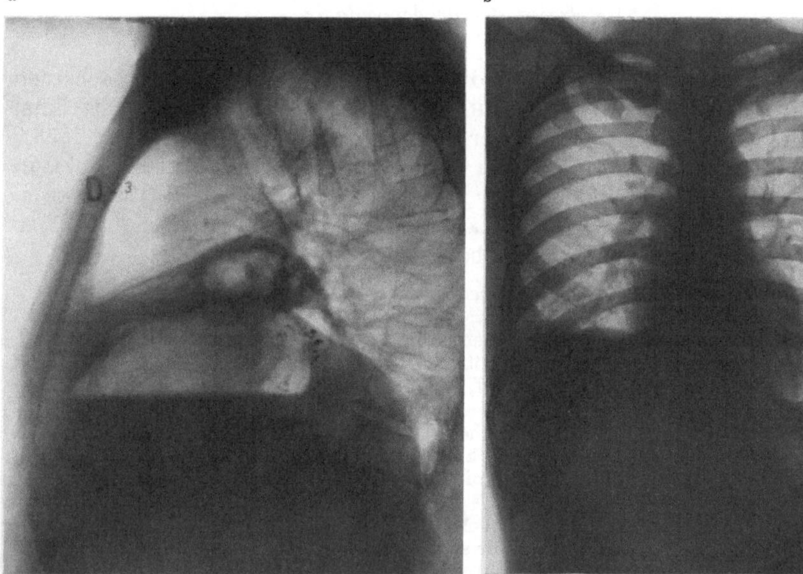

Abb. 16. a Seitliche Thoraxaufnahme eines Patienten mit ausgeprägtem invasiven Leberabsceß, der nach Entfernung des Eiters mit Luft und Lipiodol angefüllt wurde. (Dr. WOLFENSBERGER). b Thoraxaufnahme eines Patienten mit rechts lokalisiertem Leberabsceß. Typisch ist hier der Zwerchfell-Hochstand (Parese), die Pleura-Mitbeteiligung mit diskretem Erguß und Verdickung, die Infiltrate im Unterlappen, Atelektasestreifen. (Dr. WOLFENSBERGER)

Bei der *klinischen Untersuchung* ist die Leber in der Regel vergrößert. Oft ist der rechte Unterteil des Thorax gespannt. Die rechte Thoraxhälfte atmet schlecht. Bei der Palpation kann man in einem der untersten Interkostalräume einen Punkt finden, von dem aus ein ganz besonders akuter Schmerz ausgelöst werden kann (LAMONT u. POOLER, 1958; WILMOT, 1962). Die *Erschütterung der Lebergegend*, indem man eine Hand flach über die Leber legt und mit der anderen eine Erschütterung ausübt, erzeugt einen unerträglichen Schmerz (BLANC u. SIGUIER, 1950). Ein Ikterus ist in weniger als 10% der Fälle vorhanden. Er gilt als schlechtes prognostisches Zeichen. Eine Pleuritis mit Reiben oder Erguß rechts basal ist häufig (RAO u. MENON, 1965). In 28% der Fälle in einer Serie von 764 Amoebenabscessen der Leber waren auch Schmerzen im Bereich der rechten Schulter vorhanden (HARINASUTA u. Mitarb., 1968).

Die *Thoraxdurchleuchtung* weist in 85 % der Fälle einen Zwerchfellhochstand, eine Reduktion der Beweglichkeit und nicht selten eine Zwerchfellparalyse auf. Der rechte Sinus entfaltet sich nicht und oft kann ein diskreter Pleuraerguß erfaßt werden (HARINASUTA u. Mitarb., 1968). Pulmonal sieht man parahilär eine Zunahme der Streifenzeichnung und auch Atelektaselinien.

Das *Blutbild* weist in den akuten rasch progredienten Formen eine Leukocytose von 10000 bis über 30000 auf mit Neutrophilie und häufigem Auftreten von toxischen Granulationen. Eine Infektionsanämie ist in langanhaltenden Fällen häufig (MAYET u. POWELL, 1964). Von großer diagnostischer Bedeutung ist die *stark erhöhte Blutsenkungsreaktion*, zwischen 50 bis über 100 mm in der ersten Stunde, was bei einer nicht komplizierten Amoebenkolitis nicht der Fall ist.

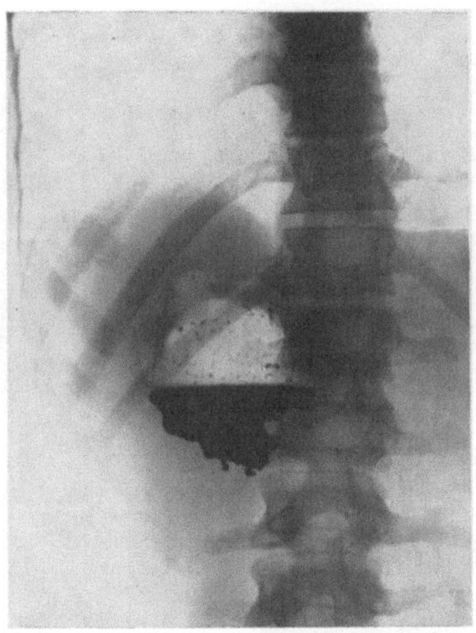

Abb. 17. Kleiner invasiver Absceß im rechten Leberlappen. Darstellung nach Aspiration des Eiters und Instillation von Luft und Lipiodol. Die Konturen des Abscesses sind sehr unregelmäßig, zum Teil mit gangartigen Fortsätzen im umliegenden Parenchym. (Dr. WOLFENSBERGER)

Die Leberfunktionsproben weichen beim Leberabsceß in der Regel nicht von der Norm ab. Die alkalische Phosphatase-Aktivität im Serum ist am regelmäßigsten erhöht. Schwankungen der Transaminasen-Werte sind häufig. Nur in sehr schweren Fällen kommt es zu einem Ikterus und möglicherweise zu einer Dekompensierung mit Koma (VAKIL u. Mitarb., 1970).

Durch die *Leberpunktion* mit einer gewöhnlichen Biopsienadel an der empfindlichsten Stelle ist es möglich, die „sterile" Amoebennekrose zu erfassen. Es handelt sich um ein *schokoladenkremartiges Material*, in welchem keine Bakterien, aber in fast einem Drittel der Fälle im direkten Präparat Amoeben nachgewiesen werden können (DEBAKEY u. OCHSNER, 1952). In den zuerst negativen Fällen sollten Amoebenkulturen angesetzt werden. Kulturen auf Bakterien sollten bei jeder Punktion gemacht werden, da eine der schweren Komplikationen solcher Abscesse eine Superinfektion darstellt (OCHSNER u. DEBAKEY, 1952). Die *Szintigraphie* ermöglicht, in manchen Fällen die großen Eiteransammlungen genau zu lokalisieren (Tandon u. Mitarb., 1955; Tandon u. Rajan, 1967).

Die spektakuläre *Linderung* der Symptome *nach* ein oder zwei *Emetin*- bzw. *Dehydroemetin-Injektionen* ist von großer diagnostischer Bedeutung. Wenn dadurch innert 24—48 Std eine Besserung erreicht wird, muß eine konsequente Dehydroemetin-Chloroquinkur fortgesetzt werden.

Außerhalb eines Endemiegebietes bietet ein Amoebenabsceß große *diagnostische Schwierigkeiten*, weil man wenig an diese Krankheit denkt. Besonders irreführend sind die lang anhaltenden Formen mit subfebriler Temperatur oder ondulierendem Fieber und Remissionsphasen. Das klinische Bild kann zu Fehldiagnosen führen, wie Tuberkulose, Brucellose, Salmonellosen, Morbus Hodgkin oder malignem Tumor. In solchen Fällen wird die *serologische Reaktion*, die in über 95% der Fälle positiv ausfällt, eine Hilfe bringen (Powell u. Mitarb., 1965).

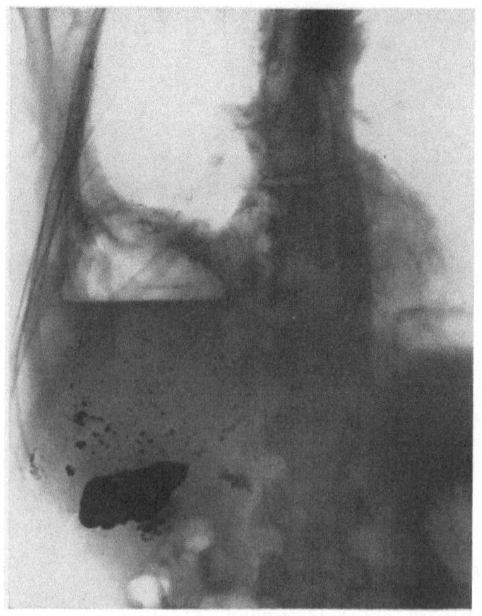

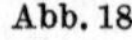

Abb. 18

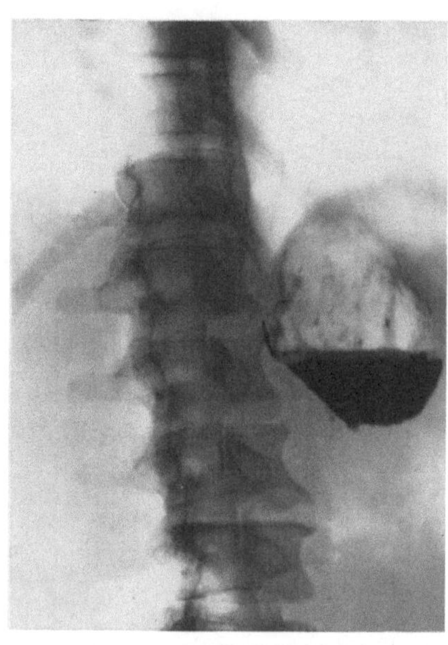

Abb. 19

Abb. 18. Subtotale Zerstörung des ganzen rechten Leberlappens durch einen invasiven Leberabsceß, aus dem über 9 Liter Eiter punktiert wurden. Auffallend ist hier die Neubildung des Eiters mit einem Niveau oberhalb des schwereren Lipiodols. (Dr. Wolfensberger)

Abb. 19. Ruhender Absceß. Darstellung nach Aspiration des Eiters und Instillation von Luft und Lipiodol. (Dr. Wolfensberger)

Hingegen wird eine Stuhluntersuchung bei solchen, oft schon wiederholt mit Antibiotica anbehandelten Patienten, meist keine Amoeben mehr finden lassen.

Wolfensberger (1968) unterscheidet zwischen *ruhenden* und *invasiven* Abscessen:

Der *invasive Absceß* hat einen akuten Verlauf. Der Allgemeinzustand ist praktisch immer schlecht, mit Gewichtsabnahme, heftigen Schmerzen und hohem Fieber. Dazu ist die Leber fast immer sichtbar oder palpatorisch vergrößert. Husten ist häufig, Nausea und Erbrechen nicht selten. Bei der Thoraxdurchleuchtung bestehen neben der Hepatomegalie, Zwerchfellhochstand und Parese fast immer Zeichen einer Pleura- und Lungenmitbeteiligung. Die Kontrastfüllungsbilder mit Luft und Lipiodol zeigen typische unregelmäßige, penetrierende Ausbuchtungen.

Die Wiederentstehung von Eiter trotz spezifischer Therapie ist nicht selten und als Komplikationen sind Rupturen in Nachbarorgane zu befürchten. In allen Fällen besteht eine Leukocytose mit Polynukleose.

Ruhende Abscesse haben einen chronischeren Verlauf, oft über mehrere Monate, mit bedeutend diskreteren Symptomen: Wenig spontane Schmerzen, subfebrile Temperaturen oder Fehlen von Fieber. Der Allgemeinzustand ist in der Regel recht gut erhalten. Es besteht nur eine sehr geringe Tendenz zur Perforation. Die Spontanheilung solcher Fälle bleibt aber eine Ausnahme. Sollte dies der Fall sein, dann verliert die Amoebennekrose allmählich ihren schokoladenkremartigen Charakter, sie entfärbt sich und erreicht eine pastöse Konsistenz. Es bildet sich dabei eine *Absceßwand.* Häufigere Verlaufsformen sind spontane oder posttraumatische *Exazerbationen* mit plötzlicher dramatischer Ruptur in die Peritoneal- oder Pleurahöhle.

Neben den malignen kolohepatischen Formen, die mit schwerer Toxämie einhergehen und wo multiple Leber- und oft noch gleichzeitig Lungenabscesse entstehen, und den schweren invasiven Formen des Leberabscesses sowie den ruhenden Abscessen sind Übergangsformen nicht selten.

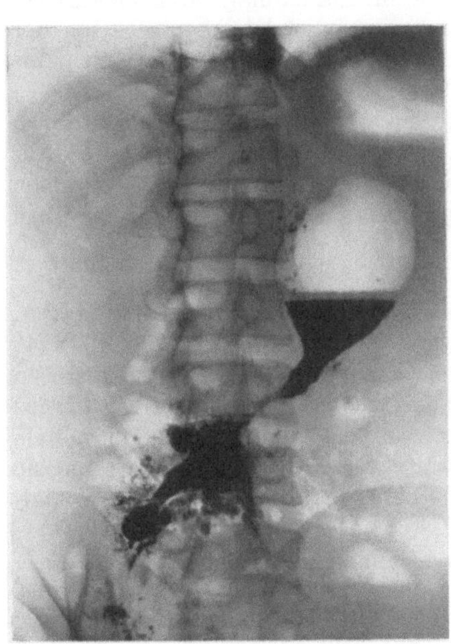

Abb. 20

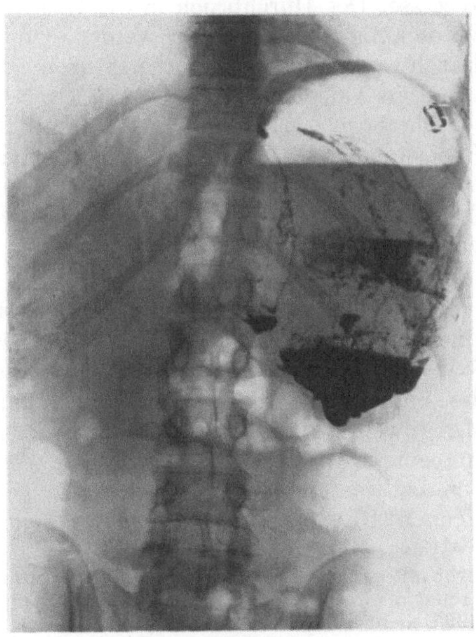

Abb. 21

Abb. 20. Darstellung nach zweiter Aspiration (800 ml Eiter) und Lipiodol-Instillation eines ruhenden Abscesses im linken Leberlappen, verbunden mit einem invasiven Absceß im rechten Leberlappen mit zwei Perforationen in Richtung Peritoneum. (Dr. Wolfensberger)

Abb. 21. Amöbenabsceß der Milz nach Aspiration des Eiters und Instillation von Kontrastmittel. Das intrahepatische Pfortadersystem wurde dabei gleichzeitig leicht zur Darstellung gebracht. (Dr. Wolfensberger)

Die *Entwicklung* eines Leberabscesses beruht auf seinem exzentrischen Wachstum. Er tendiert stets die Leberkapsel zu erreichen.

Die *Komplikationen* des Leberabscesses sind vor allem die *Rupturen* resp. Durchbrüche in die anliegenden Organe. Die Perforation in die Bauchhöhle wird entweder plötzlich oder mehr schleichend auftreten (Crawford, 1968). Man beobachtet dabei entweder einen plötzlichen cardiovasculären Kollaps mit Ileus oder eine subphrenische oder anders lokalisierte Peritonitis. Vom Peritoneum aus kann der entzündliche Prozeß den Thorax, die Genitalien oder die Bauchwand erreichen. Am zweithäufigsten ist die *Ruptur in die rechte Pleurahöhle.* Die Entleerung des Eiters geschieht entweder plötzlich oder mehr progressiv. Nicht selten geht die Ruptur durch die adhäsiv gewordene Pleura direkt in das Lungenparenchym weiter. Dort entsteht eine nekrotisierende Pneumonie oder ein Absceß. Zu den weniger häufigen Komplikationen gehört der Durchbruch in das Perikard. Eine serofibröse oder *eitrige Perikarditis* ist oft die Folge eines im linken Leberlappen liegenden Abscesses. Es kann dann gleichzeitig eine linksseitige Pleuritis oder eine Pneumonie links basal entstehen (Blanc u. Siguier, 1950; Vergoz u. Hermenjat-Guerin, 1932; Wilmot, 1962; Adi, 1966).

Der *Durchbruch* in die *Milz*, in den *Magendarmkanal*, in die *Gallenblase* oder Drainage durch die Gallenwege sind klinisch schwer zu erfassen (Shrimali u. Choudhary, 1969). Die Ruptur in *große Gefäße* wie die Vena cava inferior oder subhepatische Vene mit Entstehung eines Budd-Chiari-Syndroms (Caroli u. Mitarb., 1964), die Ausdehnung in das Retroperitoneum bzw. im Bereiche der Nebenniere und der Niere sind noch seltenere Entwicklungsformen der Leberabscesse. Der Durchbruch in die Bauchwand kann manchmal durch lokalisierte Verdickung vorausgesehen werden. Oft erfolgt aber die Amoebeninfektion der Bauchwand und der Haut erst nach einem chirurgischen Eingriff bei nicht erkanntem Amoebenabsceß (Grewal u. Rai, 1962).

Die *Superinfektion* durch pyogene Bakterien oder Kokken, seltener durch Pyocyaneus oder Salmonellen kann spontan vorkommen, doch öfters tritt diese nach wiederholten Punktionen oder chirurgischen Eingriffen auf. Endlich können Amoeben vom Leberabsceß weitere *hämatogene Metastasen* in Lunge und Hirn bilden, s. S. 338 u. 343 (Abb. 8).

bb) *Pleuropulmonale Amoebiasis*

Die pleuropulmonale Amoebiasis ist die am häufigsten erfaßte Komplikation eines Leberabscesses (Wilmot, 1962; Lamont u. Pooler, 1958; Alarcon, 1954; Stephen u. Uragoda, 1970). Ganz ausnahmsweise wurden Amoebenmetastasen der Lunge ohne vorbestehende Leberamoebiasis beobachtet (Deschiens, 1965; Mathew u. Anathachari, 1964). Man sollte die Bezeichnung pleuropulmonale Amoebiasis für *eitrige nekrotisierende Formen der Amoebiasis* reservieren und sie von den wenig spezifischen Veränderungen, die bei Leberabscessen die Regel sind, trennen (Blanc u. Siguier, 1950).

Auch müssen die manchmal erwähnten *allergischen Manifestationen* der Amoebiase hier nicht mit einbegriffen werden. Sogar Fälle, wo eine Drainage eines Leberabscesses durch eine Bronchie ohne Kolonisation des Lungenparenchyms stattfindet, sollten nach Deschiens (1965) nicht inbegriffen sein.

Da es sich oft um eine Komplikation eines Leberabscesses handelt, ist es nicht erstaunlich, daß, wie beim Leberabsceß, *Männer* zehnmal *häufiger* als Frauen und daß auch vorwiegend junge Erwachsene befallen sind (Clark, 1925; Ochsner u. Debakey, 1936). Bei Kleinkindern haben diese Komplikationen eine besonders schlechte Prognose (Adi, 1966).

Das klinische Bild

Symptome: Es handelt sich in der Regel um ein schweres Krankheitsbild, das einem septischen Geschehen mit Toxämie entspricht. Ein schlechter Allgemeinzustand sowie eine Gewichtsabnahme gehören zum klinischen Bild. Auffallend sind die Thoraxschmerzen, die durch die Hustenanfälle sehr verstärkt werden. Dieser Husten ist entweder ein Reizhusten oder ein reichlich produktiver Husten. Wiederholte und schwere Haemoptysen gehören zum Krankheitsbild. Die mundvollen Expektorationen von schokoladekremartigem Material (bis über 1 Liter pro Tag) weisen auf die Drainage eines Leberabscesses. Das klinische Bild entspricht einem ausgedehnten Empyem (Le Roux, 1969) oder einer schweren *Pleuro-Pneumonie* (Couraud u. Mitarb., 1969), so daß solche Patienten als Bronchuscarcinom, als Komplikation einer Pneumonie und noch öfter als Lungentuberkulose behandelt werden (Bellidenty u. Potier, 1957; Meng u. Mitarb., 1965).

Wenn man die Anamnese genau aufnimmt, kann aber der Befall der Leber zu Beginn der Erkrankung oft erfaßt werden: zuerst lokalisieren sich die Schmerzen im Bereich der Leber, wohl ist Fieber vorhanden, aber zu Beginn kein oder wenig Husten. Plötzlich aber kommt es zu einer Änderung der Symptomatologie. Thorax- und Schulterschmerzen, Dyspnoe, Husten und Auswurf sind im Vordergrund. Der Allgemeinzustand wird immer schlechter, der Patient nimmt an Gewicht ab, wird kachektisch, das Fieber hält an. Obwohl manchmal eine Antibioticakur die Situation kurz zu beeinflussen scheint, geht die Krankheit weiter voran.

Klinische Untersuchung: Die Lungenuntersuchung ergibt bei der Perkussion und Auskultation Zeichen von Erguß, Pneumonie und Bronchitis. Die Pleura ist in allen Fällen mitbeteiligt, sehr oft rechts basal. Die Thoraxdurchleuchtung sowie die anterior-posterior und seitliche Röntgenaufnahme zeigen Mitbeteiligung und *Deformation der Zwerchfellkuppe*, die sehr typisch ist: Die Beweglichkeit ist auf der befallenen Seite stark reduziert bzw. gelähmt, die Kuppe ist erhoben und grob deformiert. Gewölbartige Erhebungen und feine Ausziehungen entsprechen

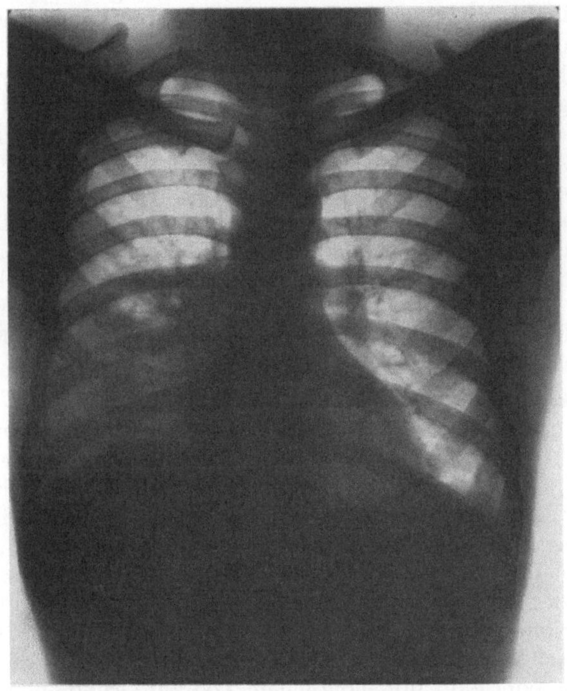

Abb. 22. Durchbruch eines Amöbenleberabscesses in der rechten Thoraxhälfte: Pleuropneumonie mit Absceßbildung

den Stellen, wo die Amoeben in den Thorax eingedrungen sind. Weiterhin sieht man pneumonische Infiltrate bzw. einen *Absceß* mit Spiegelbild, da die Entleerung solch eines Abscesses durch die Bronchien zu Luftniveaux führt. Wenn zwischen Leberabsceß, Pleura und subphrenischem Empyem Fisteln vorhanden sind, können multiple Luftniveaux bzw. Spiegel oberhalb und unterhalb des Diaphragmas gesehen werden (Abb. 16 b und 22).

Eine *Punktion* des Pleuraergusses ist stets angezeigt. Das Exsudat ist entweder serofibrinös oder nekrotisch-purulent. In der Lunge ist der Eiter häufiger durch Bakterien superinfiziert als in der Leber oder Pleurahöhle. Er kann auch durch Galle gefärbt sein. Das Auftreten von Galle im Auswurf spricht für eine Fistel zwischen Gallenwegen und Bronchien und spricht eindeutig für eine hepatopulmonäre Amoebiase (Cleve u. Correa, 1958).

Laborbefunde: Die Leukocytenzahl ist fast immer erhöht und es besteht eine Neutrophilie. Die Senkungsreaktion ist stark beschleunigt. Eine Infektions- oder Blutungsanämie ist oft vorhanden. Das sehr reichliche Sputum besteht aus braunem, oft blutigem oder eitrigem Material. Eine wechselnde Mischflora liegt vor, aber es werden keine Tuberkelbacillen festgestellt. Amoeben findet man selten (Simon, 1890, Bellidenti u. Potier, 1957). Die Verwechslung von E. histolytica mit E. gingivalis erschwert noch die Interpretation eines positiven Befundes (Sutiff u. Mitarb., 1951). Man kann auch versuchen, Amoeben aus dem Sputum zu kultivieren. Die serologischen Reaktionen fallen in über 95% der Fälle positiv aus.

Verlauf: Ohne spezifische Behandlung und trotz Antibiotica bzw. Tuberkulostatika verschlechtert sich nach kurzen Teilremissionen die Situation allmählich. Der Patient stirbt an einer Toxämie und Anämisierung durch Hämoptysie und Toxämie. Der Tod kann auch die Folge einer progressiven Zerstörung des Lungenparenchyms, eines ausgeprägten Empyems oder bakterieller Komplikationen sein. Das plötzliche Auftreten von psychischen Störungen, Kopfschmerzen, neurologischen Ausfällen, Krämpfen oder Koma spricht für eine Hirnmetastase, deren Verlauf trotz intensiver Emetin-Chloroquin-Behandlung zum raschen Tode führen kann.

Bei Durchführung einer Emetin- oder Dehydroemetin-Therapie ist stets die rasche Änderung des Allgemeinzustandes und das plötzliche Beheben des Auswurfes so eindrücklich, daß schon ex juvantibus eine Vermutungsdiagnose einigermaßen gesichert werden kann (Bellidenty u. Potier, 1957). Es heilen rechtzeitig behandelte Fälle mit erstaunlich wenig Residuen aus. Insbesondere zeigen die Bronchographien, daß keine ausgeprägten Bronchiektasien entstehen. In lang vernachlässigten oder chronisch superinfizierten Fällen sind schwere Mutilationen von einem oder zwei Lappen mit Pleuraschwarte, bronchopleuralen Fisteln und Bronchiektasien zu erwarten. Eine chirurgische Sanierung dieser Residuen ist angezeigt (Brandon u. Mitarb., 1957; Bellidenty u. Potier, 1957; Chaudhuri u. Mitarb., 1960).

cc) *Amoebenperikarditis*

Die Amoebenperikarditis ist vorwiegend eine Komplikation eines Leberabscesses des linken Lappens. McLeod u. Mitarb. (1966) beobachteten 25 Fälle in Durban, was 2% aller in dieser Zeit erfaßten Leberabscesse darstellt. Im Autopsiematerial von Ochsner u. Debakey (1936), wo zum großen Teil über klinisch nicht diagnostizierte Fälle berichtet wird, ist die eitrige Amoebenperikarditis die dritthäufigste Lokalisation des Durchbruches eines Leberabscesses. Diese Komplikation tritt vorwiegend bei jungen Erwachsenen von männlichem Geschlecht auf. Diese Komplikation kann auch bei Kindern auftreten (Downie, 1964).

Wie beim Durchbruch in der Pleurahöhle, findet die Passage der Amoeben entweder schleichend oder akut mit plötzlichem Tod auf Grund einer eiterbedingten Herztemponade statt. In der akuten Form kann ein Schocksyndrom auftreten. Bei der serofibrinösen Form grenzt das Perikard an die Peripherie eines Amoebenabscesses. Klinisch können gelegentlich ein perikardiales Reibegeräusch, häufiger perkutorische und röntgenologische Zeichen einer Perikarditis erfaßt werden. In gewissen Fällen täuscht diese Form der Amoebiasis einen Herzinfarkt vor (D'Cruz u. Ramamoorthy, 1967). Die Punktion zeigt einen serofibrinösen Erguß oder reichliches eitriges, braunes „steriles" Material. Es ist wichtig, die präsuppurative serofibrinöse Amoebenperikarditis, die bei sofortiger Chemotherapie gut ausgehen kann, von der eitrigen Perikarditis, die evtl. chirurgische Maßnahmen erfordert, zu trennen, da die Prognose dieser zwei Formen verschieden ist (Deschiens, 1965; McLeod u. Mitarb., 1966; Bascands u. Gueziec, 1968).

In der Serie von McLeod (1966) heilten alle 5 Patienten, die eine sero-fibrinöse Begleitperikarditis hatten, ohne Residuen aus. Von den 17 richtig behandelten

Patienten mit einer eitrigen Form traten in 5 Fällen funktionelle Spätfolgen auf. Unter diesen Spätfolgen ist die Perikarditis constrictiva zu erwähnen. Bei solchen Zuständen kommt auch ein chirurgischer Eingriff in Frage (WILMOT, 1962).

dd) *Amoebiasis des zentralen Nervensystems und Hirnabscesse*

Amoebenmetastasen können gelegentlich in die große Zirkulation gelangen, besonders wenn schon Leber- und Lungenabscesse vorhanden sind. Theoretisch können alle Organe besiedelt werden, doch ist der Hirnabsceß neben dem Absceß der Milz (DESCHIENS, 1965; MATHEW u. ANATHACHARI, 1964) eine der wenigen sicher belegten Lokalisationen von hämatogenen Amoebenmetastasen. Beim Hirnabsceß bewirkt E. histolytica, ebenso wie bei anderen Organen die sie besiedelt, eine Einschmelzung des Parenchyms. Gewöhnlich kommt es auch zu einer konkomitierenden eitrigen Meningitis.

Es handelt sich oft um ein terminales Geschehen bei sehr schweren Fällen von extraintestinaler Amoebiasis. Das Auftreten von Krämpfen, von neurologischen Anfällen und von Koma spricht im Zusammenhang mit einer Toxämie und Hyperthermie für diese Lokalisation (ORBISON u. Mitarb., 1951). Das Auftreten von Abnormalitäten im Liquor, insbesondere von Neutrophilen bei steriler, bakteriologischer Kultur, spricht für die Diagnose eines Hirnabscesses in solchen Fällen. Leider wird diese Diagnose selten rechtzeitig gestellt; dies gilt besonders für Kinder (VILLEGAS u. Mitarb., 1968).

Bei der Autopsie werden im Gehirn nekrotische Herde mit Lysis gefunden, in deren Wand trotz spezifischer Behandlung reichlich vegetative Formen von E. histolytica vorhanden sind. Diese Komplikation ist bei Kindern weniger selten als bei Erwachsenen und wird gelegentlich auch ohne Leberabsceß beobachtet (VILLEGAS u. Mitarb., 1962).

Diese Komplikation der klassischen Amoebiasis darf nicht mit der neuentdeckten primären Amoeben-Meningo-Encephalitis, die durch freilebende Amoeben bedingt ist, verwechselt werden, da die Therapie dieser zwei Krankheiten nicht auf den gleichen Präparaten beruht. Bei der durch E. histolytica bedingten Amoebiasis wird Metronidazol, Emetin und Chloroquin hoch dosiert eingesetzt, während bei der perakuten eitrigen Meningo-Encephalititis, die durch Amoeben der Limax-Gruppe bedingt ist (Naegleria, Hartmanella), eher fungicide Präparate wirksam erscheinen, wie z.B. 5-Fluorocytosin, Amphotericin B und vielleicht Stilbamidin. Diese neuerkannte, durch Amoeben bedingte Krankheit wird im nächsten Kapitel ausführlich beschrieben (Die primäre, perakute eitrige Amoeben-Meningoencephalitis. Freilebende Amoeben (Genus Hartmanella oder Naegleria) als ubiquitäre Krankheitserreger).

Bei tierischer Amoebiasis wurde nur ganz ausnahmsweise ein spontaner amoebenbedingter Hirnabsceß beobachtet (FRANK, 1966).

ee) *Hautamoebiasis*

Die Amoebengeschwüre der Haut sind häufig Fortsetzungen der Darmprozesse in der analen und perinealen Gegend, im Bereich der äußeren Geschlechtsorgane. Gelegentlich erzeugen Amoeben bei Dysenterien auch ulcerierende Intertrigos in der inguinalen Gegend. Nach chirurgischen Eingriffen bei intestinaler Amoebiasis oder als Folge von Spontanruptur eines Leberabscesses wie auch nach Fistelbildung im Bereiche einer Perityphlitis bzw. einer rupturierten Amoebenappendicitis kann es zu ausgedehnten nekrotischen Prozessen der Bauch- und Thoraxwand kommen (COLE u. HEIDMAN, 1929; BIAGI u. MARTUSCELLI, 1963; BIAGI, 1965; NORWICH u. LIEBERMAN, 1969; PEREZ STABLE u. Mitarb., 1968). Ausnahmsweise kann die Ruptur des Amoeben-Leberabscesses auch im Rücken erfolgen (NASRUN u. Mitarb., 1969). Der Nachweis von Amoeben im Exsudat oder im

Biopsiematerial bestätigt die Diagnose. Die rasche Heilung einer Dermatitis durch Emetin hilft zur Diagnose, obwohl dafür dieser therapeutische Erfolg allein nicht maßgebend ist, da Emetin auch auf andere Hautgeschwüre eine günstige Wirkung haben kann. Differentialdiagnostisch kommen Hautcarcinome in Frage (TEN SELDAM, 1970).

Ein *Amoebenprimäraffekt*, d. h. eine Amoebiasis der Haut ohne Vorbestehen einer intestinalen Amoebiasis ist ausnahmsweise beobachtet worden. Dieses gilt für Homosexuelle und in Gegenden, wo Sodomie kein seltener Brauch ist, wie z. B. in Neu Guinea, wo Amoebengeschwüre des Penis nicht selten beobachtet werden.

ff) *Seltene Lokalisationen der Amoebiasis*

Die Mitbeteiligung des *Urogenitalsystems*, besonders der weiblichen Geschlechtsorgane, kann die Folge einer perforierten Amoebenkolitis sein oder durch die Ausdehnung einer Amoebiasis des Peritoneums entstehen. So sind Vulvo-Vaginitis und Cervicitis mit blutig-eitrigem Ausfluß beschrieben (HINGORAMI u. MAHAPATRA, 1964; ACEVEDO u. Mitarb., 1963; VAN COEVERDEN u. DE GROOT, 1963; ROMEIRO u. ARMINANTE, 1967). Bei Männern kommt eine Amoebiasis der Samenblasen, evtl. der Epidydimis vor.

3. Diagnostische Hilfsmittel und Differentialdiagnose

a) *Die positive Diagnose beruht auf*

α) *Anamnese* und typischen *klinischen Zeichen*, wobei die Recto-Sigmoidoskopie, die Thoraxdurchleuchtung, Röntgenaufnahmen und Probepunktionen der Eiteransammlungen bei Metastasen von großer Hilfe sind. Für die intestinale Amoebiasis ist die Magendarm-Röntgenuntersuchung nur von untergeordneter Bedeutung, da diese Rectocolitis kein spezifisches klinisches Bild gibt.

β) *Parasitennachweis im Stuhl:* Diese Untersuchung erlaubt es auch, eine Infestation nachzuweisen, wenn die serologischen Teste negativ ausfallen. Bei symptomfreien infizierten Menschen findet man vorwiegend Cysten im geformten Stuhl und öfters kleine Trophocoiten, die Minuta-Formen, im weichen Stuhl. Bei manifester Krankheit bzw. Amoebenkolitis sind die blutphagocytierenden Gewebsformen pathognomonisch. Cysten und Minutaformen können aber auch bei Kranken gefunden werden (Details siehe Seite 327, 328 u. 343).

Für die Diagnose der intestinalen Amoebiasis wird die Stuhlkultur selten bevorzugt (ESHCHAR u. Mitarb., 1968), da man die Parasiten ebensogut direkt erfassen kann. Im „Eiter" bzw. nekrotischen Material der Metastasen gewinnt die *Kultur* an Bedeutung, da in solchem Material die Amoeben schwerer zu erkennen sind.

γ) *Serologische Methoden* gewinnen immer mehr an Bedeutung, da bessere, spezifische Antigene zur Verfügung stehen. Diese Methoden werden für diagnostische sowie für epidemiologische Zwecke mehr und mehr verwendet.

δ) *Therapeutischer spezifischer Effekt mit dramatischer Linderung* der Symptome nach einer oder zwei Emetin- bzw. Dehydroemetininjektionen. Besonders bei der extra-intestinalen Amoebiasis darf dies als diagnostisches Hilfsmittel gelten.

b) *Diagnostische Hilfsmittel*

α) *Die Rektoskopie:* Sie weist in mehr als der Hälfte der akuten Fälle typische Läsionen nach. Diese Untersuchung hat hier eine besondere Bedeutung, da sie es ermöglicht, nach einer spezifischen Behandlung das Ausheilen der Läsionen zu objektivieren (WILMOT, 1962; FELIX u. Mitarb., 1963). In den chronischen Fällen sieht man bei der Rektoskopie weniger typische Läsionen, doch sind auch dann noch in ca. $^1/_3$ der Fälle frische Ulcera nachweisbar. In Fällen, wo wenig Amoeben im Stuhl gefunden werden, kann die Mucosafläche und besonders das Zentrum der Geschwüre abgekratzt werden, um frische oder fixierte Präparate zu machen, in denen Amoeben viel eher als im harten Stuhl gefunden werden. Makrophagen, Leukocyten und desquamierte Zellen dürfen nicht mit E. histolytica verwechselt werden. Auch Stenosen, verkalkte oder polypöse Schistosomiasisläsionen, Polyposis, Kolitis ulcerosa oder Carcinome können bei der Rektoskopie erfaßt werden.

Die *Zangenbiopsie* oder besser *Saugbiopsie* der Mucosa ermöglicht es in manchen Fällen, eine sichere Diagnose zu stellen (ROCHE, 1962; MADANAGOPALAN u. Mitarb., 1968). Zur Darstellung der Amoeben selbst wurde bis anhin die Schleimhautbiopsie selten verwendet (MANSON-BAHR u. MUGGLETON, 1957; DOXIADES u. YIOTASA, 1965; MCALLISTER, 1962). Die Amoeben im Gewebe können mit Best-Carmin, das das im Protoplasma enthaltene Glykogen der Amoeben rot färbt, dargestellt werden (RAVISSE u. NAZIMOFF, 1969). PRATHAP u. GILMAN (1970) haben in einer Serie von 51 Fällen von intestinaler Amoebiasis Rectumbiopsien untersucht und dabei 5 verschiedene Läsionstypen beobachtet, von der nichtspezifischen Entzündung über Mikroulcerationen bis zum tiefen Geschwür mit unterminiertem Rand.

β) Die Punktion der Eiteransammlungen: Sie hat eine große diagnostische Bedeutung und stellt gleichzeitig eine *wichtige therapeutische Maßnahme* dar. Wenn eine Präruptur eines Abscesses in die Bauchwand, die Leber, das Peritoneum, die Pleura, das Lungenparenchym oder das Perikard befürchtet wird, sollte die Punktion vom Chirurgen unternommen werden. Soweit es möglich ist, muß aber auf eine offene chirurgische Intervention mit Drainage verzichtet werden. Wenn die Punktion vor der Behandlung gemacht wird, können Amoeben entweder nach Konzentrationsverfahren nachgewiesen oder in Kulturmedien geimpft werden. Da eine gewisse Gefahr einer Streuung der Amoeben infolge der Punktion besteht, wird oft eine Emetin- bzw. Dehydroemetininjektion gemacht und die Punktion erst 24 Std später unternommen. Die hellbraun, dunkelbraun oder ikterisch gefärbte „sterile", kremeartige Flüssigkeit der Amoebenabscesse kann mit pyogenem Eiter nicht verwechselt werden. Dieses Material besteht aus nekrotischer Flüssigkeit mit sehr wenig erkennbaren Zellen und fast keinen Eiterzellen. Jedoch können Mischinfektionen bzw. Superinfektionen des Eiters, besonders nach der Punktion auftreten (KUO u. Mitarb., 1964).

γ) Röntgenuntersuchungen: Bei der *intestinalen Amoebiasis* spielen die röntgenologischen Untersuchungen keine positive diagnostische Rolle, da die Veränderungen im Laufe der Amoebenkolitiden kaum als spezifisch zu beurteilen sind (siehe Abb. 14). Die Bedeutung kann bei der Differentialdiagnose behilflich sein. Es können dabei Stenose, Amoebome, Fisteln dargestellt werden oder Komplikationen wie Ileus, Perforationen und Intrasuszeptionen. Gleichzeitig vorhandene Neoplasien, Megakolon oder andere Anomalien des gastrointestinalen Traktes müssen in allen atypischen Fällen ausgeschlossen werden. Obwohl eine intestinale Amoebiasis selten mit einem Koloncarcinom kompliziert wird, können diese beiden Krankheiten gleichzeitig auftreten (ALBORES-SAAVEDRA u. Mitarb., 1968). Bei der *extra-intestinalen Amoebiasis* sind die Röntgenbilder von Thorax und Abdomen oft sehr typisch und der Verlauf eines Amoebenabscesses kann auch röntgenologisch gut beurteilt werden. Dieses wurde im entsprechenden Abschnitt besprochen (siehe Abb. 16 bis 20).

Die *Lokalisation eines Abscesses* vor der Punktion kann in schwierigen Fällen mit Hilfe der *Szintigraphie* gemacht werden, z.B. nach intravenöser Gabe von 198 Au (SHEEHY u. Mitarb., 1968) oder 50—100 MC 131 I Rosa Bengal (MARBEG u. CZERNIAK, 1964; SCHUMANN u. Mitarb., 1964).

Bei ungeklärten Fällen mit Hepatomegalie kann ein a.p. und seitliches Gammagramm der Leber zur Diagnose und Lokalisation eines Leberabscesses helfen. In klaren Fällen sind solch aufwendige Methoden nicht am Platze (Ibrahim u. Abdel Wahab, 1963; Morris u. Mitarb., 1969). Nach der Therapie verschwinden die Nekrosen und die dabei erfaßten „stummen“ Zonen (Tandon u. Mitarb., 1967; Tandon u. Rajan, 1968). Zur Lokalisation der Abscesse dient ebenfalls ein *Echogramm* mit einem ultrasonischen Detektor, der die Topographie der Eiteransammlungen abzugrenzen vermag (Wang u. Mitarb., 1964). Die Darstellung der Abscesse kann weiterhin durch die Leberarteriographie bzw. durch eine Phlebographie (Malt u. Mitarb., 1968) noch deutlicher als durch die Szintigraphie erzielt werden.

γ) Parasitennachweis im Stuhl: Bei Stuhluntersuchungen gilt die Regel, daß je größer die Anzahl der Stuhlproben, desto größer die Chancen Amoeben zu erfassen. Bei der ersten direkten Untersuchung werden in ca. 32% der positiven Fälle die Parasiten gefunden (Prakash u. Tamdom, 1966). Für Routinediagnose sammelt und untersucht man Stuhl 3mal nach spontanem Stuhlgang. Die Gewohnheit Stuhl nach „Provokation“ mit Abführmitteln (z.B. 25 g Karlsbadersalz) zu untersuchen ist nicht notwendig, da es viel schwieriger ist die vegetativen Formen der verschiedenen Amoeben zu unterscheiden als deren Cysten, die im geformten Stuhl gefunden werden (Antia u. Mitarb., 1965; Hennessy, 1962; Lamy, 1969). Der Stuhl muß sofort nach Ausscheidung untersucht oder fixiert werden. Wenn möglich wird ein Teil mit viel Schleim ausgewählt. Material kann auch während einer Rektoskopie durch Abreiben der Mucosa oberhalb einer Läsion gesammelt werden. Bei jeder Stuhlprobe müssen mindestens fünf Präparate durchsucht werden.

Anderson u. Mitarb. (1952), Geigy u. Herbig (1955), Stamm (1957), Hennessy (1962) haben die Methoden, die zur parasitologischen Diagnose der Amoebiasis angewendet werden, zusammengefaßt.

αα) Direkte Untersuchung: Die Untersuchung einer Emulsion von sehr frischem Stuhl zwischen Objektträger und Deckglas, evtl. mit einer auf 37° gewärmten Kochsalzlösung verdünnt, ermöglicht es, die beweglichen *Trophocoiten* in feinen Präparaten zu sehen. Beim Dysenteriesyndrom oder wenn Läsionen im distalen Teil des Dickdarms vorhanden sind, erscheinen die *Gewebsformen.* Diese sucht man vorwiegend im Mucus, Blut oder Eiter, die solche Stühle bedecken.

Die blutphagocytierenden Amoeben messen bis 30 μ im Durchmesser. Ihr Protoplasma ist mit runden Partikeln, vorwiegend Erythrocyten und Zellstücken gefüllt. Das durchsichtige Ektoplasma bildet große Pseudopodien, in welche der übrige Teil der Zelle fließt. Die „gezielten“ Wanderungen dieser Amoeben sind sehr charakteristisch. Weder Makrophagen noch andere Amoebenarten machen so kräftige Bewegungen. Die *Minutaformen* haben ähnliche Bewegungen doch sind sie kleiner, wie auch die gebildeten Pseudopodien und enthalten Bakterien anstatt Erythrocyten im Protoplasma. Die direkte Untersuchung erlaubt auch die *Cysten* zu finden. Werden täglich 100000 Cysten ausgeschieden, so genügen 2 Untersuchungen um sie zu finden, wenn aber nur 1000 Cysten täglich ausgeschieden werden, braucht es 100 Untersuchungen mehr um die Diagnose zu stellen (Stamm, 1957). Ein Konzentrationsverfahren ist in solchen Fällen angezeigt.

Der Zusatz von Lugol zu frischen Präparaten erleichtert die Darstellung der Kerne und der Vakuolen in den Cysten (D'Antoni, 1937). Eine sichere Diagnose der Minutaformen ist ohne Färbung der Kerne nicht möglich. Weiterhin ist die Größe der vierkernigen Cysten allein kein genügendes Kriterium um E. histolytica von E. hartmanni zu trennen (Hajian u. Ball, 1963; Hennessy, 1962).

ββ) Konzentration und Färbung der Amoeben: Es werden die Zinksulfat-Methode, die Zucker-flottier-Methode und die Formalin-Äther-Sedimentations-Methode angewendet. Eine Konzentration der Parasiten kann nach der Fixation, z.B. mit der Merthiolat-Jod-Formalintechnik nach Sapero u. Lawless (1953), durchgeführt werden (Ritchie, 1948; Stamm, 1957; Geigy u. Herbig, 1955; Silva u. Mitarb., 1963).

Für das *Zink-Phosphat-Konzentrationsverfahren* werden drei Stuhlbröckchen von nicht mehr als $^1/_2$ g aus verschiedenen Teilen des Stuhles entnommen. Diese Bröckchen müssen in einem Mörser gemischt und in 33% Zink-Phosphat suspendiert werden. Man füllt ein Reagenzgläschen mit dieser Lösung. Die größeren Brocken, die an der Oberfläche sind, werden mit einem Holzstöckchen entfernt. Das Reagenzglas wird bis zum Rande gefüllt und ein Deckgläschen daraufgelegt. Nach 20—30 min wird das Deckgläschen mit einer Pinzette abgezogen und auf einem Objektträger deponiert, worauf die mikroskopische Untersuchung erfolgt.

PRAKASH (1967) beschreibt ein Färbeverfahren mit einer 1%igen Lösung von Brillant-grün, das rasch eine gute Färbung der Kerne ergibt.

Die *Merthiolat-Jod-Formalin (MIF) Technik* wurde 1953 von SAPERO u. LAWLESS eingeführt. Sie ist heute weitverbreitet. Mit dieser Fixierungslösung wird das Präparat gleichzeitig gefärbt. Das so fixierte Material kann in Fläschchen monatelang aufbewahrt an spezialisierte Institute zur Bestätigung der Diagnose geschickt oder für didaktische Zwecke gesammelt werden. Auch Konzentrationsverfahren können auf MIF fixiertes Material angewendet werden:

Stammlösungen:	I. dest. Wasser	250 cm³	1:10
	Merthiolat (Lilly 1:1000)	200 cm³	
	Formol (40%)	25 cm³	
	Glycerin	5 cm³	
	Diese Lösung muß in einer braunen Flasche aufbewahrt werden		
	II. Frische Lugol'sche Lösung	5%	

Die beiden Lösungen werden unmittelbar vor Gebrauch gemischt, z. B. 9,4 cm³ Stammlösung I mit 0,6 cm³ Stammlösung II pro $^1/_2$ cm³ Faeces. Das Protoplasma der Amoeben färbt sich gelb bis rosa, die Kernsubstanz dunkelbraun bis schwarz. Die Stammlösungen sind einige Wochen haltbar, die Mischung dagegen höchstens 6—8 Std, wenn gut verschlossen (GEIGY u. HERBIG, 1955; TCHOTCHEV, 1967).

Um Material zu verschicken, das noch gefärbt werden kann, kann der Stuhl mit einer Polyvinylalkohollösung fixiert werden (BROOKE u. GOLDMANN, 1949).

Die Färbung der Darmprotozoen auf Objektträgern wird am besten mit der Eisenhämatoxylinfärbung von HEIDENHAIN durchgeführt. Sie ermöglicht die Bestimmung der Species, nicht nur der Cysten, sondern auch jene der Trophocoiten (COONS u. Mitarb., 1942; ANDERSON u. Mitarb., 1953; GOLDMANN, 1959; GEIGY u. HERBIG, 1955; DE OLIVEIRA u. Mitarb. 1964). Eine vereinfachte Färbungsmethode haben GLEASON u. HEALY (1965, 1966) ausgearbeitet.

γγ) Kulturverfahren: Sie ergeben kaum bessere Resultate als die einfachsten mikroskopischen Methoden und sind weniger zuverlässig als wiederholte Untersuchungen nach Anwendung von Konzentrationsverfahren (PRAKASH u. TANDON, 1966). ROBINSON (1968) jedoch beschreibt ein vereinfachtes Stuhlkulturverfahren, das sogar zuverlässiger erscheint als wiederholte mikroskopische Stuhluntersuchungen. Bei der extraintestinalen Amoebiasis können jedoch Kulturen, sei es Eiter bei Punktion oder im Sputum (MELENEY, 1957; CHAKRAVARTI, 1951, 1952, 1953) mit Erfolg angewendet werden (Kulturverfahren s. bakt. Lehrbücher).

δδ) Serologie: In den sechziger Jahren wurden verschiedene serologische Methoden entwickelt, die für die Diagnose und Epidemiologie der Amoebiasis eine große Hilfe bedeuten. Auch kann der Erfolg der Behandlung einer extra-intestinalen Amoebiasis erfaßt werden. Es handelt sich um indirekte Hämagglutinations-Teste (HEALY, 1968; KRUPP, 1969, 1970; KASLIWAL u. Mitarb., 1970; KOTCHER u. Mitarb., 1970), um passive Hämagglutinations-Teste (GARCIA u. CONCEPCION, 1969), um Latex-Agglutinations-Teste (MORRIS u. Mitarb., 1970a, b) und um indirekte Immunofluorescenz-Teste (BELTRAN u. Mitarb., 1965; BOONPUCKNAVIG u. NAIRN, 1967; COUDERT u. Mitarb., 1967; JEANES, 1969; MENDOZA HERNANDEZ u. Mitarb., 1969; AMBROISE-THOMAS u. TRUONG, 1969). Serologische Hilfsmittel wurden zum erstenmal 1914 von IZAR angewendet, um eine Diagnose der Amoebiasis zu unterstützen. Eine einigermaßen für den Kliniker brauchbare *Komplementbindungsreaktion* hat erst CRAIG (1927) eingeführt. Diese Reaktion wurde vorwiegend in den Vereinigten Staaten zu diagnostischen Zwecken gebraucht

(Spicknall u. Mitarb., 1957; Bozicevich, 1959; Kenney u. Illes, 1968), doch wegen fehlender Spezifität kritisiert (Elsdon-Dew u. Maddison, 1952).

Halpern u. Mitarb. (1967) diskutieren verschiedene serologische Methoden, welche aber kaum verglichen werden können, solange die verwendeten Antigene nicht dieselben sind. Der Mangel an Spezifität der Immunreaktionen bei der Amoebiasis beruht in erster Linie auf der ungenügenden Reinheit der Antigene, da diese aus Mischkulturen von Amoeben und Bakterien präpariert wurden. Die meisten Sera besitzen Antikörper gegen die entsprechenden Begleitbakterien. Immerhin zeigten Kasliwal u. Mitarb. (1966), daß die Komplementbindungsreaktion in einer Serie von Patienten mit Leberamoebiasis zu 85 % positiv ausfiel. Er fand die höchsten Titer bei extraintestinaler Amoebiasis, niedrigere bei der intestinalen Form.

Seit der Einführung der *bakterienfreien Kulturen* (Diamond, 1961, 1968; Diamond u. Bartois, 1965) stehen bessere, spezifischere Antigene zur Verfügung, auch wenn die Antigene aus Amoebenkulturen ohne Bakterien, aber mit Trypanosoma cruzi stammen oder aus sogenannten „monoaxenischen" Kulturen, sind noch zuverlässigere Ergebnisse zu erwarten. Kessel u. Mitarb. (1965) geben mit einem *Hämagglutinationstest* und einer *Komplementbindungsreaktion* 100% positive Resultate bei Leberabscessen, 98% bei Dysenterien und 66% bei Trägern an. Die Reaktion bleibt bis 1 Jahr nach Heilung der Krankheit positiv. Der Titer nimmt in dieser Periode progressiv ab. Prakash u. Mitarb. (1970) unterstreichen die Notwendigkeit, beim Hämagglutinationstest bakterienfreie Amoeben-Antigene zu verwenden, um falschpositive Resultate zu vermeiden.

Thompson u. Mitarb. (1968) beschreiben die Methoden zur Erhaltung von spezifischen, haltbaren Amoeben-Antigenen, die für verschiedene immunologische Reaktionen angewendet werden können und zuverlässige Resultate ergeben.

Yap u. Mitarb. (1970) zeigen, daß Antigene, die sie aus Cysten von Entamoeba invadens extrahieren, für die Hämagglutination nahezu so zuverlässig sind wie jene, die sie aus E. histolytica präparieren.

Biagi u. Buentello (1961) führen eine direkte *Amoebenimmobilisationsreaktion* auf, die in 88% der Leberabscesse, 90% der akuten intestinalen Amoebiasisfälle und in 78% der chronischen Fälle positiv ausfiel. Positive Resultate wurden nur bei 18% der gesunden, nicht infizierten Kontrollen festgestellt. Diese Methode wird weiter angewendet (Prakash u. Mitarb., 1969).

Maddison (1965) und Maddison u. Mitarb. (1965) haben einen *Gel-Diffusion-Präcipitintest* beschrieben, der in 96% der gesicherten Leberabscesse und 92% der akuten intestinalen Amoebiasis positiv ausfiel (Powell u. Mitarb., 1966), obwohl die Antigene aus Kulturmedien mit Clostridium perfringens extrahiert wurden. Mit dem Geldiffusionstest erhielten Auernheimer u. Mitarb. (1966) ebenfalls recht zuverlässige Resultate.

Ein „*fluoreszenter Antikörpertest*" für verschiedene Antigene aus Kulturen mit T. cruzi oder Bakterien wären zwecks Unterscheidung zwischen Sensibilisierung an verschiedenen Stämmen interessant (Goldman, 1966). Dieser Goldman-Test wird gegenwärtig zu diagnostischen Zwecken weiter entwickelt (Coudert u. Mitarb., 1967). Auch die als Antigen wirkenden Fraktionen des Amoebenprotoplasmas werden isoliert (Boonpucknavig u. Mitarb., 1967). Diese Methode besitzt, ebenso wie die Immobilisationsreaktion der Amoeben (Ambroise-Thomas, 1969; Ambroise-Thomas u. Truong, 1969; Boonpucknavig u. Nairn, 1967; Coudert u. Mitarb., 1968; Geigy u. Herbig, 1955; Goldman, 1966; Goldman u. Gleason, 1962; Thompson u. Mitarb., 1968) einige bestimmte Vorteile. Die Herstellung von Antigenen, welche mit den zuerst erwähnten Verfahren mühsam ist, läßt sich dabei ganz wesentlich erleichtern. Die Immunfluorescenztechnik gestattet es, die Ergebnisse quantitativ auszuwerten. Ein Drittel der durch Amoeben verursachten Kolitiden liefert positive Werte zwischen $^1/_{50}$ und $^1/_{100}$, während die Resultate bei extraintestinaler Amoebiasis und Konzentrationen von $^1/_{200}$ bis $^1/_{6400}$ praktisch zu 100% positiv sind. 12—16 Monate nach Abheilung ist die Reaktion wieder negativ (Ambroise-Thomas, 1969; Coudert u. Mitarb., 1967, 1968).

Antigene für einen Hauttest wurden von MADDISON u. Mitarb. (1968) präpariert und mit anderen Verfahren verglichen. POWELL (1968) beschrieb einen sehr einfachen Präcipitintest, der etwas weniger empfindlich als die oben erwähnten Methoden ist, wohl aber wegen seiner Einfachheit in wenig ausgerüsteten Spitälern zur Diagnose der extraintestinalen Amoebiasis eine große Hilfe sein könnte.

c) *Differentialdiagnose*

Differentialdiagnostisch müssen bei der *intestinalen Amoebiasis* andere infektiöse, mikrobielle und auch nicht infektiöse Krankheiten des Verdauungstraktes in Erwägung gezogen werden. Stuhl- und Blutanalysen, alle die auf S. 364 ff erwähnten diagnostischen Hilfsmittel sind beizuziehen. Bei atypischen oder therapeutisch hartnäckigen Fällen sind röntgenologische Magendarmpassage und Holzknechteinlauf indiziert. Stenosen, Fisteln, Megakolon, Polypen und Tumoren können dabei erfaßt werden. Daß es kein spezifisches Bild für eine Amoebenkolitis gibt, ist stets zu bedenken (DELAHAYE u. Mitarb., 1964).

Bei der *extraintestinalen Amoebiasis* ist typisch für Amoebenleberabsceß die Hepatomegalie mit Erschütterungsschmerz, die hohe Senkungsreaktion, der Nachweis von „sterilem" Eiter bei der Punktion der Leber, das Verschwinden der Symptome nach Anbehandlung mit Dehydroemetin. Große Bedeutung haben Thoraxdurchleuchtung und die a.-p. und seitlichen Röntgenaufnahmen (ARMAS CRUZ u. Mitarb., 1955; LIMBOS u. Mitarb., 1963). In ca. 80% der Fälle erkennt man einen pathologischen Prozeß der rechten Thorax-Basis. Der Zwerchfellhochstand, die Parese oder Paralyse, die Deformation und Verziehung nach oben sind sowohl vor wie auch nach einer Ruptur kennzeichnend. Die Pleuramitbeteiligung mit diskretem oder deutlichem Erguß kann schon vor der Ruptur eines Leberabscesses in die Lunge vorhanden sein. Ebenfalls vor der Ruptur sieht man diskrete Kondensationserscheinungen im Lungenparenchym. Sie entsprechen oft einer Atelektase oder einer Lymphangitis und müssen den Verdacht auf eine pulmonale Amoebiasis erwecken. Der rechte Unterlappen und der Mittellappen sind am häufigsten von Infiltraten betroffen und hier lassen sich auch Kavernen entdecken. Ausgeprägte Infiltrate, lobäre Pneumonien, große Lungenabscesse sowie Pleuraergüsse, Interlobärverdichtungen und sog. „Pachypleuritiden" gehören zum fortgeschrittenen Krankheitsbild (BLANC u. SIGUIER, 1950; DESCHIENS, 1965; ROWLAND, 1963). Die im linken Leberlappen lokalisierten Abscesse bieten oft größere diagnostische Schwierigkeiten, da oft die Hepatomegalie nicht erfaßt wird.

Die ulcerierende Kolitis sowie die möglichen Lebermetastasen, verursacht durch Balantidium coli, gelten als wichtige Differentialdiagnosen für alle Formen der Amoebiase (WENGER, 1967).

In tropischen Gebieten muß ganz besonders auf eine Differentialdiagnose geachtet werden, nämlich auf das *primäre Lebercarcinom*, das hier eine der häufigsten Todesursachen beim Erwachsenen darstellt. Klinisch ist es durch eine schmerzhafte, aber viel derbere Hepatomegalie, evtl. mit Fieber, gekennzeichnet.

Röntgenologisch bedingt auch das Carcinom öfters einen Zwerchfellhochstand und Deformation. Doch ist dann das Zwerchfell inspiratorisch noch ziemlich gut beweglich und es fehlt die basale Pleuritis. Wenn das Lungenparenchym mitbeteiligt ist, so handelt es sich um kleine runde, gut abgegrenzte, disseminierte Infiltrate, bzw. um Metastasen. Ein Pneumoperitoneum, z. B. mit 250—1000 ml Co_2 (ELLMAN u. Mitarb., 1965) zeigt beim Amoebenabsceß die Adhäsion der Leber am Zwerchfell, beim Carcinom kommt die höckerige Oberfläche der Leber unter dem hellen Lufthalbmond am Zwerchfell zur Darstellung.

4. Prophylaxe

Um den Cyclus der Übertragung zu unterbrechen, müßte man entweder das Reservoir, d. h. die infizierten Menschen durch kollektive Chemoprophylaxe von

Amoeben befreien oder strenge allgemeine hygienische Maßnahmen durchführen können.

a) Hygienische Maßnahmen

Sie umfassen den Kampf gegen die Verunreinigung durch Fäkalien, die Zerstörung der Fliegen, die Verbesserung der Wasserversorgung, um die Übertragung der vierkernigen Cysten zu verhindern. In Ländern mit gemäßigtem Klima, mit kaltem Winter und relativ trockenem Sommer, wo auch die hygienischen Verhältnisse seit mehr als einem halben Jahrhundert recht gut sind, nimmt die Infestationsquote und vielleicht auch die Virulenz der vorhandenen Stämme einigermaßen ab. Die einheimische Amoebiasis ist in Mittel-Europa sehr selten geworden, obwohl das Camping auch bei uns wieder ziemlich günstige Bedingungen für die Übertragung der Cysten bieten könnte (Baer, 1963).

Im Endemiegebiet ist es fast unmöglich, einer Infektion mit E. histolytica zu entgehen. Wenn man in den Tropen die Amoebiasis vermeiden will, muß man auf rohe Speisen und nicht schälbare Früchte verzichten. Das Trinkwasser muß filtriert oder gekocht sein. Das eingeborene Hilfspersonal im Hause muß regelmäßig kontrolliert und wenn infiziert behandelt werden. Dazu müssen besonders in tropischen Gebieten die so häufigen Enterokolitiden bzw. gastro-intestinalen Intoxikationen richtig und frühzeitig behandelt werden, da möglicherweise diese banalen Darmkrankheiten das Eindringen der pathogenen Amoeben begünstigen. Die Medikamente sollten dabei möglichst harmlos sein, wie Wismutsubnitrat, Carbo adsorbens und Diät muß während einigen Tagen eingehalten werden. Man wird bei Durchfall den Patienten auch Spasmolytika, bzw. Belladonnaextrakte, verschreiben und, wenn eine intestinale Infektion anhält, auch Darmantiseptica, wie Yatren, Enterovioform, Intestopan, verabreichen. Diese Medikamente sollten aber nur für eine begrenzte Zeit, z. B. während einigen Wochen, eingenommen werden.

b) Chemoprophylaxe

Eine Chemoprophylaxe, die sicher gegen Amoebiasis schützt und auf langer Sicht keine Nebenerscheinungen erzeugt, ist noch nicht bekannt. Eine kollektive Chemoprophylaxe mit einem sehr wenig toxischen Präparat, das man periodisch oral einnehmen würde, wäre wohl erwünscht. Die Substanz dürfte nicht resorbiert werden und sollte die Darmflora nicht zerstören, sondern selektiv die Vermehrung der Amoeben im Darmlumen verhindern. Versuche in diesem Sinne wurden mit neuen *Kontaktamoebiziden* eingeleitet. Die Ergebnisse waren aber bis 1965 nicht überwältigend (Deschiens, 1965), werden aber energisch fortgesetzt.

Gholz u. Arons (1964) führten in einer psychiatrischen Anstalt bei 4000 hospitalisierten Patienten eine Chemoprophylaxe mit 0,75 und später 0,5 g täglich Iodochlorhydroxyquin (*Enterovioform*) während 4 Jahren durch. Die Infestationsrate von 40% E. histolytica-Fällen ist auf praktisch null gefallen. Im II. Weltkrieg wurden hingegen keine hervorragenden Resultate weder auf Verträglichkeit noch auf antiparasitären Effekt während der Afrikakampagne erzielt (Westphal, 1948). Mit Resotren beobachteten Halawani u. Mitarb. (1953) das Verschwinden der großen E. histolytica-Cysten und das Auftreten von kleinen bzw. „avirulenten" Formen, ein Phänomen, das man bei Rückkehrern leicht auch ohne Behandlung beobachten könnte.

Biagi u. Mitarb. (1966) haben mit einer Dauertherapie von zweimal in der Woche 0,5 g *Mebinol* bei 40 Personen im Vergleich zu Placebo bei 56 Personen in einem Dorf nach einem Jahr eine Abnahme von 85% der Infestationsrate bei den behandelten Menschen gefunden. Nach 6 und 12 Monaten Behandlung waren noch 5% Amoebenträger. Sivasankran u. Mitarb. (1966) haben einen ähnlichen Versuch über 4 Monate mit täglich 0,5 g *Entamide-Furoate* bei Patienten in einer psychiatrischen Klinik unternommen. Nebenerscheinungen wie Flatulenz, Brechreiz, Erbrechen und Hauterscheinungen traten bei 17% der Patienten auf. Nach 4 Monaten waren keine Amoeben mehr bei den behandelten Patienten zu finden gegen 32% in der Placebogruppe.

5. Therapie

Es gibt kaum eine andere Infektionskrankheit, für welche der Arzt eine so große Anzahl spezifisch wirksamer Substanzen vorfindet wie für die Amoebiasis. Die zur Verfügung stehenden Amoebizide werden nach Blanc (1961) und Schneider (1961) in zwei Gruppen unterteilt:

1. *Die Kontaktamoebizide,* die die Vermehrung der Amoeben im Darmlumen entweder direkt oder auch indirekt durch Beeinflussung der Darmflora beeinträchtigen.

2. Die *systemisch wirkenden Amoebizide,* die resorbiert werden und die Amoeben über die Blutbahn im Gewebe erreichen und dort vernichten.

1. *Die Kontaktamoebizide*

a) Halogenisiertes Oxyquinolein (Chinioform, Iod-chlorhydroxyquinolein, Diodohydroxyquinolin, Dibromooxyquinolin, Dibromohydroxyquinaldine u. a.).

b) Arsenderivate: Carbason, Wismut + Glycollylarsamilate (Milibis) Diphetarsone (Bemarsal).

c) Emetin-Wismut-Iodid (EBI) und unlösliche Dehydroemetinverbindungen.

d) Pflanzenextrakte: ein Simarubaextrakt (Glaucorubin).

e) Phenanthroline-quinone (Entobex).

f) Bialyllamicol (Camoform).

g) Halogen-substituierte Acetamide (Entamide, Mebinol, Furamid).

h) Antibiotica mit oder ohne eigene amoebizide Aktivität; Penicillin, Streptomycin, Erythromycin, Paramomycin, Tetracyclingruppe, Fumagillin usw. sowie Sulfonamide und Sulfaguanidin.

2. *Die systemischen Amoebizide*

a) Emetin und Dehydroemetin.

b) Holarrhena-Alkaloide (Conessin).

c) Gewisse Iodderivate (Hexamethylen-tetramin-iod-ethanolat (Iogol) oder Direxiod-Infusionen.

d) Niridazol (Ambilhar).

e) Metronidazol (Flagyl).

f) 4-Amino-Quinolin und Acridinderivate: Chloroquin, Amodiaquin, Atebrin, Acranyl.

3. Heute kann man noch eine dritte Unterteilung nennen, in welcher „*systemisch wirkende Kontaktamoebizide*" eingegliedert werden können:

a) Resotren: Iodoxyquinoleinderivat kombiniert mit Chloroquin.

b) Dehydroemetin in seiner oralen Applikationsform.

c) Niridazol (Ambilhar).

d) Metronidazol (Flagyl).

1. Kontaktamoebizide: Kontaktamoebizide, d.h. Substanzen, die durch ihre amoebizide oder indirekte Wirkung auf die Darmflora die Vermehrung der Amoeben im Darmkanal hemmen, sind Medikamente, die bei leichten Amoebenkolitiden und bei Trägern indiziert sind. Es konnte bisher keine dieser Substanzen im Endemiegebiet als Dauerchemoprophylaktikum dienen, da sie alle bei längerer Anwendung Nebenerscheinungen hervorrufen.

a) *Oxychinoline:* Eine große Anzahl von substituierten Chinoleinen besitzen *in vitro* und *in vivo* eine amoebizide Aktivität, die z. T. unabhängig von ihrer antibakteriellen Aktivität ist (Lamy, 1964; Kaushiva, 1960). In dieser Gruppe werden Iod-Chlor und Bromderivate als Kontaktamoebizide verwendet. Die chemische Struktur ist mit jener des Chloroquins verwandt.

Halogenierte Oxychinoline **Chiniofon** (Yatren)	Jodochlorhydroxychinolin (Vioform)	Diiodohydroxychinolin (Diodoquin Direxiod)
$HOSO_2$, I, N, OH	Cl, I, N, OH	I, I, N, OH

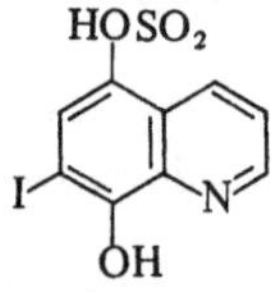

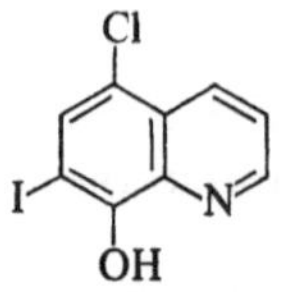

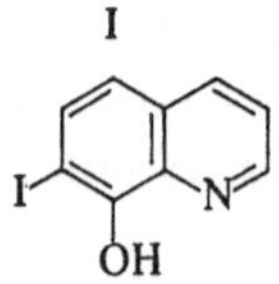

— *Chinioform (Yatren, Mixiod)* wurde 1921 als Amoebizid erkannt (Muehlens u. Menk, 1921). Es enthält 33 % Jod. Ungefähr 12,9 % der Substanz werden resorbiert und durch die Niere ausgeschieden (Albright u. Mitarb., 1947). Es wird oral appliziert und bei schwereren Fällen mit einem systemisch wirkenden Amoebizid kombiniert (Muehlens, 1947; Fischer u. Reichenow, 1952). Die Tagesdosis beträgt 3× 2—4 Tabl. zu 0,25 g. Die Kur dauert 7—14 Tage.

— *Vioform:* Das Vioform besitzt sehr ähnliche Eigenschaften wie Yatren. Es enthält 41,5% Jod. Für orale Applikation gibt es Tabletten mit Lapamin und Natriumbicarbonat (*Enterovioform*). Die übliche Posologie beträgt 3× 1—2 Tabl. zu 0,25 g täglich während 7—10 Tagen. Es gibt ein Kombinationspräparat mit Vioform, Entobex und Antrenyl (*Mexaform*), das bei der Amoebiasis und bei Entero-Kolitiden verwendet wird, und das die Darmflora normalisieren soll (Sackmann u. Kradolfer, 1962). Man empfiehlt Klystiere von 200 ml mit Enterovioform 1—2 g und Laudanum für die Behandlung der chronischen Amoebiasis, die der Patient 1—2 Std behalten muß.

— *Diodoxychinolin (Diiodoquin, Direxiode)* hat einen höheren Jodgehalt (64%) und ähnliche Eigenschaften wie die eben erwähnten Substanzen. Die übliche Dosierung ist 3× täglich 2—4 Tabl. zu 0,21 g während 10—20 Tagen (Morton, 1945). Bei längerer Verabreichung des Medikamentes treten gastrointestinale Störungen auf. Dabei kommt es zu einer starken Erhöhung der Plasmajodwerte.

— *Dibromooxychinolein* und *Dibromohydroxychinaldin (Paramibe, Intestopan)* werden praktisch nicht resorbiert und sind deshalb wenig toxisch. Sie haben eine antibakterielle und eine amoebizide Aktivität und besitzen dieselben Indikationszwecke wie die Jodderivate. Man gibt z. B. 3×2 Tabl. Intestopan zu 0,25 g oder 3×1 Tabl. für Kinder täglich, während 7—15 Tagen (Holz, 1962; Malamos u. Mitarb., 1962; Divekar u. Mitarb., 1963; Compere u. Piguet, 1967). Als verwandtes Darmantisepticum ist das Dichlor-hydroxychinaldin (*Siosteran*) in Dosen von 3×0,1—0,2 g täglich während 10—20 Tagen bei denselben Indikationen anzuwenden. Als Nebenerscheinungen können abdominelle Beschwerden, Nausea und Herzklopfen beobachtet werden (Hermelink, 1958).

— *Resotren* ist eine Zusammensetzung von Yatren mit Chloroquin. Dieses Präparat wurde zur Behandlung der Amoebenkolitiden und gleichzeitig zur Verhütung der metastatischen Komplikationen bzw. des Leberabscesses eingeführt. Im Darm trennt sich das Chloroquin vom Iodoxychinoleinmolekül. Man verschreibt 2 Tabl. zu 0,5 g täglich während 10—15 Tagen (Knorr, 1964; Schaible, 1956; Kirchner, 1961).

b) *Arsenderivate:* Milian (1911) bemerkte, daß *Novarsenobenzol*, das zur Behandlung der Syphilis angewendet wurde, in einem Fall von Amoebiasis die Zahl der Parasiten reduzierte (Joyeux u. Sice, 1950). Es wurden verschiedene Arsenderivate für die Behandlung der Amoebiasis angewandt:

Organische Arsenderivate

4-Carbaminophenylarsinsäure (Carbarsone) **Glycobiarsol** (Milibis)

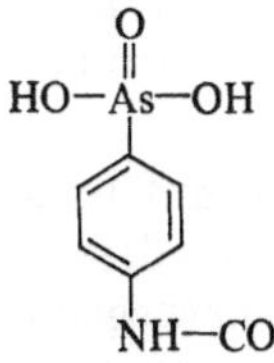

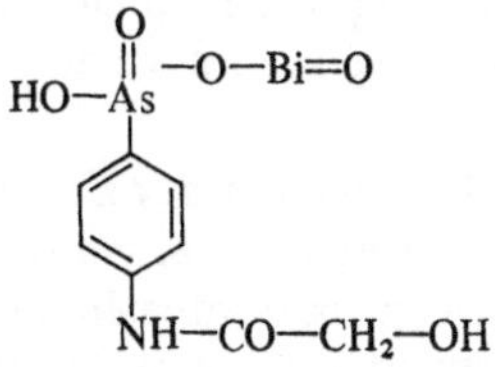

O
‖
HO—As—OH

NH—CO—NH_2

O
‖ —O—Bi=O
HO—As

NH—CO—CH_2—OH

— Das *Acetarson* (Stovarsol) wurde von MARCHOUX (1923) eingeführt. Später verwendete man ein Carbasonoxyd, Carbarsan, 0,25 g 2 × täglich während 10 Tagen, das dieselbe Wirkung auf die Parasiten hatte, aber weniger toxisch war (ANDERSON u. REED, 1934; RADKE u. BAROODY, 1957).

— Das *Glycobiarsol* oder Wismut-Glycolyl-Arsanilat (Milibis), das bei chronischer intestinaler Amoebiasis angewandt wurde (DENNIS u. Mitarb., 1949), führte zur Deparasitierung in 84,5% der Fälle (MILZER, 1956). Man verschreibt 1,5 g täglich, verteilt in 3 Dosen, während 10 Tagen.

— Das *Diphetarson* (Bemarsal) ist ein ähnliches Kontaktamoebizid, das bei Amoebenkolitiden und Infestationen mit 2 Tabl. zu 0,50 g 2 × täglich während 10 Tagen verwendet wird. Nebenerscheinungen werden seltener beobachtet als mit den obenerwähnten Präparaten (CHARMOT u. Mitarb., 1953). Nach WILMOT u. Mitarb. (1957) war Diphetarson das wirksamste Arsenderivat in der Amoebiasis.

Als *Nebenerscheinungen* bei der Anwendung der verschiedenen Arsenderivate können abdominelle Beschwerden mit Diarrhoe, Nausea, Erbrechen, seltener Leberschädigungen und ausnahmsweise Erythrodermien sowie Encephalopathien auftreten (RADKE u. BAROODY, 1957). Diese Präparate sind bei vorbestehender Leberschädigung zu vermeiden.

c) *Pflanzenextrakte:* Es wurden verschiedene Pflanzenextrakte aus Samen der Brucea sumatrana, aus Wurzeln der Castela nicholsoni aus Amerika und aus der Rinde des Ailanthus glandulosa gegen Amoebendysenterie verwendet (JOYEUX u. SICE, 1950). Es sind vorwiegend Extrakte bzw. Alkaloide aus *Ipecacuanha* (Emetin) und Holarrhena (Conessin), wovon später die Rede sein wird. Heutzutage wird noch als Kontaktamoebizid das *Glaucarubin* aus *Simaruba glauca* verwendet. Diese Substanz wurde *in vitro* und *in vivo* geprüft und besitzt eine amoebizide Eigenschaft (SCHNEIDER, 1961). Glaucarubin ist in der chronischen intestinalen Amoebiasis in Dosen von 100 mg, 3 × täglich, während 5—10 Tagen oder 3—5 mg/kg pro Tag wirksam. Je nach Prüfstelle wurden parasitologische Mißerfolge in 10—70% der Fälle beobachtet (RUNGS, 1962; DELPOZO u. ALCARAZ, 1956).

Als Nebenerscheinungen werden mit diesem Präparat Magendarmstörungen öfters beobachtet. Mit Extrakten aus Euphorbia hirta (RIDET u. CHARTOL, 1964) haben MARTIN u. Mitarb. (1964) eine klinische und parasitologische Heilung in 125 ihrer 150 Amoebiasis-Fälle bei guter Toleranz erreicht.

Extrakte bzw. Alkaloide aus Holarrhena antidysenterica wie Berberin und Kurchamin besitzen eindeutig amoebizide Wirkungen (DUTTA u. YER, 1968; SUBBAIAH u. AMIN, 1967).

d) *Schlecht lösliche Emetin- und Dehydroemetinderivate:* Emetin und Dehydroemetin gehören primär eigentlich nicht zu den Kontaktamoebiziden, denn es sind systemisch wirkende Substanzen, die insbesondere parenteral verabreicht werden. Da gewisse schlecht lösliche Verbindungen des Emetins sowie des Dehydroemetins oral verabreicht werden können, wobei einige davon nicht gut resorbiert werden und vorwiegend im Dickdarmlumen ihre amoebizide Aktivität ausüben, werden sie in diesen Abschnitt eingereiht. Über Emetin und Dehydroemetin wird aber auf S. 377 ausführlicher die Rede sein.

Das *Dehydroemetin-Resinat* ist eine schwach lösliche Verbindung des Dehydroemetins, das kürzlich für die orale Behandlung der intestinalen Amoebiasis geprüft wurde. Die Dosis beträgt 20—40 mg 3× täglich während 10—15 Tagen. Eine Entparasitierung wurde in ca. 80% der Fälle erzielt (PATEL u. METHA, 1967). Als Nebenerscheinungen sind vorwiegend lokale gastro-intestinale Störungen gemeldet worden.

Das Emetin-Wismut-Iodid (EBI): Das Emetin-Wismut-Iodid (*EBI*) wurde eingeführt, um das Emetin oral verabreichen zu können und dessen übliche Nebenerscheinungen wie gastro-intestinale Störungen und vorwiegend den Brechreiz möglichst zu vermeiden (LOW u. DOBELL, 1916). Dies gelang mit Gelatinekapseln, die sich erst im Darm lösen und ihre aktive Substanz spät freisetzen. EBI wurde seit Jahren besonders im englischen Sprachgebiet weitgehend verwendet und kürzlich noch von WOODRUFF (1956) und WOODRUFF u. BELL (1967) als eines der wirksamsten Kontaktamoebizide bezeichnet. Am besten vertragen wird EBI in einer Einzeldosis von 0,2 g nachts vor dem Einschlafen, zusammen mit einem Beruhigungsmittel, Chlorpromazin, während 10 Nächten. Es ist in allen Formen der intestinalen Amoebiasis indiziert und scheint auch die Leberkomplikationen einigermaßen zu vermeiden. In der akuten intestinalen Amoebiasis empfiehlt es sich, 3 Tage lang Emetin parenteral zu verabreichen und erst nachher das EBI oral, evtl. kombiniert mit Diloxamide, zu verordnen (WILMOT u. Mitarb., 1962). WOODRUFF (1956) erreichte mit diesem Medikament den höchsten Prozentsatz mit endgültiger Entparasitierung, MANSON-BAHR (1941) hingegen nur in 61%.

e) *Phenanthrolin-chinon (Entobex):* Die amoebizide Aktivität des Entobex = 4,7 phenanthrolin-quinons und einiger Derivate (SCHMIDT u. DRUEY, 1957) wurden „*in vitro*“ und „*in vivo*“ von KRADOLFER u. NEIPP (1958) getestet. Von diesem Kontaktamoebizid gibt man oral 3× täglich 50—200 mg während 10 Tagen beim Erwachsenen. Das Präparat wird gut vertragen. Sehr selten werden Nausea und Erbrechen, ausnahmsweise Albuminurie als Nebenerscheinungen erwähnt (VAN DROOGENBROECK, 1956). Bei Amoebenkolitis wurde mit diesem Medikament in über 90% der Fälle eine Heilung erzielt. Andere Autoren stellten aber, vielleicht bei schwereren akuten Kolitiden, parasitologische Mißerfolge in $^2/_3$ ihrer Fälle fest (SAGONE, 1958; CARTER, 1961; WILMOT u. Mitarb., 1962).

4,7-phenanthrolin-chinon (Entobex)

Eine Kombination von Entobex 20 mg+Iodchlorhydroxychinolin+Antrenyl 2,5 mg, wie sie im *Mexaform* vorhanden ist, gibt günstigere Resultate in der Klinik, sowohl bei bakteriellen Enterokolitiden wie bei Amoebenkolitiden (NAGATHY u. Mitarb., 1958; BEZJAK u. BREITENFELD, 1964; CHAUDHURI u. Mitarb., 1958). Die übliche Dosis beträgt für einen Erwachsenen 2 Tabl., 3× pro Tag, während 7—10 Tagen.

f) *Biallylamicol (Camoform):* Biallylamicol (Diallyl-Diethyl-Amino-aethyl-Phenol-Dihydrochlorid) und eine Reihe dieser Derivate besitzen eine amoebizide Aktivität (THOMPSON u. Mitarb., 1961). Diese Substanz wird rasch absorbiert und langsam eliminiert (DILL u. Mitarb., 1957).

Biallylamicol (Camoform)

$(C_2H_5)_2N-CH_2$ / $CH_2CH=CH_2$; OH / OH ; $CH_2=CH-CH_2$ / $CH_2N(C_2H_5)_2$ · 2HCl

Obwohl es beim Tierversuch systemisch zu wirken scheint, ist es in der Klinik ausschließlich ein Kontaktamoebizid. Die Toleranz ist in der Regel gut. Es werden als Nebenerscheinungen Magendarmbeschwerden, ausnahmsweise Dermatitiden mit Pruritus erwähnt. Die übliche Dosierung beträgt 3 × 500 mg während 7—14 Tagen. Die Ergebnisse sind unterschiedlich beurteilt worden, doch steht fest, daß bei der Behandlung der Infestation oder der leichteren, mehr chronischen Fälle 85—100% der Patienten entparasitiert wurden. Die Resultate bei der Behandlung der Amoebendysenterie sind hingegen weniger befriedigend (Barrios, 1954; Hoekenga u. Batterton, 1954; Bustamente u. Rivero, 1957; Konar u. Bhattacharya, 1958; Wilmot, 1962).

g) *Die Halogen-substituierten Acetamide (Mebinol, Furamid):* Die Entwicklung verschiedener gegen Amoeben aktiver Acetamide wird ausführlich von Woolfe (1965) beschrieben. Unter einer großen Anzahl von Substanzen haben sich zwei in den letzten Jahren als besonders wirksame, wenig toxische Kontaktamoebizide erwiesen: Das Chlorophenoxamid und ein Ester des Diloxanids (Entamid-furoat oder Furamid, Woolfe u. Mitarb., 1967).

Halogen substituierte Acetamide
Chlorophenoxamid
(Mebinol, Clefamide)

$NO_2-C_6H_4-O-C_6H_4-CH_2\,N(CH_2CH_2OH)\,CO\,CH\,Cl_2$

Diloxanide furoate (Furamide)

$C_4H_3O-COO-C_6H_4-N(CH_3)-CO\,CH\,Cl_2$

— *Das Chlorophenoxamid (Mebinol, Clefamide)* ist chemisch mit Chloramphenicol verwandt. Es wurde von De Carneri (1959) beschrieben. Es ist wie einige seiner Abkömmlinge gegen E. histolytica sehr aktiv (De Carneri, 1959; Hugonot u. Mitarb., 1963). Obwohl es im Tierversuch auch bei extra-intestinaler Amoebiasis eine Wirkung hat, ist es für die Klinik ausschließlich als Kontaktamoebizid anzuwenden. Die Substanz wird z. T. resorbiert und erzeugt sehr wenig Nebenerscheinungen. Die Dosierung beträgt 1,5 g täglich beim Kind, 25 mg/kg Körpergewicht. Es wird bei Amoebenkolitis allein oder mit Antibiotica verwendet (De Carneri u. Mitarb., 1960; Shah u Mitarb., 1958; Acevedo, 1961; Abdallah u. Mitarb., 1964). Die Resultate erreichen bei Amoebeninfestation und Amoebenkolitis über 90% Deparasitierung. Wie üblich bei schweren Amoebendysenterien sind die Ergebnisse jenen der Kombinationsbehandlungen mit Breitspektrum Antibiotica unterlegen (Wilmot u. Mitarb., 1962; Abdallah u. Saif, 1960). Das Präparat wurde auch als Prophylaktikum angewendet (Biagi u. Mitarb., 1966).

— *Das Diloxanid-furoat (Furamide)* ist ein Kontaktamoebizid, das sich in der Klinik gut bewährt hat. Da es billig und wenig toxisch ist, konnte es auch als

Prophylaktikum verwendet werden (Sivasankran u. Mitarb., 1966). Als Nebenerscheinung sind leichte abdominelle Beschwerden, Flatulenz, Nausea, selten Hauterscheinungen beobachtet worden. Bei akuten Dysenteriefällen kann es mit Antibiotica kombiniert werden.

Die Entparasitierungsquote liegt nach vielen Publikationen über 80% (Shaldon, 1960; Marsden, 1960; Blanc u. Nosny, 1966; Sankale u. Brodu, 1963; Felix u. Mitarb., 1963; Forsyth, 1962; Woodruff u. Bell, 1960). Die Dosierung ist beim Erwachsenen 20 mg/kg im Tag während 10 Tagen, bzw. 0,5 g 3×täglich während 8—10 Tagen. Kombinationspräparate, die neben Furamid Tetracyclin und Chloroquin enthalten, wurden weiterhin bei multiparasitären Protozoeninfektionen des Darmes geprüft. Bei der Kombination von Furamid und Chloroquin nimmt Nnochiri (1965) an, daß eine gegenseitige Potenzierung des amoebiziden Effekts auftritt.

h) *Sulfonamide und Antibiotica:* Sämtliche Medikamente, die die Darmflora ändern, beeinflussen auch die Amoeben im Darm und können einen günstigen therapeutischen Effekt bei der Behandlung einer intestinalen Amoebiasis aufweisen. Dies wurde für *Sulfonamide*, für das *Penicillin*, *Streptomycin* und *Erythromycin* bewiesen, obwohl diese Substanzen *in vitro* gegen Amoeben inaktiv sind.

Thompson u. Mitarb. (1956) unterteilten die Antibiotica im Rahmen der Amoebiasisbehandlung in 5 Gruppen, indem sie ihre direkte Wirkung *in vitro* verglichen. So wurden die *in vitro* aktivsten in Gruppe I und die am wenigsten aktiven der Gruppe V eingegliedert:

Gruppe I:	Amoebizid bei 5 µg/ml	Actidion, Anisomycin, Fumagillin, Prodigiosin
Gruppe II:	Amoebizid bei 63— 300 µg/ml	Chlortetracyclin, Oxytetracyclin, Puromycin
Gruppe III:	Amoebizid bei 500—1000 µg/ml	Azaserin, Carbomycin, Chloramphenicol
Gruppe IV:	Amoebizid bei 1000—2000 µg/ml	Streptomycin, Tetracyclin, Bacitracin, Neomycin
Gruppe V:	Amoebizid bei 2000 µg/ml inaktiv	Streptomycin, Dihydrostreptomycin, Penicillin, Erythromycin.

Die Ergebnisse mit diesen Substanzen sind im Tierversuch sehr unterschiedlich und wiederum in der Klinik anders. Die Antibiotica mit der *in vitro* höchsten Aktivität bewähren sich nicht unbedingt auch am besten bei der Behandlung der Dysenterie.

— *Sulfonamide, Penicillin, Streptomycin, Erythromycin und Spiramycin* wurden mit Erfolg in der Behandlung der Amoebenkolitis mit verschiedenen Amoebiziden kombiniert (Hargreaves, 1945; Blanc u. Siguier, 1946, 1950; Armstrong u. Mitarb., 1949).

Bei der akuten Amoebendysenterie wurden mit Erythromycin 70% der Patienten, mit Spiromycin 83% und mit Tetracyclin 90% der Fälle geheilt (Charmot u. Delahousse, 1956). Medeiros u. Mitarb. (1967) haben das Erythromycin-Stearat, das nicht gut resorbiert wird und deshalb in hoher Konzentration im Dickdarm auftritt, bei 40 Patienten mit Amoebenkolitiden allein oder mit Chloroquin kombiniert geprüft. 81% dieser Fälle wurden parasitenfrei. Wenn Antibiotica mit Kontaktamoebiziden kombiniert werden, kann man einen höheren Prozentsatz der Amoeben ausrotten; ein systemisch wirkendes Amoebizid verhindert zudem hämatogene Amoebenmetastasen (McHardy u. Mitarb., 1955; Powell u. Mitarb., 1958).

— *Tetracyclin, Fumagillin und Paromomycin* (Woolfe, 1957) haben *in vitro* eine direkte amoebizide Aktivität. Doch sind diese Substanzen bei der extraintestinalen Amoebiase, wo die Amoeben allein verantwortlich sind, unwirksam. Sie verhüten in der Behandlung einer Amoebendysenterie nicht einmal das Auftreten eines Leberabscesses. Verschiedene Derivate des Tetracyclins, die *in vitro* eine ausgeprägte amoebizide Aktivität haben (Woolfe, 1957), bewährten sich *ausgezeichnet in der akuten intestinalen Amoebiasis* und gehören zu den klassischen Medikamenten.

Wenn solche Antibiotica mit Amoebiciden kominiert werden, spricht man von einer gegenseitigen Potenzierung (McVay u. Mitarb., 1950; Hughes, 1950; Armstrong u. Mitarb., 1950; Powell u. Mitarb., 1960; Martin u. Mitarb., 1953; Elsdon-Dew u. Mitarb., 1959). Es ist bemerkenswert, daß Demethylchlortetracyclin unter den Tetracyclinen am ungünstigsten in den Prüfungen abschnitt (Elsdon-Dew u. Mitarb., 1959). Das beste unter diesen Derivaten ist sowohl für die Besserung der Symptomatologie als auch für die Eradikation der Amoeben aus dem Darmlumen das *Oxytetracyclin* (Crosnier u. Mitarb., 1951; Martin u. Mitarb., 1953; McHardy u. Frye, 1954). Kombination von Tetracyclin mit Oleandomycin führten zur Entparasitierung in 92% von 50 Fällen (Cooper u. Mitarb., 1958). Sehr niedrige Dosen von Chlor- oder Oxytetracyclin ergaben im Vergleich zu spezifischen Amoebiciden hervorragende Resultate (Armstrong u. Mitarb., 1950). Das Tetracyclin selber hat vielleicht gegenüber Oxytetracyclin den Vorteil, weniger Nebenerscheinungen zu verursachen (Faiguenbaum u. Mitarb., 1954; Wilmot, 1962). Man gibt 0,25 g alle 6 Std während 10 Tagen oder während einer kürzeren Zeit, wenn man es mit einer Emetinkur kombiniert.

Das *Fumagillin*, das sich beim Tierversuch als ein Amoebizid bewährt hatte (Anderson u. Mitarb., 1952, 1954), wird wegen seiner Toxizität nicht mehr für die Amoebiasis verwendet (McHardy, 1954; Elsdon-Dew u. Mitarb., 1953).

Paromomycin (Humatin) ist ein gegen Salmonellen, Shigellen und Colibacillen aktives Antibioticum, das *in vitro* in sehr niedrigen Konzentrationen und in entsprechenden Dosen wirksamer als Emetin gegen gewisse Amoebenstämme erscheint (Thompson u. Mitarb., 1956). Da es aber wenig resorbiert wird, findet Paromomycin *ausschließlich in der intestinalen Amoebiasis* eine Indikation (Bell u. Woodruff, 1960; Carter, 1959; Wilmot, 1962). Die Dosierung ist 2,0—3,0 g täglich während 5—10 Tagen.

Paromomycin (Humatin)

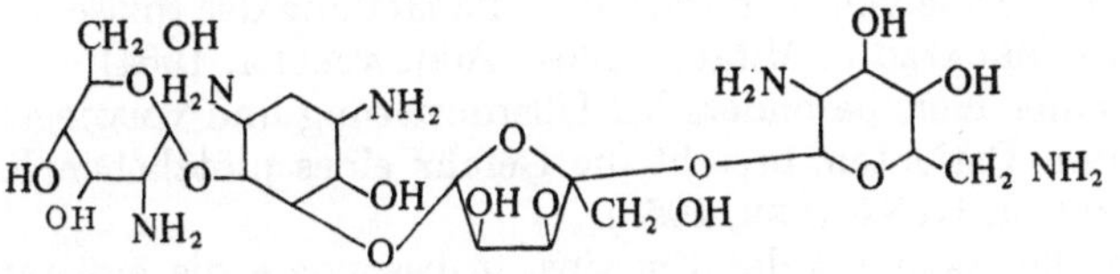

Nebenerscheinungen, wie Diarrhoe und Magendarmstörungen, wurden beobachtet. Auch soll die Wirkung weniger rasch als jene der Tetracycline sein (Wilmot u. Mitarb., 1962). Dooner (1960) und Elias u. Oliver-Gonzales (1959) melden keine Mißerfolge. Bei 40 Fällen akuter Amoebendysenterie fand hingegen Moffet (1960) 10% Mißerfolge. Wagner (1960) und Carter u. Mitarb. (1962) sowie Forsyth (1962) hatten bei chronischen und asymptomatischen Fällen weniger als 6% parasitologische Mißerfolge. Shafei (1959) beobachtete mit 10—20 mg/kg während einer Woche eine Linderung der Symptome, aber häufig Spätrezidive.

Ein schlecht lösliches Salz des Erythromycins wurde in den letzten Jahren bei der intestinalen Amoebiasis geprüft: das Erythromycin-Stearat. Es werden 150 mg alle 8 oder 12 Std während 5—10 Tagen verabreicht. Ein klinischer Erfolg wurde in 83% der Fälle erzielt, mit einem Verschwinden der Parasiten in 75% der Fälle (Dos Santos Morais, 1969). Ähnliche Ergebnisse wurden von Meeroff (1968), Sherif u. Mitarb. (1969), Pontes (1968), Segal (1967) und Medeiros u. Mitarb. (1967) beschrieben. Als Nebenerscheinungen wurden vorwiegend Magendarmbeschwerden, Schwindelgefühl und Kopfschmerzen gemeldet. Die Verträglichkeit war allgemein befriedigend.

2. *Systemisch wirkende Amoebizide*

a) *Emetin und Dehydroemetin*

— *Emetin* ist das wichtigste Alkaloid, das aus der Wurzel verschiedener Caephaelis-Arten aus Brasilien, Kolumbien und Zentralamerika hergestellt wird. Es wurde 1817 schon von Pelletier extrahiert. Vedder zeigte 1912 *in vitro* die amoebizide Aktivität dieser Substanz und im gleichen Jahr gab Rogers genaue Angaben über dessen Anwendung in der Klinik. Bis heute bleibt Emetin eines der besten systemisch wirkenden Amoebizide. Bei richtiger Dosierung und regelrechter Applikation: *1 mg/kg Körpergewicht täglich während 10 Tagen, tief subcutan,* wird es bei Dysenterie und Leberabsceß heute noch verwendet. Die Kur muß *stationär* durchgeführt werden, mit absoluter Bettruhe. Der Patient sollte noch 40 Tage nach der Kur ruhen, da Emetin eine Kardiotoxizität besitzt und sehr langsam eliminiert wird. Zwischen zwei Emetinkuren muß mindestens eine 6 wöchige Pause eingeschaltet werden (BLANC u. SIGUIER, 1950; BOYADJIAN u. HOFFMANN, 1957; FROMANTIN u. Mitarb., 1963).

Wegen der *Nebenerscheinungen,* besonders toxischer Myokardschäden und Polyneuritiden, haben viele Ärzte Emetin vernachlässigt. Wenn oberflächlich subcutan oder i. m. injiziert, kann Emetin unangenehme Schmerzen, selten auch Abscesse erzeugen. Wenn aber tief subcutan auf Höhe des Schulterblattes injiziert wird, evtl. kombiniert mit 100 mg Vitamin B, wird es lokal nicht schlecht toleriert. Puls, Blutdruck und die Reflexe sind täglich zu kontrollieren, um toxische Erscheinungen früh zu erfassen und wenn nötig die Therapie rechtzeitig zu unterbrechen.

Am Ende oder sogar kurz nach einer Emetinkur werden in ca. 50% der Fälle *EKG-Veränderungen* im Sinne einer ST-Senkung und T-Abflachung oder Inversion beobachtet. Nach 3—6 Wochen verschwinden diese Veränderungen wieder. Das Auftreten von PQ-Verlängerung oder Rhythmusstörungen, Extrasystolen, weisen auf schwerere Myokardschäden hin und erfordern eine strenge Bettruhe bis zur Normalisierung der EKG-Kurve. Möglicherweise kann eine Prednisonkur oder die Gabe von Kaliumchlorid die Heilung der toxischen Myokardose beschleunigen (FERLAZZO u. Mitarb., 1964; ACQUATELLA, 1964).

Am Ende einer Kur, besonders bei Überdosierung und vorwiegend bei ambulant behandelten Patienten, besteht die Gefahr eines plötzlichen Kollapses oder Herztodes (BREM u. KONWALER, 1955).

Die spezifische Aktivität des Emetins, insbesondere die äußerst rasche Wirkung von 1 oder 2 Injektionen bei einer extra-intestinalen Amoebiasis, haben dazu geführt, daß die Emetinbehandlung als *Testtherapie* für die meisten Ärzte, die viele Fälle von extra-intestinalen Amoebiasen behandeln, gilt. Doch darf einem therapeutischen Erfolg keine absolute diagnostische Bedeutung beigemessen werden, da Emetin wahrscheinlich auch weniger spezifische antiphlogistische oder indirekte antibakterielle Eigenschaften besitzt (MELCHIOR, 1943, 1952).

— *Dehydroemetin:* Verschiedene Stereoisomere und Abkömmlinge des Emetins wurden synthetisiert und getestet (BROSSI u. Mitarb., 1959; BROSSI u. SCHNIDER, 1962). Dabei wurde eine Anzahl weniger toxischer, oft aber auch weniger aktiver Substanzen gefunden. Einzig das racemische 2-Dehydroemetin hatte im Tierversuch eine dem Emetin entsprechende Wirkung (BROSSI u. Mitarb., 1959; BROSSI u. BURKHARDT, 1962). Dazu scheint Dehydroemetin bei oraler, subcutaner und intravenöser Applikation weniger toxisch zu sein als Emetin.

Emetin **2-Dehydroemetin**

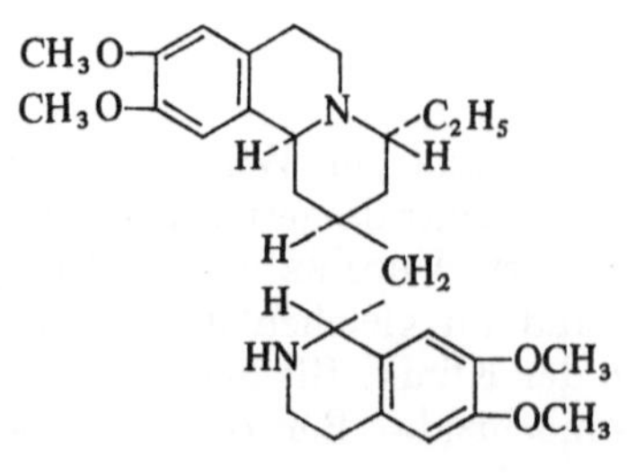

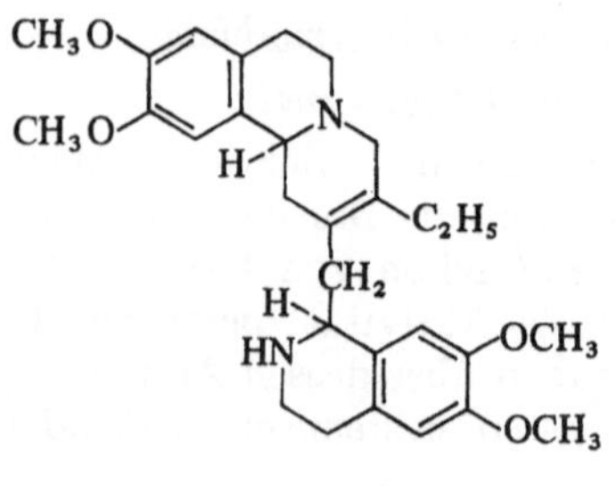

Dehydroemetin wird beim Meerschweinchen zweimal schneller eliminiert als Emetin; Kumulationseffekte treten deshalb im Bereich des Myokards weniger häufig auf (Schwartz u. Rieder, 1961; Schwartz u. Herrero, 1965). Trotzdem wird durch Überdosierung eine Myokardtoxizität hervorgerufen und es besteht die Gefahr des Auftretens von Muskelschwäche und Polyneuritiden, so daß Reynaud u. Mitarb. (1964) wie beim Emetin die gleichzeitige Gabe von Thiamin empfehlen. Die ersten Ergebnisse der klinischen Prüfung mit Dehydroemetin bei Amoebiasis und Bilharziasis stammen aus dem Jahre 1960 (Herrero u. Mitarb., 1960; Blanc u. Mitarb., 1961).

Dehydroemetin HCl wurde mit demselben Behandlungsschema wie Emetin in die Klinik eingeführt und hat sich bei allen Formen der Amoebiasis als aktiv erwiesen. Ernste Nebenerscheinungen wurden dabei keine beobachtet (Blanc u. Mitarb., 1961; Powell u. Mitarb., 1962, 1967; Kapadia, 1964; Vakil u. Mitarb., 1967). Das Medikament ist auch für die Behandlung von Kleinkindern empfohlen worden (Guerineau u. Mitarb., 1964). Da die Toxizität gering ist, wagten es Armengaud u. Bezes (1962), bei der malignen, früher als „amibiase colique suraiguë mortelle" bezeichneten Form s. S. 350 3—4mal höhere Dosen anzuwenden, kombiniert mit Antibiotica. Sie konnten damit Patienten retten, die früher nicht zu heilen waren.

Die Dosierung bei Dysenterie beträgt 1 Injektion 1—1,5 mg/kg Körpergewicht intramuskulär oder tief subcutan täglich während 10 Tagen. In den schwersten Fällen darf die Anfangsdosis bis 3 mg/kg Körpergewicht betragen. Die Gesamtdosis darf 2 g erreichen. Bei der extra-intestinalen Amoebiasis empfehlen Powell u. Mitarb. (1965) Dosen von *80 mg täglich während 10 Tagen, wenn das Dehydroemetin mit Chloroquin kombiniert wird, und 120 mg täglich, wenn Dehydroemetin allein verabreicht wird.* Es kann schon 15 Tage nach der ersten Kur eine zweite eingeschaltet werden, da das Präparat wesentlich weniger toxisch als Emetin zu sein scheint (Armengaud u. Mitarb., 1962; Merchant u. Shikaripurkar, 1964; Blanc u. Nosny, 1963; Powell, 1967; Scragg u. Powell, 1968).

— *Orales Dehydroemetin HCl:* Um die orale Verabreichung des Dehydroemetins zu ermöglichen, mußten magensäurefeste „late-release" Dragées ausgearbeitet werden, da diese Substanz, wie Emetin, den Magendarmtrakt reizt und Emesis hervorrufen kann, wenn es bereits im Magen freigesetzt wird.

Das orale Dehydroemetin HCl hat sich sowohl bei der Behandlung der Dysenterie (Blanc u. Mitarb., 1965, 1966; Salem, 1967; Sankale u. Moulanier, 1966; Sardesai u. Patil, 1965) als auch bei derjenigen des Leberabscesses (Salem u. Mitarb., 1968; Wolfensberger, 1968) bewährt. Dosen von 1—1,5 mg/kg Körpergewicht während 10 Tagen führen bei 70—90% der Patienten mit intestinaler Amoebiasis zur klinischen und parasitologischen Heilung (Ahmad u. Mitarb., 1967).

In den schwersten Fällen ist während der ersten Tage eine parenterale Applikation empfehlenswert, um einen sehr raschen Effekt zu erzielen. Auch die Kombination mit einem Breitspektrum-Antibioticum (Oxytetracyclin), das bekanntlich die Aktivität verschiedener Amoebizide potenziert, könnte verwendet werden. Beim Leberabsceß wurde in 90% der Fälle eine Heilung erreicht. Hier sind Dosen von 1,5 mg/kg Körpergewicht während 10—15 Tagen angezeigt. Eine Kombination mit Chloroquin wird in schweren Fällen in Betracht gezogen.

Mit Einnahme der Dragées kurz vor oder während der Mahlzeiten kann die beste gastro-intestinale Verträglichkeit erreicht bzw. das Auftreten von Diarrhoen und Krämpfen vermieden werden. Systemische toxische Erscheinungen sind bei den angegebenen Dosen sehr gering (Asthenie, seltener EKG-Veränderungen).

b) Connessin

Connessin, ein Alkaloid einer südamerikanischen Pflanze, Holarrhena antidysenterica, wurde während des letzten Weltkrieges, als Emetin schwer erhältlich war, für die Behandlung der Amoebiasis eingeführt. Die therapeutischen Eigenschaften bei extra-intestinaler Form entsprechen jener des Emetins, doch ist diese Substanz bedeutend toxischer und hat vorwiegend psychische Störungen und Halluzinationen hervorgerufen (Siguier, 1951). Wegen dieser schweren Nebenerscheinungen wird Connessin nicht mehr verwendet.

c) *Chloroquin und andere Malariamittel*

Nicht wenige der Antimalariamittel sind ebenfalls bei Amoebiasis aktiv: die 4-Aminochinoline, wie Chloroquin und Amodiaquin, Acridinderivate, wie Acranyl, Atebrin (Thompson u. Reinertson, 1954). 1948 wurde Chloroquin als ein Amoebizid erkannt (Conan, 1948). Da diese Substanz für die Leber einen gewissen Tropismus aufweist und in diesem Organ gespeichert wird, spielte dieses Medikament in der Verhütung und in der Behandlung des Leberabscesses eine Rolle (Subramanian, 1952; Harinasuta, 1951; Conan, 1949; Patel, 1953). Chloroquin allein erscheint in der Behandlung des Leberabscesses jedoch zu unzuverlässig, da ca. 25% Versager bzw. Rezidive beobachtet wurden. Es ist bedeutend weniger wirksam als Emetin (Wilmot, 1958; Wilmot u. Mitarb., 1959). Die Dosis beträgt beim Leberabsceß des Erwachsenen 1000 mg am 1. Tag, dann 300 mg täglich, während 10—15 Tagen. Chloroquin wird gegenwärtig nicht mehr allein, sondern nur noch kombiniert, z.B. mit Dehydroemetin, angewendet (Wilmot u. Mitarb., 1959; Wilmot, 1958).

Chloroquin

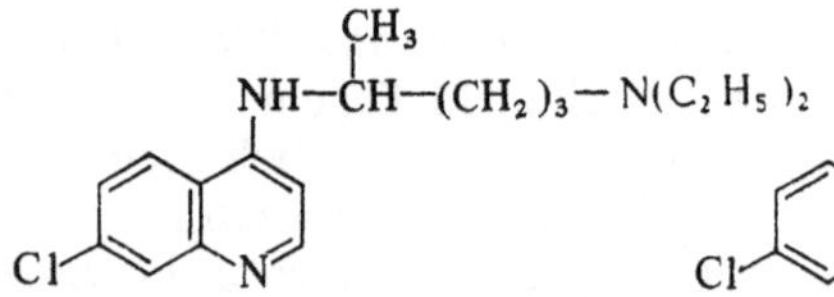

$NH-CH(CH_3)-(CH_2)_3-N(C_2H_5)_2$, Cl, N

Mepacrin

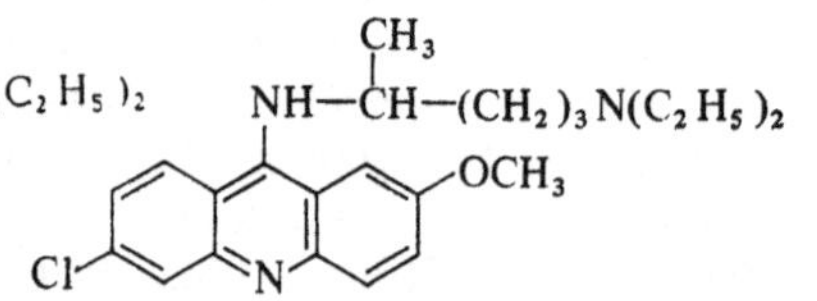

$NH-CH(CH_3)-(CH_2)_3N(C_2H_5)_2$, OCH_3, Cl, N

Als Nebenerscheinungen können vorwiegend Störungen im Bereiche des Zentralnervensystems auftreten, wie Schlaflosigkeit, Nervosität, Sehstörungen und seltener auch Krampfzustände. Bei der Punktion einer Eiteransammlung wurde empfohlen, lokal 0,2 g Chloroquin zu injizieren (Cook, 1959).

Andere Malariamittel wie das *Quinacrin, Mepacrin*, ein Acridinderivat, besitzen ähnliche Eigenschaften wie Chloroquin in der Behandlung des Amoebenabscesses der Leber (Radke, 1955; Schaible, 1956; Abd-El-Ghaffar, 1960). Die Dosis beträgt 3×200 mg täglich während 10 Tagen. Die Verträglichkeit dieses Präparates ist weniger gut als jene des Chloroquins. Neben einer möglichen gelben Verfärbung der Haut werden Störungen des Zentralnervensystems, insbesondere psychische Störungen beobachtet.

d) *Niridazol (Ambilhar)*

Unter den Nitrothiazolabkömmlingen hat das Niridazol bzw. 3-(5-nitro-2-thiazolyl) 2-Imidazolidinone eine strukturspezifische amoebizide Aktivität (Wilhelm u. Schmidt, 1966). Es hat sich *in vitro* als sehr wirksames Amoebizid erwiesen und im Tierversuch als Kontaktamoebizid sowie als systemisch wirkendes Amoebizid bewährt (Jarumilinta, 1966). Schon 1962 hatten Jarumilinta u. Maegraith über Erfolge bei der Behandlung des Leberabscesses in der Klinik referiert. Solche Ergebnisse wurden später bestätigt, so daß Ambilhar als ein gut wirksames Amoebizid zu bewerten ist. Die Tagesdosis beträgt 25 mg/kg Körpergewicht, verteilt auf 2 Gaben, morgens und abends, während 10 Tagen (Kradolfer u. Jarumilinta, 1965). Das Präparat wurde auch für die Behandlung des Amoeben-Leberabscesses bei Kindern in Kombination mit Dehydroemetin (2 mg/kg) geprüft (Scragg u. Powell, 1970).

Powell u. Mitarb. (1966) berichten über eine Serie von 50 Patienten mit Dysenterie, die während 10 Tagen mit 1,5 g Ambilhar behandelt wurden. Davon wurden 40 (80%) klinisch und parasitologisch geheilt. 25 Patienten mit Leberabsceß erhielten die gleiche Kur und 25 weitere bekamen gleichzeitig Ambilhar und Emetin. Die Ergebnisse waren mit der Kombination wohl besser, aber es traten etwas häufiger EKG-Veränderungen in dieser letzten Gruppe auf. Weitere Arbeiten bestätigen die amoebizide Aktivität von Ambilhar (Lambert u. Mitarb., 1964; Lambert, 1966; Ruas u. Mitarb., 1967).

Nitroderivate
Niridazol (Ambilhar)

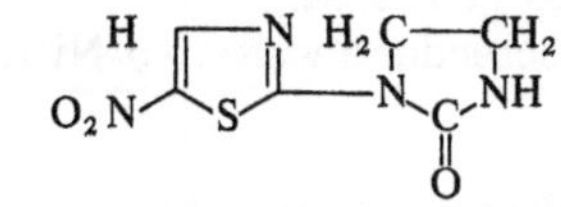

Nebenerscheinungen sind häufig gemeldet worden; es handelt sich z.B. um Appetitlosigkeit, abdominelle Beschwerden, Nausea, Erbrechen, dazu EKG-Veränderungen im Sinne von Tachykardie, Änderung der QRS-Amplitude und ST-Veränderungen, T-Abflachung und Inversion. Diese Veränderungen verschwinden in der Regel schnell, sobald das Medikament nicht mehr eingenommen wird (Abdallah u. Mitarb., 1966).

Andere seltenere toxische Veränderungen im Laufe einer Ambilhar-Behandlung betreffen das Zentralnervensystem, wobei neben heftigen Kopfschmerzen, psychischen Veränderungen, Desorientierung, Halluzinationen, Aufregungszuständen, die einer akuten Schizophrenie ähnlich sind, weiterhin Stupor oder lokalisierte oder generalisierte Krämpfe auftreten können (Powell u. Mitarb., 1966; Doshi u. Mitarb., 1968). Das Präparat hemmt die Spermiogenese. Diese Wirkung von Ambilhar ist im Tierversuch bekannt und reversibel. Obwohl die schweren neuropsychischen Nebenerscheinungen durch Phenobarbital oder Valium gemildert werden können, veranlassen sie zu Vorsicht bei der Anwendung von Ambilhar in der Amoebiasis.

e) *Metronidazol (Flagyl, Bayer 5360, Clont)*

Dies ist ein schon lange bekanntes Medikament bei Trichomonasinfektionen (Cosar u. Mitarb., 1961). Da es im Tierversuch bei intestinaler und extraintestinaler Amoebiasis aktiv erscheint und in der Klinik gut vertragen wird, kann man sich wundern, daß klinische Prüfungen bei Amoebiasis erst relativ spät unternommen wurden.

Metronidazol (Flagyl)

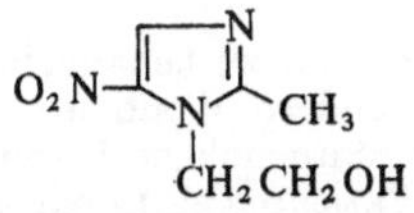

Powell u. Mitarb. (1966) behandelten eine Serie von 25 akuten Fällen mit Dysenterie, sowie 10 Fälle mit nachgewiesenem Leberabsceß mit 800 mg 3× täglich während 10 Tagen. 22 Dysenteriepatienten wurden klinisch und parasitologisch geheilt und es war kein Versager unter den Leberabsceßpatienten. *In vitro* gehört Metronidazol zu den aktivsten Substanzen (Vinayak u. Prakash, 1969; Szudarski u. Myjak, 1969; Grewal, 1968). Seit 1967 befassen sich eine große Anzahl von Publikationen mit der Prüfung von Metronidazol bei intestinaler und extratestinaler Amoebiasis (Andre u. Mitarb., 1968; Cadena u. Biagi, 1967; Huggins, 1967; Rao u. Mitarb., 1968; Chhetri u. Chakravarty, 1968; Ricosse u. Mitarb., 1968; Danisa u. Mitarb., 1970; Scott u. Miller, 1970; Haddock u. Awadzi, 1970). Das Präparat erscheint als gut wirksam, besonders in der extraintestinalen Amoebiasis. Die Dosis beträgt 800 mg alle 8 Std während 5—10 Tagen.

Für die Behandlung des Amoeben-Leberabscesses sammelten POWELL u. Mitarb. (1969) Erfahrungen bei 105 Fällen. Sie konnten in gewissen Fällen eine Heilung mit einer einzigen Dosis von 2400 mg erzielen. Zusätzlich mußten die Patienten mit Kontaktamoebiziden behandelt werden.

Die Verträglichkeit war allgemein gut. Nausea, Erbrechen und abdominale Beschwerden sind in einzelnen Fällen aufgetreten. Sehr selten wurden Hauterscheinungen, Tremor, Vertigo gemeldet.

Es werden gegenwärtig verschiedene weitere 5-Nitroimidazole geprüft (GRUNBERG u. Mitarb., 1970).

Schemata zur Behandlung von Amoebiasis-Patienten

sind bei der Vielzahl der Mittel und bei den kaum zu vermeidenden Nebenwirkungen für das praktische Vorgehen wichtig. Dabei ist es heute nicht möglich, ein allgemein gültiges Rezept für die Behandlung der Amoebiasis festzulegen. Man wird eine *Kombination* von spezifisch wirkenden Medikamenten neben einer symptomatischen Therapie verordnen müssen.

Zu beachten ist in den Tropen mehr als in Europa, daß sehr oft mehrere Krankheiten bei demselben Patienten vorliegen und die verschiedenen Begleitinfektionen oder Avitaminosen parallel entsprechend behandelt werden müssen. Als Behandlungsschema kann empfohlen werden:

a) Bei der *akuten intestinalen Amoebiasis*, sei es ein Diarrhoesyndrom oder eine Dysenterie, wird man ein *systemisch wirkendes Amoebizid*, ein *Antibioticum* und gleichzeitig oder anschließend ein *Kontaktamoebizid* verordnen:

z. B. 1 mg/kg Körpergewicht Dehydroemetin oral oder subcutan während 10 Tagen, dazu Tetracyclin (Achromycin) 1,5 g täglich, verteilt alle 6 Std während einer Woche. Als Kontaktamoebizide kommen Chiniofon, Entobex, Furamid etc. (s.S. 371 ff) in Frage. Mit einer solchen Behandlung werden selten Rückfälle beobachtet. Zu Beginn sind Tee und Schleimsuppe während 1—2 Tagen indiziert, sonst ist jedoch keine strenge Diät erforderlich. Dazu gehört eine symptomatische Behandlung, z.B. Tinctura opii oder Laudanumtropfen sowie Bismuthum subnitricum in den üblichen Fällen.

b) Bei der *chronischen intestinalen Amoebiasis*, bei der wechselnde Magendarmbeschwerden und alternierend Obstipation und Durchfall die wichtigsten Symptome sind, können *alle Kontaktamoebizide* als indiziert gelten. Die Kombination solcher Behandlungen mit kurzen Kuren von niedrig dosiertem Oxytetracyclin führen zu Besserungen.

Es lohnt sich, die Patienten konsequent zu behandeln, damit sie nicht ständig mit denselben Beschwerden von Arzt zu Arzt wandern. Wenn der Nachweis der Infektion mit E. histolytica gesichert ist, wenn klinisch und röntgenologisch andere organische Krankheiten ausgeschlossen sind, sollten deshalb solche Patienten stationär aufgenommen werden.

Die *Diät* ist leicht zu gestalten: keine blähenden Gemüse, kein Brot, keine scharfen Saucen. Die spezifische Behandlung kann mit *Mebinol*, 3× 0,5 g täglich während 10 Tagen, begonnen werden. Auch niedrige Dosen von Emetin bzw. *Dehydroemetin* (für Erwachsene 0,02—0,06 g oral oder i. m. täglich während 10 Tagen) mit gleichzeitiger oder anschließender Verabreichung eines Kombinationspräparates wie *Mexaform*, 3×2 Tabl. täglich, ergeben gute Resultate.

c) Bei allen Kolitiden spielt die *symptomatische Therapie* eine wesentliche Rolle, z. B. bei den schweren akuten Kolitiden die Rehydrierung bzw. die Reanimation. Die Behandlung der Schmerzen, der Krämpfe und der Durchfälle durch Spasmolytica, Tinktura opii oder Laudanum neben Bismuthum subnitricum (DE GENNES, 1966) gehört zur Therapie der Dysenterien. Bei sehr chronischen Fällen spielt zusätzlich auch die *Psychotherapie* eine wichtige Rolle. Es sind gelegentlich Antidepressiva angezeigt. Blanc u. Nosny (1966) empfehlen Meprobamat, andere Prüfer Belladenal retard, 2—3 × 1 Tabl. täglich, oder Librax, 3 × 1—2 Tabl. täglich, dann auch Antrenyl oder Phenobarbital, 0,01 g 5 × täglich. Vitamine des B-Komplexes (Nicotinamid) sind weiterhin in den meisten chronischen Fällen am Platze.

d) Im Falle eines *Leberabscesses* mit minimalen oder überhaupt ohne Zeichen einer Kolitis ist eine Behandlung mit 80—120 mg *Dehydroemetin* tief subcutan oder i. m. während 3 Tagen, dann 60 mg oral oder parenteral während 10 Tagen, nebst *Chloroquin* (Resochin, Aralen, Avlochlor), 1 g am ersten Tag und daraufhin 300 mg täglich während 10 Tagen, angebracht. Metronidazol 1600—2000 mg/Tag verteilt auf 3—4 Dosen pro Tag während 7—10 Tagen ist bei der extraintestinalen Amoebiasis angezeigt.

Die *Punktion der Eiteransammlung* wird oft zu diagnostischen Zwecken vor der Behandlung stattfinden. Wenn die Diagnose eindeutig ist und keine Gefahr einer Ruptur besteht, kann man die *Punktion* erst am 2. Tag vornehmen. Es sollen dabei nur einige 100 ml des Eiters entfernt werden. Wenn größere Mengen Eiter vorhanden sind, ist die Punktion *fraktioniert* mehrmals wiederholt durchzuführen. Einmalige größere Eiterentfernungen können von lebensbedrohlichen Blutungen gefolgt werden. Bei wiederholten Punktionen sowie bei Vorliegen einer Kolitis ist eine gleichzeitige Behandlung mit einem *Tetracyclin* angezeigt. Nach Möglichkeit ist aber ein chirurgischer Eingriff zu vermeiden.

e) *Chirurgische Behandlung:* Wie schon erwähnt, hat bei der Amoebiasis die Chirurgie eine relativ *sekundäre Rolle* zu spielen. Zu oft sind bei Amoebomen, bei Pseudo-Appendicitis und bei Abscessen Eingriffe auf Grund einer Fehldiagnose durchgeführt worden, wobei dann erst retrospektiv auf Grund des sterilen Eiters oder des Nachweises von Amoeben im Gewebe die richtige Diagnose gestellt worden ist. Solche Eingriffe können aber eine Dissemination der Parasiten verursachen (Cole u. Heidman, 1929; Biagi u. Martuscelli, 1963) und begünstigen die bakterielle Superinfektion des nekrotischen Materials bzw. der Eiteransammlungen.

Bei der *intestinalen Amoebiasis* müssen die komplizierten Fälle mit Ileus oder Perforationen, Peritonitiden, Volvulus oder Invagination vom Chirurgen übernommen und operativ behandelt werden (Carayon u. Tournier-Lassere, 1962; Carayon u. Mitarb., 1970). Es ist aber günstiger, anbehandelte bzw. vorbehandelte Patienten zu operieren.

Bei der *extra-intestinalen Amoebiasis* soll man ebenfalls soweit wie möglich mit chirurgischen Eingriffen zurückhaltend sein. Wenn jedoch Abscesse rupturiert sind oder unmittelbar vor einer Ruptur stehen, ist eine Operation angezeigt. Wenn trotz konsequenter Chemotherapie und Punktion Eiter immer weiter neugebildet wird, kommt eine chirurgische Drainage des Abscesses in Frage (Stein u. Bank, 1970). Auch beim Hirnabsceß, der durch Chemotherapie allein äußerst schlecht beeinflußt wird, käme eine Trepanation mit möglicher lokaler Applikation eines Amoebizids in Betracht.

f) *Behandlung der Infestation (Träger, Cystenausscheider):* Es gibt noch keine einwandfreie Antwort zur Frage, ob man Amoebenträger, die keine Zeichen einer Amoebiasis haben, behandeln muß. 1932 behauptete Craig, es gebe keine gesunden Träger. Wenn der Träger aus tropischen Gebieten kommt (Woodruff u. Mitarb., 1956), wo häufig virulente Stämme vorhanden sind, oder wenn anamnestisch Episoden von Kolitis oder Dysenterie vorliegen, dann muß der Patient unbedingt entparasitiert werden. Als ein Kriterium für den Entscheid, ob man einen Träger behandeln soll oder nicht, dürfte die Größe der Cysten angegeben werden, da Cysten von weniger als 9 μ Durchmesser in der Regel wenig virulenten

Stämmen entsprechen. Diese Regel ist leider nicht absolut, so haben Lupasco u. Mitarb. (1964) gezeigt, daß kleine Cysten von gesunden Trägern und von chronischen Amoebiasiskranken für Labortiere nach Milieuänderung dieselbe Pathogenität aufweisen. Als Medikamente stehen hier alle *Kontaktamoebizide* zur Verfügung: die Iodoxychinoline, das EBI, das Entobex, das orale Dehydroemetin, die Halogen-substituierten Acetamide etc. (Woodruff, 1956; Wilmot u. Mitarb., 1951).

g) *Behandlung von Kolitiden, bei denen keine Amoeben mehr gefunden werden:* Es ist sehr schwer einem Patienten, der glaubt, er hätte Amoeben und überzeugt ist, er leide deswegen an Müdigkeit, Kopfschmerzen oder Migräne, Blähungen, Flatulenz, Konstipation oder anderen abdominellen Beschwerden, zu beweisen, daß für ihn eine spezifische Behandlung der Krankheit nicht angezeigt ist, ja, daß dies sogar ein Fehler wäre. Gerade wenn nach mehrmaliger „Provokation" mit starken Abführmitteln auf Grund der Darmreizung einige Blutzellen und Leukocyten auftreten, wird immer wieder eine ungeübte Laborantin diese mit Amoeben verwechseln oder ein Arzt leichtfertig die Diagnose «chronische Amoebiasis» vorbringen. Solche Patienten müssen je nach Diagnose wie eine neurovegetative Dystonie, ein Reizkolon, eine Kolitis ulcerosa behandelt werden. Manche haben eine psychiatrische Betreuung nötig (Antia u. Mitarb., 1965; Giudicelli u. Mitarb., 1961). Man darf sie nicht mit der falschen Diagnose einer Amoebiasis von Arzt zu Arzt umherreisen lassen. Es scheint, daß heutzutage in Europa sowohl Patienten unnötigerweise einer spezifischen Amoebiasis-Behandlung unterzogen werden, die keine E. histolytica beherbergen, als auch echte Amoebiasis-Fälle vernachlässigt werden.

Die primäre perakute eitrige Amoeben-Meningoencephalitis

1. Freilebende Amoeben (Genus Hartmannella oder Naegleria) als ubiquitäre Krankheitserreger

Fowler u. Carter (1965) haben die ersten Meningoencephalitis-Fälle beschrieben, die durch freilebende Amoeben bedingt waren. Seither häufen sich die erkannten Fälle von tödlich verlaufenden Meningoencephalitiden, die durch *Wasser- oder Erdamoeben* verursacht werden. Solche Beobachtungen stammen aus Europa, besonders der Tschechoslowakei, Belgien und England wie auch aus Amerika, Australien und kürzlich auch aus Afrika.

2. Die Erreger

Als Erreger wurden mehrere Species der *Hartmannella-Naegleria*-Gruppe verantwortlich gemacht. Wenn die Diagnose auf dem morphologischen Aspekt der Parasiten im Liquor oder im histologischen Schnitt des Gehirns beruht, können die Amoeben nicht bestimmt werden. Erst in den Kulturen dieser Parasiten, wie z. B. Agarnährböden mit Escherichia coli, konnten auf Grund der Morphologie und der Cystenbildung verschiedene Amoebenspecies der Limax-Gruppe, insbesondere eine der Naegleria gruberi ähnelnde, erkannt werden.

Im Gewebe messen die Amoeben 6—9 μ Durchmesser, im Liquor 15 μ (Carter, 1968). Da diese Amoeben im Wasser in eine Flagellatphase übergehen, werden sie in die Naegleria-Gruppe eingegliedert.

Culbertson u. Mitarb. (1968) haben diese aus Liquor isolierten Amoeben beschrieben. In den Kulturen sind sie rasch beweglich und messen 8×40 μ. Die Kerne der Trophocoiten sind rund, mit einer deutlichen Kernmembran und einem großen Nucleolus. Auf Agarnährböden + Escherichia coli bilden diese Amoeben Cysten. Die Virulenz dieser Amoeben ist gegenüber verschiedenen Tierarten nach intracerebraler Inokulation größer als jene anderer freilebender Amoeben. Sie vermehren sich sehr schnell im Gehirn, wo sie eine runde Form annehmen.

Červa u. Mitarb. (1969a, b) haben auf anderen, bakterienfreien Medien (Bacto-Casitone + Pferdeserum einerseits und 2% Bacto-Agar von Difco mit einer durch Hitze getöteten Aerobacter-aerogenes-Kultur andererseits) von Menschen isolierte Naegleria-Amoeben züchten können.

Carter (1970) studierte diese Amoeben auf verschiedenen Medien und bezeichnete sie als *Naegleria fowleri*, eine der Naegleria gruberi nahe verwandte Species. *Naegleria fowleri* dürfte der wichtigste Encephalitis-Erreger in dieser Gruppe darstellen, da dieser Parasit sowohl in Amerika wie auch in der Tschechoslowakei bei Patienten isoliert werden konnte.

Červa (1970) analysiert die morphologischen und biologischen Unterschiede zwischen den verschiedenen beim Menschen im Liquor isolierten Amoeben der Naegleria-Gruppe. Der amerikanische Stamm von Naegleria gruberi war sowohl *in vivo* als auch *in vitro* größer als der tschechische Stamm (17 × 25,7 μ gegen 15,5 × 22,5 μ Durchmesser). Dazu waren beim tschechischen Stamm schwarze Cytoplasma-Granula erkennbar, nicht aber beim amerikanischen. Die Amoeben der Limax-Gruppe sind in der Umwelt, im Boden und im Wasser weitverbreitet, und ihre Cysten werden durch die Luft verbreitet (Kingston u. Warhurst, 1969). Eine zusammenfassende Literaturanalyse über diese Amoeben haben Červa (1968) und Dolphin (1969) publiziert.

3. Pathogenese

In der Pathogenese kann man sagen, daß freilebende Amoeben nicht selten die oberen Luftwege von Menschen befallen. Dort können diese Amoeben eine lokale Entzündung, eine Rhino-Pharyngitis, auslösen, und es können komplementbindende Antikörper gegen entsprechende Amoeben-Antigene in einem hohen Prozentsatz der Bevölkerung nachgewiesen werden.

Ausnahmsweise können die Amoeben zu schweren Krankheitszuständen führen, z.B. zu eitrigen Meningoencephalitiden, die auf Sulfonamide und Antibiotica nicht ansprechen. Der Erreger vermehrt sich zuerst in den oberen Luftwegen und dringt dann durch den Bulbus olfactorius oder über die Blutbahn zur Hirnhaut. Es wurden dabei *zwei Syndrome* beschrieben:

1. Eine fieberhafte, perakute, eitrige Meningoencephalitis, die nach einer Entzündung der oberen Luftwege auftritt. Es handelt sich hier um eine durch Parasiten der Naegleria-Gruppe hervorgerufene Infektion. Diese Erreger sprechen auf Fungicide an, wie Amphotericin B, Stilbamidin und 5-Fluorocytosin (Ancotil).

2. Eine subakute, eitrige Meningoencephalitis, die durch Hartmannellen bedingt ist und anscheinend auf Amoebizide (Emetin-Chloroquin) und vielleicht auch auf Präparate mit fungicider Aktivität anspricht.

4. Epidemiologie

Im Laufe einer systematischen Rachenuntersuchung auf Viren und Bakterien bei 2289 gesunden Personen in England haben Wang u. Feldman (1967) 38mal Amoeben vom Hartmannellatyp in Zellkulturen isolieren können. Diese Amoeben wurden hauptsächlich bei Kindern im Alter zwischen 1 und 3 Jahren erfaßt. Es wurde vermutet, daß die Infektion durch Kontakt mit Erde zustande kam. Auf Grund der Struktur der Cysten wurden mindestens 3 verschiedene Species erkannt.

Skočil u. Mitarb. (1969) haben in der Tschechoslowakei 1000 Soldaten auf Amoeben im Rhinopharynx untersucht. Amoeben der Limax-Gruppe konnten in 49 Fällen isoliert werden. Der Prozentsatz der Amoebenträger betrug in gewissen Einheiten bis zu 11% der untersuchten Soldaten.

Callicott u. Mitarb. (1968) haben systematisch eine Serie von 357 Liquor-Specimen aus der Klinik in Amerika auf Amoeben untersucht und dabei einmal Naegleria gruberi isoliert (der Patient starb an einer akuten Meningoencephalitis) und einmal Acanthamoeba astronyxis (es handelte sich um eine nicht letal verlaufene Meningitis).

Obwohl Luftkontaminationen aus Cysten von verschiedenen freilebenden Amoeben auf entsprechenden Agar-Nährböden möglich sind (Kingston u. Warhurst, 1969), ist die Übertragung der Krankheit selbst durch die Luft wenig wahrscheinlich, da Cysten für Mäuse nicht pathogen sind (Carter, 1970). Nur nach Trophozoiten-Inokulation in den Luftwegen kommt es zu einer Meningoencephalitis im Tier-Versuch.

Aus der Analyse der bisher beschriebenen Fälle scheint die Übertragung dieser Krankheit fast ausschließlich in der *warmen Jahreszeit* stattzufinden. Es erkranken vorwiegend *Kinder und junge Erwachsene*, die in *Schwimmbädern oder Seen gebadet* haben. Somit erscheint die direkte Übertragung dieser Amoeben vom Süßwasser in die oberen Luftwege der Menschen als sehr wahrscheinlich.

Es kommt nur bei einem sehr kleinen Prozentsatz der Kontaminierten zu einer schweren Krankheit, doch fanden Eldridge u. Tobin (1967) komplementbindende Antikörper gegen ein Hartmannella-Antigen bei 20% einer Serie von 128 Untersuchten in Manchester. Dazu wurden bei 3 Kindern Hartmannella vom Rachen isoliert, die gleichzeitig einen hohen Antikörpertiter aufwiesen.

5. Krankheitsbild

Fowler u. Carter haben 1965 in *Süd-Australien* 4 tödlich verlaufene, akute, eitrige Meningitisfälle beschrieben, die bei 3 Schulkindern und einem erwachsenen Mann aufgetreten waren, und bei welchen im histologischen Schnitt des Gehirns nach der Eisen-Hämatoxylin-Eosin-Färbung amoebenartige Gebilde gesehen wurden. Diese Amoeben waren 6—9 μ im Durchmesser, und das Cytoplasma war granulös mit Vakuolen. Diese Parasiten glichen den Hartmannellen, die Culbertson u. Mitarb. (1968) der Maus intranasal inokuliert und dabei eine tödliche Meningoencephalitis hervorgerufen hatten. Da die 4 Patienten zu Beginn ihrer dramatischen, innert 4—5 Tagen zum Tode führenden Krankheit Zeichen einer akuten Erkrankung der oberen Luftwege aufwiesen, meinten die Autoren, daß für diesen Erreger die oberen Luftwege als Eintrittspforte gelten.

Carter (1968) hat seither neue Fälle aus *Australien* beschrieben, wobei er in einem Fall den Erreger züchten konnte. Bei den Autopsien solcher Patienten findet man im Gehirn massenhaft Amoeben in der Hirnhaut und den Hirnnerven entlang und besonders dem Bulbus olfactorius entlang, der als Eintrittspforte gilt. Im Gehirn selbst dringen die Amoeben ein und erzeugen eine eitrige, mikro-abscedierende Encephalitis, besonders schwer im Bereich der Basis, des Bulbus und des Cerebellums.

In *Florida* (USA) haben Butt u. Mitarb. (1968) 4 Fälle von primärer Amoeben-Meningoencephalitis beschrieben. In einem Fall konnte der Erreger, eine Naegleria, gezüchtet werden. Schon 1966 berichteten Patras u. Adujar von einer primären Amoeben-Meningoencephalitis bei einem 59jährigen Mann. Es handelte sich dabei wiederum um *perakut verlaufende Meningoencephalitiden*, bei welchen bei der Autopsie im histologischen Schnitt massenhaft Amoeben vom Naegleria-Typ erkannt wurden.

Duma u. Mitarb. (1969) haben bei einem 15jährigen Mädchen aus Virginia (USA), das an einer Naegleria-Meningoencephalitis gestorben war, multiple Amoeben-bedingte Abscesse in Lunge, Leber und Milz gefunden, die auf eine *hämatogene Streuung* hinweisen.

In der *Tschechoslowakei* konnten *kleine Epidemien* solch eitriger Meningoencephalitiden bei nochmaliger Durchsicht von früherem Autopsiematerial erfaßt werden. Die erste Epidemie brach in Nordböhmen aus. Sie betraf 3 Jünglinge, die im August 1962 an eitriger Meningitis starben und wo zunächst kein Erreger nachgewiesen werden konnte. Im Sommer darauf (1963) starben sechs und im Oktober 1964 fünf, sowie im September 1965 zwei weitere Jugendliche an demselben Krankheitsbild (Červa u. Mitarb., 1968; Červa u. Novák, 1968). Diese insgesamt 16 Patienten waren bis zur akuten Erkrankung allgemein gesunde, kräftige junge Menschen von 8—25 Jahren. Sie hatten alle kurz vor Krankheitsbeginn *im gleichen Schwimmbad gebadet.* Die Symptomatologie entsprach jener einer eitrigen aber „sterilen" Meningitis mit Fieber, Kopfschmerzen und Erbrechen. Der Verlauf war in allen Fällen, trotz verschiedenartiger Therapie, dramatisch und führte innert 3—12 Tagen zum Exitus. Anläßlich der Autopsie konnten typisch diffuse Veränderungen der gesamten Hirnhäute — sie waren maximal in der Basalgegend — gefunden werden, wobei mit speziellen Färbungen ca. 8 μ große Amoeben gesehen wurden. Diese besaßen ein klares Protoplasma und einen 2,5 μ großen Kern mit einem Nucleolus von 1 μ, was charakteristisch für Amoeben der Limaxgruppe ist.

Seither haben ČERVA u. Mitarb. (1969) neue Fälle beobachtet und bei einem 12jährigen Knaben Naegleria isolieren können, die auf Bacto-Casitone-Nährboden (20 g, mit 100 ml frischem Pferdeserum in H_2O à 1 Liter) gezüchtet werden konnten. CALLICOTT (1968) berichtet über 7 sehr ähnliche Fälle von perakuter Meningoencephalitis, die in 2—3 Tagen, trotz Behandlung mit Antibiotica und Sulfonamiden, zum Tode führte. Es handelte sich bei allen um Menschen, die im Juli in Seen gebadet hatten. Die retrospektive Diagnose wurde bei der Durchsicht von histologischen Schnitten des Gehirns, wo Mikroabscesse vorhanden waren, gestellt. Es wurden wiederum Amoeben vom Hartmannellentyp gefunden.

In *Großbritannien* wurde die primäre Amoeben-Meningoencephalitis von SYMMERS (1969) zum erstenmal beschrieben. Die Fälle stammten aus Sammlungen der Pathologie. Der eine Fall starb im Jahre 1909, der zweite, der aus Nord-Irland stammte, 1937 an einer perakut verlaufenden eitrigen Meningoencephalitis. Das beweist, daß die Krankheit keine neue Angelegenheit darstellt, sondern erst seit der Beobachtung von FOWLER u. CARTER (1965) auch von anderen Untersuchern erkannt wurde. APLEY u. Mitarb. (1970) diagnostizierten 3 neue Fälle bei Kindern in Bristol.

Es handelte sich zuerst um ein 33 Monate altes Kind mit einer eitrigen Meningitis und eitriger Pharyngitis. Amoeben vom Naegleria-Typ konnten im Liquor erkannt und gezüchtet werden. Trotz Behandlung mit Amphotericin B starb dieses Kind. Unterdessen wurde der Bruder mit demselben Krankheitsbild hospitalisiert. Er wurde sofort mit Amphotericin B behandelt und überlebte. Ein drittes Kind aus der Nachbarschaft erkrankte und konnte ebenfalls mit Amphotericin B gerettet werden. Diese zwei Fälle sind die ersten durch Naegleria bedingten Meningoencephalitiden, die nicht tödlich verliefen bzw. die *medikamentös günstig beeinflußt* wurden.

Man muß die durch *Naegleria* bedingten von den durch *Hartmannella verursachten Meningoencephalitiden unterscheiden:* die ersteren verlaufen perakut und die letzteren subakut. Die spezifische Therapie für diese zwei Infektionen dürfte auch verschieden sein.

Der erste Fall aus *Afrika* wurde kürzlich von GRUNDY u. BLOWERS (1970) beschrieben. Der 23jährige Patient stammte aus Uganda und wurde wegen einer Meningitis hospitalisiert. Trotz Behandlung mit Sulfonamiden und Antibiotica besserte sich der Zustand nicht. Daraufhin wurden im Liquor Amoeben vom Hartmannella-Typ nachgewiesen. Eine Behandlung mit Metronidazol und Sulfamethoxazol+Trimethoprim blieb erfolglos, währenddem eine Emetin+Chloroquin-Kur dem Patienten Heilung brachte. Dieser Fall könnte dem zweiten von CALLICOTT u. Mitarb. (1968) beschriebenen Patienten entsprechen, d.h. einer subakuten Form der Meningoencephalitis, die durch Acanthamoeba astronyxis bedingt war.

6. Diagnose

Bei einer „sterilen" eitrigen Meningitis bzw. Meningoencephalitis, die auf Sulfonamide und Antibiotica nicht anspricht, muß an einen Befall mit Süßwasser-Amoeben gedacht werden. Dies gilt besonders für Kinder und junge Erwachsene, die in der warmen Jahreszeit in Schwimmbädern oder Seen baden.

Der direkte Nachweis der Parasiten im Liquor und im Rachen sowie die Kultur der Amoeben ermöglichen es, den Erreger zu bestimmen und dementsprechend die korrekte Behandlung einzuleiten. Zusätzlich werden serologische Methoden, wie z. B. ein Immobilisationstest, entwickelt, die in der Zukunft von diagnostischer bzw. epidemiologischer Bedeutung sein werden (Krantz, 1969). Differentialdiagnostisch kommt ein durch E. histolytica bedingter Hirnabsceß in Frage sowie vorwiegend die anbehandelten bakteriellen eitrigen Meningitiden. Dazu muß an pilzbedingte Meningoencephalitiden gedacht werden. In Neuseeland wurde eine durch Schleimpilze (Myxomyceten) bedingte Meningitis beobachtet, die der Naegleria-Infektion stark ähnelt (Mandal u. Mitarb., 1970).

7. Behandlung

Bisher wurden nur zwei an der perakuten Form leidende Patienten geheilt. Beide erhielten Amphotericin B (Apley u. Mitarb., 1970). Carter hatte 1969 die Aktivität des Amphotericin B auf Naegleria nachgewiesen, während verschiedene Antibiotica, Emetin, Chinin, Metronidazol unwirksam waren.

Diese Ergebnisse wurden von Casemore (1970) bestätigt, wobei Stilbamidin und 5-Fluorocytosin noch wirksamer als Amphotericin B erscheinen.

Es können Amphotericin B intravenös und 5-Fluorocytosin (intrathekal 10 ml der 1%igen Lösung und oral 200 mg/kg/Tag) für die Behandlung dieser Meningoencephalitis eingesetzt werden. Die Befunde von De Carneri (1970) wiesen auf eine Sensibilität der geprüften Erreger auf Emetin (minimale hemmende Konzentration oder M.I.C. = 0,2 γ/ml und amoebizide Wirkung mit 1 γ/ml). Amphotericin B war aktiv, aber nur bei Konzentrationen von 5 γ/ml. Auch Tetracycline zeigten eine gewisse Aktivität in vitro.

Hartmannellen sollen nach De Carneri (1970) durch Pharmaka weniger beeinflußt werden, während Červa (1969) auf eine Sensibilität gegenüber Paromomycin (10 γ/ml), Acaprin (1 γ/ml), Diminazen aceturate (Berenil) (5 γ/ml) und Acriflavin (0,6 γ/ml) hinweist. Bei diesem Stamm war Emetin unwirksam, doch scheint es, daß Emetin und Chloroquin für die Heilung des Patienten von Grundy u. Blowers verantwortlich waren.

Literatur

Abdallah, A., Saif, M.: Chlorophenoxamide in the treatment of acute intestinal amoebiasis. J. Egypt. med. Ass. **33**, 293 (1960).

— — **Abdel-Meguid, M., Badran, A., Abdel-Fattah, F., Aly, I.M.:** Treatment of urinary and intestinal bilharziasis with Ciba 32644 Ba (Ambilhar). A preliminary report J. Egypt. med. Ass. **49**, 145 (1966).

— **Shakir, M., Hamamsy, A., Ali, I.M., Tawfik, J.:** Changes in serum transaminase levels during treatment of bilharziasis with tartar emetic. J. Egypt. med. Ass. **47**, 52 (1964).

Abd-El-Ghaffar, Y.: Successful treatment of hepatic and splenic amoebic abscesses with Atebrine after failure of emetine, chloroquine and Terramycin. J. Egypt. med. Ass. **43**, 61 (1960).

Acevedo, A.: Amebic Panorama. Dis. Colon. Rect. **4**, 235 (1961).

— **Biagi, F., Santoyo, J.:** Three cases of cervico-uterine amebiasis. Rev. méd. Hosp. gen. (Mex.) **26**, 185 (1963).

Aquatella, M.H.: Modificaciones electrocardiográficas provocadas por el clorhidrato de emetina. Efecto de la administración de cloruro de potasio. G.E.N. (Caracas) **18**, 215 (1964).

Adi, F.C.: Complications, treatment and prognosis of hepatic amebiasis. W. Afr. med. J. **15**, 43 (1966).

Ahmad, G., Bhatti, N.K., Ismail, N.M.: 2-dehydroemetine dichloride (efemetine) in amoebiasis. Pak. J. med. Res. **6**, 312 (1967).

Alarcon, D.G.: Pulmonary amebiasis in non tuberculosis diseases of the chest. C. Th. Springfield ed. by Banyai, 339 pp (1954).

Albach, R.A., Shaffer, J.G., Watson, R.H.: A comparison of *in vitro* drug sensitivities of strains of Entamoeba which grow at 37°C and at room temperature. Amer. J. trop. Med. Hyg. **15**, 855—859 (1966).

Albores-Saavedra, J., Rosas-Uribe, A., Altamirano-Dimas, M., Brandt, H.: Cancer with superimposed amebiasis. Amer. J. clin. Path. **49**, 677 (1968).

Albright, E.C., Gordon, E.S.: Present status of the problem of amebiasis. Arch. intern. Med. **79**, 252 (1947).

AlDabagh, M.A.: The pathogenicity of the small race of Entamoeba histolytica to splenectomized rats, Trans. roy. Soc. trop. Med. Hyg. **59**, 545 (1965).

Ambroise-Thomas, P.: Etude séro-immunologique de dix parasitoses par les techniques d'immunofluorescence. Thèse Faculté des Sciences de Lyon 644 pp (1969).

— **Truong, T.K.:** Le diagnostic sérologique de l'amibiase humaine par la technique des anticorps fluorescents. (Serological diagnosis of human amoebiasis by the fluorescent antibody technique). Bull. Wld Hlth Org. **40**, 103 (1969).

Anderson, H.H.: The Use of Fumagillin in Amebiasis. New York Acad. Sci. **55**, 1118 (1952).

— **Bostick, W.L., Johnstone, H.G.:** Amebiasis. Pathology, diagnosis, chemotherapy. C. Th. Springfield ed. 390 pp (1953).

— **Hrenoff, A.K., Anderson, J.V., Nakamura, M., Contopoulos, A.N.:** Fumagillin in amebiasis. Amer. J. trop. Med. Hyg. **1**, 552 (1952).

— **Nelson, T.L., Hrenoff, A.K., Fish, C.H.:** Antibiotic synergism in amebiasis. Amer. J. trop. Med. Hyg. **3**, 254 (1954).

— **Reed, A.C.:** Untoword effects of antiamebic drugs. Amer. J. trop. Med. **14**, 269 (1934).

Andre, L.J., Pieri, F., Abed, L.: Le métronidazole, amoebicide diffusible et amoebicide de contact dans le traitement de l'amibiase. Démonstration de la présence de son principal métabolite dans les selles. Méd. trop. **28**, No. 4, 483—487 (1968).

Annesley, J.: Researches into the causes, nature and treatment of the more prevalent diseases of India. London: Longman 1828.

Antia, F.P., Desai, H.G., Jeejeebhoy, K.N., Borkar, A.V.: Problems in the diagnosis of intestinal amoebiasis. J. trop. Med. Hyg. **68**, 53 (1965).

Antoni, J.S. d': Standardization of the iodine stain for wet preparations of intestinal protozoa. Amer. J. trop. Med. **17**, 79 (1937).

— Concepts and misconceptions in amebiasis. Amer. J. trop. Med. Hyg. **1**, 146 (1952).

Apley, J. et al.: Primary amoebic meningoencephalitis in Britain. Brit. med. J., 596—599, March 7, 1970.

Armas Cruz, G., Gazmuri, O., Parrochia, E., Del Rio, R., Peralta, O.: Absceso hepatico amebiano. Diagnostico y tratamiento. Rev. méd. Chile **83**, âââ (1955).

Armengaud, M., Bèzes, H.: La 2-déhydro-émétine dans les formes gravissimes des amibiases coliques. Presse méd. **70**, 991 (1962).

— **Bourgoin, J.J., Guérin, M.:** L'amibiase aiguë de l'Africain en milieu hospitalier (à propos de 153 observations). Bull. Soc. méd. Afr. noire Langue franç. **7**, 783 (1962).

— **Diop Mar, I., Guérin, M., Bourgoin, J.J.:** Intoxication émétinienne sévère au cours d'une cure de 2-déhydroémétine prescrite en période de toxicité émétinienne. Bull. Soc. méd. Afr. noire Langue franç. **7**, 781 (1962).

Armstrong, T.G.: Aureomycin and amoebic dysentery. Lancet **ii**, 10 (1950).

— **Wilmot, A.J., Elsdon-Dew, R.:** The treatment of amoebic dysentery in the Bantu African. Trans. roy. Soc. trop. Med. Hyg. **42**, 597 (1949).

Auernheimer, A.H., Aichley, F.O., Wasley, M.A.: Further studies of amebiasis by gel diffusion. J. Parasit. **52**, 950 (1966).

Ayulo Robles, V.M.: Infección experimental en el perro con quistes de Entamoeba coli asociados al estreptococo hemolitico por via oral. Rev. Med. exp. (Lima) **3**, 59 (1944).

Baer, J.G.: Epidémiologie suisse des affections parasitaires du tube digestif et de ses annexes. Praxis **93**, 243 (1963).

Baetjer, W.A., Sellards, A.W.: Behavior of amoebic dysentery in lower animals and its bearing upon interpretation of clinical symptoms of the disease in man. Bull. Johns Hopk. Hosp. **25**, 237 (1914).

Barret, H.P., Smith, N.M.: The cultivation of an Entamoeba from the turtle Chelydra serpentina. Amer. J. Hyg. **4**, 155 (1924).

Barrios Velazco, H.: Treatment of amebiasis with PAA-701. Preliminary report. Gastroenterology **27**, 81 (1954).

Bascands, J., Guezieg, J.: A propos d'une observation de pyothorax amibien. (A case of amoebic pyothorax). Méd. trop. **28**, 61 (1968).

Bell, S., Woodruff, A.W.: Humatin in intestinal amebiasis. Amer. J. trop. Med. Hyg. **9**, 155 (1960).

Bellidenty, C., Potier, D.: L'amibiase pleuro-pulmonaire suppurée en milieu africain. A propos de 5 cas. Méd. trop. **17**, 689 (1957).

Beltran, H.F., Biagi, F.F., Ortega, P.S., Rivas, C.: Observaciones sobre la reacción de inmunofluorescencia y la reacción de inmovilización con Entamoeba histolytica. Rev. Gastroent. Méx. **30**, 491 (1965).

Bezjak, B., Breitenfeld, V.: Mexaform in der Amoebiasis-Therapie. Münch. med. Wschr. **106**, 1943 (1964).

Biagi, F.F.: Amibiasis cutanea. Pren. méd. mex. **30**, 155 (1965).

— **Buentello, L.**: Immobilization reaction for the diagnosis of amoebiasis. Exp. Parasit. **11**, 188 (1961).

— **Lopez, M.R., Gonzalez, C., Gutierrez, M.**: Quimoprofilaxis de la amebiasis con clefamida en una comunidad abierta. Rev. Inst. Med. trop. S. Paulo **8**, 235 (1966).

— **Martuscelli, A.Q.**: Cutaneous amebiasis in Mexico. Derm. trop. **2**, 129 (1963).

— **Robledo, E., Martuscelli, A.Q., Servin, H.**: Colesterol en la producción experimental de abscesos hepaticos amibianos. Pren. méd. mex. **26**, 15 (1961).

Blanc, F.: L'amibiase. Etude clinique et thérapeutique. Expansion Scientifique Française 634 pp (1950).

— **Denjeau, B., Félix, H., Languillon, J., Nosny, A., Pène, P., Reynaud, R., Sankalé, M.**: Le traitement de l'amibiase par la 2-déhydroémétine orale. Presse méd. **74**, 51 (1966).

— — — **Nosny, Y., Pène, P., Reynaud, R.**: Essai de traitement de l'amibiase par l'administration orale de la 2-déhydroémétine. Bull. Acad. nat. Méd. (Paris) **149**, 360 (1965).

— — — — — — La 2-déhydro-émétine administrée par voie orale dans le traitement de l'amibiase. Bull. Soc. Path. exot. **58**, 419—423 (1965).

— **Nosny, Y.**: Un nouvel amoebicide diffusible remplaçant l'Emétine. Relation de 500 essais thérapeutiques. III. Internationaler Kongress für Chemotherapie, Stuttgart, 22.—27. 7. 1963.

— — Un médicament à visées physiologiques et symptomatiques dans le traitement de l'amibiase colique et de ses séquelles. Méd. trop. **26**, 99 (1966).

— — **Armengaud, M., Sankalé, M., Martin, M., Charmot, G., Nosny, P.**: La 2-déhydro-émétine dans le traitement de l'amibiase. Bull. Soc. Path. exot. **54**, 29 (1961).

— — **Godlewski, M., Michel-Béchet, M.**: Amibiase colohépato-pulmonaire: Guérison clinique complète par la 2-déhydroémétine. Marseille-méd. **99**, 135—139 (1962).

— **Siguier, F.**: Technique du traitement d'assaut de l'amibiase aiguë par l'association „émétine-pénicilline-sulfaguanidine". Bull. Mém. Hôp. Paris **70**, 478 (1946).

Bloomfield, A.L.: A bibliography of internal medicine: amebic dysentery. J. chron. Dis. **5**, 235 (1957).

Boeck, C.W.: Amebic invasion of lymphoid tissue and its probable clinical signification. Ann. intern. Med. **6**, 1546 (1933).

— **Drbohlav, J.**: The cultivation of Entamoeba histolytica. Amer. J. Hyg. **5**, 371 (1925).

Boonpucknavig, S., Nairn, R.C.: Serological diagnosis of amoebiasis by immunofluorescence. J. clin. Path. **20**, 875 (1967).

Boquien, Y.: Les amibiases suraiguës d'emblée en milieu autochtone. Sem. méd. **37**, 814 (1961).

Boyadjian, N., Hoffmann, J.: Les fausses images coronaires dues à l'émétine. Brux.-méd. **37**, 200 (1957).

Bozicevich, J.: The serology of amoebiasis. Ann. Inst. Med. trop. (Lisboa) **16**, Suppl. 7, 385 (1959).

Brandon, M.L., Jones, H.L., Warden, H.D.: Pulmonary amebiasis: combined resections and medical therapy. U.S. armed Forces med. J. **8**, 901 (1957).

Brem, T.H., Konwaler, B.E.: Fatal myocarditis due to emetine hydrochloride. Amer. Heart J. **50**, 476 (1955).

Brooke, M.M., Goldman, M.: PVA fixative as preservative and adhesive solution for staining protozoa in dysenteric stool and other liquid materials. J. Parasit. **34**, 1554 (1949).

— **Healy, G.R., Ley, P., Kaiser, R.L., Bunch, W.L.**: A sample survey of selected areas in and near Little Rock, Arkansas, to asses the prevalence of E. histolytica. Bull. Wld Hlth Org. **29**, 813 (1963).

Brossi, A., Baumann, M., Burkhardt, F., Richle, R., Frey, J.R.: Syntheseversuche in der Emetinreihe. Die absolute Konfiguration von 2-Dehydro-emetin. Helv. chim. Acta **45**, 2219 (1962).

— — **Chopard, L.H., Würsch, J., Schneider, F., Schnider, O.**: Syntheseversuche in der Emetin-Reihe. 4. Mitteilung: Racemisches 2-dehydro-emetin. Helv. chim. Acta. **42**, 772 (1959).

— **Burkhardt, F.**: Synthese und absolute Konfiguration von (—)-2-Dehydroemetin. Experientia (Basel) **18**, 211 (1962).

— **Schnider, O.**: Syntheseversuche in der Emetinreihe. Rac. Emetin-Isomere der 2,3-cis Reihe. Helv. chim. Acta **40**, 1899 (1962).

Brumpt, E.: Précis de Parasitologie. Paris, Masson, 6e éd. 222 pp (1949).

Brumpt, L.C., Ho Thi Sang: Données relatives à l'épidémiologie de l'amibiase. Bull. Soc. Path. exot. **54**, 466 (1961).

Burrows, R.B.: Entamoeba hartmanni. Amer. J. Hyg. **65**, 172 (1957).

Burrows, R. B.: Morphological differentiation of E. hartmanni and E. polecki from E. histolytica. Amer. J. trop. Med. Hyg. **8**, 583 (1959).

— Prevalence of amebiasis in the United States and Canada. Amer. J. trop. Med. **10**, 172 (1961).

— Identification of E. hartmanni trophozoites from nuclear structures. Amer. J. Hyg. **79**, 29 (1964).

Bustamente, J.M., Rivero, J.M.: Treatment of amebiasis with Camoform. J. Amer. med. Ass. **165**, 829 (1957).

Butt, C. G.: Primary amebic meningoencephalitis. New Engl. J. Med. **274**, 1473 (1966).

— **Baro, C., Knorr, R.W.**: Naegleria (sp.) identified in amebic encephalitis. Amer. J. clin. Path. **50**, 568 (1968).

Cadena, E.N., Biagi, F.F.: L'utilité de métronidazole dans l'amibiase intestinale. Bull. Soc. Path. exot. **60**, 503 (1967).

Callicott, J.H., Jr.: Amebic meningoencephalitis due to freeliving amebas of the Hartmanella (acanthamoeba) — Naegleria group. Amer. J. clin. Path. **49**, 84—91 (1968).

— **Nelson, E.C., Jones, M.M., Dos Santos, J.G., Utz, J.P., Duma, R.J., Morrison, J.V., Jr.**: Meningoencephalitis due to pathogenic free-living amoebae. Report of two cases. J. Amer. med. Ass. **206**, No. 3, 579—582 (1968).

Carayon, A., Laluaue, P., Moine, D., Ducloux, M.: Evolution actuelle du traitement des abcès amibiens du fois. Méd. trop. **30**, 494 (1970).

— **Sankalé, M., Courbil, J.L.**: Nécrose et exfoliation de la muqueuse colique, type mal connu de réponse univoque aux aggressions. Bull. Soc. méd. Afr. Noire Langue franç. **9**, 198 (1966).

— **Tournier-Lassere, Ch.**: L'amibiase colique chirurgicale. A propos de 58 observations. Méd. trop. **22**, 543 (1962).

Carneri, I. de: Chemoprophylaxis of amebiasis. With an appendix on the use of Mebinol, a new dichloroacetamide derivative. Publ. clin. chim. biol. med. **3**, 1 (1959).

— On the possible relationships between Entamoeba moshkovskii, the Laredo strains and Brumpts' Entamoeba dispar. Trans. roy. Soc. trop. Med. Hyg. **63**, 285 (1969).

— Sensibilità ai farmacidi di amebe del suolo dei generi Hartmannella e Naegleria, agenti eziologici di meningoencefaliti. (Drug sensitivity of Hartmannella and Naegleria, causative agents of meningoencephalitis). Riv. Parasit. **31**, No. 1, 1—8 (1970).

— **Coppi, G., Alminante, L., Logemann, W.**; Amebicidal drugs. I. Chlorophenoxamide: an amebicide for chemotherapy and chemoprophylaxis. Antibiot. and Chemother. **10**, 626 (1969).

Caroli, J., Julien, C., Chalut, J., Bergoz, R., Chevrel, B., Joly, B.: Hépatomégalie fébrile, thrombose totale de la veine cave inférieure et syndrome de Budd-Chiari latent. Guérison par la déhydroémétine. Rev. méd.-chir. Mal. Foie **39**, 217 (1964).

Carrera, G.M., Sadun, E.H.: Hepatomegaly in human and experimental amebic colitis. Amer. J. trop. Med. Hyg. **1**, 962 (1952).

Carter, C.H.: Paromomycin (Humatin) in the treatment of intestinal amebiasis. A preliminary dose-range study. Antibiot. Méd. **6**, 586 (1959).

— 4,7-phenanthroline-5,6 quinone. A new agent for amebiasis. Antibiot. and Chemother. **11**, 637 (1961).

— **Bayles, A., Thompson, P.E.**: Effects of paromomycin sulfate in man against E. histolytica and other intestinal protozoa. Amer. J. trop. Med. **11**, 448 (1962).

Carter, R.F.: Primary amoebic meningo-encephalitis: clinical, pathological and epidemiological features of six fatal cases. J. Path. Bact. **96**, 1—25 (1968).

— Sensitivity to amphotericin B of a Naegleria sp. isolated from a case of primary amoebic meningoencephalitis. J. clin. Path. **22**, No. 4, 470—474 (1969).

— Description of a Naegleria sp. isolated from two cases of primary amoebic meningo encephalitis and of the experimental pathological changes induced by it. J. Path. **100**, No. 4, 217—244 (1970).

Casemore, D.P.: Sensitivity of Hartmanella (Acanthamoeba) to 5-Fluorocytosine, hydroxystilbamidin and other substances. J. clin. Path. **23**, 649 (1970).

Castellani, A.: Note on liver abscess of amoebic origin in monkey. Parasitology **1**, 101 (1908).

Červa, L.: Přehled nejdůležitějších literárních udaju o patogenních kmenech améby Hartmannella castellanii a onemocnenich člověka vývolanych amébami skupiny „limax". (The survey of the most important literature data on pathogenic strains of amoeba Hartmannella castellanni and the disease of man caused by the amoebae of the „limax" group). Čs. Epidem. **17**, No. 4, 249—256 (1968).

— The effect of some drugs on the growth of the pathogenic strain of Hartmannella (Acanthamoeba) castellanii *in vitro* (Folia Parasit. **16**, No. 4, 357—360 (1969).

— Comparative morphology of three pathogenic strains of Naegleria gruberi. Folia Parasit. **17**, No. 2, 127—133 (1970).

Červa, L., Ferdinandová, M., Novák, K., Ptáčková, V., Schrottenbaum, M., Zimák, V.: Meningoenzephalitis durch Amoebida Naegleriidae. Ein weiterer Fall in der Tschechoslowakei-Isolierung des Erregers. (Isolation of the amoeba strain Naegleria from an additional case of amoebic meningoencephalitis in Czechoslovakia). Münch. med. Wschr. **111**, No. 41, 2090—2094 (1969).

— **Novák, K.**: Amebovă meningoencefalitida v ČSSR (Předběžna zprăva o prvních 16 detekovaných případech). Čs. Epidem. **17**, 65 (1968).

— — Amoebic meningoencephalitis; sixteen fatalities. Science **160**, 92 (1968).

— — **Culbertson, C.G.**: An outbreak of acute, fatal amebic meningoencephalitis. Amer. J. Epidem. **88**, No. 3, 436—444 (1968).

— **Zimák, V., Novák, K.**: Amoebic meningoencephalitis: a new amoeba isolate. Science **163**, 575—576, Feb. 7, 1969; Amoebic meningoencephalitis: axenic culture of Naegleria, ibid., 576.

Chakravarti, A.: Pulmonary amebiasis. J. Indian med. Ass. **20**, 399 (1951).

— Pulmonary amebiasis. J. Indian med. Ass. **21**, 387 (1952).

— Pulmonary amebiasis (with particular reference to chloroquine therapy). J. Indian med. Ass. **22**, 418 (1953).

Chanco, P.P.: Dehydroemetine late release tablets. Pres. at 1st Southeast Asian Sem. on Trop. Med., Bangkok, August 7—11 (1967).

Chang, S.L.: Studies on E. histolytica. I. Effect of hydrogen-ion concentration on encystation of E. histolytica in culture. Amer. J. trop. Med. **22**, 471 (1942).

— Studies on E. histolytica. V. On the decrease in infectivity and pathogenicity for kittens of E. histolytica during prolonged in vitro cultivation and restoration of these characters following encystment and direct animal passage. J. infect. Dis. **76**, 126 (1945).

Charmot, G., Delahousse, J.: Dix observations de dysenterie amibienne traitées par la spiramycine. Bull. Soc. Path. exot. **49**, 365 (1956).

— **Le Hénand, F., Ciudicelli, P.**: Note sur le traitement de l'amibiase intestinale aiguë en A.O.F. par le bis-(p-arsenophenylamino)1,2-éthane. Méd. trop. **13**, 207 (1953).

Chaudhuri, A.K.R., Nandi, R.: New synthetic compounds in the treatment of amebiasis. J. Indian med. Ass. **30**, 239 (1958).

Chaudhuri, S.K., Kapur, M.M., Bannerjee, A.: Bronchiectasis following amoebic lung abscess treated by resection. Indian J. Chest Dis. **2**, 197 (1960).

Chhetri, M.K., Chakravarty, N.C.: Metronidazole in the treatment of intestinal amoebiasis. J. Indian med. Ass. **50**, 312 (1968).

— — **Bhattacharya, B., Sarkar, S.K.**: Further experience with metronidazole in the treatment of intestinal and hepatic amoebiasis. J. Indian med. Ass. **51**, 277 (1968).

Chinn, B.D., Jacobs, L., Reardon, L.V., Rees, C.W.: The influence of the bacterial flora on the cultivation of E. histolytica. Amer. J. trop. Med. **22**, 137 (1942).

Clark, H.C.: The distribution and complications of amoebic lesions found in 186 post-mortem examinations. Amer. J. trop. Med. **5**, 157 (1925).

Cleve, E.A., Correa, J.L.: Bronchobiliary fistulas secondary to amebic abscess of liver. Gastroenterology **34**, 320 (1958).

Cleveland, L.R., Sanders, E.P.: The virulence of a pure line and several strains of E. histolytica for the liver of cats and the relation of bacteria cultivation and the liver passage to virulence. Amer. J. Hyg. **12**, 569 (1930).

Coeverden de Groot, H.A. van: Amoebic vaginitis. S. Afr. med. J. **37**, 246 (1963).

Cole, W.H., Heidman, M.L.: Amebic ulcer of the abdominal wall following appendectomy with drainage. J. Amer. med. Ass. **92**, 537 (1929).

Compère, J., Piguet, J.D.: A propos du traitement initial des entérites chez l'enfant. Praxis **3**, 92 (1967).

Conan, N.J.: Chloroquine in amoebiasis. Amer. J. trop. Med. **28**, 107 (1948).

— The treatment of hepatic abscess with chloroquine. Amer. J. Med. **6**, 309 (1949).

Cooke, R.A., Rodrigue, R.B.: Amoebic balanitis. Med. J. Aust. **1**, 114 (1964).

Cook-Sup, So.: Die Behandlung des Amöben-Leberabscesses. Dtsch. med. Wschr. **84**, 871 (1959).

Coons, A.H., Creech, H.J., Jones, R.N., Berliner, E.: The demonstration of pneumococcal antigen in tissues by the use of fluorescent antibody. J. Immunol. **45**, 159 (1942).

Cooper, J., Sprogis, G.R., Heinemann, M., Feirer, G.M.: Therapy of ameobiasis carriers with oleandomycin-tetracycline (Sigmamycin). Antibiot. Med. **5**, 302 (1958).

Cosar, Ch. et al.: Etude expérimentale du métronidazole (8823 RP). Activités trichomonacide et amoebicide. Toxicité et propriétés pharmacologiques générales. Presse méd. p. 1069 (1961).

Coudert, J., Garin, J.P., Ambroise-Thomas, P., Georget, J.P.: Diagnostic sérologique de l'amibiase par immunofluorescence. Résultats de 160 examens. (Serological diagnosis of amoebiasis by means of immunofluorescense). Bull. Soc. Path. exot. **60**, 44 (1967).

Coudert, J., Garin, J.P., Ambroise-Thomas, P., Kien Truong, T., Georget, J.-P.: Diagnostic sérologique de l'amibiase par immuno-fluorescence. Presse méd. **76**, 1721 (1968).

Councilman, W.T., Lafleur, H.A.: Amoebic dysentery. Johns Hopk. Hosp. Rep. **2**, 395 (1891).

Couraud, L., Chevalier, P., Dupont, P., Leriche, B., Gheo, C.: Amibiase hépatique à manifestations pleuro-pulmonaires prédominantes. Problèmes diagnostiques et thérapeutiques (à propos de 7 observations). Bordeaux Méd. **2**, 2425 (1969).

Craig, C.F.: Epidemic of amebic dysentery. Milit. Surg. **35**, 286 (1917).

— The occurence of endamebic dysentery in the troops serving in the El Paso district from July 1916 to December 1916. Milit. Surg. **40**, 286 (1917).

— Haemolytic, cytolytic and complement-binding properties of extracts of E. histolytica. Amer. J. trop. Med. **7**, 225 (1927).

— The pathology of amebiasis in carriers. Amer. J. trop. Med. **12**, 285 (1932).

— Amebiasis and amebic dysentery. Springfield Th. ed. 315 pp (1934).

Crosnier, R., Darbon, A., Ducourneau, P.: Auréomycine et terramycine dans l'amibiase intestinale aiguë. Presse méd. 1009 (1951).

Cruz, I.A. d', Ramamoorthy, K.: Amoebic pericarditis. J. Indian med. Ass. **49**, 342 (1967).

Culbertson, C.G., Ensminger, P.W., Overton, W.M.: Pathogenic Naegleria sp.-study of a strain isolated from human cerebrospinal fluid. J. Protozool. **15**, No. 2, 353—363 (1968).

Cutler, D.W.: A method for the cultivation of E. histolytica. J. Path. Bact. **22**, 22 (1918).

Dale, H.H., Dobell, C.: Experiments on therapeutics of amoebic dysentery. J. Pharmacol. exp. Ther. **10**, 399 (1917).

Danisa, K., Ilawole, C.O.O., Saliu-Lawal, M.D., Pearse, S.H.A., Femi-Pearse, D.: Metronidazole in amoebiasis. Ghana Med. J. **9**, 28 (1970).

Davis, F.W.: Amoebiasis. Experience in the John's Hopkins Hospital, 1936—1946. Amer. J. med. Sci. **217**, 505 (1949).

Debakey, M.E., Ochsner, A.: Hepatic amebiasis. A 20 year experience and analysis of 263 cases. Int. Abstr. Surg. **92**, 209 (1952).

Delahaye, R.P., Laaban, J., Mangin, H., Jolly, R., Boursiquot, P.: Le lavement baryté dans l'amibiase intestinale chronique (A propos de 250 observations). Rev. int. Serv. Santé Armées **37**, 255 (1964).

Delpozo, E.C., Alcaraz, M.: Clinical trial. Glaucarubin in treatment of amebiasis. Amer. J. Med. **20**, 412 (1956).

Dennis, E.W., Berberian, D.A., Hanson, S.S.: Amebicidal activity of bismuthoxy-p-n-glycolyl-arsanilate and 7-iodo-4-(1-methyl-4-diethylamino-butylamine)quinoline diphosphate. Amer. J. trop. Med. **29**, 683 (1949).

Deschiens, R.: Le rôle de la flore microbienne associée à l'amibe dysentérique dans l'amibiase. Ann. Inst. Pasteur **61**, 5 (1938).

— L'amibiase et l'amibe dysentérique. Monographies de l'Institut Pasteur. Masson éd. Paris, pp. 697 (1965).

— **Lamy, L.:** L'amibiase. In Vaucel Méd. Trop. Flamarion ed. Paris **L**, 381 (1952).

Diamond, L.S.: Axenic cultivation of E. histolytica. Science **134**, 336 (1961).

— Techniques of axenic cultivation of Entamoeba histolytica Schaudinn, 1903 and E. histolytica-like amebae. J. Parasit. **54**, 1047 (1968).

— **Bartois, I.L.:** Axenic cultivation of E. histolytica in a clear liquid medium. Internat. Congress Protoozology London, p. 102 (1965).

Dill, W.A., Fisken, R.A., Reutner, T.F., Weston, J.K., Glazko, A.J.: Biallylamicol, a new amebicide. II. Absorption, distribution in tissues and excretion. Antibiot. and Chemother. **7**, 99 (1957).

Divekar, M.V., Kumbhare, J.G., Arora, R.S.: Clinical trial of Intestopan. A new intestinal antiseptic. J. postgrad. Med. **9**, 57 (1963).

Dobell, C.: Researches on the intestinal protozoa of monkeys and man. I. General introduction and II. Description of the whole life history of E. histolytica in cultures. Parasitology **20**, 357 (1928).

— The cytology and life-history of Endolimax nana. Parasitology **35**, 134 (1943).

— **Laidlaw, P.P.:** The action of Ipecacuanha alkaloids on E. histolytica and some other entozoic amoebas in culture. Parasitology **18**, 206 (1926).

Docker, E.S.: On the treatment of dysentery by the administration of large doses of Ipecacuanha. Lancet ii, **113** (1958).

Dolphin, W.D.: Bibliography of the Hartmannellid and related amoebae (to 1969). 52 mimeographed, pp. 1969. (Orono: University of Maine, USA).

Dooner, H.P.: The treatment of amebiasis with Paromomycin (Humatin). Antibiot. Med. **7**, 486 (1960).

Dopter, C.H.A.: Anatomie pathologique de la dysenterie amibienne. Arch. Méd. exp. **19**, 505 (1907).

Doshi, J.C., Doshi, M.J., Vaidya, A.B., Metha, J.M., Sheth, U.K.: Niridazole in amebic dysentery and hepatic amebiasis. Ann. J. trop. Med. Hyg. **17**, 702 (1968).

Dos Santos Morais, M.L.: Resultados clinico-parasitologicos obtidos com o uso do esterato de eritromicina de liberaçao regulada no tratamento da amebiase intestinal. Hospital (Rio de J.) **75**, 1367 (1969).

Downie, C.G.B.: Suppurative amoebic pericarditis. A complication of amoebic liver abscess in an african child. J. roy. Army med. Cps **110**, 84 (1964).

Doxiades, T. et al.: Chronic diffuse non-suppurative amoebic hepatitis. Brit. med. J. **18**, 460 (1961).

— **Candreviotis, N.:** Establishment of amoebic hepatitis as a distinct clinico-pathological entity. Trop. Dis. Bull. **59**, 358 (1962).

— **Yiotasa, Z.:** The importance of rectal biopsy in the diagnosis of amebiasis. Amer. J. Gastroent. **43**, 229 (1965).

Droogenbroeck, M.J.B.A. van: Essais cliniques avec le 11.925 Ciba dans l'amibiase aiguë. Brux.-méd. **52**, 2516 (1956).

Druey, J.: Amoebizide. Angew. Chem. **72**, 677 (1960).

Duma, R.J., Ferrell, H.W., Nelson, E.C., Jones, M.M.: Primary amebic meningoencephalitis. New Engl. J. Med. **281**, 1315 (1969).

Dutta, N.K., Iyer, S.N.: Anti-amoebic value of berberine and kurchi alkaloids. J. Indian med. Ass. **50**, 349 (1968).

Ecalle, R., Roux, G., Vianes, J.C.: Pouvoir pathogène d'Entamoeba coli, Loesch. Bull. Soc. Path. exot. **5**, 557 (1970).

Eichhorn, A., Gallagher, B.: Spontaneous amebic dysentery in monkeys. J. infect. Dis. **19**, 395 (1916).

Eldrige, A.E., Tobin, J.O'H.: Ryan virus. Brit. med. J. i, 299 (1967).

Elias, F.L., Oliver-Gonzales, J.: Treatment of intestinal amebiasis with paromomycin (Humatin). Antibiot. Med. **6**, 584 (1959).

Ellman, B., McLeod, I.N., Powell, S.J.: Diagnostic pneumoperitoneum in amoebic liver abscess. Brit. med. J. ii, 1406 (1965).

Elsdon-Dew, R.: Antibiotics in acute ulcerative amoebic colitis. Antib. Ann., Med. Encyclopedia, Inc. 869—875 (1954—1955).

— Amoebiasis. Exp. Parasit. **15**, 87 (1964).

— Information available in 1963 on the incidence and geographical distribution of amoebiasis and amoebic liver abscess. WHO Bulletin pp. 131 (1964) (not published).

— **Maddison, S.E.:** Amoebic complement fixation reaction. J. trop. Med. Hyg. **55**, 208 (1952).

— **Wilmot, A.J., Armstrong, T.G.:** Fumagillin in amoebiasis. Lancet **ii**, 1180 (1953).

— — **Powell, S.J.:** The tetracyclines in amoebiasis. Antibiot. Annual 829 (1959—1960).

Entner, N., Most, H.: Genetic of Entamoeba. Characterisation of two new parasitic strains with grow at room temperature. J. Protozool. **12**, 10 (1965).

Eshchar, J., Schiff, I., Yaron, V., Alkan, W.J.: Infection with Entamoeba histolytica and the clinical syndrome of amebiasis. Incidence in a general hospital in Israel. Israel J. med. Sci. **4**, 1254 (1968).

Faiguenbaum, J., Sanguesa, M., Donckaster, R., Miranda, M.: Treatment of amebiasis with Chlortetracycline and Oxytetracycline. Bol. chil. Parasit. **9**, 50 (1954).

Faust, E.C.: Recent laboratory work throwing light on clinical amoebiasis. Rev. Gastroent. **8**, 197 (1941).

— Some modern conceptions of amebiasis. Science **99**, 45 (1944).

— **Kagy, E.S.:** Studies on pathology of amebic enteritis in dogs. Amer. J. trop. Med. **14**, 221 (1934).

— **Reed, T.R.:** Parasitologic surveys in Cali, Departamento del Valle, Clombia. V. Capacity of Entamoeba histolytica of human origin to utilize different types of starches in its metabolism. Amer. J. trop. Med. Hyg. **8**, 293 (1959).

— **Scott, L.C., Swartzwelder, J.C.:** Influence of certain foodstuffs on lesions of E. histolytica infection. Proc. Soc. exp. Biol. (N.Y.) **32**, 540 (1934).

Félix, H., Mion, C., Boyer, Y.: Valeur de l'examan recto-sigmoidoscopique dans l'amibiase. Montpellier méd. **64**, 83 (1963).

Ferlazzo, B., Olivieri, D., Staiti, A.: Rilievi elettrocardiografici in corso di miocardiopatia tossica emetinica. (Rapida regressione in seguito a trattamento prednisonico). Arch. ital. Sci. med. trop. **45**, 199 (1964).

Fischer, L., Reichenow, E.: Amoebiasis. Handbuch der inn. Med. Bd. 1, 616, 4 ed. Berlin-Göttingen-Heidelberg: Springer 1952.

Fletcher, K.A., Maegraith, B.G., Jarumilinta, R.: Electron microscopy studies of trophozoites of E. histolytica. Ann. trop. Med. Parasit. **56**, 496 (1962).

Forsyth, D.M.: The treatment of amoebiasis. A field study of various methods. Trans. roy. Soc. trop. Med. Hyg. **56**, 400 (1962).

Fowler, M., Carter, R.F.: Acute pyogenic meningitis probably due to Acanthamoeba sp. A preliminary report. Brit. med. J. **2**, 740—742 (1965).

Frank, W.: Generalisierte Amoebiasis ohne Darmsymptome bei einem Leguan (Iguana iguana, Reptilia, Iguanidae) hervorgerufen durch E. invadens (Protozoa, Amoebozoa). Z. Tropenmed. Parasit. **17**, 285 (1966).

Fromantin, M., Azais, J.-L., Riberi, P., Rossazza, C.: Myocardites émétiniennes différées. Presse méd. **71**, 1817 (1963).

Garcia, E.G., Concepcion. J.: Diagnosis of amoebiasis by passive-hemagglutination test. J. Philipp. med. Ass. **45**, 485 (1969).

Gargouri, M.: L'utilisation du cholestérol dans l'amibiase expérimentale du cobaye. Ann. Parasit. hum. comp. **42**, 399 (1967).

Geigy, R., Herbig, A.: Erreger und Überträger tropischer Krankheiten. Acta trop. (Basel) Suppl. **6**, 472 (1955).

Gennes, L. de: Le sous-nitrate de bismuth en pratique intestinale courante. Presse méd. **74**, 1817 (1966).

Gholz, L.M., Arons, W.L.: Prophylaxis and therapy of amebiasis and shigellosis with iodochlorhydroxyquin. Amer. J. trop. Med. Hyg. **13**, 396 (1964).

Giudicelli, P., Charmot, G., Blanc-Garcin, J., Furcy, C.: Etude dans une perspective psychosomatique de 36 sujets se plaignant d'amibiase intestinale chronique. Méd. trop. **21**, 737 (1961).

Gleason, N.N.: A simplified fixative-stain for identification of protozoan parasites in stool specimens. Publ. Hlth Lab. **24**, 8 (1966).

— **Goldman, M., Carver, R.K.**: Size and nuclear morphology of E. histolytica and E. hartmanni trophozoites in cultures and in man. Amer. J. Hyg. **77**, 1 (1963).

— **Healy, G.R.**: Modification and evaluation of Kohn's one-step staining technic for intestinal protozoa in feces or tissue. Amer. J. clin. Path. **43**, 494 (1965).

Goldman, M.: Microfluorimetric evidence of antigenic differences between E. histolytica and E. hartmanni. Proc. Soc. exp. Biol. (N.Y.) **102**, 189 (1959).

— Evaluation of a fluorescent antibody test for amebiasis using two widely differing ameba strains as antigen. Amer. J. trop. Med. Hyg. **15**, 694 (1966).

— Entamoeba histolytica-like amoebae occuring in man. Bull. Wld Hlth Org. **40**, 355—364 (1969).

— **Cannon, L.T.**: Antigenic analysis of Entamoeba histolytica by means of fluorescent antibody. V. Comparison of 15 strains of Entamoeba with information on their pathogenicity to Guinea pigs. Amer. J. trop. Med. Hyg. **16**, 245—254 (1967).

— **Carver, R.K., Gleason, N.N.**: Antigenic analysis of E. histolytica by means of fluorescent antibody. II. E. histolytica and E. hartmanni. Exp. Parasit. **10**, 366 (1960).

— **Davis**: Isolation of different-sized substrains from three stock cultures of E. histolytica with observations on spontaneous size changes affecting whole populations. J. Protozool. **12**, 509 (1965).

— **Gleason, N.N.**: Antigenic analysis of E. histolytica by means of fluoerscent antibody. IV. Relationship of two strains of E. histolytica and one of E. hartmanni demonstrated by cross-absorption techniques. J. Parasit. **48**, 778 (1962).

Grewal, M.S.: In vitro comparative evaluation of metronidazole and other antiamoebic drugs against Entamoeba histolytica. Indian. J. med. Res. **56**, 646 (1968).

— Amebiasis, a familial disease. I. The food handler as a transmitter of amebiasis. J. Ass. Phycns. India **16**, 319 (1968).

Grewal, R.S., Rai, P.C.: Acute abdomen following ruptured liver abscess. J. Indian med. Ass. **39**, 599 (1962).

Gros, G.: Fragments d'helminthologie et de physiologie microscopique. Bull. Soc. imp. des Nat. de Moscou **22**, 549 (1949).

Grunberg, E., Cleeland, R., Prince, H.N., Titsworth, E.: a-Chloromethyl-2-methyl-5-nitro-1-imidazoleethanol (Ro 7-0207), a substance exhibiting antiparasite activity against amebae, trichomonads, and pinworms. Proc. Soc. exp. Biol. (N.Y.) **133**, 490 (1970).

Grundy, R., Blowers, R.: A case of primary amoebic meningoencephalitis treated with chloroquine. E. Afr. med. J. **47**, No. 3, 153—158 (1970).

Guérineau, P., Grelier, L., Plassart, H.: Traitement de l'amibiase intestinale de l'enfant et du nourrisson par la déhydroémétine. A propos de 18 cas. Méd. Afr. noire **11**, 307 (1964).

Haddad, R., Rebai-Colin, M.T., Potancok, R., Khemiri, T.: Abcès de foie. Difficultés du diagnostic des formes latentes et des formes compliquées. Bull. Soc. Path. exot. **63**, 126 (1970).

Haddock, D.R.W., Awadzi, J.K.: Metronidazole (Flagyl) in invasive amoebiasis. Ghana Med. J. **9**, 31 (1970).

Hajian, A., Ball, G.H.: Increase in size of E. hartmanni trophozoites cultured on an enriched medium. Amer. J. trop. Med. Hyg. **12**, 709 (1963).

Halawani, A., Abdallah, A., El Dordy, M.I., Saif, M.: Treatment of amoebiasis with Resotren. J. Egypt. med. Ass. **36**, 747 (1953).

Halpern, B., Young, J.J., Dolkart, J., Armour, P.D., Dolkart, R.E.: The serologic response of patients with amebiasis compared by gel-diffusion hemagglutination and phagocytosis techniques. J. Lab. clin. Med. **69**, 467 (1967).

Hanna, W.A., Mehta, M.I.: Amoeboma. Ulster med. J. **39**, 70 (1970).

Harant, H., Cabrol, P.: L'amibiase autochtone. J. méd. Montpellier **1**, 175 (1966).

Hargreaves, W.H.: Chronic amoebic dysentery. A new approach to treatment. Lancet **ii**, 68 (1945).

Harinasuta, C.: A comparison of chloroquine and emetine in the treatment of amebic liver abscess. Indian med. Gaz. **86**, 137 (1951).

Harinasuta, T., Bunnag, D., Jaroonvesama, N. Charenlarp, K., Harinasuta, C.: Amoebic Liver abscess in Thailand. Pres. at 8th Intern. Congr. Trop. Med. & Malaria, Teheran, September 1968.

Hartmann, M.: Eine neue Dysenterie-Amoebe, E. tetragena (Vierick) syn. Ent. africana (Hartman). Arch. Schiffs- u. Tropenhyg. **5**, 117 (1908).

Healy, G.R.: Use of and limiations to the indirect hemagglutination test in the diagnosis of intestinal amebiasis. Hlth Lab. Sci. **5**, 174 (1968).

Hegner, R.: Absence of tissue invasion in monkey carriers of E. histolytica. Amer. J. trop. Med. **15**, 41 (1935).

— **Johnson, C.M., Stabler, R.M.:** Host-parasite relations in experimental amoebiasis in monkeys in Panama. Amer. J. Hyg. **15**, 394 (1932).

Hennessy, E.F.: The laboratory diagnosis of E. histolytica. In: Clinical Amoebiasis, Wilmot, A. J. Oxford: Blackwell Scientific Publ. 1962.

Hermelink, B.: Klinische Erfahrungen mit 5,7 Dichlor-8-hydroxychinaldin bei der Behandlung von Amöbenruhr and anderen infektiösen Darmerkrankungen, sowie deren Folgezuständen. Z. Tropenmed. Parasit. **9**, 277 (1958).

Herrero, J., Brossi, A., Faust, M., Frey, J.R.: Preliminary experimental and clinical results with a new synthetic emetine-like compound. Ann. Biochem. **20**, 475 (1960).

Hingorani, V., Mahapatra, L.N.: Amebiasis of vagina and cervix. J. int. Coll. Surg. **42**, 662 (1964).

Hiyeda, K., Suzuki, M.: Pathological studies of human amoebic ulcers, especially those of carriers. Amer. J. Hyg. **15**, 809 (1932).

Hlava, J.: Abstrakt von Kartulis, C. Cb. Bakt. **1**, 537 (1887).

Hoare, C.A.: Symposium on the laboratory aspects of amoebiasis. I. Introduction. Trans. roy. Soc. trop. Med. Hyg. **51**, 303 (1957).

Hoekenga, M.T., Batterton, D.L.: Trial of Diallyl-Diethyl-Aminoethyl-Phenol-Dihydrochloride (Camoform) in human amebiasis. Amer. J. trop. Med. Hyg. **3**, 849 (1954).

Holz, J.: Protozoizide Eigenschaften von Intestopan. Ther. Umsch. **19**, 488 (1962).

Huggins, D.: Metronidazole in the treatment of chronic intestinal amebiais. Hospital **72**, 621 (1967).

Hughes, J.D.: Treatment of amebiasis with Aureomycin. J. Amer. med. Ass. **142**, 1052 (1950).

Hugonot, R., Farges, J.P., Granotier, E., Feyfant, G.: Activité thérapeutique dans l'amibiase intestinale d'un dérivé de la dichloroacétamide: la chlorophénoxamide. Thérapie **18**, 95 (1963).

Ibrahim, M.S., Abdel Wahab, M.F.: Detection of amoebic liver abscess by isotope scanning. Brit. med. J. **i**, 1325 (1963).

Izar, G.: Studien über Amöbenenteritis. Arch. Schiffs- u. Tropenhyg. **18**, 5 (1914).

James, W.M.: Human amoebiasis due to infection with Entamoeba histolytica. Ann. trop. Med. Parasit. **22**, 201 (1928).

Jarumilinta, R.: A simple method of inducing amoebic liver abscess in hamsters. Ann. trop. Med. Parasit. **60**, 139 (1966).

— Activity of Ciba 32644 Ba in amoebic liver abscess in man. Acta. trop. (Basel) Suppl. **9**, 102 (1966).

— **Kradolfer, F.:** The toxic effect of E. histolytica on leucocytes. Ann. trop. Med. Parasit. **58**, 375 (1964).

— **Maegraith, B.G.:** The induction of amoebic liver abscess in hamsters by the intraperitoneal inoculation of trophozoites of E. histolytica. Ann. trop. Med. Parasit. **56**, 248 (1962).

— — Enzymes of Entamoeba histolytica. Bull. Wld Hlth Org. **41**, 269 (1969).

Jeanes, A.L.: Evaluation in clinical practice of the fluorescent amoebic antibody test. J. clin. Path. **22**, 427 (1969).

Jones, W.R.: The experimental infections of rats with E. histolytica with a method for evaluating the anti-amoebic properties of new compounds. Ann. trop. Med. **40**, 130 (1946).

Joyeux, C., Sicé, A.: Précis de Médecine des pays chauds. IV éd. Paris: Masson 1950.

Kanani, S.R., Knight, R.: Relapsing amoebic colitis of 12 years' standing exacerbated by corticosteroids. Brit. med. J. **I**, 613 (1969).

Kapadia, R.M.: Cardiovascular toxicity of dehydroemetine in amoebiasis. J. Indian. med Ass. **43**, 461 (1964).
Kartulis, S.: Über Riesenamöben bei chronischer Darmentzündung der Ägypter. Virchows Arch. path. Anat. **99**, 145 (1885).
— Zur Ätiologie der Leberabscesse. Lebende Dysenterieamoeben im Eiter der dysenterischen Leberabscesse Zbl. Bakt., I. Abt. Orig. **I**, 745 (1887).
— Über tropische Leberabscesse und ihr Verhältnis zur Dysenterie. Virchows Arch. path. Anat. **118**, 97 (1889).
— Einiges über die Pathogenese der Dysenterieamöben. Zbl. Bakt., I. Abt. Orig. **9**, 365 (1891).
— Gehirnabscesse nach dysenterischen Leberabscessen. Zbl. Bakt., I. Abt. Orig. **37**, 527 (1904).
Kasliwal, R., Kenney, M., Gupta, M.L., Sethi, J.P., Tatz, J.S., Illes, C.N.: Significance of the complement-fixation test in diagnosis of amoebiasis in an endemic area. Brit. med. J. **i**, 837 (1966).
Kasliwal, R.M., Joshi, H., Sethi, J.P., Baldwa, V.S., Ratnu, K.S.: Significance of haemagglutination test in the diagnosis of amebiasis. J. Ass. Phycns India **18**, 321 (1970).
Kasprzak, W.: The effect of some biological factors on the course of experimental amoebiasis. Acta parasit. pol. **15**, 333 (1968).
Kaushiva, B.S.: Antiamoebic action of substituted quinolines, quinaldines, quinazolines, quinazolones, chromanones, thiochromanones, diaminoalkanes, benzylamines and cresols. Ann. Biochem. **20**, 493 (1960).
Kean, B., Gilmore, H.R., van Stone, W.: Fatal amebiasis. Report of 148 fatal cases from the armed forces institute of pathology. Ann. intern. Med. **44**, 831 (1956).
Kenney, M., Illes, C.H.: Evaluation of the complement fixation test for routine screening of amebiais. Hlth Lab. Sci. **5**, 19 (1968).
Kershaw, W.E.: The diagnosis of amoebiasis. Brit. med. J. **i**, 305 (1946).
Kessel, J.F., Lewis, W.P., Pasquel, C.M., Turner, J.A.: Indirect haemaglutination and complement fixation tests in amebiasis. Amer. J. trop. Med. Hyg. **14**, 540 (1965).
Kingston, D., Warhurst, D.C.: Isolation of amoebae from the air. J. Med. Microbiol. **2**, No. 1, 27—36 (1969).
Kirchner, C.: Die Behandlung der Amoebenruhr mit Resotren compositum. Z. Tropenmed. Parasit. **12**, 35 (1961).
Kirsche, P.: "Fulminating abscess" et anatomie pathologique. Ann. Inst. Med. trop. Lisboa **16**, Suppl. 7, 401 (1959).
Knorr, R.: Zur Behandlung der Amoebiasis mit Resotren. Z. Tropenmed. Parasit. **7**, 51 (1964).
Koch, R.: Bericht über die Tätigkeit der zur Erforschung der Cholera im Jahre 1883 nach Egypten und Indien entsandten Komission. Arb. Gesundh.-Amte (Berl.) **3**, 63 (1887).
Konar, N.R., Bhattacharya, D.K.: Biallyl-diethylaminocresol dihydrochloride in the treatment of amoebiasis (acute and chronic). J. Indian med. Ass. **31**, 353 (1958).
Kondo, H.: Investigations of amoebic dysentery; experimental studies of amoebic liver abscesses in dogs. J. Orient. Med. Abstr. Sect. **31**, 2 (1939).
Kotcher, E., Miranda, M., De Salgado, V.G.: Correlation of clinical, parasitological, and serological data of individuals infected with Entamoeba histolytica. Gastroenterology **58**, 388 (1970).
Kovacs, F.: Beobachtungen und Versuche über die sog. Amoebendysenterie. Z. Heilk. **13**, 509 (1892).
Kradolfer, F., Jarumilinta, R.: Ciba 32644 Ba, a new systemically active amoebicide. Ann. trop. Med. Parasit. **59**, 210 (1965).
— **Neipp, S.L.**: Experimental studies on amebicidal antibacterial, and antiparasitic phenantroline compounds. Antibiot. and Chemother. **8**, 297 (1958).
Krantz, G.E.: Acanthamoeba castellanii: specificity of immobilization test. Exp. Parasit. **26**, No. 3, 299—307 (1969).
Krupp, I.M.: Modification of the indirect haemagglutination test for amoebiasis. J. clin. Path. **22**, 530 (1969).
— Antibody response in intestinal and extraintestinal amebiasis. Amer. J. trop. Med. Hyg. **19**, 57 (1970).
Kruse, W., Paspuale, A.: Untersuchungen über Dysenterie und Leberabszeß. Z. Hyg. Infekt.-Kr. **16**, 1 (1894).
Kuenen, W.A., Swellengrebel, H.N.: Die Entamoeben des Menschen und ihre praktische Bedeutung. Zbl. Bakt., I. Abt. Orig. **71**, 378 (1913).
Kuo, T.P., Shen, Y.S., Chen, S.H.: The pathogens of liver abscess in tropical Taiwan. J. Formosan med. Ass. **63**, 294 (1964).
Lambert, C.R.: Nouveau traitement des schistosomiases et de l'amibiase, le Ciba 32644 Ba. *Acta trop. (Basel)* **23**, 1 (1966).

Lambert, C.R., Wilhelm, M., Striebel, H., Kradolfer, F., Schmidt, P.: Eine neue gegen Bilharziose und Amoebiase wirksame Verbindung. Experientia (Basel) **20**, 452 (1964).

Lambl, W.D.: Beobachtungen und Studien aus dem Franz-Josef-Kinderspital. Thiel I (1860).

Lamont, N.M.E., Pooler, N.R.: Hepatic amoebiasis. A study of 250 cases. Quart. J. Med. **27**, 389 (1958).

Lamy, L.: Obtention d'une culture bactériologiquement pure d'amibes parasites pathogènes (E. invadens, Rodhain), ne comportant aucune addition de germes bactériens morts ni d'aucun extrait microbien C. R. Acad. Sci. (Paris) **226**, 2021 (1948).

— Nouvelles données concernant l'enkystement spontané d'E. histolytica en culture. Bull. Soc. Path. exot. **54**, 453 (1961).

— Etude expérimentale comparée de l'activité de divers dérivés de l'oxyquinoléine sur la multiplication d'E. histolytica en culture et sur celle des bactéries associées. Ann. Inst. Pasteur **107**, 98 (1964).

— **Piéchaud, D.:** Utilisation de la sensibilité bactérienne aux antibiotiques pour l'étude du rôle des bactéries dans le déterminisme de l'enkystement spontané d'E. histolytica en culture. Ann. Inst. Pasteur **104**, 141 (1963).

Lancastre, F., Bazin, J.C., Le Fichoux, Y., Mougeot, G., Gargouri, M.: Amibiase expérimentale. Obtention du type pathogène de E. histolytica chez la souris blanche rendue immunotolérante. Ann. Parasit. hum. comp. **43**, 623 (1968).

Latour, N.G., Reeves, R.E., Guidry, M.A.: Steroid requirement of E. histolytica. Exp. Parasit. **16**, 18 (1965).

Lawless, D.K., Knight, V.: Human infection with Entamoeba polecki: report of four cases. Amer. J. trop. Med. Hyg. **15**, 701 (1966).

Leigh, P.G.A.: An unusual case of acute amoebiasis. S. Afr. med. J. **41**, 543 (1967).

Lewis, E.A., Antia, A.U.: Amoebic colitis: review of 295 cases. Trans. roy. Soc. trop. Med. Hyg. **63**, 635 (1969).

Lewis, T.R.: Occurence of monads and amoeboid organism in cholareic and other excreta. Ann. Rep. San Com. India, Calcutta. (1870).

Limbos, P., Janssens, P.G., De Muynck, A.: Les embûches du diagnostic d'amibiase hépatique aiguë. Rev. méd. Louvain **8**, 16 (1963).

Lösch, F.: Massenhafte Entwicklung von Amöben im Dickdarm. Virchows Arch. path. Anat. **65**, 196 (1875).

Low, G.C., Dobell, C.: Three cases of E. histolytica infections treated with emetine bismuth iodide. Lancet ii, 319 (1916).

Lowe, C.Y., Maegraith, B.G.: Electron microscopy of Entamoeba histolytica in host tissue. Ann. trop. Med. Parasit. **64**, 469 (1970).

Lupasco, G., Soresco, A., Panaitesco, D., Diplea, A.G.: L'amibiase intestinale en Roumanie. Ann. Soc. belge Méd. trop. **44**, 335 (1964).

Madanagopalan, N., Subramanian, R., Vedachalam, S.P., Murugesan, R.G.: Rectal colonic mucosal biopsy in amebiasis and other colitis. Further studies. J. Ass. Phycns India **16**, 325 (1968).

Maddison, S.E.: Characterization of E. histolytica antigen-antibody reaction by gel diffusion. Exp. Parasit. **16**, 224 (1965).

— Application of serology to the epidemiology of amebiasis. Amer. J. trop. Med. Hyg **14**, 554 (1965).

— **Kagan, I.G., Elsdon-Dew, R.:** Comparison of intradermal and serologic tests for the diagnosis of amebiasis. Amer. J. trop. Med. Hyg. **17**, 540 (1968).

— **Powell, S.J., Elsdon-Dew, R.:** Comparison of haemagglutinins and precipitins in amebiasis. Amer. J. trop. Med. Hyg. **14**, 551 (1965).

Maegraith, G.B., Harinasuta, C.: Experimental amoebic infections of the liver in guinea pigs. I. Infection via the mesenteric vein and via the portal vein. Ann. trop. Med. Parasit. **48**, 421 (1954).

Magendie, Pelletier: Sur l'émétine et sur les trois espèces d'Ipecacuanha. J. gén. Méd. **59**, 223 (1817).

Malamos, B., Daikos, G.K., Dourkoumeli-Kontomichalou, P., Pinetidou, E.: Fecal flora in protozoal and common colitis. Changes after therapeutic use of intestinal antiseptics. II. A.I. 307 (Intestopan). Chemotherapia (Basel) **4**, 1 (1962).

Malt, R.A., Corry, R.J., Chavez-Péon, F.: Umbilical vein canulation in portal-system disease. New Engl. J. Med. **279**, 930 (1968).

Mandal, B.N. et al.: Acute meningo-encephalitis due to amoebae of the order Myxomycetale (slime mould). N.Z. med. J. **71**, 16 (1970).

Manson-Bahr, P.H.: Amoebic dysentery and its effective treatment. A critical study of 535 cases. Brit. med. J. **2**, 255 (1941).

— Manson's tropical diseases. A manual of the diseases of warm climates. 15th ed. pp. 1177, Cassel-London (1961).

Manson-Bahr, P.H., Muggleton, W.J.: Rectal biopsy as an aid to the diagnosis of amoebic dysentery and allied diseases of the colon. Lancet i, 763 (1957).
Marberg, K., Czerniak, P.: Observations of isotope hepatoscanning in diagnosis and treatment of amebic liver infection. Ann. intern. Med. **60**, 66 (1964).
Marchoux, E.: Le Stovarsol guérit rapidement la dysenterie amibienne. Bull. Soc. Path. exot. **16**, 79 (1923).
Marsden, P.D.: Clinical trials with Entamide furoate, Entamide piperazine sulphate and emetine bismuth iodide. II. In a tropical environment. Trans. roy. Soc. trop. Med. Hyg. **54**, 396 (1960).
Martin, D.L.: Lesions of experimental amebic dysentery. Arch. Path. **10**, 349 (1930).
Martin, G.A., Garfinkel, B.T., Brooke, M.M., Weinstein, P.P., Frye, W.W.: Comparative efficacy of amebicides and antibiotics in acute amebic dysentery used alone and in combination in five hundred thirty- eight cases. J. Amer. med. Ass. **151**, 1055 (1953).
Martin, M., Ridet, J., Chartol, A., Biot, J., Porte, L., Besson, A.: Action thérapeutique de l'extrait d'Euphorbia hirta dans l'amibiase intestinale. A propos de 150 observations. Méd. trop. **24**, 250 (1964).
Martuschelli, Q. A., Michel, D. M.V.: Amibiasis intestinal aguda en los lactantes. (Acute intestinal amoebiasis in infants). Revta Invest. Salud Públ. **29**, 197 (1969).
Mayet, F.G.H., Powell, S.H.: Anemia associated with amebic liver abscess. Amer. J. trop. Med. Hyg. **13**, 790 (1964).
Mathew, N.T., Ananthachari, M.D.: Pleuro-pulmonary amoebiasis. J. Ass. Phycns. India **12**, 839 (1964).
McAllister, T.A.: Diagnosis of amoebic colitis on routine biopsies from rectum and sigmoid colon. Brit. med. J. i, 362 (1962).
McCoy, G.W.: Amebic dysentery. Problems presented by outbreak in 1933. Publ. Hlth Rep. (Wash.) **49**, 141 (1934).
McDonald, H.G., Moore, M.M.: Primary gastric amebiasis superimposed on reticulum cell sarcoma. J. Amer. med. Ass. **193**, 971 (1965)
McHardy, G.: Fumagillin in intestinal amebiasis. Gastroenterology **26**, 769 (1954).
— **Browne, D.C., McHardy, R.J., Ward, S.S.:** Erythromycin in amebiasis. Amer. J. trop. Med. Hyg. **4**, 998 (1955).
— **Frye, W.W.:** Antibiotics in management of amebiasis. J. Amer. med. Ass. **154**, 646 (1954).
McLeod, I.N., Wilmot, A.J., Powell, S.J.: Amebic pericarditis. Quart. J. Med. **35**, 293 (1966).
McVay, L.V., Jr., Laird, R.L., Sprung, D.H.: The treatment of amebiasis with aureomycin. Sth. med. J. (Bgham, Ala.) **43**, 308 (1950).
Medeiros, J., Siqueira, M.W., Marques, R.J.: O A-16535 no tratamento da amebiase intestinal cronica. Hospital **72**, 431 (1967).
Meeroff, M.: Tratemiento de la amibiasis intestinal con esterato de eritromicina. Estudio parasitologico en materias fecales. Bol. chil. Parasit. **23**, 45 (1968).
Meerovitch, E.: A preliminary note on the experimental infection of chicken embryo with E. invadens. Canad. J. Microbiol. **1**, 284 (1954—1955).
Melchior, E.: The therapeutic use of emetine for severe surgical infections. Istanbul Contr. clin. Sci. **2**, 77 (1952).
Meleney, H.E.: Relationship of clinical amoebiasis to various strains and requirements of E. histolytica. Puerto Rico J. publ. Hlth **20**, 59 (1944).
— Some unsolved problems in amebiasis. Amer. J. trop. Med. Hyg. **6**, 487 (1957).
Mendoza Hernandez, P., Reyes Camacho, M., Trejo Ixcapa, S., Mendez Hernandez, D.: La reacción de inmunofluorescencia en el diagnóstico de la amibiasis. (Immunofluorescence test in the diagnosis of amoebiasis). Rev. lat.-amer. Microbiol. **11**, 97 (1969).
Meng, H.Y., Ch'ien, T.S., Chang, K.C.: Pleuropulmonary amebiasis. Clinical analysis of 64 cases. Chin. med. J. **84**, 117 (1965).
Merchant, H.C., Shikaripurkar, N.K.: Dehydroemetine in the treatment of acute amebic dysentery, amebic hepatitis and amebic liver abscesses. Indian J. med. Sci. **18**, 200 (1964).
Meyer, H.A.: Diagnose und Therapie des Amöboms. Schweiz. med. Wschr. **99**, 1439 (1969).
Milian: Guérison d'un cas de dysenterie amibienne par le 606. Presse méd. Egypte **3**, 201 (1911).
Milzer, K.A., Levy, E., Sokniewcz, W.: Treatment of intestinal amebiasis with bismuth glycolyl-arsanilate. Antibiot. Med. **2**, 42 (1956).
Misra, S.S., Misra, P.S., Agarwal, V.C.: Some observations on malabsorption in chronic amebiasis. J. Ass. Phycns. India **14**, 207 (1966).
Moffet, H.F., Toh, S.H.: The treatment of amebic dysentery with Paromomycin (Humatin). A preliminary report. Antibiot. Med. **7**, 569 (1960).
Mohr, W.: Therapie der Amöbiasis. Internist (Berl.) **9**, 357 (1968).
— **Häse, W., Jahnke, H., Sendtner-Voelderndorf, F.:** Beobachtungen bei Rückkehrern aus tropischen Ländern. Kongreßbericht über die III. Tagung der Deutschen Tropenmedizinischen Gesellschaft, 20.—22. April 1967. München: Urban & Schwarzenberg, 264, 1968.

Mokhtar, N. A., Salem, S. N., Ramadan, J., Shakir, Y.: Left-sided amoebic liver abscess in a boy aged 18 months. A case report. J. Kuwait med. Ass. **1**, 167 (1967).

Morita, Y.: Investigations on amoebic dysentery: toxicological studies of extracts made from cultured dysenteric amoebae. on glycogen in cultured dysenteric amoebae. Influence of various substances added to culture media on growth of amoebae. On cytolytic activity of dysenteric amoebae and on test against tissular invasion in vitro. J. Orient. Med. **28**, 37 (1938).

Morris, J., Cato, J., Walker, A., Na Songkhla, S., Marion, M., McLaughlin, A.: Liver scanning in the diagnosis and management of hepatic amoebic abscess. Med. J. Aust. 27, 1301 (1969).

Morris, M. N., Powell, S. J., Elsdon-Dew, R.: A rapid latex-agglutination test for invasive amoebiasis. S. Afr. med. J. **44**, 594 (1970a).

— — — Latex agglutination test for invasive amoebiasis. Lancet **27**, 1362 (1970b).

Morton, T. C. St. C.: Diodoquin for chronic amoebic dysentery in service personnel invalided from India. Brit. med. J. **i**, 831 (1945).

Muehlens, P.: 5 Jahre Behandlung der Amöbenruhr mit „Yatren 105". Arch. Schiffs- u. Tropenhyg. **29**, 491 (1925).

— **Menk, W.**: Über Behandlungsversuche der chronischen Amoebenruhr mit Yatren. Münch. med. Wschr. **68**, 802 (1921).

Mungelluzzi, C., Bianchini, C.: Osservazioni sulla coltivazione di Hartmannella castellani (Douglas) senza flora ssociata. (Axenic culture of Hartmannella castellanii). Arch. ital. Sci. med. trop. **50**, Nos. 5/6, 151—157 (1969).

Nagathy, H. F., Rifaat, M. A., Salem, S., Khalil, H. M.: Clinical trials of compounds 11.925 Cl. A new amebicidal drug. Amer. J. trop. Med. Hyg. **7**, 416 (1958).

Nasrun, K. et al.: Amebic liver abscess with rupture into the subcutaneous tissues of the back. Madjalah Kedokteran Indonesia 19—10 Djakarta, October 1969.

Nauss, R. W., Rappaport, I.: Studies on amebiasis. Pathogenesis of mucosal penetration. Amer. J. trop. Med. **20**, 107 (1940).

Neal, R. A.: Virulence in E. histolytica. Trans. roy. Soc. trop. Med. Hyg. **51**, **313** (**1957**).

— **Johnson, P.**: The virulence to rats of five Entamoeba histolytica-like strains capable of growth at 25°C and attempts to discover similar strains. Parasitology **58**, **599** (**1968**).

Nelson, E. C., Jones, M. M.: Cultivation of E. histolytica in carbon dioxyde bicarbonate buffer system media. Amer. J. trop. Med. Hyg. **13**, 667 (1964).

Nnochiri, E.: Observations on childhood amoebiasis in urban family units in Nigeria. J. trop. Med. Hyg. **68**, 231 (1965).

Norwich, I., Lieberman, B. A.: Amoebiasis of the anterior abdominal wall. S. Afr. med. J. **43**, 1192 (1969).

Ochsner, A., Debakey, M.: Pleuropulmonary complications of amoebiasis. Analysis of 153 collected and 15 personal cases. J. thorac. Surg. **5**, 225 (1936).

Odunjo, E. O.: Pathological manifestations of amoebiasis in Nigerians. W. Afr. med. J. **18**, 117 (1969).

Olatunbosun, D. A.: Amoebiasis and its complications in Nigerian children. A necropsy survey. Trans. roy. Soc. trop. Med. Hyg. **59**, 72 (1965).

Oliveira, C. A. de, Charia, G., Rodrigues da Silva, J.: Consideraçoes sobre o tratamento e o controle de cura de amebiase intestinal cronica. Rev. Inst. Med. trop. S. Paulo **6**, 237 (1964).

Orbison, J. A., Reeves, N., Leedham, C. L., Blumberg, A.: Amebic brain abscess. Review of the literature and report of five additional cases. Medicine (Baltimore) **30**, 247 (1951).

Osler, W.: Über die in Dysenterie und dysenterischem Leberabszeß vorhandene Amoebe. Zbl. Bakt. **7**, 736 (1890).

Palmer, E. D.: Military amebiasis. Observations on complete courses of forty cases with results of treatment. Amer. J. trop. Med. **26**, 543 (1946).

Patel, J. C.: Chloroquine in the treatment of amoebic liver abscess. Brit. med. J. **i**, 811 (1953).

— **Mehta, A. B.**: Oral dehydroemetine (DHE) in intestinal and extraintestinal amebiasis. A preliminary report. Indian Med. Sci. **21**, 11—15 (1967).

Parkes, E. A.: Remarks on the dysentery and hepatitis of India. Lond. Quoted by Bloomfield (1957).

Patras, D., Andujar, J. J.: Meningoencephalitis due to Hartmannella (Acanthamoeba). Amer. J. clin. Path. **46**, No. 2, 226—233 (1966).

Payet, M., Sankalé, M., Moulanier, M., Pène, P., Kane, P. A., Kanté, A.: Les aspects cliniques de l'amibiase chez l'adulte africain en milieu hospitalier à Dakar. I. Les formes coliques. Bull. Mém. Fac. Méd. Pharm. Dakar **12**, 4 (1964).

Payne, A. M. M.: Amebic dysentery in Eastern India. Lancet **i**, 206 (1945).

Perez Stable, M., Jalilo, P. J., Cabodevilla, L. R.: Amebiasis cutánea. Presentación de un caso en una niña de 11 meses de edad. (Cutaneous amoebiasis in a child aged 11 months). Rev. cuba. Med. Trop. **20**, 37 (1968).

Phillips, B.P.: Studies on the ameba-bacteria relationship in amebiasis. III. Induced amebic lesions in the germfree guinea pig. Amer. J. trop. Med. Hyg. **13**, 391 (1964).
— **Gorstein, F.**: Effects of different species of bacteria on the pathology of enteric amebiasis in monocontaminated guinea pig. Amer. J. trop. Med. Hyg. **15**, 863 (1966).
— **Rees, C.W.**: The growth of E. histolytica with liver and heat treated Trypanosoma cruzi. Amer. J. trop. Med. **30**, 185 (1950).
Pick, F.: Sur le mode de l'enkystement et de dékystement d'E. histolytica *in vitro* Ann. Parasit. hum. comp. **39**, 655 (1964).
Pontes, J.F.: Nova aquisiçao terapeutica amebicida: estearato de eritromicina de liberaçao regulada — experiencia clinica. Arq. Gastroeneterol. **5**, 179 (1968).
Powell, S.H., Maddison, S.E., Wilmot, A.H., Elsdon-Dew, R.: Amoebic geldiffusion precipitin test. Clinical evaluation in amoebic liver abscess. Lancet ii, 602 (1965).
— **McLeod, K., Wilmot, A.H., Elsdon-Dew, R.**: Dehydroemetine in amebic dysentery and amebic liver abscess. Amer. J. trop. Med. Hyg. **11**, 607 (1962).
— — — — The treatment of acute amoebic dysentery: trials of dehydroemetine, of dehydroemetine-bismuth-iodide and of dehydroemetine and dehydroemetine-bismuth-iodide in combination. Ann. trop. Med. Parasit. **59**, 205 (1965).
— — — — Ambilhar in amoebic dysentery and amoebic liver abscess. Lancet **ii**, 20 (1966).
— — — — Metronidazole in amoebic dysentery and amoebic liver abscess. Lancet **ii**, 1329 (1966).
— **Wilmot, A.H., McLeod, I.N., Elsdon-Dew, R.**: Dehydroemetine in the treatment of amoebic liver abscess. Ann. trop. Med. Parasit. **59**, 308 (1965).
— — — — A comparative trial of dehydroemetine, emetine hydrochloride and chloroquine in the treatment of amoebic liver abscess. Ann. trop. Med. Parasit. **59**, 496 (1965).
Powell, S.J.: The cardiotoxicity of systemic amebicides. A comparative electrocardiographic study. Amer. J. trop. Med. Hyg. **16**, 447 (1967).
— The capillary-tube precipitin test. A rapid serologic aid to clinical diagnosis in invasive amebiasis. Amer. J. trop. Med. Hyg. **17**, 840 (1968).
— **Maddison, S.E., Hodgson, R.G., Elsdon-Dew, R.**: Amoebic geldiffusion precipitin test. Clinical evaluation in acute dysentery. Lancet **i**, 566 (1966).
— **Wilmot, A.J.**: Prognosis in peritonitis complicating severe amoebic dysentery. Trans. roy. Soc. trop. Med. Hyg. **60**, 544 (1966).
— — **Elsdon-Dew, R.**: A comparison of erythromycin, spiramycin and novobiocin in the treatment of acute amoebic dysentery. J. trop. Med. Hyg. **61**, 67 (1958).
— — — Hepatic amoebiasis. Trans. roy. Soc. trop. Med. Hyg. **53**, 190 (1959).
— — — Effect of quinolines on the action of tetracycline in amoebic dysentery. Lancet **i**, 76 (1960).
— — — Single and low dosage regimens of metronidazole in amoebic dysentery and amoebic liver abscess. Ann. trop. Med. Parasit. **63**, 139 (1969).
— — **McLeod, I.N., Elsdon-Dew, R.**: A comparative trial of dehydroemetine and emetine hydrochloride in identical dosage in amoebic liver abscess. Ann. trop. Med. Parasit. **61**, 26 (1967).
Pozo, Del Alcaraz: Glaucarubin potent amebicide. Amer. J. Med. **6**, 412 (1956).
Prakash, O.: Trial of some dyes for wet staining of amoebae in cultures. Indian J. med. Res. **55**, 536 (1967).
— **Sama, S.K., Vinayak, V.K., Bhalla, I.**: Evaluation of a new antigen for hemagglutination tests in amebiasis. Amer. J. trop. Med. Hyg. **19**, 418 (1970).
— **Tandon, B.N.**: Intestinal parasites with special reference to E. histolytica complex as revealed by routine, concentration and cultural examination of stool specimens from patients with gastrointestinal symptoms. Indian J. med. Res. **54**, 10 (1966).
— — **Bhalla, I., Ray, A.K., Vinayak, V.K.**: Indirect hemagglutination and ameba-immobilization tests and their evaluation in intestinal and extraintestinal amebiasis. Amer. J. trop. Med. Hyg. **18**, 670 (1969).
Prathap, K., Gilman, R.: The histopathology of acute intestinal amebiasis. A rectal biopsy study. Amer. J. Path. **60**, 229 (1970).
Quincke, H., Roos, E.: Über Amöben-Enteritis. Berl. klin. Wschr. **30**, 1089 (1893).
Radke, R.A.: Ameboma of the intestine: an analysis of the disease as presented in 78 collected and 41 previously unreported cases. Ann. intern. Med. **43**, 1048 (1955).
— **Baroody, W.G.**: Carbarson toxicity: a review of the literature and report of 45 cases. Ann. intern. Med. **47**, 418 (1957).
Raghavan, P., Kurien, J., Gandhi, M.J., Hagendra, A.S.: Hepatic amoebiasis. Evaluation of clinical findings in 194 cases with particular reference to diagnosis. J. Ass. Phycns India **9**, 568 (1961).
Rao, S.R., Menon, N.D.D.: Pleurisy as a presenting feature of hepatic amoebiasis. J. trop. Med. Hyg. **68**, 59 (1965).

Rao, S.V., Satyanarayana, D., Reddy, K.J.: Metronidazole in amoebic hepatitis and liver abscess. J. Indian med. Ass. **51**, 450 (1968).

Ratcliffe, H.L.: Comparative study of amebiasis in man, monkey and cats, with special reference to formation of early lesions. Amer. J. Hyg. **14**, 337 (1931).

Ravisse, P., Nazimoff, O.: Une technique simple pour la coloration des amibes en histologie; le carmin de Best, méthode de dépistage. Bull. Soc. Path. exot. **62**, 123 (1969).

Rees, C.W.: Experimental amoebiasis in kittens. J. Parasit. **14**, 125 (1927).

— Pathogenesis of intestinal amebiasis in kitten. Arch. Path. **7**, 1 (1929).

— Problems in Amoebiasis. Springfield USA, C. Thomas ed., 50 pp (1955).

— Some experiments on excystation of E. histolytica in whole eggs medium containing Escherichia coli. Bull. Soc. Path. exot. **54**, 451 (1961).

— **Bozicevich, J., Reardon, L.V., Raft, F.S.:** The influence of cholesterol and certain vitamins on the growth of E. histolytica with a single species of bacterias. Amer. J. trop. Med. **24**, 189 (1944).

— **Key, I.D., Shaffer, J.G.:** Some quantitative data on the growth of E. histolytica for single-cell isolations in microcultures. Amer. J. trop. Med. Hyg. **9**, 162 (1960).

Reeves, R.E.: Ratios of bacterial cells to E. histolytica trophozoites in culture. Exp. Parasit. **15**, 279 (1964).

— **Meleney, H.E., Frye, W.W.:** Bacteria free cultures of E. histolytica with chick embryo tissue juice. Z. Tropenmed. Parasit. **8**, 213 (1957).

Reinertson, J.W., Thompson, P.E.: Experimental amebic hepatitis in hamsters. Proc. Soc. exp. Biol. (N.Y.) **76**, 518 (1951).

Reynaud, R., Revil, H., Picca, M., Massat, R., Le Bot, F.: Traitement de l'amibiase par la déhydroémétine (à propos de 66 observations). Méd. Afr. noire **11**, 269 (1964).

Richards, C.S., Goldman, M., Cannon, L.T.: Cultivation of E. histolytica and E. histolytica-like strains at reduced temperature and behaviour of the ameba in diluted media. Amer. J. trop. Med. Hyg. **15**, 648 (1966).

Ricosse, J.H., Albert, J.P., Lamontellerie, M., Charmot, G.: Le métronidazole dans le traitement de l'ambiase intestinale. Méd. trop. **28**, 721 (1968).

Ridet, J., Chartol, A.: Les propriétés antidysentériques de l'Euphorbia hirta. Méd. trop. **24**, 119 (1964).

Ritchie, L.S.: An ether sedimentation technique for routine stool examinations. Bull. U.S. Army med. Dep. **8**, 326 (1948).

Robinson, G.L.: Laboratory cultivation of some human parasitic amoebae. J. gen. Microbiol. **53**, 69 (1968).

— The laboratory diagnosis of human parasitic amoebae. Trans. roy. Soc. trop. Med. Hyg. **62**, 285 (1968).

— **Sargeaunt, P.G.:** Low temperature strains of Entamoeba histolytica. Trans. roy. Soc. trop. Med. Hyg. **63**, 412 (1969).

Roches, P.: Untersuchungsmethoden bei diffusen Erkrankungen des Colons. Schweiz. med. Wschr. **92**, 1231 (1962).

Rogers, L.: The rapid cure of amoebic dysentery and hepatitis by hypodermic injections of soluble salts of emetine. Brit. med. J. i, 1424 (1912).

Romeiro, F.B., Arminante, J.C.: Amebiase do colo do útero e vagina (Amoebiasis of the cervix and vagina). Hospital **72**, 151 (1967).

Rondanelli, E.G., Osculati, F., Gerna, G., Carosi, G.: Indagini ultrastrutturali su Entamoeba histolytica, ceppo Laredo. Boll. Ist. Sieroter. **46**, 455 (1967).

Roux, B.T. le: Pleuro-pulmonary amoebiasis. Thorax **24**, 91 (1969).

Rowland, H.A.K.: Radiological changes in amoebic liver abscess. J. trop. Med. Hyg. **66**, 113 (1963).

— Amoebiasis in Freetown, Sierra Leone. Trans. roy. Soc. trop. Med. Hyg. **61**, 706 (1967).

Ruas, A., Forjaz, A., Jarumilinta, R.: Ambilhar in fifty cases of amoebic liver abscess. Ann. trop. Med. Parasit. **61**, 417 (1967).

Rungs, H.M.: Traitement de l'amibiase autochtone chronique non dysentérique par la glaucarubine. Maroc méd. **41**, 674 (1962).

Sackmann, W., Kradolfer, F.: Gezielte Beeinflussung der Darmflora mit Mexaform und Chlortetrazyklin. Schweiz. med. Wschr. **92**, 50 (1962).

Sagone, M.: Action d'un nouvel amoebicide synthétique sur certains types de parasitoses intestinales. Méd. trop. **18**, 642 (1958).

Salem, H.H., Hayatee, Z.G., Awaness, A.M., Al-Allaf, G.: Oral dehydroemetine dihydrochloride in intestinal and hepatic amoebic disease. Trans. roy. Soc. trop. Med. Hyg. **62**, 406—412 (1968).

Salem, S.N.: Clinical trial of oral dehydroemetine in intestinal amoebiasis. Trans. roy. Soc. trop. Med. Hyg. **61**, 774—775 (1967).

Sankalé, M., Brodu, C.: Le traitement de l'amibiase intestinale par le furamide (A propos de 34 malades observés à Dakar). Méd. Afr. noire **10**, 189 (1963).
— **Moulanier, M.**: Le traitement de l'amibiase par la déhydroémétine orale. Thérapie **21**, 733—741 (1966).
Sapero, J.J., Lawless, D.K.: "MIF" stain preservation technic for identification of intestinal protozoa. Amer. J. trop. Med. Hyg. **2**, 613 (1953).
Sardesai, H.V., Patil, S.R.: Clinical trials of oral dehydroemetine (Ro 1-9334/9) in acute amoebiasis. Antiseptic **62**, 1100 (1965).
Sarkisyan, M.A.: On the effect of bacterial flora in reproduction of experimental amoebiasis. Medskaya Parazit. **45**, 715 (1967).
Sautet, J.: Action de l'amidon sur les cultures d'amibes. Ann. Parasit. hum. comp. **4**, 345 (1926).
Savanat, T., Chaicumpa, W.: Immunoelectrophoresis test for amoebiasis. Bull. Wld Hlth Org. **40**, 343 (1969).
Scalas, L.: Contributo allo studio della deviazione del complemento nella dysenteria amebica. Rif. med. **37**, 103 (1921).
Schaible, G.: Die Behandlung der Amoebendysenterie und ihrer Folgezustände mit Resotren compositum. Tropenmed. Parasit. **7**, 289 (1956).
Schaudinn, F.: Untersuchungen über die Fortpflanzung einiger Rhizopoden. Vorläufige Mitteilung. Arb. Gesundh.-Amte (Berl.) **19**, 547 (1903).
Schmidt, P., Druey, J.: Heilmittelchemische Studien in der heterozyklischen Reihe. 17. Mitteilung: 4,7-Phenanthrolinchinon-derivate mit amoebizider Wirkung. Helv. chim. Acta **40**, 350 (1957).
Schneider, J.: Traitement médical de l'amibiase. Bull. Soc. Path. exot. **54**, 616 (1961).
Schumann, B.M., Block, M.A., Eyler, R.E., DuSault, L.: Liver abscess. Rose Bengal I 131 hepatic photoscan in diagnosis and management. J. Amer. med. Ass. **187**, 708 (1964).
Schwartz, D.E., Herrero, J.: Comparative pharmacokinetic studies of dehydroemetine and emetine in guinea pigs using spectrofluorometric and radiometric methods. Amer. J. trop. Med. Hyg. **14**, 78 (1965).
— **Rieder, J.**: Comparaison de la vitesse d'élimination de la 2-déhydro-émétine rac. (= Ro 1—9334) et de l'émétine naturelle chez l'animal. Bull. Soc. Path. exot. **54**, 38 (1961).
Schwartzwelder, J.C.: Experimental studies on E. histolytica in the dog. Amer. J. Hyg. **29**, 89 (1939).
Scott, F., Miller, M.J.: Trials with metronidazole in amebic dysentery. J. Amer. med. Ass. **211**, 118 (1970).
Scragg, J.N., Powell, S.J.: Metronidazole and niridazole combined with dehydroemetine in treatment of children with amoebic liver abscess. Arch. Dis. Childh. **45**, 193 (1970).
— — Emetine hydrochloride and dehydroemetine combined with chloroquine in the treatment of children with amoebic liver abscess. Arch. Dis. Childh. 43, 121 (1968).
Segal, J.: Estudo clinico-parasitologico e terapeutico com uma nova preparaçao de estearato de eritromicina de liberaçao regulada (A-16535) em amebiase intestinal. Rev. bras. Med. **24**, 626 (1967).
Sellards, A.W., Leiva, L.: Treatment of amoebic dysentery. Philipp. J. Sci. **22**, 1 (1923).
— **Theiler, M.**: Investigations concerning amoebic dysentery. Amer. J. trop. Med. **4**, 309 (1924).
Sérafino, X., Nosny, P., Diouf, B.: Tumeurs et fausses tumeurs chez les amibiens. Rev. Prat. (Paris) **13**, 2903 (1963).
— — **Sankalé, M., Sérafino, G.**: L'amibiase colique suraigüe maligne. Rev. Prat. (Paris) **13**, 2881 (1963).
Shafei, A.Z.: The treatment of amebic dysentery with Paromomycin. Antibiot. Méd. **6**, 275 (1959).
Shaffer et al.: Studies on the growth requirements of Entamoeba histolytica in a clear medium without demonstrable bacterial multiplication. Amer. J. Hyg. **49**, 127 (1949).
Shaffer, J.G., Freye, W.W.: Studies on growth requirements of E. histolytica. Amer. J. Hyg. **47**, 214 (1942).
— **Shlaes, W.H., Steigmann, F., Conner, P., Stahl, A., Schneider, H.**: Small race of E. histolytica. Gastroenterology **34**, 981 (1958).
Shah, J.R., Amin, B.M., Bonvini, I.: Further report on treatment of intestinal amoebiasis with Mebinol, a new dichloracetamid compound. Indian J. med. Sci. **12**, 655 (1958).
Shaldon, S.: Entamide in the treatment of acute amoebic dysentery. Trans. roy. Soc. trop. Med. Hyg. **54**, 469 (1960).
Sharma, R.: Effect of cholesterol on the growth and virulence of E. histolytica. Trans. roy. Soc. trop. Med. Hyg. **53**, 278 (1959).
Sheehy, T.W., Parmley, L.F., Jr., Johnston, G.S., Boyce, H.W.: Resolution time of an amebic liver abscess. Gastroeneterology **55**, 26 (1968).
Sherif, A.F., Sawy, M.F., Hadary, S.A.: Erythromycin stearate therapy in acute and chronic amoebic colitis. Clin. Med. **76**, 28 (1969).

Shrimali, R., Choudhary, S.: Amoebic liver abscess with radiological demonstration of rupture into biliary tract. (A rare entity — case report and review of literature). J. Ass. Phycns India **17**, 435 (1969).
Siddiqui, W.A.: Comparative studies on effect of temperature on three species of Entamoeba. J. Protozool. **10**, 480 (1963).
Siguier, F.: L'amibiase hépatique. Presse méd. **40**, 389 (1951).
Silva, K. de: Intraperitoneal rupture of an amoebic liver abscess in a pregnant woman at term. Ceylon med. J. **15**, 51 (1970).
Silva, R., Artigas, J., Galdames, M.: El diagnostica coprologica en amibiasis intestinal cronica por los metodos combinados de concentracion por centrifugacion con formol salino y eter y del alcohol polivinilico. Bol. chil. Parasit. **18**, 92 (1963).
Simon: Abscess of the liver, perforation into the lung. Amoeba coli in sputum. Bull. Johns Hopk. Hosp. **1**, 97 (1890).
Simonds, J.P.: Complications of amebiasis. Quart. Bull. Northw. Univ. med. Sch. **17**, 24 (1943).
Sivasankran, M.P., Gupta, P.S., Sanyal, R.K., Chuttani, H.K.: Chemoprophylaxis of amebiasis with Entamide furoate. Brit. med. J. ii, 839 (1966).
Skočil, V., Serbus, C., Červa, L.: Výskyt améb skupiny limax ve vojenských kolektivech. (Frequency of limax amoebae in military collectives). Čs. Epidem. **18**, No. 1, 9—14 (1969).
Snyder, T.L., Meleney, H.E.: Anaerobiosis and cholesterol as growth requirements of E. histolytica. J. Parasit. **29**, 278 (1943).
Sodemann, W.A., Lewis, B.O.: Amebic hepatitis. Report of 33 cases. J. Amer. med. Ass. **129**, 99 (1945).
Spector, B.K.: Comparative study of cultural and immunological methods of diagnosing infections with E. histolytica. J. prev. Med. **6**, 117 (1932).
Spicknall, C.G., Bozicevich, J., Black, R.L., Terry, L.L.: The complement fixation test in the diagnosis of amebiasis. Gastroenterology **32**, 1131 (1957).
— **Pearce, E.C.**: Amebic granuloma. Report of four cases and review of the litterature. New Engl. J. Med. **250**, 1055 (1954).
Stamm, W.P.: The laboratory diagnosis of clinical amoebiasis. Trans. roy. Soc. trop. Med. Hyg. **51**, 306 (1957).
Stein, D., Bank, S.: Surgery in amoebic colitis. Gut **11**, 941 (1970).
Stephen, S.J., Uragoda, C.G.: Pleuro-pulmonary amoebiasis. A review of 40 cases (in Ceylon). Brit. J. Dis. Chest **64**, 96 (1970).
Stewart, G.T.: Added bacterial infection in amoebiasis and post-dysenteric colitis. Trans. roy. Soc. trop. Med. Hyg. **41**, 75 (1947).
— Post-dysenteric colitis. Brit. med. J. **1**, 405 (1950).
Stone, W.S.: A method of producing encystment in cultures of E. histolytica. Amer. J. trop. Med. **15**, 681 (1935).
Strong, R.P.: Intestinal hemorrhage as fatal complication in amoebic dysentery and its association with liver abscess. Bureau Bubl. Pritn. (Manila) **32**, 48 (1905).
— **Musgrave, W.E.**: Preliminary note regarding etiology of dysenteries in Manila. Ann. Rep. Surg. Gen. U.S. Army, 250 pp (1900).
Subbaiah, T.V., Amin, A.H.: Effect of berberine sulphate on Entamoeba histolytica. Nature (Lond.) **215**, 527 (1967).
Subiabre, V.: Frecuencia de Dientamoeba fragilis on deposiciones fijadas con alcohol polivinílico, en Santiago. Bol. chil. Parasit. **24**, 166 (1969).
Subramanian, R.: Resochin in the treatment of amoebiasis of the liver. Indian med. Gaz. **87**, 295 (1952).
Sutiff, W.K., Green, F.D., Suter, L.S.: Entamoeba gingivalis in pulmonary suppuration. Amer. J. trop. Med. **31**, 718 (1951).
Swellengrebel, N.H., Rijpstra, A.C.: E. histolytica chez le singe et chez l'homme. Ann. Soc. belge Méd. trop. **44**, 335 (1964).
Symmers, W.St.C.: Primary amoebic meningoencephalitis in Britain. Brit. med. J. **449—454**, Nov. 22 (1969).
Szudarski, M., Myjak, P.: A trial to obtain in vitro a metronidazolresistant strain of Entamoeba histolytica. Bull. Inst. mar. trop. Med. Gdańsk **20**, 221 (1969).
Talukdar, B.C.: Gangrene of the colon and intestinal obstruction in acute fulminating amoebiasis in children. J. Indian med. Ass. **50**, 557 (1968).
Tandon, B.N., Chowdhury, A.K.R., Tikare, S.K., Wig, K.L.: A study of hepatic amebiasis by radioactive Rose Bengal scanning of the liver. Amer. J. trop. Med. Hyg. **15**, 16 (1955).
— **Rajan, K.S.**: Long term sequelae of amoebic abscess of the liver. Indian J. med. Res. **55**, 1200 (1967).
— — Diagnosis of 'concealed abscess' in patients of 'amebic hepatitis'. Indian J. med. Res. **56**, 321 (1968).

Tchotchev, R.: Vergleichende Untersuchungen über den Nachweis von Darmprotozoen beim Menschen unter Anwendung der MJFC-Anreicherungsmethode. (Comparative study of the demonstration of intestinal protozoa in man by the MIFC and other methods). Z. Tropenmed. Parasit. **18**, 475 (1967).

Ten Seldam, R.E.J.: Pseudo-malignant cutaneous amoebiasis. Trop. geogr. Med. **22**, 142 (1970).

Thompson, P.E.: The evaluation of antiamebic drugs in experimental animals. Antibiot. Med. **1**, 603 (1955).

— **Graedel, S.K., Schneider, C.R., Stucki, W.P., Gordon, R.M.**: Preparation and evaluation of standardized amoeba antigen from axenic cultures of Entamoeba histolytica. Bull. Wld Hlth Org. **39**, 349 (1968).

— **Lilligren, B.L.**: Chemotherapy of experimental E. histolytica infection in dogs. Amer. J. trop. Med. **29**, 323 (1949).

— **McCarthy, D.A., Bayles, A., Reinertson, J.W., Cook, A.R.**: Comparative effects of various antibiotics against E. histolytica *in vitro* and in experimental animals. Antibiot. and Chemother. **6**, 337 (1956).

— **Reinertson, J.W.**: Chemotherapy of amebic hepatitis in hamsters with emetine, chloroquine, amodiaquine (Camoquin) quinacrine and other drugs. Amer. J. trop. Med. **31**, 707 (1951).

Vakil, B.J., Mehta, A.J., Desai, H.N.: Atypical manifestations of amoebic abscess of liver. J. trop. Med. Hyg. **73**, 63 (1970).

— **Shah, S.C., Moses, J.M.**: The comparative value of dehydroemetine and emetine in amebiasis. J. Ass. Phycns India **15**, 223 (1967).

Vedder, E.B.: A preliminary account of some experiments undertaken to test the efficacy of the Ipeca treatment of dysentery. Bull. Manila med. Soc. **3**, 48 (1912).

Vergoz, Hermenjat-Guérin: De la rupture des abcès amibiens du foie dans les cavités séreuses, plèvre, péritoine, péricarde. Rev. Chir. **51**, 680 (1932).

Villegas, G.J., Mercado, C., C.A., De Lachica, M.: Amibiasis generalizada en los niños: presentación de 4 casos de amibiasis cerebral (Generalized amoebiasis in children. 4 cases of cerebral abscess). Rev. Invest. Salud Públ. **28**, 193 (1968).

Villegas, J., Ricalde, G.A., Lopez, P.G.: Two cases of cerebral amebiasis. Bol. méd. Hosp. infant. (Méx.) **3**, 191 (1962).

Vinayak, V.K., Prakash, O.: A comparative evaluation of metronidazole and other amoebicidal drugs on the strains of Entamoeba histolytica. Indian. J. med. Res. **57**, 841 (1969).

Vine, M.A. le, Kahil, M., Gyorkey, F.: Amebic abscess of the left lobe of the liver. Sth. med. J. (Bgham, Ala.) **61**, 415, 419 (1968).

Wagener, E.H.: Precipitin test in experimental amoebic dysentery in cats. Univ. Calif. Publ. Zool. **26**, 15 (1924).

Wagner, E.D.: Paromomycin in the treatment of amebiasis in Ethiopia. Antibiot. Med. **7**, 613 (1960).

Walker, E.L.: A comparative study of the amoebae in the Manila water supply, in the intestinal tract of healthy people and in amoebic dysentery. Philipp. J. Sci. (B), **6**, 259 (1911).

— **Sellards, A.W.**: Experimental entamoebic dysentery. Philipp. J. Sci. (B), **8**, 253 (1913).

Wang, H.F.: The application and value of ultrasonic diagnosis of liver abscess. Differential diagnosis. Chin. med. J. **83**, 255 (1964).

— **Sang, C.E., Chang, C.P., Kao, J.y., Yu, L.M., Chiang, Y.N.**: The applicationand value of ultrasonic diagnosis of liver abscess. A report of 218 cases. Chin. med. J. **83**, 133 (1964).

Wang, S.S., Feldman, H.A.: Isolation of Hartmanella species from human throats. New Engl. J. Med. 1174—1179 (1967).

Watson, C.E., Leary, P.M., Hartley, P.S.: Amoebiasis in Cape Town children. S. Afr. med. J. **44**, 419 (1970).

Wenger, F.: Absceso hepático producido por el Balantidium coli. (Liver abscess caused by Balantidium coli). Kasmera **2**, 433 (1967).

Westphal, A.: Betrachtungen und experimentelle Untersuchungen zur Virulenz der E. histolytica beim Menschen. Arch. Schiffs- u. Tropenhyg. **41**, 262 (1937).

— Darmprotozoen und ihre Übertragung in Nordafrika. Z. Hyg. Infekt.-Kr. **128**, 56 (1948).

— Globale Verbreitung der Amoebenruhr und E. histolytica 1903—1953. Weltseuchen Atlas **2 II** (1956).

— **Michel, R.**: Versuche zur extraintestinalen Entamoeba histolytica-Infektion der Maus und anderer Nager. Z. Tropenmed. Parasit. **21**, 383 (1970).

WHO: Amoebiasis. Report of a WHO Expert Comittee. Teheran, 2—7 Sept. 1968. Wld. Hlth Org. Rep. Ser. No. 421 (1969).

Wijesundera, C., De, S., De Silva, C.C.: Amebic perforation of the intestine in children. Pediatrics **30**, 937 (1962).

Wiles, H.L., Maddison, S.E., Powell, S.H., Elsdon-Dew, R.: The passage of bacteriologically sterile E. histolytica in hamster liver. Ann. trop. Med. Parasit. **57**, 71 (1963).

Wilhelm, M., Schmidt, P.: Chemistry of Ciba 32644 Ba. Acta trop. (Basel) Suppl. **9**, 3 (1966).

Wilmot, A.J.: Some results of severe amoebiasis. Proc. 6th internat. Congr. trop. Med. **3**, 524 (1958).

— Clinical amoebiasis. Blackwell Scient. Publ. Oxford, 166 pp (1962).

— Comparative value of emetine and chloroquine in amebic liver abscess. Amer. J. trop. Med. Hyg. **7**, 197 (1958).

— **Armstrong, T.G., Elsdon-Dew, R.**: The comparative value of amoebicidal drugs. J. trop. Med. Hyg. **54**, 161 (1951).

— **Powell, S.J., Adams, E.B.**: Chloroquine compared with chloroquine and emetine combined in amoebic liver abscess. Amer. J. trop. Med. Hyg. **8**, 623 (1959).

— — **Elsdon-Dew, R.**: Diphetarson in the treatment of acute amoebic dysentery. J. trop. Med. Hyg. **60**, 16 (1957).

— — **McLeod, I., Elsdon-Dew, R.**: Paromomycin in acute amoebic dysentery. Ann. trop. Med. Parasit. **56**, 383 (1962).

Wolfensberger, H.R.: Der Amoebenabszeß der Leber. Klinische und therapeutische Aspekte. Schweiz. med. Wschr. **98**, 965—970 (1968).

— Some newer amoebicides in acute amoebic dysentery. Trans. roy. Soc. trop. Med. Hyg. **56**, 85 (1962).

Woodruff, A.W.: Amoebicides. Practitioner **183**, 92 (1956).

— **Bell, S.**: Clinical trials with Entamide furoate and related compounds. I. In a non tropical environment. Trans. roy. Soc. trop. Med. Hyg. **54**, 389 (1960).

— — The evaluation of amoebicides. Trans. roy. Soc. trop. Med. Hyg. **61**, 41 (1967).

— — **Schofield, F.D.**: The treatment of intestinal amoebiasis with emetine bismuth iodide, glaucarubin, dichloroacethydroxy-methyl, anilide (Camoform) and various antibiotics. Trans. roy. Soc. trop. Med. Hyg. **50**, 114 (1956).

Woolfe, G.: The search for new amoebicidal drugs. Trans. roy. Soc. trop. Med. Hyg. **51**, 320 (1957).

— Chemotherapy of amoebiasis. Exp. Chemotherap. **I**, 355 (1963).

— The chemotherapy of amoebiasis. Fortschr. Arzneimittelforsch. **8**, 12 (1965).

— **Everest, R.P., Williams, G.A.H., Wilmshurst, E.C.**: The evaluation of amoebicides: laboratory aspects. Trans. roy. Soc. trop. Med. Hyg. **61**, 427 (1967).

— — — — II. Amoebiasis. The evaluation of amoebicides: Laboratory aspects. Trans. roy. Soc. trop. Med. Hyg. **61**, 33 (1967).

Wruble, L.D., Duckworth, J.K., Duke, D.D., Rothschild, J.A.: Toxic dilatation of the colon in a case of amebiasis. New Engl. J. Med. **275**, 926 (1966).

Yap, E.H., Zaman, V., Aw, S.E.: The use of cyst antigen in the serodiagnosis of amoebiasis. Bull. Wld Hlth Org. **42**, 553 (1970).

Zimák, V., Ferdinandová, M.: Klinický obraz hnisavých meningoencefalitid pravděpodobně vyvolaných amébou R. hartmanella. Čas. Lék. čes. **107**, 724—725 (1968).

Zuckerman, L.K., Meleney, H.E.: A fluid medium for the encystation of E. histolytica under reduced atmospheric pressure. J. Parasit. **31**, 155 (1945).

Neuere Literaturstellen die im Text nicht erwähnt wurden

Tierversuche mit E. histolytica

Raether, W.: Intrahepatikale Infektionsversuche am Goldhamster mit Entamoeba histolytica-Crithidia-Kulturen mit und ohne Beteiligung von Bakterien. Z. Parasitenk. **36**, 335—345 (1971).

Westphal, A.: Die intrazäkale Infektion der Maus mit Entamoeba histolytica. Z. Tropenmed. Parasit. **3**, 220—230 (1970).

In vitro Studien mit E. histolytica

Biswas, H., Rao, C.K., Gupta, S.R., Krishnaswami, A.K., Raghavan, N.G.S.: Evaluation of laboratory methods in the detection of E. histolytica and other intestinal parasites. Indian J. med. Res. **59**, 1374—1377 (1971).

Bosch, I., Frank, W.: Beitrag zur Gefrierkonservierung pathogener Amoeben und Trichomonaden. Z. Parasitenk. **38**, 303—312 (1972).

Svensson, R.: Entamoeba histolytica: encystation and cultivation of several isolates. Exp. Parasit. **30**, 270—283 (1971).

Westphal, A., Michel, R.: Versuche zur Adaptation von Entamoeba histolytica an verschiedene Protozoenarten im TTY-Medium nach Diamond. Z. Tropenmed. Parasit. **22**, 149—156 (1971).

Epidemiologie

Faust, E. C., Russell, P. F., Lincicome, D. R.: In Craig and Faust's Clinical Parasitology, Editor Lea & Febiger, pp. 177—235 (1958).

Healy, G. R., Kagan, I. G., Gleason, N. N.: Use of the indirect hemagglutination test in some studies of seroepidemiology of amebiasis in the Western Hemisphere. Hlth Lab. Sci. **7**, 109—116 (1970).

Rao, C. K., Krishnaswami, A. K., Gupta, S. R., Biswas, H., Raghavan, N. G. S.: Prevalence of amoebiasis and other intestinal parasitic infections in a selected community. Indian J. med. Res. **59**, 1365—1373 (1971).

Klinische Arbeiten

Axton, J. H. M.: Amoebic proctocolitis and liver abscess in a neonate. S. Afr. med. J. **46**, 258 to 259 (1972).

Gilman, R. H., Prathap, K.: Acute intestinal amoebiasis-proctoscopic appearance with histopathological correlation. Ann. trop. Med. Parasit. **65**, 359—365 (1971).

Gogoi, M. P.: Amebic Ulcer of Vagina and Cervix. Int. J. Gynaec. Obstet. **10**, 31—33 (1972).

Kapoor, O. P., Joshi, V. R.: Multiple amoebic liver abscesses. A study of 56 cases. J. trop. Med. Hyg. **75**, 4—6 (1972).

— — **Sabnis, A. M.**: Amoebic appendicitis. J. trop. Med. Hyg. **75**, 1—3 (1972).

— **Nathwani, B. N., Joshi, V. R.**: Amoebic peritonitis. A study of 73 cases. J. trop. Med. Hyg. **75**, 11—15 (1972).

McClatchie, S., Sambhi, J. S.: Amoebiasis of the cervix uteri. Ann. trop. Med. Parasit. **65**, 207—210 (1971).

Meyer, H. A., Vlasta Suter-Kopp: Ein Fall von nicht-tropischem Amöbenabszeß der Leber. Schweiz. med. Wschr. **102**, 483—487 (1972).

Pain, A. K.: Amoebic granuloma of the large bowel. Trans. roy. Soc. trop. Med. Hyg. **65**, 376—379 (1971).

Payet, M.: Considération anatomo-cliniques sur l'amibiase colique et hépatique. Rev. Méd. (Paris) **13**, 2285—2294 (1972).

Ramachandran, S., Sivalingham, S., Perumal, J. R. A.: Hepatic amoebiasis in Ceylon. J. trop. Med. Hyg. **75**, 23—33 (1972).

— — — Hepatic amoebiasis-haematological and biochemical response during specific therapy. J. trop. Med. Hyg. **75**, 34—39 (1972).

Diagnostische Hilfsmittel

Borjas Romero, F.: Diagnóstico ultrasónico de las afecciones hepáticas. I. Abscesos hepaticos, hepatitis amibianas. Estudio preliminar. Acta med. venez. **18**, 175—184 (1971).

Payet, M., Ancelle, J.-P., Obounou, D.: Intérêt de la scintigraphie au cours de l'amibiase hépatique. Rev. Méd. (Paris) **13**, 2315—2318 (1972).

Immunodiagnostica

Bénex, J.: Extraits antigéniques spécifiques obtenus à partir d'Entamoeba histolytica maintenues en culture mixte. I. Obtention caractérisation chimique et immunologique d'un extrait total. Ann. Parasit. hum. comp. **46**, 533—544 (1971).

Gentilini, M., Niel, G.: Immunofluorescence et diagnostic sérologique. Rev. Méd. (Paris) **13**, 2305—2308 (1972).

Juniper, K., Worrell, C. L., Minshew, M. C., Roth, L. S., Cypert, H., Lloyd, R. E.: Serologic diagnosis of amebiasis. Amer. J. trop. Med. Hyg. **21**, 157—168 (1972).

Krupp, I. M., Powell, S. J.: Comparative study of the antibody response in amebiasis. Persistence after successful treatment. Amer. J. trop. Med. Hyg. **20**, 421—424 (1971).

— — Antibody response to invasive amebiasis in Durban, South Africa. Amer. J. trop. Med. Hyg. **20**, 414—420 (1971).

Infektion bedingt durch E. polecki

Levin, R. L., Armstrong, D. E.: Human infection with Entamoeba polecki. Amer. J. clin. Path. **54**, 611—614 (1970).

Chemoprophylaxis (of diarrhea)

Villarejos, V. M., Rodríguez-Aragonés, R., Nickle, M., Durón, L.: Chemoprophylaxis of Diarrhea. Amer. J. trop. Med. Hyg. **20**, 602—607 (1971).

Nitroimidazolderivate

Albach, R. A., Shaffer, J. G., Watson, R. H.: A comparison of in vitro drug sensitivities of strains of Entamoeba which grow at 37 °C and at room temperature. Amer. J. trop. Med. Hyg. **15**, Part I, 855—859 (1966).

Arrioja, F. T., Loera, J. T.: MK-910 en Amibiasis sistemicas informe preliminar. Rev. Gastroent. Méx. **35**, 41—54 (1970).

Cuckler, A. C., Malanga, C. M., Conroy, J.: Therapeutic efficacy of new Nitroimidazoles for experimental Trichomoniasis, Amebiasis, and Trypanosomiasis. Amer. J. trop. Med. Hyg. **19**, 916—925 (1970).

Chari, M. V., Gadiyar, B. N.: A new drug (MK-910) in the therapy of intestinal and hepatic Amebiasis. First Results of clinical trial. Amer. J. trop. Med. Hyg. **19**, 926—928 (1970).

Kee-Mok Cho, Chin-Thack Soh: Clinical trial of Ro 7-0207 against Entamoeba Histolytica infections. Pres. at the Seameo-Trop. med. Seminar on Trop. med. & publ. Health. Symp. on Chemotherapy in Trop. med. of Southeast Asia & the Far East, Bangkok, Oct. 26—30 (1971).

Powell, S. J., Elsdon-Dew, R.: Evaluation of Metronidazole and MK-910 in invasive Amebiasis. Amer. J. trop. Med. Hyg. **20**, 839—841 (1971).

— **Wilmot, A. J., Elsdon-Dew, R.**: Single and low dosage regimes of Metronidazole in Amoebic dysentery and Amoebic liver abscess. Ann. trop. Med. Parasit. **63**, 139—142 (1969).

Shapero, M., Jefferies, H. S., Ryan, D. M.: Laboratory evaluation of panidazole (1-(2′-(γ-pyridyl) ethyl-2-methyl)-5-nitroimidazole), a new amoebicide. Ann. trop. Med. Parasit. **66**, 187 to 192 (1972).

Weber, D. M.: Amebic abscess of liver following Metronidazole Therapy. J. Amer. med. Ass. **216**, 1339—1340 (1971).

Zeiler, P., Sensch, K. H., Dahme, E.: Unterschiedliche Wirkungen von halogenierten Oxychinolinen bei der Auslösung neurotoxischer Erscheinungen im Tierorganismus. Arzneimittel-Forsch. **22**, 1307—1312 (1972).

Chirurgie bei Amoebiasis

Stein, D., Bank, S.: Surgery in Amoebic Colitis. Gut **11**, 941—946 (1970).

Primäre Amoeben Meningo-encephalitiden

Anderson, K., Jamieson, A.: Primary amoebic Meningoencephalitis. Lancet **ii**, 379 (1972).

Bedi, H. K., Devapura, J. C., Bomb, B. S.: Primary amoebic meningoencephalitis. J. Indian med. Ass. **58**, 13—14 (1972).

Carter, R. F.: Primary amoebic meningo-encephalitis. An appraisal of present knowledge. Trans. roy. Soc. trop. Med. Hyg. **66**, 193—208 (1972).

Culbertson, C. G., Ensminger, P. W., Overton, W. M.: Amebic cellulocutaneous invasion by Naegleria aerobia with generalized visceral lesions after subcutaneous inoculation: an experimental study in guinea pigs. Amer. J. clin. Path. **57**, 375—386 (1972).

Das, S. R.: Chemotherapy of experimental amoebic meningoencephalitis in mice infected with Naegleria aerobia. Trans. roy. Soc. trop. Med. Hyg. **65**, 106—107 (1971).

Duma, R. J., Rosenblum, W. I., McGehee, R. F., Jones, M. M., Nelson, E. C.: Primary amoebic meningoencephalitis caused by Naegleria. Two new cases, response to amphotericin B, and a review. Ann. intern. Med. **74**, 923—931 (1971).

— **Shumaker, J. B., Callicott, J. H.**: Primary amebic meningoencephalitis. A survey in Virginia. Arch. environm. Hlth **23**, 43—47 (1971).

Jadin, J. B., Hermanne, J., Robyn, G., Willaert, E., van Maercke, Y., Stevens, W.: Trois cas de Méningo-Encéphalitis amibienne primitive observés à Anvers (Belgique). Ann. Soc. belge Méd. trop. **51**, 255—266 (1971).

Neva, F. A.: Amebic Meningoencephalitis — A new disease? New Engl. J. Med. **282**, Feb. (1970).

Pan, N. R., Ghosh, T. N.: Primary amoebic meningo-encephalitis in two Indian children. J. Indian med. Ass. **56**, 134—137 (1971).

Santos Neto, J. G.: Fatal Primary Amebic Meningoencephalitis: A retrospective study in Richmond, Virginia. Amer. J. clin. Path. **54**, 737—742 (1970).

Skočil, V., Červa, L., Serbus, C.: Epidemiological study of amoeba of the limax group in military communities. Relation between the findings of amoeba in the external environment and their incidence in the soldiers during the investigation into the community L. IV. J. Hyg. Epidem. (Praha) **15**, 445—449 (1971).

Willaert, E.: Isolement et culture in vitro des amibes du genre Naegleria. Ann. Soc. belge Méd. trop. **51**, 701—708 (1971).

Durch Amoeben bedingte eitrige Otitis externa

Lengy, J., Jakovljevich, R., Talis, B.: Recovery of a hartmannelloid amoeba from a purulent ear discharge. Harefuah **80**, 23—24 (1971) (in Hebrew).

IV. Lambliasis

W. Mohr u. J. Haas

Mit 2 Abbildungen

I. Definition

Als *Lambliasis, Lambliose, Giardiasis* oder Lamblien-Ruhr wird der Befall des Duodenums mit dem Erreger „Lamblia intestinalis" oder „Giardia lamblia" bezeichnet. Die Bedeutung dieses Erregers für das Auftreten klinischer Erscheinungen wird unterschiedlich bewertet. Man bringt dysenterieartige Bilder, aber ohne Entleerung von Blut, mit diesem Erreger in Zusammenhang, ebenso wie ein Beschwerdebild von Seiten der Gallenblase, wobei allerdings hier die Zusammenhangsfrage noch weniger geklärt ist als bei den Darmerscheinungen.

II. Geschichte

Die Lamblia intestinalis hatte bereits Leeuwenhoek 1681 in seinem eigenen Stuhl entdeckt. 1859 wurde sie von Lambl erneut gefunden. Immer wieder ist in der Folgezeit die Frage der pathogenetischen Bedeutung dieses Erregers diskutiert worden, ohne daß man zu einer ganz klaren Beurteilung bisher hat kommen können.

III. Der Erreger

Dem Erreger begegnet man in 2 Formen:

1. als lebhaft bewegliche, *vegetative Form*, dem Trophozoiten, von charakteristischer Gestalt, leicht erkennbar;

2. als *Cystenform.*

Die *vegetative Form* ist etwa 10—20 μ lang, birnenförmig, in ihrem Vorderteil breit, am Hinterende zugespitzt, mit einem großen, von Randfibrillen eingefaßten Saugnapf an der ventralen Seite. Zwischen 2 Zellkernen liegen 4 sog. „Basalkörperchen", aus denen die 4 vorhandenen Geißelpaare entspringen, die einzeln aus der Zelle austreten und nach hinten frei enden. Außerdem findet sich noch der sog. „Parabasalapparat". Eine Mundöffnung fehlt. Die Parasiten ernähren sich von gelösten Stoffen, vor allem Kohlehydraten. Sie vermehren sich durch Zweiteilung. Meist sitzen die Lamblien mit dem Saugnapf fest auf das Epithel der Duodenalschleimhaut angeheftet, in der Tiefe der Krypten. Nur eine kleine Anzahl bewegt sich frei im Darmlumen.

Die *Cystenformen* haben eine Länge von 8—14 μ, sie enthalten im ausgereiften Zustand 4 Zellkerne. Im gefärbten Zustand sind auch bei ihnen die Geißeln und einige stark färbbare, sichelförmige Körperchen zu erkennen (Abb. 1). Die Menge der ausgeschiedenen Cysten schwankt von Tag zu Tag sehr. Von Brand hat bei einem gesunden Cysten-Ausscheider 10 Wochen lang Cysten-Auszählungen durchgeführt und dabei als Tagesmaximum 1151 Mill., als Minimum 4 Mill. im Gesamtstuhl ermittelt. Bei spärlicher Cystenausscheidung (etwa 35 pro ccm) werden sie leichter im gefärbten Präparat — Technik nach Heidenhain-Westphal — als im frischen Präparat gefunden. Wegen dieser schwankenden Cysten-Ausscheidungsmenge stellt ein einmaliger negativer Befund *keinen* Beweis für ein Nicht-Vorhandensein einer Lamblien-Infektion dar (!)

Die *vegetativen Formen* finden sich nur bei stark durchfälligen Stühlen, u. U. Schleimhautfetzen dicht gedrängt aufsitzend. Sonst findet man die beweglichen Formen nur bei der Duodenalsondierung. Eine Provokation des Gallenflusses durch Magnesiumsulfat läßt sie im Duodenalinhalt bedeutend reichlicher auftreten. Man hat geglaubt, hieraus schließen zu müssen, daß zahlreiche Parasiten mit der Galle herausgespült worden seien und den Fehlschluß gezogen, daß die Lamblien nicht nur im Duodenum, sondern auch in der Galle ihren Sitz haben könnten (Abb. 2). Doch erklären die Untersuchungen von REICHENOW, HOLLANDER u. BÖCK diese Beobachtung in anderer Weise: die Reizwirkung der hypertonischen Salzlösung und der konzentrierten Gallenmenge führt zur Loslösung einer großen Zahl von Lamblien vom Darmepithel, die dann im abgesaugten Duodenalsaft erscheinen. Flagellaten in der exstirpierten Gallenblase wurden fast stets vermißt. Vereinzelte positive Befunde dieser Art zeigten die Flagellaten nicht ihrem normalen Verhalten entsprechend an der Gallenblasenwand sitzend, sondern frei im Sediment. Man hat diesen Befund so gedeutet, daß es infolge eines mangelnden Verschlusses der Papilla Vateri zu einer zufälligen Einwanderung frei

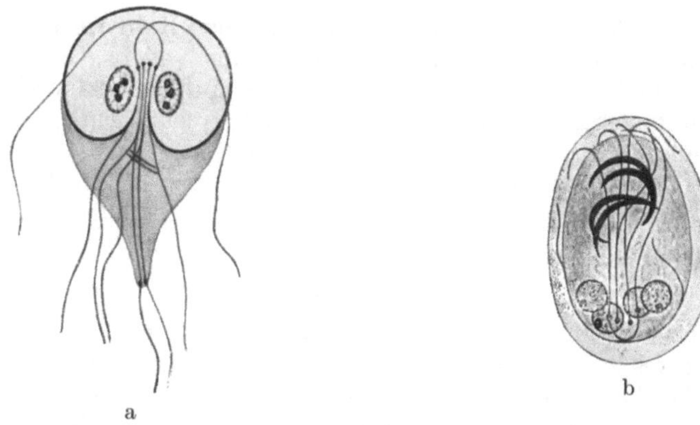

Abb. 1. a Lambliasis intestinalis, freies Flagellat; b Cyste. Heidenhain-Färbung. Vergr. 2400 × (nach REICHENOW)

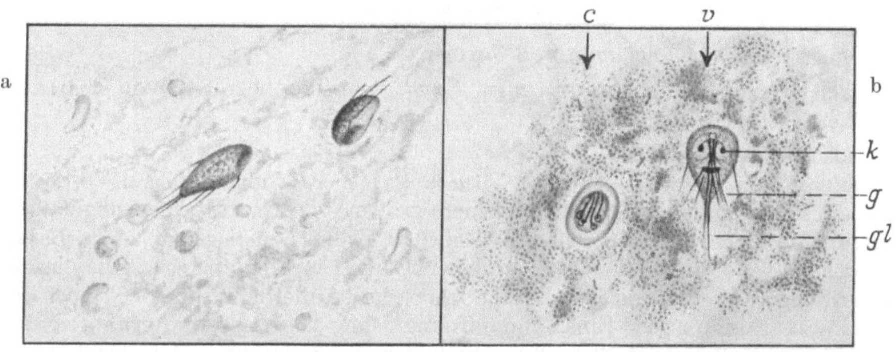

Abb. 2. a Vegetative Lamblienform in seitlicher Ansicht mit Geißeln im frischen Stuhlpräparat. Vergr. 500 × ; b Vegetative Form (v) in Aufsicht im frischen Stuhlpräparat. Gestalt: birnenförmig nach hinten verdünnt. Länge 10—20 μ. Breite 6—10 μ, 2 deutliche Kerne (k), 6 nach rückwärts gerichtete Geißeln (g) sowie 1 Geißelpaar am Hinterende des Körpers (gl). Cystenform (c). Vergr. 500 ×

umherschwimmender Flagellaten in den Ductus choledochus käme; eine eigentliche Ansiedlung in der Gallenblase ist niemals festgestellt worden (Reichenow), auch scheint das Milieu der Gallenblase für die Existenz der Lamblien nicht geeignet (Reichenow).

Die *Ultrastruktur* der Lamblien wurde von verschiedenen Autoren elektronenmikroskopisch untersucht, sowie auch mittels Dünndarmbiopsien ihr Verhalten in der Darmschleimhaut beobachtet (Friend; Brooks, Audretsch, Miller u. Sparke). — Studien über die Bewegungen der Lamblien wurden von Glebski durchgeführt, der 4 verschiedene Formen der Bewegung bei den Lamblien feststellte. Wie weit sich diese auch von dem Medium beeinflussen lassen, in dem sich der Parasit aufhalten muß, wird erörtert. Im Tierversuch an der Maus hat Soloviev das Verhalten von Lamblia muris mikro-kinematographisch studiert. Er war dabei zu sehr wichtigen Erkenntnissen gekommen, die bei der Pathogenese noch besprochen werden.

Eine *Übertragung* der Lamblien auf Tiere ist möglich. So gilt die Maus, aber auch Kaninchen und Chinchillas, als geeignete Versuchstiere. Übertragungsversuche auf Ratten führten Goritskaya u. Vrublevskaya durch. Natürliche tierische Wirte sind sehr oft die Labor-Mäuse, aber auch bei wild lebenden Mäusen fand Bemrick (1961) in 14 % eine Lamblien-Infektion. Auch Reichenow konnte Ratten künstlich infizieren, ebenso wie Mäuse. Doch waren diese Infektionen meist nur kurz dauernd und ohne daß es zur Cysten-Ausscheidung kam. Von weiteren tierischen Wirten ist der Hund zu erwähnen, den Bemrick zu 7,6 % und die Katze, die er zu 3,05 % infiziert fand. Auch Affen sind häufig infiziert. Supperer u. Kutzer fanden die Infektion bei Chinchillas in 63,18 %.

Die *Züchtung der Lamblien* auf geeigneten Nährböden von inaktiviertem menschlichem Serum und Küken-Embryonalflüssigkeit glückte Karapetjan (1960). Der Nährboden muß ein pH zwischen 7,3 und 7,5 haben, und die bakterielle Begleitflora muß ausgeschaltet werden durch Zugabe von Candida guilliermondi. Die Kulturen in dieser Form ließen sich über Monate weiterführen, gehen aber zugrunde, wenn die Candida-Keime durch Nystatin vernichtet werden. Praktische Bedeutung hat diese Kultur für die Diagnostik bisher noch nicht erlangt.

Varianten der Kulturmethode wurden von Meyer ausgearbeitet, mit denen es ihm glückte, durch zahlreiche Subkulturen die Trophozoiten-Form der Lamblien mehr als 1 Jahr zu halten und ein verhältnismäßig rasches Wachstum in einem Nährmedium zu erzielen (Meyer u. Pope). — Auf einen Synergismus zwischen Lamblien und Hefepilzen *in vitro* konnten Bemrick u. Grady hinweisen. — Eingehend hat sich auch Hasslinger mit den verschiedenen Kulturmethoden auseinandergesetzt und eigene Ideen und Methoden angegeben. Er bediente sich dabei einer sog. „Leigthon tube“ und verwendete flüssige Nährböden aus Salzlösungen, Hühnerembryo-Extrakt, Hühner-Amnionflüssigkeit, Kälberserum, Hottinger-Brühe und Antibiotica. Auf die besondere Wichtigkeit der richtigen Antibiotica-Konzentration für die Kultur weist er nachdrücklich hin.

IV. Pathologisch-anatomische Befunde

Die Studien von Soloviev haben gezeigt, daß es bei der Lamblia muris zu gewissen histologischen Veränderungen kommen kann. Er beobachtete, daß mit zunehmender Vermehrung der Lamblien diese teilweise in die Zotten eindringen. An frisch gewonnenen Dünndarm-Präparaten konnte er das feststellen. Die marginalen Lippen der Saugnäpfe gehen in die Zwischenräume der Mikrozotten hinein. Sie scheinen offensichtlich Produkte der Verdauung auch zu ihrer eigenen Ernährung zu benutzen. Diese tierexperimentellen Ergebnisse wurden durch Biopsien aus Duodenum und Jejunum, sowie die dabei gemachten Beobachtungen ergänzt und bestätigt.

Morecki u. Parker untersuchten lichtmikroskopisch und elektronenmikroskopisch Biopsie-Material, fanden aber das Epithel der Jejunum-Schleimhaut normal, wenngleich sie auch Lamblien innerhalb der Schleimhautzellen fanden. Sie stellten daraufhin die Hypothese auf, daß es in erster Linie die große Zahl der

Lamblien ist, die die Oberfläche der Schleimhautzotten besetzen und dadurch eine mechanische Barriere aufrichten, die verhindert, daß die Verdauungsenzyme im Dünndarm aktiv werden können. Zum anderen könnte man eine Störung in der Funktion der Zotten bei dem normalen histologischen Befund annehmen.

Ergänzung zu dieser Auffassung lieferten die Beobachtungen von BRANDBORG, TANKERSLEY, GOTTLIEB, BARANCIK u. SARTOR. Bei 4 Personen mit asymptomatischer Infektion, mit dem Befund ausschließlich von Cysten im Stuhl, zeigte auch die Dünndarmbiopsie keine Schleimhautveränderungen. 6 Patienten mit Durchfällen und dem Befund von reichlich Trophozoiten im Stuhl wiesen Schleimhautbefunde auf. Die Parasiten waren zwischen dem Epithel der Mucosa und Submucosa in die Interstitien bis zur Lamina propria eingedrungen. Es fanden sich keine Entzündungserscheinungen oder andere histologische Reaktionen durch den Parasiten, nur gelegentlich waren einige Epithelzellen nekrotisch geworden. Die Schleimhautzotten waren makroskopisch normal, Sprue-ähnliche Veränderungen fanden sich nicht. Ähnliche Beobachtungen wurden von HOSKINS u. Mitarb. gemacht. Diese letztgenannten Autoren beobachteten bei ihren bioptischen Studien allerdings Veränderungen an den Dünndarmzotten mit deutlicher entzündlicher Infiltration, und das steht in gewissem Gegensatz zu den vorher zitierten Befunden. Allerdings sahen sie diese Veränderungen auch nicht bei allen ihren Fällen, sondern vor allem bei 2 Patienten, deren Krankheitsbilder schon längere Zeit bestanden hatten.

Zusammenfassend bei Auswertung der verschiedenen mitgeteilten Befunde wird man wohl zu der Auffassung kommen müssen, daß es einmal infolge einer dichten Besetzung des Duodenal- und Dünndarmepithels mit Lamblien zu Resorptionsstörungen kommt, zum anderen aber auch zum Eindringen der Lamblien in die Schleimhaut und schließlich auch zu einer gewissen Schleimhautschädigung, die sich wahrscheinlich besonders bei vorgeschädigten Individuen bemerkbar machen wird.

Die *Annahme von Leberschäden* durch die Lamblien ist wohl *nicht gegeben*. Es scheint allerdings so zu sein, daß bei vorhandener Leberschädigung es eher zu einer Ansiedlung der Lamblien im Duodenum kommt als bei Lebergesunden; doch ist auch diese Auffassung nicht unwidersprochen geblieben. Im Tierversuch an natürlich infizierten Mäusen hat man histopathologische Veränderungen der Leber gefunden (DECHKAN-CHODZAEVA, 1960). Diese Befunde gestatten aber keinen absoluten Rückschluß auf analoge Vorgänge bei der menschlichen Infektion.

V. Pathogenese

Die *Übertragung* der Lamblien-Cysten kommt *oral* durch verunreinigtes Wasser und kontaminierte, roh genossene Nahrungsmittel zustande. Sehr wahrscheinlich können auch Fliegen an der Ausbreitung der Infektion mit beteiligt sein, da die Lamblien-Cysten den Darm der Fliegen unbeschädigt passieren.

Hauptsitz der Lamblien ist das Duodenum und das obere Jejunum. Normalerweise findet sich der Parasit nicht in den abführenden Gallenwegen, wie schon oben ausgeführt, kann aber gelegentlich vorkommen. Eine echte Besiedlung der Gallenblase oder der abführenden Gallengänge mit einem Parasitenrasen in diesem Gebiet ist bisher niemals festgestellt worden (REICHENOW).

Immer wieder ist die *Frage der Pathogenität* der Lamblien-Infektion Gegenstand lebhafter Erörterungen gewesen. Einzelne Autoren, wie BÖCK, MONAT u. MCKINNEY, halten sie für harmlos. Andere sind der Auffassung, daß eine massenhafte Ansiedlung klinische Erscheinungen auslösen kann, besonders bei Kindern. Die große Anzahl symptomloser Infekte spricht aber unserer Auffassung nach dafür, daß eine *primäre Pathogenität* diesem Parasiten nicht oder nur selten zukommt.

Schon WEZLER (1927) glaubt, daß 2 Faktoren von pathogenetischer Bedeutung bei den Lamblien-Infektionen sind: einmal, daß durch massenhaftes Auftreten Teile der *Darmschleimhaut* funktionell ausgeschaltet und in ihrer *Resorptionstätigkeit gestört* werden; zum anderen glaubt er, daß die Lamblien zu *Motilitätsstörungen* führen können, die sich auch auf die Gallenwege auswirken könnten und dadurch eine erhöhte Krampfbereitschaft zur Folge haben. Immer wieder wird auch daraufhingewiesen, daß eine Herabsetzung der Widerstandskraft des Körpers im ganzen ein Angehen der Lamblien-Infektion sowohl beim Menschen (Freudiger) als auch beim Tier (Supperer u. Kutzer) begünstigen kann.

Allerdings führt nicht jede Lamblien-Infektion zum Auftreten von Krankheitserscheinungen. Es wurde schon daraufhingewiesen, daß erst durch das *Hinzutreten anderer Störfaktoren* diese Infektion sekundär-pathogenetische Bedeutung gewinnt. Unsere umfangreichen Untersuchungen im Laufe der letzten Jahre gerade zum Lamblien-Problem haben gezeigt, daß z.B. vielfach die aus den Tropen zurückkehrenden Personen Lamblien-Infektionen haben, *ohne* daß irgend welche klinischen Erscheinungen bestehen. Auf der anderen Seite gab es darunter auch Fälle, bei denen nach Durchführung einer Behandlung gegen die Lambliasis die Beschwerden verschwanden,. und man in diesen Fällen doch von einer ursächlichen Bedeutung der Infektion sprechen mußte (Haas u. Bücken). Unsere Untersuchungen, zusammen mit Menk, Haas u. Bücken, ergaben aber auch, daß vielfach den Beschwerden bei Lamblienbefall andere Ursachen zugrunde lagen, so daß man sich mit der Diagnose „Lambliasis" allein nicht zufrieden geben darf, sondern alle anderen diagnostischen Möglichkeiten ausschöpfen muß, um keine ernstere Krankheit zu übersehen.

So fanden wir unter den 2153 Duodenalsaft-Untersuchungen in den Jahren 1951—1956 71mal Lamblien und 28 dieser Fälle zeigten auch eine bakterielle Infektion des Duodenalsaftes mit Bact. coli bzw. Enterokokken. Spätere Untersuchungen von Bücken u. Haas wiesen ähnliche Resultate auf, und die Tatsache, daß verschiedentlich die Acranil-Behandlung nicht die Beschwerden beseitigte, war ein weiterer Grund, keine primär-pathogenetische Bedeutung der Lamblien anzunehmen, sondern sie als eine Begleitinfektion aufzufassen, die allerdings auch von sich aus noch zusätzlich gewisse Beschwerden verursachen kann.

Während beim Erwachsenen die Lamblien-Infektion immer wieder als nicht so gravierend aufgefaßt und von verschiedenen Autoren ihre pathogenetische Bedeutung überhaupt abgelehnt wird, muß für Kinder doch eine gewisse krankmachende Wirkung dieser Darminfektion, vor allem wenn sie massiv ist, anerkannt werden. Pucci, Marino u. Ilardi (1967) haben sich mit der Frage der Lamblieninfektion im Kindesalter besonders befaßt. Die von ihnen herausgestellten verschiedenen Formen seien hier kurz erwähnt, wenngleich man doch dieser Art der Einteilung nicht in vollem Umfange zustimmen kann. Aufgrund einer Kasuistik von 32 Fällen (Kinder im Alter von 15 Monaten bis 13 Jahren) unterscheiden sie

1. eine entero-hepatische Form mit dyspeptischen Erscheinungen und Symptomen von Seiten der Leber;
2. eine mehr duodenitische Form;
3. eine Pseudo-Sprueform, gekennzeichnet durch Resorptionsstörungen.

Sie weisen auch daraufhin, daß bei den Kindern häufiger eine Erhöhung der Eosinophilen über 2% zu finden sei, sowie toxisch-allergische Erscheinungen. Auch leichte Anämien, die sie bei den Kindern feststellten, bezogen sie auf die Lambliasis. Hier scheint aber doch in der Bewertung der Zusammenhänge eine gewisse Zurückhaltung geboten.

Während die massive Lamblieninfektion der Kinder sicher als Krankheitszustand anzuerkennen ist, sind die Meinungen über die Bedeutung der Infektion für Krankheitszustände im Erwachsenenalter geteilt. So kann man den Ausführungen von Olmos u. Mitarb. (1968) nur mit einem gewissen Vorbehalt zustimmen, die bei 67 Erwachsenen mit klinischen Erscheinungen, die sie auf die Lambliasis bezogen, eine größere Anzahl von Laboratoriumsuntersuchungen durchführten. Sie untersuchten den Eisenspiegel, die Fettabsorption, den Eiweißverlust, führten Röntgenuntersuchungen durch und kamen zu dem Ergebnis, daß diese verschiedenen Teste

Abweichungen von der Norm zeigten. Hier ist allerdings die Frage, ob diese Abweichungen durch die Lambliasis bedingt waren oder ob wegen dieser Abweichungen die Lamblieninfektion angehen konnte.

Während im älteren Schrifttum (z.B. Papke, 1940) die Lambliasis in jedem Falle als pathogene Noxe gewertet wird, und auch Vilela u. Helmeister (1953) der Lambliasis bestimmte charakteristische Krankheitssymptome zuordnen, weist Powell (1956) aufgrund seiner Studien daraufhin, daß vor allem im Kindesalter — weniger beim Erwachsenen — eine klinische Symptomatik mit Diarrhoen und Steatorrhoen beobachtet wird. Er beobachtete diese Diarrhoen und Steatorrhoen besonders bei Kindern zwischen 1 und 11 Jahren, konnte daneben aber auch eine Reihe „stummer Infektionen" feststellen bei Kindern in der gleichen Altersstufe. Solche Beobachtungen legen natürlich den Verdacht nahe, daß noch andere Faktoren bei dem Übergang der Lambliasis von einer harmlosen Darmlumen-Infektion zu einem krankmachenden Erreger eine Rolle spielen können. Von Bedeutung für die Beurteilung der Pathogenität der Lambliasis sind neben den Beobachtungen von Oetzmann (1957) bei Heimkehrern aus Rußland, die Untersuchungen von van Steenis (1953) bei 3289 Heimkehrern aus Niederl. Indien. Bei diesen wurde in 1,9 % — d. h. bei 61 Personen — ein Lamblienbefall gefunden. Verf. hält den Parasiten für pathogen und rät in jedem Fall zur Behandlung. Gassmann (1963) rechnet damit, daß in einem Drittel bis zur Hälfte der Fälle die Lamblien-Infektion apathogen sei. Er empfiehlt aber auf jeden Fall eine Behandlung.

Der Lamblienrasen nimmt an Dichte zum Ileum hin ab; im Dickdarm kann sich der Flagellat erst ansiedeln, wenn eine Colitis vorhanden ist, die Schleimhaut also durch andere Erreger schon vorgeschädigt ist.

Einen interessanten Beitrag zur Frage der Pathogenität der Lambliasis lieferte Rendtorff. Er setzte bei freiwilligen Versuchspersonen Infektionen mit schwankender Lamblien-Cystenzahl von 1 bis 1 Million. Er stellte dabei fest, daß die Einführung einer einzigen Cyste zu keinerlei Erscheinungen führt. Bei 8 von 22 Personen traten aber nach der Gabe von 10—25 Cysten Infektionszeichen auf. Alle, die mit mehr als 100 bis zu 1 Mill. infiziert waren, erkrankten regelrecht; doch konnte Rendtorff außerdem beobachten, daß die Lamblien nach 5—41 Tagen wieder aus dem Stuhl verschwanden, nur in 2 Fällen waren sie noch nach 129 bzw. 132 Tagen nachweisbar. Das Hauptsymptom bei diesen erkrankten Personen waren breiig-durchfällige Stühle. Diese Beobachtungen würden dafür sprechen, daß es sich bei der Frage „Pathogenität" nicht um ein Qualitätsproblem, sondern um ein *Quantitätsproblem* handelt, daß es also nur bei sehr massivem Befall zu Krankheitserscheinungen kommt, während leichte Infektionen symptomlos bleiben.

Rossier (1943) teilt die Lamblien-Infektionen in 4 verschiedene Gruppen ein: 1. harmlose Schmarotzer, 2. alleinige Ursache von Krankheitserscheinungen, 3. Ursache der Verschlimmerung bestehender Krankheitserscheinungen, 4. Grundlage, auf der sich andere Krankheiten entwickeln können. Die Auffassung von Grott, zit. nach Rossier, daß auf den durch Lamblien hervorgerufenen Veränderungen am Darm sich Carcinome entwickeln könnten, dürfte wohl nicht den wirklichen Gegebenheiten entsprechen und aufgrund unserer heutigen Auffassung abzulehnen sein.

Faßt man diese verschiedenen, sich oft widersprechenden Beobachtungen zusammen, dann könnte man die Frage „pathogen oder nicht?" folgendermaßen beantworten:

1. Die Lamblieninfektion verursacht primär keine Krankheitserscheinungen.
2. Unter bestimmten Bedingungen aber kommt ihr doch eine pathogenetische Bedeutung zu (sekundäre Pathogenität), und zwar wenn die Lamblieninfektion sehr massiv ist.

Zu einer massiven Lamblieninfektion kann es kommen:

a) durch die Aufnahme von sehr stark mit Lamblien kontaminierten Nahrungsmitteln (siehe Versuche von Rendtorff).

b) durch ein für die Vermehrung der Lamblien günstiges Milieu wie es zu finden ist bei
   A. kohlehydratreicher Kost
   B. gestörter Magensaftsekretion
   C. gestörter Fermentproduktion
   D. Hinzutreten einer Sekundärinfektion
   E. Minderung der Abwehrlage des Gesamtorganismus, wie sie im Alter, bei Hungersituation und bei konsumierenden Krankheiten zu beobachten ist.

Bei solchen Fällen haften die Lamblien auf den Mikrozotten der Schleimhaut (TAKANO u. YARDLEY, 1965) und überziehen als dichter Rasen die Schleimhaut des Duodenum und des oberen Jejunum. Sie verursachen dadurch Resorptionsstörungen und möglicherweise auch Sekretionsstörungen.

VI. Epidemiologie

Lamblien-Infektionen kommen *in allen Ländern der Erde* vor, sie werden allerdings in tropischen und subtropischen Ländern häufiger angetroffen als in den Ländern der gemäßigten Zone.

Nachdem aber BABBOT, FREY u. GORDON (1961) in 7 % bei Eskimos in Grönland Lamblieninfektionen gefunden haben, und KHUDOSHIN aus Nord-Rußland berichtet, daß er bei der Durchuntersuchung einer Kindergruppe von 307 Kindern in 14 % eine Lamblieninfektion festgestellt habe, ist die früher vertretene Auffassung der Lambliasis als einer besonders in den Tropen beheimateten Infektion nicht mehr aufrechtzuhalten. Der Blick in die Literatur zeigt auch, daß in Ländern der gemäßigten Zone die Lamblien vorkommen. So berichten WESTER u. Mitarb. (1963) aus Skandinavien über Lamblien-Fälle, sowie BURLINGAME u. Mitarb. (1949), daß die deutschen Hilfspersonen bei amerikanischen Besatzungstruppen stärker mit Lamblien infiziert gefunden wurden als letztere. Berichte über Lamblien-Vorkommen in Ungarn besagen, daß die Stadtbewohner stärker mit Lamblien infiziert sind, während die Bewohner der Außenbezirke von Budapest häufiger Amöbeninfektionen zeigten (ARADI, 1949). Da die meisten Lamblieninfektionen im Erwachsenenalter sicher symptomlos verlaufen, ist es kaum möglich, sichere Angaben über die Verbreitung und Häufigkeit dieser Darminfektion in den einzelnen Erdteilen zu machen. Die Zusammenstellung von HENSCHEN (1966) in seinen Grundzügen einer historischen und geographischen Pathologie gibt selbst für die einzelnen Teile Deutschlands sehr unterschiedliche Zahlen. Ein wirklicher Vergleich der einzelnen Regionen ist aber aufgrund der bis heute vorliegenden Untersuchungsreihen nicht möglich.

Man hat auch diskutiert, ob Rassenunterschiede eine Rolle spielen könnten, nachdem MELVIN u. BROOKE (1962) Indianer zwei- bis viermal stärker infiziert gefunden haben als die nicht-indianische Bevölkerung.

Aus den vielen Beobachtungen geht aber eines doch mit einer gewissen Wahrscheinlichkeit hervor, daß nämlich *im Kindesalter* im ganzen eine *höhere Befallsquote* festzustellen ist als bei Erwachsenen. So werden für Erwachsene unter normalen hygienischen Bedingungen der Bevölkerung Mitteleuropas Infektionsraten im Mittel von 8—10 % angegeben, für Kinder von 15—25 % (BRAUN, 1948; BÖTTNER, 1958; PIEKARSKI, 1958; FISCHER, L., 1963).

In den Nordstaaten der USA soll die Infektionshäufigkeit bei Kindern nur 3 % betragen, während in den Südstaaten bis zu 20 % gezählt wurden (CORTNER, 1959). Aus Argentinien berichtet man von 20—30 % (TORIANO u. Mitarb., 1960); ähnlich liegen die Zahlen für Armenien (MAKARYAN, 1959). Aus Australien melden COURT u. STANTON (1959) eine Infektionsrate für Kinder im 1. Lebensjahr von 4 %, bei älteren Kindern von 30 %. Aus Kinderheimen wird verschiedentlich ein gehäuftes Auftreten berichtet (LÖRINCZ u. JORANI, 1942; MAKARYAN, 1959).

Ähnlich waren auch die Ergebnisse von Sekikawa u. Mitarb., die in Okinawa einen höheren Befall der Männer mit 5,1 % als der Frauen mit 2,7 % feststellen konnten, die höchste Befallsgruppe aber bei Kindern unter 9 Jahren mit 11,4 % fanden. Al Dabagh u. Mitarb. beobachteten im Irak eine sehr starke Verbreitung im Alter von 3 Monaten bis 7 Jahren. Soscia u. Mitarb. berichten aus Süd-Italien von einer Lamblien-Infektionshäufigkeit bei Kindern im Alter von 5—10 Jahren von 12,43 %. Dăncesco u. Tintăreanu stellten in Rumänien bei Kindern unter 7 Jahren in 48,8 % Lamblien-Infektionen fest. Die stärkste Befallsrate lag aber bei Kindern der Altersgruppe von 1—2 Jahren mit 56,5 %. Auch Eyles u. Mitarb., Meyers u. Mitarb. (1959), Babbot, Freye u. Gordon (1961) geben ebenfalls übereinstimmend eine verhältnismäßig hohe Befallsquote bei kleineren Kindern an, während Rubio (1962) bei älteren Kindern ein stärkeres Parasitenvorkommen feststellte als bei jüngeren.

Die Unterschiede zwischen männlichem und weiblichem Geschlecht in ihrem Befall sind nach einigen Autoren gering. So geben Eyles u. Mitarb. bei Durchuntersuchungen für die männliche Bevölkerung 9,4 % an und für die weibliche 8,6 %. Ähnliche Zahlen teilen Kessel u. Sinitsin (1938) mit. Etwas im Gegensatz dazu stehen die Zahlen von Sekikawa u. Mitarb. aus Okinawa.

Ob eine gewisse *Immunität* eine Rolle spielt bei diesen unterschiedlichen Befallszahlen im Laufe des Lebens, ist wiederholt erörtert worden. Einige Autoren glauben, daß es im Laufe des Lebens zu einer gewissen Resistenz kommt, doch erscheint diese Auffassung aufgrund anderer Beobachtungen auch wieder in Frage gestellt.

Es ist auch erörtert worden, ob zwischen Hepatitis epidemica und Lamblien-Infektion Beziehungen bestünden. Während Hajzik, Rudkowski u. Stehlikowa bei 162 Kindern mit Hepatitis epidemica in 24 Fällen (= 14,8 %) gleichzeitig eine Lamblien-Infektion fanden, aber *keinen* wesentlichen Unterschied im klinischen Verlauf zwischen dieser mit Protozoen infizierten Gruppe und der protozoenfreien Gruppe fanden, glaubt Oetzmann doch gewisse Einflüsse und Wechselbeziehungen festgestellt zu haben.

Epidemiologisch interessant ist auch die Mitteilung von Moore, Cross, McGuire, Mollohan, Gleason, Healy u. Newton, die über *epidemisches Auftreten* einer Lamblien-Infektion bei einer Gruppe von Ski-Sportlern, die alle in demselben Ort untergebracht waren, berichten. Parasitologische Untersuchungen der Einheimischen zeigten einen Befall von 5 %. Von den mit Durchfällen erkrankten Ski-Läufern, die daraufhin untersucht wurden, wiesen 42,4 % eine Lamblien-Infektion auf, so daß die Autoren aus dieser Tatsache schließen zu können glaubten, sowie auch aus der Beobachtung, daß die Ski-Läufer 2—4 Wochen nach ihrer Ankunft in dem Ski-Ort erkrankt waren, daß eine massive Kontamination eines Nahrungsmittels oder des Trinkwassers zu dieser Infektion geführt habe.

Sicher aber spielen *ernährungsphysiologische Faktoren* für die Lamblien-Vermehrung eine wichtige Rolle. Darauf wurde schon frühzeitig hingewiesen, und Böttner (1960) sowie Dogiel (1963) machten — ebenso wie andere Autoren (Hennemann, Mohr u.a.) — darauf aufmerksam, daß kohlehydratreiche Kost die Vermehrung der Lamblien fördere, während eine eiweißreiche Diät sie hemme. Wahrscheinlich hängen gewisse Unterschiede im Lamblienbefall bei bestimmten Menschengruppen auch mit gewissen Ernährungsgewohnheiten eng zusammen.

VII. Das klinische Bild

Aus den Untersuchungen von Rendtorff läßt sich auf eine *Inkubationszeit* mit einer gewissen Wahrscheinlichkeit schließen. Er beobachtete, daß etwa 6—15 Tage, im Mittel 9,1 Tage, nach der gesetzten Infektion erste klinische Erscheinungen auftraten.

Als *Hauptsymptom* der Lamblien-Erkrankung werden von allen Autoren die *durchfälligen bzw. weich-breiigen Stühle* genannt. Sie sind nicht so zahlreich wie bei Ruhr; 4- bis 6mal am Tage kommt es manchmal zu explosionsartigen Entleerungen. Antia, Desai, Jeejeebhoy u.a. beobachteten bei 42 % ihrer Fälle, daß es in typischer Weise morgens zu einer Kolik, gefolgt von plötzlichem Durchfall, komme. Sie fanden, daß der Genuß von Milch die Symptomatik verschlimmere.

Das Aussehen der Entleerungen ist gelblich, sie sind übelriechend, oft faulig, von Art der Dünndarmdurchfälle. In einigen Fällen ist eine ausgesprochene Steatorrhoe zu beobachten. Blut oder Schleim sind nur in seltenen Fällen den Entleerungen beigemischt. Manchmal kann man in Schleimfetzen Lamblien-Nester finden. Im allgemeinen aber liegt bei Auftreten von blutig-schleimigen Beimengungen der Verdacht nahe, daß außer der leicht diagnostizierbaren Lamblien-Infektion auch noch eine Amöben-Infektion besteht, deren Diagnose doch sehr oft Schwierigkeiten bereitet. In vielen Fällen wird auch ein Wechsel zwischen Durchfall und einer oft schwer zu beeinflussenden Verstopfung beschrieben.

Immer wieder werden auch *Bauchschmerzen* als wichtigstes Symptom angegeben. So berichten DOUST, HAGHIGHI u. KAVOUSSI, daß sie bei 120 Patienten mit akuten Lamblien-Infektionen diese Beschwerde in 80% der Fälle fanden. Zu ähnlichen Beobachtungen kamen ALP u. HISLOP, SIFFERT u. LIMA, sowie BARGHINI u. CATASSI.

Manche Patienten klagen nicht so sehr über Bauchschmerzen, als vielmehr über *Völlegefühl im Oberbauch*, das sich besonders nach den Mahlzeiten einstellt. Appetitlosigkeit wird häufig gefunden, auch Aufstoßen, seltener Sodbrennen. Zum Erbrechen kommt es auch nur in Einzelfällen. Bei Kindern ist das Erbrechen häufiger als bei Erwachsenen. Immer wieder wird gerade auch bei Kindern beschrieben, daß die krampfartigen Leibschmerzen sich unmittelbar vor den Stuhlentleerungen einstellen und nach der Stuhlentleerung sofort wieder verschwinden (VILEIA).

In einigen Fällen sind *Beschwerden* ähnlich *wie bei Appendicitis* beschrieben worden, und zwar bei sehr massivem Lamblienbefall, so daß gerade auch bei Kindern an die Möglichkeit einer massiven Lambliasis bei solchen Erscheinungen gedacht werden muß.

Häufig ist zusammen mit der Lamblien-Infektion eine *Gastritis* zu beobachten; ob diese erst durch die Lambliasis hervorgerufen wird oder schon vorher bestand, ist schwer zu entscheiden. Wichtig dürfte die Beobachtung von BÖTTNER sein, daß im achylischen Magensaft Lamblien vorkommen können; ähnliches haben auch DOFLEIN, REICHENOW, GATTNER und wir an unserer Klinik beobachtet.

Einige Autoren geben auch *Fieber* an als Symptom im Verlauf einer Lambliasis (DRAGOJLOVIC). Im allgemeinen aber dürfte Fieber nicht zur Lamblien-Infektion gehören. Wenn es auftritt, liegt immer der Verdacht nahe, daß eine andere Erkrankung besteht oder eine Komplikation aufgetreten ist.

Auch *Herz- und Kreislaufstörungen* gehören nicht zum Bild der Lamblien-Infektion.

In einigen Fällen wird über *Lungen*entzündungen im Verlauf einer Lamblien-Infektion berichtet (HOSKINS u. Mitarb.); dabei dürfte es sich aber doch um Sekundärinfektionen bei vorgeschädigten und geschwächten Individuen gehandelt haben. Primäre Manifestationen der Lamblien in den Lungen sind bisher nicht beschrieben worden.

Ein Befall des *Pankreas* durch Lamblien ist bisher nicht beobachtet worden. Auch unter unseren zahlreichen Fällen haben wir keine derartige Komplikation feststellen können, ebenso wenig wie sie uns aus dem zu übersehenden Schrifttum bekannt geworden ist. Denn die beschriebenen Steatorrhoen dürften nach allem, was wir heute aus der Dünndarmbiopsie wissen, nicht durch eine Pankreasfehlfunktion oder -schädigung bedingt sein, sondern durch Dünndarm-Resorptionsstörungen. Auf das Auftreten von Steatorrhoen weisen VEGHELYI (1953), POWELL (1956), sowie früher schon PAPKE (1940) hin. VEGHELYI beobachtete ein promptes Verschwinden dieser Steatorrhoe nach Durchführung der Lamblien-Behandlung.

Beschwerden von Seiten der *Nieren* — Eiweißausscheidung oder Zuckerausscheidung — gehören nicht zum Bild der Lambliasis. Ebensowenig sind die *endokrinen Drüsen* von dieser Infektion betroffen.

Auch am *Zentralnervensystem* kommt es im Verlauf einer Lambliasis zu keinerlei Veränderungen. Rossier u. Mitarb. (1943) ebenso wie Gassmann (1963), weisen auf das häufige Auftreten vegetativer Störungen hin. Sie glauben, daß evtl. toxisch wirkende Stoffwechselprodukte der Lamblien hierfür verantwortlich zu machen seien.

Daß die *Leber* — wie bei der Amöbenruhr — auch bei der Lambliasis betroffen werden kann, ist wohl nach der übereinstimmenden Meinung der meisten Autoren *nicht* anzunehmen. Allerdings sind manche Autoren — so auch Wildhirt — der Ansicht, daß *Cholecystitiden und Cholangitiden* in ursächlichem Zusammenhang mit einer Lamblien-Infektion stehen können.

Ein erstes Mal glückte Westphal der Nachweis von Lamblien in einer wegen einer akuten Cholecystitis entfernten Gallenblase. Rossier weist in seiner Mitteilung daraufhin, daß bis 1943 nur 3 Fälle im Weltschrifttum mitgeteilt sind, in denen man Lamblien in der Gallenblase gefunden habe. Nach seiner Auffassung können die Lamblien durch die Papilla Vateri hinaufwandern in die Gallenwege und die Gallenblase. Im weiteren Verlauf rufen sie nach seiner Auffassung Hepatitis, Cholangitis und Cholecystitis hervor. Dementgegen stehen die Beobachtungen von Chenan u. Mitarb. (1955), die insgesamt 167 an Cholecystitis leidende Personen operierten und nur in 1 Fall Trophozoiten von Lamblien fanden und in 2 weiteren Fällen Cysten.

Fukuchi beobachtete in 3 Fällen, daß gleichzeitig mit Gallensteinen eine Lamblien-Infektion der Gallenblase bestand; allerdings außerdem auch noch eine Infektion der Gallenblase mit Streptokokken. Die Ansicht des Autors, daß die Gallensteine durch die Lamblien-Infektion verursacht sein könnten, muß in Zusammensicht mit dem Vorhergesagten doch mit außerordentlicher Zurückhaltung betrachtet werden, zumal in diesem Fall auch noch eine bakterielle Infektion gleichzeitig bestand.

Lebervergrößerungen wurden von Bock bei 29 von 94 Lamblien-Infektionen gefunden. Auch andere Autoren berichten — allerdings als selteneren Befund — über Leberschwellungen. Besonderes Interesse aber verdient in diesem Zusammenhang die Beobachtung von Oetzmann, der 317mal Lambliasis bei chronischer Hepatitis und 132mal bei Lebercirrhose sah.

Bei dem von Oetzmann untersuchten Personenkreis handelt es sich fast ausschließlich um Heimkehrer aus russischer Kriegsgefangenschaft. Diese Menschen hatten jahrelang unter extremen Bedingungen gelebt und fast stets eine sehr kohlehydratreiche, aber eiweißarme Kost bekommen. Der Prozentsatz, der bei dieser Gruppe mit Lamblien befallen war, lag zwischen 2,9 und 4,8%. In seiner Zusammenfassung weist Oetzmann daraufhin, daß von 1789 leberkranken Patienten, die in den Beobachtungsjahren in seiner Klinik gelegen hatten, 1179 eine Lamblien-Infektion aufwiesen oder in ihrer Vorgeschichte durchgemacht hatten. Ob in diesen Fällen die Lamblien-Infektion das Primäre war, erscheint nach unserer Auffassung fraglich. Nach allem, was über die Pathogenese der Lambliasis bekannt ist, dürfte es doch eher so sein, daß die primäre Leberstörung und die häufig damit verbundene Störung der Magensaftsekretion und Fermentbildung Wegbereiter für eine mehr oder minder starke Besiedlung von Duodenum und Dünndarm mit Lamblien waren. Selbstverständlich wirkt sich dann eine intensive Lamblien-Infektion wiederum ungünstig auf das Gesamtkrankheitsbild aus und steigert dessen Beschwerden. Umstritten ist immer wieder die Frage der Leber- und Gallenblasen-Komplikation bei Lambliasis. Bommartini u. Soprana (1971) beschreiben einen Fall von Leber-Gallen-Infektion bei einem alten Menschen. Es erhebt sich hierbei die Frage, ob das Eindringen der Lamblien beim alten Menschen infolge Nachlassens des Gewebstonus und der Resistenz leichter möglich ist, als bei jüngeren Menschen. Iwata u. Araki (1960) fanden in ihren Untersuchungen bei Patienten, die einer Gallenblasenentfernung unterzogen wurden unter dem Verdacht einer Cholecystitis, und die eine Lamblien-Infektion im Duodenum aufwiesen, in der Gallenblase keine Parasiten. Im Gegensatz dazu konnten Chenan u. Mitarb. (1955) in 1 Fall Trophozoiten von Lamblia intestinalis und in 2 Fällen Lamblien-Cysten im Inhalt der exstirpierten Gallenblase nachweisen von Patienten, die an einer Cholecystopathie litten. Auch Ansari (1954) spricht von einer Infektion der Gallenwege und Gallenblase, ohne allerdings konkrete Daten zu bringen.

Auch Rossier u. Dressler (1943) sowie Gassmann (1963) glauben, daß durch die Lamblieneinwirkung leichte Cholangitiden und Cholecystitiden unterhalten werden können, ja daß sogar, wenn auch selten, die Lamblien eine Steinbildung begünstigen könnten. Die Auffassung von GONDERD (1956), daß der Hauptaufenthaltsort der Lamblien die Galle sei, scheint aber nach allen sonstigen Untersuchungen wenig wahrscheinlich.

Nur bei gleichzeitig bestehender Lebererkrankung werden positive Urobilinogen-Proben oder auch positive Urobilin- und Bilirubin-Proben im Urin gefunden. Sie stehen sicher nicht mit der Lamblien-Infektion in direktem ursächlichem Zusammenhang. Auch bei den Mitteilungen über Milz- und Leberschwellungen mit gleichzeitig auftretenden pathologischen Serumlabilitätsproben (SAGUI-MARTINELLI, 1960; SOKOLOWSKA-DEKOVA u. CIESLACK, 1960) dürfte eine Lamblien-Infektion allein sicher nicht ursächlich zugrunde liegen. Wahrscheinlich handelt es sich hier um ähnliche Kombinationen, wie sie OETZMANN beschrieben hat.

Vor allem im älteren Schrifttum werden leichte und bei Kindern auch stärkere *Anämien* mit dem Lamblienbefall in Zusammenhang gebracht. Im neueren Schrifttum wird nur dann von solchen Anämien bei Kindern berichtet, bei denen gleichzeitig Durchfälle und Bilder der Coeliakie bzw. eine voll ausgeprägte Steatorrhoe bestanden (POWELL, 1956; RODRIGUEZ, 1958; CORTINER, 1959; COURT u. ANDERSON, 1960). Im allgemeinen gehört sie sicher *nicht* zu dieser Infektion.

Die Leukocytenzahl ist im allgemeinen nicht vermehrt. Das Differentialblutbild zeigt *keine* Besonderheiten. Im älteren Schrifttum wird gelegentlich eine *Eosinophilie* erwähnt, ein Befund, den wir bei vielen Hunderten von Lamblien-Infektionen *nicht* bestätigt fanden, und den auch die Beschreiber von schweren Lamblien-Infektionen mit bedrohlichen klinischen Bildern — wie HOSKINS u. Mitarb. — nicht beobachten konnten. Stellten wir Eosinophilien bei gleichzeitiger Lamblien-Infektion fest, so lag bei genauerer Stuhluntersuchung dieser Eosinophilie stets eine Wurminfektion — vor allem Hakenwurminfektion — zugrunde.

Zwar berichtet auch DRAGOJLOVIC über hohe Eosinophilien bei Lamblienfällen, die mit einem Kwashiorkor-Syndrom einhergingen, und auch LUCIAN u. Mitarb. beschreiben Eosinophilien zwischen 4 und über 20%, doch weist MARSDEN in seiner Besprechung dieser Arbeit mit Recht daraufhin, daß die Erfahrungen der letzten Jahre dahingehen, daß Protozoen-Infektionen des Darmes *nicht* mit einer Eosinophilie verbunden sind, sondern daß es sich bei diesen Eosinophilien sehr wahrscheinlich um unerkannte Wurminfektionen als Ursache handelt.

In einer Mitteilung aus älterer Zeit wurde schon von einer *Thrombocytopenie* berichtet, die durch eine Lambliasis verursacht gewesen sein sollte. In letzter Zeit haben DOBRZANSKA u. ORDYNSKI über den Fall eines 9jährigen Jungen berichtet, bei dem gleichzeitig mit der Lamblien-Infektion eine Thrombocytopenie bestand, die nach Flagyl-Behandlung — allerdings unter gleichzeitiger Gabe auch eines Cortison-Präparates — sich normalisierte. Hier, wie bei dem älteren in der Literatur mitgeteilten Fall, erhebt sich die Frage, ob nicht ein zufälliges Zusammentreffen vorliegt.

Die *Blutsenkung* ist bei der Lamblien-Infektion normal. Ebenso normal sind Serumlabilitätsproben, Elektrophorese und Transaminasen. Veränderungen der letzteren weisen auf eine Leberschädigung hin bzw. auf eine Hepatitis epidemica.

Im älteren Schrifttum werden auch Mattigkeit, Schlafstörungen, Konzentrationsschwäche, rasche Ermüdbarkeit sowie allgemeine nervöse Übererregbarkeit mit Lamblien-Infektionen in Zusammenhang gebracht. Ganz vereinzelt werden auch Polyneuritiden im Gefolge einer Lamblien-Infektion beschrieben. Manche dieser Mitteilungen sind sicher unkritisch und die von SCHIRLITZ — vorher auch von RIESMANN — beschriebenen Symptome, die zu einer Lamblien-„Kachexie" geführt haben sollen, müssen wir heute als durch die Lambliasis allein bedingt doch wohl ablehnen.

Über eine Reihe *schwerer Lamblien-Infektionen* berichten HOSKINS, WINAWER BROITMAN, GOTTLIEB u. ZAMCHECK, die neben den typischen Durchfällen und Bauchschmerzen mit Resorptionsstörungen von Fett und Xylose sowie erheblichen Veränderungen im Röntgenbild des Dünndarms und bei der Dünndarm-Biopsie einhergingen. Auch die Disaccharid-Verträglichkeit war bei diesen Fällen gestört. Im Röntgenbild zeigte sich eine Vergröberung der Schleimhautfalten im Duodenum und Jejunum. Die Xylose-Ausscheidung war reduziert und es bestanden Fettstühle. Die Biopsie zeigte Veränderungen der Zotten mit deutlicher, entzündlicher Infiltration. Elektronenmikroskopisch ließ sich eine Verkürzung der Mikrozotten erkennen, die Epithelzellen erschienen aber normal. Zahlreiche vegetative Formen der Lamblien fanden sich in den Gewebsspalten. Eine glutenfreie Diät führte zu keiner Besserung. Erst die Mepacrine-Behandlung brachte nach einer vorübergehenden Verschlechterung und starken Fettstühlen die Heilung, auch mit histologischer Normalisierung der Befunde der Dünndarmbiopsie.

Ein zweiter, von diesen Autoren berichteter Fall zeigte ein ähnliches Bild, allerdings verstarb dieser an einer hinzugekommenen Brochopneumonie. Beide Fälle zeigten eine Hypogammaglobulinämie. — Ein dritter Fall dieser Reihe wies ein Malabsorptionssyndrom auf. Auch dieses verschwand zusammen mit der mäßig entzündlichen Reaktion der Schleimhaut nach der Mepacrine-Behandlung, nach der es auch zu einer Normalisierung des Disaccharidspiegels kam. — Der 4. und 5. Fall dieser Beobachtungsreihe war nicht so schwer und besserte sich unter Mepacrine rasch, während es im 6. Fall zur Spontanheilung kam.

Das *Malabsorptions-Syndrom* beobachteten auch CAIN, MOORE u. PATTERSON bei einem 50jährigen Mann, bei dem für die intermittierenden, wäßrigen, fauligriechenden, hellgelb gefärbten Durchfälle und die 20 Pfund Gewichtsabnahme nur eine Lamblien-Infektion als Ursache gefunden wurde. Hier bestand auch eine vermehrte Fettausscheidung und eine Verminderung der Xylose-Ausscheidung. Die Dünndarm-Biopsie zeigte zwar Zotten von normaler Länge, aber mit entzündlichen Infiltraten. Nach der Mepacrine-Behandlung verschwanden alle diese Erscheinungen.

Schließlich sei auch noch auf die Beobachtungen von ALP u. HISLOP hingewiesen, die ebenfalls in 5 Fällen neben den Haupterscheinungen Durchfälle und Bauchschmerzen, Malabsorptions-Syndrome mit Fettstühlen, Störung der Xylose-Ausscheidung sowie der Lactasetoleranz und Erniedrigung des Folsäurespiegels zeigten. Drei der Patienten wiesen im Röntgenbild ein Schleimhautödem im Duodenum und Jejunum auf, sowie eine Zottenatrophie bei der Biopsie. Bei 4 von den 5 Patienten kam es unter Mepacrine zu einer dramatischen Besserung und völligen Rückbildung der pathologischen Befunde.

Zottenatrophie fanden auch DA SILVA, RUBENS u. FIGUEIREDO, allerdings beobachteten sie diese nicht nur bei Lambliasis, sondern auch bei Hakenwurm-Infektionen, Infektionen mit Strongyloides stercoralis und Schistosomen-Infektionen. Schließlich sahen LOPATYNSKI u. RYBICKA-STRYJECKA, zusammen mit einem Malabsorptions-Syndrom in einem Fall, auch das Auftreten einer *Tetanie*.

Daß Malabsorptions-Syndrom und Resorptionsstörungen überhaupt bei ohnehin schon schwächlichen oder unterernährten Kleinkindern zu ernsthaften Entwicklungsstörungen führen können, ist selbstverständlich.

1. Diagnose

Bei durchfälligen Stühlen von fauligem Geruch, hell-gelblicher Farbe, sowie auch bei Fettstühlen, dem Fehlen von Fieber und sonstigen starken Allgemeinerscheinungen sollte an eine *Lambliasis* zumindest gedacht und darauf untersucht werden.

Bei der *Stuhl-Untersuchung* wird man meist nur Lamblien-Cysten finden. Selten nur findet man in den Schleimhautfetzen oder Schleimklumpen, die den dünn-breiigen Entleerungen beigemengt sein können, Nester von vegetativen Lamblienformen. Ergänzende Methoden zur Darstellung von Lamblien im Stuhl empfiehlt PIRÈ unter Anwendung von schwarzer China-Tinte, die der zu untersuchenden Stuhlprobe beigesetzt wird, und die zu einer charakteristischen Markierung der Lamblien führen soll. — Auch HAMPEL empfiehlt eine neuere Methode zur raschen Identifizierung der Lamblien-Cysten, die sehr viel Zeit-sparender sein soll, als die von FAUST angegebene Methode.

Bei dem Verdacht einer Lamblien-Infektion als Ursache des Krankheitszustandes sollte aber stets auch eine *Duodenalsaftuntersuchung* gemacht werden, denn nur hier wird man im allgemeinen die vegetativen Formen zur Darstellung bringen können. Bei der Duodenalsaft-Untersuchung ist es wichtig, daß sie sofort nach der Entnahme erfolgt und nicht erst nach stundenlangem Stehen, da dann die Parasiten absterben können. Bei spärlichem Anfangsbefund kann die Gabe von Magnesiumsulfat durch die Duodenalsonde und die anschließende nochmalige Untersuchung des dann abgezogenen Duodenalsaftes einen reichlicheren Befund ergeben, da es durch Anregung der Peristaltik infolge des Magnesiumsulfats zu einer vermehrten Abstoßung der Parasiten von der Schleimhaut kommt. — Serologische Methoden zur Diagnostik gibt es bisher nicht.

Bei festgestellter Lamblien-Infektion sollte man sich aber im allgemeinen nicht bei Vorliegen ernsterer Beschwerden mit dieser Diagnose begnügen, sondern stets eine eingehendere Magen-Darm-Diagnostik betreiben.

Anacidität oder Subacidität des Magensaftes, Pankreasinsuffizienz, mangelhafte Fermentproduktion oder Dysbakterie können vorliegen und bedürfen dann ebenso intensiver Behandlung wie die Lamblien-Infektion.

2. Prognose

Die Prognose der Lambliasis ist stets gut, wenn es nicht zu dystrophischen Störungen, besonders bei kleineren, schwächlicheren Kindern kommt oder ernstere Begleiterkrankungen vorliegen.

Unter welchen Bedingungen die Lambliasis spontan erlischt, ist nicht bekannt. Jedenfalls begünstigt eine kohlehydratreiche Nahrung das Fortbestehen, während unter einer eiweißreichen Nahrung die Infektion rascher abklingt.

Auch Komplikationen können sich natürlich einstellen. In einigen Fällen muß auch an die Möglichkeit einer Mischinfektion mit Salmonellen oder Shigellen gedacht werden.

3. Therapie

Nach vielen vergeblichen oder unbefriedigenden Behandlungsversuchen mit den verschiedensten Medikamenten hat GALLI-VALERIO (1937) als erster das Atebrin in diese Therapie eingeführt und damit sehr gute Resultate erzielt.

In der Folgezeit wurde dieses Präparat durch Acranil abgelöst, das auch auf die Cysten sicher einwirkt. Eine einmalige Kur vermag fast immer die Sanierung zu bringen. Die Dosierung beträgt: 5 Tage 3× 1 Tabl. täglich zu 0,1 nach den Mahlzeiten. Bei Kindern bis zu 4 Jahren wird 1 Dragee gegeben, von 4—8 Jahren 2 Dragees täglich, ältere Kinder erhalten die Erwachsenen-Dosis. Für Kleinkinder gibt es ein Acranil-Granulat, das besser zu nehmen ist. Nebenwirkungen, außer geringgradigem Magendruck, treten nicht auf, insbesondere kommt es nicht zur Gelbfärbung der Haut wie beim Atebrin.

Unsere eigene gute Erfahrung mit Acranil wurde in den letzten Jahren von verschiedenen Autoren bestätigt, und zwar mit dem praktisch identischen Präparat Accriquine bzw. Mepacrine (ZALNOVA, BASSILY u. Mitarb., LUCIAN u. Mitarb., Gupta u. Mitarb., Uthman). Da die neueren Behandlungsversuche, über die im folgenden noch berichtet wird — auch was die Dauer der Kur angeht — keine wesentlichen Vorteile bringen, glauben wir, diese Behandlung immer noch als die beste empfehlen zu können. Die von den anderen Autoren gewählte Dosierung lag in ähnlicher Höhe bzw. war gleich der von uns empfohlenen.

Im Laufe der Zeit sind mit den verschiedensten Malariamitteln Behandlungsversuche bei Lambliasis gemacht worden. Die Beurteilungen waren nicht ganz einheitlich. So berichtet Albornoz Plata (1950) über gute Resultate mit Paludrin. Die vergleichenden Untersuchungen von Basnuevo (1950) mit Atebrin, Chloroquine, Chloroguanidin, Stovarsol, STB und Carbarson zeigten eine deutliche Überlegenheit des Atebrins mit einer Heilungsquote von 90 %. Zu ähnlichen Resultaten kommen auch Benetazzo u. Tronca (1955). Mit Chloroquine behandelte auch Iwata (1960). — Auch Camoquine wurde anstelle von Atebrin bzw. Mepacrine angewandt (Konar u. Mitarb., 1953). Die Resultate waren befriedigend, Nebenerscheinungen wurden nicht beobachtet.

Für die Anwendung von Amodiaquine spricht sich Lamadrid-Montemayor (1954) aus. Er konnte mit diesem Mittel praktisch in über 80 % der Behandelten eine Parasitenfreiheit erzielen.

Resochin (Chloroquine) ist nach unserer Erfahrung wenig wirksam; das wurde auch von Lucian u. Mitarb. bestätigt. Ebenso hat sich Amodiaquine bzw. Camoquine nicht so bewährt (Gupta u. Mitarb.).

In neuerer Zeit sind verschiedene neue Medikamente in der Therapie der Lambliasis eingesetzt worden. Als erster hat Schneider „Flagyl“ angewandt und befriedigende Ergebnisse mit diesem Medikament erzielt. Die Flagyl-Kuren werden in verschiedener Länge angegeben. So empfehlen Zwierz u. Weryk-Wojciechowicz 10tägige Kuren mit 375 bzw. 500 mg täglich; Edelweiss u. Vieira; Rodrigues, Alves u. De Camargo, sowie Dufek u. Mitarb. raten zu 7tägigen Kuren mit 3× 250 mg bei Erwachsenen, bzw. 2× 250 mg bei Kindern. Die Mehrzahl der Autoren allerdings rät zu einer 5tägigen Kur, wobei die Dosis für den Erwachsenen mit 3× 250 mg täglich angegeben wird, und die Dosis für Kinder unter 5 Jahren mit 1× 250 mg täglich, von 5—10 Jahren mit 2× 250 mg bzw. 1× 375 mg täglich. Diese Dosierung führte nach Felix u. Curioux in 80 %, nach Huggins u. Correia in 85,29 % und nach Dufek u. Mitarb. in 94,2 % zum Erfolg. Cedillos; Perez u. Valperga; Kuźmicki, Gajda u. Switalska-Kowalewska geben ähnliche Dosierungen und gute Heilerfolge an.

Auch Intestopan wurde in der Behandlung der Lambliasis eingesetzt (Link u. Cassorla; Breitenfeld u. Bezjak; Ansari, Sapru u. Naru). Sie sprechen von 71 % Heilung, doch sind die Versuchsreihen alle sehr klein, so daß ihre Aussagekraft eingeschränkt ist.

Thiabendazole wurde von Marañón ohne Erfolg eingesetzt, während Nieto u. Mitarb. in 2 Fällen die Beseitigung der Infektion erzielen konnten.

Während die Behandlungserfolge mit Mexaform lt. Ferreira u. Mitarb. günstig waren, war Enterovioform nach ihren Mitteilungen auch wirksam. Zu einem ähnlichen Ergebnis kamen auch Grant u. Mitarb. Während Grott u. Mitarb. (1959) Entobex als auch wirksam bezeichnen, halten Lucian u. Mitarb. es aufgrund ihrer Untersuchungen für unwirksam, ebenso wie sich das Bayer-Präparat „2493“ *in vivo* als kaum wirksam erwies (Amato Neto, Vasconcellos u. Porto; DeCarvalho u. Mitarb.; Canzonieri, Martinez u. Silberstein; sowie Hartmann).

Weitere Behandlungsversuche in kleinerem Rahmen wurden von Mastrandera u. Nuti mit „Ambilhar“ unternommen, doch waren die Erfolge auch in Anbetracht der Nebenerscheinungen nicht sehr überzeugend, zumal die Kur auch über 7 Tage durchgeführt werden mußte.

Mit „Metronidazole" behandelten ESTREMADOYRO ROBLES u. Mitarb. Sie gaben 5 Tage lang morgens und abends 250 mg und erzielten damit eine gute Wirkung. BIENAZET u. GUILLAUME machten ebenfalls mit Metronidazole Behandlungsversuche mit günstigem Erfolg (1972).

„Nitroimidazole" wandten ADB-RABBO, MONTASIR, ABAZA u. EL-GOHARY, sowie RUBIO an, doch zeigte sich das Mittel nicht so wirksam wie die „Acridine-Derivate". Die Behandlung der Lambliasis mit Imidazole hatte verschiedentlich gute Resultate gezeigt (ZINGANO, FRIDES u. LIMA, 1971).

Günstiger scheinen die Berichte über „Furoxone" (RAI CHAUDHURI u. CHAUDHURI, sowie MUKHERJEA) und „Furazolidone" (MOGOLLÓN ROJAS u. TORREALBA, BASSILY u. Mitarb., ZALNOVA, sowie EDELWEISS u. VIEIRA), das aber auch über 5—7 Tage gegeben werden muß in einer täglichen Dosis von 0,2—0,4 g. Es führt dann zu Heilerfolgen bis zu 94 % (ZALNOVA).

Als Einzelversuch sei schließlich noch der Einsatz von „Aminosidine" (Carvalho) erwähnt, der auch zu einem leidlichen Resultat führte (von 17 behandelten Kindern wurden 13 geheilt), der aber auch eine Behandlungsdauer von 8 Tagen erforderlich macht.

Neben der medikamentösen Behandlung ist es wichtig, auch gewisse *diätetische Maßnahmen* zu berücksichtigen. So ist vor allem die Einschränkung der Kohlehydrate in der Ernährung bedeutungsvoll, sowie die Gabe von leicht verdaulichem Eiweiß. Die Behandlung einer gleichzeitig bestehenden Anacidität des Magensaftes oder Fermentstörung ist ebenfalls notwendig.

Bestehen nach Durchführung der Lamblien-Behandlung noch weiterhin Beschwerden, so muß unbedingt nach anderen Ursachen für den Krankheitsprozeß gesucht werden.

4. Prophylaxe

Da die Lamblien-Cysten mit dem Stuhl ausgeschieden werden, ist es wichtig, die Nahrungsmittel vor der Kontamination zu schützen, d.h. sie u.a. auch fliegensicher unterzubringen, aber auch besonders darauf zu achten, daß das Trinkwasser einwandfrei ist.

Sonstige Maßnahmen sind bei der Geringgradigkeit der Schäden durch diese Infektion nicht erforderlich.

Literatur

Abd-Rabbo, H., Montasir, M., Abaza, H., El-Gohary, Y.: Nitroimidazole in protozoal infections (amoebiasis, giardiasis and trichomoniasis). J. trop. Med. Hyg. **72**, 271 (1969).

Albornoz Plata, A.: Tratamiento de la giardiasis por el clorhidrato de Cloroguànida. Pren. méd. argent. **37**, 311—313 (1950).

Al-Dabagh, M.A., Shaheen, A.S., Zeki, L.A., Abdullah, M.: Giardiasis in a group of pre-school age children in Iraq. J. Fac. Med. Baghdad **9**, 73 (1967).

Alp, M.H., Hislop, I.G.: The effect of Giardia lamblia infestation on the gastrointestinal tract. Aust. Ann. Med. **18**, 232 (1969).

Amato Neto, V., Vasconcellos, A.T. de M., Porto, G.T.: Tratamento da giardíase pelo medicamento „Bayer 2493". Rev. Inst. Med. trop. S. Paulo **8**, 241 (1966).

Ansari, M.A.R.: An Epitome on the present State of our Knowledge of the Parasitic Duodenal Flagellate of Man — Giardia intestinalis. Pak. J. Hlth **4**, 131—158, 175—194 (1954/1955).

— **Sapru, Z.A., Naru, N.A.:** Intestopan in the Treatment of Chronic Amoebiasis — Preliminary Assessment of Trials carried out in Village Sahowary (Lahore). — Pak. J. Hlth **15**, 40 (1966).

Antia, F.P., Desai, H.G., Jeejeebhoy, K.N., Kane, M.P., Borkar, A.V.: Giardiasis in Adults. Incidence, Symptomatology and Absorption Studies. Indian J. med. Sci. **20**, 471 (1966).

Aradi, M.P.: Auswertung der Ergebnisse von Reihenuntersuchungen über Darmprotozoen in Budapest. Gesundheitswissenschaft **3**, 237 (1959). Ref. Zbl. Bakt., I. Abt. Ref. **175**, 488 (1960).

Babbot, F.L., Frey, W.W., Gordon, J.E.: Intestinal parasites of man in arctic Greenland. Amer. J. trop. Med. Hyg. **10**, 185 (1961).

Barghini, G., Catassi, R.: Esperimenti di bonifica di portatori di Giardia intestinalis con vari chemioterapici ed osservazioni sulla patogenicità del flagellato. Arch. ital. Sci. med. trop. **47**, 267 (1966).

Basnuevo, J.G.: La quinacrina y los nuevos antimaláricos en el tratamiento de la Giardiasis. Rev. Kuba Med. trop. **6**, 121—123 (1950).

Bassily, S., Farid, Z., Mikhail, J.W., Kent, D.C., Lehman, Jr., J.S.: The treatment of Giardia lamblia infection with Mepacrine Metronidazole and Furazolidone. J. trop. Med. Hyg. **73**, 15 (1970).

Bemrick, W.J.: A note in the incidence of three species of giardia in Minnesota. J. Parasit. **47**, 87 (1961).

— A comparison of seven compounds for giardiscial activity in mus musculus. J. Parasit. **49**, 819 (1963).

— **Grady, M.K.**: The in vivo Association of Giardia sp. and Yeasts. J. Parasit. **51**, 685 (1965).

Benetazzo, B., Tronca, M.: Results of Treatment with certain Antimalaria Drugs. Arch. ital. Sci. med. trop. **36**, 157—172 (1955).

Bienazet, F., Guillaume, L.: Metronidazole and Nitrimidazine. Lancet **I**, 597 (1972).

Bock, H.E.: Lebervergrößerung bei oder infolge Lambliasis und Amöbiasis. Klin. Wschr. **25**, 331 (1947).

Boeck, W.D.: A protozoan survey of an industrial school for boys and girls. J. Parasit. **7**, 191 (1921).

Böttner, H.: Lambliosis, Biologie und Klinik. Med. Klin. **45**, 1015 (1950).

Bommartini, F., Soprana, M.: Un Caso di Giardiasi Epato-Biliare in Eta Geriatrica. Contributo Clinico e Rassegna Bibliografica. Minerva gastroent. **17**, 45—51 (1971).

Brand, Th. v.: Quantitative Untersuchungen über die Cystenausscheidung von Entamoeba histolytica und Lamblia intestinalis bei einem gesunden Dauerausscheider. Zbl. Bakt., I. Abt. Orig. **123**, 358 (1932).

Brandborg, L.L., Tankersley, C.B., Gottlieb, S., Barancik, M., Sartor, V.E.: Histological demonstration of mucosal invasion by Giardia lamblia in man. Gastroenterology **52**, 143 (1967).

Breitenfeld, V., Bezjak, B.: Treatment of Chronic Protozoal Intestinal Diseases with Intestopan. Trop. Geograph. Med. (Haarlem) **18**, 114 (1966).

Brooks, S.E.H., Audretsch, J., Miller, C.G., Sparke, B.: Electron microscopy of Giardia lamblia in human jejunal biopsies. J. Med. Microbiol. **3**, 196 (1970).

Brown, E.H.: Giardia lamblia. The incidence and results of infestation of children in residential nurseries. Arch. Dis. Childh. **23**, 119 (1948).

Brown, R.L.: Surveyed effects of antibiotics and quinacrine on the prevalence of amebiasis and giardiasis. Antibiot. Med. **7**, 761 (1960).

Burlingame, P.L., Gardner, H.T., Resemann, G., Cramer, J., Vollmer, E.: Intestinal parasitism in american troops in Germany. J. Lab. clin. Med. **34**, 1284 (1949).

Cain, G.D., Moore, P., Jr., Patterson, M.: Malabsorption associated with Giardia lamblia infestation. Sth. med. J. (Bgham, Ala.) **61**, 532 (1968).

Canzonieri, C.J., Martinez, C.E., Silberstein, S.: Experiencias con „Bayer 2493“ en giardiasis humana. Bol. chil. Parasit. **23**, 37 (1968).

Cedillos, R.A.: Metronidazole en el tratamiento de la giardiasis. Arch. Col. méd. El Salvador **19**, 109 (1966).

Chenan u. Mitarb.: Presence of Giardia intestinalis in the Gallbladder. Sem. méd. (B. Aires) **107**, 149 (1955).

Cortner, J.A.: Giardiasis, a cause of celiac syndrome. J. Dis. Child. **98**, 311 (1959).

Court, J.M., Anderson, Ch.: The pathogenesis of giardia lamblia in children. Med. J. Aust. **2**, 436 (1959).

— **Stanton, C.**: The incidence of giardia lamblia infestations of children in Victoria. Med. J. Aust. **2**, 438 (1959).

Dăncesco, P., Tintăreanu, J.: Observations sur la présence des cystes atypiques et des trophozoites de Lamblia intestinalis dans les selles. Arch. roum. Path. exp. **26**, 593 (1967).

DaSilva, J.R., Rubens, J., Figueiredo, N.: Aspects histologiques dans l'intestin grêle dans les parasitoses (Biopsie intra lumen). Méd. Afr. noire **13**, 349 (1966).

DeCarvalho, H.T., Coura, L.C., Soli, A. de S.V., DaSilva, J.R.: Tratamento da giardíase. Resultados prelimininares do ensaio com um nôvo giardicida, o "Bayer 2493". Rev. bras. Med. **22**, 299 (1965).

DeCarvalho, O. A.: A aminosidina na giardíase. Hospital (Rio de J.) **70**, 215 (1966).

Dobrzańska, A., Ordyński, J.: Thrombocytopenia in the Course of Giardiasis (English summary). Wiad. Parazyt. **11**, 541 (1965).

Doflein, Reichenow, E.: Lehrbuch der Protozoenkunde, 5. Aufl. Jena: Gustav Fischer 1929. 6. Aufl., 1. Teil (1949).

Dogiel, V. A.: Allgemeine Parasitologie. Jena: VEB Gustav Fischer 1963.

Doust, J. Y., Haghighi, L., Kavoussi, K. M.: Duodenitis and giardiasis. J. trop. Med. Hyg. **72**, 284 (1969).

Dragojlovic, D.: La giardiase (lambliase) chez l'enfant. Maroc méd. **47**, 341 (1967).

Dufek, M. et al.: Treatment of intestinal protozoan infections with Metronidazole. Čas. Lék. Čes. **108**, 1037 (1969).

Estremadoyro Robles, O., Lopera Quiroga, J., Recavarren Arce, G., Canevaro Valdez, M., Reynoso, L.: Tratamiento de la giardiasis. Rev. Viernes méd. **19**, 191 (1968).

Eyles, D. E., Jones, F. E., Smith, C. S.: A study of Entamoeba histolytica and other intestinal parasites in a rural West Tennessee community. Amer. J. trop. Med. Hyg. **2**, 173 (1953).

Faust, E. C., Russell, P. F., Jung, R. C.: Craig and Faust's Clinical Parasitology, 8. Aufl., S. 64. Philadelphia: Lea & Febiger 1970.

Ferreira, F. S. da C., Franco, L. T. A., Surlacar, L., Sousa, A.: Accao do mexaforme sobre alguns protozoários intestinais. An. Inst. Med. trop. (Lisboa) **19**, 21 (1962).

Fischer, L.: Lambliasis. In: Opitz u. Schmid, Handb. d. Kinderhkd., Bd. 5, Infektionskrankheiten, S. 994. Berlin-Göttingen-Heidelberg: Springer 1963.

Freudiger, U.: Lambliase beim Chinchilla. Berl. Münch. tierärztl. Wschr. **72**, 493 (1959).

Friederici, L.: Lamblien-Cholecystitis mit septischem Charakter. Ärztl. Wschr. **3**, 89 (1948).

Friend, D. S.: The Fine Structure of Giardia muris. J. Cell Biol. (Baltimore) **29**, 317 (1966).

Fukuchi, T.: The composition of gall-stones in giardiasis. Yonago Acta med. **11**, 20 (1967).

Galli-Valerio, B.: La lambliase et son traitement par l'atébrine. Schweiz. med. Wschr. 1937, 1181.

Gassmann, R.: Lambliasis. Schweiz. Rdsch. Med. **52**, 276—279 (1963).

Glebski, J.: The movement in the cell of Lamblia intestinalis. Acta parasit. pol. **15**, 109 (1967).

Gonderd, L.: Necessary Conditions for Parasitological Diagnosis of Giardia Infection and for Determination of Cure. Montpellier méd. **49**, 365—371 (1956).

Goritzkaya, V. V., Vrublevskaya, L. A.: Experimental Invasion of White Rats with Lamblia (Giardia) intestinalis (in Russian, English summary). Med. Parasit. & Parasitic Dis. (Moscow) **35**, 206 (1966).

Grant, L. S., Belle, E. A., Ramprashad, C.: The effectiveness of CI-433 versus Entero-Vioform in the control of diarrhocal diseases. W. Indian med. J. **17**, 31 (1968).

Grott, J. W.: Über eine wirksame Behandlung der Lambliase mit Acranil, einer neuen Akridin-Verbindung. Münch. med. Wschr. 1939, 373.

Gupta, A. K., Tandon, B. N., Mital, H. S.: Single dose treatment of giardiasis by Amodiaquine hydrochloride. J. Indian med. Ass. **49**, 117 (1967).

Haas, J., Bücken, E. W.: Zum Krankheitswert der Lamblien-Infektion. Dtsch. med. Wschr. **92**, 1869 (1967).

Hajzik, R., Rudkowski, Z., Stehlikowa, A.: Infestation with Giardia intestinalis in Children suffering from Epidemic Hepatitis. Przegl. epidem. **20**, 25 (1966).

Hampel, M. A.: An improved method for flotation of cysts of Giardia intestinalis (ungar.) Parasitologia hung. **2**, 71 (1969).

Hartmann, M. G.: Mündliche Mitteilung.

Hasslinger, M. A.: Beitrag zum Lamblienproblem. Z. Parasitenk. **28**, 65 (1966).

Henschen, F.: Grundzüge einer historischen und geographischen Pathologie. In: Doerr/Uehlinger, Spezielle pathologische Anatomie, Bd. 5, S. 157. Berlin-Heidelberg-New York: Springer 1966.

Hollander, E.: Giardia intestinalis infection. Arch. intern. Med. **32**, 522 (1923).

Hoskins, L. C., Winawer, S. J., Broitman, S. A., Gottlieb, L. S., Zamcheck, N.: Clinical giardiasis and intestinal malabsorption. Gastroenterology **53**, 265 (1967).

Huggins, D., Correia, U.: O emprêgo do metronidazol (8823 RP) e do benzoilmetronidazol (9712 RP) no tratamento da giardíase. 1. Hospital (Rio de J.) **73**, 1833 (1968). 2. An. Esc. Nac. Saúde Publ. Med. trop. **3**, 103 (1969).

Iwata, S., Araki, T.: Studies on Giardiasis. Bull. Osaka med. Sch. **6**, 92—106 (1960).

Karapetjan, A.E.: Die Methode zur Kultivierung von Lamblien (Russisch). Tsitologiya **2**, 379 (1960).

— Die Pathogenität von Lamblia intestinalis für weiße Mäuse. (Russisch) Med. Parazit. (Mosk.) **31**, 697 (1962).

Kessel, J.F., Sinitsin, D.: A survey of intestinal protozoa among children and adults in Los Angeles. J. Parasit. **24**, 433 (1938).

Khudoshin, V.A.: Prevalence of giardiasis among children in an isolated community of the extreme north and experience of control of this invasion in children's institutions (Russisch). Medskaya Parazit. **37**, 733 (1968).

Konar, N.R., Sen Gupta, A.N., Bhattacharjee, S.P., Chanda, G.: 4(3′-Diethylamino-Methyl-4′-Hydroxyanilino)-7-Chloroquinoline (Camoquine) in the Treatment of Giardiasis. J. Indian med. Ass. **23**, 52—54 (1953).

Kuźmicki, R., Gajda, E., Switalska-Kowalewska, E.: Results obtained in the Treatment of Giardiasis with Flagyl. Wiad. Parazyt. **11**, 545 (1945).

Lamadrid-Montemayor, F.: Comparative Study of Chloroquine and Amodiaquine in Treatment of Giardiasis. Amer. J. trop. Med. Hyg. **3**, 709—711 (1954).

Liebmann, H.: Untersuchungen über die Beziehungen tierischer Darmparasiten zur Bakterienflora. Berl. Münch. tierärztl. Wschr. **63**, 220 (1950).

Link, A., Cassorla, E.: Evaluación de la combinación broxoquinoleína-brobenzoxaldina en el tratamiento de la giardiasis. Bol. chil. Parasit. **22**, 104 (1967).

Lörincz, F., Jurany, E.: Beiträge zur klinischen Bedeutung der Giardiasis. Dtsch. Tropenmed. Z. **46**, 505 (1942).

Lopatyński, J., Rybicka-Stryjecka, Z.: Infestation with Balantidium coli and Giardia intestinalis as a cause of malabsorption syndrome with tetany (Engl. summary). Wiad. Parazyt. **16**, 325 (1970).

Lucian, O., Simionesco, O., Ionesco, L., Juvara, A.M.: Sur l'aspect et les causes de l'éosinophilie dans la lambliase. Arch. roum. Path. exp. **26**, 493 (1967).

— — **Pompan, L., Boian, A., Brînzei, A., Juvara, A.N., Pescaru, E.:** Study of the efficacy of various methods for the treatment of giardiasis. Rum. med. Rev. **20**, 38 (1966).

Makaryan, A.I.: The incidence and clinical manifestations of lambliasis in early childhood. Pediatriya **37**, 183 (1959).

Marañón, R.M.: Ineficacia del tiabendazol en la giardiasis. Rev. Inst. Salubr. Enferm. trop. (Méx.) **25**, 183 (1965).

Mastrandrea, G., Nuti, M.: L'ambilhar (Ciba 32644 Ba) nella giardiasi. Arch. ital. Sci. med. trop. **47**, 321 (1966).

Melvin, D.M., Brooke, M.M.: Parasitologic surveys on Indian reservations in Montana, South Dakota, New Mexiko, Arizona and Wisconsin. Amer. J. trop. Med. Hyg. **11**, 765 (1962).

Meyer, E.A.: Isolation and axenic cultivation of Giardia trophozoites from the rabbit, chinchilla, and cat. Exp. Parasit. **27**, 179 (1970).

— **Pope, B.L.:** Culture in vitro of Giardia Trophozoites from the Rabbit and Chinchilla. Nature (Lond.) **207**, 1417 (1965).

Meyers, E., Negron, N.R., Pearlstein, H.: Intestinal parasitoses in Puerto Rican preschool children at Philadelphia/Pennsylvania in 1958. Amer. J. med. Sci. **237**, 59 (1959).

Mogollón Rojas, M., Torrealba, J.W.: Giardiasis: resultados de una encuesta y su tratamiento con Furazolidona. G.E.N. (Caracas) **21**, 127 (1966).

Mohr, W.: Die Protozoeninfektionen des menschlichen Dünndarms. Verh. dt. Ges. inn. Med., 63. Kongr. 1957, 573.

— Die Lamblien-Infektion des Menschen. Fortschr. Med. **78**, 453 (1960).

— Behandlung einer Lambliasis intestinalis. Med. Klin. **59**, 283 (1964).

— **Peltzer, F.:** Infektionen und Erkrankungen bei deutschen Rückkehrern aus den Tropen und Subtropen; ihre Erkennung und diagnostische Irrtümer. Dtsch. med. Wschr. **86**, 2148 (1961).

Monat, H.A., McKinney, W.L.: Giardiasis: a question of pathogenicity. U.S. nav. med. Bull. **46**, 1204 (1946).

Moore, G.T., Cross, W.M., McGuire, D., Mollohan, C.S., Gleason, N.N., Healy, G.R., Newton, L.H.: Epidemic giardiasis at a ski resort. New Engl. J. Med. **281**, 402 (1969).

Morecki, R., Parker, J.G.: Ultrastructural studies of the human Giardia lamblia and subjacent jejunal mucosa in a subject with steatorrhea. Gastroenterology **52**, 151 (1967).

Mukherjea, A.K.: Treatment of Giardiasis with Furoxone (Furazolidone). Bull. Calcutta Sch. trop. Med. **13**, 68 (1965).

Nieto, V.X., Del Pozo, E.C., Molina Pasquel, C.: Acción antihelmíntica del tiabendazol en niños con intensa parasitosis intestinal múltiple. Rev. Inst. Salubr. Enferm. trop. (Méx.) **25**, 83 (1965).

Oetzmann, H.J.: Posthepatitische und postdystrophische Lebererkrankungen. Verh. d. Dt. Ges. f. inn. Med., 63. Kongr. 1957, 367—373.

Olmos, A., Oyarce, R., Domke, G., Bull, F., Biel, F., Torrejón, G.: Algunos aspectos clínicos y fisiopatológicos de la lambliasis (giardiasis). Estudio en pacientes adultos. Bol. chil. Parasit. **23**, 48 (1968).

Papke, W.: Die Bedeutung der Lamblien für die Erkrankungen des Duodenums, der Gallenwege und der Gallenblase. Dtsch. med. Wschr. **23**, 629 (1940).

Pérez, L., Valperga, S.M.: Contribución al estudio de la acción giardicida de un derivado nitrado de la imidazola. Rev. Fac. Med. Univ. Nac. Tucumán **7**, 81 (1964/1965).

Piekarski, G.: Lehrbuch der Parasitologie. Berlin-Göttingen-Heidelberg: Springer 1954.

Pirè, E.: Proposta di un metodo pratico e semplice per il riconoscimento delle cisti di Lamblia intestinalis nelle feci. Riv. ital. Igienne **26**, 654 (1966).

Powell, E.: Giardiasis. Irish J. med. Sci. 1956, 509.

Pucci, R., Marino, R., Ilardi, I.: La giardiasi nell'infanzia. Arch. ital. Sci. med. trop. **48**, 135 (1967).

Rai Chaudhuri, M.N., Chaudhuri, R.N.: Furoxone in Giardiasis. Bull. Calcutta Sch. trop. Med. **13**, 69 (1965).

Reichenow, E.: Die pathogenetische Bedeutung der Darmprotozoen des Menschen. Zbl. Bakt., I. Abt. Orig. **122**, Beih., 195 (1931).

— Lambliase. In: Handb. d. Inn. Med., 4. Aufl., Bd. I, 2, 666—669 (1952).

Rendtorff, R.C.: Amer. J. Hyg. **59**, 209 (1954).

Rissmann, E.F.: Über die Lambliasis intestinalis im Generalgouvernement. Med. Klin. 1942, 532.

Rodrigues, Y.T., Alves, A.C.L., De Camargo, J.: Tratamento da giardíase na infância com o metronidazol. Brasil-Méd. **81**, 35 (1967).

— **Rocha da Silva, R.**: Giardiasis in Childhood. J. Pediát. (Rio de Janeiro) **23**, 275 (1958).

Rossier, P.H., Dressler, M.: Zur Frage der Lambliasis. Schweiz. med. Wschr. **7**, 209 (1943).

Rubio, M.: Encuesta enteroparasitológica en el hospital de niños "Luis Calvo Mackenna" en Santiago. — Consideraciones clínicas y epidemiológicas sobre 270 casos. Bol. chil. Parasit. **17**, 93 (1962).

— Tratamiento de la giardiasis en ninos con jarabe de nitroimidazol. Bol. chil. Parasit. **21**, 133 (1966).

Sachs, R.: Giardia in the blood of chinchilla. J.S. Afr. vet. med. Ass. **34**, 445 (1963).

Sagui, G., Martinelli, V.: La giardiasis nell' infancia. Aggiorn. pediat. **11**, 349 (1960); Ref.: Zbl. ges. Kinderheilk. **68**, 71 (1961).

Schirlitz, K.: Die Lambliasis. Dtsch. med. Wschr. **72**, 449 (1947).

Schneider, J.: Traitement de la giardiase (lambliase) par le Metronidazole. Bull. Soc. Path. exot. **54**, 84 (1961).

Sekikawa, H., Shiraki, T., Tsuchiya, T., Ishida, H., Yaka, I.: Survey of the intestinal protozoan cysts in Okinawa. Jap. J. Parasit. **16**, 65 (1967).

Siffert, G., Jr., Lima, S., Jr.: Contribuição ao estudo clínico da giardíase. Rev. bras. Med. **22**, 337 (1965).

Sokolowska-Dekowa, A., Cieslak, H.: Impairement of the liver function in cases of infection by intestinal lambliasis in infants and little children. Pediat. pol. **33**, 925 (1958); Ref.: Zbl. ges. Kinderheilk. **66**, 172 (1959).

Soloviev, M.M.: Über die Technik zur Kultivierung von Lamblien (in Russisch). Med. Parazit. (Mosk.) **31**, 744 (1962).

— The Biological Design of the Central Flagella in Giardia (in Russisch). Med. Parasit. & Parasitic Dis. (Moscow) **35**, 91 (1966).

— Morphological and biological peculiarities of Giardia in connexion with their habitant on the brush border of intestinal epithelium (in Russisch). Acta Protozool. **6**, 365 (1968).

— **Chentsov, Y.u.S.**: Electron Microscope Study of Giardia muris with regard to peculiarities of the ecology of the parasite. (in Russisch). Medskaya Parazit. **35**, 667 (1966).

Soscia, M., Gregorio, P., Boccia, A.: Sulla presenza di Giardia lamblia in gruppi di popolazione di un commune del Salernitano. Igiene mod. **62**, 802 (1969).

Steenis, P.B. van: Giardiasis. Docum. Med. geogr. trop. (Amst.) **5**, 371—378 (1953).

Supperer, R.: Über die Lambliose (Giardiose) des Rindes. Wien. tierärztl. Mschr. **39**, 26 (1952).

— **Kutzer, E.**: Untersuchungen über die Giardiose (Lambliose) der Chinchillas. Wien. tierärztl. Mschr. **51**, 286 (1964).

Takano, J., Yardley, J.H.: Johns Hopk. Hosp. Bull. **116**, 413 (1965).
Toriano, C.U., Fernandez, R.F., Gomez, R.A.: Furazolidona, nueva terapeutica de la giardiasis. Pren. méd. argent. **47**, 2746 (1960).
Uthman, S.: Giardiasis. J. méd. liban. **23**, 173 (1970).
Veghelyi, P.A.: Giardiasis and Steatorrhoea. Bull. Soc. med. Hôp. Paris **1953**, 896—897.
Vilela, M.P., Helmeister, O.: Intestinal Giardiasis. Clinical Picture and Treatment. Arqu. méd. munic. (S. Paulo) **5**, 139 (1953).
Wester, P.O., Mollin, L., Bengtsson, E.: Giardiasis i Sverige. Nord. Med. **69**, 670 (1963); Ref.: Zbl. Bakt., I. Abt. Ref. **192**, 586 (1964).
Westphal, A., Mohr, W., Thiele, H.G.: Erkrankungen durch Protozoen. In: Klinik der Gegenwart, Bd.X, 215. München-Berlin: Urban & Schwarzenberg 1965.
Westphal, K., Georgi: Über die Beziehungen der Lamblia intestinalis zu Erkrankungen der Gallenwege und Leber. Münch. med. Wschr. 1923, 1981.
Wezler, K.: Über Lamblia intestinalis und ihre Bedeutung für die menschliche Pathologie. Arch. Verdau.-Kr. **40**, 18 u. 197 (1927). Inaug. Diss. Berlin: S. Karger 1926.
Zalnova, N.S.: Treatment of Giardiasis (in Russisch). Med. Parasit. & Parasitic Dis. (Moscow) **34**, 431 (1965).
Zingano, A.G., Frides, D.M., Lima, D.F.: La Nitrimidazina nel Trattamento della Giardiasi. G. Mal. infett. **23**, 803—805 (1971).
Zwierz, C., Weryk-Wojciechowicz, Z.: Results obtained in the Treatment of Lamblia (Giardia) intestinalis Invasion with Flagyl. Bull. Inst. mar. trop. Med. Gdańsk **16**, 243 (1965).

V. Trichomoniasis

W. MOHR u. J. HERRMANN

Mit 1 Abbildung

I. Definition

Trichomonaden sind geißeltragende, parasitische Protozoen, die weit verbreitet sind und auch beim Menschen gefunden werden. Die verschiedenen Arten scheinen an einzelne Organe angepaßt zu sein. Pathogenetisch am bedeutungsvollsten ist Trichomonas vaginalis. Dieser Erreger verursacht bei der Frau eine Colpitis und Vaginitis, kann aber auch in selteneren Fällen eine Urethritis und Cystitis auslösen und spielt auch als Erreger unspezifischer Urethritiden beim Mann eine Rolle.

II. Geschichte

Schon 1773 beobachtete MÜLLER in einer 4 Tage alten, wäßrigen Kultur von Zahnstein einen Flagellaten und nannte diesen Organismus Cercaria tenax. 1850 konnte dann HÖFFLE erstmalig Trichomonaden, direkt aus dem menschlichen Mund abgenommen, beobachten. In der Folgezeit unterschied STEINBERG 1862 drei Arten. Allerdings hat dann DOBELL Zweifel daran geäußert, ob MÜLLER seinerzeit wirklich Trichomonas tenax beobachtet hat, oder ob es nicht ein freilebendes Infusorium war, was er beschrieb. Trichomonas tenax ist weltweit verbreitet.

Trichomonas hominis wurde von DAVAINE 1854 zuerst beschrieben. Der Erreger kommt kosmopolitisch vor, er wird häufiger im diarrhoischen als im normalen Stuhl gefunden.

Trichomonas vaginalis wurde von DONNÈ 1836 schon beschrieben. Er beobachtete den Erreger im eitrigen Sekret der Genitalorgane beim Mann und bei der Frau. Er gab dem Erreger auch den Namen „Trichomonas vaginalis". Auch dieser Erreger kommt weltweit vor.

III. Erreger

Die Trichomonaden gehören zu der Familie „Trichomonadidae" innerhalb der Ordnung Polymastigina. Morphologisch sind sie charakterisiert durch die an den Vorderenden entspringenden Geißeln und eine mit der Körperoberfläche verbundene, undulierende Membran, die in einer Schleppgeißel endet. Den Körper des Protozoon durchzieht in seiner ganzen Länge ein sogenannter Achsenstab. Der Flagellat enthält eine Basalkorngruppe. Die Trichomonaden bilden keine Cysten. Ihre Übertragung erfolgt in der vegetativen Form, die sich längere Zeit in geeigneten Medien, auch fauligen Flüssigkeiten, halten kann. Darmtrichomonaden können auch ungeschädigt den Fliegendarm passieren.

Beim Menschen werden verschiedene Arten dieses Flagellaten gefunden:

a) im Dickdarm: Trichomonas faecalis: ein bisher unbestätigter Fund von CLEVELAND (1928).
Trichomonas hominis mit 4 Geißeln und Pentatrichomonas ardin-delteili mit 5 Geißeln.

b) im Mund: Trichomonas tenax.

c) in der Scheide: Trichomonas vaginalis.

Letztere findet sich auch gelegentlich in den abführenden Harnwegen (Urethra, Blase, selten Ureteren und Nierenbecken).

Morphologisch sind Trichomonas tenax und Trichomonas vaginalis dadurch von den Darmtrichomonaden zu unterscheiden, daß die Schleppgeißel sich nicht über das Ende der undulierenden Membran hinaus verlängert. WESTPHAL (1936) führte Versuche zur Artdifferenzierung der beiden letztgenannten Formen durch, besonders im Hinblick auf die Morphologie, Biologie und Infektionsfähigkeit.

Die im Darm vorkommenden Arten haben nach der übereinstimmenden Auffassung fast aller Autoren keine pathogenetische Bedeutung. Zwar werden sie von vereinzelten Autoren mit Darmstörungen im Sinne von Diarrhoen in Zusammenhang gebracht, doch hat sich diese Ansicht nicht bestätigen lassen. So erübrigt es sich, auf diese im Darm vorkommenden Arten näher einzugehen.

Trichomonas tenax wird in der Mundhöhle gefunden. Sein Vorkommen dort ist abhängig von dem Zustand der Zähne und der Mundschleimhaut. Bei bestehender Zahncaries ist er häufiger nachzuweisen als bei einem gesunden Gebiß. Am häufigsten findet man ihn bei einem Gebiß mit ausgeprägter Paradentose und starker Caries. Nach der Auffassung von JIROVEC u. Mitarb. scheinen die Flagel-

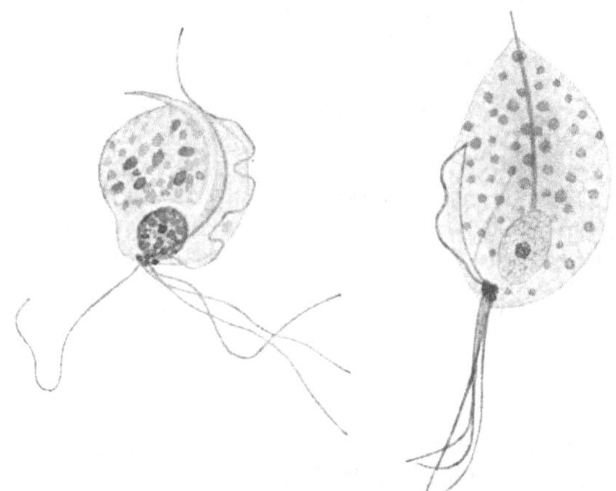

Abb. 1. Trichomonaden des Menschen. Links *Trichomonas vaginalis*. (Nach REICHENOW). Rechts *Trichomonas hominis*. (Nach DOBELL). Beide 2000×. (Aus FISCHER-REICHENOW, 1952)

laten, die auch bei ausgesprochener Zahnfleischentzündung verhältnismäßig spärlich zu finden sind, keine direkt pathogenetische Bedeutung zu haben. Vielleicht nur insoweit, als sie durch ihr Vorhandensein die bakterielle Entzündung mit unterhalten bzw. die rasche Abheilung verhindern.

Gelegentlich wird diese Art auch bei Lungengangrän gefunden, ferner im Pleuraexsudat sowie im Magensaft, vor allem dann, wenn die Acidität des Magensaftes herabgesetzt ist oder eine völlige Anacidität besteht. Es handelt sich dabei aber meist um sekundäre Ansiedlungen, nicht um primäre Infektionen. Ob diese Infektion mit T. tenax wirklich primär pathogenetisch sein kann, erscheint nach allem, was bekannt, fraglich. Sie kann wahrscheinlich lediglich einen vorhandenen pathologischen Prozeß unterhalten.

Mit *Trichomonas vaginalis* scheint es etwas anders zu sein. Als Erreger wurde sie erstmalig 1836 von DONNÈ im weiblichen Genital festgestellt, den man aber damals noch nicht als Ursache einer Colpitis erkannte. Erst 1916 stellte HOEHNE fest, daß dieser Erreger nicht nur ein Saprophyt sei, sondern daß ihm pathogenetische Bedeutung zukomme. Erst viel später konnte dann gefunden werden, daß dem Erreger auch für Erkrankungen des Urogenitalsystems, nicht nur bei der Frau, sondern auch beim Mann pathogenetische Bedeutung zukommt.

Trichomonas vaginalis ist wohl die größte der beim Menschen auftretenden Arten dieser Gattung. Die Gestalt ist rund bis oval, 15—30 μ groß. Neben dem Zellkern liegt eine Gruppe von Basalkörnern, von denen die 5 Geißeln ausgehen (4 nach vorn, 1 nach hinten gerichtet). Die undulierende Membran ist kurz und nimmt nicht die ganze Körperlänge ein. Die die Membran begleitende Geißel endet nicht frei. Jüngere, auch elektronenoptische Untersuchungen verneinen die Existenz eines Cytostoms (JIROVEC u. Mitarb.). Der Erreger lebt praktisch anaerob. In Kulturen vermehrt er sich optimal nur unter anaeroben Bedingungen. Er geht nicht ins Blut, ebensowenig wie die anderen Trichomonasarten (PIEKARSKI).

Die Trichomonaden bilden keine proteolytischen Fermente. Von den Kohlehydraten vermag T. vaginalis Glucose und die Abkömmlinge der Glucose zu verwerten; dagegen nicht Fructose und Galaktose (LWOFF, 1951). Wird der Erreger in bakterienfreier Kultur gezüchtet, empfiehlt sich ein Zusatz von Serum zum Nährmedium, doch gibt es auch einige serumfreie Medien (z.B. nach SAMUELS u.a.). Durch inaktiviertes Serum wird das Wachstum der Flagellaten mehr angeregt als durch frisches (PIEKARSKI). Der Bedarf an essentiellen Aminosäuren entspricht etwa dem der höheren Organismen, als Wachstumsfaktoren gelten Linolsäure und Pantothen, dagegen scheint Cholesterol nicht unbedingt erforderlich zu sein (v. BRAND, 1952).

Da sich die Flagellaten außerhalb des Körpers im Leitungswasser, in feuchten Waschlappen u.ä. stundenlang noch lebensfähig halten, ist auch eine Übertragung auf diesem Wege möglich. Im gechlorten Wasser der Frei- und Hallenbäder werden sie nach 3 min bewegungsunfähig, sterben aber erst nach 15 min ab. Die Sonnenbestrahlung auf die Wasseroberfläche im Hochsommer wirkt in einer Tiefe von 5 mm erst nach 1 Std abtötend. Seewasser jedoch mit einem Kochsalzgehalt von 3,5% tötet sie innerhalb von 5 min ab. Erhitzen auf 45° wird in flüssigem Medium 1 Std lang vertragen, höhere Temperaturen aber nur für Sekunden. Auf flüssigem Nährboden bei Zimmertemperatur halten sie sich 6 Tage lang vermehrungsfähig, aber bei +4° nur 2 Tage lang. Diese Beobachtungen, über die PREISLER ausführlich berichtet, rücken auch eine extragenitale Übertragung durch Waschlappen, Badetücher, Badewasser etc. in den Bereich der Möglichkeit.

Der Parasit ist weltweit verbreitet und wird als Krankheitserreger sowohl im tropischen als auch im gemäßigten Klima gefunden. Nach Reihenuntersuchungen, die durchgeführt wurden, findet sich T. vaginalis auch auf der gesunden Scheidenschleimhaut in fast 90% der Fälle. JIROVEC stellte fest, daß die Parasiten am häufigsten bei Schwangeren gefunden wurden. Er und seine Mitarbeiter vertreten aber die Auffassung, daß eine *primäre*, wegbereitende Schädigung durch Begleitbakterien erfolgen muß, und daß die Flagellaten erst *sekundär* durch ihre starke Vermehrung einen weiteren Reiz ausüben und dann zum eigentlichen Krankheitsbild führen. Für das Zustandekommen einer schädigenden Infektion ist also nach Auffassung der meisten Autoren ein Zusammenwirken von Bakterienflora und Trichomonadenbesiedlung notwendig.

Ein Übergreifen der Infektion auf Uterus und Tuben soll vorkommen, doch haben JIROVEC u. Mitarb. bei der Untersuchung des Materials von 142 gynäkologischen Operationen nur in 4 Fällen von verschiedenartigen Erkrankungen die

Flagellaten nachweisen können. Ein Befund von Wagner u. Hess (1937), daß bei Frauen, die mit T. vaginalis behaftet sind, die Flagellaten sich häufig auch kulturell im Blut nachweisen lassen, konnte von keinem der nachuntersuchenden Autoren bestätigt werden. So hatten z. B. Schulz u. Westphal mit den gleichen Kulturmethoden in 100 Fällen nur negative Ergebnisse. Auch die Untersuchungen von Jirovec u. Mitarb. waren negativ.

IV. Pathogenese und V. Pathologisch-anatomische Befunde

Nach den Ergebnissen der verschiedensten Untersucher besteht wohl eine gewisse Pathogenität, aber — wie schon oben erwähnt — im Sinne einer sekundären Pathogenität.

Man hat festgestellt, daß die Trichomonaden nur bei einem pH von 5,6—6,0 lebensfähig sind. Es scheint eine Symbiose zwischen bestimmten Bakterien oder Pilzen und Flagellaten zu bestehen. Ein Antagonismus liegt — soweit die Untersuchungen es klären konnten — nicht vor.

Experimentell versuchte man, durch Instillation von bakterienfreien Trichomonaden-Kulturen bei Frauen mit einem vaginalen Reinheitsgrad I in die Vagina und bei Männern in die Urethra Implantationen vorzunehmen und konnte feststellen, daß 40—60 % dieser Personen an einer Colpitis oder Urethritis erkrankten. Damit dürfte der Nachweis einer gewissen *Pathogenität* erbracht sein, wenn es wohl auch meist eine sekundäre Pathogenität ist, die auf der Basis eines schon durch eine bakterielle oder durch eine Pilzinfektion vorbereiteten Gewebes sich ansiedelt. Ausgedehnte Untersuchungen über die Trichomonas-Infektion und die Sensibilisierung kleiner Versuchstiere gegen die Flagellaten wurden von Westphal, Garcia u. Michel (1969) durchgeführt. Michel u. Westphal (1969) konnten dabei feststellen, daß es bei einer intracutanen oder intramuskulären Infektion der Maus mit Trichomonas vaginalis innerhalb eines Zeitraumes von 2—4 Wochen zu einer Hypereosinophilie kommt als Ausdruck einer Sensibilisierung. In weiteren Versuchen wurde von diesen Autoren, zusammen mit Schumacher (1968), gefunden, daß die stärksten Allergene für die infizierten Tiere die Stoffwechselprodukte der Trichomonaden zu sein scheinen und nicht so sehr die abgetöteten Trichomonaden selber.

Weitere Untersuchungen zu diesem Thema wurden von Trussell u. Plass durchgeführt, die vorwiegend schwangere Frauen mit bakterienfreien T. vaginalis-Kulturen infizierten. In 9 Fällen ging die Infektion an und führte 6mal zu klinischen Symptomen. Wie weit hier die vorhandene Begleitflora und der hohe Oestrogenspiegel von Bedeutung gewesen sind, bedarf noch einer genaueren Prüfung. Sicher sind diese Faktoren nicht gleichgültig. Die Bedeutung der Bakterienflora geht auch aus den Arbeiten von Jirovec u. Mitarb. sowie vorher von Hesseltine u. Mitarb. hervor. — Beim Studium der Pathogenität der Trichomonaden beobachteten Roigas u. Mitarb., daß es bei intratesticulärer Infektion von weißen Ratten und Meerschweinchen mit T. vaginalis zu entzündlichen Infiltraten kommt, die epitheloidzellhaltig sind; später entwickelten sich Nekrosen, die u. U. auch verkalken können.

VI. Klinik

Die Inkubationszeit beträgt nach den Experimenten, die eben zitiert wurden, 4—9 Tage. Piekarski gibt als Inkubationszeit 4—20 Tage, im Durchschnitt 4—7 Tage an.

Bestand bei Beginn der Infektion ein Reinheitsgrad des Vaginalabstriches von I, so ändert sich das in wenigen Tagen, und es kommen die verschiedensten Bakterien hinzu, so daß die Annahme gerechtfertigt erscheint, daß die Trichomonaden ihrerseits den Bakterien auch den Weg bahnen. Auf dem Höhepunkt der klinischen Erscheinungen findet sich dann ein dick-eitriger *Fluor* mit Bläschen, die Kohlensäure, Methan und Wasserstoff enthalten. Im mikroskopisch untersuchten Abstrich finden sich neben den Trichomonaden Leukocyten, reichlich Mischflora, aber keine Milchsäurestäbchen mehr.

Bei der Kolposkopie treten in der geröteten Schleimhaut die Lymphfollikel hervor; aus dem kolposkopischen Bild schon läßt sich die Diagnose mit einer gewissen Wahrscheinlichkeit stellen. Ein Pruritus vulvae findet sich oft als Begleiterscheinung. Dieses Erscheinungsbild kann über längere Zeit bestehenbleiben oder auch in ein chronisches Stadium übergehen. In diesem kann der Fluor gering sein oder ganz fehlen, das typische Bild verblaßt, die Sekretion wird spärlicher. Im Abstrichbild sind nur noch einzelne Trichomonaden, Leukocyten und Begleitbakterien. Eine spontane völlige Ausheilung ist sicher möglich, besonders wenn die Menopause einsetzt. Es kann aber aus dem chronischen Stadium auch wieder ein akutes Aufflammen der Colpitis geben.

Preisler (1965) weist darauf hin, daß 16 % der infizierten Frauen keinerlei Symptome zeigten und sich völlig gesund fühlten. Es muß also nicht bei jeder Trichomonaden-Infektion zu einer Krankheit kommen. Andererseits wurde aber festgestellt, daß reichlich $^1/_3$ der Frauen, die wegen Fluor zur Behandlung kommen, Trichomonaden als alleinige auslösende Ursache aufweisen. Bei Reihenuntersuchungen an der Freiburger Univ.-Frauenklinik fand Preisler in 28 % der 900 untersuchten Frauen Trichomonaden, teilweise wurden bei Untersuchungen der Patientinnen einer gynäkologischen Sprechstunde bzw. einer Hautklinik noch höhere Prozentsätze gefunden.

Die *Infektionshäufigkeit* ist in den verschiedenen *Lebensaltern* unterschiedlich. In den ersten Lebenswochen gibt es Übertragungen der Trichomonaden-Infektion der Mutter auf den Säugling. Bis zum 9. Lebensjahr etwa findet man dann im allgemeinen keine Trichomonaden-Erkrankungen der Scheide, wohl aber gelegentlich Infektionen der Blase. Mit dem *Anstieg des Oestrogenspiegels* nach dem 9. Lebensjahr kommt es wieder zu Infektionen, so daß für die Zeit zwischen dem 17. und 50. Lebensjahr die Zahl der infizierten Frauen zwischen 31 % und 37 % schwankt. Als bevorzugtes Alter für die Infektion mit Trichomonas vaginalis bei Frauen gibt Prill (1972) die Jahre zwischen 35 und 40 an. Er spricht von einer Häufigkeit der Infektion in der Bundesrepublik Deutschland von 7—10%. Auf eine starke Durchseuchung bei Mädchen zwischen dem 10. und 17. Lebensjahr bei entsprechendem Kontakt mit älteren Frauen und unzureichenden hygienischen Verhältnissen weisen Komorowska u. Mitarb. (1962) hin. Nach dem 60. Lebensjahr geht die Zahl der Infektionen wieder zurück; in der Freiburger Klinik wurden dann nur noch 4 % positiver Kulturen gefunden. Der Oestrogenanstieg scheint mit der Infektionsbereitschaft in direktem Zusammenhang zu stehen; dem entspricht, daß bei Schwangeren die Trichomonaden-Infektion besonders häufig gefunden wird (bis zu 40 %).

Es bleibt nicht immer bei der Lokalinfektion, sondern es kommt auch zum Übergehen der Trichomonaden-Infektion auf die Urethra, auf die Cervix und in die *Drüsengänge der Bartholini'schen Drüsen*. Auch im Exprimat der Skene'schen Gänge ließen sich Trichomonaden nachweisen (Preisler). Bei 50 Uteri, die entfernt wurden, konnten Preisler u. Mitarb. weder in den Uteri, noch in den Tuben Trichomonaden finden, obwohl in allen diesen Fällen eine *Trichomonaden-Colpitis* vorlag. Nach Ansicht der Gynäkologen kommt es im allgemeinen nicht zu einer ungünstigen Beeinflussung des Wochenbett-Verlaufs durch die Trichomonaden-Infektion. Kaarma u. Mitarb. (1969) fanden bei systematischer Untersuchung von Frauen mit Trichomonaden-Infektion in einem großen Prozentsatz Pseudoerosionen der Cervix uteri. Nach jeder Menstruation ist häufig ein akuter Rückfall zu beobachten. Reardon u. Jacobs (1958) stellten eine unterschiedliche Pathogenität der einzelnen Stämme fest.

Nach der Aufstellung mancher Urologen geht eine Trichomonaden-Infektion der Vagina in 24% der Fälle mit einer Mitbeteiligung *der Blase* einher, und in etwa 2% ascendiert die Infektion in die *Nierenbecken*. Das Ascendieren in die Nierenbecken ist bei der Infektion im ganzen aber selten.

Die Trichomonaden-Infektion der Harnwege wird auch bei der Frau beobachtet, sie spielt aber hier eine geringere Rolle. Häufig ist sie die Erklärung für persistierende Urethritiden beim Mann. Verschiedene Autoren haben Reihenuntersuchungen durchgeführt und einige glauben, daß die Infektion etwa gleich häufig bei Männern wie bei Frauen zu finden ist. So stellte Jira (1958) fest, daß im Alter zwischen 21 und 25 Jahren 48% der von ihm untersuchten Männer eine Trichomonaden-Infektion hatten und im Alter von 26—30 Jahren 26%. Bauer untersuchte 1963 14469 Männer und fand bei diesen 3138 (= 21,5%) positiv. Nach anderen Reihenuntersuchungen gesunder Männer wurde ein Prozentsatz von 4—10% mit Trichomonaden infiziert gefunden. Übereinstimmend mit den Befunden bei Frauen ist auch bei den Männern die Altersgruppe zwischen 20 und 45 Jahren am meisten betroffen. Besteht beim Mann der Verdacht auf eine Trichomonas-Infektion der Harnwege, dann ist u. U. auch eine Prostata-Massage und anschließende Untersuchung des Exprimats auf Trichomonaden notwendig.

Bei Infektionen eines Ehepartners findet man in 75% den anderen mitinfiziert. Daraus ergibt sich die Notwendigkeit, bei Infektion eines Ehepartners auch den anderen stets mitzubehandeln, wenn man diese Infektion wirklich beseitigen will.

Bei nicht-spezifischer *Urethritis* wird in 10—36,9% der Untersuchten T. vaginalis als Erreger gefunden (Knight u. Shelanski, 1939; Feo, 1944; Jira, 1959).

Die Infektion verursacht *beim Mann* nur in 1% stärkere Symptome. 20% der Untersuchten und Befragten, bei denen man eine Trichomonaden-Infektion der Urethra feststellen konnte, hatten nur wenige Tage geringe Symptome, wie Brennen, Jucken oder ziehende Schmerzen in der Harnröhre, die sie für bedeutungslos hielten, da sie spontan wieder abklangen.

Verschiedentlich wurde auch eine Infektion der *Prostata* und der *Nebenhoden* beobachtet, und Trichomonaden konnten sowohl histologisch als auch kulturell aus diesen Organen nachgewiesen werden. Iljin (1968) berichtet über 1558 Männer mit einer Trichomonaden-Invasion im Urogenitaltrakt. Aufgrund seiner Beobachtungen kam er zu der Auffassung, daß es im Zuge einer solchen Infektion häufiger zu einer Komplikation komme als bei einer Gonokokken-Infektion. An seinem Krankengut konnte er feststellen, daß die an eine frische Gonorrhoe sich anschließende Trichomonaden-Invasion die Häufigkeit der Prostatitis erhöht (etwa um das 10fache) und einer Nebenhodenentzündung etwa um das 3fache. Wiedmann weist als häufigste Komplikation beim Mann auf die Epididymitis hin. Walther beobachtete nicht selten rezidivierende *Balanitis* und bei längerem Bestehen als Folgezustand: Penisekzem, Condylomata acuminata, Prostatitis, Vesiculitis und gelegentlich Haemospermie.

In diesem Zusammenhang ist auch der Hinweis wichtig, daß nach den Untersuchungen verschiedener Autoren die Spermien bei Kontakt mit Trichomonaden-Fluor ihre Beweglichkeit verlieren. Diese Beobachtung ist vor allem bei Fällen von *Sterilität* von Bedeutung und kann nach Behebung der Trichomonaden-Infektion dann auch zu einer normalen Konzeption führen.

Hofmann u. Kühn (1966) stellten fest, daß Trichomonas vaginalis und Trichomonas foetus in unterschiedlichem Maße Fructose und Glucose verbrauchen. Damit ist auch eine pH-Änderung im Sinne einer Säuerung verbunden. Aus ihren Versuchen glauben sie schließen zu können, daß Spermatozoen und Trichomonaden sich in ihrem Glucoseverbrauch beeinträchtigen können. Daraus kann sich eine Beeinträchtigung des Energiestoffwechsels der Spermatozoen möglicherweise ergeben. Es kommt noch ein Schädigungseffekt durch die Milieuänderung hinzu und eine fragliche toxische Wirkung der Trichomonaden. Dieser Schädigungseffekt an den Spermatozoen durch die Trichomonaden ließ sich auch durch das vermehrte Vorhandensein unbeweglicher Spermatozoen bei Gegenwart von Trichomonaden nachweisen. Daß bei Inokulationen von Trichomonaden in die Scheide sich der Glykogengehalt erheblich vermindert, stellten Asami u. Nakamura fest (1955).

Allgemeininfektionen durch Trichomonaden sind weder durch Trichomonas tenax, noch durch T. vaginalis, noch durch T. hominis bekannt geworden.

Von einigen Autoren wurde früher behauptet, daß T. hominis, der im Darm lokalisierte Erreger, zu Durchfällen führen könnte. Man hat diese Infektionen besonders in den Tropen gefunden und bei Personen, die große Mengen von frischen Gemüsen und Früchten aßen. In solchen Fällen soll es dann zu breiigen Stuhlentleerungen gekommen sein, in denen sich reichlicher Trichomonaden finden ließen. Im allgemeinen aber führt diese Infektion zu keinen merklichen Symptomen, sicher nicht zu entzündlichen Dickdarmprozessen.

Bei der Trichomonaden-Infektion spielen auch, wie bei sehr vielen Infektionen, *psychische Momente* eine nicht unerhebliche Rolle. Auf diese Tatsache wies Christow (1971) nachdrücklich hin. Er betonte auch die Bedeutung von sozialen Faktoren, wie engen Wohnverhältnissen sowie mangelhafte Erziehung zur Hygiene. Die Möglichkeit der Infektionsübertragung durch Handtücher und Wasser wird auch von ihm erwähnt. Auch Prill (1972) und vorher Mc Ewen (1959) weisen auf die psychische Labilität bzw. neurotische Haltung der Patientinnen mit Trichomonaden-Infektionen hin. Letzterer glaubt sie sogar in 80% der Fälle beobachtet zu haben.

Folgezustände sind verschiedentlich *diskutiert* worden, insbesondere wurde die Frage erörtert, ob die Trichomonaden-Infektion einen chronischen Reizzustand im Bereich der Vaginalschleimhaut hervorrufen könne und dadurch das Entstehen eines Carcinoms (*Oberflächen-Ca.*) begünstige. Einige Autoren bejahen diese Zusammenhänge, so z.B. die Autoren der Erlanger Frauenklinik. Auch Davis (zit. nach Preisler) glaubt, daß die Trichomonaden Ursache von Leukoplakien sein können, die später maligne entarten. Im allgemeinen aber wird ein Zusammenhang zwischen einer Trichomonaden-Infektion und der Entwicklung eines gesteigert atypischen Epithels *nicht* angenommen.

Preisler weist daraufhin, daß die Trichomonaden-Infektion im allgemeinen keine cancerogene Wirkung habe, sie täusche nur zweifelhafte Bilder vor, und die entzündlichen Veränderungen einer Trichomonaden-Colpitis behindern nach seiner Ansicht neben der Carcinom-Diagnostik auch die Beurteilung der Hormonwirkung auf das Vaginalepithel im Abstrichbild nach Papanicolaou. Es empfiehlt sich also bei fraglichen Fällen, zunächst eine Behandlung der Trichomonaden-Infektion durchzuführen und dann eine Wiederholung der Abstriche vorzunehmen.

In diesem Zusammenhang sind auch die Beobachtungen von Boquoi (1968) von Interesse, der bei der Durchuntersuchung von 4216 Frauen in 500 Fällen eine Trichomonaden-Infektion fand (= 11,6%). Bei der Untersuchung nach Papanicolaou fand er im Kollektiv mit Trichomonaden in einem 3fach höheren Prozentsatz das Vor- oder Frühstadium eines Portio-Carcinoms. Er glaubt, daß der Trichomonaden-Infektion bei der Entstehung von Zellatypien an der Portio uteri eine gewisse Bedeutung zukomme.

Vereinzelt finden sich im Schrifttum Mitteilungen über die Koincidenz extragenitaler Erkrankungen mit einer Trichomoniasis. So diskutiert WALTHER einen Zusammenhang von Trichomoniasis urogenitalis mit einem Erythema nodosum.

1. Diagnose

Zur Diagnose der Infektion mit T. vaginalis wird bei entsprechender klinischer Symptomatologie am besten der *Abstrich* von der Scheidenschleimhaut bzw. der Harnröhre herangezogen. Die Diagnose kann schon aus dem *Nativpräparat* gestellt werden, geeigneter ist die Untersuchung im *Dunkelfeld*; hier ist auch die Bewegungsweise der Trichomonaden besser zu erkennen. *Gefärbte Ausstrichpräparate* erlauben oft keine sichere Entscheidung. In Zweifelsfällen sollte stets eine *Kultur* angelegt werden, um eine Trichomonaden-Infektion mit Sicherheit auszuschließen. Mittels der *Komplementbindungsreaktion* konnten PIEKARSKI, SAATHOFF u. KORTE bei vaginal infizierten Frauen zu 71,2 % positive Reaktionen erhalten, während von den mikroskopisch negativen Frauen nur 3,7 % positiv reagierten. TERAS u. Mitarb. fanden positive Komplementbindungsreaktionen und auch positive Agglutinationsreaktionen bei den von ihnen untersuchten, mit Trichomonaden infizierten Männern und Frauen. In der letzten Zeit haben KUCERA u. KRAMAR mittels *indirekter Immunfluorescenztechnik* den Antikörpernachweis führen können.

Zur Antikörperbildung kann es durch Stoffwechselprodukte oder frei gewordene Körpersubstanz der Trichomonaden, die in das Gewebe eingedrungen sind und wirksam wurden, kommen.

In diesem Zusammenhang interessierten die Fragen, die tierexperimentell angegangen wurden, ob ein sensibilisierter Wirtsorganismus anders reagiert als ein nicht-sensibilisierter, d.h. ob entweder die Immunität gesteigert wird oder allergische Reaktionen auftreten, die dann wieder ihrerseits als pathogenetische Faktoren wirksam werden können. Nach früheren Versuchen von SCHNITZER u. KELLY kam es bei Re-Infektionen mit T. vaginalis zu einem raschen Erlöschen der Infektion bei den re-infizierten Mäusen. Im Gegensatz dazu hielten Primärinfektionen bis zu 10 Wochen an. Diese Befunde sind so zu deuten, daß wohl nach der Sensibilisierung eine gewisse Schutzwirkung eintritt. Im Tierversuch an der Maus konnten MANNWEILER u. OELERICH nachweisen, daß erst nach massiven Inokulationen Antikörper feststellbar sind. In Übereinstimmung mit verschiedenen anderen Autoren kommen MANNWEILER u. OELERICH zu dem Schluß, daß im Tierversuch eine Lokalinfektion mit Trichomonas wohl einen Schutzmechanismus in Gang bringen könne, nicht aber eine im Serum nachweisbare Antikörperbildung. Diese trat in ihren Versuchen erst nach einer Re-Infektion ein, hielt sich aber in relativ niedrigen Grenzen.

ADLER u. SADOWSKI führten *Hautteste* durch, die allerdings in ihren Ergebnissen nicht ganz eindeutig erscheinen. Immerhin glauben die Autoren aus diesen Ergebnissen ablesen zu können, daß nach lokaler Infektion mit T. vaginalis eine allergische Reaktionsbereitschaft vorliegt.

2. Prophylaxe

Für die Vorbeugung spielen die persönliche Hygiene und die Wohnhygiene eine sehr wesentliche Rolle.

In allen Fällen von unspezifischer Urethritis beim Mann sollte sorgfältig auf Trichomonaden-Infektion nachgesehen werden; ebenso bei Fällen von chronischer Prostatitis. Die Symptomatik bei der Frau ist an sich schon charkteristischer, so daß hier bei Vorliegen entsprechender Symptome meist rechtzeitig an die Möglichkeit der Trichomonaden-Infektion gedacht werden kann. Diese Infektion sollte dann intensiv behandelt und auch darauf hingewiesen werden, daß Übertragungen durch Gebrauchsgegenstände (Waschlappen, Handtücher) möglich sind.

3. Therapie

Mit Lokalmaßnahmen war die Trichomonaden-Colpitis zwar zu beeinflussen, jedoch machte ihre echte Ausheilung große Schwierigkeiten. Die große Anzahl der Präparate, die zur Behandlung angegeben werden, spricht schon dafür, daß lange Zeit kein wirklich geeignetes Mittel zur Verfügung stand.

1959 wurde das Metronidazol (Handelsname: Clont, Klion oder Flagyl) mit guter Wirkung eingesetzt. Dieses Nitro-Imidazol-Präparat soll lokal und oral angewandt werden. Die Dauer der Kur beträgt 6—12 Tage.

In den folgenden Jahren sind viele Mitteilungen über dieses Präparat erschienen. In diesem Zusammenhang seien nur einige erwähnt, so die mehr experimentell ausgerichteten Arbeiten von COSAR u. Mitarb. (1966), die Arbeiten von WEIDENBACH u. FRÖHLICH sowie die Mitteilungen von SCULTETY u. Mitarb. über die Behandlung der Urogenital-Trichomoniasis des Mannes mit Metronidazol. Diese Gruppe empfiehlt eine Dosierung über 10 Tage 2× 250 mg pro Tag und betont die Notwendigkeit der Enthaltsamkeit von Alkohol und Geschlechtsverkehr während der Kur. Nebenerscheinungen werden in geringerem Umfang angegeben, wie Brechreiz, Appetitlosigkeit, seltener Kopfschmerzen und Schwindel. Sie fordern zum Nachweis der Heilung, daß nach 8—10 Wochen 2 Kulturen negativ ausfallen müssen. Mißerfolge der Behandlung waren dann festzustellen, wenn die Kurvorschriften nicht beachtet wurden.

An weiteren Mitteilungen, die sich positiv zu der Clont-Therapie äußern, seien erwähnt: KIMMIG u. RIETH (1961), KEMPKES (1962), KEUTEL u. ROTHE (1960), PANKOW (1962), PREISLER (1960 u. 1965) und viele andere.

Zur Behandlung der Trichomonaden-Infektion der Frau gibt RAAB eine Kombination an von Metronidazol (Clont, Flagyl) — in einer Dosierung von 3× 250 mg täglich für 4 Tage und 2× 250 mg täglich für weitere 10 Tage, per os — und Pimaricin-Ovula (Pimafucin-Vaginaltabletten) lokal. Für die Trichomonaden-Infektion des Mannes schlägt er die gleiche Metronidazol-Dosierung vor und eine Lokalbehandlung durch Einträufeln einer Pimaricin-haltigen Suspension. Allerdings macht er die lokale Behandlung abhängig von der klinischen Symptomatik. Die selteneren Trichomonaden-Infektionen, wie Cystitis, Prostatitis und Epididymitis, müssen stets mit einer systematischen Metronidazol-Behandlung angegangen werden.

Ein anderes Behandlungsschema gibt WIEDMANN an. Er empfiehlt 10 Tage lang täglich 1× 250 mg Metronidazol per os und täglich 1 Vaginaltablette zu 500 mg. Evtl. Wiederholung dieser Kur und gleichzeitige Behandlung des Partners.

Die Bedeutung der Clont-Kur in ihrer günstigen Wirkung wird auch durch die Beobachtungen von TOTH u. SIMON (1969) unterstrichen, die fanden, daß bei der Behandlung mit Metronidazol wesentlich weniger Komplikationen auftraten als bei früheren Behandlungsarten, so z.B. mit Hexahydropyremidin.

HOWES, LYNCH u. KIVLIN machten Studien mit Tinidazole zunächst bei Mäusen, die mit Trichomonas foetus infiziert waren. Schon eine Dosis von 12,5 mg/kg war bei oraler oder subcutaner Applikation wirksam, während man vom Metronidazole 100 mg/kg benötigte, um die gleiche Wirkung zu erzielen. Beide Mittel wurden in den Versuchen der Autoren als wirksam gefunden, aber Tinidazole schon in sehr viel niedrigerer Dosis.

Von einer Reihe von Untersuchern (HEISS, AURE u. GJONNAESS, SAGONE, KORTE, sowie MOTTA u. BELLANCA) wird Nifuratel (Inimur) als kombinierte Behandlung (Dragees und Vaginalstäbchen) besonders empfohlen, da es auch eine

Wirkung auf die sehr oft gleichzeitig bestehende Candida-Infektion auszuüben in der Lage ist. Die Heilungsquote soll zwischen 80 und 90 % liegen.

Es ist wichtig, daß — wie schon vorher erwähnt — bei *Infektion eines Ehepartners der andere mitbehandelt wird.* Die kombinierte vaginale und orale Behandlung mit Clont führt in 95—100 % der Fälle zur Ausheilung. Bei Frauen ist die Kombination der oralen mit der vaginalen Behandlung unbedingt erforderlich. Die Normaldosierung zur Behandlung der Trichomonas-Infektion der Frau sieht vor: eine 6tägige Kur mit Clont, 3 × 2 Tabl. täglich nach den Mahlzeiten zu nehmen, und abends die Einführung eines Clont-Vaginalzäpfchens. Die Behandlung sollte nach der Menstruation begonnen werden. Bei Unterbrechung durch die Menstruation ist sie danach mit besonderer Sorgfalt fortzusetzen. Hatte die erste Kur keinen Erfolg, wird eine zweite und unter Umständen eine dritte Kur in gleicher Weise empfohlen (Gjønaess u. Aure, 1969; Prill, 1972).

Behandlungsversuche mit Tinidazol (Simplotan) führten Weidenbach u. Klose (1972) durch. Sie gaben 7 Tage 2mal täglich 150 mg per os. Die Wirkung dieser Behandlung war sehr gut bei fast fehlender Toxizität des Präparates. Eine kombinierte orale und vaginale Behandlung halten sie nur in refraktären Fällen für erforderlich.

Für die Lokalbehandlung empfiehlt Birnbaum Nifuran als Globuli und als Gel. Es ergänzt wirksam die orale Behandlung mit Metronidazol. — Bei der kombinierten Infektion mit Trichomonaden und Candida albicans, die bei Vaginitiden häufiger gefunden wird, sahen Özbay u. Kohne eine gute Wirkung von Pimaricin in Lokalanwendung. Doch glauben andere Autoren, daß eine Kombination mit Metronidazol in Tablettenform, oral gegeben, einer alleinigen Lokaltherapie überlegen sei.

Da Clont bzw. Metronidazol über die Harnwege ausgeschieden wird, wird auch eine gleichzeitig bestehende Harnwegsinfektion mit Trichomonaden dadurch günstig beeinflußt.

Für die männliche Infektion, die sich ja hauptsächlich im Bereich der Harnwege abspielt, ist die orale Behandlung über 6 Tage mit 3 × 2 Tabl. Clont resp. Flagyl täglich ebenfalls ausreichend. Ob sie in jedem Fall die Manifestation einer Infektion in der Prostata zu beseitigen in der Lage ist, sei etwas in Frage gestellt. Hier wird man sehr oft berücksichtigen müssen, daß eine bakterielle Begleitflora vorhanden ist. Von anderen Autoren, wie Pereyra u. Lansing (1964) werden 5-Tage-Kuren empfohlen. Zur Lokalbehandlung werden auch Zäpfchen von Dijodohydroxiquin als wirkungsvoll angegeben (Faust, Russell u. Jung).

Literatur

Adler, S., Sadowski, A.: Intradermal reaction in Trichomonas infection. Lancet **252**, 867 (1947).

Birnbaum, H.: Untersuchungen über die trichomonazide Wirkung verschiedener Nitrofuranpräparate. Zbl. Gynäk. **89**, 1303 (1967).

Boquoi, E.: Vergleichende zytologisch-histologische Untersuchungen an Vor- und Frühstadien des Kollumkarzinoms bei gleichzeitigem Trichomonadenbefall der Scheide. Zbl. Geburtsh. Gynäk. **169**, 59 (1968).

Brand, Th. v.: Kohlehydratstoffwechsel parasitischer Protozoen. II. Zuckerstoffwechsel der Trypanosomen. Z. vergl. Physiol. **19**, 587 (1933).

Christow, Chr. P.: Trichomoniase — nicht Infektion allein. Selecta **14**, 3693—3694 (1972).

Chung, P. R., Soh, C. T.: Immobilization-Agglomeration Reaction for the Diagnosis of Trichomonas vaginalis Infection. Trop. Med. News **7**, 30 (1970).

Cosar, C., Crisan, C., Horclois, R., Jacob, R. M., Robert, J., Tchelitcheff, S., Vaupre, R.: Nitroimidazoles-préparation et activité chimiothérapeutique. Arzneimittel.-Forsch. **16**, 23 (1966).

Donné, M. Al.: Animalcules observés dans les matières purulentes et le produit des sécrétions des organes génitaux de l'homme et de la femme. C.R. Soc. Acad. Sci. (Paris) 1836, 385 to 386.

Faust, E.C., Russell, P.E., Jung, R.C.: Craig and Faust's Clinical Parasitology. 8. Aufl. Philadelphia: Lea & Febiger 1970.

Feo, L.G.: The Incidence and Significance of Trichomonas vaginalis Infestation in the Male. Amer. J. trop. Med. **24**, 195 (1944).

Fischer, L., Reichenow, E.: Protozoenkrankheiten. In: Handb. d. Inn. Med., Bd. I, 2, S. 429. Berlin-Göttingen-Heidelberg: Springer 1952.

Hesseltine, H.C., Wolters, S.L., Campbell, A.: Experimental human vaginal trichomoniasis. J. exp. Med. (Chicago) **71**, 127 (1942).

Hoffman, B.: An Evaluation of the Use of the Indirect Hemagglutination Method in the Serodiagnostic of Trichomonadosis. Wiad. Parazyt. **12**, 392—397 (1966).

Hofmann, D., Kühn, J.: Untersuchungen über die pathogene Bedeutung der weiblichen Urogenitaltrichomoniasis, speziell über die Beeinflussung der Fertilität. Arch. Gynäk. **203**, 1 (1966).

Howes, H.L., Lynch, J.E., Kivlin, J.L.: Tinidazole, a new Antiprotozoal Agent: Effect on Trichomonas and other Protozoa. Antimicrobial Agents and Chemotherapy 1969, 261—266.

Iljin, I.I.: Genitale und extragenitale Komplikationen der Trichomoniasis bei den Männern. Derm. Wschr. **154**, 294 (1968).

Jira, J.: Trichomoniasis of Men. Wiad. Parazyt. **5**, 519 (1959) (Engl. Summary).

Jírovec, O.: Neuere Forschungen über Trichomonas vaginalis und vaginale Trichomonosis. Angew. Parasit. **6**, 202—210 (1965).

— **Bartos, F., Mezl, Z., Novak, V.**: Zur Kenntnis der Mundprotozoen beim Menschen. Arch. Protistenk. **96**, 31 (1942).

Kaarma, H., Teras, J., Podar, U.: Histological changes in the vaginal part of the uterus in cases of genito-urinary Trichomonadosis. Wiad. Parazyt. **XV**, Nr. 3—4 (1969) (Engl. Summary).

Knight, T.F., Shelanski, H.A.: Treatment of acute anterior Urethritis with Silver Picrate. Amer. J. Syph. and Vener. Dis. **23**, 201 (1939).

Komorowska, A., Kurnatowska, A., Liniecka, J.: Occurrence of Trichomonas vaginalis Donné in Girls Depending on Hygienic Conditions. Wiad. Parazyt. **8**, 243—251 (1962).

Kucera, K., Kramár, J.: Indirect immunofluorescent test for the serodiagnosis of Trichomonas vaginalis infections. Progress in Protozoology. II. Intern. Conference, London 1965, Excerpta Medica Foundation.

Lupascu, G.H., Panaitescu, D.: Trichomonoza Uro-Genitala. Edit. Academiei Republicii Socialiste Romania 1971.

Lwoff, M.: The nutrition of parasitic flagellates (Trypanosomidae, Trichomonadinae). In: Biochemistry and Physiology of Protozoa, Bd. I. New York: Academic Press, Inc. Publ. 1951.

Mannweiler, E., Oelerich, S.: Serologische Untersuchungen mit Trichomonaden. Z. Tropenmed. Parasit. **19**, 308 (1968).

Michel, R., Westphal, A.: Das Verhalten der eosinophilen Leukozyten bei ektopischen Trichomonas vaginalis-Infektionen spezifisch sensibilisierter Mäuse. Z. Tropenmed. Parasit. **19**, 141 (1968).

— — Die Spezifität der Dermal- und Peritonealzellreaktion sowie der Eosinotaxis bei der durch Trichomonas vaginalis sensibilisierten Maus. Z. Tropenmed. Parasit. **20**, 151 (1969).

— — **Garcia, W., Kornmüller, K.**: Die Peritonealzellreaktion mit Trichomonas vaginalis sensibilisierter Mäuse. Z. Tropenmed. Parasit. **19**, 355 (1968).

Özbay, T., Kohne, E.: Erfahrungen mit Pimafucin bei der Candida- und Trichomonaden-Vaginitis. Med. Welt **50**, 2741 (1969).

Pereyra, A.J., Lansing, J.D.: Urogenital Trichomoniasis: Treatment with Metronidazole in 2002 incarcerated Women. Obstet. and Gynec. **24**, 499 (1964).

Piekarski, G.: Lehrbuch der Parasitologie. Berlin-Göttingen-Heidelberg: Springer 1954.

— **Saathoff, M., Korte, W.**: Zum Problem der Spezifität der Toxoplasma-Seroreaktion. Z. Tropenmed. Parasit. **8**, 356 (1957).

Preisler, O.: Die Trichomonaden-Infektion des weiblichen Urogenitaltraktes. Fortschr. Med. **83**, 133 (1965).

Raab, W.: Zur Behandlung der Trichomonadeninfektion. Ther. d. Gegnw. **108**, 967 (1969).

— Pimaricin, ein Antibiotikum gegen Pilze und Trichomonaden. Arzneimittel.-Forsch. **17**, 538 (1967).

Read, C.P.: Comparative Studies on the Physiology of Trichomonad Protozoa. J. Parasit. **43**, 385—394 (1957).

Reardon, L.V., Jacobs, L.: Difference in 2 Strains of Trichomonas vaginalis as Revealed by Intraperitoneal Injections into 6 Strains of Mice. J. Parasit. **44** (Sec. 2), 21 (1958).

Roigas, E., Teras, J., Ridala, V., Tompel, H.: Patho-morphological reaction of testicles of white rats and guinea pigs infected with Trichomonas vaginalis Donné. Wiad. Parazyt. XV, Nr. 3—4 (1969) (Engl. Summary).

Schnitzer, R.J., Kelly, D.R.: Short persistence of Trichomonas vaginalis in reinfected immune mice. Proc. Soc. exp. Biol. (N.Y.) **82**, 404 (1953).

Schultz, W., Westphal, A.: Über das Trichomonasproblem und das Vorkommen von Trichomonaden im menschlichen Blut. Arch. Gynäk. **168**, 539 (1939).

Scultety, S., Simon, L., Korpássy, A.: Aktuelle Fragen der urogenitalen Trichomoniasis des Mannes. Z. Urol. **60**, 311 (1967).

Teras, J., Jaakmees, H., Nigesen, H.U., Roigas, E., Tompel, H.: Immunity due to infestation with Trichomonas vaginalis. Progr. Protozool. Int. Congr. Ser. 91 (1965), 39a, Excerpta Medica Found. London.

Tóth, B., Simon, J.: Die Rolle der urogenitalen Trichomonase in der Entstehung von Veränderungen des Portioepithels. Zbl. Gynäk. **91**, 547 (1969).

Trussell, R.E., Plass, E.D.: Pathogenicity and physiology of pure culture of Trichomonas vaginalis. Amer. J. Obstet. Gynec. **40**, 883 (1940).

Wagner, Hess: cit. in Fischer/Reichenow, Handb. d. Inn. Medizin, Bd. I, 2. Berlin-Göttingen-Heidelberg: Springer 1952.

Walther, H.: Trichomoniasis urogenitalis in der dermatologischen Praxis. Derm. Mschr. **155**, 988 (1969).

Weidenbach, A., Fröhlich, L.: Behandlung der Trichomonaden- und Soor-Kolpitis mit Nifuratel. Münch. med. Wschr. **110**, 343 (1968).

Wenrich, D.H.: Comparative Morphology of the Trichomonad Flagellates of Man. Amer. J. trop. Med. Hyg. **23**, 125—127 (1944).

Westphal, A.: Zur Morphologie, Biologie und Infektionsfähigkeit der 4-geißeligen Trichomonasarten des Menschen. Zbl. Bakt., I. Abt. Orig. **137**, 363 (1936).

— **Garcia, W., Michel, R.**: Untersuchungen zur vaginalen Trichomonasinfektion und Sensibilisierung kleiner Versuchstiere. Z. Tropenmed. Parasit. **20**, 60 (1969).

— **Michel, R., Schuhmacher, H.H.**: Untersuchungen zur Immunität und Allergie bei ektopischen Trichomonas vaginalis-Infektionen. Z. Tropenmed. Parasit. **19**, 60 (1968).

Wiedmann: Aktuelle Probleme der Geschlechtskrankheiten bei der Frau. Münch. med. Wschr. **108**, 1837 (1966).

Young, R.V.: Trichomoniasis in the Male. Rocky Mtn med. J. **46**, 928—931 (1949).

Nachtrag bei Korrektur

Asami, K., Nakamura, M.: Experimental inoculation of bacteria-free Trichomonas vaginalis into human vaginae and its effect on the glycogen conten of vaginal epithelia. Amer. J. trop. Med. Hyg. **4**, 83 (1955).

Gjønaess, H., Aure, J.C.: Behandlung von vaginaler Trichomoniasis mit Nifuratel. Acta obstet. gynec. scand. **48**, 1 (1969).

McEwen, D.C.: Proc. I. Canad. Symp. Montreal 1959.

Prill, H.J.: Prophylaxe der Vaginaltrichomoniasis. Ther. d. Gegenw. **111**, 1120 (1972).

Weidenbach, A., Klose, E.J.: Erfahrungen mit einem neuen Trichomonacidum. Ther. d. Gegenw. **111**, 1131 (1972).

VI. Balantidiose

W. Mohr

Mit 1 Abbildung

I. Definition

Bei der Balantidiose handelt es sich um eine durch den Ziliaten „Balantidium coli" verursachte Darminfektion, die unter dem Bild ruhrartiger Erscheinungen verläuft. Nicht in jedem Fall kommt es zu klinisch stürmischen Symptomen, doch können die Balantidien, ähnlich den Amöben, lokale Geschwüre im Dickdarm und Hämorrhagien der Dickdarmschleimhaut verursachen. Die Infektion kann als akute Balantidien-Ruhr sogar in wenigen Tagen tödlich enden. Bei den menschlichen Erkrankungen handelt es sich fast immer um Einzelerkrankungen, selten sind es kleine Gruppenerkrankungen.

II. Geschichte

Balantidium coli wurde erstmalig 1857 von Malmsten bei 2 Kranken mit ruhrartigen Erscheinungen beobachtet. Er bezeichnete den Erreger damals als „Paramecium coli". Etwas später — 1861 — brachte Leuckart diese Parasiten mit einem von ihm im Schweinedarm entdeckten Ziliaten in Beziehung. 2 Jahre später, 1863, ordnete Stein den entdeckten Ziliaten der Gattung Balantidium zu.

Der Parasit hat als *natürlichen Wirt* das *Schwein* und ist kosmopolitisch verbreitet. Die Balantidiose ist eine *Zoonose*, verläuft aber beim Schwein symptomlos und verursacht keine Schädigung. — Menschliche Infektionen werden im allgemeinen selten angetroffen, wenn nicht besondere Umstände ein gehäuftes Auftreten bewirken. Der Mensch ist also *nur Gelegenheitswirt für Balantidium coli* (Piekarski).

Eine gewisse Häufung der Infektion wird in Südrußland sowie auf den Philippinen beobachtet. So berichtet z.B. Stechensnovitsch (1941) über einen Balantidienbefall in Asserbeitschan in 5,1 % der untersuchten Fälle. — Untersuchungen in anderen Ländern, so z.B. in Südpersien, ergaben unter 14000 Ruhrkranken 17mal Balantidien in den Stühlen (Stewart, 1949). Die Befallsrate in anderen Ländern bleibt fast überall unter 0,1 % (Arean u. Koppisch, 1956). In mohammedanischen Ländern ist die Zahl noch geringer, da dort das Verbot der Schweinehaltung die Infektionsmöglichkeiten stark einschränkt.

III. Der Erreger

Balantidium coli gehört der Protozoenklasse der *Ciliophoren* an; es ist der einzige Parasit dieser Art, der als menschlicher Parasit auftritt. Der Erreger hat eine eiförmige Gestalt. Seine Größe wechselt von 30—150 μ, meist zwischen 50 und 80 μ. Der Körper des Erregers ist mit Wimpern bedeckt, die in längsverlaufenden Furchen angeordnet sind, so daß die Oberfläche gestreift erscheint. Der Parasit bewegt sich durch den Wimpernschlag sehr lebhaft voran. Am vorderen Körperende findet sich eine Einsenkung, in welche eine Wimpernzone führt, auf deren Grund die Mundöffnung liegt. Der Parasit hat einen großen Kern von nierenförmiger Gestalt und an der Konkavseite des großen Kerns liegt ein Mikronukleus. 2 pulsierende Vakuolen sind in der Regel vorhanden, in denen als gröbere Bestandteile Stärkekörner und beim Sitz im Gewebe auch Erythrocyten zu finden sind. Die Vermehrung erfolgt durch Querteilung. Der Parasit findet sich beim Schwein hauptsächlich im Coecum, weniger häufig in den abführenden Colonabschnitten; beim Menschen ist er auch ein *Dickdarmparasit*. Die Übertragung auf andere Wirte erfolgt meist in der *Cystenform*, in welche sich der Parasit unter Abrundung und Verlust der Wimpern verwandelt. Die kugeligen Cysten haben eine dickwandige Membran und einen Durchmesser von 50—60 μ. Die Cystenbildung erfolgt beim Schwein mit großer Regelmäßigkeit. Die Balantidien können sich bis zu 3 Tagen in mit Faeces verunreinigtem Wasser lebend erhalten.

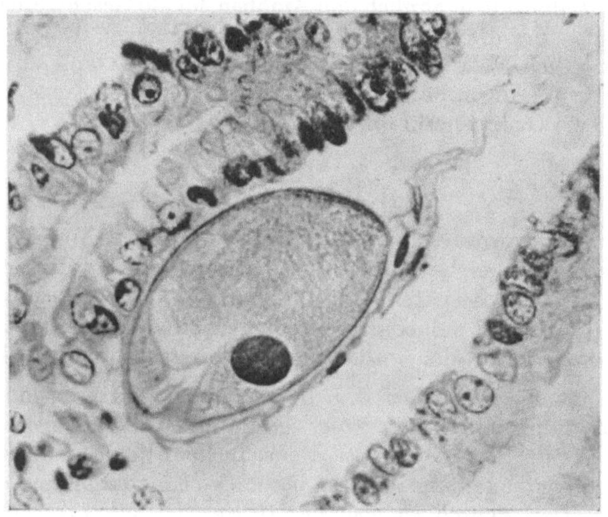

Abb. 1. Balantidium coli in der Mucosa zwischen Epithel und Basalmembran. Etwa 700:1. (Nach Mackie, Hunter u. Worth, 1945, aus Reichenow, 1952)

Außer beim Hausschwein, das oftmals bis zu 100% befallen ist, kommt der Erreger auch beim Wildschwein vor; hin und wieder werden auch Ratten infiziert gefunden. Beim Affen sind die Balantidien auch sehr verbreitet; so entdeckten Quadri u. Navarathnam eine neue Species von Balantidium bei einem indischen Affen. — Das Angehen der Infektion mit Balantidien ist weitgehend von der Ernährungsform abhängig, das konnte Schumaker (1930) bei der Infektion von Ratten zeigen. Unter Kohlehydratkost ging die Infektion zu 93,5% an, bei reiner Milchdiät nur selten und bei einer Diät mit 70% Casein überhaupt nicht. Unter dieser Diät kam es sogar zum Erlöschen der Infektion. Westphal konnte feststellen, daß Kaninchen, die normalerweise nicht empfänglich sind, unter einer Kost von Hafer oder Korngemisch mit Brot und Wasser ein Angehen der Infektion zeigten. Bei Fortführung der Diät blieb die Infektion lange Zeit bestehen.

Eine *Züchtung* des Ziliaten bei 37° gelingt am besten auf dem für Amöbenkulturen geeigneten Nährboden. Eine noch einfachere Methode bedient sich einer

Ringer-Lösung (9 Teile), der Inhalt eines Schweineblinddarms zugesetzt wird (1 Teil). Es gibt auch noch einige andere Methoden der Züchtung und Anreicherung. Hier sei nur als Anreicherungsmethode noch die Verbringung einer größeren Kotprobe in ein grobmaschiges Gazesäckchen genannt, das in ein mit physiologischer Kochsalzlösung gefülltes Spitzglas gehängt wird; die Ziliaten sammeln sich an dem unteren Pol des Gefäßes infolge ihrer Geotaxis (FRITZE, 1921). *Elektronenmikroskopische Studien* über Balantidium coli, vom Menschen isoliert, führten GRAIN (1966) und KAN (1971) durch.

IV. Pathologisch-anatomische Befunde

Wahrscheinlich müssen Läsionen der Darmwand oder sonstige begünstigende Noxen vorausgegangen sein, die durch Bakterien oder auch Würmer hervorgerufen sein können, um den Balantidien eine Eintrittspforte in den Organismus zu verschaffen. Auch allgemeine Resistenzherabsetzung (KOPPISCH u. NICHOLS-WILKING, 1947), ferner aber auch mangelhafte Ernährung — sei es durch Krankheiten oder sonstige Umstände — führen zur Schaffung günstiger Entwicklungsbedingungen für die Ziliaten im Gewebe. Es bestehen also gewisse Ähnlichkeiten zur Amöbenruhr, allerdings scheidet bei der Balantidiose ein Klimafaktor aus, denn sie tritt sowohl im gemäßigten Klima als auch im tropischen Klima auf.

Die *Ulcerationen*, die der Erreger hervorruft, finden sich in wechselnder Menge im Coecum, sodann aber auch im Verlauf des gesamten Colons bis zum Rectum. Aber auch im Ileum werden gelegentlich Wandläsionen gefunden. Die Geschwüre sind ähnlich denen bei der Amöbenruhr: rundlich oder oval, selten von unregelmäßiger Gestalt. Sie haben unterminierte, leicht gewulstete Ränder, ihr Durchmesser kann mehrere Zentimeter betragen. Am Grunde sind sie von grau-schwärzlichen, nekrotischen Gewebsmassen erfüllt. Meist reichen sie bis in die Submucosa, können sogar die Muscularis erreichen und zur Perforation führen. In den Randpartien der Geschwüre finden sich zellige Infiltrate, in denen die Balantidien nachzuweisen sind, die sich aber auch in den Venen, Lymphspalten sowie den regionären Lymphdrüsen finden lassen.

Ob die Balantidien nur mechanisch schädigend auf das Gewebe einwirken, oder ob es sich nicht doch so verhält, daß sie den Weg bahnen für gewebszerstörende Bakterien, ist noch nicht ganz geklärt. Auffallend ist jedenfalls, daß die nekrotischen Partien in den Geschwüren kaum Balantidien, aber reichlich Bakterien enthalten, und daß die dort zu findenden Balantidien degenerativ verändert oder abgestorben sind. KOPPISCH u. NICHOLS-WILKING haben die Auffassung geäußert, daß die Balantidien lytische Stoffe absondern oder — wahrscheinlicher noch — daß solche Stoffe beim Zerfall der Balantidien frei werden.

V. Pathogenese

Normalerweise werden die aufgenommenen Balantidien durch die Magensäure zerstört. Der Mensch ist kein Wirt für die Erreger und die Mehrzahl der Infektionen geht bei ihm nicht an. Es müssen besondere Verhältnisse vorliegen, wie Anacidität oder Subacidität, die das Angehen der Infektion begünstigen (MASING, 1929), und ein besonderes physiologisches Milieu des Darmes muß vorhanden sein, wie es z.B. WESTPHAL in seinen Tierversuchen geschaffen hat und erst danach das Angehen der Infektion beobachten konnte.

In dem natürlichen Wirt — dem Schwein — löst der Balantidienbefall niemals Krankheitserscheinungen aus. Auch beim Menschen kann er zunächst als völlig harmloser Darmlumen-Parasit vorhanden sein, und erst durch besondere Umstände das Eindringen in die Darmwand herbeigeführt werden. Ältere Untersuchungen haben gezeigt, daß lange nicht alle balantidienbefallenen Personen Durchfälle haben, daß auf der anderen Seite aber auch die Durchfälle nicht unbedingt durch die Balantidien ausgelöst sein müssen. WESTPHAL (1939) beobachtete, daß nach Beseitigung der Diarrhoen der Balantidienbefall fortbestand, andererseits können nach Beseitigung der Balantidien auch die Krankheitserscheinungen noch andauern (MASING, 1929).

Als wegbereitende Noxen für das Eindringen der Ziliaten in die Darmschleimhaut gelten bakterielle Darminfektionen und Helminthenbefall, Mangelernährung oder einseitige Ernährung, sowie Resistenzminderung durch andere Krankheiten. Hier liegen also ähnliche Verhältnisse vor wie bei der Amöbenruhr. Ob die Balantidien möglicherweise auch durch das intakte Epithel der Dickdarmschleimhaut eindringen können, wurde von AREAN u. KOPPISCH (1956) zur Diskussion gestellt.

VI. Epidemiologie

Der im Dickdarm von Schweinen, Affen und anderen Tieren lebende Parasit hatte *früher* eine sehr *weite Verbreitung in Europa*, scheint aber in den letzten Jahrzehnten hier *fast ausgerottet* zu sein. Aus Deutschland, Skandinavien, Großbritannien und Holland sind kaum Fälle bekannt geworden (HENSCHEN, 1965). Auch in Italien ist der Parasit sehr selten, während auf dem *Balkan* er auch jetzt noch häufiger beobachtet wird. Aus Tiflis wurden im Laufe von 4 Jahren 22 Fälle berichtet. Auch aus verschiedenen anderen Gebieten im Süden der UdSSR liegen gehäufte Mitteilungen vor. — In außereuropäischen Ländern ist der Parasit besonders auf den *Philippinen* und in *Japan* endemisch; ebenso auf verschiedenen *Südsee-Inseln*, so auf den Marianen und auf den Samoa-Inseln. In Südamerika wird er vereinzelt gefunden, häufigeren Befall berichtet man aus *Panama* und *Cuba*. VALLADA untersuchte von 1957—1967 im Staate São Paulo/*Brasilien* 78895 Stuhlproben und fand darunter 12 Fälle von Balantidiose (= 0,015%).

Die eingehende Anamnese der menschlichen Erkrankungen ergibt in über 50% der Fälle einen eindeutigen *Kontakt mit Schweinen*. So tritt die Infektion meist bei der in der Landwirtschaft tätigen Bevölkerung, Tierpflegern und Schlachtern auf. Selten werden Schafe, Pferde und Rinder infiziert gefunden. Wichtig erscheint, daß auch Wildschweine infiziert sein können, und vor allem Ratten, so daß mit Rattenkot kontaminierte Speisen auch als Infektionsquelle in Frage kommen.

Die Übertragung auf den Menschen erfolgt durch orale Aufnahme der mit dem Tierkot — meist Schweinekot — ausgeschiedenen Cysten. Eine Übertragung von Mensch zu Mensch ist außerordentlich selten. Eine solche Übertragung wurde von YOUNG (1939) bei Geisteskranken in Süd-Carolina im dortigen State Hospital beobachtet. Es litten dort 6,3% der Geisteskranken an chronischen Durchfällen durch Balantidien. Auch FERRY (1942) gibt eine ähnlich hohe Infektionsziffer bei Insassen einer Irrenanstalt an. Hier allerdings waren viele der Balantidienträger in der Schweinezüchterei der Anstalt beschäftigt.

Daß aber noch lange nicht jede Infektion angeht, zeigen Beobachtungen wie die von FÜSTHY (1938) in Ungarn (Szeged und Budapest), der bei 97 Personen, die mit Schweinefäkalien in Berührung kamen, nur in 1 Fall eine Infektion beobachten konnte. Auch HALAWANI u. EL KORDY fanden unter 46 mit der Schweinehaltung beschäftigten Personen nur eine infiziert.

Wahrscheinlich können auch Fliegen bei der Übertragung von Bedeutung werden, ähnlich wie das auch bei anderen Darmprotozoen der Fall ist, indem sie die Cysten aus dem Schweinekot aufnehmen und auf Nahrungsmitteln absetzen.

VII. Klinisches Bild

Inkubation

Wie sich schon aus dem Vorhergehenden ergibt, kann das klinische Bild sehr wechselnd sein. *Eine Infektion bedeutet also noch nicht eine Erkrankung.* Ähnlich wie bei der Amöbiasis gibt es symptomlose Darmlumeninfektionen. So ist auch eine Inkubationszeit nicht sicher zu bestimmen und nur in seltenen Fällen sicher festzulegen.

Klinik

Leichtere Infektionen können mit geringen Beschwerden und Erscheinungen einhergehen. Stärkere Infektionen können stürmische Krankheitsbilder, ganz *akut* verlaufend, auslösen und *chronische* Infektionen zeigen oft das Bild des Wechsels von Durchfallperioden und Zeiten hartnäckiger Obstipation.

Bei den *akuten Erscheinungen* mit *ruhrartigem Krankheitsverlauf* kommt es zu Bildern ähnlich wie bei schwerer bacillärer Ruhr, wobei sich allerdings die Frage erhebt, ob hier nicht u. U. Mischinfektionen vorliegen. In diesen Fällen zeigen sich Bilder wie bei einer schweren Colitis mit blutig-schleimigen Durchfällen, starken Leibschmerzen und Tenesmen. Die Stuhlentleerungen haben einen häufig sehr penetranten Geruch (an den Schweinestall erinnernd). Solche Fälle können u. U. einen tödlichen Verlauf nehmen (Koppisch u. Nichols-Wilking). Fieber tritt bei diesem Krankheitsbild meist nicht auf oder erst zu einem späteren Zeitpunkt.

Bei den mehr *chronischen Verläufen*, die sich über Monate hinziehen, u. U. sogar Jahre, bestehen durchfällige Entleerungen, selten mehr als 10 am Tag, die nicht wäßrig, sondern mehr breiig bis dünnbreiig sind, manchmal mit Tenesmen, dann wieder ohne solche einhergehend. An diese Perioden von Durchfall können sich Zeiten hartnäckiger Obstipation anschließen. Blut- und Schleimbeimengungen, die bei der Amöbenruhr häufig gesehen werden, fehlen bei dieser Infektion oder treten nur in ganz schweren Fällen auf. Daß es zu schweren intestinalen Blutungen bei Balantidiose kommt, ist sehr selten. Ein Einzelfall wurde von Iampolskaia (1971) beschrieben.

Die Stuhlreaktion ist meist alkalisch. Im Stuhl-Ausstrichpräparat und im rektoskopisch gewonnenen Schleimhautabstrich sind vielfach reichlich eosinophile Zellen nachzuweisen, sowie unverdaute Nahrungsreste, die daraufhinweisen, daß auch eine Störung der Magensäureproduktion und der Fermentproduktion besteht.

Die *klinischen Befunde* sind sonst wenig charakteristisch, sie sind abhängig von der Schwere der Infektion. *Herz und Kreislauf* sind in der Regel kaum beeinträchtigt, *Lungen*erscheinungen werden ebensowenig gefunden wie Veränderungen an den *Nieren*, den *endokrinen Drüsen* und am *Zentralnervensystem.*

Die *Hauptsymptomatik* betrifft das *Abdomen* mit einer Druckschmerzhaftigkeit im ganzen Verlauf des Colons, ähnlich wie bei der Amöbenruhr, mit einem rektoskopischen Bild, das mehr oder minder ausgedehnte Geschwüre mit kraterartig unterminierten Rändern zeigt. Während sich in leichteren Fällen lediglich eine diffuse Rötung und Schwellung mit vermehrtem Schleimbelag nachweisen läßt. Alvarez Valverde u. García Torres berichten über einen Fall, bei dem unter dem Verdacht auf eine Appendicitis wegen starker Bauchschmerzen operiert worden war, und der nach der Operation verstarb. Hier fanden sich Trophozoiten und Cysten von Balantidium coli im Bereich der Appendix und des Dickdarms in vielen kleinen Ulcera, die an der Oberfläche der Schleimhaut und in den Krypten saßen.

Das *Röntgenbild* des Dickdarms kann normal sein, daneben aber können Schwellungszustände mit Vergröberung der Schleimhautfalten nachgewiesen werden, sowie Wandstarre, gezähnelte Konturen und kleine, kragenknopfartige Ulcerationen.

Die Differentialdiagnose aus rektoskopischem Bild und Röntgenbefund zwischen Balantidiose und Amöbenruhr zu stellen, ist praktisch nicht möglich, hier hilft *nur der Parasitennachweis* bei der Stuhluntersuchung.

Fieber tritt bei der unkomplizierten Balantidiose nicht auf. Ein Übergreifen der Infektion auf andere Organe oder Organsysteme wurde bisher nur ganz ausnahmsweise beobachtet. So hat man in vereinzelten Fällen in den regionalen Lymphdrüsen des Eingeweidetraktes bei sehr schweren Infektionen Parasiten nachweisen können. Abscesse und Fernmetastasen sind äußerst selten.

Ein Fall von *Leberabsceß* durch Balantidien wird von WENGER (1967) beschrieben. Es handelt sich um einen 16jährigen Venezuelaner. Die Erkrankung begann unter dem Bild einer akuten Appendicitis mit Perforation, die chirurgisch behandelt wurde. Kurz nach dieser Operation entwickelte sich ein Bild ähnlich einem Amöbenleberabsceß. 53 Tage nach der Operation verstarb der Patient trotz Emetin-Behandlung, Transfusionen, Gabe von Antibiotica und nochmaliger Laparotomie. Die Sektion zeigte einen großen Absceß unter Mitbeteiligung des Zwerchfells und der Lunge, wie man ihn sonst nur bei Amöbiasis findet, doch fanden sich keine Amöben in der Absceßwand, wohl aber sehr zahlreich Balantidium coli.

Toxische Leberschädigungen wurden bisher nicht beobachtet, Milzschwellung gehört ebenfalls nicht zum Bild der Balantidiose; ebensowenig sind Hautveränderungen zu beobachten.

Das *Blutbild* zeigt keine Besonderheiten. Eine Leukocytose spricht für eine bakterielle Superinfektion oder sonstige Komplikationen. Wesentliche Verschiebungen im Differentialblutbild werden nicht gefunden: keine Monocytose, keine Eosinophilie. In einzelnen Fällen stellte man leichte Anämien fest.

Die *Blutsenkung* ist in den chronischen Fällen meist nicht erhöht, ein Anstieg der Blutsenkung muß ebenfalls an Komplikationen oder das gleichzeitige Auftreten von anderen Krankheiten denken lassen.

Im Laufe der Jahre sind verschiedene *Todesfälle* berichtet worden. So beschreiben 1961 ALVAREZ VALVERDE u. GARCÍA TORRES einen Todesfall an Balantidienruhr. Es handelt sich um einen 33jährigen Epileptiker, der wegen einer perforierten Appendicitis operiert wurde; in der Wand der Appendix fanden sich zahlreiche Cysten und Trophozoiten von Balantidium coli. Bei der Operation fand man auch eine ausgedehnte Schwellung der mesenterialen Lymphdrüsen. — Bei einer Rektoskopie konnten in der ödematösen Rectalschleimhaut, die bei Berührung sofort blutete und verschiedene Geschwüre aufwies, ebenfalls zahlreiche Trophozoiten von Balantidium coli festgestellt werden. 14 Tage nach der Operation starb der Patient an akutem Kreislaufversagen trotz Tetracyclin-Behandlung, der Gabe von Emetin und Dijodohydroxychinolin. Bei der Sektion fanden sich die Parasiten in den Randzonen der Geschwüre. Die Ränder der Geschwüre waren unterhöhlt. In den Zonen der Nekrose fanden sich keine Parasiten. Man konnte ein Eindringen eines Parasiten in ein Lymphgefäß beobachten, man fand aber keine Parasiten in den mesenterialen Lymphdrüsen. Solche seltenen, tödlich endenden Verläufe einer Balantidien-Infektion werden fast nur bei schon vorgeschädigten, geschwächten Personen, wie in oben berichtetem Fall, gesehen.

Einen weiteren tödlich verlaufenden Krankheitsfall bei einem 8jährigen Kind beschreibt auch KAMAT (1968). Das unterernährte Kind starb 3 Tage nach Aufnahme in die Klinik unter dem Bild einer profusen Diarrhoe. Bei der Sektion fanden sich viele kleine Geschwüre im Colon, in denen sich Balantidium coli nachweisen ließ. Auch in der Submucosa und in den kleinen Lymphgefäßen fanden sich Erreger.

Bei Personen, die durch andere Krankheiten geschwächt sind, kann es leichter zum Angehen einer Balantidien-Infektion kommen, ebenso bei alten Menschen mit herabgesetzter Widerstandskraft und Störungen der normalen Magensaft- und Fermentproduktion. CESPEDES u. Mitarb. teilen den Fall eines 70jährigen Mannes mit, bei dem klinisch der Verdacht auf ein Colon-Carcinom bestand, dessen Sektion aber eine durch Balantidien hervorgerufene Colitis mit Veränderungen auch im Ileum und Parasitenbefunden in Pleura und Lunge ergab.

Einen weiteren tödlich endenden Fall von Balantidium coli-Infektion beschreiben auch GARCÍA-PONT u. RAMÍREZ DE ARELLANO (1966).

Extraintestinale Lokalisation bei Balantidien-Infektionen wurde bisher nur ganz vereinzelt festgestellt. Es handelt sich dabei entweder um von den Geschwüren im Dickdarm ausgehende Prozesse oder um eine Mitbeteiligung der zugehörigen Lymphdrüsen. So beobachteten CORREA HENAO (1947) in 2 Fällen das Auftreten einer Peritonitis, die sich im Anschluß an die Perforation ausgedehnter Geschwüre bei einer Balantidienruhr entwickelt hatte. LUMBRERAS (1963) berichtete über 7 zur Autopsie gelangte Fälle von Balantidienruhr, bei denen sowohl die Mucosa wie auch die Submucosa des Colons vom Krankheitsprozeß betroffen waren. 4 dieser Fälle wiesen auch Veränderungen in der Muscularis auf und bei zweien war eine Perforation durch die Subserosa erfolgt. Außerdem wiesen diese Fälle auch noch zweimal eine Mitbeteiligung der Appendix auf, und einmal war es zum Mitbefall der angrenzenden Lymphdrüsen gekommen, allerdings ohne daß die Lymphwege oder die Venen mitergriffen worden waren.

Über Infektionen des *Urogenitaltrakts* mit Urethritis, Cystitis und Cystopyelitis, die durch eine Balantidien-Infektion verursacht waren, machten MALIWA u. VON HAUS Mitteilung. Hierbei handelte es sich wahrscheinlich um ascendierende Infektionen von der Blase her.

Eine *Vaginitis* durch Balantidien diagnostizierte ISAZA MEJIA (1955). Gleichzeitig bestand bei dieser Patientin eine Dickdarm-Balantidiose, so daß anzunehmen war, daß es sich hier um eine fortgeleitete Sekundärinfektion vom Darm her gehandelt haben muß. Fälle von vaginaler Balantidiosis beschreiben auch GULANOWSKA u. SOROCZAN (1971).

1. Diagnose

Das klinische Bild wird im akuten Fall zunächst an eine bacilläre Dysenterie denken lassen oder an eine Amöbenruhr. Genaue anamnestische Erhebungen können dann auf den Kontakt mit Schweinen hinleiten, ebenso wie der typische Geruch der Stühle auf die Diagnose hinweisen kann.

Die Sicherung der Diagnose ist aber nur durch die *Untersuchung des frischen Stuhles* zu erhalten, oder auch eines nach Heidenhain-Westphal gefärbten Stuhl-Ausstrichpräparates. Im frisch entleerten Stuhl bzw. in den bei der Rektoskopie entnommenen Schleimhautabstrichen gelingt der Erregernachweis leicht. Im frischen Präparat mit Zusatz von physiologischer Kochsalzlösung sind die bewimperten Parasiten schon mit mittlerem Trockensystem durch ihre lebhafte Bewegung gut zu erkennen. In geformten, festen Stühlen sind die Balantidien sehr spärlich, auch Balantidien-Cysten werden beim Menschen nur selten gefunden. Um im festen Stuhl den Nachweis zu führen, hat FRITZE die oben beschriebene

Anreicherungsmethode empfohlen. Schließlich kann man auch bei Verdacht eine Provokation mit salinischen Abführmitteln versuchen.

Zaman (1962) arbeitete einen *Immobilisationstest* gegen Balantidium coli aus. Er verwendete Serum von Kaninchen, die durch subcutane Injektion von Balantidium coli immunisiert worden waren. Mit diesem inaktivierten Immunserum konnte er einen positiven Immobilisationseffekt auslösen. Der Test mit inaktiviertem, normalem Kaninchenserum fiel negativ aus.

Versuche mit einem Immobilisationstest und einem Test zum indirekten Nachweis von fluorescierenden Antikörpern für die Diagnostik der Balantidium coli-Infektion wurden auch von Dzbenski (1966) angestellt. Er fand dabei, daß der Nachweis fluorescierender Antikörper empfindlicher war als der Immobilisationstest. Untersuchungen an natürlich infizierten Schweinen, die aber keinerlei Krankheitserscheinungen aufwiesen, ergaben mit dem indirekten Test auf fluorescierende Antikörper ein negatives Resultat. — Auch Zaman arbeitete 1965 einen Fluorescenz-Antikörpertest auf Balantidium coli aus.

In tropischen Gebieten beobachtet man gar nicht so selten ein gleichzeitiges Vorkommen von Amöben- und Hakenwurmbefall mit der Balantidiose.

2. Prognose

Bei sonst gesunden Individuen verschwindet die Balantidium Coli-Infektion häufig spontan oder wird latent. Träger solcher symptomlosen Infektionen sprechen auf die Behandlung sehr gut an. Der Verlauf bei einer unbehandelten Balantidienerkrankung mit klinischen Erscheinungen kann unterschiedlich sein. Meist, wenn es nicht zu einem ganz akuten Krankheitsbild kommt, tritt sie in Schüben auf. Die foudroyant verlaufenden, akuten Infektionen sind meist nicht durch die Balantidien allein bestimmt, sondern — wie schon erwähnt — durch das Zusammentreffen der Balantidien-Infektion mit einer hochvirulenten bacillären Infektion.

Wie schon bei der Darstellung des pathologisch-anatomischen Bildes erwähnt, kann es gelegentlich zur Komplikation durch Perforation kommen, doch ist diese selten.

Die Letalität der Krankheit bei Kindern wurde von Woody u. Woody (1960) bei unbehandelten Fällen noch mit 17—30% angegeben. Seit Einführung der Antibiotica liegt sie aber sicher auch für Kinder wesentlich niedriger.

3. Immunität

Zur Entwicklung einer echten Immunität kommt es bei dieser Infektion soweit bekannt nicht.

4. Therapie

Da sich auch aus einer symptomlosen Balantidien-Infektion u. U. ein akutes, seltener ein bedrohliches Krankheitsbild entwickeln kann, ist jede erkannte Balantidien-Infektion unbedingt zu behandeln.

Die bei der Amöbeninfektion früher gebräuchlichen Medikamente, wie Yatren, Dijodoquin, Enterovioform, Emetin, Stovarsol und Spirocid zeigten in einigen Fällen eine deutliche Wirksamkeit, in anderen wiederum versagten sie. Young u. Burrows empfahlen 1945 eine 10tägige *Carbarson-Kur*: beim Erwachsenen 2×

täglich 0,25—0,5 g; u. U. Wiederholung dieser Kur nach 1 oder 2 Wochen. Auch Woody u. Woody (1960) behandelten ein Kind mit diesem Medikament; sie gaben 10 Tage lang 2× täglich 12,5 mg bei dem 5 Monate alten Kleinkind und erzielten Heilung ohne Nebenwirkung. Allerdings sind bei dem Arsenpräparat häufig Nebenwirkungen zu befürchten.

Berezovaya (1954) behandelte auch mit *Aminarson* in Verbindung mit Gramicidin, und Fejgin (1955) konnte 17 Fälle mit Aminarson ausheilen, ohne daß auch bei längerer Beobachtung Rückfälle auftraten. Er gab 10 Tage täglich 2× 0,25 g und wiederholte die gleiche Kur nach 10 Tagen.

Hirvonen (1947) beobachtete eine günstige Wirkung vom *Sulfathiazol*.

Machado, De Pinho u. Silva (1969) behandelten 9 Fälle von Balantidiose mit verschiedener Symptomatologie mit *Iodochlorhydroxyquin-Teclozan-Monodral*. Der Erfolg dieser Behandlung war 100%ig, alle 9 Fälle waren auch bei der über 45 Tage gehenden Nachbeobachtung parasitenfrei.

Bei neueren Therapieversuchen im Kulturmedium wurde ein vom Menschen gewonnener Balantidium coli-Stamm durch Metronidazol (*Flagyl*) in seinem Wachstum schon bei einer Konzentration von über 2 μ/g pro ml vollständig gehemmt. Bei einem biphasischen Medium führte eine Konzentration von 8 μ/g pro ml zur völligen Wachstumshemmung. Diese Versuche sprechen für eine gute Wirkung des Medikaments, wahrscheinlich auch bei menschlichen Infektionen (Zaman u. Natarajan, 1969).

Einen ersten Behandlungsversuch machte Wattley (1953) mit 10 g Aureomycin und konnte eine Heilung erzielen. Auch Forsyth (1954) gelang eine Beseitigung der Parasiten in 6 von 7 Fällen mit einer Dosierung von 2× täglich 500 mg über 10 Tage. Die Darmgeschwüre heilten gut ab, in der Nachbeobachtungszeit waren keine Rezidive aufgetreten.

Nach den Versuchen von Lumbreras u. Mitarb. (1959) sowie Quadra sind die *Tetracycline* heute die *Mittel der Wahl*. Als Dosierung wird empfohlen: 10 Tage lang 40 mg pro kg/KG pro Tag. Andere Autoren empfehlen 7tägige Kuren mit täglich 1 g Terramycin. Woody u. Woody weisen allerdings daraufhin, daß auch bei einer 10tägigen Tetracyclin-Kur Rückfälle nicht ganz auszuschließen sind.

Gomez Luz, Navarro Ibanez u. Vargas Busquets (1966) beschreiben ebenfalls eine gute Wirkung des Oxytetracyclins in einer Dosierung von 2 g täglich, oral, für 10 Tage bei einem Patienten, der eine Balantidien-Ruhr hatte mit täglich 3—5 hell-breiigen Entleerungen mit Schleim- und Blutbeimengungen. Das Krankheitsbild war außerdem noch durch diffuse kolikartige Leibschmerzen, Kopfschmerzen, Übelkeit, Appetitlosigkeit und Schlaflosigkeit gekennzeichnet. Auch bei den Kontrollen 30, 60 und 90 Tage nach der Behandlung waren keine Parasiten mehr nachweisbar.

Khamtsov (1965) behandelte 16 Balantidiose-Patienten mit Monomycin. Er gab 5 Tage 4× täglich 150000 Einh. per os. Nach 5 Tagen Pause wiederholte er die Kur. Das Medikament wurde ohne stärkere Nebenwirkungen vertragen, außer Übelkeit in 3 Fällen und Appetitlosigkeit bei 2 Fällen. Alle Patienten wurden klinisch und parasitologisch geheilt, darunter auch 2, die vorher mit Terramycin und Biomycin erfolglos behandelt worden waren.

In vitro-Versuche führten Náquira u. Mitarb. (1966) durch und stellten fest, daß durch Paromomycin in einer Dosis von 4 und 5 mg/ml nach 24 Std eine sehr starke Verminderung der Parasiten erreicht wurde, und daß nach 44 Std die Parasiten auch in den mit 3 und 2 mg/ml behandelten Kulturen schon beseitigt waren. Es scheint sich um einen lytischen Effekt des Paromomycins zu handeln.

Sotolongo u. Mitarb. (1966) behandelten Patienten mit Balantidiose, die das Bild einer Colitis mit blutig-eitrig-schleimigen Stuhlentleerungen boten, mit *Paromomycin.* Die Dosierung betrug 50—100 mg pro kg/KG pro Tag für den Erwachsenen für 5 Tage, und 50 mg pro kg/KG und Tag bei Kindern, ebenfalls über 5 Tage. Für die Kinder wurde die Kapsel geöffnet und in einem Teelöffel Honig gelöst gegeben. Von 26 Patienten wurden 25 geheilt. 2—3 Tage nach Beginn der Behandlung war der Stuhl parasitenfrei und 8—10 Tage nach Behandlungsbeginn waren die Krankheitssymptome verschwunden. Nebenerscheinungen wurden nicht beobachtet.

Neben der medikamentösen Therapie empfiehlt sich auch eine diätetische, da die Erfahrung gemacht wurde, daß eine proteinreiche Nahrung das Wachstum der Balantidien im Darm hemmt, während eine kohlehydratreiche Nahrung ihre Entwicklung begünstigt. Nach Abschluß der Antibiotica-Therapie ist natürlich auch immer noch eine gewisse diätetische Nachbehandlung erforderlich, um die colitischen Restzustände zu beseitigen.

5. Prophylaxe

Einwandfreie Nahrungsaufbereitung, Sauberkeit, Vermeidung von Schmier- und Kontaktinfektionen, ordentliche Wasserversorgung (u.U. Abkochen des Wassers) sind die wichtigsten Maßnahmen vorbeugender Art. Da die Cysten von Balantidium coli sich im feuchten Kot mehrere Wochen schlüpffähig erhalten, ist die Desinfektion der Stühle der Kranken sehr wesentlich. Auch die Lagerung der Nahrungsmittel soll einwandfrei sein (Schutz vor Verunreinigung durch Rattenkot).

Literatur

Alvarez Valverde, R., García Torres, R.: Estudio de un caso mortal de balantidiosis humana Rev. Invest. Salud Públ. **27**, 217 (1967).

Arean, M., Koppisch, E.: Balantidiasis. Amer. J. Path. **32**, 1089 (1956).

Berezovaya, A.V.: Med. Parazit. and Parasit. Dis. (Mosk.) **3**, 265 (1954).

Canal-Feijóo, E.J.: Los Balantidium del hombre y del cerdo. Rev. Fac. Med. Tucumán **5**, 45 (1962).

Cespedes, R., Rodríguez, O., Valverde, O., Fernández, J., González, U.F.: Jara, P.J.W.: Balantidiosis. Estudio de un caso anatomoclínico masivo con lesiones y presencia del parásito en el intestino delgado y pleura. Acta méd. costarric. **10**, 135 (1967).

Correa Henao: Bol. Clin. Univ. de Antioquia. Zitiert nach Isaza Mehia, 1947.

Craig, Faust: Clinical Parasitology. 8. Aufl. Philadelphia: Lea & Febiger 1970.

Dzbeński, T.: Evaluation of sensitivity of some diagnostic methods on the grounds of immunity to Balantidium coli. Bull. Inst. mar. trop. Med. Gdańsk **17**, 479 (1966).

— Immuno-Fluorescent Studies on Balantidium coli. Trans. roy. Soc. trop. Med. Hyg. **60**, 387 (1966).

Fejgin, A.K.: Med. Parazit. and Parasit. Dis. (Mosk.) **24**, 81 (1955).

Ferry, L.V.: (Russisch: Beitrag zur Epidemiologie der Balantidiose.) Med. Parazit. and Parasit. Dis. (Mosk.) **11**, 108 (1942); Ref.: Trop. Dis. Bull. **40**, 459 (1943).

Forsyth, D.M.: Lancet **20**, 628 (1954).

Fritze, F.: Beiträge zur Kenntnis des Balantidium coli. Z. Parasitenk. **1**, 345 (1928).

Füsthy, Ö.: Untersuchungen über das Vorkommen der Balantidiosis in Ungarn. Zbl. Bakt., I. Abt. Orig. **142**, 133 (1938).

García-Pont, P.H., Ramírez de Arellano, G.: Fatal Balantidial Colitis. Bol. Asoc. méd. P. Rico **58**, 195 (1966).

Gomez Lus, R., Navarro Ibanez T., Vargas Busquets, M.A.: Un caso de balantidiasis estudiado en Zaragoza. Med. trop. (Madr.) **42**, 99 (1966).

Grain, J.: Confirmation par la Microscopic electronique de la Place des Balantidium dans l'Ordre des Trichostomatida. C. R. Acad. Sci. (Paris) **263**, 1864—1867 (1966).

Gulanowska, H., Soroczan, W.: Cases of Vaginal Balantidiasis. Pol. Tyg. lek. **26**, 64—65 (1971).

Halawani, A., El Kordy, M.J.: The incidence of balantidiasis in Egypt. J. Egypt. med. Ass. **3**, 939 (1948).

Henschen, F.: Grundzüge einer historischen und geographischen Pathologie. In: Doerr-Uehlinger: Spezielle pathologische Anatomie, Bd. 5. Berlin-Heidelberg-New York: Springer 1966.

Hirvonen, M.: Do sulphonamides possibly have any effect on B. coli? Ann. Med. intern. Fenn. **36**, 274 (1947).

Hoekenga, M.T.: Terramycine treatment of balantidiasis in Honduras. Amer. J. trop. Med. **2**, 271 (1953).

Iampolskaia, S.A.: Balantidiasis with profuse intestinal bleeding. Arkh. Pat. **33**, 76—78 (1971).

Isaza Mejia, G.: Balantidiasis vaginal. Antioquia méd. **5**, 488—491 (1955).

Kamat, R.S.: Balantidium coli colitis. A case report. J. postgrad. Med. **14**, 46b—8 (1968).

Kan, S.P.: Electron microscopic Study of Balantidium from man. Southeast Asian J. trop. Med. Publ. Hlth **2**, 1—8 (1971).

Khamtsov, V.G.: Therapeutic Value of Monomycin for Treatment of Patients with Balantidiasis (russisch). Med. Parazit. and Parasit. Dis. (Mosk.) **34**, 428 (1965).

Koppisch, E., Nichols-Wilking, V.: Balantidial dysentery. Puerto Rico J. publ. Hlth **23**, 185 (1947).

Leuckart: Zitiert nach Reichenow.

Lumbreras, H.: Balantidiosis Humana. Proc. 7th Int. Congr. Trop. Med. & Malaria. **2**, 375 to 376 (1963).

— **Westphal, A., Flores, W.**: Über den Mechanismus der in vitro-Wirkung des Oxytetracyclins etc. Z. Tropenmed. Parasit. **10**, 361 (1959).

Machadao, O., De Pinho, A.L., Silva, S.: Parasitological aspects in human balantidiasis. Therapeutic trials with preparation clioquinol-teclozan-penthienate methobromide (portugiesisch). Hospital (Rio de J.) **75**, 1969—1976 (1969).

Maliwa, E., v. Haus, V.: Über Balantidieninfektion der Harnwege. Z. Urol. **14**, 495—501 (1920).

Malmsten: Zitiert nach Reichenow.

Masing, E.: Über die Bedeutung des Magens für die Infektion mit Balantidium coli. Klin. Wschr. 1929, 2380.

Mohr, W.: Die Protozoeninfektionen des menschlichen Dünndarms. Verh. d. Dtsch. Ges. f. inn. Med., 63. Kongr. 1957, S. 573.

Náquira, F., Náquira, C., Córdova, E., Mori, A., Rondón, C., Paredes, D.: Acción in vitro de la paromomicina sobre Balantidium coli. Bol. chil. Parasit. **21**, 134 (1966).

Nauck, E.G.: Lehrbuch der Tropenkrankheiten. 3. Aufl. Stuttgart: Thieme 1967.

Piekarski, G.: Lehrbuch der Parasitologie. Berlin-Göttingen-Heidelberg: Springer 1954.

Quadra: Mündliche Mitteilung.

Quadri, S.S., Navarathnam, E.S.: On a New Species of Balantidium from an Indian Monkey Macaca radiata. Riv. Parassit. **27**, 89 (1966).

Reichenow, E.: Balantidiose. In: Handb. d. Inn. Med., 4. Aufl., I, 2, 674. Berlin-Göttingen-Heidelberg: Springer 1952.

Rostkowska, J.: Studies on the infective stage of Balantidium coli (Malmsten) for hamsters. Acta Protozool. 7, 269 (1970).

Schumaker, E.: Balantidium coli, host specificity and relation to the diet of an experimental host. Amer. J. Hyg. **12**, 341 (1930).

Sotolongo, F., Otero, R., Argudín, J.: La paromomicina en el tratamiento de la balantidiasis. Rev. cuba. Med. Trop. **18**, 103 (1966).

Stechensnovitsch, V.: Über das Vorkommen von B. coli und anderen Darmprotozoen beim Menschen (russisch). Med. Parazit. (Mosk.) **10**, 252 (1941). Ref.: Trop. Dis. Bull. **40**, 313 (1943).

Stein: Zitiert nach Reichenow.

Stewart, J.S.: Dysentery in South Persia. Brit. med. J. 1949, 662.

Vallada, E.P.: Balantidium coli in Itapetininga, Brazil (port.). Hospital (Rio de J.) **72**, 821 (1967).

Wattley, G.H.: Carib. med. J. **15**, 92 (1953).

Weinstein, P.P. et al.: Treatment of a case of balantidial dysentery with Terramycine. Amer. J. trop. Med. **1**, 980 (1952).

Wenger, F.: Absceso hepático producido por el Balantidium coli. Kasmera **2**, 433 (1967).

Westphal, A.: Experimentelle Balantidiuminfektion beim Kaninchen. Z. Parasitenk. **11**, 68 (1939).

— Experimentelle Untersuchungen über einen als chronische Balantidiose erscheinenden Krankheitsfall. Arch. Schiffs- u. Tropenhyg. **43**, 299 (1939).

— **Mohr, W., Thiele, H.**: Erkrankungen durch Protozoen. In: Klinik d. Gegenwart, Bd. X, München-Berlin: Urban & Schwarzenberg 1961.

Woody, N.C., Woody, H.B.: Balantidiasis in infancy. J. Pediat. **56**, 485 (1960).
Young, M.D.: Attempts to Transmit Human Balantidium coli. Amer. J. trop. Med. **30**, 70—71 (1950).
— Balantidiosis. J. Amer. med. Ass. **113**, 580 (1939).
— **Burrows, R.**: Carbarsone treatment for Balantidium coli infections. Publ. Hlth Rep. (Wash.) **58**, 1272 (1943).
Zaman, V.: An Immobilization Reaction against Balantidium coli. Nature (Lond.) **194**, 404 (1962).
— **Natarajan, P.N.**: In vitro trials of metronidazole against Balantidium coli. Trans. roy. Soc. trop. Med. Hyg. **63**, 152 (1969).

VII. Coccidiose

W. MOHR u. J. HERRMANN

Mit 2 Abbildungen

I. Definition

Die Coccidiose, verursacht durch Coccidien, ist eine Darminfektion mit kurzfristigem, stets gutartigem Verlauf. Sie wird hervorgerufen meist durch Isospora belli, seltener durch Isospora hominis. Die Unterscheidung in diese zwei Arten wird allerdings von manchen Autoren nicht anerkannt; so kommt es vielfach zu Überschneidungen in der Literatur bei der Darstellung dieser beiden Coccidien-Arten.

II. Geschichte

Der erste Befund einer Darm-Coccidiose wurde von KJELLBERG (1860) bei einer Obduktion erhoben. Er entdeckte damals im Inneren der Dünndarmzotten gelegene, mit einer Membran versehene und paarweise angeordnete Gebilde. Diese wurden als Isospora hominis rivolta (Dobell) bezeichnet.

Erst 1915 stellte WOODCOCK bei Soldaten auf Galipoli ähnliche Befunde fest, die durch WENYON bestätigt wurden. Dieser wies die gefundenen Gebilde als Isospora-Oocysten aus. WENYON kam dann 1923 zu dem Schluß, daß seine Befunde nicht mit denen von KJELLBERG identisch sein könnten, sondern daß es sich um 2 verschiedene Arten handeln müsse. Diese Ansicht wurde 1925 durch eine spätere Untersuchung von REICHENOW bestätigt.

Im älteren Schrifttum werden auch Fälle von Leber-Coccidiose des Menschen beschrieben, die ähnliche Bilder zeigten wie die Leber-Coccidiose des Kaninchens. Doch sind alle diese Befunde sehr mit Zurückhaltung zu bewerten, da sie aus einer Zeit stammen, als die Kenntnis von den Coccidien noch sehr gering war.

III. Der Erreger

Die Coccidien gehören zu den Sporozoen und hier zu den Telesporidien (PIEKARSKI). Sie sind Parasiten, die ihren Sitz meist intracellulär im Darmepithel haben, manchmal auch in den Zellen des subepithelialen Gewebes. Die Parasiten vermehren sich durch Schizogonie. Dabei kommt es aber nach mehreren Generationen schizogonischer Vermehrung zur Bildung von Geschlechtsformen mit Makro- und Mikrogameten. Der befruchtete Makrogamet wird durch Abscheidung einer Membran zur *Oocyste*. In dieser erfolgt die Sporogonie. Bei *epithelialem Sitz* der Entwicklungsstadien tritt die Oocyste in das Darmlumen über und wird unreif mit dem Kot ausgeschieden. Die Sporogonie spielt sich dann im Freien ab. Bei *subepithelialem Sitz* der Oocyste kann auch die ganze Sporogonie im Wirtsgewebe ablaufen, so daß dann völlig reife Sporen ausgeschieden werden. Da im Laufe der Vermehrungsperiode die Erreger alle zu Geschlechtsformen werden, die sich im Wirtskörper nicht weiterentwickeln können, so ist die Dauer dieser Infektion immer begrenzt.

Die einzelnen Coccidienarten, die als Krankheitserreger auch bei verschiedenen Haustieren auftreten können, lassen sich an den Merkmalen der reifen Oocysten unterscheiden. Von der *Isospora belli* des Menschen sind nur die im

Stuhl zu beobachtenden Oocysten bekannt. Von dem Verhalten der nahe verwandten Erreger bei Hund und Katze kann man folgern, daß ähnlich wie dort auch Isospora belli die *Dünndarmepithelien* befällt. Mittels der Miller-Abbott-Tuben stellten LIEBOW, MILLIKEN u. HANNUM (1948) fest, daß die Oocysten noch nicht im Duodenum, wohl aber im Ileum auftreten. Über die Entwicklungsdauer haben die Experimente von HERRLICH u. LIEBMANN, sowie von anderen Auskunft gegeben: Nach der Infektion treten die ersten Oocysten im Stuhl nach etwa 9—10

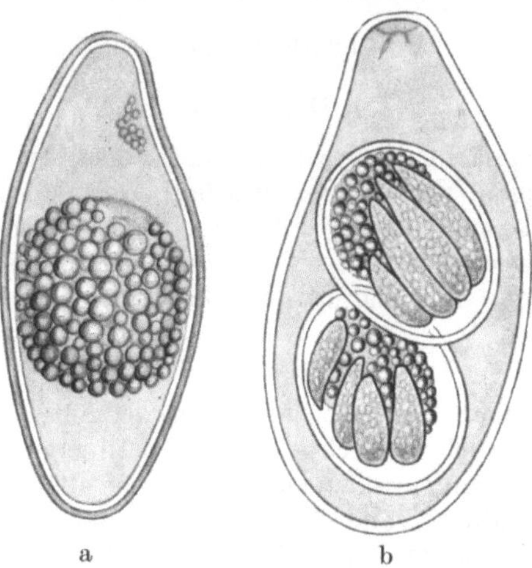

Abb. 1a u. b. *Isospora belli.* a unreife, b reife Oocyste. Vergr. 1600:1. (Nach DOBELL, verändert)

Tagen auf, vereinzelt sogar erst nach 15—16 Tagen (Abb. 1). CONNAL (1922) berichtet sogar bei einer Laborinfektion über das Auftreten erst nach 28 Tagen. Die Ausscheidungsdauer überschritt in keinem der von HERRLICH u. LIEBMANN beobachteten Fälle 3 Wochen. In 2 Fällen von MATSUBAYASHI u. NOZAWA betrug sie 32 bzw. 38 Tage. Bei manchen natürlichen Infektionen wurde eine noch längere Dauer der Oocysten-Ausscheidung festgestellt (bis zu 7 Wochen, FONER, 1939). Diese sind außerordentlich widerstandsfähig (JARPA).

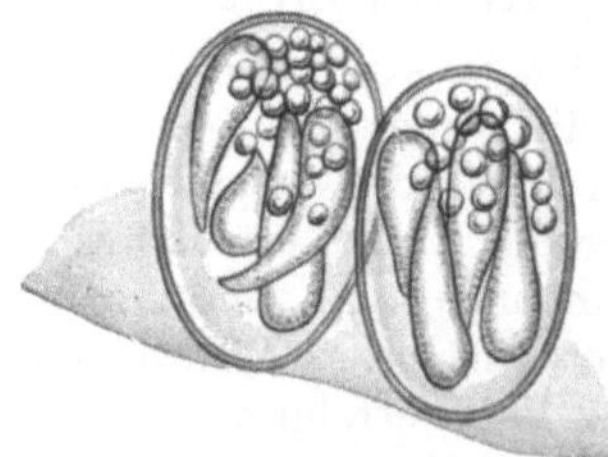

Abb. 2. *Isospora hominis,* 2 reife Sporen mit ansitzender zerrissener Oocystenhülle. Vergr. 1800:1. (Nach HERRLICH u. LIEBMANN)

Die Oocysten von Isospora belli sind schlank, eiförmig, 23—33 μ lang. Die Breite ist etwas weniger als die Hälfte der Länge. Im frisch ausgeschiedenen Kot besteht der Inhalt aus kugeligen Protoplasmakörpern, die die Membran nur an den Seitenrändern berühren. Die Reifung im sauerstoffgesättigten Milieu bei 20° dauert 72 Std, bei 37° 30 Std. Im reifen Zustand enthalten die Oocysten 2 ausgebildete, ovale Sporen, in denen nach weiterer Reifung je 4 längliche Sporozoiten neben einem Plasmarest sichtbar werden. Da die Anzahl der Schizogonien genetisch fixiert ist, schwindet die Coccidien-Infektion *ohne* Behandlung. Neuinfektionen durch wiederholte orale Aufnahme sind aber nach ausgeschiedenen Oocysten möglich.

IV. Pathologisch-anatomische Befunde

Die Parasiten setzen sich meist nur im *Dünndarm* fest. Man findet sie in erster Linie im unteren Ileum, während das Jejunum im oberen Teil frei zu sein scheint und nur im unteren Teil mit befallen sein kann. Vor allem die Epithelien an der Spitze der Dünndarmzotten sind Sitz der Parasiten. Da die Coccidien sich intracellulär entwickeln, kommt es nach kürzerer oder längerer Zeit zur Zerstörung der Zellen. Oft liegen sie in Nestern in der Schleimhaut. In solchen Fällen entwickeln sich isolierte Epitheldefekte. Der Umfang dieser Epitheldefekte bestimmt dann auch indirekt die Stärke der klinischen Erscheinungen.

Die Infektionsstärke beruht auf der Menge der aufgenommenen Oocysten oder Sporen. Beim Menschen wird die Zahl der in den Darm gelangenden Oocysten und Sporen nur gering sein, so daß für gewöhnlich auch nur leichte Krankheitserscheinungen zu erwarten sind.

Ob es eine *Leber-Coccidiose* des Menschen gibt, wie früher angenommen wurde, erscheint aufgrund der heute vorliegenden Untersuchungsresultate sehr *fraglich.*

V. Pathogenese

Der intracellulär wachsende Parasit entwickelt sich auf Kosten der befallenen Zelle. Die Vermehrungsweise durch Schizogonie verursacht, daß die zahlreichen Nachkommen eines Parasiten in die umgebenden Zellen eindringen. Man findet also die Parasiten nestartig angehäuft, sie bilden kleine Knötchen in der Schleimhaut. Toxische Wirkung scheinen sie nicht auszuüben, doch kann es natürlich bei Zerstörung der Schleimhautsäcke zum Eindringen anderer toxischer Substanzen kommen. Beim Menschen werden die Infektionsmöglichkeiten meist so gelagert sein, daß nur eine geringe Zahl von Oocysten oder Sporen in den Darm gelangt, so daß es praktisch nie zu massiven Infektionen kommt.

VI. Epidemiologie

Die Erreger dieser Infektion — *Isospora belli und Isospora hominis* — kommen *überall auf der Erde* vor. In warmen Ländern zeigen sie aber eine stärkere Verbreitung; eine besondere *Häufung* wird aus den *Ländern des östlichen Mittelmeeres* berichtet: Griechenland (Saloniki), Türkei (Gallipoli), Syrien, Israel, Jordanien und Ägypten. ROCHE erwähnt bei Darmkranken in Saloniki einen Infektionsindex von 1,6 %. WENYON fand seinerzeit auf Gallipoli einen solchen von 3,0 %. HERRLICH u. LIEBMANN stellten Isospora bei deutschen Soldaten in Nordafrika nur östlich des 25. Längengrades (ägyptisches Gebiet) mit einem Infektionsindex von 1 % fest. Aber auch in Libyen, Marokko und Südtunesien konnten SENEVET u. Mitarb. Infektionen dieser Art beobachten. Sie fanden eine Infektionsrate von 0,54 %. Weitere Beobachtungen liegen aus Spanien vor; auch in Italien haben AUSTONI u. BOVO einige Fälle ermittelt, ebenso wie RITA u. LEVI DELLA VIDA. In Mesopotamien fand CRAGG 0,65 % der Untersuchten mit Isospora behaftet. Weitere Infektionen wurden mitgeteilt aus dem Kaukasus, Georgien und dem Iran. In Bengalen wies MUKHERJEE bei der Durchuntersuchung einer größeren Gruppe von Soldaten im Laufe von 7 Monaten 1,4 % Infizierte nach. Isospora-Befall wurde ferner berichtet aus Hinterindien, China, Japan, den Philippinen, Indonesien, Neu-Guinea, Neue Hebriden und Hawaii. In Afrika liegen Mitteilungen aus dem Senegal, Nigeria, Congo-Zaïre, Südafrika und Mozambique vor. Außer in den Vereinigten Staaten — vor allem Californien und Tennessee — hat man die

Erreger in Argentinien, Brasilien, Uruguay, Venezuela, Honduras, Mexiko und Cuba gefunden.

Nach Auffassung von Reichenow ist der Coccidien-Befall nicht so selten, wie es nach den Literaturberichten scheint. Da die Krankheitserscheinungen meist sehr gering sind und nicht lange anhalten, und die Oocysten oft nur sehr spärlich in den Stühlen auftreten, bleibt es sicher vielfach dem Zufall überlassen, ob die Infektionen überhaupt als solche erkannt werden.

Im deutschen Schrifttum wurde ein erster Fall 1923 von Rhode beschrieben; einen weiteren berichtet Glauner (1948), vorher hatte Magath (1934) alle bis dahin veröffentlichten Fälle zusammengestellt. Die Literatur bis 1939 — soweit sie das deutschsprachige Schrifttum betrifft — haben Herrlich u. Liebmann zusammengetragen. Es folgten dann noch Übersichten von Liebow, Milliken u. Hannum (1948) sowie von Reichenow (1951).

Die letzten Jahre brachten Berichte über Isospora-Infektionen aus vielen Teilen der Erde: so beobachtete Kramer-Costa einen Fall in Brasilien, ebenso Coutinho, der bei einer Durchuntersuchung in São Paulo 4 Fälle von Isospora hominis und 1 Fall von Isospora belli feststellte; dabei handelte es sich dreimal um Kinder unter 5 Jahren und zweimal um Erwachsene über 18 Jahre. Bei der Überprüfung von 165 Kindern eines Heimes bei São Paulo fanden Campos, Amato Neto u. Lacerda Campos 12 Kinder (= 7,2%) mit Isospora belli infiziert. Aus Argentinien melden die Berichte von Cahill u. Tsai sowie von Valperga u. Mitarb. je einen Fall einer akuten Erkrankung durch Isospora belli. Einen klinisch kranken Einzelfall beschreiben auch Garrocho Sandoval u. Córdova Martínez aus Mexiko. Eine besondere Häufung konnte Jarpa Gana in Chile beobachten; er berichtet über 392 Fälle, von denen er 57 genauer untersuchen konnte. 3 Arten von Coccidien identifizierte er: Isospora belli, Isospora hominis und eine weitere, bisher nicht klassifizierte Coccidienart.

Aus dem afrikanischen Raum (Congo) stammten die Infektionen, über die Sanders, Limbos u. Mitarb., sowie Limbos u. Fain berichten. Besonderes Interesse verdienen die Untersuchungen von zwei holländischen Autorengruppen (Manschot u. Mitarb., sowie Smitskamp u. Oey-Muller). Die erste Gruppe untersuchte 1820 Rekruten der holländischen Armee und fand 8% infiziert. Diese Personen kamen aus den verschiedensten Gebieten der Niederlande. Man konnte einen gewissen Unterschied in der örtlichen Verbreitung feststellen. Zum Vergleich wurde eine Gruppe von 582 Krankenhaus-Patienten untersucht, die einer den Rekruten vergleichbaren Altersgruppe angehörte. — Die 2. Autorengruppe untersuchte 685 Patienten des Hafenkrankenhauses in Rotterdam. Dabei fand man 81 Personen mit Isospora infiziert (= annähernd 12%!); von diesen kamen 37 aus dem tropischen Afrika und auch die übrigen hauptsächlich aus äquatornahen Ländern. Von diesen 37 Personen hatten nur 17 uncharakteristische Bauchbeschwerden und 10 Patienten von diesen 17 wiesen außerdem noch Infektionen mit Amöben, Lamblien, Schistosomen, Cysticercen oder Shigellen auf. — Schließlich seien noch die Untersuchungen von Burdea u. Mitarb. aus einem rumänischen Kinderheim erwähnt, die 38 Kinder (= 23,1%) im Alter von 4 Monaten bis zu 3 Jahren infiziert fanden. Alle Kinder kamen aus einer bestimmten Gegend Rumäniens, nämlich aus Jassy und Umgebung. Auffallenderweise waren die erwachsenen Pflegepersonen in diesem Heim nicht infiziert.

VII. Klinisches Bild

Inkubationszeit

Durch die Versuche von Herrlich u. Liebmann sowie Matsubayashi u. Nozawa ist bekannt, daß je nach der Menge der aufgenommenen, reifen Oocysten von Isospora die ersten Krankheitserscheinungen zwischen dem 6. und 10. Tag auftreten.

Klinik

Schwache Infektionen verlaufen wahrscheinlich meist völlig symptomlos. Auch bei den Fällen mit positivem Isospora-Befund — d.h. Oocysten-Ausscheidern — können die Darmbeschwerden gering sein. In anderen Fällen aber stellen sich doch stärkere *Diarrhoen* ein und es werden ausgesprochen durchfällige Stühle entleert.

Die Freiwilligen, denen HERRLICH u. LIEBMANN rund 100000 reife Oocysten zuführten, zeigten das Bild einer akuten Entero-Colitis. 6—10 Tage nach der Applikation, gewöhnlich mehrere Tage vor dem ersten Auftreten von Oocysten im Stuhl, setzten *Durchfälle* ein. Es waren *Fäulnisstühle* mit leicht bis stark alkalischer Reaktion.

Die Personen klagten über erhebliches Krankheitsgefühl mit Appetitlosigkeit, Übelkeit bis zum zeitweiligen Erbrechen und starker Abgeschlagenheit. Auch Darmkoliken wurden beobachtet, sowie in einigen Fällen ein besonders *ausgeprägter Druckschmerz in der Ileocoecalgegend.* Dieser Zustand hielt nur wenige Tage an, die Durchfälle hörten z.T. schon vor Beendigung der Oocysten-Ausscheidung auf, manchmal gleichzeitig damit.

Bei den beiden von MATSUBAYASHI u. NOZAWA mit wesentlich geringeren Mengen von Oocysten infizierten Personen (2500 bis 3000) dauerten die Durchfälle etwa 1 Woche, wurden Kopfschmerzen und leichte subfebrile Temperaturen beobachtet. Diese Erscheinungen begannen am 8. Tag nach der Infektion und dauerten etwa 10 Tage an. Regelrechtes Fieber bis 39° hatte der eine Patient nur einen Tag, der zweite zeigte intermittierend Fieber fast bis 40°, das ihn bettlägerig machte. Hier bestand die Möglichkeit einer bakteriellen Superinfektion. Die Oocysten-Ausscheidung dauerte in beiden Fällen 2—3 Wochen.

Etwas anders war der Verlauf, den CONNAL 1922 bei einer Laboratoriumsinfektion schildert: 6 Tage nach der Infektion setzten die Durchfälle ein, die 30 Tage dauerten; es kam zu einer Gewichtsabnahme bei gutem Appetit, Druckgefühl in der Duodenalgegend, Mattigkeit, leichter Temperatursteigerung bis 37,7°, aber sonst keinen gröberen subjektiven Beschwerden.

Durchfall als das am häufigsten beobachtete Symptom bei Isospora-Infektionen beschreiber auch BURDEA, JARPA GANA, GARROCHO SANDOVAL u. Mitarb., CAMPOS, AMATO NETO u. LACERDA CAMPOS, LIMBOS u. Mitarb. sowie VALPERGA u. Mitarb. Blutige Durchfälle erwähnen in einem einzigen Fall CAHILL u. TSAI. Bedrohlichen Charakter nahmen diese Durchfälle nur in dem Fall einer Frau an, bei der gleichzeitig eine Schwangerschaft bestand (VALPERGA u. Mitarb.). Hier führten die akut-fieberhaften Durchfälle auch zu einer ausgeprägten Exsiccose.

Verschiedene Autoren betonen das Auftreten mehr oder minder heftiger, oft kolikartiger *Leibschmerzen* (JARPA GANA, BURDEA u. Mitarb., CAMPOS, AMATO NETO u. LACERDA CAMPOS, LIMBOS u. Mitarb.). An sonstiger Symptomatik wird noch erwähnt: Appetitlosigkeit, Übelkeit, Schwäche, Gewichtsrückgang. Diese Symptomatik beobachtete JARPA GANA in über der Hälfte seiner Fälle. Dem steht allerdings gegenüber das Untersuchungsresultat der holländischen Gruppe SMITSKAMP u. OEY-MULLER. Sie fanden bei ihrer großen Zahl von Fällen relativ geringe klinische Erscheinungen, im Gegensatz zu den Ausführungen von JARPA GANA.

MARKELL u. VOGE, ebenso wie ELSDON-DEW u. FREEDMAN, L., weisen daraufhin, daß erst nach dem 2. Weltkrieg sich die Mitteilungen über Infektionen mit Isospora aus allen Teilen der Welt gehäuft haben. Sie führen das darauf zurück, daß der Erreger im Stuhl nicht so leicht zu finden ist. Er ist aber sicher nicht so selten, wie man es eine zeitlang gedacht hat. Bei der Mehrzahl der infizierten Fälle allerdings — darin stimmen sie mit anderen Autoren überein — verläuft die Infektion symptomlos. Leichte gastro-intestinale Beschwerden werden bei den infizierten Personen *gelegentlich* gesehen, schwere Durchfälle aber nur selten.

Das Auftreten eines Malabsorptionssyndroms mit weichen, hellgelben Stühlen und mit einem Anstieg der Fettausscheidung im Stuhl, wurde von French u. Mitarb. (1964) beobachtet. Sie konnten bei der Jejunum-Biopsie eine Zottenatrophie in diesem Falle nachweisen (es erhebt sich hier allerdings unserer Ansicht nach die Frage, ob die Coccidien-Infektion wirklich das Primäre war, oder ob sich auf einen Prozeß mit Zottenatrophie eine Coccidien-Infektion aufgepfropft hatte).

Am Herz- und Kreislaufsystem, an den Lungen, Nieren, endokrinen Drüsen oder am Zentralnervensystem werden keine Störungen beobachtet.

Auch Milzschwellungen oder Leberbeteiligungen sind nicht mit Sicherheit in den letzten Jahren nachgewiesen worden.

Im *Blutbild* fand Balmaceda bei 7 von 11 Fällen eine mäßige Leukocytose sowie Eosinophilenwerte zwischen 3 und 13 %. — Bei sonst ganz normalen oder fast normalen Blutbildbefunden erwähnen aber einige Autoren (Limbos u. Fain, sowie Jarpa) eine *Eosinophilie* bis 31,5 % bei ihren Fällen (möglicherweise aber nicht durch die Coccidiose bedingt). Jarpa fand sie in 53,8 % seiner Fälle. Er übersieht wohl die größte Anzahl, die bisher von einem Untersucher beobachtet wurde. Diese Eosinophilie, die von einigen Autoren beschrieben wird, ist meist flüchtiger Art. Sie wird auch — wie Markell u. Voge betonen — bei Personen beobachtet, die keinerlei klinische Symptome bei dieser Infektion aufweisen. — Zur Entwicklung einer Anämie kommt es praktisch nie.

Auch Erhöhung der Blutsenkung oder Verschiebungen in den Bluteiweiß-Relationen werden nicht beobachtet.

Komplikationen, wie Peritonitis, Absceßbildung oder Metastasierungen, wurden bisher ebenfalls nicht beschrieben.

Nach den Beobachtungen von Jarpa dauert die Infektion einige Wochen, längstens 3—4 Monate. Er hat allerdings von seinen 392 Fällen nur 57 genau in ihrem klinischen Verlauf studieren können. Durchschnittlich rechnet er 40 Tage.

1. Diagnose

Die Diagnose ist *nur durch den Nachweis der Oocysten im Stuhl* zu stellen. Bei massiven Infektionen macht dieser Nachweis keine Schwierigkeiten, bei spärlichen gelingt er nicht so leicht. Manches im Erscheinungsbild dieser Infektion weist Parallelen zu einer leicht verlaufenden Amöbenruhr auf.

Zum *Nachweis der Oocysten* kommt nur die Untersuchung einer Aufschwemmung frischen Materials in Betracht. Die unreifen Oocysten können mit Wurmeiern verwechselt werden, sie unterscheiden sich von diesen durch ihre geringe Größe. Im Zweifelsfall kann man die Oocysten zur Reifung bringen, indem man eine flach verteilte Kotprobe in einer feuchten Kammer aufbewahrt. Da Fäulnis die Entwicklung stören kann und die Oocysten schädigt, versetzt man die Kotprobe besser mit 5 %iger Kalium-Bichromatlösung. Spärliche Oocysten kann man im Stuhl anreichern, wenn man eine Aufschwemmung von gesiebtem Kot in einer konzentrierten Kochsalzlösung herstellt. Die Oocysten steigen zur Oberfläche und können dann mit einer Drahtöse oder einem flach aufgelegten Deckglas abgehoben werden.

Eine Spezialmethode zur Stuhluntersuchung auf Coccidien wandten Smitskamp u. Oey-Muller an und schreiben ihre große Zahl positiver Befunde dieser Technik zu. Diese sog. Zinksulfat-Flotationsmethode ist aber sehr zeitraubend, so daß ein Laboratoriumstechniker nicht mehr als 4—5 Proben am Tag untersuchen kann.

2. Prognose

Die Prognose ist stets gut (Reichenow, Jarpa u. Mitarb.), nur bei Hinzutreten einer Sekundärinfektion — z.B. einer Shigellose oder Salmonellose — können Schwierigkeiten entstehen und Komplikationen auftreten.

3. Immunität

Hierüber ist nichts bekannt. Re-infektionsversuche wurden nicht durchgeführt, doch ist wahrscheinlich anzunehmen, daß sich die Erreger genauso verhalten wie viele Protozoen, nämlich daß es nicht zur Ausbildung einer Immunität kommt.

Zur Frage der Immunität kommt Jarpa Gana allerdings zu dem Schluß, daß nach einmaligem Überstehen der Infektion eine gewisse Immunität erworben wird.

4. Therapie

Eine wirksame Behandlungsmethode gibt es bisher nicht.

Sulfonamide in sehr hoher, fast toxischer Dosis haben einen gewissen hemmenden Einfluß auf die Parasitenentwicklung bei der Hühner-Coccidiose. Werden bei ernsteren menschlichen Erkrankungen Coccidien gefunden, darf man diesen Coccidien-Befund nicht überbewerten, sondern sollte nach anderen Krankheitsursachen fahnden, wie etwa Salmonellen oder Shigellen, und rechtzeitig dann mit Tetracyclinen oder Chloramphenicol-Therapie beginnen.

Vielfach wurden auch keine Behandlungsvorschläge gemacht, da es in den meisten Fällen spontan zur Ausheilung kommt. Cahill u. Tsai glauben, mit Carbarson etwas erreicht zu haben, Limbos u. Mitarb. wandten Resochin bzw. Chloroquin (300 mg täglich über 7 Tage) an. Nach dieser Kur waren zwar die subjektiven Beschwerden verschwunden, die Durchfälle aber hielten noch an und klangen erst nach weiteren $1^1/_2$ Monaten ab. Smitskamp u. Oey-Muller machten Behandlungsversuche mit Entobex und verschiedenen Wurmmitteln, aber ohne Erfolg.

5. Prophylaxe

Hier gilt das gleiche, was schon für die Balantidien-Infektion und ihre Vorbeugung gesagt wurde. Auch hier ist die Übertragung durch Fliegen möglich, weshalb die Fliegenbekämpfung und die fliegensichere Aufbewahrung von Nahrungsmitteln als Vorbeugungsmaßnahme das Wichtigste sein dürfte. Denn wahrscheinlich stellen die Fliegen als Überträger der Oocysten auf die Nahrungsmittel die wichtigsten natürlichen Infektionsverbreiter bei dieser Protozoeninfektion dar.

Literatur

Austoni, M., Bovo, G.: Coccidiosi umana da Isospora belli (Wenyon) in anchilostomiasico. Riv. Parassit. **10**, 143 (1949).

Balmaceda, M.O.J., Martini, H.J., Manuel Concha, U., Jarpa, G.A., Saavedra, V.J., Michell, M.E.: Inf. Paras. Chil. **8**, 4 (1953).

Burdea, M., Boldescu, I., Petrea, D., Holban, L., Svart, S., Negrescu, V., Crismaru, V.: Contribution to the study of infestation with Isospora belli in children. Rom. med. Rev. **20**, 47 (1966).

Cahill, K.M., Tsai, Y.H.: Human Isospora belli infection in New York City. J. trop. Med. Hyg. **71**, 131 (1968).

Campos, R., Amato Neto, V., Lacerda Campos, L.: Brote de isosporosis en niños de un orfelinato. Bol. chil. Parasit. **24**, 127 (1969).

Connal, A.: Observations on the pathogenicity of Isospora hominis, Rivolta, emend. Dobell, based on a second case of human coccidiosis in Nigeria. Trans. roy. Soc. trop. Med. Hyg. **16**, 223 (1922).

Coutinho, J. de O.: Notes on the Presence of Isospora Cysts in Man in São Paulo. Arch. Fac. Hig. S. Paulo **19**, 1 (1965).

Dubey, J.P.: Toxocara cati and other intestinal parasites of cats. Vet. Rec. **79**, 506 (1966).

Elsdon-Dew, R., Freedman, L.: Coccidiosis in man: experiences in Natal. Trans. roy. Soc. trop. Med. Hyg. **47**, 209—214 (1953).

Foner, A.: An attempt to infect animals with Isospora belli. Trans. roy. Soc. trop. Med. Hyg. **33**, 357 (1939).

French, J.M., Whitby, J.L., Whitfield, A.G.W.: Steatorrhea in a man infected with coccidiosis (Isospora belli). Gastroenterology **47**, 642—648 (1964).

Garrocho Sandoval, C., Córdova Martínez, H.: Isosporosis humana en San Luis Potosí. Comunicación de un caso. Rev. Invest. Salud Públ. **27**, 195 (1967).

Glauner, W.: Massive Infektion mit Isospora hominis s. belli. Med. Klin. **43**, 26 (1948).

Herrlich, A., Liebmann, H.: Zur Kenntnis der menschlichen Coccidien. Z. Hyg. Infekt.-Kr. **125**, 331 (1943).

— — Die menschliche Coccidiose. (Weiterer Beitrag zur Kenntnis der menschlichen Coccidien). Z. Hyg. Infekt.-Kr. **126**, 220 (1944).

Jarpa, A.: Bol. chil. Parasit. **12**, 31 (1957).

Jarpa Gana, A.: Coccidiosis humana. Biologica **39**, 3 (1966).

Kjellberg: Zitiert nach Reichenow.

Kramer Costa, L.R.: O primeiro achado de Isospora hominis no Rio Grande do Sul. Hospital (Rio de J.) **77**, 641 (1970).

Liebow, A., Milliken, N.T., Hannum, C.A.: Isospora infections in man. Amer. J. trop. Med. **28**, 261 (1948).

Limbos, P., Fain, A.: A second case observed in Belgium. Trop. geogr. Med. (Haarlem) **17**, 169 (1965).

— — Une cause rare de diarrhée: la coccidiose à Isospora belli. Acta gastroent. belg. **30**, 531 (1967).

— — **de Mulder, P.**: Human Coccidiosis caused by Isospora belli. The first case. Trop. geogr. Med. (Haarlem) **60**, 638 (1963).

Magath, Th.B.: The coccidia of man. Amer. J. trop. Med. **15**, 91 (1935).

Manschot, P.B., Sleegers, T.M., Meuwissen, J.H.E.T.: A study of the occurrence of Isospora hominis in the Netherlands. Ned. T. Geneesk. **112**, 2038 (1968).

Markell, E.K., Voge, M.: Medical Parasitology. Philadelphia-London-Toronto: Saunders 1971.

Matsubayashi, H., Nozawa, T.: Experimental infection of Isospora hominis in man. Amer. J. trop. Med. **28**, 633 (1948).

Mohr, W.: Die Protozoeninfektionen des menschlichen Dünndarms. Verh. d. Dtsch. Ges. f. inn. Med., 63. Kongr. 1957, 573.

Mukherjee, A.K., Krassner, S.M.: A New Species of Coccidia (Protozoa: Sporozoa) of the Genus Isospora Schneider, 1881, from the Jackal, Canis aureus Linnaeus. Proc. Zool. Soc. Calcutta) **18**, 35 (1965).

Mukherjee, N.: Incidence of coccidiosis in the Arakan. Indian med. Gaz. **82**, 735 (1947).

Nauck, E.G.: Lehrbuch der Tropenkrankheiten, 3. Aufl. Stuttgart: Thieme 1967.

Piekarski, G.: Lehrbuch der Parasitologie. Berlin-Göttingen-Heidelberg: Springer 1954.

Reichenow, E.: Coccidiose. In: Handb. d. inn. Med., 4. Aufl., 1. Bd., 2. Teil, S. 670. Berlin-Göttingen-Heidelberg: Springer 1952.

Rhode, J.: Ein Coccidienbefund (Isospora hominis) im Stuhl eines deutschen Kriegsteilnehmers aus der Türkei. Klin. Wschr. **1923**, 1222.

Rita, G., Levi della Vida, B.: Coccidiosi umana da Isospora. Riv. Parassit. **10**, 117 (1949).

Sanders, A.: Human infection with Isospora belli. The first case in Minnesota in 30 years. Amer. J. clin. Path. **47**, 347 (1967).

Senevet, G., Moutier, P., Alcay, L., Gros, G., Bourgabel, R.: Huit cas de coccidiose humaine dans le Sud Tunisien. Arch. Inst. Pasteur Algér. **1940**, 468.

Valperga, S.M., Figueroa, P., Pérez, L.: A propósito de un caso de coccidiosis por Isospora belli Wenyon, 1923, en una mujer embarazada de Tucumán. Rev. Fac. Med. Tucumán **8**, 122 (1966).

Wenyon, C.M.: Coccidiosis of cats and dogs and the status of the Isospora of man. Ann. trop. Med. **17**, 231 (1923).

Westphal, A., Mohr, W., Thiele, G.: Erkrankungen durch Protozoen. In: Klinik der Gegenwart, Bd. X, S. 215. München-Berlin: Urban & Schwarzenberg 1961.

Woodcock: Zitiert nach Reichenow.

Zaman, V.: Experimental infection of gibbons with Isospora belli. Trans. roy. Soc. trop. Med. Hyg. **61**, 857 (1967).

— Observations on human Isospora. Trans. roy. Soc. trop. Med. Hyg. **62**, 556 (1968).

VIII. Malaria

W. Mohr

Mit 28 Abbildungen

I. Definition

Der Name „Malaria“ — Wechselfieber, Sumpffieber, franz. Paludisme, span. Paludismo — bezeichnet eine Gruppe von *Infektionen durch Protozoen der Gattung Plasmodium.* Übertragen wird die Infektion durch Anophelen. Die einzelnen Malariaarten sind sowohl in der Morphologie ihrer Erreger als auch in dem durch sie hervorgerufenen klinischen Bild deutlich voneinander zu unterscheiden. Es ist heute nicht mehr vertretbar, allgemein von „Malaria“ zu sprechen, sondern der Kliniker muß, um dem einzelnen Krankheitsfall gerecht zu werden, präzise differenzieren zwischen *Malaria tertiana,* durch Plasmodium vivax und Plasmodium ovale hervorgerufen, *Malaria quartana,* verursacht durch Plasmodium malariae, und *Malaria tropica,* hervorgerufen durch Plasmodium falciparum. Verschiedentlich ist in neuerer Zeit vorgeschlagen worden, die Bezeichnung „Malaria tropica“ fallen zu lassen und nur von Plasmodium falciparum-Infektionen zu sprechen. Diese Änderung in der Nomenklatur hätte Gewisses für sich, jedoch sollte sie dann, wenn sie durchgeführt würde, international erfolgen, denn im englischen Sprachbereich spricht man bei dieser Malariaform von „subtertian malaria“ oder „malignant malaria“ und im spanischen von „malaria perniciosa“, Begriffe, die auch zu Mißdeutungen und Verwechslungen Anlaß geben können. Uns scheint dann der Begriff „Malaria tropica“ noch präziser, wenn man nicht den Begriff „Plasmodium falciparum-Infektion“ übernehmen will.

II. Geschichte

Schon im griechischen Altertum sind Malariaausbrüche, teilweise sehr schwerer Art, beschrieben worden. *Hippokrates* kannte bereits die verschiedenen Fieberformen, ohne allerdings die Erreger zu kennen und den Übertragungsmodus zu wissen. Lange Zeit nahm man an, daß Miasmen die Ursache der Malaria seien und hatte keine Möglichkeit, die eigentlichen Zusammenhänge aufzuklären. Auch den Epidemien stand man machtlos gegenüber, und viele politische und kriegerische Ereignisse wurden durch diese Krankheit ausschlaggebend beeinflußt. Manche bedeutenden Männer — Fürsten, Heerführer und Politiker — fielen dieser Krankheit zum Opfer. Auch auf dem amerikanischen Kontinent war diese Krankheit bekannt und in Peru war die Chinarinde als Heilmittel gegen diese Krankheit im Gebrauch, ehe sie 1640 nach Europa gebracht wurde.

Während langer Zeit nahm man an, daß Ausdünstungen der Sumpfgebiete die Krankheit verursachen würden — das kommt auch in dem aus dem Italienischen übernommenen Namen „mal aria“ (schlechte Luft) zum Ausdruck. Wenn auch schon von Varro im 1. Jahrhundert vor Chr. die Auffassung vertreten wurde, daß unsichtbare Tierchen, die über Mund und Nase in den Körper gelangen würden, diese Infektion verursachten, so hat doch erst die Entdeckung von Laveran am 6. 11. 1880 in Algier Klarheit über die Ursache dieses Krankheitsbildes gebracht. Er glaubte allerdings noch, daß es nur *eine* Art von *Plasmodien* gäbe. Erst die italienische Schule mit Golgi, Marchiafava u. Celli konnte die drei verschiedenen Parasitenformen den unterschiedlichen klinischen Bildern zuordnen. Verhältnismäßig spät — 1922 — hat dann STEPHENS das Plasmodium ovale als 4. menschliche Parasitenform beschrieben.

Neben diesen für den Menschen pathogenen Erregern hat man dann eine ganze Reihe von Plasmodienarten im Laufe der Zeit gefunden, die als *Tierparasiten* eine Rolle spielen. Für den Menschen erlangten diese Forschungsergebnisse insofern Bedeutung, als man aufgrund der Studien über den Ablauf der Infektionen mit Plasmodien bei Tieren Erkenntnisse für Pathogenese, Klinik und vor allem auch Therapie der menschlichen Malaria gewinnen konnte. Unter diesen Plasmodienarten sind vielleicht besonders zu erwähnen die *bei Vögeln* vorkommenden Arten Plasmodium relictum (Garnham, früher Pl. praecoxe genannt), Plasmodium gallinaceum, die *bei Affen* beobachteten Plasmodium cynomolgi und knowlesi, sowie die *bei Mäusen und Hamstern* pathogenen Arten von Plasmodien berghei.

Erst 18 Jahre nach LAVERAN's Entdeckung — 1898 — erkannte GRASSI die *Rolle der Anopheles* als alleinigen *Überträger* der menschlichen Malariaarten, nachdem Ross 1 Jahr zuvor die Übertragung der Vogelmalaria durch Culex-Mücken nachgewiesen hatte. Es dauerte aber noch lange Zeit und bedurfte vieler Studien, um zu ergründen (zunächst bei der Vogelmalaria), daß der erythrocytären Phase der Entwicklung der Malariaparasiten eine exoerythrocytäre Phase vorausgeht bzw. nebenherläuft.

Wertvolle Aufschlüsse vermittelten die Untersuchungen von REICHENOW u. MUDROW 1943/44, die den vollständigen Cyclus eines Vogelplasmodiums, des Plasmodium relictum (= Plasmodium praecox) erstmalig beschrieben.

Erst 1948 hat dann SHORTT für die Affenmalaria durch Plasmodium cynomolgi den Nachweis einer solchen *exoerythrocytären Entwicklungsphase* erbringen können, und kurze Zeit danach auch für Plasmodium vivax. In weiteren Arbeiten haben dann 1949—1951 GARNHAM u. Mitarb. diese exoerythrocytären Formen auch bei Plasmodium falciparum nachweisen können. Damit wurde der Entwicklungscyclus der Parasiten geklärt, wenn auch noch viele Probleme des Parasitenstoffwechsels und der Einflußnahme der Parasiten auf Vorgänge im menschlichen Körper offen sind.

III. Erreger[1]

Die Malariaparasiten werden der Klasse der *Sporozoa* zugeteilt und hier der Ordnung Coccidia und der Unterordnung Haemosporidia. Wie alle *Haemosporidien* machen sie einen Generationswechsel durch, der mit einem Wirtswechsel gekoppelt ist. Dabei ist wichtig, daß die ungeschlechtliche Vermehrung durch Schizogonie, aber auch die Bildung der Gametocyten im Menschen erfolgt, die Kopulation der Gameten aber und die Entwicklung der Sporozoiten im übertragenden Insekt. Als *übertragendes Insekt* spielen für die Malaria des Menschen verschiedene Arten der *Stechmückengattung Anopheles* eine Rolle.

Bei allen Malariaarten muß man bei der Entwicklung im menschlichen Körper zwischen *2 Phasen* unterscheiden:

1. die *Gewebsinfektion* oder *präerythrocytäre* und *exoerythrocytäre Phase*, und
2. die *Blutinfektion* oder *erythrocytäre Phase*.

Durch den Mückenstich werden *Sporozoiten* in den menschlichen Körper eingeimpft. Diese halten sich längstens 1 Std im strömenden Blut. Sie gelangen auf dem Blutweg (Einstichstelle, Capillaren, größere Gefäße) in die Leber und dringen dort in die Leberparenchymzellen ein. Hier entwickeln sie sich zu den 40—50 μ großen, präerythrocytären Gewebsschizonten, Cryptozoiten genannt, den direkten Nachkommen der Sporozoiten. Die Parasiten der zweiten Gewebsgeneration werden Metacryptozoiten genannt. Erst nach Ablauf der Inkubationszeit oder der primären Latenz kommt es dann zur Bildung der erythrocytären Parasiten.

1 Für die Durchsicht des Kapitels Erreger, sowie für Anregungen und Korrekturen bin ich Herrn Prof. MÜHLPFORDT zu herzlichem Dank verbunden.

Die Untersuchungen von SHORTT u. GARNHAM (1948) haben diese präerythrocytären Entwicklungsstadien für Plasmodium vivax nachweisen können, sowie 1949—1951 SHORTT, FAIRLEY, COWELL u. Mitarb. sie für Plasmodien falciparum in der menschlichen Leber finden konnten. GARNHAM u. Mitarb. haben dann 1954 auch für Plasmodiun ovale in der Leber diese Entwicklungsstadien nachgewiesen, während sie bisher für Plasmodium malariae beim Menschen noch nicht gefunden wurden; beim infizierten Schimpansen allerdings hat man die präerythrocytären Formen in der Leber nachgewiesen (BRAY, 1959) so daß man daraus schließen kann, daß auch beim Menschen der gleiche Vorgang sich abspielt. Diese Befunde wurden an freiwilligen Versuchspersonen erhoben, bei denen man durch hunderte infizierter Anophelen ganz massive Infektionen gesetzt hatte und dann zum geeigneten Zeitpunkt Leberbiopsien durchführte.

Die aus den Sporozoiten entstehenden Schizonten lassen sich von den Gewebsschizonten nach dem Beginn der Blutinfektion morphologisch bei den menschlichen Plasmodien mit Sicherheit nicht unterscheiden, im Gegensatz zur Vogelmalaria, bei der eine solche Unterscheidung möglich ist. Man bezeichnet sie auch als präerythrocytäre Stadien, und sie sind von den eigentlichen exoerythrocytären Parasiten der verbleibenden Gewebsinfektion zu trennen. Diese Differenzierung scheint deshalb wichtig, da bei der Plasmodium falciparum-Infektion der spätere exoerythrocytäre Cyclus fehlt, so daß diese Unterscheidung auch einen gewissen klinischen Wert besitzt. Bei der Plasmodium vivax-Infektion hat man Entwicklungsstadien vom 7. und 8. Tag der Infektion beobachtet, die in Parenchymzellen als Schizonten unter starker Kernvermehrung heranwachsen. Im reifen Zustand messen sie 40 μ im Durchmesser und bilden mehrere tausend Merozoiten.

Die oben erwähnten eigentlichen *exoerythrocytären Formen* überdauern die Frühphase der Infektion und führen erst nach Monaten oft zur *Bildung von Rezidiven.*

Wie bei der *Malaria tertiana,* so hat man sich auch in ähnlicher Weise die Vorgänge bei der *Malaria quartana* vorzustellen, bei der es noch nach Jahren und Jahrzehnten zu Spätrezidiven kommen kann (längste beobachtete Zeit: 53 Jahre!).

Im Gegensatz dazu steht das Geschehen bei der *Malaria tropica*: hier erlischt mit Beginn des Fiebers die präerythrocytäre Infektion, die Ausschüttung der die Erythrocyten befallenden Formen geht dem Fieberbeginn allerdings voraus. Es treten deshalb *kaum Spätrezidive* auf. Für die gesamte Krankheitsdauer ist demnach das jeweilige Verhalten der Gewebsinfektion von entscheidender Bedeutung. Es ist deshalb bei der Malaria tropica, im Gegensatz zu den anderen Malariaformen möglich, infolge des *Fehlens des exoerythrocytären Cyclus* durch die Beseitigung der Blutinfektion die Erkrankung rückfallfrei auszuheilen. Gelegentlich läßt sich dies bei erfolgten Doppelinfektionen besonders eindrucksvoll nachweisen.

Hier sei ein Beispiel gebracht aus dem klinischen Beobachtungsgut, das dies besonders deutlich werden läßt:

Patient in Westafrika infiziert, erkrankt bei Rückkehr nach Deutschland mit einer massiven Tropica-Infektion. Diese wird intensiv behandelt mit Resochin-Injektionen und oral, insgesamt 3,0 g, und ausgeheilt. 3 Wochen später erkrankt der Patient erneut mit Schüttelfrost und Fieber, jetzt finden sich Erreger von Plasmodium vivax im Blut. Die Infektion spricht erneut aber gut auf Resochin an. Mit anschließender Primaquine-Behandlung kommt es zur Ausheilung. Bei Nachuntersuchungen über $2^1/_2$ Jahre keine Rückfälle. Der Fall zeigt, wie wichtig die Differenzierung der einzelnen Parasitenarten ist, um zu einer richtigen Beurteilung des Gesamtablaufs eines solchen Krankheitsgeschehens zu kommen.

Mit der Ausschwemmung der präerythrocytären Parasiten in die periphere Blutbahn ist der Anfang der *erythrocytären Schizogonie* der Plasmodien gegeben. Der Ablauf dieser Entwicklung bestimmt dann den *Fieberrhythmus.* Im allgemeinen ist die Parasitenentwicklung synchronisiert, so daß die schizogone Entwicklung alle Stunden zum Fieberanstieg führt. Es können aber auch Zwischengenerationen auftreten, so daß aus einer Tertiana eine *Malaria tertiana duplicata oder quotidiana* entsteht.

Plasmodium malariae weist eine länger dauernde Parasitenentwicklung auf, nämlich 72 Std; es folgt also einem Fiebertag ein Intervall von 3 Tagen, aber auch hier kann es zu einer Verschiebung kommen, wenn Zwischengenerationen auftreten, so daß es zur Bildung einer *Quartana triplicata* oder auch *duplicata* kommen kann.

Bei Plasmodium falciparum benötigen die Parasiten zur Entwicklung gleichfalls 48 Std, jedoch ist hier der Fieberablauf oftmals unregelmäßig, da teilweise durch ungenügende Infektionsabwehr die Synchronisierung nur unvollkommen erfolgt.

Bei der *erythrocytären Entwicklungsphase* sind verschiedene *Stadien* zu unterscheiden:

1. sehr junge Stadien treten in den roten Blutkörperchen als *Ringformen mit randständigem Kern* auf. Sie sind bei allen Plasmodienarten sehr ähnlich. Die Ringform wird durch eine große Vacuole bedingt, die beim Heranwachsen verschwindet.

2. Heranwachsende Schizonten. Sie zeigen im Gegensatz zu den exoerythrocytären Formen mehr oder minder intensive *Speicherung eines* dunkelbraunen *Pigments.* Dieses Pigment entspricht Haematin und wird im Stoffwechselprozeß der Parasiten aus dem Haemoglobin der Erythrocyten gebildet.

Die Protoplasmamasse des heranwachsenden älteren Parasiten ist meist größer.

3. In der weiteren Entwicklung bilden sich in den Schizonten *Merozoiten.* Bei der exoerythrocytären Schizogonie findet man nur kleinere, sehr zahlreiche Merozoiten im Vergleich zu der erythrocytären Schizogonie. Bei der letzteren treten je nach Parasitenart zwischen 8 und 24 Merozoiten auf. Bei diesem Vorgang bleibt immer ein Restkörper zurück, der das zusammengeklumpte Pigment enthält.

4. Die frei gewordenen Merozoiten befallen neue Blutkörperchen und wachsen wieder

a) zu Schizonten
b) zu männlichen
c) zu weiblichen

Gametocyten heran. Bilden sich aus den Merozoiten Geschlechtsformen, so wachsen sie ohne Kernvermehrung heran, bleiben also einkernig. Man bezeichnet die *weiblichen Formen* als *Makrogametocyten,* die *männlichen* als *Mikrogametocyten.* Ihre Lebenszeit ist auf etwa 60 Tage bemessen, bei Plasmodium falciparum länger. Aus den Mikrogametocyten gehen dann die eigentlichen Mikrogameten hervor. Die Geschlechtsformen können sich im menschlichen Körper nicht weiter entwickeln oder vermehren. Sie gehen zugrunde, wenn sie nicht in den Magen einer saugenden Mücke gelangen. Die beim *Saugakt* von der Mücke aufgenommenen *Gametocyten überleben im Mückenmagen,* während alle ungeschlechtlichen Stadien der mit dem Saugakt aufgenommenen Parasiten im Mitteldarm der Mücke zugrundegehen. Die aufgenommenen Mikrogametocyten bilden nach einer schnellen Folge von Kernteilungen 4—8 *Mikrogameten.* Diese sind fadenförmige, lange Gebilde, die lebhafte peitschende Bewegungen vollführen, sich losreißen und fortbewegen. Die Mikrogameten werden von den reifen Makrogameten chemotaktisch angezogen und dringen in diese ein. Der jetzt *befruchtete Makrogamet* wandelt sich in einen länglichen, wurmartigen *Ookineten,* der in den ersten 24 Std nach dem Saugakt im Mitteldarm der Mücke zu finden ist. Dieser Ookinet dringt in eine Magenwandzelle ein, rundet sich ab und bildet eine feine Membran: die *Oocyste.* Durch das starke Wachstum der Oocyste drängt diese mehr und mehr aus dem Epithelverband heraus und ragt in das Lumen des Coeloms der Mücke vor. Gleichzeitig vollzieht sich eine *Kernteilung*, die schließlich dazu führt, daß mehrere tausend Kerne vorhanden sind. Diese verteilen sich unter der Oberfläche des Zellkörpers und bewirken eine Zerklüftung des Oocysteninhaltes. Nach beendigter Zellteilung bilden sich die *Sporozoiten*; sie sind von schlanker Gestalt, vorne etwas stärker zugespitzt als hinten, mit einem in der Mitte gelagerten Zellkern. Wenn es zum *Platzen der reifen Oocyste* kommt, gelangen die Sporozoiten *in die Leibeshöhle der Mücke* und werden durch die Haemolymphe fortbewegt. Sie sind zu bestimmten Bewegungen fähig. Von den *Speicheldrüsen* werden sie chemotaktisch angezogen, dringen in diese ein, sammeln sich in Sekretstropfen der Drüsenzellen, gelangen mit dem Sekret in die Speichelgänge, von wo aus sie *während des Saugaktes* mit dem Speicheldrüsensekret *in den menschlichen Körper* eingeimpft werden.

Die Sporozoiten haben eine begrenzte Lebensdauer, jedoch ist eine infizierte Mücke in der Lage, mehrere Infektionen zu bewirken. Die Dauer der Infektiosität einer infizierten Mücke wird bei Plasmodium falciparum mit etwa 40 Tagen, bei Plasmodium vivax mit etwa 50 Tagen angegeben.

Von besonderer Bedeutung ist, daß die *Entwicklungsfähigkeit* und Entwicklungsdauer der Malariaerreger in der Mücke in hohem Grad *von der Lufttemperatur abhängig* ist. Diese Werte liegen für die einzelnen Plasmodienarten in bestimmten Grenzen.

Die *niedrigste Temperatur*, bei der *Plasmodium vivax* sich noch in der Mücke entwickeln kann, ist *16°C*, doch dauert bei dieser Temperatur die Entwicklung bis zum Auftreten der Sporozoiten etwa 5 Wochen. Je höher die Temperatur liegt, umso rascher ist die Entwicklung. Bei 20°C z.B. ist sie nach 20 Tagen, bei 25°C nach 14 Tagen und bei 30°C nach 8 Tagen eingetreten. So kann durch entsprechende Schwankungen in der Außentemperatur die Entwicklung verlangsamt oder beschleunigt werden.

Besonders wichtig ist dabei, daß *Plasmodium falciparum* sich unter einer Temperatur von *18°C* nicht entwickeln kann. Bei 20°C beansprucht diese etwa 20 Tage, bei 25°C 14 Tage. Die längste Entwicklungszeit hat Plasmodium malariae; sie beträgt bei 20° 30—35 Tage, bei 25°C 24 Tage und bei 27°C 15 Tage.

In ihren Entwicklungsstadien in der Anophelesmücke zeigen die einzelnen Parasitenarten weitgehende Übereinstimmung, so daß eine morphologische Unterscheidung der dort gefundenen Formen kaum möglich ist. *In der erythrocytären Phase* aber sind erhebliche *Unterschiede zwischen den einzelnen Parasitenformen* festzustellen, sowohl in ihrer Morphologie wie in ihrer Einwirkung auf die Wirtszelle, als auch in ihrer Entwicklungsweise. Es ist deshalb erforderlich, die einzelnen Parasitenarten besonders zu besprechen, wie es später erforderlich sein wird, auch die durch die einzelnen Arten hervorgerufenen Krankheitsbilder gesondert zu behandeln.

Elektronen-mikroskopische Studien haben in der letzten Zeit weitere Kenntnisse über die Innenstruktur der Plasmodien gebracht. Auf Einzelheiten hier einzugehen, würde zu weit führen, hier sei auf die parasitologische Literatur verwiesen.

a) Plasmodium vivax

Bei diesem Parasiten braucht eine Generation zu ihrer *schizogonischen Vermehrung in den Erythrocyten 48 Std.* Da sehr rasch nach dem Auftreten der ersten Parasiten im Blut eine Gleichschaltung der Entwicklung eintritt, trifft man die große Mehrzahl der Parasiten ungefähr im gleichen Entwicklungsstadium. Der Fieberrhythmus wird also durch den Entwicklungsrhythmus der Parasiten geprägt. Auf der Höhe des Fieberanfalls finden sich noch reife Teilungsformen der vorhergehenden, vor allem aber kleine Ringformen der nachfolgenden Generation. Zwischen den Fieberanfällen — also nach 24 Std — werden hauptsächlich halberwachsene Parasiten gesehen und vor Beginn des nächsten Anfalls in reichlichem Maß wieder Teilungsformen.

Verschiedentlich ist zu beobachten, daß 2 Parasitenpopulationen, von denen die eine der anderen in der Entwicklung etwa 24 Std voraus ist, im Blut auftreten. Es kommt dann zum Bild der *Tertiana duplicata*. Wichtig ist dabei der Hinweis, daß diese Erscheinung *nicht* auf das Vorhandensein von 2 zeitlich auseinanderliegenden Infektionen zu beziehen ist, sondern daß sie auch — wie experimentelle Untersuchungen gezeigt haben — nach einer nur einmaligen experimentellen

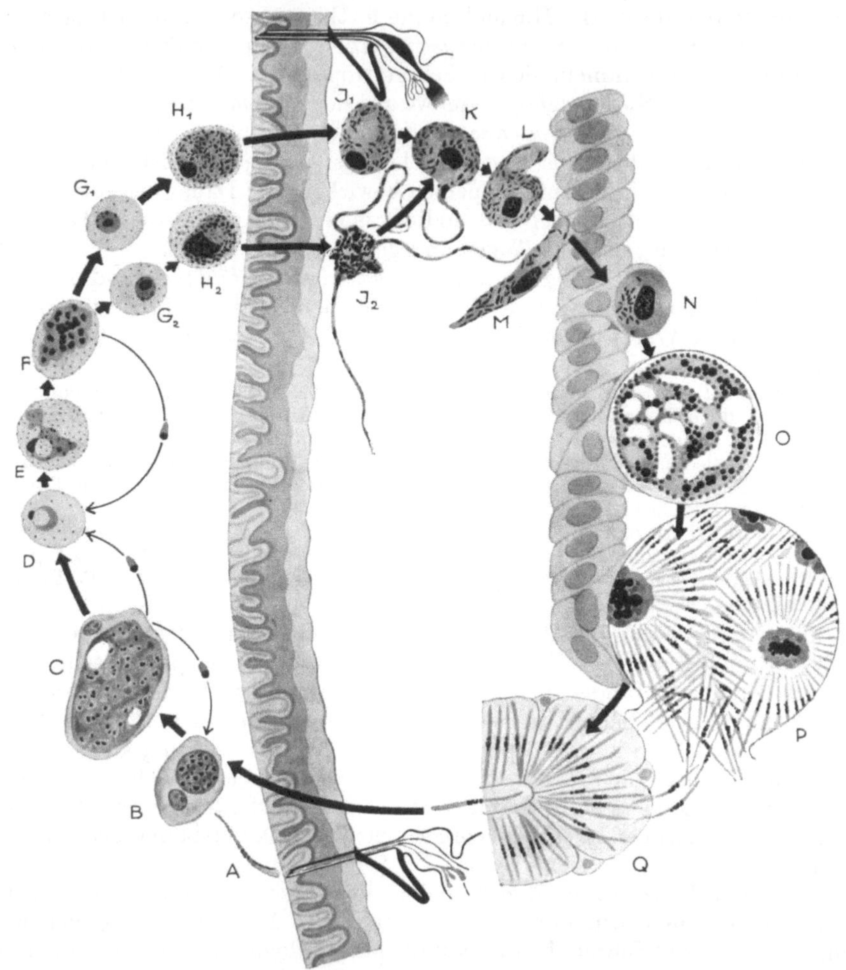

Abb. 1. Entwicklungskreislauf von *Plasmodium vivax*. A—H im menschlichen Körper; I—Q in Anopheles. A Sporozoit; B, C exoerythrocytäre Entwicklungsphase in Leberparenchymzellen; D—F erythrocytäre Phase der Vermehrung; G_1, H_1 Makrogametocytenbildung; G_2, H_2 Mikrogametocytenbildung; J_1 Makrogamet im Mückenmagen; J_2 Mikrogametenbildung im Mückenmagen; K Befruchtung; L Ookinetenbildung; M Ookinet in Magenepithelzelle eindringend; N Oocyste in Epithelzelle; O, P Sporogonie; Q Sporozoiteneinwanderung in Speicheldrüse. (Reichenow)

Infektion auftreten kann. Zu einer Aufspaltung eines Parasitenstammes in 2 getrennte Phasen kommt es — so ist die heutige Auffassung — durch die Reaktion des Wirtsorganismus, die ein solches Verhalten des Parasitenstammes zur Folge hat.

Unter den Tertianaparasiten gibt es zahlreiche Stämme oder Rassen. Sie unterscheiden sich durch biologische Merkmale, wie lange Inkubationszeiten,

Rezidivhäufigkeit, Beeinflußbarkeit durch Medikamente. Jedoch können sie auch morphologische Verschiedenheiten aufweisen, wie z.B. Anzahl der Merozoiten (weniger oder mehr als 16) oder durch Stärke der Schüffner'schen Tüpfelung. So gibt es auch Plasmodium vivax-Stämme, bei denen keine Schüffner'sche Tüpfelung beobachtet wird.

Das *Aussehen der Parasiten* in dem nach Giemsa gefärbten Präparat ist sehr charakteristisch. Die jungen Ringformen haben die Größe von etwa einem Drittel des Erythrocyten, der zunächst noch nicht vergrößert ist; das rot gefärbte Chromatin läßt sich gut von dem blau gefärbten Protoplasma unterscheiden. Schon sehr bald bei dem Vorhandensein mehrerer Kerne ist aber dann eine Vergrößerung des Erythrocyten zu sehen. Im weiteren Wachsen kommt es zur Bildung einer größeren *Vakuole*, zur Zunahme des Plasmas, schließlich zur Einlagerung brauner *Pigmentkörner* im Zellkörper. Die sogenannten halberwachsenen Parasiten sind durch unregelmäßig geformte, größere Protoplasmamengen gekennzeichnet. Im weiteren Verlauf verschwindet die anfänglich vorhandene Vakuole, und etwa *im Alter von 36 Std* tritt die erste *Kernteilung* auf. Der Parasit wird nun kompakter, durch wiederholte Kernteilungen nimmt er an Größe zu. Wenn etwa die Zahl von *16 Kernen* erreicht ist, erfolgt die Teilung oder *Schizogonie.* Bei dieser sammeln sich die bisher verteilten Pigmentkörner im Zentrum, der Zellkörper zerfällt in Merozoiten und es bleibt ein Restkörper aus Pigment und zentralem Protoplasmateil zurück.

Die Geschlechtsformen oder *Gametocyten* können schon von Anfang an des Auftretens von Parasiten im Blut vorhanden sein. Sie sind von kompakter Gestalt und stets einkernig. Die erwachsenen Makrogametocyten sind größer als die Blutkörperchen, der Kern ist randständig. Die Mikrogametocyten haben Erythrocytengröße und einen größeren, oft bandförmigen Kern. Die Pigmentkörnchen sind hier über den ganzen Zellkörper verteilt.

Sehr charakteristisch für die Tertiana-Parasiten sind die Veränderungen, die sie *an den Erythrocyten* hervorrufen. Während sofort nach Befall der Erythrocyt noch normale Größe, Form und Farbe hat, zeigt er nach Zunahme des Größenwachstums des Parasiten im ganzen auch eine Größenzunahme; es tritt die sogenannte *Schüffner'sche Tüpfelung* auf, eine feine rosa Punktierung, die nach dem ersten Beschreiber benannt wurde, im ganzen blaßt der Erythrocyt aber ab.

Plasmodium vivax hat eine ausgesprochene Affinität zu den jugendlichen Formen der Erythrocyten, den sogenannten Reticulocyten.

Die Parasitendichte, d.h. die Zahl der Parasiten auf 1 ccm beträgt bei der Plasmodium vivax-Infektion im Durchschnitt etwa 40000 (KITCHEN).

b) Plasmodium ovale

Auch diese Parasitenform hat einen *48stündigen Entwicklungscyclus.* Sie unterscheidet sich morphologisch im gefärbten Blutausstrich von Plasmodium vivax dadurch, daß die heranwachsenden Parasiten etwas kleiner und weniger aufgelockert sind, daß die reifen Schizonten auch verhältnismäßig klein bleiben, und daß es meist nur zur Bildung von *8, seltener 12 Merozoiten* kommt.

Die *Erythrocyten* sind auch hier *vergrößert* und zeigen vor allem in den späteren Stadien eine ganz typische *ovale Verformung* mit sehr intensiver *Schüffner'scher Tüpfelung.* Auch die Makrogameten sind hier kompakter und kleiner als bei der Infektion mit Plasmodium vivax. Manchmal haben die Erythrocyten eine Auszackung an den Rändern. Der Pigmentgehalt ist bei Plasmodium ovale stärker und das Pigment ist im allgemeinen auch dunkler als bei Plasmodium vivax.

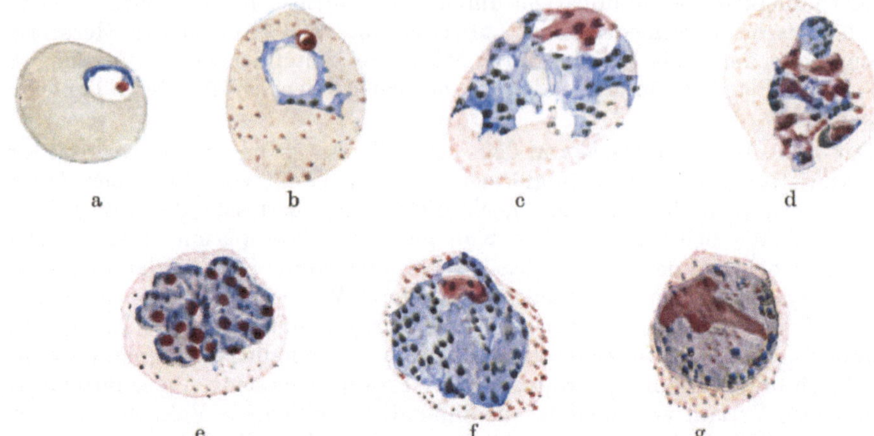

Abb. 2. *Plasmodium vivax* im Ausstrichpräparat. Giemsafärbung, a Ringform, b Übergang zur amöboiden Form, c amöboide Form, d mehrkerniger Schizont, e reifer Schizont, f Makrogametocyt, g Mikrogametocyt. Vergr. 2200 : 1. (Aus FISCHER u. REICHENOW, 1952)

c) *Plasmodium malariae*

Diese Parasitenart benötigt für ihre Schizogonie *72 Std.* Infolgedessen liegen zwischen jedem Fieberanfall 2 Tage. Doch können auch hier mehrere Populationen mit verschiedenen Reifezeiten nebeneinander auftreten, so daß z. B. einmal auf einen fieberfreien Tag zwei Fiebertage folgen oder auch jeden Tag Fieber auftreten kann. Die jungen Ringstadien sind von denen des Plasmodium vivax und Plasmodium ovale kaum zu unterscheiden. Die *Erythrocyten* sind *nicht vergrößert*, die heranwachsenden Parasiten zeigen schon sehr bald keine Vakuole mehr, sind kompakter, oft bandförmig, sich durch den ganzen Erythrocyten erstreckend. Der erwachsene Schizont füllt das Blutkörperchen nahezu aus. Sehr *charakteristisch* sind die *Teilungsformen:* 8 Kerne sind sehr regelmäßig, kreisförmig, um ein zentrales Pigmentpünktchen angeordnet, während bei den Halberwachsenen das Pigment noch über den ganzen Parasitenkörper verstreut war. Eine Eigenart dieses Parasiten ist es, daß Geschlechtsformen erst nach langem Infektionsverlauf auftreten. Der Makrogametocyt füllt das nicht vergrößerte Blutkörperchen ganz aus, der Mikrogametocyt bleibt im ganzen etwas kleiner. Die Erythrocyten haben *keine Schüffner'sche Tüpfelung*, ihre Größe ist nicht verändert. Der Pigmentgehalt bei dieser Plasmodienart scheint besonders stark vermehrt. Die Parasitendichte ist bei der Malaria quartana geringer als bei der Malaria tertiana, sie beträgt etwa 10000 pro 1 cmm (KITCHEN).

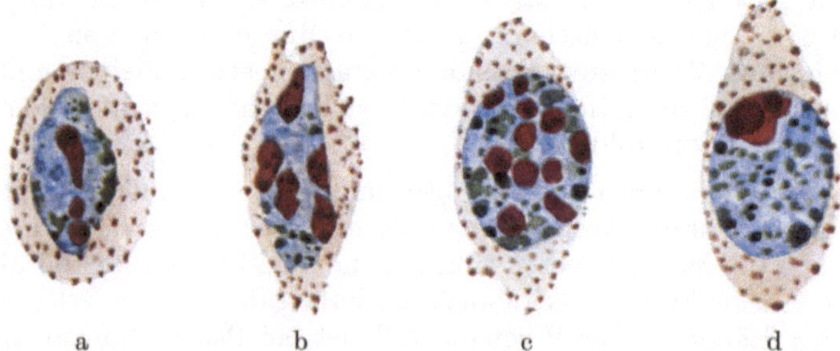

Abb. 3. *Plasmodium ovale* im Ausstrichpräparat. Giemsafärbung. Vergr. 2200 : 1

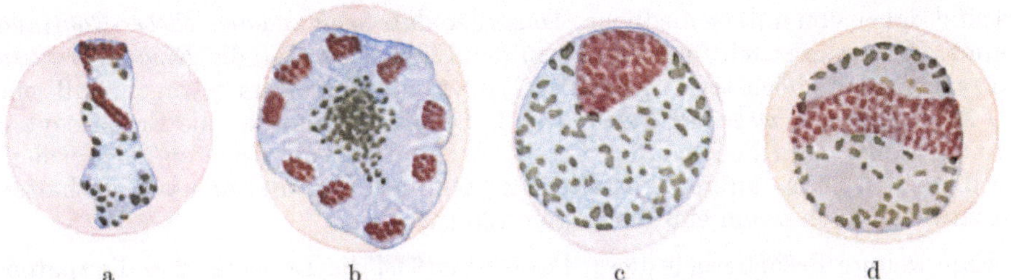

Abb. 4. *Plasmodium malariae* im Ausstrichpräparat. Giemsafärbung. a zweikerniger Schizont, b reifer Schizont, c Makrogametocyt, d Mikrogametocyt. Vergr. 3600 : 1. (Aus FISCHER u. REICHENOW, 1952)

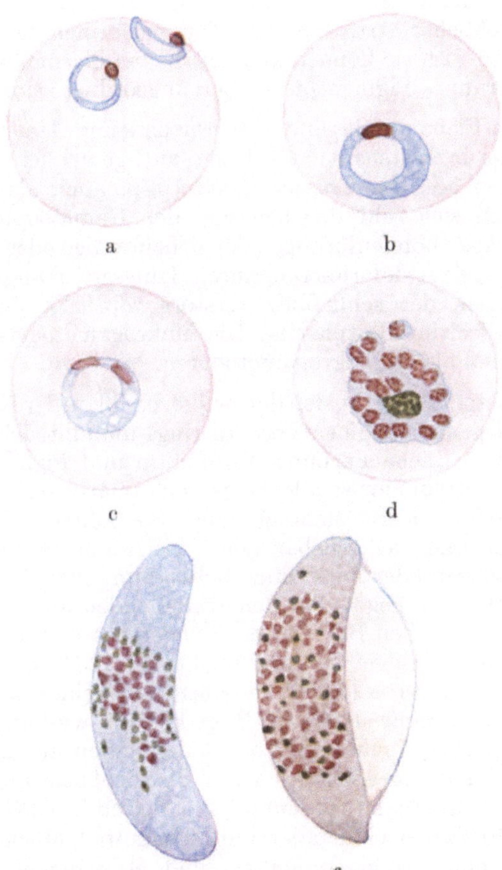

Abb. 5. *Plasmodium falciparum* im Ausstrichpräparat. Giemsafärbung. a kleine Ringe, b großer Ring, c großer Ring mit zwei Chromatinkörnern, d reifer Schizont, e Makrogametocyt, f Mikrogametocyt. Vergr. 3600 : 1. (Aus FISCHER u. REICHENOW, 1952)

d) Plasmodium falciparum

Abweichend von den bisher besprochenen 3 Plasmodienarten verhält sich dieser Parasit. Zwar benötigt auch er für seine ungeschlechtliche Vermehrung *48 Std*, doch kommt es hier sehr oft *nicht* zu einer *Synchronisation*, die bei den anderen so charakteristische Fiebertypen entstehen läßt. Die Temperaturerhöhungen sind daher von unterschiedlicher Dauer, so daß es *oft* zu einer *Fieber-Continua* kommt. Charakteristisch für diese Form der Erreger ist, daß die *Ringe sehr klein* und zart sind und höchstens $^1/_5$ des Erythrocytendurchmessers betragen, daß sehr *oft 1 Erythrocyt* von *mehreren Plasmodien* befallen wird und daß die Erythrocyten nicht vergrößert sind. Sehr häufig ist zu beobachten, daß die größeren Ringformen, also die schon etwas älteren Parasiten, 2 getrennte Chromatinmassen enthalten und zuweilen auch schon einzelne Pigmentkörnchen.

Eine weitere Besonderheit dieser Parasitenart ist die Tatsache, daß die spätere erythrocytäre Entwicklung in den Capillargebieten der inneren Organe vor sich geht, so daß *im peripheren Kreislauf fast nur kleine Ringe* erscheinen. Das Auftreten von Halberwachsenen und Teilungsformen ist ungewöhnlich und wird eigentlich nur bei sehr massiven Infektionen beobachtet. Es gilt als ein Zeichen außerordentlich bedrohlicher Art. Bei den Teilungsformen liegt die Zahl der Merozoiten zwischen 16—24, sie können ähnlich wie bei Plasmodium malariae um ein zentrales, dunkelbraunes Pigmentpünktchen angeordnet sein.

Zur Zeit der ersten Fieberanfälle finden sich noch keine Gametocyten im peripheren Blut. Sie treten frühestens nach 7 Tagen auf, gerechnet vom ersten Auftreten von Ringformen an. Die *Tropica-Gametocyten*, auch als *Halbmonde* bezeichnet, unterscheiden sich sehr deutlich von den Gametocyten der anderen Arten durch ihre längliche, bohnenförmige oder sichelförmige oder eben auch halbmondförmige Gestalt. Diese deformieren durch Längsstreckung den sie beherbergenden Erythrocyten, der schließlich zerstört wird. Es finden sich dann Tropica-Gametocyten frei im Blutplasma. Die Makrogametocyten sind stets in größerer Zahl vorhanden als die Mikrogametocyten.

Bei den Makrogametocyten färbt sich der Zellkörper blau, der Kern liegt zentral und ist von dicht anliegenden Pigmentkörnern rings umhüllt. Die Mikrogametocyten zeigen eine mehr rötliche Färbung, Chromatin und Pigmentkörner liegen über den Zellkörper verstreut, meist allerdings auch relativ zentral. Die Lebensdauer der Geschlechtsformen ist ziemlich lang. Sie können sich noch einige Monate im Blut halten und nachweisbar sein, auch wenn die ungeschlechtliche Vermehrung, sei es spontan oder nach einer Behandlung mit Medikamenten, die zwar die Schizonten abtöten, gegenüber den Halbmonden aber unwirksam sind, beendet ist. Bei mikroskopischen Blutuntersuchungen hat man Gametocyten von Plasmodium falciparum in geringer Zahl noch nach 60—128 Tagen finden können. Da nach den Angaben von SINTON (1926) die Lebensdauer eines einzelnen Gametocyten wahrscheinlich nicht mehr als 40—50 Tage beträgt, wird angenommen, daß ein geringer, aber ständiger Nachschub von Gametocyten aus den inneren Organen erfolgt. Diese Annahme stützt sich auf die Beobachtung von JEFFERY (1960). Er setzte einem Patienten, bei dem mikroskopisch keine Halbmonde mehr nachweisbar waren, 410 Tage nach dem letzten Fieberanfall, Mücken an. Das Vorhandensein von entwicklungsfähigen Makro- und Mikrogametocyten im Blut wurde durch die Entwicklung von Oocysten in den Mücken nachgewiesen.

Die *Erythrocyten* sind bei der Malaria tropica *nicht vergrößert* und zeigen auch sonst keine Formveränderung, außer der Längsstreckung durch die Gametocyten. Eine *Schüffner'sche Tüpfelung* tritt *nicht* auf. Manches Mal ist eine blau-rote, gröbere Fleckung — *Maurer'sche Fleckung* — nachweisbar, die man diagnostisch verwerten kann. Diese Maurer'sche Fleckung ist nicht immer nachweisbar; sie wird nur nach intensiver Färbung gefunden.

Die Parasitendichte bei Plasmodium falciparum wird mit 100000 und höher pro 1 cmm angegeben (KITCHEN).

e) *Übertragung menschlicher Plasmodien auf empfängliche Tiere*

Natürliche Infektionen mit Parasiten, die denen des Menschen morphologisch vergleichbar sind, entdeckte REICHENOW beim Schimpansen, und zwar sowohl für Plasmodium falciparum, wie für Plasmodium vivax und Plasmodium malariae. Die beiden ersteren Arten ließen sich auch beim Gorilla nachweisen. Nach diesen ersten Beobachtungen faßten spätere Untersucher diese *Parasiten der Menschenaffen* als selbständige Arten auf, ehe dann die Untersuchungen von RODHAIN u. DELLAERT ergaben, daß zwischen diesen als anthropoiden aufgefaßten Formen und Plasmodium vivax sowie Plasmodium malariae Übereinstimmung herrschte. Nicht dagegen ließ sich Plasmodium falciparum auf den Schimpansen oder das beim Schimpansen gefundene Plasmodium reichenowii auf den Menschen übertragen. Offenbar scheint eine gewisse Anpassung an den Wirt bei diesen Parasitenarten vorzuliegen, die vielleicht nur durch eine Mückenpassage des Parasiten zu überwinden ist. Die Versuche von PORTER u. YOUNG, Plasmodium falciparum auf verschiedene Primaten zu übertragen, glückte nur bei 4 Seidenäffchen. Eines der Tiere wurde splenektomiert.

Bei den Blutuntersuchungen wurden schon nach 2 Tagen die ersten Parasiten gesehen. Die Infektion hielt sich über 15 Tage mit einem Maximum der Parasitendichte bei einem behandelten Tier mit 22660 pro cmm. Es war möglich, Moskitos an den erkrankten Affen zu infizieren.

Die Übertragung von Plasmodium vivax vom Menschen auf den Affen und vom Affen wieder zurück auf den Menschen, konnten YOUNG, PORTER u. JOHNSON durchführen. An den infizierten Affen wurden Anopheles-Mücken angesetzt, die sich infizierten. Diese Versuche scheinen für die Malariaforschung von erheblicher Bedeutung.

Von den bei Tieren gefundenen Plasmodien, die morphologisch von den menschlichen Parasiten verschieden sind, läßt sich das bei niederen Affen (MALAMOS u. NAUCK) gefundene *Plasmodium knowlesi* durch Blutüberimpfung auf den Menschen übertragen. Zwar ist seine Entwicklungsfähigkeit im Menschen schwach, immerhin aber läßt es sich durch Passagen fortführen. Es verursacht ein unregelmäßiges, nicht sehr hohes, kurz dauerndes Fieber. Die Parasiten sind meist nur 10—14 Tage im Blut nachweisbar. *Natürliche Infektionen des Menschen mit dieser Art* sind *nicht sicher beschrieben* worden.

Doch dürfte ihre Identifizierung aus dem parasitologischen Bild Schwierigkeiten bereiten, da sie in den verschiedenen Stadien Ähnlichkeiten mit den bei dem Menschen gefundenen Plasmodienarten aufweisen. So ähneln die jüngsten Formen in ihrer Größe den Tropica-Ringen und haben auch häufig 2 Chromatinkörner. Die heranwachsenden Schizonten ähneln Plasmodium malariae, sie erreichen jedoch nicht die Erythrocytengröße, wenn sie herangereift sind. Ihre Merozoitenzahl beträgt nur 7—10. Schüffner'sche Tüpfelung kann in den befallenen Blutkörperchen auftreten, die nicht vergrößert, manchmal aber deformiert sind. Die Geschlechtsformen können den Quartana-Parasiten ähneln.

Bei *Säugetieren und Vögeln* kommen verschiedene Plasmodienarten vor, sie gaben und geben gute Gelegenheit zum Studium des Entwicklungscyclus der Plasmodien, von Stoffwechselvorgängen, Immunitätsproblemen und nicht zuletzt von therapeutischen Maßnahmen. Diese Tatsache hat deshalb besondere Bedeutung gewonnen, weil die Erreger, wenn überhaupt, nur sehr schwer auf andere Tiere übertragbar waren und tierexperimentelle Studien mit Anthropoiden auf erhebliche Schwierigkeiten stoßen.

Bei *Züchtungen* der Malariaparasiten *in vitro* hatte man mit bestimmten Methoden über 3, gelegentlich sogar über 7 Generationen Erfolg. Die Infektionstüchtigkeit für Affen blieb dabei erhalten. *Dauerzüchtungen* sind aber nur bisher mit der exoerythrocytären Form möglich, nicht mit der erythrocytären Phase.

Zu diesem Zweck verbrachte man Organstücke von Vögeln, die durch Mückenstiche infiziert waren, in Gewebekulturen und konnte die Entwicklung von exoerythrocytären Stadien herbeiführen. Auch eine zweite Möglichkeit zeigte sich erfolgreich, die von Sporozoiten ausging, hierbei war es ebenfalls möglich, in der Gewebekultur eine Fortzüchtung dieser Vogelplasmodien zu erreichen (DUBIN, LAIRD u. DRINON, 1949).

Tabelle 1. *Vergleichende Gegenüberstellung der Plasmodien-Infektionen des Menschen (erweitert in Anlehnung an eine Tabelle von* Faust*)*

Entwicklungsstadium der Parasiten bzw. Phase des Krankheitsprozesses	Plasmodium vivax	Plasmodium ovale	Plasmodium malariae	Plasmodium falciparum
Junge Trophozoiten oder Ringe	Verhältnismäßig groß, gewöhnlich 1 größerer hervorragender Chromatinfleck, manchmal zwei; oft 2 Ringe, manchmal mehr in einer Zelle	dicht, (kompakt), 1 Chromatinfleck, Doppelinfektionen ungewöhnlich	Kompakt, 1 Chromatinkern; Doppelinfektionen einer Zelle selten	Klein, zart, manchmal 2 Chromatinkerne; sehr häufig Doppelinfektionen, häufig „appliqué“-Formen
Große Trophozoiten	Groß, deutlich amöboid; reichlich Chromatin, deutliche Vacuole, Pigment in feinen Stäbchen	Klein, dicht, nicht amöboid, unauffällige Vacuole, Pigment grobkörnig	Kleiner als bei Pl. vivax, kompakt, oft bandförmig, nicht amöboid, keine deutliche Vacuole, Pigment grobkörnig	Mittelgroß, meist kompakt, selten amöboid, keine deutliche Vacuole; selten im peripheren Blut nach der halben Reifezeit. Pigment fein granuliert
Junge Schizonten oder Halberwachsene	Groß, manchmal amöboid, Chromatin verteilt in zahlreiche Klümpchen; Pigment in feinen Stäbchen	Mittlere Größe, kompakt; Chromatin in wenigen Häufchen, Pigment grobkörnig	Klein, kompakt, Chromatin in wenigen Klümpchen, Pigment grobkörnig	Klein, kompakt, Chromatin in zahlreichen Häufchen, nur ein einzelnes Pigmentkörnchen, seltener im peripheren Blut
Reifer Schizont oder Teilungsform	Schizonten und Merozoiten groß; Pigment zusammengeballt	Merozoiten größer als bei Pl. malariae; unregelmäßige Rosette	Schizonten kleiner, aber Merozoiten größer	Kleinere Merozoiten, einzelne Pigmentkörnchen
Anzahl der Merozoiten	12—24, meist 12—18	6—12, gewöhnlich 8	6—12, meistens 8	8—26, meistens 8—18
Mikrogametocyten (gewöhnlich kleiner und weniger zahlreich als die Makrogametocyten)	Kugelförmig, kompakt, ohne Vacuole; ungeteiltes Chromatin, diffuses grobkörniges Pigment; Cytoplasma hellblau gefärbt	Ähnlich wie Pl. vivax, aber etwas kleiner; niemals zahlreich	Ähnlich wie Pl. vivax, aber kleiner und weniger zahlreich	Halbmonde meistens wurstförmig; Chromatin diffus verteilt, Pigment in großen Körnern verstreut, Kern ziemlich groß, Cytoplasma färbt sich blaß-blau
Makrogametocyten	Kugelförmig, kompakt, größer als der Mikrogametocyt; kleinerer Kern, gleiches Pigment, Cytoplasmafärbung dunkler blau	Ähnlich wie Pl. vivax, aber etwas kleiner; niemals reichlich	Ähnlich wie Pl. vivax, aber kleiner und weniger zahlreich	Halbmonde oft länger und schlanker; Chromatin zentral gelagert, Pigment kompakter, kompakter Kern, Cytoplasma färbt sich dunkler blau

Tabelle 1 (Fortsetzung)

Entwicklungsstadium der Parasiten bzw. Phase des Krankheitsprozesses	Plasmodium vivax	Plasmodium ovale	Plasmodium malariae	Plasmodium falciparum
Pigment, ausgenommen in reifen Schizonten	Kurze, ziemlich zarte Stäbchen, unregelmäßig angeordnet; nicht viel Tendenz zur Verschmelzung	Ähnlich, aber etwas gröber als bei Pl. vivax; manchmal verklumpt oder bandförmig angeordnet	In jungen Ringen; Körner eher als Stäbchen; Tendenz zu peripherer Lagerung	Körniges Pigment, frühzeitige Tendenz zur Zusammenballung; typische einzelne feste Massen in reifen Trophozoiten, grobkörnig verteilt („reiskornartig") in den Halbmonden
Veränderungen an den befallenen roten Blutkörperchen	Vergrößert und abgeblaßt, gewöhnlich deutliche Schüffner-Tüpfelung	Vergrößert, entfärbt; frühzeitiges Auftreten der Schüffner-Tüpfelung; infizierte Zellen können oval geformt sein mit ausgezogenen Enden	Erythrocyten erscheinen kleiner; gelegentlich feine Tüpfelung (Ziemann's Flecke) sichtbar	Normale Größe, aber manchmal „messingartiges" Aussehen; Maurer'sche Fleckung ist häufig, gelegentlich werden Garnham-Körperchen gesehen
Dauer der ungeschlechtlichen Entwicklungsphase	48 Std	49—50 Std	72 Std	36—48 Std, meistens 48 Std
Frühestes Auftreten von Parasiten	nach 8 Tagen	nach 9 Tagen	Frühestens nach 14 Tagen, durchschnittlich nach 28—37 Tagen	Frühestens nach 5 Tagen, durchschnittlich nach 8—12 Tagen
Gewöhnliche Inkubationszeit	8—31 Tage, im Durchschnitt 14 Tage	11—16 Tage, meist 14—15 Tage	28—37 Tage, durchschnittlich 30 Tage	7—27 Tage, durchschnittlich 12 Tage
Dauer des Schüttelfrostes bis zur Fieberhöhe	1—2 Std	$1^1/_2$—2 Std	1—2 Std	$^1/_2$—1 Std
Dauer des Anfalls	6—8 Std, seltener 12 Std	8—10 Std, oft nur 5—6 Std	10—13 Std	8—10 Std, oft wechselnd, auch in eine Continua übergehend
Parasitenzahl pro 1 ml	etwa 30000	etwas weniger als bei Pl. vivax	etwa 10000	100000 und mehr
Zeitraum zwischen Parasitenauftreten und Erscheinen von Gametocyten	3—5 Tage	5—6 Tage, Auftreten unregelmäßig, nur in geringer Zahl	10—14 Tage, Erscheinen unregelmäßig und in geringer Anzahl	8—12 Tage
Entwicklungszeit in der Mücke	bei 17,5°C 30 Tage oder mehr; bei 20°C 16—17 Tage bei 25°C 10 Tage bei 28—30°C auch 10 Tage	bei 25°C 16 Tage bei 27°C 14 Tage	bei 20°C 30—35 Tage bei 22—24°C 25—28 Tage	bei 20°C 20—23 Tage bei 27°C 10—12 Tage

Wird parasitenhaltiges *Blut bei niedrigen Temperaturen* aufbewahrt, bleiben die *Malaria-Parasiten* auch ohne Vermehrung eine Zeitlang noch *in infektionstüchtigem Zustand.* Diese Tatsache hat für die *Impfmalaria* Bedeutung, weil man so Parasitenstämme über längere Zeit konservieren kann. Sie birgt aber auch *Gefahren für die Bluttransfusionen* und die Herstellung von Blutkonserven in sich. Das Blut, das mit 1:10 Citrat-Dextrose-Lösung versetzt war und bei 4 Grad aufbewahrt wurde, wurde von BOVENTER untersucht. Er stellte fest, daß Plasmodium vivax und Plasmodium falciparum sich in solchem Blut wenigstens noch 10 Tage lang infektionstüchtig halten können. In Einzelfällen wurden noch längere Zeiträume beobachtet, so bei Plasmodium falciparum eine Infektionstüchtigkeit noch nach 21 Tagen. JOHNS beschrieb bei Plasmodium vivax eine solche auch noch nach 16 Tagen. Auf die Bedeutung dieser Beobachtungen wird noch bei dem Kapitel über Transfusionsmalaria zurückzukommen sein.

IV. Pathogenese und pathologische Anatomie

Über pathologisch-anatomische Veränderungen bei den *Infektionen mit Plasmodium vivax, Plasmodium ovale und Plasmodium malariae* ist praktisch kaum etwas bekannt, da diese 3 Parasiten-Infektionen fast immer *ohne Folgen* ausheilen und, wenn sie einen nicht vorher geschädigten Organismus befallen, auch nicht zum Tode führen. Zwar hat man mit Hilfe von *Leberbiopsien* einiges an Erfahrung über Lebergewebsveränderungen bei Malaria tertiana sammeln können, jedoch liegen nur von der Malaria tropica umfassendere Studien pathologisch-anatomischer Art vor. Bei diesen durch Biopsie gewonnenen Studien hat man beobachtet, daß es durch die exoerythrocytäre Entwicklung der Malariaparasiten im Leberparenchym zum Untergang einzelner von ihnen befallener Zellen kommt, daß aber sonst keine pathologisch-anatomischen Veränderungen zu beobachten sind und praktisch auch keine deutlicheren Zellreaktionen auftreten.

Während so die exoerythrocytäre Form der Infektion kaum greifbare pathologisch-anatomische Veränderungen bewirkt, kommt es im weiteren *Verlauf der erythrocytären Form* an den verschiedenen inneren Organen zu sehr *deutlichen Veränderungen*, deren Besonderheit einmal durch die *Ablagerung von eisenfreiem Malariapigment*, sodann aber auch durch die *Anoxämie* bedingt wird, die sich infolge der Verminderung der Zahl der Erythrocyten und örtlicher Zirkulationsstörungen einstellt.

An erster Stelle stehen die *Veränderungen im Blut.* Die vom Parasiten befallenen Erythrocyten, in denen die Plasmodien heranwachsen, werden zerstört. Aber auch zahlreiche nicht infizierte rote Blutkörperchen werden geschädigt, verfallen dann, werden schließlich phagocytiert bzw. in der Milz zur Auflösung gebracht. Diese starke *Zerstörung von Erythrocyten* kann vom Körper nicht ausgeglichen werden, so daß eine *Anämie* auftritt, die in wenigen Tagen hohe Grade erreichen kann. Diese ist naturgemäß am stärksten bei der Plasmodium falciparum-Infektion, da hier alle Erythrocytenstadien befallen werden und die Parasitämie daher sehr schnell zunimmt.

Die Infektionsrate bei Plasmodium vivax erreicht nur 2% und bei Plasmodium malariae 1%. Der Grad der Anämie hängt natürlich auch von der Dauer der Erkrankung, der Reaktionsfähigkeit des befallenen Menschen und der Fähigkeit der Leber, freies Eisen zu verarbeiten, ab. Erst nach Erlöschen der Blutinfektion kommt es zum Auftreten von reichlich Reticulocyten (*Reticulocyten-Krise im peripheren Blut*); solange allerdings noch Parasiten im Körper sind und die Parasitenentwicklung andauert, ist die Ausschwemmung von Reticulocyten aus dem Knochenmark gehemmt.

Immer wieder ist die *Frage nach Malaria-Toxinen* gestellt worden. Es scheint so zu sein, daß bei der Zerstörung der roten Blutkörperchen und dem Zerfall der

Parasiten im Verlauf der Schizogonie Substanzen mit toxinartiger Wirkung frei werden. Dieses explosionsartige Freiwerden von Zellprodukten, Restkörpern und Pigment fällt zusammen mit dem Auftreten der Fieberanfälle. Sie wirken pyrogenetisch und beeinflussen den Gefäßtonus. Nach einem kurzen Anstieg des Blutdrucks im Schüttelfrost, kommt es im Hitzestadium zur Blutdrucksenkung. Der Kontraktion der Gefäße folgt eine Entspannung des Gefäßsystems. Es wird vermutet, daß diese Substanzen auch hämolytische Eigenschaften haben, auf die Gefäßwand wirken und degenerative Zell- und Gewebsveränderungen bedingen können.

Das *Malariapigment* besitzt keine toxischen Eigenschaften, es ist nicht löslich und läßt sich auch nach Zerstörung der Parasiten in Blut und Gewebe nachweisen. Vom Haemosiderin, das bei der Malaria infolge des Blutzerfalls auch gefunden wird, unterscheidet es sich durch *negativen Ausfall der sogenannten Berliner-Blau-Reaktion* (Ferrocyankalium + Salzsäure). Es entspricht in seiner Beschaffenheit dem *Haematin.*

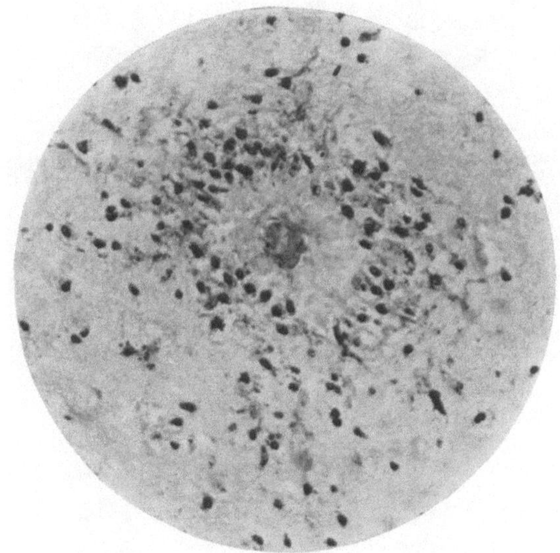

Abb. 6. Malaria tropica. Gehirnschnitt. Dürcksches Granulom (Nach NAUCK)

Die im Folgenden zu besprechenden pathologisch-anatomischen Veränderungen und Befunde beziehen sich ausschließlich auf Untersuchungen, die bei der Sektion von an Plasmodium falciparum-Infektionen Verstorbenen erhoben wurden.

Eine besondere Rolle spielt in der Entstehung der pathologisch-anatomischen Veränderungen die *mechanische Behinderung des Blutkreislaufs*, vor allem *im Bereich der Capillaren.* Die parasitenbefallenen Erythrocyten neigen zur Zusammenballung und zum Haften an den Gefäßwänden. Dadurch tritt eine Verlangsamung, schließlich eine Stockung und Stase der Blutbewegung ein, sowie eine Verstopfung der feinsten Gefäße. Infolge dieser *Verstopfung der Capillaren* durch Phagocyten und parasitenhaltige Erythrocyten, die eine vermehrte Klebrigkeit aufweisen, wird die Gefäßwandung durchlässiger für das Blutplasma. Der Flüssigkeitsentzug fördert die Verklumpung. Die eintretende Stasis hat besondere schwerwiegende Folgen in den Gebieten mit sogenannten funktionellen Endarterien bzw. Capillaren; denn sie zieht dann eine mangelhafte Sauerstoffversorgung nach sich.

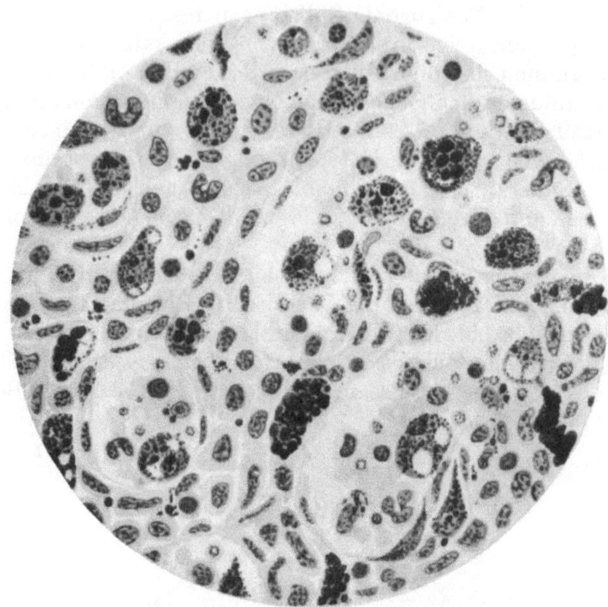

Abb. 7. Malaria tropica. Im Pulpagewebe Pigment teils frei, teils in Phagocyten. In Capillaren und Sinusräumen von Plasmodien befallene Erythrocyten und mit Pigment beladene große Phagocyten. (Nach SEYFARTH)

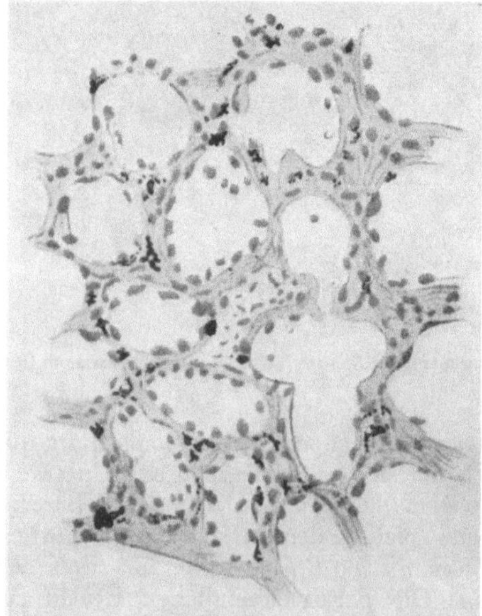

Abb. 8. Milztumor bei alter chronischer Malaria. Starke Erweiterung der Gefäße und Sinus und Atrophie des Pulpagewebes. Pigment vorwiegend nesterweise im retikulären Zwischengewebe. (Nach MARCHIAFAVA u. BIGNAMI aus SEYFARTH)

Diese *Gewebsanoxie* ist die wesentlichste Ursache der Organschädigungen bei Malaria und von grundlegender Bedeutung für die Entstehung der pathologisch-anatomischen Veränderungen (MAEGRAITH).

Hämorrhagien, Thromben und Embolien sind zunächst nicht von so großer Bedeutung, können aber *im späteren Stadium* sich anschließen und zu nekrotischen Veränderungen führen.

Am *Gehirn* findet sich makroskopisch eine graue Verfärbung der Hirnsubstanz infolge der Ansammlung von Parasiten und Pigment in den Capillaren. Im Giemsa-gefärbten Hirnausstrichpräparat zeigt sich die Verstopfung der feinsten Gefäße mit Massen von parasitenhaltigen Erythrocyten. Infolge der Gefäßwandschädigungen kommt es zu Blutaustritten, die als punktförmige Hämorrhagien (*Flohstich-Encephalitis*) in Erscheinung treten. Mit zunehmender Dauer des Prozesses stellen sich degenerative Veränderungen und Nekrosen ein, die über die Gefäßwand hinausgehen. In der Umgebung solcher verstopften Capillaren entstehen Nekroseherde mit entzündlicher Reaktion in Form einer Gliazellwucherung. Diese pericapillär gelagerten Zellansammlungen, die sich auch bei anderen Infektionskrankheiten — so z. B. Fleckfieber — in ähnlicher Form finden, werden als *Dürck'sche Malariagranulome* (Abb. 6) bezeichnet. Sie können nach Ausheilung narbige Defekte hinterlassen. An den Meningen kann es zum Ödem mit lymphocytärer Zellreaktion kommen.

Die *Milz* wird bei allen Malariaformen *vergrößert* gefunden. Allerdings kann man beobachten, daß bei manchen schweren Tropicafällen zunächst kaum eine Milzvergrößerung zu finden ist. Die Milz ist in diesen Fällen von weicher Konsistenz mit relativ dünner Kapsel, und je nach Menge des Malaria-Pigmentes hat sie eine *dunkelrote bis schokoladenbraune Farbe*. Solche Milz ist besonders *empfindlich gegen Traumen* und kann, selten allerdings, auch spontan rupturieren und bei leichten Traumen Kapselrisse mit tödlichen Blutungen bekommen. Die Schwellung der Milz ist bedingt durch eine Blutüberfüllung der Sinusoide und eine celluläre Hyperplasie der Pulpa. Dauert die Malaria-Infektion lange Zeit an, oder kommt es — wie in Endemiegebieten häufig — zu wiederholten *Reinfektionen*, dann nimmt die Milz zunächst an Volumen zu und kann das *drei- bis fünffache ihres Normalgewichtes* erreichen (HAMILTON u. Mitarb.). Die Kapsel ist verdickt, perisplenitische Verwachsungen, unter Umständen sogar mit Verkalkungen, sind zu beobachten. Mikroskopisch sind die Sinus sehr stark erweitert, die Zellelemente besonders durch Phagocyten vermehrt. Es finden sich reichlich Parasiten und auch freies bzw. von Phagocyten aufgenommenes Pigment. Capillarthromben, Blutungen und nekrotische Herde können auftreten. Bei ständigem Aufenthalt in holoendemischem Malariagebiet kann es durch Immunisierungsvorgänge zur Anpassung des Wirtsorganismus an den Erreger und damit auch zu einer Abnahme der Milzgröße kommen (Abb. 7 und 8).

Im histologischen Bild überwiegen in späteren Stadien *chronisch-entzündliche Veränderungen*, die auch nach Ausheilung der Malaria und nach dem Abbau der zerstreut im Gewebe liegenden Pigmentklumpen weiter bestehen. Im Endstadium nach länger bestehender Infektion ist das Stützgewebe oft nekrotisch verändert, die Trabekel sind verdickt, die Malpighischen Körper geschwunden und das Pulpagewebe atrophiert. Nach den Untersuchungen von LÖWENTHAL u. Mitarb., MARSDEN u. Mitarb., sowie HAMILTON u. Mitarb. hat die Milzschwellung, die in Malaria-holoendemischen Gebieten beobachtet wird, fast stets die Malaria als Ursache, wobei eine besondere Beziehung zu bestehen scheint zwischen Malaria-Quartana-Infektion, speziell bei Personen von niederem Lebensstandard, und Splenomegalie.

Die *Leber* ist stets *vergrößert*, wenn auch in unterschiedlichem Maß. Äußerlich grau-braun gefärbt, zeigt sie auf der Schnittfläche eine Hyperämie und histologisch eine *Vermehrung und Schwellung der Kupffer'schen Sternzellen*, die mit *Malariapigment*, *Parasiten* und Erythrocytenresten beladen sind. Die Leberzellen selber enthalten kein Malariapigment, wohl aber Haemosiderin und Gallenpigment. In schweren Verlaufsformen kommt es zur Verfettung der Zellen in den Läppchenzentren, die Portalfelder weisen Rundzellinfiltrate auf, doch bilden sich diese nach Abklingen der Infektion zurück. Dauerschäden im Sinne einer chronischen Hepatitis oder einer Cirrhose als Malariafolgen sind auf Grund der heutigen Auffassung nicht möglich.

Das *Knochenmark* zeigt infolge der Pigmentsteigerung eine *braunrote Verfärbung* mit einer starken *Zunahme der Erythropoese*, jedoch sind Parasitenkonzentration und Pigmentgehalt nicht so stark wie in Milz und Leber.

Vergleichende Studien über das Verhalten des Knochenmarkes bei nicht-immunen Europäern und teil-immunen Afrikanern bei Plasmodium vivax — und Plasmodium falciparum-Infektionen wurden von KNÜTTGEN durchgeführt. Er beobachtete, daß bei Plasmodium vivax-Infektionen die im peripheren Blut und Knochenmark gefundenen Parasitenformen die gleichen waren. Bei Plasmodium falciparum-Infektionen wurden nur bei sehr intensiver Parasitämie reife Schizonten im Mark gesehen.

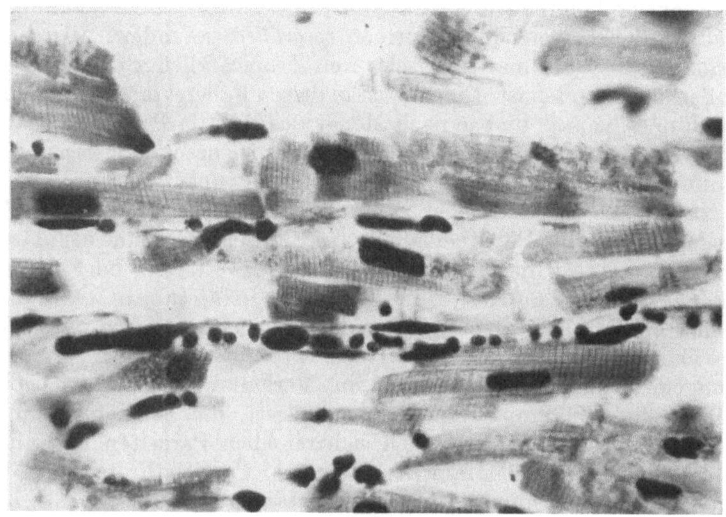

Abb. 9. Myokard. Fragmentation der Muskelfasern. Capillare mit Parasiten und Leukocyten vollgestopft. (Nach MOHR)

Nach den Untersuchungen von SRICHAIKUL, T. u. Mitarb. zeigte sich in 36 von 49 Untersuchten eine *Hemmung der Erythropoese*, sowohl bei Vivax — wie bei Falciparum-Infektionen und auch bei Mischinfektionen. Die Hemmung war besonders deutlich bei akuten Fällen, nicht so bei länger bestehenden Infektionen. Nach Beseitigung der Parasitämie fanden sie eine sehr rasche Zunahme des Erythrocyten bildenden Gewebes.

Am *Herzen* können sich vor allem bei der *cardialen Form der Tropica* gewisse charakteristische Veränderungen finden. Ähnlich wie im Gehirn kann es zur Verstopfung der Herzcapillaren durch phagocytierende Zellen und „klebrige" parasitenhaltige Erythrocyten kommen. Dieser Vorgang ist häufig von interstitiellem Ödem begleitet. Im weiteren Verlauf zeigt sich Fragmentation der Herzmuskelfasern mit wachsartiger Degeneration. Diese Veränderungen führen unter Umständen schon frühzeitig zu Abweichungen im Elektrocardiogramm, das infarktähnliche Bilder aufweisen kann. Man kann bei der Malaria nicht von einer ausgesprochenen Myokarditis sprechen, sondern höchstens von einer *interstitiellen Myokarditis* (Abb. 9).

An den *Lungen* finden sich bei der histologischen Untersuchung in manchen Fällen *pneumonische Infiltrate*. Doch sind diese fast stets *durch Sekundär-Infektionen* bedingt. Gelegentlich allerdings können auch nur histologisch zu fassende kleine Blutungen, kleinste Lungeninfarkte und Verdickung der Alveolarwände durch die mit Parasiten und Pigment vollgestopften Capillaren auftreten. Im Röntgenbild können sich diese Vorgänge durch das Auftreten von Atelektasen abzeichnen.

An den *Nieren* wurden vor allem bei Malaria quartana Veränderungen beobachtet. Hierzu liegen umfangreiche Berichte aus Nigeria (EDINGTON) und Uganda (KIBUKAMUSOKE u. Mitarb.) vor. In einer Reihe von Fällen konnte durch Nierenbiopsie eine *proliferative Glomerulonephritis* nachgewiesen werden. Aber nicht nur bei Malaria quartana, sondern auch im akuten Stadium der Malaria tropica sind Veränderungen an der Niere zu beobachten (WOLTHIUS, KIBUKAMUSOKE, REID, GOLDSMITH u. WRIGHT). Die Untersuchungen der letzten Jahre haben gezeigt, daß diese Veränderungen nicht so gering sind. Schwellung und Ödem werden beobachtet, und in schweren Fällen kommt es vorwiegend durch renale Anoxie und Ischämie zur Veränderung in der Nierenrinde und zur Stauung in den Markgefäßen (EDINGTON, SOOTHILL u. HENDRICKSE, sowie KIBUKAMUSOKE).

Die Untersuchungen an Nieren von Mäusen bei Infektion mit der Nagetier-Malaria durch EHRICH u. VOLLER scheinen das auch zu bestätigen. Sie fanden Immunglobulin-Ablagerungen vom granulären Typ in den Glomeruluscapillaren. Die Verfasser zogen daraus den Schluß, daß neben dem seit langem beschriebenen nephrotischen Syndrom bei der Malaria quartana noch ein anderer, akuter immun-pathologischer Prozeß an den Nieren bei Malariainfektion sich abspielt in Form einer transitorischen, akuten Malaria-Nephritis.

Pathologisch-anatomische Veränderungen am *Magen-Darmtrakt* und *Pankreas* werden gelegentlich bei den tödlich endenden Tropicafällen beobachtet. Hierbei handelt es sich meistens um *Blutaustritte* in diese Organe infolge von Gefäßwandschädigungen durch Anoxie.

Gelegentlich werden auch an den *endokrinen Drüsen* pathologische Befunde erhoben. So z.B. massive Blutungen in die Nebennierenrinde. Solche Fälle zeigen klinisch eine nicht zu beeinflussende Adynamie, die dann auch zum Tod führt.

Besonders wichtig erscheint auch die Beobachtung, daß sich in der *Placenta* mit ihrem verlangsamten Blutstrom reichlich parasitenhaltige Erythrocyten und Pigment-beladene Makrophagen finden lassen, auch wenn im peripheren Blut der Mutter nur spärlich Parasiten nachzuweisen sind und der foetale Kreislauf parasitenfrei bleibt (NAUCK). Diese Beobachtung ist für die später noch zu erörternde *connatale Infektion* von Bedeutung, die dann eintreten kann, wenn es zu einer lokalen Läsion der Placenta kommt und damit zum Übertritt von Erregern in den foetalen Kreislauf.

V. Epidemiologie[2]

Die Malariaparasiten werden ausschließlich durch *weibliche Stechmücken der Gattung Anopheles* übertragen. Von dieser Stechmückengattung gibt es bisher etwa 400 Arten und von diesen gelten knapp 30 als hauptsächlichste Überträger. Da diese Anopheles-Arten eine unterschiedliche geographische Verbreitung haben, spielen in den einzelnen Malariagebieten jeweils nur wenige Arten als Überträger eine Rolle. Die Bedeutung der Anophelesarten als Malariaüberträger wird in erster Linie bestimmt von ihrer Empfänglichkeit für Plasmodien, den Lebens- und Sauggewohnheiten, ihrer Lebensdauer und der Mückendichte in den einzelnen Gebieten. Wenn auch die meisten Anophelen sich mit Plasmodien infizieren lassen,

---

2 Für wichtige Hinweise in diesem Kapitel bin ich Herrn Prof. WEYER, em. Direktor der Entomologischen Abteilung des Bernhard Nocht-Instituts, außerordentlich dankbar.

so sind doch lange nicht alle gute Überträger. Es besteht nicht nur ein Unterschied in der Eignung gegenüber den 4 menschlichen Plasmodienarten, sondern auch gegenüber Parasitenstämmen aus den verschiedenen Erdteilen. Bei guten Überträgern kann man während der Übertragungsperiode bei der Sektion von Weibchen gewöhnlich in mehr als 1 % die Speicheldrüsen mit Sporozoiten infiziert finden (Sporozoitenindex). Dieser Nachweis kann zur Ermittlung der lokalen Überträger und der Übertragungsperiode benutzt werden.

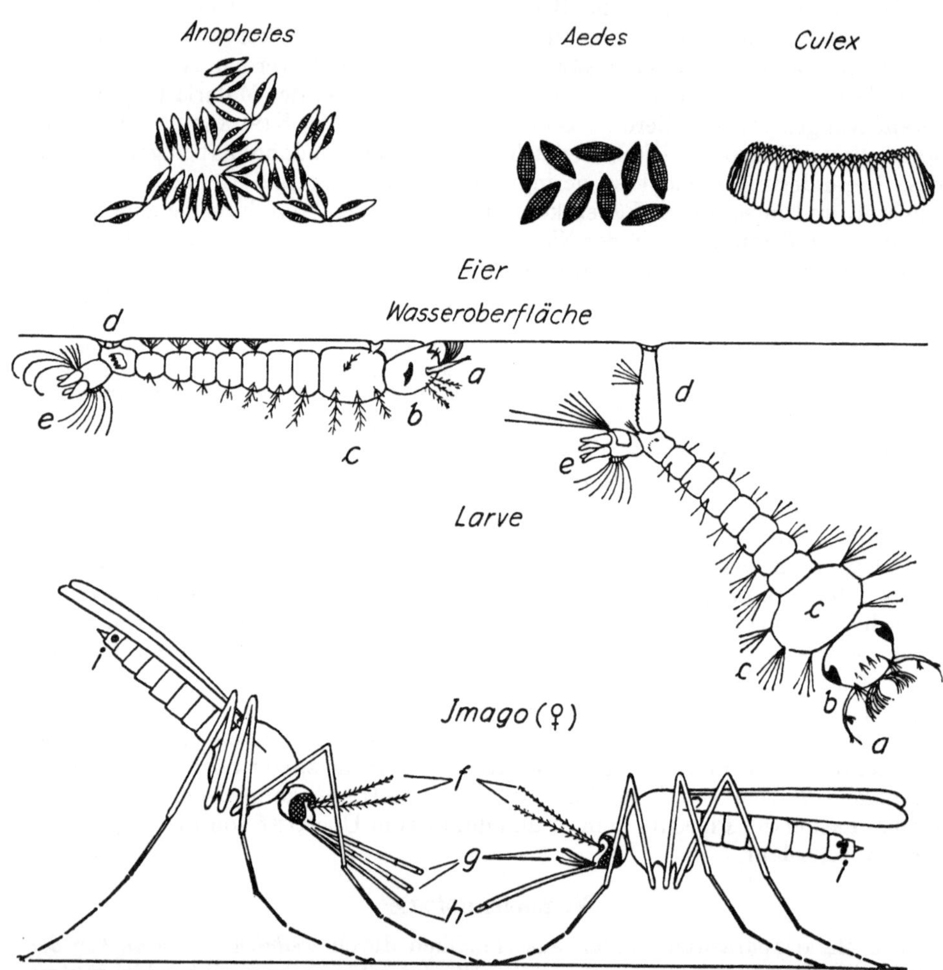

Abb. 10. Wichtigste Unterschiede zwischen Anophelinen und Culicinen. a Fühler, b Kopf, c Thorax, d Atemrohr, e Analsegment der Larve, f Fühler, g Taster, h Stechrüssel, i Receptaculum seminis des Weibchens. (Nach Weyer)

Für die Bedeutung der Anophelen als Überträger sind ihre *Sauggewohnheiten* von Wichtigkeit. Manche Arten zeigen eine mehr oder minder ausgeprägte Vorliebe für den Menschen als Blutspender (Anthropophilie), doch ist auch die Anzahl und Zugänglichkeit der vorhandenen Menschen sowie das Vorhandensein von Haus- und Wildtieren als Blutspender von Bedeutung. Wenn durch Krieg, Hungersnot oder Naturkatastrophen kein Vieh oder Wild mehr vorhanden ist, können sonst zoophile Arten zu Malariaüberträgern werden. Daneben spielt aber auch die

Lebensdauer der Mücken eine bedeutende Rolle; denn die beim Saugakt aufgenommenen Plasmodien müssen Zeit haben, um sich zu infektiösen Sporozoiten entwickeln zu können. So können durch äußere Faktoren bedingte Schwankungen der Lebensdauer der Mücken darüber entscheiden, ob sie ein epidemiologisch gefährliches Alter erreichen oder nicht. Auch die Verbreitung der verschiedenen Plasmodien kann von der Lebensdauer der Anophelen abhängen, da manche Arten nur so lange leben, daß zwar die Sporozoiten von *Plasmodium vivax* und *Plasmodium falciparum* ausreifen können, nicht aber die von *Plasmodium malariae*.

Neben diesen beiden Faktoren spielt auch die *Verbreitungsdichte* eine wichtige Rolle. Eine sehr starke Verbreitung (hohe Dichte) bewirkt, daß genügend Weibchen das epidemiologisch gefährliche Alter erreichen, um die Übertragung zu gewährleisten. Die Dichte wiederum ist abhängig von günstigen Brutplätzen und diese wiederum hängen von klimatischen Bedingungen, wie Regenfall u.a. Faktoren, ab.

Unter den *Anophelesarten* unterscheidet man solche mit hoher Übertragungskapazität, deren Empfänglichkeit für Malariaparasiten groß ist, die stark anthropophil sind und deren natürliche Lebensdauer länger ist als die Sporogonie, und solche mit geringer Übertragungskapazität. In solchen Fällen führen geringe Änderungen durch äußere Faktoren nicht zu einer Unterbrechung der Übertragung, und auch die Dichte spielt nicht eine so große Rolle. Die Malaria hat bei solcher Situation eine große Stabilität. Kurzlebige und wenig anthropophile Anophelesarten sind schwache Überträger. In dieser Situation ist eine hohe Dichte erforderlich, um die Malariaübertragung zu sichern. Geringe Umweltveränderungen können schon über ihre Rolle als Malariaüberträger entscheiden. Die Malariasituation in den Verbreitungsgebieten dieser Anophelesarten ist instabil.

Auch die *Entwicklungsdauer der Plasmodien in der Mücke* spielt eine Rolle. *Plasmodium vivax* entwickelt sich schneller als *Plasmodium falciparum*, sowohl in der Mücke als auch im Menschen. Die Sporogonie dauert bei *Plasmodium vivax* nur $^2/_3$ der Zeit, die *Plasmodium falciparum* benötigt. Gametocyten erscheinen 2 Wochen früher im Blut als bei *Plasmodium falciparum*. Bei *Plasmodium malariae* ist die Entwicklungsdauer sowohl in der Mücke als auch im Menschen besonders lang. Deshalb kommt bei dieser Plasmodienart die Übertragung nur unter besonders günstigen Umständen zustande. Das erklärt auch das verhältnismäßig geringe und sehr streng lokalisierte Verbreitetsein der Quartana.

Indirekt wird die Ausbreitung der Malaria sehr stark durch das *Klima* gesteuert. Wie schon erwähnt, verzögert eine niedrige Außentemperatur die Entwicklung der Plasmodien in den Anophelen oder bringt sie ganz zum Stillstand. Bei Durchschnittstemperaturen von niedriger als 20°C sistiert die Entwicklung von *Plasmodium falciparum*, bei Werten unter 16°C die von *Plasmodium vivax*. Auch die Dichte, Lebensdauer und Sauggewohnheiten der Anophelen werden durch die Temperatur beeinflußt. Hohe Temperaturen und hohe Luftfeuchtigkeit bedingen schnellere Larvenentwicklung und Generationsfolge, sowie höhere Saugaktivität; niedrigere setzen sie herab. Hohe Temperaturen und niedrigere Luftfeuchtigkeit beeinträchtigen die Lebensdauer der Mücken, so daß sie das epidemiologisch gefährliche Alter nicht mehr erreichen. Starke Regengüsse und hoher Grundwasserstand begünstigen die Brutmöglichkeiten, ebenso können die Anlage von Bewässerungssystemen, Baugruben u.ä. günstige Voraussetzungen für Mückenbrutplätze und damit für Malaria schaffen („Men-made-malaria").

Diese von der Mücke und dem Klima bestimmten Faktoren bedingen zum guten Teil, ob die Malaria

a) endemisch oder
b) epidemisch
auftritt.

Neben den oben erwähnten exogenen Faktoren hängt das Auftreten, die Vermehrung und Ausbreitung der Malaria entscheidend auch noch von den *Immunitätsverhältnissen der Bevölkerung* und von dem Vorhandensein von Infektionsreservoiren ab. Hat eine Bevölkerung im Verlauf von Malariainfektionen eine gewisse Immunität erworben, sind die klinischen Erscheinungen nicht mehr so stürmisch, auch die Vermehrung der Parasiten im Blut ist herabgesetzt und die Bildung von Gametocyten vermindert. Damit sinkt auch die Zahl der Gametocytenträger. Diese aber stellen das Infektionsreservoir in der Bevölkerung dar; denn an einer geringen Zahl von Gametocytenträgern können sich nur wenige Anophelen infizieren. So kann die Immunität die Vermehrung der Parasiten und damit auch die Ausbreitung der Malaria eindämmen.

In Endemiegebieten sind daher die Kinder wichtigstes *Infektionsreservoir*, da sie die schwächste Immunität besitzen und unter ihnen die größte Zahl von Gametocytenträgern zu finden ist. Im späteren Alter findet man nur wenig Gametocytenträger, nur bei vorübergehendem Absinken der Immunität, Herabsetzung der Widerstandskraft durch andere Krankheiten, Mangelernährung, Überanstrengung, kann es zur Entwicklung von Gametocytenträgern kommen, so daß diese Personen dann erneut zu Infektionsreservoiren werden. Schließlich spielt auch die *Lebensweise der Bevölkerung:* Schlafgewohnheiten, größere Bevölkerungsbewegungen, Haltung von Großvieh, für die Verbreitung der Malaria und eventuell das Auftreten von Epidemien eine Rolle.

Die *Intensität eines Malariabefalles* läßt sich aus einer Reihe von Faktoren bestimmen;

1. *Parasitenindex*, d.h. Parasitenbefund im Blutausstrich

2. *Milzindex*, d.h. die Größe der Milzschwellung, die als Malariafolge aufgetreten ist.

Der durch Palpation feststellbare *Milztumor* in seiner verschiedenen Größe wurde zur *Klassifikation von Malariagebieten* benutzt. Liegt dieser Milzindex unter 10 %, spricht man von hypoendemischem Gebiet, liegt er zwischen 11 und 50 %, von mesoendemischem Gebiet, beträgt er über 50 %, bezeichnet man dieses Gebiet als hyperendemisch und wird er bei über 75 % gefunden, dann spricht man von holoendemisch.

In den *holoendemischen Gebieten* hat man es mit einem Maximum an Malariaübertragung bei fast allnächtlicher Superinfektion durch infektiöse Anophelen zu tun. In diesen Gebieten kommt es zu einer hohen Säuglingssterblichkeit auf der einen Seite und der Ausbildung einer frühen Immunität bei den Überlebenden auf der anderen Seite. Die stärksten Milzvergrößerungen finden sich im Alter bis zu 2 Jahren, dann werden die Krankheitssymptome schwächer, und vom 5. Jahr ab sinken Parasitenindex und Milzindex merkbar ab. Vom 15. Jahr an sind Schizonten und Gameten im Blut so spärlich und die Milzvergrößerung ist so zurückgegangen, daß man sie nur noch bei 20—30 % der Erwachsenen nachweisen kann. Gelegentliche leichte Fieberschübe sind bei der älteren Bevölkerung das einzige Symptom der Malaria.

Auch in den *hyperendemischen Malariagebieten* sind die Kinder sehr stark betroffen, doch leiden auch hier die Erwachsenen unter der Krankheit, weil ihre

Immunität und Toleranz durch die geringe Zahl der Infektionen nicht sehr ausgeprägt ist. Bei einer großen Zahl von Erwachsenen findet sich noch eine vergrößerte Milz.

In den *mesoendemischen* Gebieten leidet die Bevölkerung ebenfalls sehr unter der Krankheit, wenn auch ein Teil nicht direkt von der Malaria betroffen wird.

Schließlich tritt in den *hypoendemischen* Gebieten die Krankheit sehr viel schwerer auf, da die Bevölkerung nicht immun ist.

Zwei Begriffe sind noch in epidemiologischer Hinsicht geprägt worden, nämlich der *Begriff der stabilen und instabilen Malaria* oder besser gesagt *Malariasituation.*

a) Wie schon oben erwähnt, wird eine *stabile Malariasituation* in den Gebieten gefunden, in denen die *Anophelesmücken eine lange Lebensdauer* und *starke Anthropophilie* zeigen. In diesen Gebieten ist das Charakteristische, daß eine Regelmäßigkeit im Auftreten der Erkrankung von Jahr zu Jahr festzustellen ist. So werden in Zonen mit langen Übertragungsperioden kaum Veränderungen des Krankheitsvorkommens beobachtet, in solchen Gebieten mit kurzen Übertragungsperioden stellen sich mit großer Regelmäßigkeit jahreszeitliche Ausbrüche ein. Lokale klimatische Schwankungen beeinflussen gewöhnlich das Malariageschehen nur unmerklich. In Gebieten, in denen die Temperatur während des ganzen Jahres für die Sporogonie hoch genug ist, findet in der ganzen Zeit eine Übertragung statt; hier herrscht dann oft *Plasmodium falciparum* vor. Gleichzeitig aber hat die Bevölkerung eine beträchtliche Immunität entwickelt.

b) In den *instabilen Gebieten* sind große Schwankungen von Monat zu Monat und von Jahr zu Jahr festzustellen in Abhängigkeit von Klima, Mückenvermehrung, Bevölkerungsbewegung und anderen, oft schwer erkennbaren Faktoren. Schwere Epidemien können durch kleine Veränderungen ausgelöst werden, Übertragungsperioden können unterbrochen werden durch geringe klimatische oder andere Umweltveränderungen. Ist die Übertragungsperiode kurz, so prädominiert *Plasmodium vivax* über *Plasmodium falciparum.* Die Immunität der Bevölkerung ist relativ variabel und oft niedrig; auch nach starken Epidemien hat sich der Immunitätsgrad meist wenig geändert.

Die *geographische Verbreitung der Malaria* ist außerordentlich *weit.* Sie findet sich in Finnland und Nordrußland bis fast zum Polarkreis hin, und auf der südlichen Halbkugel reicht ihr Verbreitungsgebiet bis nach Nord-Argentinien. Seit Beginn der großen *Malaria-Ausrottungskampagne der Welt-Gesundheitsorganisation* ist es zu einem erheblichen Rückgang der Malariaausbreitung gekommen.

Im Jahre 1955, zu Beginn der Kampagne, wurde die Zahl der Krankheitsfälle auf 250 Mill. pro Jahr geschätzt und die Zahl der Todesfälle auf 2,5 Mill. Dabei gehen 10—15% der Kindersterblichkeit auf Malaria zurück. Zusätzliche Malariainfektionen führen auch zu einer Erhöhung der Sterblichkeit durch andere Krankheiten, Fehlgeburten und Totgeburten können auftreten.

Die *Verbreitung der Malaria in Europa* ist durch die Bekämpfungsaktionen so stark zurückgegangen, daß man heute davon sprechen kann, daß die früheren europäischen Malariaherde *praktisch ausgerottet* sind. In den *gemäßigten Klimazonen* fand sich vor allem *Malaria tertiana*, so gab es bis 1950 noch in Ostfriesland solche Malariaherde und auch in Nord-Holland bestanden lange Jahre hindurch endemische Herde ebenso wie in Südengland.

Unmittelbar während und nach dem letzten Weltkrieg traten auch in verschiedenen Gebieten Deutschlands, wo die entsprechenden Voraussetzungen gegeben waren, d.h. Anophelen, die zur Übertragung geeignet waren, vorkamen, *autochthone Malariafälle* auf. So wurden in Schleswig-Holstein von 1945—1948

691 autochthone Malariafälle gemeldet. In Hamburg von 1945—1947 waren es 44 Fälle. Zahlreiche weitere Fälle wurden auch in anderen Teilen Deutschlands beobachtet.

Als Beispiel sei hier eine Beobachtung mitgeteilt, die wir selber in Schleswig-Holstein machten. In der kleinen Stadt Pinneberg erkrankte 1943 ein 5jähriger Junge mit hohem Fieber, einer großen Milzschwellung, Lebervergrößerung und zunehmender Anämie. Der Krankheitsfall, der wegen seiner rhythmisch auftretenden, allerdings täglichen Fieberanfälle zunächst für eine Systemerkrankung gehalten worden war, wurde dann aber unter dem Verdacht einer Infektionskrankheit in unsere Klinik eingewiesen. Durch Untersuchung des Dicken Tropfens und Ausstriches konnte die Diagnose Malaria, *Plasmodium vivax*-Infektion,

Malariaverbreitung in der Welt

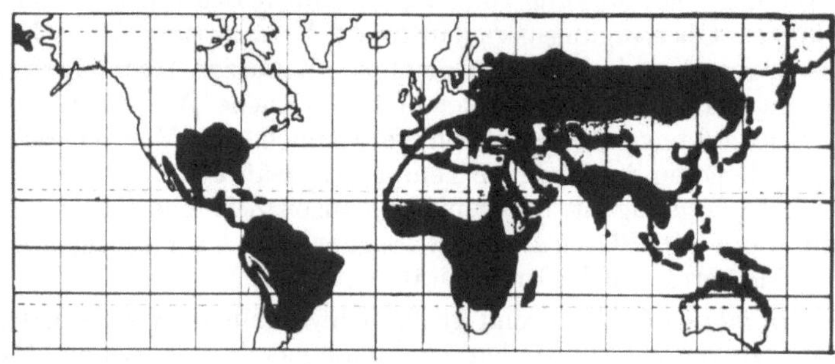

1900

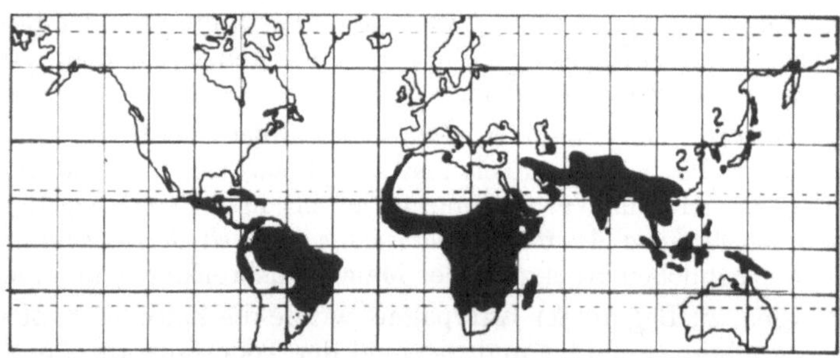

1963

Abb. 11. Schwarz sind die Malaria-Verbreitungsgebiete angegeben. Der Rückgang der Malaria seit der Bekämpfungsaktion der WHO ist eindrucksvoll zu erkennen

gestellt werden. Die in den folgenden Tagen vorgenommene Umgebungsuntersuchung ergab, daß der Junge im Stadtzentrum von Pinneberg bei seinen Eltern wohnte, gelegentlich aber im Garten eines Freundes am Stadtrand spielte. Dieser Garten grenzte an einen Teich, jenseits des Teiches befand sich eine Gastwirtschaft, in deren Saalbau zur damaligen Zeit jugoslawische Kriegsgefangene untergebracht waren. Die Reihenuntersuchung dieser Personengruppe ergab, daß drei von ihnen im Dicken Tropfen-Präparat Malaria tertiana-Parasiten aufwiesen, hier also die Infektionsquelle war. In dem Pferdestall neben diesem Saalbau konnten Anopheles-Mücken gefangen werden und im Teich Larven von Anopheles. Damit schloß sich der Infektionskreis, denn der Garten war nur 200 m Luftlinie von dem Saalbau entfernt (Flugweite der

Anophelen etwa 1—2 km) (Menk u. Mohr). Das Beispiel erläutert sehr anschaulich, unter welchen Umständen es auch in gemäßigten Breiten zur Malariaübertragung kommen kann, wenn Überträger vorhanden sind und entsprechende Infektionsquellen, sowie klimatisch günstige Bedingungen, wie im vorliegenden Fall ein heißer norddeutscher Sommer.

Die Malariaherde in den *südeuropäischen Ländern* (Küstengebiet von Spanien und Südportugal, Süditalien, Sizilien, Sardinien, Korsika, Jugoslawien, Griechenland, Bulgarien und gewisse Gebiete in Rumänien) sind heute *praktisch beseitigt*. Die Gefahr allerdings, daß es bei Nachlassen der Malariabekämpfungsaktion zu einer neuerlichen Einschleppung in diese Gebiete kommen kann, ist *nicht gebannt*, da die klimatischen Voraussetzungen in diesen Gegenden nach wie vor gegeben sind und auch die Mücken dort immer noch, wenn auch in verminderter Zahl vorkommen. Das Auftreten von Malariaerkrankungen in Korsika, das schon über Jahre malariafrei war, ist ein Beispiel dafür, wie sie auch aus anderen Teilen der Welt nach der zunächst durch die Ausrottungskampagne der WHO erfolgten Beseitigung berichtet werden. Es genügt also nicht die einmalige Ausrottungskampagne, sondern es ist eine ständige Fortführung gewisser Bekämpfungsmaßnahmen notwendig.

Im *afrikanischen Kontinent* konnte auch ein starker Rückgang der Malaria im nord-afrikanischen Raum verzeichnet werden. Auch in den west-afrikanischen Gebieten ist, in einigen Großstädten besonders, die Malaria etwas geringer geworden, d.h. aber nicht, daß Städte wie Lagos, Dakar, Duala, um nur einige zu nennen, heute als malariafrei gelten können, sondern auch dort ist nach wie vor mit Malariainfektion zu rechnen, besonders für den Nicht-Immunen, also den Europäer. Ebenso ist es notwendig, nach wie vor bei Reisen im west-afrikanischem Raum, ebenso wie im zentral-afrikanischen und ost-afrikanischen Raum und auch in bestimmten Gebieten Süd-Afrikas mit Ausnahme von Kapland regelmäßige Malaria-Prophylaxe zu treiben.

Vom *australischen Kontinent* sind die nördlichen Küstengebiete von Malaria befallen. Ein sehr intensives Malaria-Verbreitungsgebiet ist auch Neu-Guinea. Im ganzen sind sonst die übrigen Südsee-Inseln heute weitgehend malariafrei, bzw. kann das Gebiet als hypoendemisch bezeichnet werden.

Im *asiatischen Raum* wird die Malaria — sowohl Tropica wie Tertiana — im Gebiet von Burma, Thailand, Malaysia, Laos, Kambodscha und Vietnam gefunden; auch Indonesien ist nicht frei von Malaria, wenn auch hier zur Zeit mehr Tertiana als Tropica vorzukommen scheint. Auch Indien ist in verschiedenen Regionen noch immer mit Malaria verseucht. Ceylon war schon einmal nach der großen Kampagne der WHO malariafrei, ist aber jetzt wieder in verschiedenen Küstenbezirken Endemiegebiet.

Auf dem *amerikanischen Kontinent* sind nach den groß angelegten Bekämpfungsmaßnahmen die Südstaaten der USA, Mexiko und die meisten zentralamerikanischen Staaten malariafrei. Allerdings finden sich gerade im zentralamerikanischen Bereich immer noch einige Herde in weniger zugänglichen Gebieten. Auch in Südamerika ist die Malariaverbreitung sehr stark zurückgegangen, doch werden immer wieder auch im südamerikanischen Raum im Landesinneren Malariaherde gefunden. Wenn auch in den tropischen Küstengebieten am Pazifischen Ozean die Malariaverbreitung zurückgegangen ist, so ist sie doch noch nicht ganz erloschen, und im Bereich des Amazonasstromes und seiner Nebenflüsse ist sie immer noch sehr stark verbreitet, zumal in diesen Gebieten auch ein oder mehrere Resochin-(Chloroquine-) resistente Stämme gefunden wurden.

Nach dem 15. Bericht des WHO Expert Commitee on Malaria *1971* sind zur Zeit *13 Länder, die früher Malaria hatten*, als *malariafrei* gemeldet. Es sind dies Bulgarien, Zypern, Dominikanische Republik, Grenada und Carriacou, Jamaika,

Polen, Rumänien, St.-Lucia, Spanien, Taiwan, Trinidad und Tobago, Ungarn und Venezuela. *5 weitere Länder*, nämlich Italien, die Niederlande, USA und seine im tropischen Bereich liegenden Besitzungen, nämlich Puerto-Rico und die Virgin-Islands konnten ebenfalls die Ausrottung der Malaria in ihrem Gebiet melden.

Tabelle 2. *Malaria bei deutschen Seeleuten* (nach den Unterlagen der See-Berufsgenossenschaft Hamburg) Stand vom 31. 12. 1971

Jahr	Malariafälle	davon Todesfälle
1956—1957	57	3
1958—1959	51	3
1960—1961	45	1
1962—1963	100	2
1964—1965	83	6
1966—1967	98	3
1968—1969	63	2
1970—1971	23/38	5
insgesamt	558	25

Ganz allgemein muß man aber sagen, daß die Voraussetzungen für das Auftreten einer Malaria im gesamten Tropengebiet immer noch gegeben sind mit Ausnahme der Gebirgsgegenden über 1500 m sowie der Hochländer über 1000 m und der Wüstengebiete.

Malaria quartana tritt in ihrer Häufigkeit hinter den anderen beiden Malariaformen erheblich zurück. Unter entsprechenden klimatischen Bedingungen kommt es auch hier zur Bildung von Herden. Solche fanden sich früher auf dem Balkan, sie sind heute als erloschen anzusehen, vor allem aber in West-Afrika, hier besonders in Nigeria, ferner auf Ceylon, Martinique, sowie einigen Südsee-Inseln.

Plasmodium ovale wird hauptsächlich im west-afrikanischen Küstenbereich gefunden. Vereinzelt liegen aber Berichte vor über Vorkommen nicht nur aus Liberia und Ghana, sondern auch aus Guinea und Senegal (Miller u. Mitarb.).

In letzter Zeit sind auch aus Südost-Asien Plasmodium ovale-Infektionen beschrieben worden, so von Craig, Garcia, sowie Jeffrey u. Mitarb. von den Philippinen, 1 Fall von Field aus Malaysia und schließlich 1 Fall von Cadigan u. Desowitz aus Thailand. Auch in Vietnam konnten Gleason, Fischer, Blumhardt, Roth u. Gaffney bei amerikanischen Soldaten Plasmodium ovale-Infektionen feststellen. Schließlich ist auch noch aus einigen Ländern des Vorderen Orients, sowie aus Indien über Plasmodium ovale-Infektionen berichtet worden.

Auf dem amerikanischen Kontinent liegen bisher nur aus Venezuela Mitteilungen über das Vorkommen von Plasmodium ovale vor.

VI. Klinisches Bild

Zwar haben die einzelnen Malariaformen manches Gemeinsame in ihrem Krankheitsablauf, da aber doch einige grundlegende Unterschiede hinsichtlich auch der Prognose und der Dauer der Infektion bestehen, erscheint es ratsam, jedes durch die einzelnen Parasitenarten hervorgerufene Krankheitsbild gesondert zu schildern, um dadurch die Krankheitsbilder prägnanter herauszustellen.

a) Malaria tertiana (Infektion mit Plasmodium vivax)

Die *Inkubationszeit* bei der Plasmodium vivax-Infektion wird mit 9—16 Tagen angegeben, aber schon 8 Tage nach dem infizierenden Stich können Parasiten im Blutausstrich nachweisbar sein. Gewöhnlich aber dauert es einige Tage länger, bis die Parasiten in einer solchen Menge vorhanden sind, daß sie leicht nachgewiesen werden können und daß es zu klinischen Erscheinungen kommt. Selbstverständlich spielen auch die Menge der übertragenen Parasiten sowie die Virulenz der Parasitenstämme für den Zeitpunkt des Ausbruchs der Erkrankung eine Rolle.

Die *ersten Krankheitserscheinungen* können noch relativ uncharakteristisch sein, der Schüttelfrost kann noch fehlen, die Temperaturen steigen nicht steil und hoch an, sondern erreichen nur Werte von 37,8—38,5°. Abgeschlagenheit, Kopfschmer-

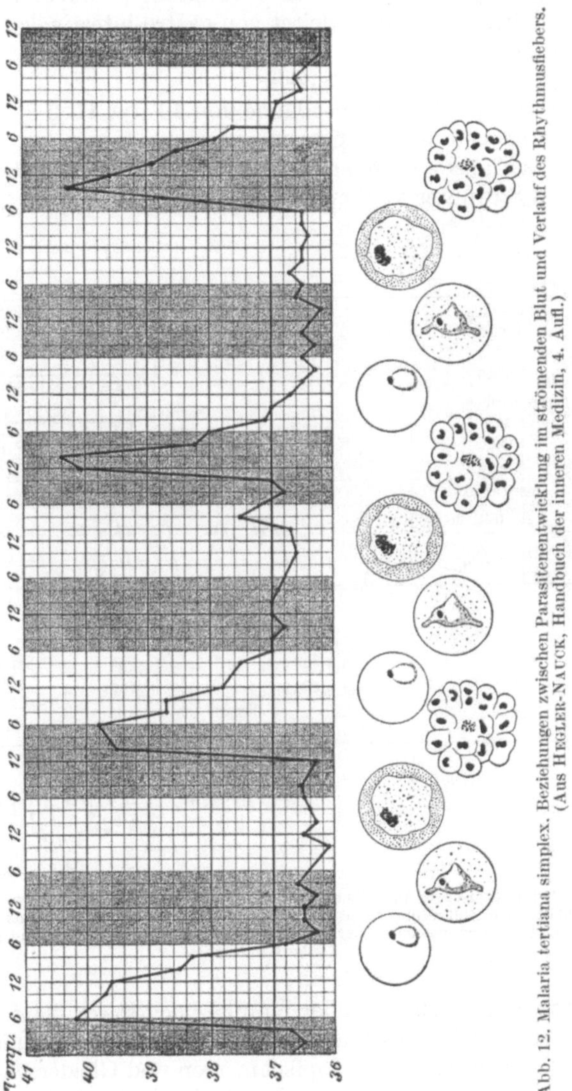

Abb. 12. Malaria tertiana simplex. Beziehungen zwischen Parasitenentwicklung im strömenden Blut und Verlauf des Rhythmusfiebers. (Aus HEGLER-NAUCK, Handbuch der inneren Medizin, 4. Aufl.)

zen und Gliederschmerzen, sowie Appetitlosigkeit sind die wenig charakteristischen Allgemeinerscheinungen, die diese erste Phase begleiten, die als sogenanntes „*Initialfieber*“ bezeichnet wird.

Mitunter können auch in diesem Stadium schon Übelkeit, Erbrechen, uncharakteristische Leibschmerzen und Durchfälle auftreten. Diese verhältnismäßig wenig charakteristischen Erscheinungen geben in diesem Stadium der Erkrankung manches Mal zu diagnostischen Irrtümern Anlaß, vor allem dann, wenn nicht an Malaria gedacht wird und die ausschlaggebende Blutuntersuchung unterbleibt.

Nach 3—4 Tagen, wenn die Parasiten im peripheren Blut zahlreicher geworden sind, durch immunologische Vorgänge ihr Zyklus synchronisiert hat, treten die *Symptome* auf, die vom nicht mit dem Krankheitsbild vertrauten Arzt und vom Laien stets mit dem Begriff „*Malaria*" in Verbindung gebracht werden:

— Heftiger Schüttelfrost, oft begleitet von gastro-intestinalen Erscheinungen (wie oben beschrieben),

— starke Kopf- und Gliederschmerzen,

— Anstieg des Fiebers bis zu einer Höhe von 40°, ja 41°C

— kurzes Hochbleiben der Temperatur auf dieser Höhe,

— Absinken des Fiebers, nachdem es über 6—8 Std hoch geblieben ist, erfolgt innerhalb von 2—3 Std unter starkem Schweißausbruch.

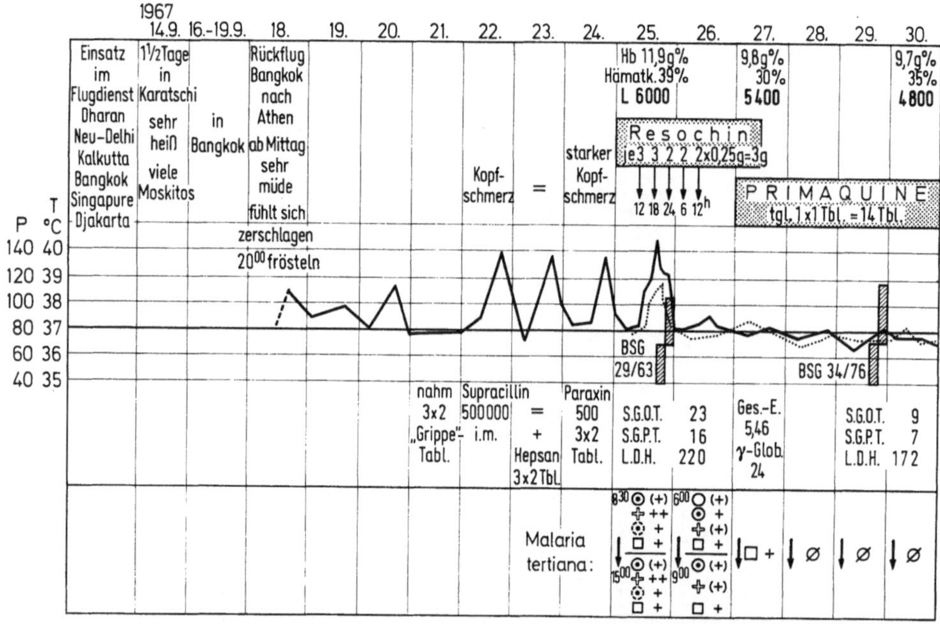

Abb. 13. Malaria tertiana mit typischem Initialfieber vor Beginn der eigentlichen Fieberwelle, die im Tertiana duplicata-Rhythmus abläuft. Im Blutbefund reichlich Halberwachsene, Teilungsformen und Gametocyten, spärlich ältere Ringformen. Unter oraler Resochin-Therapie rasches Ausbleiben des Fiebers und Rückgang der Parasitämie

Nach der Entfieberung fühlt sich der Kranke noch etwas matt, aber sonst bei leidlichem Allgemeinbefinden. Erst am 3. Tag nach diesem Anfall setzt bei der Tertiana simplex mit Schüttelfrost, Kopfschmerzen und Gliederschmerzen wieder der nächste Fieberanfall ein. Dieser *2. Fieberattacke*, die klinisch praktisch wie der oben beschriebene erste, klassische Malariaanfall abläuft, folgen weitere, wenn keine Behandlung einsetzt, jeweils im Abstand von 48 Std. Häufig kann es zur Aufspaltung der Stämme kommen, so daß aus einer *Tertiana simplex* eine *Tertiana duplicata* wird.

Die Dauer des Schüttelfrostes beträgt anfangs 1 Std, bei späteren Anfällen ist die Zeit kürzer. Es besteht ein schweres Krankheitsgefühl. Die Haut ist meist blaß und trocken, Lippen und Fingerkuppen können cyanotisch sein. Die Pulsfrequenz ist beschleunigt zwischen 100 und 140, in dem Fieberstadium ist das Gesicht gerötet, die Haut heiß, aber auch jetzt trocken, Herzklopfen und Kurzluftigkeit können auftreten. Die Kopfschmerzen sind sehr quälend. Nach 3—4 Std sinkt die Temperatur unter starkem Schweißausbruch ab, den Patienten kann ein

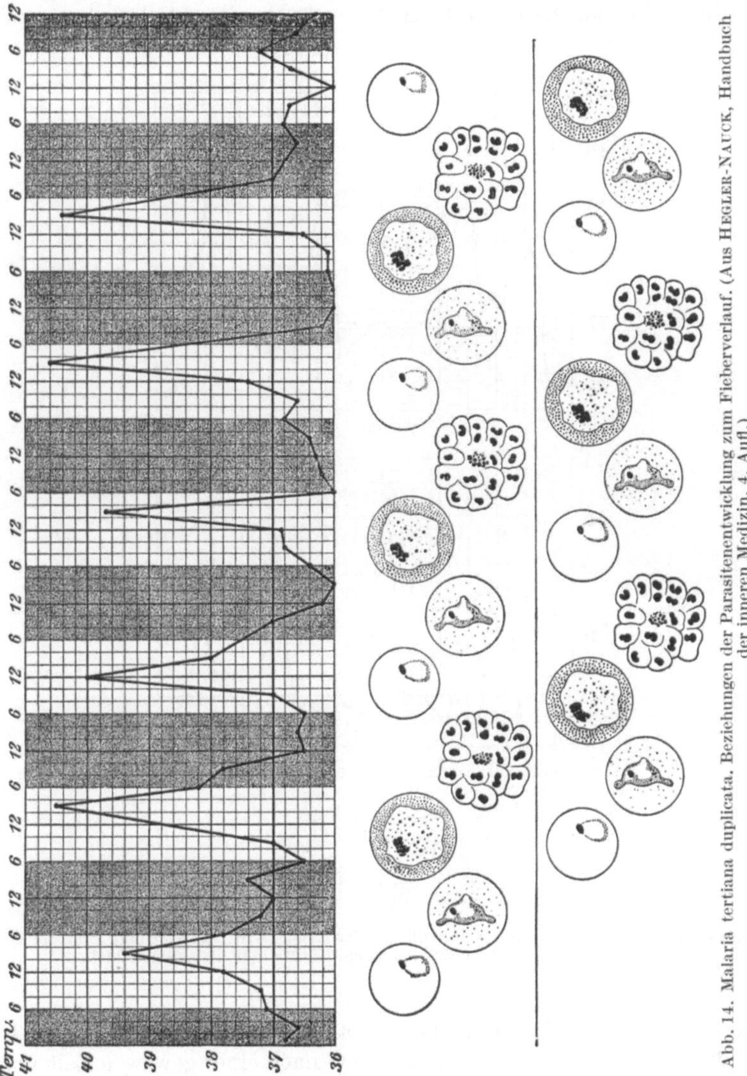

Abb. 14. Malaria tertiana duplicata. Beziehungen der Parasitenentwicklung zum Fieberverlauf. (Aus HEGLER-NAUCK, Handbuch der inneren Medizin, 4. Aufl.)

Schlafbedürfnis befallen, aus dem Schlaf wacht er dann meist zwar erschöpft, aber bei Wohlbefinden und normalen Temperaturen auf.

Die *Gesamtdauer* eines Anfalls, der oft nachmittags oder in den Abendstunden auftritt, ist bei den einzelnen Tertianastämmen verschieden und schwankt zwischen 6—12 Std. Die *Anfälle* wiederholen sich im Laufe der folgenden Wochen, werden aber dann jeweils kürzer und leichter. Nach etwa 8 bis 20 Anfällen — im

Mittel etwa 12—15 — kommt es zu einer Verminderung der Plasmodien im peripheren Blut, die schließlich verschwinden; das Fieber bleibt aus, das Befinden des Patienten bessert sich. Es kommt zu einer klinischen Heilung. Sie darf nicht mit einer parasitologischen Ausheilung der Malaria gleichgesetzt werden. Bei der Mehrzahl der Kranken tritt nach einigen Wochen oder Monaten ein *Rückfall* nach dieser ersten Erkrankung auf. Diese Rückfälle stellen sich unter den gleichen Erscheinungen ein und im gleichen Rhythmus wie die Ersterkrankung. Bei ihnen fehlt allerdings das sogenannte „Initialfieber". Die Rückfälle setzen sofort mit

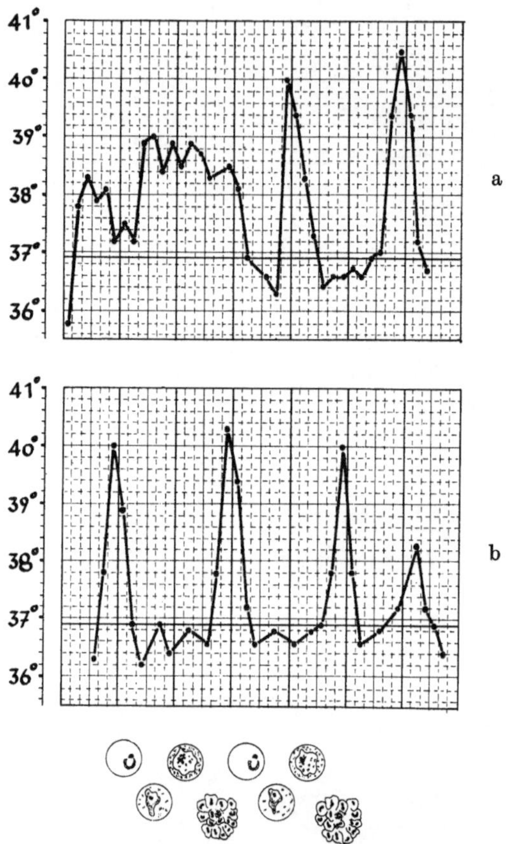

Abb. 15. Fieberverlauf bei Malaria tertiana. a Initialfieber, das meist 9—16 Tage nach dem Stich der infizierenden Mücke auftritt. b Fieberverlauf bei einem Rückfall mit Parasitenbefund

typischem Schüttelfrost ein, sind aber im allgemeinen milder und von kürzerer Dauer als die Ersterkrankung und hören auch nach einer gewissen Zeit von selber auf.

Man unterscheidet 2 Formen von Rückfällen:

1. *Frührezidive*, die bei unbehandelten Fällen schon nach 3—4 Wochen auftreten können;

2. *Spätrezidive*, die sich erst nach mehreren Monaten einstellen.

Im klinischen Ablauf sind Früh- und Spätrezidive einander vollkommen gleich. Sie erfordern auch keine anderen therapeutischen Maßnahmen als die Ersterkrankung.

Bei den Frührezidiven handelt es sich im allgemeinen um das Wiederaufflackern der Blutinfektion, während bei den Spätrezidiven es sich wohl meist um einen neuen Parasitenschub aus dem Gewebe handelt. Das gilt besonders dann, wenn die Rückfälle nach einer sehr langen Pause auftreten. Die Rückfallneigung ist bei den einzelnen Tertianafällen sehr unterschiedlich. Sie scheint bei den Stämmen aus den Tropen stärker entwickelt zu sein, als bei Stämmen aus gemäßigten Zonen, bei welchen charakteristische Spätrückfälle nach 7—10 Monaten auftreten können, sich dann aber meist nicht mehr wiederholen.

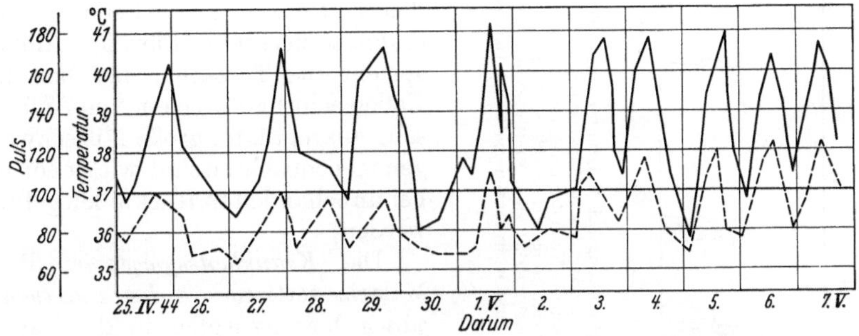

Abb. 16. Malaria tertiana simplex, mit Übergang in Quotidianfieber. (Original Nervenklinik Tübingen)

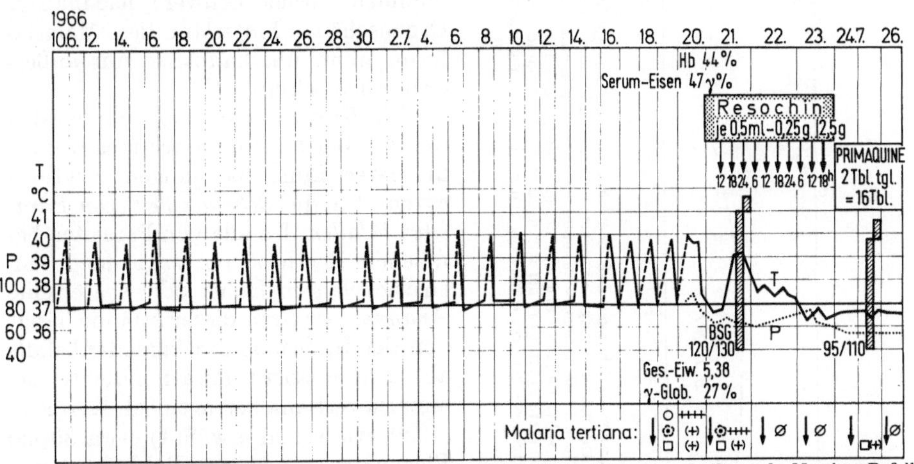

Abb. 17. Nicht erkannte Malaria tertiana: Es kam zu 23 Anfällen, ehe die Diagnose gestellt wurde. Massiver Befall mit Ringen, spärlich Teilungsformen und Gametocyten. Nach 24 Std Behandlung mit Resochin, Fieberabfall und Negativwerden des Blutes

Ein Beispiel mag das erläutern: Ein 42jähriger Kaufmann machte während seines Nigeria-Aufenthaltes regelmäßig Resochin-Prophylaxe mit 1mal 2 Tabletten pro Woche. 14 Tage nach der Rückkehr wurde er eingehend klinisch durchuntersucht und gesund befunden. 3 Wochen später erkrankte er hochfieberhaft für fast 4 Wochen mit unregelmäßigen Fieberanfällen, eine Diagnose wurde nicht gestellt. Nachdem er sich dann 1 Jahr wohl gefühlt hatte, erkrankte er mit Schüttelfrost, hohem Fieber, großer derber Milzschwellung und Leberschwellung. Die Blutuntersuchung ergab eine massive Infektion mit Plasmodium vivax.

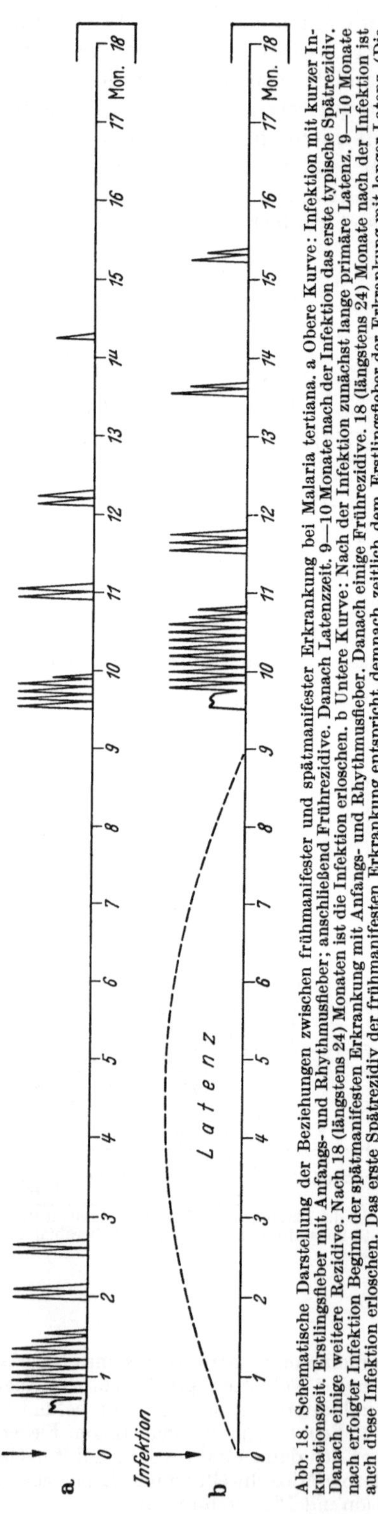

Abb. 18. Schematische Darstellung der Beziehungen zwischen frühmanifester und spätmanifester Erkrankung bei Malaria tertiana. a Obere Kurve: Infektion mit kurzer Inkubationszeit. Erstlingsfieber mit Anfangs- und Rhythmusfieber; anschließend Frührezidive. Danach Latenzzeit. 9—10 Monate nach der Infektion das erste typische Spätrezidiv. Danach einige weitere Rezidive. Nach 18 (längstens 24) Monaten ist die Infektion erloschen. b Untere Kurve: Nach der Infektion zunächst lange primäre Latenz. 9—10 Monate nach erfolgter Infektion Beginn der spätmanifesten Erkrankung mit Anfangs- und Rhythmusfieber. Danach einige Frührezidive. 18 (längstens 24) Monate nach der Infektion ist auch diese Infektion erloschen. Das erste Spätrezidiv der frühmanifesten Erkrankung entspricht demnach zeitlich dem Erstlingsfieber der Erkrankung mit langer Latenz. (Die Zahl der einzelnen Schüttelfröste bei Ersterkrankung und Rezidiven ist naturgemäß wechselnd und ist in der schematischen Darstellung nicht berücksichtigt)

Neben der oben erwähnten, normalen Inkubationszeit — auch als „kurze Inkubation“ bezeichnet — kennt man bei der Malaria tertiana auch eine *lange Inkubationszeit* (oder „lange Latenz“). Sie wird vor allem bei Infektionen, die mit Stämmen in gemäßigten Zonen erfolgen, beobachtet. Möglicherweise handelt es sich dabei um Infektionen, deren erster Blutbefall symptomlos oder fast symptomlos verlaufen ist, so daß erst das 1. Rezidiv als „Ersterkrankung“ diagnostiziert wird. Für diese Annahme spricht die Tatsache, daß bei diesen Fällen sehr häufig schon von Anfang an sehr ausgeprägte, große Milzschwellungen zu beobachten sind, wie sie sonst nur bei unbehandelten Rückfällen gefunden werden.

Die *Krankheitssymptome,* die die Malaria tertiana *an den einzelnen Organen* hervorzurufen in der Lage ist, sind meist flüchtiger Natur, d.h. sie bilden sich fast immer kurze Zeit nach dem Erlöschen der Fieberanfälle vollkommen zurück. Schwere, nachhaltige Organschäden hinterläßt diese Malariaform, wenn überhaupt, so nur außerordentlich selten.

Die *Hauptveränderungen* finden sich *im Blut.* Bei der Malaria tertiana werden in erster Linie die jungen Erythrocyten, d.h. die *Reticulocyten, von Parasiten befallen.* Da alle von Parasiten befallenen Erythrocyten zugrundegehen, entwickelt sich früher oder später eine *Anämie.* Der Grad dieser Anämie hängt von der Intensität des Parasitenbefalls ab. Die mittlere Parasitendichte bei Malaria tertiana beträgt nach Kitchen (1959, wie schon erwähnt) etwa 30000 Plasmodien pro 1 cmm. Bei Infektionen mit sehr starker Plasmodiendichte kommt es schneller zum Absinken der Erythrocytenzahl und des Haemoglobins als bei geringerer Parasitendichte. Die Neubildung der Erythrocyten im Knochenmark vermag dann nicht mehr mit dem verhältnismäßig rasch vor sich gehenden Erythrocytenzerfall in der Peripherie Schritt zu halten. Die lebhafte Erythropoese, die durch diese

Zerstörung der Erythrocyten angeregt wird, läßt sich auch im Knochenmark nachweisen (KNÜTTGEN). Die Leukopoese ist aber zur gleichen Zeit nicht nennenswert verändert. Eine Reticulocyten-Krise tritt aber erst ein nach der spontanen oder therapiebedingten Überwindung des Anfalls. Sie entspricht dem Grad der entstandenen Anämie. Diese Beobachtungen stehen etwas im Gegensatz zu der Feststellung anderer Autoren, die eine Hemmung der Erythropoese auf Grund ihrer Untersuchungen annehmen.

Mit der Anämie kommt es mit zunehmender Zahl der Anfälle zu einem Absinken des Serumeisenspiegels. Möglicherweise hängt mit diesem *Serumeisenmangel* die Reifungshemmung in der erythropoetischen Reihe zusammen (KNÜTTGEN). Parallel mit der sich entwickelnden Anämie kommt es zu einer wechselnd stark ausgeprägten *Anisocytose*, ebenso wie zu einem oft zu beobachtenden unterschiedlichen Verhalten des Färbeindex, der auf die wechselnde Ausschwemmung von roten Blutzellen verschiedener Reifestadien zurückgeführt wird (THONNARD-NEUMANN). Auch Poikilocytose und Polychromasie sind zu beobachten. Zur vermehrten Ausschwemmung von Reticulocyten und auch Megaloblasten kann es bei lange bestehenden, unbehandelten oder ungenügend behandelten Tertiana-Fällen kommen. Daß sich das klinische Bild einer aplastischen Anämie entwickelt, ist nur bei völliger Erschöpfung des blutbildenden Marks zu befürchten, die bei der Malaria tertiana außerordentlich selten eintreten wird (BIANCHI, 1940).

Das *weiße Blutbild* zeigt in unkomplizierten Fällen meist eine gewisse Leukopenie. Nur im allerersten Stadium haben einige Autoren eine initiale Leukocytose gefunden, sonst legt das Auftreten einer Leukocytose im Ablauf einer Malaria immer den Verdacht auf das Hinzutreten einer Komplikation nahe. Das differenzierte Blutbild weist häufig schon in der Inkubationszeit eine ausgesprochene Vermehrung der Monocyten (15 % und mehr) auf. THOMSON und Andere vermuten, daß diesen Zellen eine gegen die Plasmodien gerichtete Abwehrfunktion zukommt. Im eigentlichen Anfall sind die Lymphocyten vermehrt und die Lymphocytose nimmt im weiteren Verlauf der Erkrankung zu. Eine Linksverschiebung ausgeprägter Art findet sich nicht. Die eosinophilen Zellen sind normal oder leicht vermindert.

Das Auftreten einer Agranulocytose durch Malaria ist zwar vereinzelt (THONNARD-NEUMANN) beschrieben worden, doch dürfte es außerordentlich selten sein.

HILL u. Mitarb., KNEIGHT u. JEFFREY beobachteten bei Plasmodium-vivax-Infektionen ein erhebliches Absinken der Thrombocyten gleichzeitig mit der Leukopenie. Der Höhepunkt dieser *Thrombocytopenie* wurde zwischen dem 4. und 6. Tag erreicht. Von den 9 beobachteten Fällen kam es nur bei einem zu einer Purpura. Unter der Behandlung bildeten sich alle pathologischen Befunde zurück.

Die Blutsenkungsgeschwindigkeit ist im Beginn der Erkrankung normal oder nur wenig erhöht, steigt aber dann im weiteren Verlauf rasch an. Das Gesamteiweiß ist vermindert (Dysproteinämie), in den Globulinfraktionen kommt es zu einem Anstieg der beta-Globuline, der meist nur kurzfristig ist, dem dann ein Anstieg der gamma-Globuline über längere Zeit folgt. Die Albumine sind vermindert.

KLAINER u. Mitarb. fanden allerdings auch einen *Anstieg der alpha-Globuline* gemeinsam mit den gamma-Globulinen. Sie untersuchten auch das Verhalten der Glykoproteide und fanden einen starken Anstieg der alpha 1-Glykoproteide und ein Absinken der alpha 2-Glykoproteide. Die Ursache dieses auffälligen Glykogramms konnten sie aber nicht klären.

Die Serumlabilitätsproben sind bei der Tertiana im allgemeinen wenig verändert, weisen aber nach einer Reihe von Anfällen noch Abweichungen von der Norm auf. HAGHIGHI fand bei Plasmodium vivax-Infektionen in 82,5% einen positiven Titer für C-reaktives Protein. Das *Bilirubin* ist im späteren Verlauf meist etwas erhöht. Im Fieberstadium kommt es auch zu einem Anstieg des *Blutkaliumspiegels*, wohl als Folge des gesteigerten Zelluntergangs, doch normalisiert sich der Kaliumspiegel rasch wieder nach Absinken der Temperatur. Der *Blutcalciumspiegel* erfährt keine nennenswerten Veränderungen. Der *Phosphorgehalt* des Plasma sinkt im akuten Anfall ab. Die Prothrombinzeit fand DIGGS nicht verändert.

Die *Blutzuckerwerte* können auch im akuten Fieberschub eine gewisse Steigerung erfahren. Bei Diabetikern kann der Malaria-Anfall die vorher gute Einstellung stören und zu mehr oder minder starken Entgleisungen führen.

Der Serum-Cholesterinspiegel erfährt nach den Untersuchungen von MELENEY im Fieberfroststadium einen leichten Anstieg, der aber nicht von Dauer ist.

Milz: Während des Initialfiebers kann die Milzvergrößerung noch fehlen, doch klagen gerade in den Frühphasen der Erkrankung die Patienten häufig über Schmerzen in der linken Seite als Ausdruck einer gewissen Milz-Kapselspannung. Im weiteren Verlauf nach mehreren Fieberanfällen fehlt die Milzschwellung allerdings nie. Die Konsistenz des anfangs noch nicht so stark vergrößerten Organs ist zu diesem Zeitpunkt noch relativ weich und nimmt mit der Zahl der Fieberanfälle an Derbheit zu. Bei Kindern und Jugendlichen pflegt die Milzschwellung besonders auffallend und ausgeprägt zu sein. Die vergrößerte Milz ist meist druckempfindlich, im späteren Verlauf aber meist nicht mehr spontan schmerzhaft. Die *Malaria-Milz* als umfangreiches Blutdepot stellt auch ein gewisses Reservoir erythrocytärer Plasmodienformen dar.

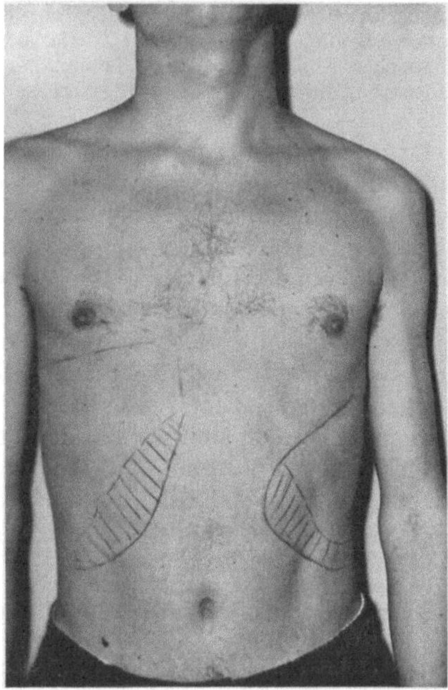

Abb. 19. Patient mit Leber- und Milzschwellung bei akuter Malaria tertiana. Leber- und Milzgrößen sind nach Palpations- und Perkussionsbefund auf der Haut markiert

Die früher vielfach geübten *Provokationsmethoden* (Milzduschen, Adrenalininjektionen) basierten auf der Überlegung, dieses Depot zu entleeren und dadurch vermehrt parasitenhaltige Erythrocyten ins periphere Blut einzuschwemmen. So glaubte man, eine „latente Malaria zum Aufflammen bringen zu können. Diese Auffassung muß heute als *überholt* gelten. Zwar kann durch die Entleerung des Blutdepots die Parasitendichte im peripheren Blut unter Umständen vermehrt und damit die Diagnostik erleichtert werden, doch wird man so kein echtes Rezidiv auslösen können. Diese sogenannte Provokationsmethode mit Adrenalin ist außerdem nicht ganz ungefährlich. Sie hat sogar Todesfälle verursacht, so daß man heute auch aus diesem Grunde ganz davon abgekommen ist.

Zur Entwicklung irreversibler fibröser Milztumoren kommt es bei der Malaria-tertiana-Infektion, auch nach häufigen Rezidiven, nicht. Sie werden in tropischen Gebieten bei den Personen gefunden, die über lange Zeiträume immer wieder neuen Malariainfektionen ausgesetzt sind. Die *Bestimmung des Milzindex* in diesen Gebieten wird als Maßstab der Durchseuchung gewertet. Möglicherweise spielt für die Entstehung sehr großer Milztumoren eine Mischinfektion mit 2 verschiedenen Parasitenarten eine Rolle.

Traumatische, seltener spontane *Milzrupturen* hat man sowohl im Verlauf natürlich erworbener Malariainfektionen, als auch einer zu therapeutischen Zwecken übertragenen Malaria tertiana mehrmals beobachtet. Solche spontanen Milzrupturen ereignen sich nach der Zusammenstellung, die HERSHEY u. LUBITZ sowie LEIGTON gegeben haben, frühestens am 2. Tag nach Einsetzen der klassischen Malariasymptome. Eigenartigerweise scheint sich dieses Ereignis bei der künstlich übertragenen Malaria häufiger zu zeigen als bei der natürlich erworbenen. Wahrscheinlich spielt die Tatsache hier eine Rolle, daß die zu therapeutischen Zwecken induzierte Malaria meist bei Personen, die keinerlei Immunität besitzen und im höheren Alter stehen, angewendet wird. Die Zahl der spontanen Milzrupturen bei Malaria ist im ganzen aber sehr klein. HARRIS, zitiert nach MANSON-BAHR, schätzt die Häufigkeit auf 1:100000. Traumatische Milzrupturen dagegen werden — nach COVELL, 1955 — in Malarialändern bei Personen mit chronischem Malariamilztumor häufiger gesehen.

Daß die vergrößerten Malaria-Milztumoren eine Gefährdung in der oben beschriebenen Richtung bedeuten, konnten wir im 2. Weltkrieg bei 2 deutschen Soldaten beobachten. Beide erlitten eine Milzruptur allerdings nicht spontan, sondern durch ein Trauma. Den einen Soldaten traf ein Schlag eines Balkens bei einer Minenexplosion in die linke Seite, der zu einer Ruptur der Milz führte. Er hatte vorher einen Fieberanfall gehabt, der aber diagnostisch nicht geklärt worden war. Erst durch die Blutuntersuchung bei der Operation wurde auch die Diagnose der Malaria tertiana gestellt. Im 2. Fall erfolgte ein Sturz auf die linke Seite. Auch hier war von dem Vorhandensein des Milztumors nichts vorher bekannt. Die Malaria tertiana, die auch in diesem Fall vorlag, verursachte noch 2 schwere Rückfälle, die aber beide Male mit dem damals gebräuchlichen Atebrin in normaler Dosierung zu beherrschen waren. Den letzteren Fall hatten wir Gelegenheit, über Jahre zu verfolgen, dabei waren keine Abnormitäten im weiteren Verlauf festzustellen, insbesondere auch keine Spätrückfälle nach mehr als zwei Jahren.

Vor allem die letztere Beobachtung erscheint von Bedeutung für die Beurteilung der Frage, ob eine Person, die einer Milzexstirpation unterzogen wurde, in erhöhtem Maß bei einem Tropenaufenthalt Malaria-gefährdet sei. In Zusammensicht mit anderen Mitteilungen im Schrifttum glauben wir sagen zu können, daß das nicht der Fall ist, wenn diese Person regelmäßig ihre Prophylaxe durchführt.

Leber: Die Lebervergrößerung wird bei der Malaria tertiana fast regelmäßig gefunden, sie kann in einigen Fällen zeitlich früher als die Milzschwellung in Erscheinung treten. Bedingt ist die Leberschwellung durch vermehrte Blutspeicherung. Die Untersuchung amerikanischer Autoren von bioptisch entnommenem Lebergewebe während des akuten Malariaanfalles ergab leichte, degenerative Veränderungen des Leberparenchyms. Der Nachweis einer Leberschädigung bei Malaria tertiana außer durch die Leberpunktion ist nicht einfach, denn bei den Serumlabilitätsproben, die öfters pathologisch ausfallen, ist die Dysproteinämie wohl die Hauptursache. Auch die anderen gelegentlich verändert gefundenen sogenannten Leberfunktionsteste, wie z.B. der Bromthaleintest oder die Galaktosebelastungsprobe sind nicht so streng spezifisch, daß aus ihnen bei pathologischem Ausfall unbedingt auf eine Leberschädigung geschlossen werden müßte. Zur Bilirubinerhöhung im Serum kommt es bei Malaria tertiana außerordentlich selten. Wenn sie auftritt, ist sie durch die Hämolyse bedingt. Das Bilirubin ist als indirektes Bilirubin im Serum nachzuweisen. Auch die stark positive Urobilinogen-Probe im Urin ist nicht so sehr als Ausdruck eines Leberschadens als vielmehr als Folge des vermehrten Erythrocytenzerfalls zu werten (KOPP u. SALOMON, KONGSBURG, IRIN, FREDRICKS u. HOFFBAUER).

Zeigten die bioptischen Studien, daß die Leberparenchym-Veränderungen, die gefunden wurden, bei Malaria tertiana relativ flüchtiger Natur sind, so daß man praktisch eine Leberschädigung durch diese Malariaform ablehnen muß, so muß man auch den Untersuchungen, die mit den Serumlabilitätsproben, die im Verlauf von Malaria tertiana-Erkrankungen durchgeführt wurden, eine andere Deutung geben. Sie sind wohl in erster Linie als unspezifisch aufzufassen und nicht als Ausdruck einer Leberschädigung zu werten. Dysproteinämie bzw. die durch die Malaria bewirkte Anoxie, spielen hier wohl die Hauptrolle. Daß sich diese Proben rasch nach durchgeführter Behandlung normalisieren, konnten Fuhrmann u. Harten in ihren Untersuchungen nachweisen.

Die Erkrankung an Malaria tertiana, insbesondere bei nur einmaliger Infektion, führt also sicher nicht bei einem vorher Lebergesunden zu einer bleibenden Leberparenchymschädigung. Von Maegraith u. Fulton wurde bei der Erörterung von Leberschäden an die Einwirkung von Malariatoxinen gedacht, ohne daß diese allerdings bisher nachgewiesen werden konnten.

Etwas anders mag sich der Ablauf gestalten bei wiederholten Reinfektionen, vor allem aber bei dem Hinzukommen anderer, die Leber schädigender Faktoren, wie Fehlernährung, chronische Unterernährung oder auch gehäufte Magen-Darminfekte. Nach allem, was heute bekannt ist über den Ablauf der Malaria tertiana, ist aber mit einiger Sicherheit zu sagen, daß als Folge dieser Erkrankung niemals eine Lebercirrhose zu erwarten ist.

Herz und Kreislauf: Der Ablauf des Malaria tertiana-Anfalls in seiner typischen Form stellt eine *erhebliche Kreislaufbelastung* dar. Diese wird vom jugendlichen Organismus selbstverständlich besser vertragen als von einem älteren, bei dem gerade im Stadium des abrupten Fieberanfalls nicht selten Kollapszustände auftreten können. Die Pulsfrequenz steigt im Fieber auf 100—140 an.

Das *EKG* kann auch bei der Tertiana gelegentlich Veränderungen aufzeigen, die auf Durchblutungsstörungen hinweisen, wie Senkung des ST-Stückes, Abflachung der T-Welle; daneben können außer der Tachycardie Extrasystolie und Tachyarrhythmie, wenn auch seltener, gefunden werden. Meist handelt es sich dabei um den Ausdruck eines anoxämischen Geschehens. Dafür spricht auch die Tatsache, daß die beschriebenen Veränderungen fast immer schon unmittelbar nach Normalisierung der Temperatur, Freiwerden des Blutes von Parasiten und Besserung der Anämie verschwinden.

Nach einer einmaligen Malaria tertiana-Infektion kann es also nicht, bei vorher gesundem und leistungsfähigem Myocard, zu einer bleibenden Schädigung kommen. Anders liegt die Situation, wenn es sich um ein vorgeschädigtes Herz handelt. In solchen Fällen kann eine malariabedingte Hypoxämie als zusätzliche Schädigung wirken und einen bestehenden Herzmuskelschaden verschlimmern.

Das Verhalten des *Blutdrucks* zeigt charakteristische Veränderungen. Im Beginn des Froststadiums kommt es zu einer leichten Steigerung, der dann auf der Höhe des Fiebers und im Fieberabfall eine Senkung folgt. Mit Häufung der Anfälle verstärkt sich die *hypotone Blutdrucklage*, so daß es unter Umständen notwendig werden kann, blutdrucksteigernde Mittel zu geben, um einer Kollapssituation vorzubeugen. Nach Abklingen der akuten Erkrankung kann die Hypotonie, wie auch andere Symptome einer vegetativen Dysregulation, noch eine Weile bestehen bleiben.

Lungen: Wenn besonders im älteren französischen Schrifttum von einer „pneumonischen Form“ der Malaria gesprochen wird, so hat das doch, trotz gewisser histologisch auch nachweisbarer Veränderungen im Lungengewebe (allerdings nur bei der Tropica gefunden), keine Berechtigung. Wohl kann die Bronchitis oder auch ein bronchopneumonischer Prozeß einmal im Zusammenhang mit der Malaria tertiana auftreten, doch handelt es sich dabei dann stets um ein sekundäres Geschehen.

Magen-Darm: Übelkeit, Erbrechen, Druck in der Magengegend und Durchfälle stehen nicht selten am Anfang einer Malaria- tertiana-Erkrankung, so daß diese intestinalen Erscheinungen unter Umständen das Bild verdecken und an Salmonellosen oder Shigellosen denken lassen. Studien über das Verhalten des Magensaftes während des akuten Krankheitsgeschehens zeigten, daß häufig eine Subacidität zu finden ist. Möglicherweise ist die Ursache hierfür in dem bei der Entfieberung auftretenden starken Schwitzen und dem damit verbundenen Kochsalzverlust zu suchen. Die Verursachung eines Ulcus ventriculi oder Ulcus duodeni durch eine Malaria ist nicht wahrscheinlich.

Nieren: Während des Schüttelfrostes und Fieberanstiegs tritt häufiger eine Polyurie auf. Im Fieberabfall ist die Urinmenge im allgemeinen vermindert, wohl bedingt durch den starken Flüssigkeitsverlust beim Schwitzen. Die bei der Tertiana meist nur leichte Albuminurie, Mikrohaematurie und Cylinderurie sind wohl in erster Linie als Folge des Fiebers zu erklären und nicht als echte Nierenschädigung zu werten.

Ob auch bei der Tertiana für die frühzeitig auftretende Albuminurie eine Anoxie verantwortlich zu machen ist oder ob sich auch hier Vorgänge abspielen, wie sie EHRICH u. VOLLER bei ihren experimentellen Studien mit Plasmodium berghii bei der weißen Maus an den Nieren beobachteten, muß dahingestellt bleiben.

Im älteren Schrifttum allerdings wird von einigen Autoren über Nephritiden bzw. Nephrosen im Verlauf einer Malaria tertiana berichtet, doch dürfte die Tatsache, daß Albuminurie und Mikrohaematurie bei der Malaria tertiana stets wenige Tage nach erfolgreich durchgeführter Behandlung wieder vollständig verschwinden, eher dafür sprechen, daß es sich hier nur um den Ausdruck einer leichten, passageren Nierenstauung handelt und nicht um eine organische Glomerulus- oder Tubulusschädigung. So sind auch Blutdrucksteigerungen und Rest-N-Erhöhungen bei Malaria tertiana nicht beobachtet worden.

Generationsorgane: Störungen der Menstruation treten im Ablauf einer Malaria tertiana häufiger auf. Auch Fehlgeburten können durch einen akuten Malaria tertiana-Anfall ausgelöst werden. Orchitiden und Epididymitiden können ebenfalls verursacht werden, sie sind aber sehr selten.

Gehirn und Nervensystem: Eigentlich nur im älteren Schrifttum finden sich Angaben über organische Hirnschäden bei Tertiana (MINE: in 0,6—1,2%). Von neurologischer Seite (NADJMI u. SCHWIND, 1959) glaubt man, daß es auch nach einer Malaria tertiana zur Entstehung einer Epilepsie — also einer hirnorganischen Schädigung — kommen kann. Im uns zugänglichen Schrifttum ist allerdings sonst nichts darüber berichtet.

Vegetative Regulationsstörungen: Gesteigerte Vasolabilität und psychische Übererregbarkeit werden gelegentlich als Folgen bzw. Begleiterscheinungen bei Malaria tertiana gesehen. Auch psychotische Zustände können ebenso wie bei anderen fieberhaften Erkrankungen auftreten.

Vorwiegend im älteren Schrifttum werden Mitteilungen über *Neuritiden* im Bereich des Plexus brachialis und des Plexus ischiadicus gebracht. Dauerschäden wurden aber auch hier niemals beschrieben.

Haut: Nur ganz selten kommt es im Verlauf eines akuten Malariaanfalls zu einem flüchtigen Exanthem. Unter einer großen Anzahl von Malaria tertiana-Fällen haben wir nur einmal das Auftreten eines urticariellen Schubes mit Einsetzen des Schüttelfrostes beobachtet (vor der medikamentösen Behandlung). Der *Herpes labialis* tritt als Komplikation beim akuten Malariaanfall häufiger auf. Sein Sitz ist an Ober- oder Unterlippe, Kinn, Nase und selten als Herpes corneae. Nur bei letzterem bestehen gewisse Gefahren (Hornhauttrübung).

Prognose und Verlauf: Die Prognose der Malaria tertiana ist stets *gut*, es sei denn, daß eine anderweitige schwere Erkrankung vorliegt, auf die die Malaria tertiana sich aufpfropft. Unkomplizierte Malaria tertiana-Infektionen führen niemals zum Tod. Auf die zeitliche Dauer einer Malaria tertiana-Infektion wurde schon hingewiesen. Sie ist im allgemeinen mit $1^1/_2$—2 Jahren zu bemessen. Ganz vereinzelt wird noch über Malaria-tertiana-Rezidive nach $2^1/_2$, spätestens 3 Jahren berichtet. Das bedeutet, daß je nach Parasitenstamm innerhalb dieses Zeitraumes noch Spätrezidive auftreten können. Eine lebensbegleitende Erkrankung ist die Malaria tertiana nicht, sie hinterläßt auch nicht ernstliche Folgezustände und Dauerschäden.

b) Malaria tertiana (Infektion mit Plasmodium ovale)

Der klinische Ablauf der Plasmodium ovale-Infektion ist im großen und ganzen dem durch Plasmodium vivax hervorgerufenen Krankheitsbild außerordentlich *ähnlich.* Auch bei Plasmodium ovale-Infektionen sind die gleichen Prodromalerscheinungen und das Initialfieber zu beobachten. Die Fieberanfälle treten alle 48 Std, also im Tertiana-Rhythmus auf.

Die *Inkubationszeit* wird in der Regel mit 14—15 Tagen angegeben. Verlängerte Latenzzeiten, wie sie bei der Vivax-Infektion vorkommen, wurden auch bei Ovale-Infektionen gelegentlich beobachtet.

Hauer beschreibt zu Beginn einiger Fälle kontinuierliches Fieber, also eine Abwandlung des Initialfiebers, ehe es zum Tertianarhythmus kommt. Die Fieberanfälle werden im allgemeinen als leichter und kürzer dauernd beschrieben, selten länger als 5—6 Std. Sie treten vorwiegend in den Nachmittags- oder Abendstunden auf (Mühlens, Fairley, Bock). Auch bei dieser Parasitenart ist es möglich, daß sich eine 2. Generation abspaltet und ein Quotidiana-Fiebertyp zur Entwicklung kommt. Nach 5—7 Anfällen erlöschen meist die Krankheitserscheinungen. Doch treten Frührezidive ebenso auf wie bei der Vivax-Infektion. Spätrezidive wurden noch bis zu $3^1/_2$ Jahren beobachtet. Dieser Zeitraum ist also etwas länger als bei Plasmodium vivax-Infektionen, aber kürzer als bei Plasmodium malariae.

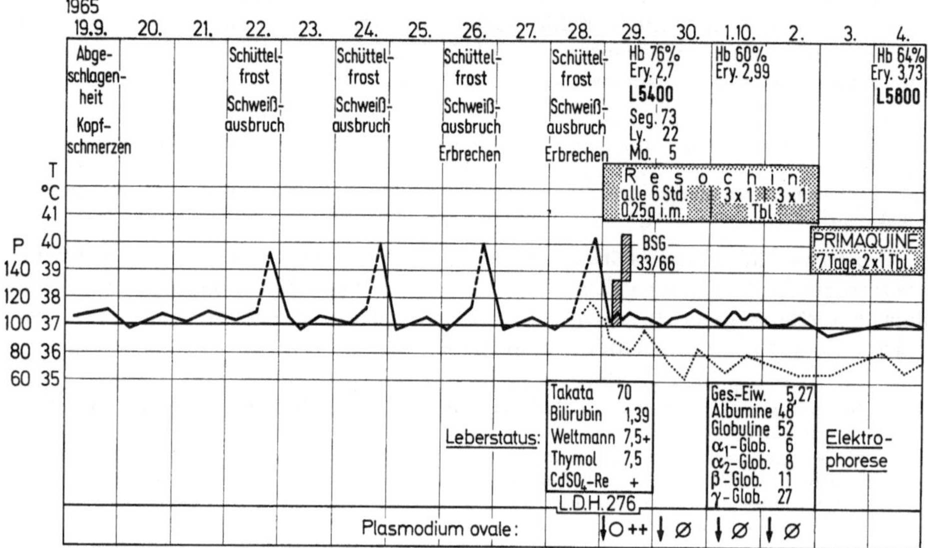

Abb. 20. Malaria tertiana verursacht durch Plasmodium ovale. Typischer Fieberrhythmus, leichte Anämie, erhöhte LDH und Gammaglobulin-Vermehrung. Behandlung mit Resochin-Injektionen und Tabletten (0,25 Resochin = 0,15 Base)

Mühlens glaubte, bei den natürlichen Plasmodium ovale-Infektionen eine besondere *Rezidivfreudigkeit* beobachtet zu haben. Auch Untersuchungen bei den Rückkehrern aus dem westafrikanischen Raum in der letzten Zeit (1970—1972) scheinen das zu bestätigen. So beobachtete Volkmer, daß solche Rückkehrer einige Monate nach Verlassen des Endemiegebietes und Absetzen der dort sorgfältig durchgeführten Prophylaxe an einem Spätrezidiv einer Plasmodium ovale-Infektion erkrankten. Auch Lupasco u. Mitarb. beobachteten in Guinea bei einem Europäer 145 Tage nach dem Verlassen des verseuchten Gebietes den Ausbruch einer Plasmodium ovale-Infektion mit typischen Krankheitserscheinungen. Auch Miller u. Mitarb. (1965) berichteten über das Auftreten von Plasmodium ovale-Infektionen bei 2 Rückkehrern aus West-Afrika, die dort regelmäßig ihre Prophylaxe gemacht hatten und noch abschließend eine Primaquine-Kur. Auf Grund dieser Berichte und von 2 eigenen Beobachtungen, muß man auch bei Plasmodium ovale-Infektionen die Möglichkeit einer längeren Latenz, vor allem wenn regelmäßig Prophylaxe gemacht wurde, in Betracht ziehen.

Die Veränderungen im *Blutbild* sind weitgehend identisch mit den bei Plasmodium vivax-Infektion gefundenen. Die Parasitendichte ist allerdings nicht so hochgradig, so daß sich die Anämie im ganzen weniger rasch entwickelt und meist auch weniger ausgeprägt ist als bei der Vivax-Infektion. Daß die Erythrocyten verändert und oval verformt werden, sowie daß sie eine Schüffner'sche Tüpfelung zeigen, die sehr ausgeprägt sein kann, wurde schon erwähnt. Das weiße Blutbild weist auch keine anderen Befunde auf, als sie von der Plasmodium vivax-Infektion schon beschrieben wurden.

Auch die Blutsenkung verhält sich gleich wie bei der Plasmodium vivax-Infektion. Das gleiche gilt für die übrigen blut-chemischen Befunde. Wesentliche Abweichungen sind weder im Schrifttum beschrieben worden, noch haben wir an unserer Klinik solche beobachten können.

Milz- und Leberschwellungen verhalten sich ähnlich wie bei der Plasmodium vivax-Infektion. Einige Autoren glaubten mitteilen zu können, daß sie in vielen Fällen nicht so deutlich seien und sich rascher zurückbilden würden.

Herz- und Kreislaufstörungen werden nur in dem schon bei Plasmodium vivax besprochenen Rahmen gesehen. Unter den an unserer Klinik in den letzten Jahren behandelten Kranken war in keinem Fall eine EKG-Veränderung zu beobachten oder ernstere Kreislaufkomplikationen. Miller u. Mitarb. berichten in 1 Fall über eine ausgeprägte Extrasystolie, die nach Beseitigung der Parasitämie verschwand.

Nierenschädigungen ernsterer Art wurden ebenfalls bisher nicht festgestellt, außer vereinzelt geringgradiger Albuminurie mit Mikrohämaturie. Diese Befunde waren nur passager und verschwanden mit der Heilung.

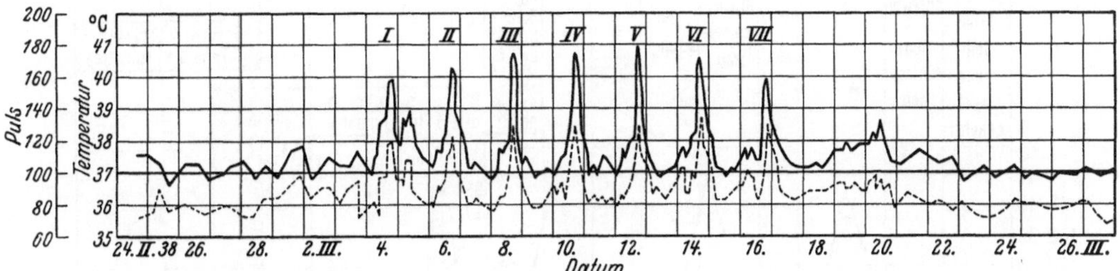

Abb. 21. Malaria tertiana; Infektion mit *P. ovale*. Typisches Rhythmusfieber. (Nach E. Bock)

Die *Prognose* der Plasmodium ovale-Infektion ist stets als *gut* zu bezeichnen. Todesfälle wurden praktisch nicht beobachtet, auch bleibende Schäden sind nicht zu befürchten.

c) Malaria quartana (Infektion mit Plasmodium malariae)

Die *Inkubationszeit* ist entsprechend der langsameren Parasitenentwicklung länger als bei allen anderen Malariaformen. Sie liegt nach Fischer-Reichenow zwischen 23 und 40 Tagen, nach Maegraith zwischen 30 und 40 Tagen. Die Zeit zwischen erfolgter Infektion und erstem Auftreten von Schizonten im Blut (Präpatenzperiode) beträgt nach den Untersuchungen von Kitchen 27—37 Tage.

Die *Prodromalerscheinungen* sind uncharakteristisch, wie auch bei der Tertiana, und bestehen in Kopf- und Gliederschmerzen, Abgeschlagenheit, Appetitlosigkeit, allgemeinem Krankheitsgefühl. In der ersten Phase ist eine Periodizität des Fiebers nicht zu erkennen. Kitchen betont, daß die Prodromalerscheinungen bei Malaria quartana weniger ausgeprägt seien als bei der Tertiana. In dieser Frühphase sind bei entsprechender Technik und sorgfältiger Untersuchung (Westphal, Kitchen, Maegraith) schon immer, wenn auch meist sehr spärlich, Schizonten von Plasmodium malariae nachzuweisen. Etwa 72 Std nach Beginn des Initialfiebers tritt dann plötzlich, meist mit einem leichten Schüttelfrost, ein steiler Fieberanstieg auf. Das Fieber steigt in etwa 2—3 Std auf 40°C an, der Fieberanstieg ist also nicht so abrupt wie bei der Malaria tertiana. Dieses klinische Phänomen hängt wohl mit der langsameren Entwicklung des Plasmodium malariae zusammen und der bei dieser Malariaform wesentlich geringeren Parasitendichte, die von Kitchen mit höchstens 10000 Plasmodien pro 1 cmm Blut angegeben wird. Die *Schwere der* einzelnen Malaria quartana-*Anfälle* wird unterschiedlich beurteilt. Strong u. Kitchen bezeichnen sie als weniger schwer, während Mühlens, Höring u. Maegraith aufgrund ihrer Beobachtungen sie für schwerer als die Malaria tertiana-Anfälle halten. Nach unseren eigenen Beobachtungen bei meist von der west-afrikanischen Küste kommenden Quartana-Fällen waren die Anfälle leichter, doch kann diese unterschiedliche Beurteilung ihre Erklärung möglicherweise in einer verschiedenen Virulenz der einzelnen Stämme oder aber auch in dem verschiedenen Grad der Ausbildung der Immunität finden.

Die zeitliche *Dauer des Malaria-quartana-Anfalls* erstreckt sich über 13 Std (Kitchen). Er ist im allgemeinen auch etwas länger als der Tertiana-Anfall, dessen Dauer bei 8—10 Std liegt, doch auch da sind unterschiedliche Angaben

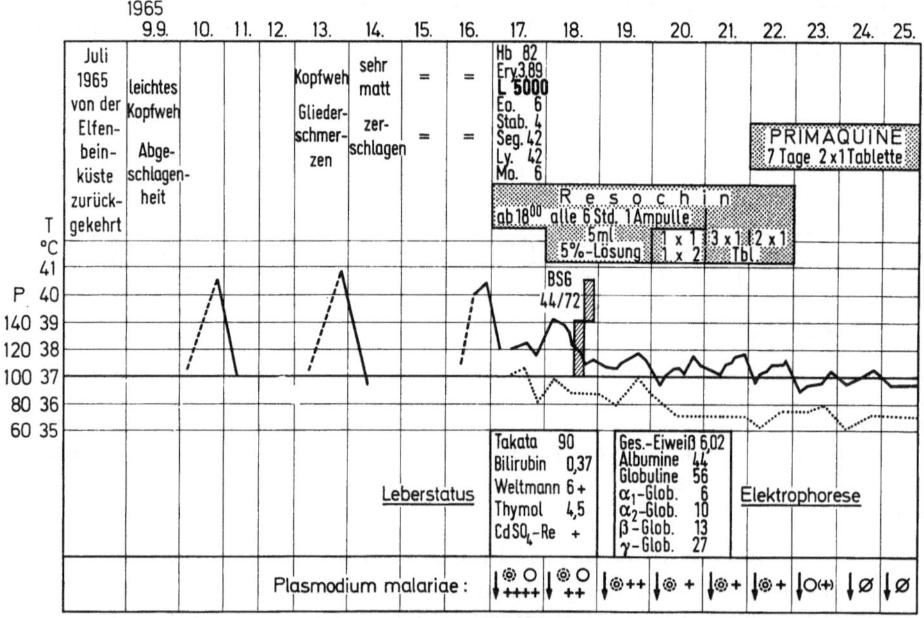

Abb. 22. Malaria quartana: Typischer Fieberverlauf, etwas verzögertes Ansprechen des Parasitenrückganges auf die Therapie

gemacht worden, was ebenfalls mit der Verschiedenheit der Stämme in Zusammenhang stehen dürfte. Die Intensität des Schweißausbruches ist wechselnd stark, der Abfall der Temperatur auch etwas langsamer als bei der Tertiana.

Infolge der protrahierten Schizogonie des Plasmodium malariae betragen die *Intervalle* zwischen den einzelnen Anfällen bei einphasiger Malaria quartana *72 Std.* Es folgen also einem Fiebertag 2 fieberfreie Tage. Daß es, wie bei der Tertiana, zu einer Aufspaltung und Phasenverschiebung der intraerythrocytären Parasitenentwicklung kommt, ist seltener; immerhin aber kann es durch eine solche Phasenverschiebung des Entwicklungscyclus zum Bild einer *Quartana duplicata* oder sogar auch *triplicata* kommen. Daß derartige Verschiebungen im Schizogoniecyclus hier seltener auftreten, liegt wohl auch in erster Linie an der langsameren Parasitenentwicklung.

Der Ablauf der Plasmodium malariae-simplex-Infektion führt im ganzen zu mehr Fieberanfällen als bei der unbehandelten Malaria tertiana gesehen werden. Mindestens 20 und mehr Fieberanfälle treten im 72-Stunden-Rhythmus auf, ehe es durch immunologische Vorgänge zum Gleichgewicht zwischen Wirt und Parasiten kommt und das Fieber mit der schwindenden Plasmodienzahl im peripheren Blut langsam erlischt. Doch bedeutet dieses Erlöschen des Fiebers kein Ende der Infektion, denn Rezidive werden früher oder später auch bei der Malaria quartana nicht selten beobachtet. Ihren Ausgang nehmen diese Rezidive wahrscheinlich von exoerythrocytären Schizonten, allerdings ist der Nachweis solcher beim Menschen bisher nicht gelungen, sondern nur beim Anthropoiden. Hinsichtlich der *Rezidivhäufigkeit* wird die Malaria quartana auch verschieden beurteilt.

Während FISCHER u. REICHENOW glauben beobachtet zu haben, daß diese Malariaform die rezidivfreudigste sei, sind andere Autoren der Auffassung, daß keine Rückfälle mehr zu erwarten sind, wenn die klinische Latenz mehr als 53 Tage betragen hat. Die Neigung, auch nach vielen Jahren Rückfälle zu machen, ist bei keiner anderen Malariaform in diesen weiten Zeiträumen festzustellen. So berichtet SHUTE über Malaria quartana-Rezidive nach 12 und 21 Jahren, MÜHLENS über solche nach 20 und 45 Jahren, NIBARRO u. EDWARDS beobachteten den Ausbruch einer Malaria quartana nach einer Blutübertragung von einem Spender, der 12 Jahre zuvor den letzten Quartana-Anfall gehabt hatte. Ähnliche Vorkommnisse erwähnen auch eine Reihe anderer Autoren (LESNE, TAYLA u. LICHTENBERGER, 1939; MANWELL, 1934; BOYD u. Mitarb.).

Die Pathogenese dieser ausgesprochenen *Spätrezidive* ist noch nicht völlig geklärt, doch liegt es am nächsten anzunehmen, daß es sich auch hier um Rezidive handelt, die sich von überlebenden, exoerythrocytären Parasiten in Milz und Leber oder Knochenmark herleiten.

Blut: Während Plasmodium vivax in erster Linie junge Erythrocyten befällt, dringen die Schizonten von Plasmodium malariae nach den Untersuchungen von KITCHEN überwiegend in ältere Erythrocyten ein. Entsprechend der *geringeren Parasitendichte* und dem im ganzen *langsameren Krankheitsablauf* entwickelt sich bei Malaria quartana die *Anämie* nur außerordentlich *schleichend.* Absinken der Erythrocyten oder des Hämoglobins auf extrem niedrige Werte sind nicht beobachtet worden. Hämoglobinwerte unter 6—7 g (= 60% nach SAHLI) und Erythrocytenzahlen unter 2,5 Mill. werden — selbst bei längerem Krankheitsverlauf — nicht beobachtet. Anisocytose, Poikilocytose und Polichromasie finden sich in leichter Form bei Vorhandensein einer Anämie ebenfalls.

Das weiße Blutbild zeigt eine Leukopenie und schon frühzeitig eine Monocytose, die Lymphocytose entwickelt sich unter dem Anfall.

Die Blutsenkung ist meist nicht sehr stark erhöht, kann aber nach einer Reihe von Anfällen auf stärker erhöhte Werte ansteigen.

Die Serumlabilitätsproben sind meist nur geringgradig verändert. Ein Absinken des Gesamteiweiß, eine Verminderung der Albumine und ein Anstieg der Beta-, später Gamma-Globuline wurde auch hier von GLENN sowie BOYD u. PROSKE beobachtet. Ausführlichere Mitteilungen über das Verhalten der Transaminasen liegen nicht vor. Einzelbeobachtungen, wie auch unsere eigenen zeigen nach längerem Bestehen der Infektion und einer Reihe von Fieberanfällen geringe Anstiege in der SGOT und SGPT, sowie in Einzelfällen deutlichere Erhöhungen der LDH. Die Mitteilungen über sonstige blutchemische Untersuchungen und Vorgänge weisen gegenüber den bisherigen besprochenen Infektionen keine wesentlichen Besonderheiten auf.

Auch die Knochenmarkstudien, die vereinzelt durchgeführt wurden, zeigen keinen von der Malaria tertiana im wesentlichen abweichenden Befund.

Milz: Die Milzschwellung entwickelt sich langsamer als bei der Tertiana und erreicht auch nicht solche Ausmaße wie bei der Tertiana oder Tropica. Im übrigen ist die Rückbildungstendenz der Milz nach erfolgter Behandlung gut.

Leber: Die Leber ist immer leicht vergrößert. Bei den bioptischen Leberuntersuchungen fand man leicht degenerative Veränderungen des Leberparenchyms.

Man hat auch diese Störungen in erster Linie, wie bei den anderen Malariaformen, aus einer Anoxämie abgeleitet. Eine Hyperbilirubinämie oder einen Ikterus findet man bei Malaria quartana im allgemeinen nicht.

Herz und Kreislauf: EKG-Veränderungen, Herzmuskelschädigungen oder auch Rhythmusstörungen sind selten beschrieben. Allerdings kann es einmal bei plötzlichem Temperaturabfall zu Kollapszuständen kommen. Das Verhalten des Blutdrucks ist ähnlich dem bei der Tertiana.

Über Störungen von Seiten der *Lunge* liegen keine Beobachtungen vor.

Im Bereich des *Magen-Darmtraktes* werden auch hier Übelkeit, Brechreiz, selten bis zum Erbrechen, Appetitlosigkeit, selten Durchfälle berichtet.

Nieren: Daß diese Form besonders zu *Nierenveränderungen mit nephrotischem Charakter* führt, hat man sehr eindrucksvoll durch Untersuchungen in Britisch-Guyana festgestellt. Man hatte dort beobachtet, daß *10* % der Nierenerkrankungen durch Malaria quartana verursacht waren. Nach Durchführung der Ausrottungskampagne gegen die Malariaverbreitung sank auch die Zahl der Nephritisfälle in sehr eindrucksvoller Weise, und die Nephrosen bei Kindern und Jugendlichen waren praktisch verschwunden. Auch in Nigeria wurde das nephrotische Syndrom — Ödeme, massive Albuminurie, schwere Hypoproteinämie ohne Azotämie und ohne Blutdrucksteigerung — häufig beobachtet. Man nimmt auch hier einen Zusammenhang mit dem Auftreten von Malaria quartana an. Bei unbehandelten Quartana-Fällen bilden sich Autoantikörper, die dann gegenüber den Nieren wirksam werden. Möglicherweise liegt dem Auftreten dieses Nephrosetypus die lange Verlaufszeit der Plasmodium malariae-Infektionen und ihre geringe Antigenität zugrunde. Die Veränderungen finden sich nach den Untersuchungen von Allan, Boyd u. Proske vor allem im Bereich des Tubulusapparates. Sie haben degenerativen Charakter. Gelegentlich kommt es zur Desquamation des Glomerulusepithels (Menon u. Annamalai). Eigentliche Entzündungszeichen werden hingegen histologisch nicht gesehen.

Auffallend ist, daß die Nierenveränderungen keineswegs mit der Schwere der Infektion zusammenzuhängen scheinen, wohl aber mit der Dauer bzw. einer verschleppten oder ungenügenden oder überhaupt nicht erfolgten Behandlung der Fälle. Bei frühzeitigem Eingreifen konnte man durch eine energische, spezifische Malariatherapie diese Störungen restlos ausheilen. Ein Toxin („Malaria toxin"), das man früher für diese Veränderungen verantwortlich machen wollte, hat man nie nachweisen können. Wie weit auch hier die Anoxie eine Rolle spielt, ist noch nicht geklärt; einiges scheint dafür zu sprechen.

Generationsorgane: Störungen in diesem Bereich wurden bei der Malaria quartana nicht beobachtet.

Gehirn- und Nervensystem: Zentralnervöse Störungen sind kaum beschrieben, wohl werden vegetative Dysregulationen während und unmittelbar nach einer Malaria quartana-Attacke erwähnt.

Haut: Auch bei der Malaria quartana tritt *Herpes labialis* auf, wenn auch nicht so regelmäßig wie bei Malaria tertiana.

Prognose und Verlauf: Die unkomplizierte Malaria quartana hat stets eine *günstige Prognose*. Todesfälle nach einmaliger Infektion wurden nicht beobachtet. Eine ernste *Gefahr* stellen allerdings die verschleppten und *ungenügend behandelten Fälle mit Nierenschädigung* dar. Hier kann es auch, wenn die Behandlung nicht rechtzeitig genug einsetzt, zu Dauerschäden und infolge der Nierenkomplikationen auch einmal zu einem tödlichen Verlauf kommen.

Ungeklärt ist noch bis heute die Ursache der nach vielen Jahren auftretenden *Spätrezidive*. Ob hier andere Infektionen — Virusinfekte oder Erkältungskrankheiten — als Wegbereiter eine Rolle spielen, wird wohl vermutet, ist aber noch nicht sicher nachgewiesen. Eine Möglichkeit, diese Spätrezidive zu erfassen, d.h. festzustellen, ob einem Organismus aus einer früheren Malaria-quartana-Infektion die Gefahr eines solchen Rezidivs droht, hat man zur Zeit noch nicht, doch bietet vielleicht der Ausbau serologischer Testmethoden hier für die Zukunft eine Möglichkeit.

d) Malaria tropica (Infektion mit Plasmodium falciparum)

Die *Inkubationszeit* vom Stich der Mücke bis zu den ersten Fiebererscheinungen, die meist in durchaus uncharakteristischer Form auftreten, beträgt zwischen 7 und 12 Tagen.

Auch hier sind die *Prodromalerscheinungen* Abgeschlagenheit, Kopf-, Rücken- und Gliederschmerzen, allgemeine Mattigkeit, mitunter Übelkeit, Appetitlosigkeit, Brechreiz bis zum Erbrechen, Magenschmerzen, diffuse Leibschmerzen und mitunter auch heftige, ja explosionsartige Durchfälle. Gar nicht selten können Erkältungsinfekte mit der durch sie bedingten Änderung der Abwehrlage den ersten Malariaanfall auslösen. In solch einem Fall wird durch die Bronchitis oder die grippeartigen Erscheinungen oft nicht an das eigentlich vorliegende Krankheitsbild gedacht, oder bei im Vordergrund stehenden Magen-Darmsymptomen die Diagnose einer Gastroenteritis oder Salmonellose gestellt.

Vom 7. Tag ab können Parasiten im Blut vorhanden sein. Das erste *Fieber* tritt allerdings *nicht vor dem 8. Tag* auf. Der Fieberanstieg erfolgt meist ohne Schüttelfrost, langsam, manchmal mit Kältegefühl und Frösteln, oft verzögert über Tage. Es kann sich eine *uncharakteristische,* leichte *Continua* entwickeln. Im weiteren Verlauf können dann *unregelmäßig remittierende Fieberanfälle* auftreten, dem Tertianatyp ähnelnd, aber keineswegs mit der Regelmäßigkeit, wie sie bei den anderen Malariaformen gesehen wird. Auch im weiteren Verlauf kann es nach einigen typischen Fieberanfällen zur Entwicklung einer *hohen Continua* zwischen 40 und 41 Grad kommen. Die *Fieberanfälle* erstrecken sich meist über 8—12 Std, manchmal kommt es im Verlauf der Fieberkurve zu einer Zweigipfeligkeit innerhalb von 24 Std mit tiefer Sattelbildung. Die Schweißausbrüche am Ende einer Fieberperiode sind nicht so heftig. Andererseits können auch bei schweren Infektionen die Temperaturen nur mittlere Höhe erreichen oder sogar subfebril oder normal sein. Gerade diese letztere Tatsache und die oft sehr uncharakteristischen Symptome führen dazu, daß dieses Krankheitsbild häufig verkannt wird. Das Fehlen von Schüttelfrost und hohem Fieber, Schweißausbruch und Fieberabfall darf nicht dazu verleiten, nicht an eine Malaria tropica zu denken, wenn der Betreffende aus tropischen Gebieten zurückkehrt.

Die anfangs oft noch geringe Parasitenzahl nimmt im weiteren Verlauf schnell zu und erreicht eine so hohe Infektionsrate, wie bei keiner der anderen Malariaformen. So können 20—30 % aller Erythrocyten von Parasiten befallen sein, und es kommt dann in unbehandelten Fällen zu einem schweren, lebensbedrohlichen Krankheitsbild, das als *perniciöse Malaria* auch bezeichnet worden ist. In anderen Fällen wieder kann das akute Stadium schnell überwunden werden, ohne daß perniciöse Symptome sich einstellen. Die dann einsetzenden Immunisierungsvorgänge führen entweder zur Vernichtung aller im Blut vorhandenen Parasiten und zum Erlöschen der Infektion, oder aber zu einem vorübergehenden Sistieren der Fieberanfälle und einem labilen Gleichgewicht, das jederzeit aufgehoben werden kann und dann zur Auslösung von *Rezidiven* führt. Die Rezidive verlaufen in gleicher Weise wie die Ersterkrankung; auch sie können lebensbedrohend werden. Die Rezidivneigung der einzelnen Tropicastämme ist unterschiedlich. Die Rückfälle treten verhältnismäßig früh auf, Spätrezidive nach langer Latenz kommen bei Unbehandelten nicht vor. Die *natürliche Infektionsdauer* ist je nach Parasitenstamm und Resistenzlage der befallenen Person unterschiedlich:

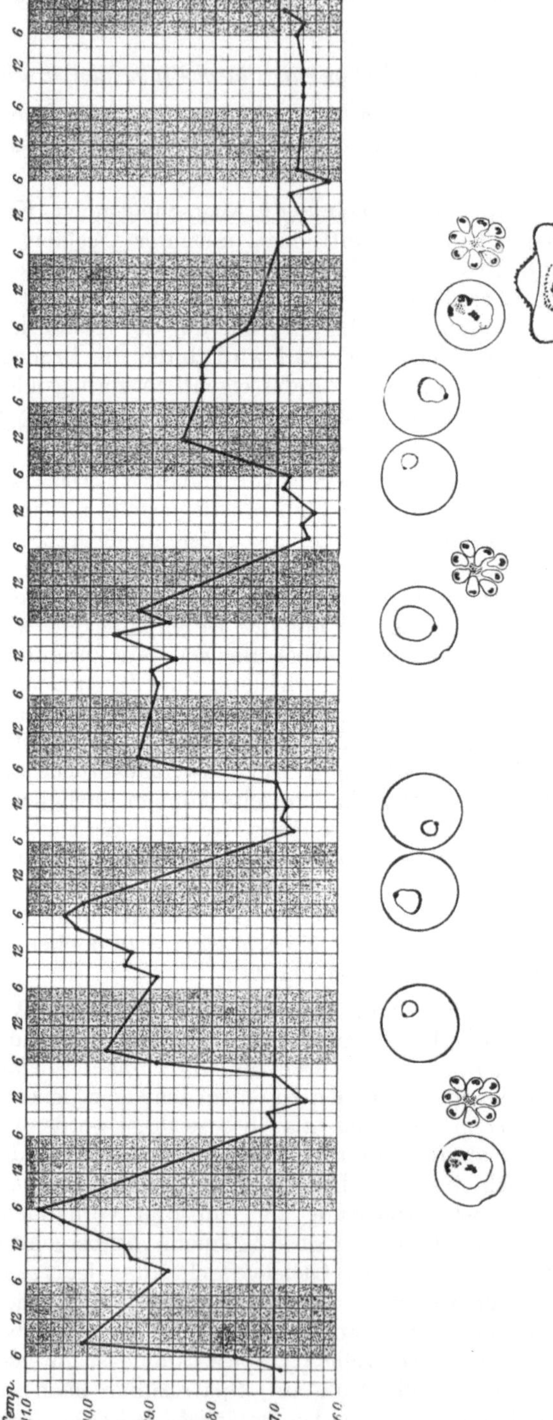

Abb. 23. Malaria tropica. Beziehung zwischen Parasitenentwicklung und Fieberverlauf. (Nach Hegler-Nauck, Handbuch der inneren Medizin, 4. Aufl.)

zwischen 6 und 12 Monaten. Nur in Ausnahmefällen erreicht sie einmal 15 Monate, ganz selten noch länger.

Bei den *schweren Malaria tropica-Verlaufsformen* unterscheiden wir je nach der Lokalisation bzw. der Hauptsymptomatik

1. cerebrale oder comatöse Form
2. cardiale Form
3. algide Form
4. gastro-intestinale Form
5. biliöse Form.

Von manchen Autoren sind auch noch weitere Sonderformen herausgearbeitet worden, wie z. B. auch eine adreno-comatöse Form, doch sind diese so relativ selten, daß eine derartige Aufgliederung zu weit führen würde. Von den erwähnten Formen kommt der ersten und zweiten die größte Bedeutung zu.

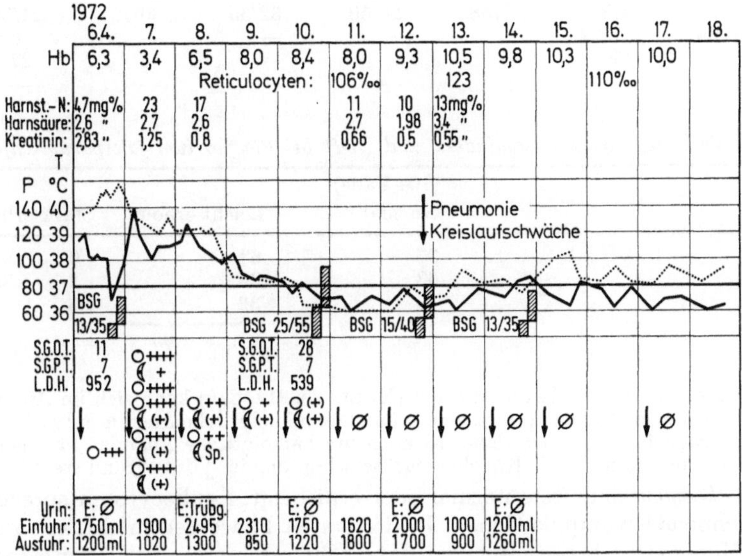

Abb. 24. Massive Malaria tropica-Infektion, behandelt mit Resochin-Injektionen 6stündlich 5 ml der 5 % Lösung. Am 1. Tag wurde 4stündlich der Parasitenbefund kontrolliert, es fanden sich reichlich Ringformen (+ + + +) und Gametocyten (+). Starkes Absinken des Hämoglobins mit nachfolgender Reticulocytenkrise nach Beseitigung der Parasitämie. Zu Beginn erhöhter Kreatinin-Wert als Ausdruck der Nierenbeteiligung

Die Aufzählung dieser Sonderformen weist schon daraufhin, daß das klinische Bild dieser Malariaform außerordentlich variabel ist und sich nicht immer in die Routinevorstellung von dieser Krankheit einfügt.

Blut: Die Tatsache, daß der Parasitenbefund in den ersten Tagen der Erkrankung gering sein kann, findet seine Erklärung in der Beobachtung, daß die Entwicklung der Parasiten überwiegend in den Capillaren der inneren Organe, wie Milz und Leber, aber auch Gehirn und Herz, vor sich geht. Erst im späteren Verlauf werden diese parasitenhaltigen Erythrocyten in die periphere Blutbahn gebracht. Der Parasitenindex beträgt hier über 100000 pro cmm Blut. Dieser hohe Parasitenbefall führt bei dieser Malariaform auch zu einem sehr *schnellen Absinken der Erythrocytenzahl* und zu einem *raschen Rückgang des Haemoglobins.* Bei großer Parasitendichte ist fast jeder 3. Erythrocyt von 1—2 Parasiten befallen. Infolge der starken Zerstörung der Erythrocyten kommt es zu einer lebhaften Erythropoese im Knochenmark, so daß je länger eine Malaria tropica besteht, umso mehr junge Formen im peripheren Blut erscheinen, neben reichlich Reticulocyten, schließlich auch Normoblasten und Megaloblasten.

Anisocytose, Poikilocytose und Polychromasie sind viel *ausgeprägter* als bei den anderen Malariaformen. Einem anfänglichen Reticulocytenanstieg folgt ein mehr oder minder starker Abfall, der besonders bei wiederholten Tropica-Infektionen zu einer Erschöpfung des Knochenmarks führen kann.

Tabelle 3a. *Verhalten der Transaminasen bei Malaria tropica*
(Fall P.T. 26 Jahre, Seemann)

Tage	13. 7.	17. 7.	20. 7.	24. 7.	31. 7.	4. 8.
S.G.O.T.	63	18	27	11	14	16
S.G.P.T.	25	18	43	16	11	7
L.D.H.	688	343	364	105	267	191
B.S.G.	11/30	17/38	20/50	32/55	30/79	24/59
Gesamt-Eiweiß .	6,24	—	—	—	—	6,82
γ-Globolin . . .	29	—	—	—	—	27
C.R.P.	—	+	—	—	—	—

Tabelle 3b. *Verhalten von Transaminasen und LDH bei Plasmodium falciparum-Infektionen*

	(104 Fälle) Normal	Leicht erhöht	Stark erhöht
SGOT	35	63	6
SGPT	63	39	2
LDH	9	32	63
		95 (Leicht + Stark erhöht)	

Nach Ansicht einzelner älterer Autoren (MÜHLENS, HEGLER) kann sich im Anschluß an eine schwere, massive Malaria tropica eine sekundäre hämolytische Anämie entwickeln. Doch erscheint es fraglich, ob es sich dabei wirklich um hämolytische Anämien im eigentlichen Sinne handelt, oder ob nicht die Knochenmarkserschöpfung im Vordergrund steht.

Die *Leukocyten* sind stets normal oder erniedrigt, Leukocytosen sprechen für sich abzeichnende Komplikationen. In der ersten Phase der Infektion wird auch hier eine Monocytose beobachtet, der dann sehr rasch eine ausgeprägte Lymphocytose folgt. Eine Linksverschiebung tritt nicht auf, die Eosinophilen liegen im unteren Normbereich.

Die *Thrombocyten* erfahren auch bei der Malaria tropica unter der Parasitämie eine mehr oder minder ausgeprägte Reduzierung.

HILL, KNIGHT u. JEFFERY hatten eine solche Reduzierung der Thrombocytenzahl auch bei der Plasmodium vivax-Infektion schon festgestellt, noch ausgeprägter wird sie aber bei Malaria tropica, vor allem bei sehr hochgradiger Parasitämie beobachtet. Mit dieser Verminderung der Thrombocytenzahl kann es zu einer erhöhten Blutungsbereitschaft kommen und auch zu einer Veränderung der Gerinnungs- und Blutungszeit. Eingehende Studien hierzu wurden von verschiedenen Autoren in den letzten Jahren mitgeteilt und auch unsere eigenen Beobachtungen zusammen mit VOLKMER zeigten, daß es im Gerinnungsstatus zu Veränderungen kommt. Ob diese allein durch die Reduzierung der Thrombocytenzahl bedingt ist oder ob hier auch noch andere Faktoren eine Rolle spielen, ist noch nicht ganz geklärt.

In diesem Zusammenhang sind auch die Beobachtungen von REID u. NKRUMAH, F.K. von Bedeutung, die das Verhalten der Thrombocyten, sowie der Gerinnungsfaktoren bei 25 Plasmodium falciparum-Infektionen studierten. Cerebrale Bilder zeigten 9 der 17 ghanesischen Kinder, die in Accra beobachtet wurden und 1 von 8 Erwachsenen, die in England zur Behandlung kamen. Alle 10 Patienten mit cerebraler Malaria wiesen einen hohen Spiegel von Fibrin-Abbauprodukten auf. Die 15 Patienten ohne cerebrale Symptomatik boten normale Befunde. Verfasser weisen daraufhin, daß die Verminderung der Thrombocyten sich nicht nur bei cerebraler Malaria findet, sondern auch bei Fällen mit Nierensymptomen ohne cerebrale Erscheinungen. Früher hatten schon DEVAKUL, HARINASUTA u. REID Studien über die intravasculäre Gerinnung bei 2 Patienten mit cerebraler Malaria durchgeführt. Sie glauben auf Grund dieser Studien sagen zu können, daß es zu einer intravasculären Gerinnung nur bei sehr schweren Tropica-Fällen kommt. Weitere Arbeiten zum Gerinnungsproblem wurden von McKAY, ALLINGTON, sowie KLAINER u. Mitarb. durchgeführt. Nach diesen und einigen anderen Studien scheint es sich bei den schweren Malaria tropica-Fällen, die mit Gerinnungsstörungen einhergehen, um sogenannte *Verbrauchscoagulopathien* zu handeln, wie sie auch beim Waterhouse-Friderichsen-Syndrom zusammen mit einer Verbrauchsthrombocytopenie beobachtet werden. Auf die nahe Beziehung dieser klinischen Erscheinungen mit dem experimentellen Sanarelli-Shwartzman-Phänomen sei hier verwiesen (HARMS, 1971).

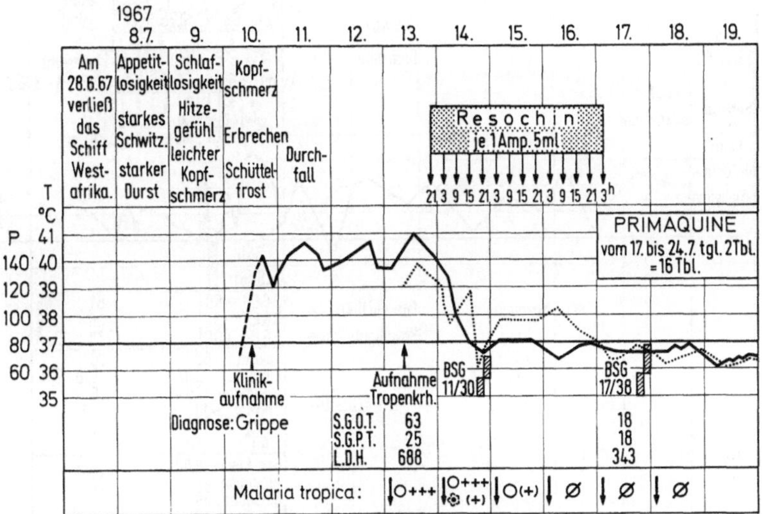

Abb. 25. Malaria tropica: Continua über 4 Tage mit starkem Parasitenbefall, vorwiegend Ringformen, nur am 2. Behandlungstag spärlich Teilungsformen. Promptes Ansprechen auf die Therapie, Fieberabfall schon nach 12 Std, Verschwinden der Parasiten aus dem Blut nach 48 Std

Die Blutsenkungsgeschwindigkeit, zu Beginn noch niedrig, zeigt mit zunehmender Anämie auch steigende Werte und kann außerordentlich stark erhöht sein. In der Elektrophorese kommt es zunächst zu einer beta-Globulin-Vermehrung, der dann eine oft sehr starke gamma-Globulin-Vermehrung folgt. Die Albumine sinken ab und mit zunehmender Anämie kommt es zu einer Dysproteinämie bzw. starken Verminderung des Gesamteiweiß.

Im Zusammenhang mit dem Zerfall der Erythrocyten steht auch der starke *Anstieg der LDH*, der gerade bei der Tropica sehr hohe Werte erreichen kann (MOHR). Auch SGOT und SGPT können erhöht sein. Ob diese Erhöhung als Ausdruck einer Leberzellschädigung oder Herzmuskelschädigung zu deuten ist, muß zukünftigen Untersuchungen zu klären überlassen bleiben. Mit der Bestimmung der HBDH und des Quotienten LDH/HBDH wird man hier weitere Aussagen machen können (MOHR).

Parallel mit dem Absinken des Hämoglobins kommt es auch zum *Absinken des Serumeisenspiegels*, der sehr niedrige Werte erreichen kann. Nicht so ausgeprägt ist der Rückgang des Serumkupferspiegels, doch auch hier wird bei starkem Blutzerfall ein Absinken beobachtet.

Bei der *biliösen Form*, die sich im Verlauf nur einer Malaria tropica-Infektion entwickeln kann, steigt das Bilirubin im Serum auf erhebliche Werte an. Dieser durch den Blutzerfall bedingte *Ikterus* geht oft einher mit starken Schmerzen im Epigastrium und galligem Erbrechen, so daß Gallenblasenerkrankungen oder Gallensteinkolik zur Differentialdiagnose steht. Die Serumlabilitätsproben sind bei schweren massiven Infektionen stets verändert; bei leichten Infektionen können sie noch im Normbereich bleiben.

Im akuten Fieberstadium kann es auch hier, wie bei der Tertiana, zu einem *Anstieg des Kaliumspiegels* kommen, während der Calciumspiegel im allgemeinen keine oder nur geringfügige Schwankungen erkennen läßt.

Im Fieberanstieg ist oft, aber nicht immer, eine leichte *Erhöhung des Blutzuckerspiegels* festzustellen. Nachhaltige Veränderungen im Blutzucker-Stoffwechsel treten aber bei unkomplizierter Malaria tropica nicht auf. Entgleisung eines zuvor gut eingestellten Diabetes mellitus ist aber unter dem Malaria tropica-Anfall häufig.

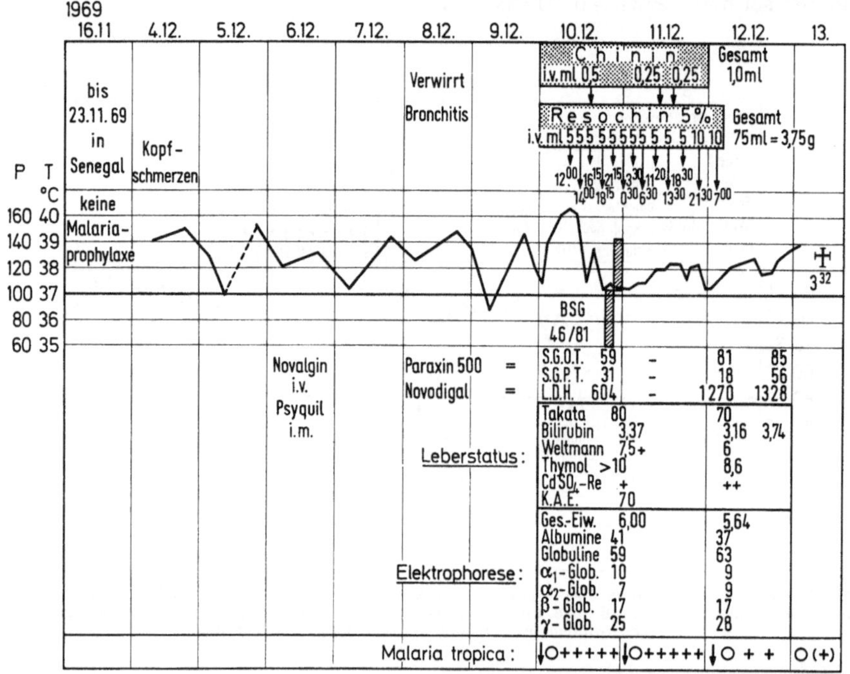

Abb. 26. Tödlich verlaufende Malaria tropica, die im komatösen Zustand in der Klinik zur Aufnahme kam. Trotz Rückgang der Parasitämie Tod durch Kreislaufversagen

Milz: Die Milzschwellung kann im Anfang fehlen, im späteren Verlauf ist sie ein ganz *konstantes Symptom*; doch ist sie meist nie so ausgeprägt und von so harter Konsistenz wie bei der Malaria tertiana. Die langsame Größenzunahme der Milz bringt oft für den Patienten subjektiv starke Beschwerden, wie Schmerzen und Spannungsgefühl im linken Oberbauch mit sich. Trotz dieser Symptomatik ist die Milz oft erst am Ende der 2. Krankheitswoche tastbar. Der Milztumor ist meist druckempfindlich, er läßt sich auch röntgenologisch darstellen, da die blutgefüllte, vergrößerte Milz einen sehr dichten Schatten im Röntgenbild gibt (Mohr). Perisplenitis kann sich schon frühzeitig einstellen. Bei sehr lange bestehenden Infektionen werden gelegentlich Verkalkungen in der Milzkapsel beobachtet, die sich auch röntgenologisch darstellen lassen.

Leber: Die Vergrößerung der Leber kann bei der Tropica schon früher auftreten als die Milzschwellung. Auch hier können Schmerzen und Spannungsgefühl der eigentlichen Vergrößerung vorausgehen. Bioptische Untersuchungen und die Befunde bei Malaria-Todesfällen zeigen deutlich, daß neben der Blutüberfüllung des Organs auch erhebliche Lebergewebsschäden auftreten können. Doch haben die bioptischen Studien gezeigt, daß bei rechtzeitiger und gründlicher Behandlung eine Rückbildungstendenz vorhanden ist, so daß Dauerschäden meist vermeidbar sind.

Man wird also Veränderungen in den Serumlabilitätsproben wohl berücksichtigen müssen, aber nicht unbedingt als Zeichen von schweren Leberschäden bewerten können. DELLER u. Mitarb. glauben allerdings, auf Grund ihrer Untersuchungen von einer Malaria-Hepatitis sprechen zu müssen, da sie auch histologisch im Leberbiopsiematerial Befunde erheben konnten, die in dieser Richtung zu sprechen schienen.

Herz und Kreislauf: In sehr viel stärkerem Maße als bei den anderen Malariaformen sind Herz und Kreislauf bei der Malaria tropica in Mitleidenschaft gezogen. In schwer verlaufenden Fällen können die cardialen Erscheinungen so im Vordergrund stehen, daß man geradezu von einer „*cardialen Verlaufsform*" der Tropica sprechen kann. Bei der Besprechung der pathologischen Anatomie wurde schon auf die Bedeutung der Tropica-Infektion für die Auslösung von Herzschäden aufmerksam gemacht. MAEGRAITH weist in seinen Ausführungen darauf hin, daß gerade die Störung in der Blutzirkulation hauptverantwortlicher Faktor für die Herz-Muskelschädigung sei und einmal zu „brauner Atrophie", zum anderen zur fettigen Degeneration der Herzmuskelzellen führen könne.

In den Fällen von cardialer Malaria zeichnet sich das Geschehen am Herzen auch im *EKG* ab: Extreme Tachykardie, Tachyarrhythmie, Extrasystolie, Senkung der ST-Strecke, Abflachung oder Negativ-Werden der T-Welle, selbst Bilder, die einem Infarkt gleichen, können im EKG auftreten. Solche Beobachtungen wurden von MOHR, THÜNNERHOFF, URCHS, MERKEL, HERNBERG, GIORDANO, GALATA, KEAN u.a. gemacht.

Bei unbehandelten Patienten kann es zur Herzdilatation mit relativer Klappeninsuffizienz und dem Auftreten von pathologischen Herzgeräuschen kommen. Solcher Dilatation folgt häufig ein plötzlich einsetzendes Herz-Kreislaufversagen. Auf das Kreislaufschocksyndrom bei Malaria tropica haben schon MANSON-BAHR, NOCHT u. MAYER u.a. hingewiesen als eine der großen Gefahren im Ablauf einer Plasmodium falciparum-Infektion.

Tabelle 4. *Herzschäden bei Malaria*

Klinische Erscheinungen	M. tertiana P. vivax	P. ovale	M. quartana P. malariae	M. tropica P. falciparum
Tachykardie	+	+	+	+
Extrasystolie	+	+	∅	+
Herzdilatation	selten	selten	selten	+
pathol. Geräusche	selten	selten	selten	+
EKG-Veränderungen	(+)	(+)	(+)	+
S-T-Senkung	+	+	+	+
T-Abflachung	+	+	+	+
Infarktähnliche Bilder	∅	∅	∅	+
Patholog. Anat. Bilder				
Capillar-Stase durch Phagocyten + parasitentragende Erythrocyten	∅	∅	∅	+
Ischämische Herde	∅	∅	∅	+
Ödem	∅	∅	∅	+

Stärker als bei der Malaria tertiana und quartana kommt es bei Malaria tropica zum *Absinken des Blutdrucks.* Damit tritt eine Kollapsbereitschaft auf, die besonderer Beachtung bedarf, da die Blutdruckwerte sehr stark absinken können, so daß als Maximalwerte 80, 70 bis 60 mm Hg gemessen werden.

Nahe verwandt dieser cardialen Verlaufsform ist die *algide Form*, bei der auch ein schwerer Kreislaufkollaps am Anfang steht, der in ein Coma übergehen kann. Die rectale Temperatur ist bei diesen Patienten hoch, dabei ist die Haut aber kühl, blaß-cyanotisch und schweißbedeckt. Die Atmung ist flach, der Puls sehr beschleunigt und der Blutdruck sehr niedrig. Die Patienten sehen verfallen aus, meist besteht eine sehr starke Parasitämie. Dieses klinische Bild kann sich, auch bei vorher gutartigem Verlauf, plötzlich entwickeln. Wir beobachteten es einmal im Zusammenhang mit einer nachher durch die Sektion geklärten, schweren Blutung in beide Nebennieren.

Schließlich ist in diesem Zusammenhang auch noch die *Malaria-Hyperpyrexie* zu erwähnen. Bei dieser Form ist das Blut meist außerordentlich stark parasitenhaltig. Die Hyperpyrexie kann von Anfang an bestehen oder sie tritt im weiteren Verlauf erst auf, oft in Verbindung mit cardialen und cerebralen Erscheinungen. Die Haut ist sehr heiß, die Schweißabsonderung bleibt aus, die Patienten sind meist delirant. Diese Form geht sehr leicht in ein tödliches Koma über.

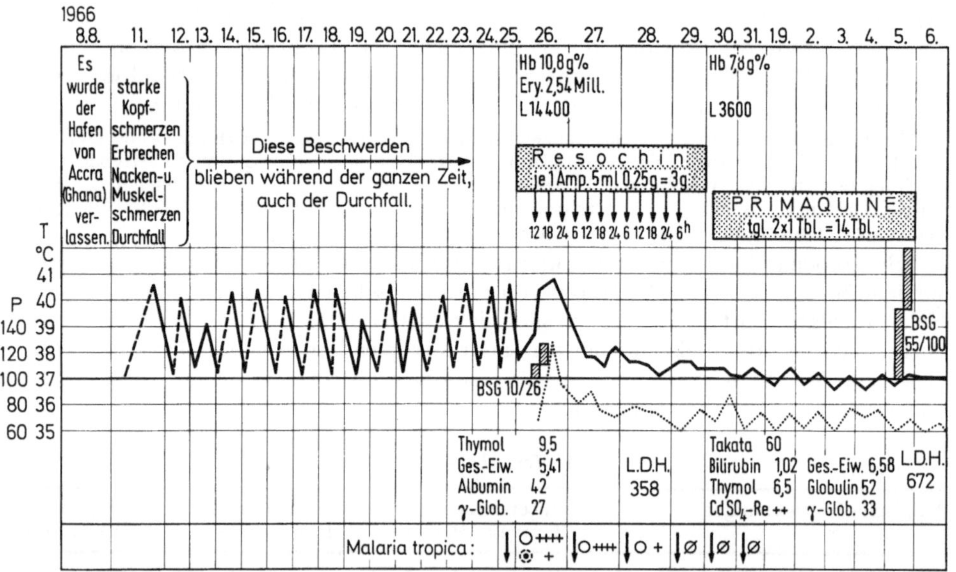

Abb. 27. Malaria tropica mit ausgeprägten gastro-intestinalen Erscheinungen, tägliche Fieberzacke mit Remissionen, gutes Ansprechen auf die Resochin-Behandlung. Auffallend hohe LDH-Werte. Anstieg der Senkung noch nach Beseitigung der Parasitämie

Lungen: Auch bei der Malaria tropica können bronchitische oder bronchopneumonische Erscheinungen beobachtet werden.

PORTIER, BOULARD u. MASSONAT beobachteten sie in 10% ihrer Tropica-Fälle, doch scheint es richtiger, in diesen Fällen von Lungenkomplikationen als von *pulmonaler Malaria* zu sprechen. Histopathologisch allerdings sind Veränderungen in den Lungencapillaren nachweisbar, sowie histopathologische Veränderungen, die mit der Verstopfung dieser Capillaren durch Parasiten in Zusammenhang stehen. Unter geeigneter Behandlung bilden sich diese aber alle wieder völlig zurück.

BROOKS u. Mitarb. beobachteten bei 5 Plasmodium falciparum-Infektionen das Auftreten eines *akuten Lungenödems*. Die Ursache dieses Krankheitsgeschehens war nicht in übermäßiger Flüssigkeitsaufnahme zu suchen, auch waren die Patienten nicht oligurisch. Die Autoren vertreten die Auffassung, daß es bei der akuten Plasmodium falciparum-Infektion zu einer generalisierten Vasodilatation komme. Mit Abnahme der effektiv zirkulierenden Blutmenge und lokalen Veränderungen in der Mikrozirkulation (Zusammenballung der parasitenhaltigen Erythrocyten) kommt es zur verminderten Strömungsgeschwindigkeit und weiterhin zur Zunahme der Capillarpermeabilität und schließlich zum interstitiellen Ödem.

Magen-Darm: Gastritische und enteritische Erscheinungen können besonders bei dieser Malariaform, wie auch bei den anderen auftreten, unter Umständen sogar das Bild beherrschen. Diese Darmerscheinungen mit dünn-wäßrigen Stühlen, Erbrechen, Leibkrämpfen, Absonderung von Blut und Schleim sowie enormem Wasserverlust, können so sehr das Bild beherrschen, daß man an Bakterienruhr oder Cholera denken muß. *Choleraartige Erscheinungen* mit rasanten Durchfällen und Erbrechen, unter Umständen normalen oder erniedrigten Temperaturen können bei der Differentialdiagnose gegenüber der echten Cholera Schwierigkeiten bereiten.

Hier stellt sich im west-afrikanischen Raum seit 1971 ein bis dahin nicht gekanntes differential-diagnostisches Problem; denn bis zu diesem Zeitpunkt war es nicht notwendig, eine choleraartig verlaufende Malaria gegenüber einer echten Cholera abzugrenzen, da erst 1971 der Choleraeinbruch nach West-Afrika erfolgte.

In diesen Fällen von choleraartigen Erscheinungen ist naturgemäß eine Therapie, die dem starken Wasser- und Salzverlust Rechnung trägt, ebenso wichtig, wie die spezifische Behandlung gegen die Malaria.

Auch ein *Malaria-Typhoid* wurde von einigen Autoren als besonderes Krankheitsbild beschrieben. Bei dieser Form beherrschen Durchfälle, sowie eine Febercontinua mit Benommenheit das klinische Krankheitsbild. Selbstverständlich muß bei einem solchen Überwiegen der intestinalen Erscheinungen auch an die Möglichkeit einer Parallelinfektion mit Shigellen, Amöben, Salmonellen oder auch Cholera-Vibrionen gedacht werden.

Herdbildungen am *Pankreas* werden nicht beobachtet, höchstens in schweren Formen kann es bei gleichzeitig bestehender Purpura zu Blutungen in das Pankreas kommen.

Nieren: Schon sehr rasch nach Beginn der ersten Krankheitserscheinungen stellen sich eine zunächst leichte Albuminurie und Mikrohämaturie ein. Bei frühzeitig einsetzender Behandlung klingen diese Symptome aber meist mit dem Verschwinden der Parasitämie sehr rasch ab. *Setzt die Behandlung* aber *nicht rechtzeitig ein* und entwickelt sich ein schweres Krankheitsbild, dann kann es doch zu *erheblichen Nierenschädigungen* kommen, wie schon bei der Besprechung des pathologisch-anatomischen Bildes erwähnt wurde. Im Verlauf solcher schweren, meist mit sehr massiver Parasitämie einhergehenden Infektionen, die die Tendenz zeigen, in ein *komatöses Stadium* überzugehen oder bei denen es sich um eine sogenannte biliöse Form handelt, ist eine Steigerung von Rest-N, Harnstoff-N, Harnsäure und Kreatinin im Serum zu beobachten. Gleichzeitig findet sich ein hoch gestelltes spezifisches Gewicht und die Menge des ausgeschiedenen Harns geht zurück. Aus dieser Oligurie erfolgt in schweren Fällen ein Übergang in die Anurie. Diese Gefahr ist besonders dann gegeben, wenn keine orale Flüssigkeitszufuhr wegen der Benommenheit möglich ist und eine parenterale nicht erfolgte. In solchen Fällen droht die *Urämie* und ein Tod durch akutes Nierenversagen.

In dieser Situation wurde von Canfield u. Mitarb. bei 14 amerikanischen Soldaten die *Hämodialyse* eingesetzt, doch konnten sie nur 7 von diesen Kranken retten. Bei 2 weiteren Plasmodium falciparum-Infektionen, bei denen es ebenfalls zur Oligurie gekommen war und zum Anstieg von Bluthamstoff, setzten sie die *Peritoneal-Dialyse* ein. Sie hatten mit dieser über mehrere Tage durchgeführten Behandlung einen guten Erfolg und am 6., bzw. 5. Tag stellte sich die Spontandiurese wieder ein. Über einen gleich guten Erfolg mit der Peritoneal-Dialyse bei solchem akuten Nierenversagen bei Plasmodium falciparum-Infektionen berichten Reid u. Mitarb. Auch sie konnten nach 6 Tagen Peritoneal-Dialyse bei dem Patienten eine normale Urinausscheidung erzielen.

Über dieses akute Geschehen an den Nieren vermitteln die experimentellen Studien von Ehrich u. Voller, sowie auch die Beobachtungen von Ward u. Kibukamusoke gewisse

Informationen. Wichtig sind in diesem Zusammenhang auch die Beobachtungen von Allison u. Mitarb., die bei der Studie von Nierenbiopsien mittels Immuno-Fluorescenz-Methode feststellten, daß gamma-Globuline, sowohl IgG und IgM, sowie beta- 1-C als körnige Ablagerungen in den glomerulären Blutgefäßen zu finden waren. Es bestehen also hier gewisse Beziehungen zu den Bildern, die bei Malaria quartana gesehen werden, dort treten sie allerdings nicht als akutes Geschehen auf wie bei den Plasmodium falciparum-Infektionen.

Generationsorgane: Menstruationsstörungen werden, gerade bei der Tropica, verhältnismäßig häufig beobachtet. Schwere Tropica-Infektionen können besonders in der Frühzeit der Schwangerschaft zu Frühgeburten führen, latente Tropica-Infektionen unter der Geburt akut zum Ausbruch kommen, bzw. ein Tropica-Anfall geburtseinleitend wirken. So empfiehlt sich, bei Auftreten von Fieber nach der Geburt in malariaverseuchten Gebieten stets das Blut auf Tropica-Parasiten nachzusehen. — Hoden- und Nebenhodenentzündungen werden nur selten beobachtet.

Gehirn- und Nervensystem: Bei sehr massivem Parasitenbefall treten oft schon frühzeitig *zentralnervöse Erscheinungen* auf. Diese können sich zunächst in allgemeiner Unruhe, gesteigerter Erregbarkeit oder auch in Somnolenz und Benommenheit äußern, und dann sehr rasch in das *Malaria-Koma* übergehen, dem der Kranke, wenn er nicht behandelt wird, erliegt. Daneben aber können bei der *cerebralen Form* vielseitige neurologische Symptome zur Ausbildung kommen, so daß die differential-diagnostische Abgrenzung zu anderen zentral-nervösen Erkrankungen schwierig werden kann. Nicht selten wird das Bild von meningitischen oder *meningo-encephalitischen Symptomen* beherrscht. Nackensteifigkeit, positiver Kernig und Brudzinski können auftreten, in anderen Fällen wieder werden Parästhesien, apoplektiforme Zustände mit Hemiparesen, Aphasien und cerebellaren Ataxien beobachtet. Häufig nimmt eine anfangs noch verhältnismäßig harmlose Erkrankung ganz plötzlich einen rasch zum Koma führenden Verlauf und kann dann in kurzer Zeit — in Stunden — zum Tod führen. Solche Fälle bedürfen sofort einer Blutuntersuchung und nach geführtem Parasitennachweis dringend einer gezielten, sorgfältigen Behandlung.

Der *Liquorbefund* ist nicht besonders charakteristisch. Es besteht eine gewisse Druckerhöhung, die aber nur gering ist. Die Zellvermehrung ist nicht excessiv, die Mastix- und Goldsol-Kurven zeigen Ähnlichkeit mit Paralyse-Kurven, die Eiweißproben nach Nonne und Pandy sind positiv, der Liquorzucker normal.

Setzt die Behandlung in solchen Fällen nicht rechtzeitig genug ein, dann kann es zu *Dauerschäden* kommen und eventuell auch zu Defektheilungen, die zur Entwicklung einer Epilepsie vom Jackson-Typ, bleibenden Parästhesien, eventuell auch leichten oder ausgeprägteren Paresen führen. Auch extrapyramidale Störungen, Aphasie, myelitische Bilder sowie Erscheinungen ähnlich einer Multiplen Sklerose sind möglich. Setzt die Behandlung rechtzeitig genug ein, so bedürfen diese Fälle aber auch meist einer längeren Rekonvaleszenz. Dieser oft rasante Verlauf macht es notwendig und zum dringenden Gebot, bei jedem aus den Tropen kommenden Patienten mit einem hochfieberhaften Krankheitsbild oder überhaupt einem unklaren schweren Krankheitsbild auf Malaria zu untersuchen (Mühlens).

Haut: Exantheme sind selten. Hin und wieder werden Urticaria oder purpuraähnliche Hautblutungen, zusammen mit den Malaria tropica-Anfällen beobachtet. Auch bei dieser Malariaform wird ein *Herpes labialis* sehr oft gesehen. Seltener kommt es zu einem Herpes corneae.

Verlauf und Prognose: Nicht jede Malaria tropica zeigt einen so schweren Verlauf, wie man ihn bei der cerebralen oder cardialen Form beobachtet, jedoch *kann* — das ist immer wieder zu betonen — *jede Malaria tropica in eine lebensbedrohliche Verlaufsform umschlagen.* Im Verlauf besteht natürlich auch ein gewisser *Unterschied*, ob es sich um die Erkrankung eines *Teil-immunen* oder eines *Nicht-*

immunen handelt. Im ersteren Fall wird die Erkrankung vielfach leichter verlaufen als im letzteren Fall. Aber auch bei den Teilimmunen kann es zur cerebralen Verlaufsform kommen, es sollte deshalb die Prognose der Malaria tropica immer mit Vorsicht gestellt werden, wenn nicht eine Behandlung sehr frühzeitig einsetzen konnte. *Bei rechtzeitig einsetzender Therapie* ist diese Krankheit durchaus *auszuheilen*; denn die Erkrankung wird nur durch die erythrocytären Formen unterhalten, daher führt die intensive Behandlung mit der Ausmerzung der erythrocytären Formen fast stets zu einer nicht nur klinischen, sondern auch parasitologischen Heilung. Allerdings sind durch das Auftreten resistenter Parasitenstämme, hier auch neue Gesichtspunkte in Betracht zu ziehen. Solche Resistenz kann eine teilweise oder eine vollständige gegenüber dem eingesetzten Heilmittel sein. Jedenfalls ist die Prognose der Malaria tropica *ohne* spezifische Behandlung immer dubiös.

Tabelle 5. *Begutachtungsfragen bei Malaria*

	Folgezustände Herz	Kreisl.	ZNS	Vegativum	Leber	Niere
Malaria tertiana						
Pl. vivax	O	O	(+)	+	O	O
Pl. ovale	O	O	(+)	+	O	O
Malaria quartana						
Pl. malariae	O	O	O	+	O	+
Malaria tropica						
Pl. falciparum	+	(+)	+	+	(+)	(+)

Die *Dauer* einer einmaligen Infektion mit Plasmodium falciparum beträgt, wie die Erfahrungen, insbesondere in den zwei Weltkriegen gezeigt haben, *9—12 Monate*, praktisch nie mehr als 15 Monate. Ganz vereinzelt sind im Schrifttum noch nach 18 Monaten Rückfälle beschrieben worden. In diesen Fällen lagen besondere Umstände vor. Spätrezidive nach langer Latenz kommen nicht vor. Werden bei einer Malaria tropica auf Malaria verdächtige Fieberanfälle nach längerer Zeit noch beobachtet, muß daran gedacht werden, daß eine Infektion mit mehreren Parasitenarten, etwa Plasmodium falciparum und Plasmodium vivax, oder Plasmodium falciparum und Plasmodium malariae vorliegt, und daß nach anfänglichem Überwiegen von Plasmodium falciparum für den Spätrückfall die zweite Plasmodienart verantwortlich zu machen ist. Deshalb muß die Forderung gestellt werden, daß auch *bei jedem Rückfall*, wenn irgend möglich, die Diagnose der Malaria durch *exakten Parasitennachweis* und Parasitendifferenzierung gestellt wird.

e) Chronische Malaria

Im älteren Schrifttum wird vielfach von chronischer Malaria gesprochen und vereinzelt taucht dieser Begriff auch noch im neueren Schrifttum auf. Diese Bezeichnung ist *irreführend*, wenn, wie es zum Teil geschehen ist, damit lediglich die Tatsache umrissen werden soll, daß es bei der Malaria zu *Rezidiven* auch nach längerer Latenzperiode kommen kann.

Diese Bezeichnung wurde zu einem Zeitpunkt zum Teil gebraucht, als viele Einzelheiten über die Entwicklung der Malaria-Parasiten noch nicht bekannt waren. Lebensbegleitende Erkrankungen werden weder durch Plasmodium vivax, noch durch Plasmodium ovale, noch durch Plasmodium falciparum verursacht. Alle diese Infektionen dauern nur eine bestimmte Zeit und erlöschen mit und ohne Behandlung spontan, wenn es nicht zu einer Neuinfektion kommt. Nach Ablauf dieser Zeit (siehe bei den einzelnen Infektionen) kommt es nicht mehr zu Rezidiven.

Erscheinungen, die längere Zeit nach dem Überstehen dieser Periode auftreten und nicht durch Malaria-Parasiten-Nachweis als Malaria-Rezidive ausgewiesen sind, dürfen in keinem Fall als chronische Malaria bezeichnet werden.

Auch bei der Malaria quartana kann man nicht eigentlich von einer chronischen Infektion sprechen. Sie kann sich zwar lange im Organismus halten, führt aber über lange Zeiträume hinaus zu keinerlei Krankheitserscheinungen, und die vereinzelt beobachteten sehr späten Rezidive nach 20 und nach 53 Jahren sind wohl meist durch besondere Umstände ausgelöst. Aber auch hier erscheint es uns nicht angebracht, von chronischer Malaria zu sprechen.

Von einer chronischen Malaria kann man nur bei Personen sprechen, die in einem Malaria-holo- oder -hyperendemischen Gebiet jahraus-jahrein leben und dauernden Neu- oder Superinfektionen ausgesetzt sind.

Auch hier haben die Erfahrungen der beiden Weltkriege sich wie ein Massenexperiment ausgewirkt und gezeigt, daß nach intensiv durchgeführter Behandlung einmalige Malaria-Infektionen niemals „chronisch“ werden.

f) Larvierte oder maskierte Malaria

Dieser Begriff stammt ebenfalls aus dem älteren Schrifttum und wurde für unklare, anfallsweise wiederkehrende Beschwerden gebraucht, die bei Personen auftraten, die früher eine Malaria durchgemacht hatten. Dabei wurde vielfach gar kein Unterschied der einzelnen Malariaformen gemacht und in keiner Weise die Eigenheiten der einzelnen Abläufe der verschiedenen Plasmodien-Infektionen berücksichtigt. Man deutete diese Beschwerden als Rezidiv-Äquivalente. Fast stets verbargen sich hinter diesen sogenannten Malaria-Rückfällen *andere Erkrankungen.* Eingehende internistische Untersuchungen solcher Kranken sind unbedingt erforderlich. Sie werden nicht selten eine Pyelitis, eine Cholecystitis oder Cholangitis, eine Endokarditis oder einen anderen Entzündungsprozeß als eigentliche Ursache dieser als Malariafolge aufgefaßten Gesundheitsstörung aufdecken. Man sollte *diesen Begriff* am besten aus dem Malaria-Schrifttum ganz *eliminieren,* da er aber immer wieder im Schrifttum auftauchte, schien es notwendig, ihn auch in diesem Zusammenhang zu erwähnen.

g) Schwangerschaft und Malaria

Die normale *Immunität* der erwachsenen Frau ist, wie Gilles u. Mitarb. feststellen konnten, in holoendemischen Gebieten während der Schwangerschaft stark *reduziert.* Bei Reihenuntersuchungen konnten die oben erwähnten Autoren feststellen, daß von 38 Schwangeren, die keine Prophylaxe gemacht hatten, 30 eine Parasitämie zeigten, während von 175 Nichtschwangeren, die keine Prophylaxe gemacht hatten, nur 70 Parasitämien aufwiesen. Besonders erwähnenswert scheint in diesem Zusammenhang die Tatsache, daß die Parasitenzahl bei den Schwangeren im Durchschnitt 10mal höher war als bei den Nichtschwangeren. Bei der Bestimmung des Malariafluorescenz-Antikörperspiegels fanden sich in beiden Gruppen gleiche Werte. Hier waren auch bei Kontrollen vor und während der Schwangerschaft keine nennenswerten Schwankungen festzustellen. 24 der 38 Schwangeren entwickelten eine erhebliche Anämie. Eine zweite Gruppe von 19 schwangeren Frauen, die Malaria-Prophylaxe gemacht hatten, wies nur bei einer dieser Personen eine Anämie auf. Diese Beobachtung veranlaßte Gilles u. Mitarb. zu dem Schluß, daß durch die regelmäßige Prophylaxe in der Schwangerschaft Hämolyse und damit Entwicklung einer Anämie zu verhindern seien.

Die Untersuchungen von Gilles wurden bestätigt durch Pingoud, der bei den Schwangeren eine Parasitendichte von 48%, bei einer Gruppe von Nichtschwangeren von 22,7% feststellte. Den Milzindex fand er in beiden Gruppen nicht wesentlich different. Beachtenswert war auch noch seine Beobachtung, daß Parasitenzahl und Dichte im mittleren Drittel der Schwangerschaft größer waren als am Ende.

Bei Untersuchungen schwangerer Frauen in Nigeria fanden Madecki u. Kretschmar bei 110 Patientinnen 58,2% mit Plasmodium falciparum infiziert und 8,2% mit Plasmodium ovale. Auffallend war, daß die meisten dieser Frauen vor der Geburt keine klinischen Erscheinungen der Infektion zeigten. Etwas schwer zu deuten sind in diesem Zusammenhang die Beobachtungen von JILLY in Ghana. Er untersuchte 80 zur Geburt in die Klinik eingewiesene Frauen. Alle hatten wenige Tage vor oder während der Entbindung Fieber. Bei 35 Frauen konnte Plasmodium falciparum im peripheren Blut nachgewiesen werden. Die Untersuchung der Placenta von 47 dieser Frauen ergab, daß diese Placenten 18mal Plasmodium falciparum enthielten: 15mal fand sich histologisch nur Malaria-Pigment und keine Parasiten, obgleich 3 dieser Frauen eine Parasitämie hatten. 13 Placenten waren frei von jeglichen Anzeichen einer Malaria, doch auch in dieser Gruppe befand sich eine Frau, die im peripheren Blut einen positiven Parasitenbefund zeigte.

JILLY weist daraufhin, daß die Babys, die von Malaria-infizierten Müttern geboren wurden, weniger Geburtsgewicht hatten als solche von nichtinfizierten Müttern. Frühgeburten und Fehlgeburten wurden bei der Malaria-infizierten Beobachtungsgruppe häufig gesehen. Schließlich ist auch die Beobachtung von Bedeutung, daß 3 von 6 Müttern, deren Säuglinge in der perinatalen Periode starben, eine Placentainfektion aufwiesen, aber keine Parasitämie hatten.

GALL u. HERMS haben ein Problem aufgegriffen, das auch durch die Untersuchungen von GILLES u. Mitarb. schon angeschnitten wurde. In West-Nigeria hatte man bei schwangeren Frauen häufiger *megaloblastische Anämien* gesehen und um diesen vorzubeugen, Behandlungen mit Folsäure durchgeführt. Diese Studie zeigte, daß die *Folsäurebehandlung* schon nach 2 Wochen zu einem deutlichen Reticulocytenanstieg führte, während die mit Ferrocobalt allein behandelten Frauen einen solchen Anstieg erst 6 Wochen nach Behandlungsbeginn aufwiesen.

Auf Grund der verschiedenen Studien ergibt sich die dringende Forderung einer *Malaria-Prophylaxe während der Schwangerschaft*. Das gilt vor allem für Nichtimmune, z.B. Europäer. Die vorher erwähnten Untersuchungen wurden aber vorwiegend an Afrikanerinnen durchgeführt, also an sogenannten Teilimmunen, deren Immunität in der Schwangerschaft stark reduziert wird, so daß sich daraus die Forderung *auch für die Einheimischen der holo-* und *hyperendemischen Malaria-Gebiete* ergibt, eine Prophylaxe regelmäßig durchzuführen, um damit auch zu einer Verminderung der Säuglings- und Kindersterblichkeit beizutragen.

h) Congenitale Malaria

Die Untersuchungen von BLACKLOCK, SCHWETZ u. PEEL, sowie PERVES zeigten, daß die intakte Placenta bei eingeborenen Frauen in den Endemiegebieten häufiger Plasmodien enthält als das Blut der peripheren Strombahnen. Sie stellt wohl ein einwandfreies Filter dar, wie ebenfalls aus diesen Untersuchungen hervorging. Somit muß als Voraussetzung für die congenitale Übertragung das Vorhandensein *kleinster Gefäßwandschädigungen der Placenta* vorliegen, durch die der Übertritt der Plasmodien in den embryonalen Kreislauf erfolgt (ECKSTEIN, 1946). Die congenitale Malaria tritt *überwiegend bei der Malaria tropica* auf. Diese Tatsache hängt wohl damit zusammen, daß bei dieser Malariaform Gefäßwandschädigungen besonders häufig zu beobachten sind, so daß die Annahme gerechtfertigt erscheint, daß es infolge dieser histopathologischen Besonderheiten bei der Tropica zu den intrauterinen Infektionen kommt. Diese scheinen dann besonders zu erfolgen, wenn die Mutter während der Schwangerschaft, besonders kurz vor der Geburt, wiederholt Fieberanfälle durchgemacht hat. Diese führen, wie COVELL u. JONES (1950) annehmen, besonders leicht zu Gefäßwandschädigungen.

Seltener scheint eine Übertragung bei der Geburt durch einen während der Placenta-Ablösung erfolgenden Übertritt parasitenhaltiger mütterlicher Erythrocyten zu erfolgen.

MADECKI u. KRETSCHMAR fanden bei ihren Untersuchungen bei 110 entbindenden Frauen nur 4mal Plasmodium falciparum im Nabelvenenblut, im Blut des Neugeborenen aber nur 1mal. Im Nabelvenenblut wurden lediglich Schizonten, aber keine Gametocyten gefunden. Diese Autoren glauben, daß in den meisten Fällen die Infektion während des Geburtsaktes auftritt, das hieße also, die Infektion wäre connatal und nicht congenital.

Für die intrauterine Übertragung ist als sicherer Beweis der Befund von Schizonten im Blut des Neugeborenen in den ersten Stunden nach der Geburt angesehen worden (Das Gupta, 1939; Limbod, 1948). Sicé u. Binder (1950) vertreten die Auffassung, daß auch der Nachweis von Schizonten und Teilungsformen sowie Gametocyten in den allerersten Lebenstagen ein sicherer Beweis für congenitale Malaria-Infektionen sei.

Die *Häufigkeit* solcher *congenitaler Malaria* wird von den einzelnen Autoren *unterschiedlich angegeben.*

Immerhin sind in den Jahren von 1920—1946 eine Reihe von Fällen berichtet worden (Mühlens, Dinson, Glorieux, Kirk, English u. Mitarb.). Aber auch in den letzten Jahren sind verschiedene Fälle von congenitaler Malaria beobachtet worden, so von Harvey u. Mitarb. und von McQuay u. Mitarb. aus den USA, ferner von Flores u. Jelliffe aus Uganda. Letzterer betont allerdings die Seltenheit congenitaler Malaria für das Gebiet von Uganda. Auch Bruce-Chwatt (1957) vertritt die Auffassung, daß sie nur ganz vereinzelt vorkäme. Demgegenüber stehen die Mitteilungen von Eckstein u. Nixon (1946), Cowell (1950), Jones (1950), Hentsch (1955), Atkins (1957), die zum Teil 10—20%, ja sogar bis zu 66% der von Malaria-kranken Müttern geborenen Kinder unmittelbar nach der Geburt mit Plasmodien infiziert fanden. Diese auffallend unterschiedlichen Angaben über die Häufigkeit der intrauterinen Übertragung der Malaria hängt wahrscheinlich mit dem jeweiligen Durchseuchungsgrad in den einzelnen Endemiegebieten zusammen, bzw. mit der Virulenz einzelner Stämme, unter Umständen aber auch mit der Methodik der Untersuchung.

Selbstverständlich muß die Inkubationszeit der Malaria bei der Mutter überschritten sein, wenn es zu einer kindlichen Infektion kommen soll. Hier ist aber auch zu berücksichtigen, daß kurze Reisen in die Endemiegebiete während der Schwangerschaft, auch wenn es infolge der Prophylaxe nicht zu Erkrankungen gekommen ist, Infektionen nach sich ziehen können.

Als Beispiel sei hier die Mutter erwähnt, die im 5. Schwangerschaftsmonat einen kurzen Besuch in Nigeria unternahm, während dieser Zeit des Aufenthaltes in Nigeria und noch 14 Tage danach Prophylaxe machte, in Hamburg dann entbunden hat und deren Kind 48 Std nach der Geburt mit Fieber, Gelbsucht, Erbrechen erkrankte und bei dem sich Schizonten von Plasmodium falciparum im Blut nachweisen ließen. Bei der Mutter bestand kein Fieber und nur eine ganz geringgradige Parasitämie.

Die Mitteilungen im Schrifttum lassen erkennen, daß aber nicht nur Plasmodium falciparum, sondern auch Plasmodium vivax-Infektionen, wenn auch im ganzen sehr viel seltener, übertragen werden können.

In den holo- und hyperendemischen Gebieten ist es unter Umständen sehr schwer, eine congenitale Malaria nicht mit einer frühzeitig im Leben erworbenen zu verwechseln, denn in diesen Gebieten kann sich eine solche Infektion schon innerhalb der ersten Lebenstage und Wochen ereignen.

Die *congenital malariakranken Kinder* sind untergewichtig und wenig resistent. Reis weist darauf hin, daß ihr Geburtsgewicht sehr niedrig ist, und daß es häufig zu einer Frühsterblichkeit dieser Kinder kommt. Aber auch die Kinder von Frauen, die während ihrer Schwangerschaft an Malaria erkrankt waren und bei denen es nicht zu einer congenitalen Malaria gekommen ist, können in ihrer Entwicklung durch die Erkrankung der Mutter schwer geschädigt sein. Darauf haben auch Gilles u. seine Mitarb., sowie andere Autoren immer wieder hingewiesen. Auch Eckstein u. Nixon (1946) fordern auf Grund ihrer Erfahrungen Prophylaxe bzw. Behandlung jeder schwangeren Frau in Endemiegebieten, bei der ein Malaria-Verdacht besteht oder eine Malaria nachgewiesen wurde, nur so sehen sie eine Möglichkeit, die Säuglingssterblichkeit zu senken.

Einen wichtigen Beitrag zu dem Problem der congenitalen Malaria stellen die Studien von Werner (1956) dar, der Mäuse- und Goldhamsterweibchen vor der Konzeption und zu verschiedenen Zeiten der Trächtigkeit mit Plasmodium berghei infizierte. Dabei fand er durch Übertragung auf gesunde Mäuse 177 Jungtiere und 14 Totgeborene frei von Parasiten. 101 histologisch untersuchte Foeten waren ebenfalls frei von Malaria-Parasiten und Malaria-Pigment, obwohl die Dezidua reichlich Plasmodien aufwies. Wurde den trächtigen Mäusen vor oder nach der Infektion Euphyllin injiziert, so gingen bei einem Teil der Foeten die Plasmodien durch die Zottenmembran in den foetalen Kreislauf über; denn das Euphyllin hatte eine

Schädigung des Chorionsyncytium der Zotten gesetzt. Damit hatten WERNER u. KUHNERT (1958) einen sehr wichtigen Baustein in der Erkenntnis über die congenitale Übertragung von Plasmodien im Tierversuch geliefert. In einer früheren Arbeit hatte WERNER die Zahl der bekannt gewordenen angeborenen Malaria-Infektionen zusammengestellt, die zum damaligen Zeitpunkt (1956) etwa tausend erreicht hatten.

Zusammenfassend kann man für die *Anerkennung einer congenitalen Malaria-Erkrankung eines Neugeborenen* mit ECKSTEIN eine Reihe von Forderungen erheben, die hier noch einmal kurz wiederholt werden sollen:

1. Bei der Mutter muß eine Malaria nachgewiesen sein, bzw. müssen Malaria-Anfälle während der Schwangerschaft bestanden haben, es müssen Erreger der mütterlichen und der kindlichen Malaria von der gleichen Plasmodienart sein.

2. Der Nachweis der Plasmodien muß im Blut des Neugeborenen erbracht sein, es müssen auch andere klinische Zeichen einer Malaria bestehen.

3. Mutter und Säugling müssen sich während und nach der Entbindung in einem Milieu befinden, in dem nicht die Möglichkeit einer Infektion durch Anophelesstiche besteht.

i) Malaria im Säuglings- und Kindesalter

Noch im Jahre 1959 betrug in *Nigeria* die Zahl der auf Malaria zurückzuführenden Todesfälle beim Kleinkind nach den Erhebungen von COLBURNE über 5%. Die Malaria gehört in diesen Gegenden mit zu den *häufigsten Erkrankungen im Säuglings- und Kindesalter.* Daß sich diese Situation nur in bestimmten Gebieten geändert hat, läßt eine Studie erkennen, die FASAN machte. Er untersuchte 1120 Kinder zwischen 5 und 14 Jahren aus zwei städtischen Distrikten von Lagos und einem ländlichen Distrikt. Im ländlichen Distrikt fand sich noch ein Parasitenindex von 80,5%, in den städtischen Bezirken lag dieser bei 26% und bei dem 2. städtischen Bezirk bei 44%. In der Hauptsache handelte es sich um Plasmodium falciparum-Infektionen (98%), Plasmodium malariae fand sich in 6—22% und Plasmodium ovale in 0,3—5%. Gleichzeitig war auch auf Sichelzellmerkmale untersucht worden. Man hatte im ländlichen Distrikt bei 24% der Kinder Sichelzellmerkmale gefunden, in den beiden städtischen Bezirken nur zwischen 17 und 20%.

Eine andere Studie aus Nord-Nigeria von FOLL, der über 5 Jahre insgesamt 11000 Blutuntersuchungen bei afrikanischen Kindern durchführte, zeigte, daß während der Regenzeit ein Gipfel des Malariabefalls liegt. Fälle von congenitaler Malaria wurden nicht beobachtet. Das Durchschnittsalter, in dem Kinder infiziert gefunden wurden, betrug 5,5 Monate.

Aus diesen Beispielen geht hervor, daß die *Malaria bei Kindern im afrikanischen Raum* immer noch eine sehr *große Rolle* spielt. Dabei ist es wesentlich, darauf hinzuweisen, daß sie in diesem Lebensalter sehr häufig unter einer anderen Symptomatik verläuft als bei den Erwachsenen, und daß selbst Malaria-Tertiana-Anfälle bei Kindern im ersten Lebensvierteljahr sich durchaus nicht typisch zeigen (ZIESCHE).

Das Fieber ist unregelmäßig intermittierend und weist auch bei der Malaria tertiana und Malaria quartana nicht die typischen hohen Fieberzacken im regelmäßigen Abstand auf. Die Kinder sind unruhig, oft apathisch. Besonders die Malaria tropica ist klinisch bei den afrikanischen Kindern eine *„neurologische Erkrankung"*, denn es können Meningismus und Krämpfe, Erbrechen, kurz das Bild einer Meningoencephalitis ganz im Vordergrund stehen. So berichten auch SANOHKO u. Mitarb., daß unter 34 Kindern mit cerebraler Malaria Erscheinungen wie Taubheit, Blindheit, Halbseitenlähmung, cerebellare Ataxie und Phasen von psychischen Verwirrtheitzuständen auftraten. Halbseitenlähmungen beobachteten COLOMB u. Mitarb. bei 4 Kindern mit Plasmodium falciparum-Infektion.

Bei Säuglingen in hyperendemischen Gebieten kann die Malaria in den ersten Lebensmonaten infolge der von der Mutter erworbenen passiven Immunität symptomlos oder subklinisch verlaufen. REID weist aber darauf hin, daß die Kleinkinder im Alter von 6 Monaten diese von der Mutter erworbene Immunität verlieren und oft in den dann folgenden 2 Jahren an der Malaria sterben, bevor sie selbst eine entsprechende Immunität haben erwerben können. Die Malaria tropica ist also nicht nur für die nichtimmunen europäischen Kinder, sondern auch für die eingeborenen, afrikanischen in diesem Alter eine lebensbedrohende schwere Erkrankung (Reid). Besonders die Zeit des Abstillens des Säuglings, bzw. Kleinkindes stellt eine gefährliche Phase nach den Beobachtungen von Lacan (1957) dar.

Die *Malaria tertiana* kann trotz erheblicher Parasitendichte, wie schon erwähnt, oft nur geringes Fieber machen, meist wird ein langsames Ansteigen des Fiebers beobachtet und kein Schüttelfrost. Bösartige oder gar komatöse Verläufe bei Kindern sind nur aus einzelnen Gebieten der asiatischen Sowjetländer beobachtet worden. Sie können dann auch zum Hirnödem und tödlichem Ausgang führen.

Auch bei der *Malaria quartana* fehlen die typischen Fieberparoxysmen. Meist verläuft sie milder als die Malaria tertiana, Delirien oder Krämpfe scheinen nicht aufzutreten.

Bei der *Malaria tropica* ist grade auch beim Säugling und Kleinkind das Fieber unregelmäßig, teils remittierend, teils intermittierend, teils kontinuierlich. Dyspeptische und enteritische Erscheinungen können überwiegen, so daß Eckstein (1946) von der *„intestinalen Form" der Säuglingsmalaria* sprach. Die Verwechslung dieser Verlaufsform mit Sommerdiarrhoen, Shigellosen oder Salmonellosen ist leicht möglich (Jeliffe, 1961). Charakteristische Zeichen sind blasse Hautfarbe, gedunsenes Gesicht, Darmkoliken, Meteorismus, Schmerzhaftigkeit in Milz- und Lebergegend. Die Kinder sind schwer krank, nehmen rasch an Gewicht ab und zeigen schon sehr bald eine erhebliche Anämie, die rasch zunimmt. Besonders gefährlich wird die Situation, wenn noch andere Erkrankungen wie parasitäre Infektionen oder Ernährungsstörungen daneben bestehen. Es kann auch in manchen Fällen zur Nierenschädigung bis zum Nierenversagen kommen.

Nach dem Säuglingsalter stehen die *Kinder* in den Malaria-Gebieten *bis etwa zum 6. Lebensjahr* in dem *„langen Kampf um die Immunität"*. Erst in diesem Alter wird ein gewisses Gleichgewicht zwischen Abwehrlage des Wirtsorganismus und Virulenz des Erregers erreicht. Bis zu diesem Alter können die Malaria-Verläufe wie erwähnt noch recht atypisch sein: Regelloses Fieber, Fehlen des Schüttelfrostes, Überwiegen der intestinalen Erscheinungen, vor allem Erbrechen und Übelkeit. Bei größeren Kindern ähnelt dann das Krankheitsbild schon mehr dem Erwachsenen. Bei den choleraartigen Verlaufsformen besteht die Gefahr der Exsiccose mit Verschiebung der Elektrolyte und gewissen Intoxikationserscheinungen. Gelegentlich können Appendicitis, bzw. peritonitische Symptome vorgetäuscht werden.

Da in den hyper- und holoendemischen Gebieten die Kinder im 1. und 2. Lebensjahr immer wiederholten Infektionen ausgesetzt sind, kann es bei diesen zur Entwicklung eines *Malaria-Siechtums* und einer *Malaria-Dystrophie* kommen. Eckstein u. Einhorn weisen darauf hin, daß es nicht auf die Art der Malaria-Infektion ankommt, sondern daß die *immer wieder erfolgte Reinfektion ausschlaggebend* für diese Fehlentwicklung ist. Die Kinder sind in ihrer Entwicklung beeinträchtigt, untergewichtig, anämisch, haben eine große harte Milz und Leber (MacGregor u. Mitarb., 1956; Drapper u. Drapper, 1960). Sie können in diesem Stadium ganz fieberfrei sein, obwohl reichlich Parasiten im Blut nachweisbar sind (Peters, 1960). In anderen Fällen können von Zeit zu Zeit kurzdauernde, meist nur geringe Temperatursteigerungen auftreten. Diese Verläufe mit dem reichlichen Parasitenbefall sind von erheblicher Bedeutung für die epidemiologische Situation in diesen Ländern.

Bei der Malaria quartana des Kindes wird häufig ein hauptsächlich *nephrotisches Syndrom* beobachtet, das mit Ödemen einhergehen kann. Verschiedene Autoren weisen darauf hin (Gilles, Hendricks u.a.), daß diese nephrotischen

Erscheinungen bei kindlicher Malaria quartana häufiger seien als beim Erwachsenen. Diese Malaria-bedingten Nierenschäden sind bei rechtzeitig einsetzender Therapie meist völlig rückbildungsfähig.

Die Abgrenzung der unter neurologischen Symptomen verlaufenden Malaria des Kindes gegenüber durch andere Ursachen hervorgerufenen *Meningoencephalitiden* kann in den Tropenländern erhebliche Schwierigkeiten bereiten. So weist JANSSENS daraufhin, daß ähnliche Erscheinungen zentral-nervöser Art auch bei Malnutrition auftreten können. Der heimtückische und oft uncharakteristische Beginn der Malaria tropica-Infektion beim Kleinkind macht es notwendig, die spezifische Therapie so schnell wie möglich einzuleiten und unter Umständen schon im Verdachtsfall — allerdings wenn möglich erst nach vorheriger Entnahme eines dicken Tropfens und Blutausstrichs zur Diagnose — die entsprechenden Medikamente einzusetzen. Mehr noch als beim Erwachsenen muß man in diesem Alter mit einem unerwartet schnellen Übergang in ein Koma mit rasantem Verlauf rechnen. (ROSS, ECKSTEIN u.a.).

Die Tatsache, daß *europäische Kinder* mit ihren Eltern *in die Tropen* gehen, oft auch nur für kurze *Urlaubsreisen*, macht es notwendig, auch in nichttropischen Ländern mehr als früher *an* die *Malaria zu denken*. SHUTE weist auf 30 derartige Fälle hin, die er im Laufe der letzten Jahre in England beobachtete. Dabei handelt es sich 26mal um Plasmodium falciparum-Infektionen, 2mal um Plasmodium malariae und 2mal um Plasmodium ovale. Auch an unserer Klinik konnten wir im Laufe der letzten Jahre 2 außerordentlich schwere Plasmodium falciparum-Infektionen bei Kindern mit atypischem Verlauf beobachten. In Übereinstimmung mit SHUTE möchten wir darauf hinweisen, daß oft gar nicht ein langer Aufenthalt in einem Malaria-verseuchten Gebiet notwendig ist, sondern daß oft der Aufenthalt auf einem Flugplatz im Malaria-verseuchten Gebiet bei einer Zwischenlandung genügt, um es zu einer Infektion kommen zu lassen.

j) Infektionen mit mehreren Plasmodienarten

In tropischen Gebieten kann es zur gleichzeitigen Infektion oder auch zur Superinfektion mit verschiedenen Plasmodienarten kommen. Man wird also auch bei Rückkehrern aus tropischen Ländern, in denen mehrere Malariaarten vorkommen, auf derartige Mischinfektionen achten müssen. Die *Häufigkeit* solcher Mehrfach-Infektionen wird auf Grund umfassender Statistiken auf *3,7%* aller Erkrankungsfälle geschätzt. Ihr Auftreten ist *regionär* sehr *verschieden*. Am häufigsten werden Doppelinfektionen mit Plasmodium vivax und Plasmodium falciparum beobachtet (etwa 79% der Mehrfachinfektionen). Seltener finden sich Plasmodium malariae und Plasmodium falciparum zusammen (10,4%). Auch Plasmodium vivax und Plasmodium malariae-Mischinfektionen fand man nur in 9,1% und Dreifach-Infektionen sind nur in 1,5% der Mehrfachinfektionen beobachtet worden (L. FISCHER u. E. REICHENOW).

Auch experimentell konnten Doppelinfektionen an Freiwilligen gesetzt werden und zwar mit Plasmodium vivax und Plasmodium falciparum. Beide Arten entwickelten virulente Sporozoiten (BOYD, KITCHEN u. KUPPER, 1937). So kann eine einzige Mücke unter Umständen auch beide Plasmodienarten übertragen.

Im *klinischen Ablauf* zeigen diese Mehrfachinfektionen Besonderheiten im Verhalten. Bei gleichzeitiger Infektion mit Plasmodium vivax und Plasmodium falciparum tritt meist die Plasmodium falciparum-Infektion einige Tage früher auf und beherrscht zunächst das Krankheitsbild völlig, oft mit unregelmäßigem Fieberablauf. Im Blutpräparat finden sich viele kleine Ringe. Auf die Behandlung geht die Infektion meist gut zurück, die Krankheit scheint ausgeheilt. Erst später,

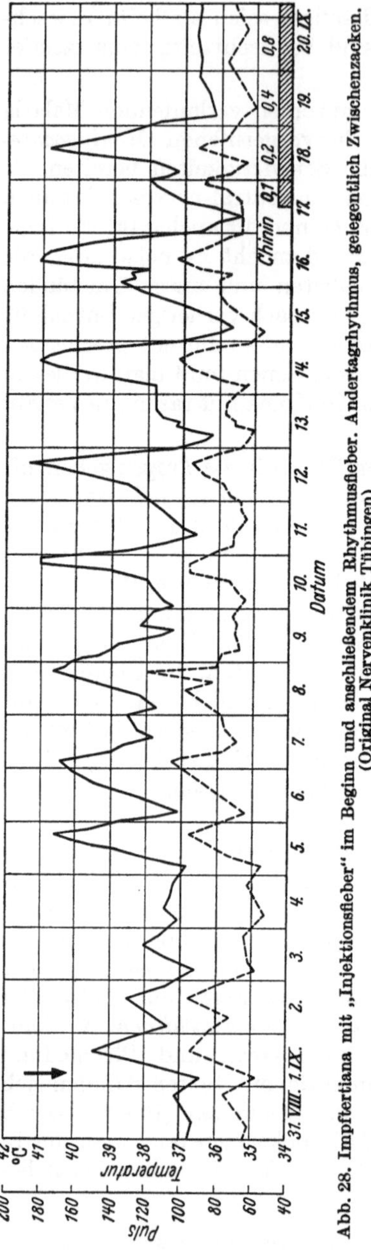

Abb. 28. Impftertiana mit „Injektionsfieber“ im Beginn und anschließendem Rhythmusfieber. Andertagrhythmus, gelegentlich Zwischenzacken. (Original Nervenklinik Tübingen)

manchmal nach Wochen oder Monaten, beim Auftreten des Rezidivs finden sich Plasmodium vivax-Parasiten im Blut und wird dann die Diagnose Malaria tertiana gestellt. Darum ist es wichtig, auch bei dem Rezidiv das Dicke Tropfen-Präparat und den Ausstrich zu untersuchen, auch wenn beim ersten Fieberanfall die Diagnose Malaria tropica gesichert wurde.

Im *Blutausstrich* können aber auch gar nicht so selten 2 Parasitenarten gleichzeitig vorhanden sein, z. B. Plasmodium falciparum-Gametocyten und verschiedene Entwicklungsstadien von Plasmodium vivax. Bei gleichzeitiger Infektion mit Plasmodium malariae und Plasmodium vivax beherrscht zunächst das letztere in 75% der Fälle das Bild.

Wahrscheinlich kommen natürliche Mischinfektionen häufiger vor als durch die Blutuntersuchung bekannt wird. Das liegt in der Tatsache begründet, daß eine der beiden Plasmodienarten überwiegt und die andere praktisch unterdrückt.

Über einen der seltenen Fälle, bei dem alle drei Plasmodienarten zu gleicher Zeit gefunden wurden, berichten Senevet, Sarrou u. Mitarb. (1940).

Wichtig ist, bei der Blut-übertragenen *Impfmalaria* zur Paralyse-Behandlung an die Möglichkeit einer Doppelinfektion zu denken. Wir empfehlen deshalb, auch bei Impfmalaria-Behandlung von Paralytikern nach dem Angehen der Infektion laufend Blutuntersuchungen auf Malaria-Plasmodien im Dicken Tropfen und Ausstrich zu machen, nur so wird es möglich sein, rechtzeitig eine Malaria tropica-Infektion zu entdecken, denn eine solche könnte unter Umständen zu lebensbedrohlichen Komplikationen führen.

k) Impfmalaria

Die Bedeutung der Impfmalaria, die 1917 durch Wagner-Jauregg erstmalig zur *Behandlung der progressiven Paralyse* herangezogen wurde, ist seit der Einführung des Penicillins zurückgegangen. Das Studium dieser durch Mückenstich oder auch durch Blut übertragenen Malaria hat wesentlich zu der Kenntnis des Malaria-Ablaufes überhaupt beigetragen, denn dadurch wurde erstmalig die Möglichkeit gegeben, den unbeeinflußten Ablauf einer einmaligen Malaria-Infektion zu beobachten.

Zur Impfmalaria wendet man heute nur noch *reine Plasmodium-vivax-Stämme* an. Von der Anwendung der Mücken-übertragenen Malaria quartana ist man weitgehend abgekommen, da bei dieser Form der Mückenstich-Übertragungen die Krankheitsverläufe eine sehr lange und nicht abzusehende Dauer haben. Höchstens als blutübertragene Infektion kann man sie noch anwenden. Auch Plasmodium-ovale-Infektionen sind nicht sonderlich geeignet, da man die Beobachtung gemacht hat, daß sie oft schon nach 3 oder 4 Anfällen spontan erlöschen. Eine Verwendung von Plasmodium falciparum-Stämmen verbietet sich wegen der Gefahr, die diese Infektion in sich schließt, und die auch zu tödlich verlaufenden Erkrankungen führen kann.

Die *Überimpfung* kann auf verschiedene Weise erfolgen.

1. Durch direkte Übertragung vom Blut des Malaria-Kranken subcutan, intracutan, intramuskulär oder intravenös. Diese Methode ist heute die am häufigsten angewandte.

2. Durch Stechenlassen von Mücken, die vorher infiziert wurden, durch Saugenlassen am Malaria-Kranken.

3. Durch Injektion einer Sporozoiten-Aufschwemmung aus den Speicheldrüsen infizierter Anopheles-Weibchen.

Zur Durchführung der ersten Methode benötigt man 2—5 ml Blut frisch aus der Vene entnommen, von einem vorher nicht behandelten Malaria tertiana-Fall, das ausreichende Mengen von Schizonten enthalten soll. Ist eine Frisch-Übertragung nicht möglich, kann man auch Blut verwenden, dem man eine 3,8 % Natrium-Citrat-Lösung zugesetzt hat.

So läßt sich das Blut für den Versand für 2—3 Tage infektionstüchtig erhalten. Um Stämme länger zu halten, kann man sie auch einfrieren und auf diese Weise noch über Wochen und Monate haltbar machen.

Nach intravenöser Injektion des Malaria-Parasitenhaltigen Blutes vergehen 3—8 Tage, bei subcutaner 7—12 Tage und bei intracutaner 10—20 Tage. Bei sehr parasitenhaltigem Blut kann die Inkubationszeit auch kürzer sein, bei spärlicher Parasitendichte ist sie länger.

Für den Infektionsvorgang ist es wichtig zu wissen, daß bei der Blutübertragung sich keine Gewebsformen entwickeln. Das ist nur der Fall, wenn man den natürlichen Infektionsmechanismus nachahmt: Infektion durch Mückenstich oder Injektion einer Sporozoitenaufschwemmung. Die blutübertragene Malaria ist also daher auch besser zu beherrschen und sicherer auszuheilen. Bei der Mückenstich-übertragenen Malaria muß man immer noch mit der Möglichkeit des Auftretens von Rezidiven aus den exoerythrocytären Formen rechnen. Die Malaria tertiana-Parasiten lassen sich *ohne* Einschaltung der geschlechtlichen Vermehrung in der Mücke in vielen Passagen direkt von Mensch zu Mensch übertragen.

Im allgemeinen gehen die durch die Impfung gesetzten Infektionen an. Bei Nichtangehen einer Infektion kann eine Wiederholung der Impfung mit einem anderen Stamm versucht werden.

In einigen Fällen kann es direkt nach der Übertragung zu einem Fieberanfall kommen (Injektionsfieber), der als Folge der Zufuhr körperfremden Eiweißes anzusehen ist. Einige Autoren glaubten, dieses Injektionsfieber dem Initialfieber der natürlichen Infektion gleichsetzen zu müssen, zumal sie es dann zu beobachten glaubten, wenn die Parasitendichte im zugeführten Blut sehr hoch war.

Die auftretenden klinischen Erscheinungen bei der blutübertragenen Impfmalaria unterscheiden sich in nichts von der Symptomatik, wie sie bei einer natürlich erworbenen Plasmodium vivax-Infektion zu beobachten ist. Der Beginn mit Schüttelfrost, Kopf-, Rücken- und Gliederschmerzen, der Fieberanstieg bis 40°C, die Dauer des Fieberanfalles für etwa 8—10 Std, das Absinken der Temperatur unter starkem Schweißausbruch sind auch hier vorhanden. In einigen Fällen kann sich auch hier aus einer Malaria tertiana simplex eine Malaria tertiana duplicata durch Abspaltung einer Erregergeneration entwickeln. Einzelne Autoren weisen darauf hin, daß bei der Impfmalaria häufiger Zwischenzacken auftreten können, und daß sie zum Anteponieren der Fieberanfälle neige.

Die durch Blut übertragene Impfmalaria kann man nach 10 oder 12 Anfällen mit einer Resochin-Behandlung prompt unterbrechen und völlig ausheilen.

Dosierung:

1. Tag 3 × 2 Tabletten zu 0,25 g nach dem Essen zu nehmen
2. Tag 2 × 2 Tabletten zu 0,25 g nach dem Essen zu nehmen

Von der Chininbehandlung sind wir bei der Impfmalaria ganz abgekommen. Bei den früheren Behandlungen rechnete man in 1—2% der Fälle mit Frührezidiven. Ist es zu einer Malaria tertiana duplicata gekommen, so kann man mit der Methode von Schüffner durch einmalige Injektion von Neosalvarsan (0,075 g) eine Plasmodiengeneration „herausschießen."

Die *durch Mückenstich oder Sporozoiten-Injektion übertragene Malaria* unterscheidet sich in nichts von einer natürlich erworbenen Malaria tertiana. Angloamerikanische Autoren bevorzugen für die Impfmalaria-Therapie, sowohl der progressiven Paralyse als auch bei anderen Krankheiten, die Mückenstich-Malaria. Sie glauben, daß bei ihr die Gefahr der Verschleppung anderer Infektionen vom Blutspender aus unmöglich ist, zumal wenn die Anophelen-Weibchen bei niedriger Zimmertemperatur gezüchtet werden, so daß Malaria tropica-Parasiten nicht mehr zur Entwicklung kommen.

An deutschen Kliniken wurde die *blutübertragene Malaria* wegen der kürzeren Inkubationszeit und dem Fehlen von Spätrezidiven bevorzugt. Bei der Notwendigkeit, eine Impfmalaria-Behandlung zu wiederholen, empfiehlt es sich, nicht den gleichen Plasmodien-Stamm zu verwenden.

Schwerwiegende Komplikationen sind bei der Plasmodium vivax-Infektion nicht zu erwarten. Fieberalbuminurie ist kein Grund zum Abbrechen der Kur, da sie nach Abschluß der Behandlung meist verschwindet. Wohl ist es aber notwendig, den Kreislauf der doch meist älteren Patienten zu überwachen. Bei Leberschäden sollte man zurückhaltend mit dem Einsatz dieser Behandlung sein. Erfahrungsgemäß hat sich auch gezeigt, daß eine tägliche Kontrolle des Dicken Tropfens und des Ausstriches wichtig ist, um die Intensität der Anfälle zu überwachen und die Kur, wenn es zu irgendwelchen schwerwiegenden Veränderungen im Blutbild kommt, sofort abzubrechen.

Gegenindikationen für eine Impfmalaria-Kur sind dekompensierte Herzklappenfehler, Herzmuskelschäden, fortgeschrittene Arteriosklerose, starke Anämie, aktive Lungentuberkulose, Leberparenchymschäden, akute und chronische Nierenerkrankungen.

Aus der Impfmalaria erwachsen keine epidemiologischen Probleme, da die verwendeten Stämme meist gametocytenarm sind und die infektionstüchtigen Gametocyten verhältnismäßig lange Zeit für ihre Entwicklung im mittel-europäischen Klima benötigen. So ist mit einer unerwünschten Ausbreitung der Malaria durch diese Impfinfektionen nicht zu rechnen.

l) Malaria-Infektionen durch Blut-Übertragungen

Unbeabsichtigte Übertragungen einer Malaria sind im Laufe der letzten Jahre nicht selten beobachtet worden. Mit Zunahme der Blutübertragungen zur Behandlung der verschiedensten Krankheiten oder bei Unfällen hat diese Infektionsgefahr an Bedeutung zugenommen. Gleichzeitig damit gewann man Kenntnisse über die tatsächliche Dauer der Erkrankung, sowohl bei Malaria tertiana als auch bei Malaria quartana und Malaria tropica.

Aus dem Schrifttum ist ersichtlich, daß in Gebieten mit hyperendemischer Malaria derartige Übertragungen durch Bluttransfusionen häufiger beobachtet werden. So sah THOROUGHMAN in 21 % der gemachten Transfusionen Malariaschübe beim Empfänger auftreten. Um in diesen Gebieten solchen Vorkommnissen vorzubeugen, empfiehlt sich dort bei Transfusionen prophylaktisch Resochin oder Chinin zu geben.

Auch LEPES bestätigt diese Beobachtung. Er sah 10mal Übertragungen von Plasmodium vivax und 23mal von Plasmodium malariae. Er weist darauf hin, daß in manchen Fällen die Malariaerkrankung des Spenders garnicht so sehr massiv gewesen zu sein braucht und es trotzdem zu einer Erkrankung bei dem Blutempfänger kommen kann; er erläutert dieses an Hand einiger Beispiele, bei denen es zur Übertragung von Plasmodium malariae gekommen war. Ähnliche Erfahrungen machten auch DUHANINA u. ZUKOVA in der Sowjet-Union. Hier handelt es sich vorwiegend um Plasmodium malariae, sowie um Plasmodium vivax, nur 1mal um Plasmodium falciparum.

HARTMANN teilte einen in unserer Klinik beobachteten Fall mit, bei dem der 42jährige Vater während seines fast 4 Jahre zurückliegenden Nigeria-Aufenthaltes regelmäßig Daraprim-Prophylaxe gemacht und noch 6 Wochen nach der Rückkehr regelmäßig ein Proguanil-Präparat genommen hatte. Er spendete seinem Kind Blut, das wenige Tage nach dieser Transfusion mit 2 typischen Malaria-Anfällen erkrankte. Die Diagnose wurde durch den Nachweis von Plasmodium vivax im Blut des Kindes erbracht. Etwa 8 Tage nach der Transfusion erkrankte der blutspendende Vater ebenfalls mit typischen Fieberanfällen und auch bei ihm war eine Plasmodium vivax-Infektion nachzuweisen. Es handelte sich hier um eine ausgesprochen lange Latenz der Infektion. Die Transfusion mit ihrer Belastung löste beim Vater den akuten Anfall aus.

Im allgemeinen allerdings kann man annehmen, daß eine Plasmodium vivax-Infektion nach $2^1/_2$ Jahren erloschen ist, sofern keine Neu-Infektion stattgefunden hat. Der oben erwähnte Fall zeigt, daß bei der Heranziehung von Personen, die eine Plasmodium vivax-Infektion durchgemacht haben, eine gewisse Vorsicht geboten ist. Der *Zeitraum zwischen Heranziehung als Blutspender und dem letzten Aufenthalt in Malaria-verseuchtem Gebiet sollte nicht unter 8 Jahren* bemessen sein. In Notfällen sollte man mit der Transfusion zusammen eine Malaria-Behandlung durchführen.

Personen, die mit einer Malaria quartana infiziert wurden, müssen sogar noch über Jahrzehnte als Plasmodienträger gelten (BOYD, ROGERS u. SPITLER). Sie sind deshalb als Blutspender ungeeignet oder höchstens in Notfällen heranzuziehen mit der Maßgabe wie oben bei der Tertiana erwähnt, sofort nach der Transfusion eine Malaria-Behandlung einzuleiten.

Während die Infektionen mit den bisher genannten Parasiten meist leicht verlaufen, kann es bei Plasmodium falciparum-Übertragungen zu schweren Krankheitszuständen beim Empfänger kommen (CHOJNACKI u. Mitarb.).

BROOKS u. BARRY beobachteten bei einem 56 Jahre alten Mann nach einer Blutübertragung am 4. Tag das Auftreten eines komatösen Zustandes, der nicht mehr zu beherrschen war und zum tödlichen Ausgang führte. Ähnliche Beobachtungen, allerdings mit rechtzeitiger Erkennung der Infektion und Behandlung teilen DIKE u. DRAPER mit, sowie LEVES, DANZIGER, FISCHER u. SCHULZ, VERDRAGER, CZAPEK u. Mitarb.

Auch nach Leukocyten-Transfusion kann es zu einer Malaria-Übertragung kommen (KREIL).

Bei diesen durch Transfusion übertragenen Malaria-Infektionen setzt sich die Parasitenentwicklung im neuen Wirt ohne Unterbrechung fort. War die Parasitenzahl spärlich, so ist die Zeitspanne bis zum ersten Nachweis von Malaria-Parasiten im Blut des Empfängers länger und die Fieberreaktion tritt später auf als bei einem relativ massiven Befall.

Von besonderem Interesse ist es in diesem Zusammenhang, daß der von DIKE u. DRAPER beschriebene Fall von einem nigerianischen Studenten ausging, der nach Verlassen von Nigeria vor 17 Monaten in England nicht erkrankt war, bei dem sich aber eine schwache Plasmodium falciparum-Infektion im Blut nach der Transfusion nachweisen ließ. Auch der von BROOKS u. BARRY berichtete Fall war durch einen nigerianischen Spender verursacht worden, der seit 32 Monaten in den USA lebte und in dieser Zeit keinen Malaria-Rückfall hatte. Gerade diese letzten beiden Beobachtungen erscheinen deshalb wichtig, weil sie zeigen, daß unsere bisherige Auffassung, daß eine Malaria tropica nach spätestens 15 Monaten erlischt, nicht in jedem Fall zu Recht besteht.

Ob es möglich ist, durch Einstellen der Empfänger auf eine strenge *Milchdiät* die Parasitenentwicklung völlig zu unterdrücken, wie es MAEGRAITH im Tierversuch und beim Menschen festgestellt hat, muß dahingestellt bleiben. Sicher scheint jedenfalls, daß durch eine solche Diät die Parasitenentwicklung stark gehemmt wird.

Wie schon bei der Besprechung der Impfmalaria ausgeführt wurde, bleibt Blut, das Malaria-Parasitenhaltig ist, bei plus 4°C mindestens 10 Tage infektionstüchtig. Diese Tatsache hat natürlich auch für die Herstellung von Blutkonserven Bedeutung. Bringt man das Malaria-Parasitenhaltige Blut mit der üblichen Tiefkühlmethode auf minus 70 bis minus 79°C, halten die Plasmodien sich 1 Jahr und länger infektionstüchtig. Die Ringformen zeigen sich dabei besonders resistent. Auch Sporozoiten aus den Speicheldrüsen der Mücke können auf diese Weise über lange Zeit virulent gehalten werden.

Schließlich sei noch darauf hingewiesen, daß durch den *gemeinsamen Gebrauch einer Injektionsspritze* durch mehrere Personen *Mehrfachübertragungen* von einem einzigen Plasmodienträger möglich sind. So erklärt sich auch das gehäufte Malaria-Vorkommen unter Gruppen von *Rauschgiftsüchtigen*.

1. Verlauf der Malaria bei Abnormitäten des blutbildenden Apparates

a) Studien verschiedener Forscher beschäftigten sich damit, ob die Träger bestimmter *Blutgruppen* für Malaria anfälliger seien oder nicht. Bei diesen Untersuchungen sind bisher aber keine ganz eindeutigen Resultate gefunden worden. ATHREYA u. CORIELL weisen in ihrer Studie darauf hin, daß gewisse Beziehungen zwischen Blutgruppen und Schwere des klinischen Malaria-Bildes zu bestehen scheinen.

Wenn diese These richtig ist, muß man bei Personen mit *Blutgruppe A schwerere Krankheitsbilder* mit Hämolyse und hoher Todesrate erwarten als bei Personen mit Blutgruppe B, bei denen im allgemeinen das Krankheitsbild milder zu verlaufen scheint. Sie empfehlen die Kontrolle von Anti-A- und Anti-B-Antikörpern bei Malaria-Patienten gleichzeitig mit der Blutgruppenkontrolle. Bei zukünftigen Untersuchungen müßte auch die Beziehung zwischen Blutgruppe des Patienten, Stärke der Parasitämie, Entwicklung einer Anämie, sowie von hämolytischen Krisen und Auftreten von Schwarzwasserfieber überprüft werden. Interessant ist auch die Feststellung von GORMANN, daß eine Rh-Negativität dort unter der Bevölkerung gering war, wo eine starke Malaria-Verbreitung bestand. Welche Schlüsse man aus solchen Einzelbeobachtungen ziehen kann, ist noch nicht zu übersehen. Hier wird die Forschung sich noch intensiver mit der Differenzierung auch in die einzelnen Untergruppen auseinandersetzen müssen, um die Zusammenhänge zu klären.

b) Von einer Blutanomalie kann man heute mit einiger Sicherheit sagen, daß sie sich bei einer Malaria-Infektion anders verhält. Es ist dies die *Sichelzellanämie* (*Drepanocytose*). Sichelzellträger kommen bei der weißen Rasse nur sehr selten vor, sie finden sich bei Negern und Negermischlingen, aber auch in Mittel- und Süd-Amerika, in Indien, und Vorder-Asien. In homocygot vererbter Form tritt sie als schwere Blutkrankheit in Erscheinung, die heterocygote Form ist klinisch meist belanglos, wirkt sich aber gerade in den Malaria-endemischen Ländern in gewisser Weise aus. Die umfangreichen Untersuchungen haben eindeutig gezeigt, daß die *Sichelzellträger weniger Malaria-gefährdet* sind als Träger normaler Erythrocyten,

Hier sei unter Anderen auf die Arbeiten von MONEKOSSO u. Mitarb., REY u. Mitarb., sowie GILLES u. Mitarb. für den afrikanischen Raum und GELPI mit seinen Studien im arabischen Raum hingewiesen.

So fanden MONEKOSSO u. IBIAMA bei Untersuchungen in der Nähe von Lagos (Nigeria) an Kindern im Alter von 7—13 Jahren, daß von 47 Kindern mit Splenomegalie 42% eine Parasitämie aufwiesen und 11% Sichelzellträger waren. Von 77 Kindern in diesem Dorf ohne Splenomegalie hatten 19% eine Parasitämie und 24% waren Sichelzellträger. Die weitere Differenzierung zeigte, daß von den Trägern normaler Erythrocyten 32% Malaria-Parasiten im Blut hatten, von den Sichelzellträgern aber nur 12%.

Nach allen Beobachtungen werden die Sichelzellen weniger leicht von den Malaria-Parasiten befallen. Immerhin aber kommt es auch bei Sichelzellträgern zu massiven Plasmodium falciparum-Infektionen mit tödlichem Ausgang (REY u. Mitarb.). Es ist also nicht so, daß die Träger von Hämoglobin S eine absolute Immunität gegen Malaria haben. Wie weit die Empfänglichkeit für Malaria bei den Sichelzellträgern und -Kranken von der Menge des pathologischen Hämoglobins abhängt, die zwischen 25 und 100% variieren kann, ist noch nicht sicher geklärt.

c) Die *Elliptocytose* ist meist eine belanglose Abweichung von der normalen Erythrocytenform. Man beobachtet hier neben Vollträgern, auch Teilträger der Anomalie, bei denen nur 20—30% der Erythrocyten elliptisch verformt sind. CHASTEL u. THOMAS beobachteten, daß die Malaria-Parasiten die nicht elliptisch verformten Zellen bei einer solchen Elliptocytose eher befallen als die elliptisch verformten. Die Frage, ob die Vollträger dieser Anomalie infolge dieser Neigung der Malaria-Parasiten, nur nicht-elliptische Zellen zu befallen, vor schweren Erkrankungen eher geschützt sind als normale Personen, ist noch offen.

d) Unter der Gruppe der *enzymopenischen hämolytischen Anämien* spielt für die Malaria die Form eine besondere Rolle, bei der die Erythrocyten einen Fermentdefekt aufweisen in Form des *Mangels an Glucose-6-Phosphat-Dehydrogenase (G6PD)* und reduziertem Glutathion. Man hat diesen Enzymmangel sowohl im afrikanischen Raum wie auch im vorderen Orient, Pakistan, Indien und Thailand festgestellt, ebenso wie bei der Negerbevölkerung in den USA, in Mexiko, sowie in anderen zentral- und süd-amerikanischen Staaten. Vergleichende Gruppenuntersuchungen bei Personen mit diesem Enzymmangel und solchen ohne diesen bei Malariaparasitämie wurden in verschiedenen Gebieten durchgeführt.

So fand KRUATRACHUE u. Mitarb. unter 204 Plasmodium falciparum-Infektionen bei Kindern 22 Jungen und 9 Mädchen mit diesem Mangelsyndrom. Von den Erkrankten mit Mangelsyndrom starben 2, von den übrigen 173 Kindern mit normalem Blutbild starben 15. Die Parasitendichte war auch bei den nicht mit dem Enzymmangel behafteten Kindern höher als bei den mit G6PD-Mangelsyndrom. Verfasser vermuten aufgrund ihrer Beobachtungen, daß der Enzymmangel die Vermehrung der Plasmodien begrenzt. Die beiden an der Plasmodium falciparum-Infektion verstorbenen Kinder zeigten eine geringe Parasitendichte, beide entwickelten starke Anämien und eines bekam Schwarzwasserfieber. Die überlebenden Kinder mit G6PD-Mangel zeigten einen stärkeren Hämatokritabfall als normale.

FLATZ u. Mitarb. untersuchten in Thailand die Bevölkerung auf G6PD-Mangel. Sie glaubten, daß die G6PD-Mangel-Träger einen gewissen Schutz gegen Malaria besäßen. PRINS u. Mitarb. beschäftigten sich mit Untersuchungen über G6PD-Mangel in Neu-Guinea und mit dem Problem des Schutzes durch diesen Mangel vor Malaria-Infektionen.

Die G6PD ist für die *Reduktion von Glutathion* notwendig. Dieser Vorgang wiederum hat wichtige Auswirkungen auf das Wachstum der Parasiten, das ohne reduziertes Glutathion nicht in stärkerem Maß erfolgen kann. Es wird also kein direkt schützender Effekt durch den G6PD-Mangel ausgeübt, sondern das Wachstum von Plasmodium falciparum wird nur gehemmt, aber nicht ganz verhindert. Zur gleichen Auffassung kommen POWELL u. BREWER. Auch REY u. Mitarb. vertreten die Auffassung, daß bei Sichelzell-Anämien zwar ein gewisser schützender Effekt gegen Plasmodium falciparum-Infektionen zu beobachten sei, daß aber kein absoluter Schutz durch den G6PD-Mangel erfolge. GELPI, der Sichelzellanämie und G6PD-Mangel bei Felduntersuchungen in Saudi-Arabien relativ häufig fand, stellte bei seinen Untersuchungen unter anderem auch fest, daß Personen mit Sichelzellanlage 3mal häufiger auch einen Enzymdefekt aufwiesen als Normalpersonen ohne Sichelzellanlage. Auch er fand keine schützende Wirkung des G6PD-Mangels gegenüber Malaria-Infektionen, im Gegensatz zu den Sichelzellträgern, bei denen ein gewisser Schutzeffekt zu verzeichnen war. Diese Auffassung wurde auch durch die Untersuchungen von LISKER u. Mitarb. bei negroiden Mexikanern bestätigt, ebenso wie durch PENE u. Mitarb. aus dem Senegal, sowie REY und seine Mitarbeiter.

In Angola untersuchten DAVID u. TRINACAO 400 Kinder beiderlei Geschlechts unter 10 Jahren auf Sichelzellträger, G6PD-Mangel und Plasmodium falciparum-Befall. Sie glauben, daß die unterschiedlichen Krankheitsverläufe bei den Plasmodium falciparum-Infektionen in starkem Maß durch diese Blutanomalien beeinflußt würden.

Auf Grund umfassender Untersuchungen bei nigerianischen Kindern über 3 Jahre kommen GILLES, FLETCHER, HENDRICKSE, LINDNER, REDDY u. ALLAN zu der Feststellung, daß dem Hämoglobin AS (Sichelzellträger) eine schützende Wirkung zukommt, daß aber der Genotyp AC nicht vor schweren Malariaverläufen schützt.

Eine Beobachtung von ABEYARATNE u. Mitarb. muß hier noch erwähnt werden. Sie fanden auf Ceylon bei 21 Kindern nach Primaquine-Gabe das Auftreten eines dunklen Urins. 13 dieser Kinder hatten einen G6PD-Mangel, nach Absetzen des Medikamentes unter klinischer Beobachtung gingen die Erscheinungen folgenlos zurück. Es empfiehlt sich also bei Bekanntsein eines G6PD-Mangels äußerste Vorsicht mit der Gabe von 8-aminochinolin-Präparaten.

Die heute vorliegenden Forschungsergebnisse zu diesen Problemen lassen sich kurz zusammenfassen in folgenden Punkten:

a) Träger der Blutgruppe B scheinen weniger häufig an Malaria zu erkranken, als die Träger der anderen Blutgruppen.

b) Die Sichelzellträger sind in gewisser Weise gegen die Malaria-Infektionen geschützt. Die sichelnden Erythrocyten werden weniger häufig von den Malaria-Parasiten befallen als die normalen Erythrocyten. Das schließt aber nicht aus, daß es bei Sichelzellträgern zu tödlichen Plasmodium falciparum-Infektionen kommen kann. MAEGRAITH u. GILLES (1971) empfehlen deshalb dringend jede Malaria bei Sichelzellträgern sorgfältig zu behandeln.

c) Personen mit angeborener Elliptocytosis scheinen auch weniger gefährdet zu sein, da die Elliptoid-Zellen weniger häufig von Malaria-Parasiten befallen werden. Die hierzu vorliegenden Beobachtungen sind aber bisher noch nicht als ausreichend anzusehen, um ganz sichere Aussagen machen zu können.

d) Die Träger eines G6PD-Mangels sind nicht gegen eine Malaria geschützt. Die übereinstimmenden Untersuchungen zeigten zwar, daß die Parasitendichte bei den Trägern des G6PD-Mangels geringer ist als bei Normalen, jedoch schützt das nicht vor schweren Verläufen mit tödlichem Ausgang bei Plasmodium falciparum-Infektionen.

2. Immunität

Im älteren Schrifttum ist eine *natürliche Resistenz* gegen Malaria-Infektionen von vielen Autoren diskutiert und anerkannt worden. Man glaubte sie bei Negern, Eingeborenen tropischer Malaria-Länder für Infektionen mit Plasmodium vivax gefunden zu haben. Auch OYD u. KITCHEN (1935) weisen darauf hin, daß die Anfälligkeit für eine Malariainfektion einzelner Personen unterschiedlich sein kann. Doch ist aufgrund der heutigen Kenntnisse diese Auffassung zumindest *sehr fraglich*, da es sich bei dieser seinerzeit als natürliche Resistenz angesprochenen Eigenschaft wahrscheinlich doch um eine erworbene Immunität handelt — oft schon in frühester Kindheit — und nicht um eine natürliche Immunität.

Eine *erworbene aktive Immunität* bildet sich im Verlauf einer Infektion. Sie ist das Resultat der im Körper durch die Parasiten oder ihre Stoffwechselprodukte ausgelösten antigenen Wirkung. Zur Entstehung der erworbenen Immunität tragen humorale und auch celluläre Abwehrreaktionen bei und wirken Antikörper bildend und Phagocytose steigernd. Die gebildeten Abwehrkräfte richten sich, da ihre Bildung durch die Blutinfektion ausgelöst wurde, in erster Linie gegen die erythrocytären Parasiten. Die exoerythrocytären Stadien werden nach unserem heutigen Wissen nicht beeinflußt. Es werden also Schutzstoffe gebildet, die nur gegen die Schizonten wirksam sind, während die Gametocyten nicht angegriffen werden. Diese *Antikörper* sind *in der Gammaglobulinfraktion des Serums* enthalten. Sie bedingen den hohen Gammaglobulinspiegel bei immunisierten Personen. Es handelt sich hierbei um die 7-S-Gammaglobulin-Fraktion. Die Immunelektrophorese mit ihrer weiteren Aufspaltungsmöglichkeit hat hier zu der Erkenntnis geführt, daß es vor allem die IgG sowie die IgM-Fraktionen sind, die mit der Malaria in Zusammenhang stehen (Turner u. McGregor).

In den *ersten Lebensmonaten* sind die Säuglinge verhältnismäßig wenig gefährdet, an Malaria zu erkranken, denn sie haben noch einen *hohen Antikörperspiegel*, wie McGregor u. Mitarb. nachweisen konnten. Sie beobachteten dann, daß dieser Spiegel in den folgenden Monaten abfiel, etwa vom 6. Monat an, dann für 1 Jahr lang niedrig blieb und erst ganz allmählich bis zum Erwachsenenalter wieder anstieg.

Die Tatsache dieser Situation in den ersten Lebensmonaten wurde von Sinton (1939) u. Gilles (1957), sowie anderen als passive Immunität gedeutet. Die Untersuchungen von Maegraith, Kretschmar, sowie Jacobi u. Kretschmar über die therapeutische Wirkung reiner Milchdiät bei Malaria-infizierten Mäusen (Plasmodium berghei) könnten darauf hinweisen, daß die Tatsache der *Muttermilch-Ernährung* in diesem Lebensalter als Heilfaktor auch eine Rolle spielen könnte, wobei noch daran zu denken ist, daß möglicherweise mit der Muttermilch noch Antikörper übertragen werden.

Die *erworbene aktive Immunität* entwickelt sich zunächst gegen das Anfangs-Fieber, das jeder Mensch nur einmal bei der jeweils ersten Infektion mit der gleichen Plasmodienart durchmacht. Sie bewirkt, daß der Betreffende einer Infektion mit dem gleichen Parasitenstamm widerstehen kann. Dieser Zustand der Abwehr gegenüber Neuinfektionen beruht sehr wahrscheinlich auf dem Vorhandensein von Parasiten im Wirt in Form einer latenten Infektion. Es wird der Organismus für eine Reinfektion erst wieder empfänglich, wenn die Infektion ausgeheilt ist. Sergent hatte für diese Form der erworbenen Immunität den Begriff „*Prämunition*" geprägt. Sie hält nur *so lange* an, *als noch eine Infektion besteht* und ist streng *stamm-spezifisch*. Sie ist nur gegen homologe Stämme gerichtet, während sie die Infektion mit heterologen Stämmen der gleichen Species oder mit anderen Plasmodienarten nicht verhindert. Eine Kreuzimmunität gibt es also nicht. Das Überstehen einer Infektion mit Plasmodium vivax schützt niemals gegen das Angehen einer Infektion mit Plasmodium falciparum und umgekehrt. Diese erworbene Immunität, die beim Unbehandelten nach einer Reihe von Anfällen eintritt, so daß die Anfälle sistieren und ein relatives Gleichgewicht zwischen Parasit und Organismus erreicht wird, erlischt aber nach und nach, so daß es zum Auftreten von Rezidiven kommt. Wegbereitend für solches Absinken können auch Stress-Situationen sein wie andere Infektionskrankheiten, körperliche Überanstrengung, intensive Sonnenbestrahlung, excessiver Alkoholgenuß und anderes mehr. Reinfektionen und Superinfektionen mit homologen Stämmen sind zwar möglich, es kommt dann aber, solange die erworbene Immunität noch vorhanden ist, wahrscheinlich nur zur Gewebsinfektion, höchstens zu einem geringen Blutbefall (Boyd u. Stratmann, Thomas, 1936; von Haller, 1949).

Die Antigen-Antikörperwirkung läßt sich durch die *Fluorescenz-Antikörpertechnik* nachweisen. Bei der laufenden Untersuchung während einer Infektion zeigt sich, daß der *Antikörpergehalt* relativ *schnell ansteigt*, sich viele Tage *auf gleicher Höhe* hält und dann *wieder absinkt*. Die Schnelligkeit dieses Absinkens ist unterschiedlich. Bei einzelnen Personen konnte man sogar noch nach 1 Jahr Antikörper nachweisen. Das Vorhandensein dieser Antikörper ist stets mit einem Anstieg der Gammaglobuline in der Elektrophorese verbunden. Daraus erklärt sich wahrscheinlich in erster Linie auch der fast immer erhöhte Gammaglobulin-Spiegel der Bewohner der hyper- und holoendemischen Malaria-Gebiete.

So beobachteten wir auch bei einigen der aus den Tropen zurückkehrenden Europäern, die zum Teil eine Malaria durchgemacht hatten und zum Teil infolge sehr regelmäßiger Prophylaxe keinen akuten Malaria-Anfall gehabt hatten, einen erhöhten Gammaglobulinspiegel, der wohl als Ausdruck einer gegen Malaria gerichteten Antikörperbildung aufzufassen ist.

Zwischen den einzelnen Plasmodium falciparum-Stämmen besteht eine Antigen-Verwandtschaft. Das konnte nachgewiesen werden durch die erfolgreiche Anwendung von 7-S-Gammaglobulinen aus West-Afrika bei der Therapie von Plasmodium falciparum-Infektionen in Ost-Afrika.

Dem *RES* kommt in der Antikörperbildung sicher eine besondere Funktion zu. Die Blockierung dieses Systems stört die Entwicklung der anti-malarischen Immunität (NAUCK u. MALAMOS, 1935; GARNHAM, 1949; u. ZAIN, 1944). Der Ausfall der Milz durch Splenektomie kann den Verlauf einer Malaria-Erkrankung erschweren. Doch hatten wir schon darauf hingewiesen, daß mit den heutigen Medikamenten zur Prophylaxe und Therapie das Fehlen der Milz kein solches gravierendes Faktum mehr ist wie in früheren Zeiten.

In den *hyper- und holoendemischen Gebieten*, wo es also zu *ständigen Neuinfektionen* mit allen in diesen Gebieten vorkommenden Parasitenarten und Parasitenstämmen kommen kann, entwickeln die Eingeborenen eine ausgeprägte *Toleranz*. Es kommt dann zu einer *Steigerung der erworbenen Immunität*. Damit ist zum Teil zu erklären, daß man bei Kindern und Jugendlichen in diesen Gebieten seltener klinische Erkrankungen findet oder diese oft leichter sind, und daß die Parasitämie schwächer oder kaum mehr nachweisbar ist. Die Veränderungen sind besonders deutlich bei Malaria tertiana und quartana, weniger entwickelt bei der Malaria tropica. Die lange Dauer der exoerythrocytären Phase bei den beiden erstgenannten Infektionen stellt eine ständige Quelle für die Stimulierung der Abwehrkräfte durch den Parasitennachschub ins Blut dar. Daraus ist zu erklären, daß man in manchen hyperendemischen Gebieten bei Erwachsenen nur noch Malaria tropica-Parasiten, bei Kindern solche von Malaria tertiana und quartana findet.

Manche Personen neigen auch bei wiederholten Re- und Superinfektionen zu klinischen Malariaerscheinungen. Auch bei Europäern in hyperendemischen Gebieten, bei denen es zu einer Neuinfektion kommt, die möglicherweise ungenügend behandelt wird, entwickeln sich statt einer Toleranz schwere Krankheitserscheinungen. Es ist deshalb wenig ratsam, von dem Gedanken ausgehend eine Immunisierung anzustreben, etwa eine unvollständige oder verzögerte Therapie zu betreiben. Auch sollte man nicht in hyperendemischen Gebieten mit Rücksicht auf vorhandene Immunisierungserscheinungen unter der Bevölkerung prophylaktische Maßnahmen vernachlässigen.

In diesem Zusammenhang ist die Untersuchung von TURNER u. Mitarb. von Bedeutung, die in Nigeria vergleichende Untersuchungen durchführten bei nigerianischen und britischen männlichen Personen. Dabei fanden sie bei den Nigerianern sehr hohe Werte für IgG. Auch in dem Malaria-verseuchten Gebiet von Neu-Guinea fand WELLS bei Durchuntersuchung einer Bevölkerungsgruppe, daß die Träger von Milzschwellungen einen hohen IgG-Spiegel aufweisen.

Die Antikörper gegen Plasmodium vivax treten nach den Untersuchungen von LUNN u. Mitarb. bei der Bestimmung der Antikörper durch die Fluorescenz-Methode mit dem höchsten Spiegel zwischen 8. und 16. Tag auf. Bei Plasmodium falciparum-Infektionen wird der höchste Titer nach 8—21 Tagen erreicht. Die

Antikörper sind im Blut noch für *90—243 Tage nach Ende der krankmachenden Parasitämie* nachzuweisen.

Mit der gleichen Methode arbeiteten LUPASCU u. Mitarb. Sie konnten Antikörper gegen Plasmodium malariae noch 24 Monate nach dem akuten Anfall nachweisen.

Die serologischen Teste, die ausgearbeitet wurden, bedürfen aber, worauf VOLLER u. BRUCE-CHWATT hinweisen, einer kritischen Auswertung, da verschiedene Faktoren, gerade bei Reihenuntersuchungen hier Berücksichtigung finden müssen.

Neben der fluorescenz-mikroskopischen Methode hat man sich auch anderer Techniken bedient, so unter anderem auch der Agar-Gel-Doppeldiffusionstechnik nach OUCHTERLONY (WILSON u. Mitarb.). Mit verschiedenen Antigenen arbeiteten MCGREGOR und seine Mitarbeiter und versuchten durch vergleichende Untersuchungen mit den verschiedenen Antigenen das best-wirkende herauszufinden.

Den Antikörpernachweis im Urin führten KIBUKAMUSOKE u. WILKS. Sie bedienten sich dabei auch der Technik des Nachweises fluorescierender Antikörper. Sie glauben eine direkte Beziehung beobachtet zu haben zwischen dem Titer für fluorescierende Antikörper im Serum, der relativen Konzentration von Eiweiß im Urin und dem Auftreten von Antikörpern im Urin.

Eine *aktive Immunisierung* ist bisher *nicht gelungen*.

SCHILLING hatte versucht, beim Menschen durch wiederholte Gabe von Schizonten-Aufschwemmungen in steigender Konzentration eine aktive Immunität zu entwickeln. Doch zeigte sich dieses Vorgehen unwirksam gegenüber späteren Sporozoiten-Infektionen. Auch die Untersuchungen von anderen Autoren in dieser Richtung und die Bemühungen um eine Impfung gegen Malaria haben bisher kein befriedigendes Ergebnis gebracht (ZUCKERMANN, 1969).

Auch den Gedanken einer *passiven Immunisierung* hatte SCHILLING (1943) verfolgt. Er konnte zeigen, daß bei Kranken, denen malaria-plasmodienhaltiges Blut (von dem kranken Spender *vor* dem Anfall abgenommen) zugleich mit antikörperhaltigem Serum (vom gleichen Spender auf der Höhe des Fiebers gewonnen) injiziert wurde, keine Infektion anging. Eine solche Schutzwirkung wurde ausgeübt von Seren, die bis zu 18 Std nach dem Anfall abgenommen waren, später abgenommene Seren zeigten diese Wirkung nicht mehr.

Überblickt man die verschiedenen Untersuchungsergebnisse, so kommt man doch zu der Feststellung, daß zumindest bei Plasmodium falciparum-Infektionen, Plasmodium vivax-Infektionen und Plasmodium ovale-Infektionen *nach Erlöschen der Infektion* eine vollständige *verbleibende Immunität nicht eintritt*. Soweit es heute zu erkennen ist, scheint sich die bei der Malaria entstehende *Immunität ausschließlich gegen die Blut-Infektion* zu richten und hier besonders gegen die Schizonten, nicht aber gegen die Sporozoiten-Infektion und die aus dieser hervorgehenden Gewebsinfektion, und wahrscheinlich auch nicht gegen die Gametocyten.

Die Frage, ob eine frühzeitig einsetzende gründliche Behandlung einer Malaria die Entstehung der Immunität verhindere oder beeinträchtige, so daß die sogenannte Prämunition nicht eintritt, wird von verschiedenen Autoren unterschiedlich beantwortet. Jedenfalls erscheint es nach dem oben schon Gesagten keinesfalls gerechtfertigt, um eine Immunität zu erzielen, die Behandlung der Malaria hinauszuzögern oder ungenügend zu gestalten. Ein solches Verhalten würde den Patienten sicher gefährden.

Das seltenere Auftreten von Plasmodium falciparum-Infektionen bei an Sichelzell-Anämie leidenden Kindern in den ersten beiden Lebensjahren hatte man früher mit Immunitätsvorgängen in Zusammenhang gebracht. Die Untersuchungen verschiedener Autoren (BRUCE-CHWATT, 1956; WALTERS u. BRUCE-CHWATT, 1956; GARLICK, 1960; LIVINGSTONE, 1960; RAPER, 1960) haben aber gezeigt, daß die Entwicklung und Vermehrung der Plasmodien im Blut des Sichelzellkindes, infolge der kürzeren Lebensdauer der Erythrocyten erschwert wird, so daß daher die Infektion nicht angeht und nicht aufgrund einer vorhandenen Immunität.

3. Diagnose

Um die Diagnose Malaria zu stellen, sind folgende Punkte wichtig:

1. In welcher Umgebung befindet sich der Kranke (tropisches Malariagebiet oder malaria-freies Gebiet, etwa Mittel-Europa).

2. Wenn die Erkrankung in einem malaria-freien Gebiet auftritt, Klärung der Frage, in welchen Ländern sich der Patient aufgehalten hat.

3. Genaue Anamnese des jetzigen Krankseins (Klärung des Fieberrhythmus und sonstiger Besonderheiten).

4. Wichtigste Maßnahme bei Malaria-Verdacht: Parasitennachweis (mikroskopisch).

a) im Dicken Tropfen

b) im Blutausstrich-Präparat

c) Im Sternalmark-Ausstrich, letzteres nur in differential-diagnostisch schwierigen Fällen.

5. Heranziehung serologischer Methoden. (Zur Zeit noch nicht für die akute Diagnostik verwertbar.)

Tritt ein uncharakteristisches Initialfieber in einem tropischen Malariagebiet auf, wird man dort selbstverständlich als erstes an eine Malaria denken. Schwierigkeiten ergeben sich erst, wenn solches Fieberbild im mitteleuropäischen Raum z. B. beobachtet wird und nicht an die Möglichkeit einer Malaria gedacht wird und nicht die Frage „Unde venis" (Maegraith) gestellt wird. In dieser Phase sind aber schon Parasiten im Dicken Tropfen und Blutausstrich-Präparat nachweisbar.

Kommt es zu typischen Anfällen mit Schüttelfrost, Kopf-, Glieder-, Rücken- und Kreuzschmerzen, unter Umständen mit Übelkeit und Erbrechen, Anstieg des Fiebers auf 40°C und höher, Druck oder Spannung in Milz- und Lebergegend, so wird im afrikanischen Raum auch wieder in erster Linie an eine Malaria zu denken sein. Ebenso wird man im mittel-europäischen Raum an diese Krankheit denken. Da aber alle diese oben geschilderten Symptome auch bei anderen Infektionskrankheiten auftreten können, sollte man, wenn irgend möglich, den *mikroskopischen Parasitennachweis fordern*, um die Diagnose wirklich zu sichern. Zwar legt der Fieberrhythmus bei Malaria tertiana und Malaria quartana in seiner sehr charakteristischen Form die Diagnose sehr nahe, aber schon eine Malaria tertiana duplicata oder eine Malaria quartana duplicata oder triplicata (Quotidiana) lassen aus dem Fieberrhythmus alleine keinen sicheren Schluß zu.

Besonders aber bei der *Malaria tropica* kann die Diagnose erhebliche *Schwierigkeiten* bereiten. Der gar nicht selten atypische Fieberrhythmus ohne Schüttelfrost und im Anfang ohne deutliche Leber- und Milzschwellung läßt vielfach nicht an dieses Krankheitsbild denken. Sind gastro-intestinale Erscheinungen dazu gekommen oder beherrschen sie das Bild, geht die diagnostische Überlegung sehr leicht falsche Wege. Ebenso ist es, wenn neurologische Erscheinungen vorherrschen und das Bild einer Meningitis oder Meningo-Encephalitis durch die starke zentralnervöse Beteiligung ganz im Vordergrund steht. Daß letzteres besonders bei der kindlichen Malaria von Bedeutung ist, war schon erwähnt worden.

Im tropischen Land wird man naturgemäß eher bei schweren Krankheitsbildern an die Malaria denken, aber gerade für den mittel-europäischen Raum sollte die Empfehlung von Mühlens immer wieder Beherzigung finden, bei jedem Patienten, der mit einem fieberhaften Krankheitsbild aus tropischen Ländern kommt, in denen Malaria endemisch ist, niemals die Blutuntersuchung auf Malaria-Parasiten zu unterlassen. Diese sollte auch durchgeführt werden, wenn Symptome bestehen, die zunächst an andersartige Krankheiten denken lassen. Welche Irrwege die Diagnostik gehen kann, zeigt die Tab. 6, auf der aufgeführt ist, unter welchen verschiedenen Diagnosen Malaria tropica-Fälle zunächst behandelt wurden, ehe die richtige Diagnose, zum Teil erst auf dem Sektionstisch gestellt wurde.

Tabelle 6. *Fehldiagnosen bei Malaria tropica*

Einweisungsdiagnose	Richtige Diagnose	Besondere Symptome, die die Diagnose in eine falsche Richtung lenkten	Ausgang der Krankheit
1. Pneumonie	Malaria tropica	Bronchitis	geheilt
2. Hepatitis infectiosa	Malaria tropica	Subikterus und erhöhter Serumbilirubinspiegel, vermehrtes Urobilinogen im Harn	gestorben
3. Grippe	Malaria tropica	Fieber, Glieder- und Kopfschmerzen	geheilt
4. Cholelithiasis	Malaria tropica	Schmerzen in der Leber-Gallen-Gegend	geheilt
5. Dysenterie	Malaria tropica	Durchfälle und Erbrechen, Amöbeninfektion ?	geheilt
6. Infizierte Steinniere	Malaria tropica	Mikrohämaturie, Albuminurie, Rest-N-Steigerung, Fieber	gestorben
7. Nephritis	Malaria tropica	Albuminurie, Mikrohämaturie, Fieber	geheilt
8. Meningitis	Malaria tropica	Meningoencephalitische Symptome	geheilt
9. Koma	Malaria tropica	Rest-N-Erhöhung, Koma	geheilt
10. Tic-bite-Fieber	Malaria tropica	Hautrash, Benommenheit, meningitischer Reizzustand	geheilt
11. Tropenkrankheit	Malaria tropica	kam aus Westafrika, Fieber	geheilt
12. Malaria — ohne Differenzierung in „tropica" oder „tertiana"		Fieber im Tertianarhythmus	geheilt
13. Grippe	Malaria tropica	Erkrankt während der Grippeepidemie in Hamburg mit Kopf- und Gliederschmerzen, Mattigkeit, schließlich komatös geworden	gestorben
14. Meningealer Reizzustand	Malaria tropica	Benommenheit, Kopfschmerzen, leichte Nackensteifigkeit	gestorben
15. Cholecystitis, Nierenstein	Malaria tropica	Ikterus, Urobilinurie, Albuminurie bis zur Anurie	gestorben

Da die Erkennung der Parasiten nach unserer Erfahrung sehr oft, sowohl im Dicken Tropfen, wie im Ausstrich Schwierigkeiten bereitet und sehr junge, zarte Plasmodium falciparum-Ringe in den Erythrocyten für den Ungeübten schwer zu erkennen sind, empfiehlt sich folgendes *Vorgehen:*

1. Abnahme des Dicken Tropfens und Blutausstrichs, sofort bei Verdacht auf Malaria.

2. Handelt es sich um einen schweren Krankheitszustand, dessen Behandlung keine Verzögerung erlaubt, sollte sofort nach der Entnahme des Blutes die spezifische Malaria-Therapie beginnen.

3. Untersuchung des abgenommenen Blutpräparates oder sofortige Einsendung an eine in der Malaria-Diagnostik erfahrene Stelle, am besten dann ungefärbt.

Citratblut einzusenden oder gar Blut ohne Zusatz empfiehlt sich nicht, da dieses für die spezielle Malaria-Untersuchung *nicht* geeignet ist.

Die Malaria-Parasiten sind sowohl im Dicken Tropfen-Präparat, wie im Blutausstrich bei einwandfreier Färbetechnik — nur gefärbte Präparate kommen für die Diagnostik in Frage — gut zu erkennen. Man wird in den während des Fieberanfalles entnommenen Blutpräparaten bei einem noch nicht vorbehandelten Patienten stets Parasiten finden. Bei Malaria tertiana und Malaria quartana ist der Zeitpunkt der Blutentnahme nicht so wesentlich. Die Unterscheidung der Parasitenart gelingt allerdings am leichtesten zur Zeit der reifen Schizonten, d.h. kurz vor dem neuerlich zu erwartenden Fieberanfall. Nur bei Plasmodium falciparum-Infektionen können in einem fieberfreien Intervall die Parasiten an Menge abnehmen, so daß sie nur spärlich im peripheren Blut vorhanden sind. Sie sind aber während des Fieberanfalles und unmittelbar danach besonders zahlreich.

Die wichtigste *Nachweismethode* ist der nach Giemsa gefärbte Dicke Tropfen und der Blutausstrich.

Dicker Tropfen: Aus Ohrläppchen oder Fingerbeere wird nach Einstich mit der Impf-Lanzette ein Tropfen Blut entnommen, auf dem Objektträger etwa in Pfenningstückgröße verrieben. Lufttrocknen lassen etwa 30—40 min. Nicht fixieren, denn zu dieser Methode der Untersuchung gehört es, daß durch Hämolyse eine Anreicherung der Parasiten erfolgt. Färbung mit frisch verdünnter Giemsa-Lösung (1 Tropfen Giemsa-Stammlösung auf 1 ml Aqua dest., das einen P_H-Wert von 7,2 haben soll); für die Färbung benötigt man etwa 5 ml Lösung. Diese läßt man 30 min einwirken, dann vorsichtig abspülen, da das Präparat nicht fixiert ist! Trocknen lassen, im Mikroskop betrachten mit Öl-Immersion.

Durch diese Technik der Färbung werden die Erythrocyten hämolysiert, die Parasiten aber bleiben erhalten und färben sich, so daß der „Dicke Tropfen" eine Anreicherungsmethode darstellt, wenn auch die Parasiten beim Trocknen des Präparates schrumpfen und daher für den Ungeübten nicht ganz so leicht zu erkennen sind.

Der Geübte kann aber sehr rasch die einzelnen Plasmodienarten und ihre Entwicklungsstadien auch im Dicken Tropfen unterscheiden.

Eine neue Technik für die „Dicken Tropfen"-Präparate zur Malariadiagnostik geben Umlas u. Fallon (1971) an. Sie benutzen eine Saponin-haltige, gewebsauflösende Lösung und kombinieren diese Methode mit der Färbung nach Wright oder Wright-Giemsa. Die Methode soll gute Ergebnisse zeigen und schneller durchführbar sein als die übliche Giemsa-Färbung.

Blutausstrich: Es wird ein dünner randfreier Ausstrich auf dem Objektträger hergestellt. Lufttrocknung. Fixieren des Ausstrichs mit Methylalkohol 3—5 min oder mit absolutem Äthylalkohol 15—20 min. Sodann färben mit frisch verdünnter Giemsa-Lösung wie zum Dicken Tropfen (oben angegeben); benötigt werden etwa 5 ml der gebrauchsfertigen Farblösung. Färbezeit: etwa 30 min, abspülen, lufttrocknen, mikroskopische Untersuchung mit der Öl-Immersion.

Im Ausstrich sind die einzelnen Plasmodienarten und ihre Entwicklungsstadien bei guter Färbung einwandfrei zu erkennen. Bei schwachem Befall allerdings ist es oft nötig, sehr viele Gesichtsfelder durchzusehen, ehe man abschließend ein Präparat als negativ beurteilen kann, denn bei schwachem Befall sind die Parasiten sehr spärlich.

Im *Knochenmark* sind die Plasmodien im allgemeinen nicht zahlreicher als im kreisenden Blut. Die Untersuchung des Sternalmarkpunktates bringt gegenüber der Dicken Tropfen- und Ausstrich-Methode *keine* wesentlichen *Vorteile* (Knüttgen u.a.).

Die *Milzpunktion* zu diagnostischen Zwecken heranzuziehen, *empfiehlt sich* ebenfalls *nicht.* Diese Methode ist nicht ungefährlich wegen der Möglichkeit einer Milzruptur (Kitchen u. Mitarb., 1949). Sie kann höchstens einmal bei sehr lange bestehendem und derben Milztumor in Betracht gezogen werden, ist aber vor allem bei Kindern und Jugendlichen völlig kontra-indiziert. Schließlich konnten Voy u. Condi (1950) darauf hinweisen, daß die Milzpunktionen gegenüber der Knochenmarksuntersuchung keinen wesentlichen Vorteil bieten.

Weniger gefährlich ist die *Leberpunktion.* Sie bringt aber gegenüber der Blutuntersuchung keine großen Vorteile. Im akuten Malaria-Anfall sollte sie wegen der starken Blutfülle der Leber und der Gefahr möglicher Nachblutungen nur unter besonderen Umständen eingesetzt werden.

Im Laufe der Jahre sind verschiedene Methoden zur Anreicherung der Parasiten angegeben worden. Auch Abwandlungen von Blutkulturen wurden mehrfach als Nachweismethode empfohlen. Alle diese Techniken haben sich aber bis heute gegenüber der sehr einfachen und sicheren Dicken Tropfen-Methode nicht durchsetzen können, zumal sie bei sehr viel umständlicherer Technik keine besseren Resultate brachten.

Daß die Anwendung sogenannter *Provokationsmethoden* (Milzdusche, Adrenalinstoß) heute fast als Kunstfehler zu bezeichnen ist, wurde schon erwähnt.

Gegenüber anderen Krankheiten, die mit einer ähnlichen Symptomatik einhergehen können, wie *Kala Azar, Malta-Fieber, Pappataci-Fieber, Dengue-Fieber, Trypanosomiasis* und im Anfangsstadium *Gelbfieber,* ist die *Malaria* in ihren verschiedenen Formen stets *durch die Blutuntersuchung abzugrenzen.* Das gleiche gilt auch für die Differenzierung gegenüber dem *Amöbenleberabsceß*, bei dem außerdem eine Leukocytose besteht, die nicht zum Bilde der Malaria gehört. Auch das Fieber bei *Bilharziose* kann differential-diagnostisch Schwierigkeiten bereiten, ebenso wie *septische Prozesse* und das *Rückfallfieber. Typhus, Para-Typhus und Fleckfieber* können vom klinischen Bild her im Frühstadium auch von der Plasmodium falciparum-Infektion ohne Blutuntersuchung nicht zu unterscheiden sein. Schließlich kommt auch die differential-diagnostische Abgrenzung gegenüber *Pyelitis, Cholecystitis, Cholangitis*, garnicht selten auch *Grippe*, sowie *Appendicitis* in Frage. Während der beiden Weltkriege war die Abgrenzung gegenüber *Wolhynischem Fieber* noch in Betracht zu ziehen. Gegenüber allen diesen Krankheiten ist der Nachweis der Parasiten im Dicken Tropfen oder Blutausstrich von ausschlaggebender Bedeutung. Nach unserer heutigen Kenntnis muß eine Diagnose Malaria *ohne* Parasitennachweis im mittel-europäischen Raum abgelehnt werden. Andere Maßstäbe sind natürlich im tropischen Raum anzulegen, wo sehr oft nicht die Möglichkeit einer genauen Laboratoriums-Diagnostik gegeben ist und die Diagnose sich dann auf Schüttelfrost, Fieber, Milz- und Leberschwellung allein stützen muß.

Schwierigkeiten können sich auch bei einer anbehandelten Malaria ergeben, wenn nur noch eine restliche Milz- und Leberschwellung vorhanden ist. Als weitere indirekte Zeichen, die den Verdacht auf eine abgeklungene Malaria bei einem vorausgegangenen Fieberzustand nahe legen, sind erhöhte Blutsenkung, Monocytose und Lymphocytose, Erhöhung der Gammaglobuline in der Elektrophorese, leicht erhöhter Bilirubinspiegel im Serum und eine vermehrte Urobilinogenausscheidung im Urin zu werten. In solchen Fällen kann dann auch die Serologie weiter helfen, aber im akuten Stadium stellt sie in der heute vorliegenden Form noch keine zuverlässige diagnostische Hilfe dar.

Bei der Differential-Diagnose gerade schwererer Fälle ist darauf hinzuweisen, daß in tropischen Gebieten und bei Rückkehrern aus den Tropen oft nicht nur eine Krankheit besteht, sondern mehrere Infektionen nebeneinander vorliegen können, so daß durch diese *Mehrfachinfektion* typische Merkmale eines Krankheitsbildes verwischt sein können. So kann neben der Malaria eine Bilharziose, eine Ruhramöbeninfektion, eine Hakenwurminfektion oder auch Typhus abdominalis bestehen.

4. Serologische Untersuchungen bei Malaria[3]

Schon frühzeitig hat man versucht, serologische Verfahren in die Diagnostik der Malaria einzuschalten. Das Ziel dieser Versuche war, latente Infektionen aufzudecken und Aussagen zu gewinnen über Rückfallgefahr und Ausheilung der Infektion. Diese früheren Versuche haben das oben umrissene Ziel bis jetzt nicht erreichen können, sie vermittelten aber Einblick in den Ablauf der Immunisierungsvorgänge und der Antigen-Antikörperreaktion.

Zu den frühesten derartigen Versuchen gehörte die von Henry (1927) herausgebrachte sogenannte vielumstrittene *Melanofloculation*. Sie ist nicht, wie er zuerst annahm, spezifisch, und gibt auch bei anderen Protozoenkrankheiten wie Kala Azar und Trypanosomiasis positive Ausschläge, außerdem bei Fleckfieber, Carcinomen, Leukämien und Lebercirrhose. Der positive Ausschlag bei Malaria-Erkrankungen tritt bei ihr nicht sofort auf, sondern erst nach mindestens 4—6 Anfällen (Lippelt, Hormann, Zipf u. a.). Bei mehrfacher Untersuchung im Verlauf der Krankheit kann man aus dieser gewisse, wenn auch nicht sichere prognostische Rückschlüsse ziehen. So bedeutet ein Abnehmen der Reaktion entweder Ausheilung der

3 Für Beratung und wichtige Hinweise bei diesem Kapitel möchte ich Herrn Prof. Mannweiler, dem Abteilungsdirektor der Bakteriologischen und Tropenhygienischen Abteilung des Bernhard Nocht-Institutes herzlich danken.

Malaria oder schlechte Immunitätslage. Zunahme der Reaktion läßt ein Rezidiv erwarten. Außerdem zeigte die Melanofloculation jahreszeitliche Schwankungen, so fiel sie im Frühjahr häufig negativ aus, während solche falsch-negativen Reaktionen in den Herbstmonaten seltener festzustellen waren. Damit wurde die Anwendung der Reaktion im Frühjahr problematisch, immerhin aber ließen sich aus diesem Verhalten gewisse Rückschlüsse auf jahreszeitliche Schwankungen bei den immun-biologischen Vorgängen ziehen. Zusammenfassend kann man sagen, daß die Henry'sche Reaktion heute nur noch historische Bedeutung hat.

Schon früher hatte man festgestellt, daß die *Wassermann'sche Reaktion* bei Malaria-Erkrankungen positiv ausfallen kann. Mit Zunahme der Differenzierung der Lues-Reaktionen machte man die Beobachtung, daß die Reaktion nach KAHN, SACHS-GEORGI und auch die Meinicke-Trübungs- und Flockungsreaktion in einem größeren Prozentsatz bei Malariakranken in der akuten Phase der Erkrankung positiv gefunden wurden.

Nach einer Zusammenstellung von ELLER, HARMSEN u. HAUER (1942) zeigen bis zu 90% der Malaria-Kranken nach 4—6 Fieberanfällen mindestens in einer der Lues-Reaktionen einen positiven Ausschlag. Besonders ausgeprägt ist dieses Verhalten bei der Wassermann'schen Reaktion und der Kahn'schen Reaktion. HAUER glaubte aufgrund seiner Zusammenstellungen, daß Kranke mit erhöhter Rezidivneigung (schlechtere Abwehrlage?) häufiger negative Reaktionen zeigten als Kranke, deren Malaria-Infektion rasch ausheilte. Andere Autoren (KITCHEN, WEBB u. KUPPER, 1939) beobachteten eine positive Wassermann'sche Reaktion und auch eine positive Kahn'sche Reaktion häufiger bei Plasmodium vivax-Infektionen als bei Infektionen mit Plasmodium falciparum. Auch sie maßen dem positiven Ausfall der Lues-Reaktion insofern eine ähnliche Bedeutung bei wie HAUER. Sie werteten sie als Zeichen wirksamerer Abwehr gegenüber der Plasmodium vivax-Infektion als gegenüber der Infektion mit Plasmodium falciparum.

Der positive Ausfall der Lues-Reaktionen bei Malaria hält sich 3—6 Wochen nach dem Abfiebern, erst dann werden die Reaktionen negativ. Es ist deshalb wichtig, jede positive Lues-Reaktion, die während des Bestehens einer der drei Malaria-Formen auftritt, nach diesem Zeitraum, am besten 5—6 Wochen nach Entfieberung nochmals zu kontrollieren.

Als *serologische Methoden*, die eine gewisse Bedeutung erlangt haben, sind folgende zu nennen:

1. *Komplementbindungsreaktion*
2. *Präzipitationsreaktion*
3. *Passive Hämagglutinationsreaktion*
4. *Indirekte Immunfluorescenz*

1. *Komplementbindungsreaktion:* Komplementbindende Antikörper werden im Verlauf einer Malaria gebildet. Von verschiedenen Autoren wurden Versuche mit einer solchen Reaktion durchgeführt. Sie verwendeten dazu Antigene aus normalen menschlichen Erythrocyten oder auch aus solchen befallen mit Plasmodium vivax und Plasmodium immaculatum (MAYER u. HEIDELBERGER, 1946). Auch aus Plasmodium knowlesi wurde Antigen zur Komplementbindungsreaktion hergestellt (COGGESHALL u. EATON, DULANAY u. STRATMAN-THOMAS, 1940). Die Mehrzahl der akuten Malaria-Fälle gab von der 2. Krankheitswoche an (COGGESHALL) positive Komplementbindungsreaktionen mit einem der genannten Antigene. Allerdings kommt es auch bei Gesunden zu schwach positiven Ausfällen bei dieser Technik. Der stark positive Ausfall kann also mit Wahrscheinlichkeit für eine Malaria gedeutet werden. Bei den Infektionen mit Plasmodium vivax ist die Reaktion zuverlässiger als bei der Infektion mit Plasmodium falciparum. Um die Frage nach bevorstehenden Rezidiven, beziehungsweise Ausheilung einer Malaria zu beantworten, ist sie nach den Aussagen von MAYER u. HEIDELBERGER nur von bedingtem Wert. Schließlich haben BABIN u. DULANAY (1948) darauf hingewiesen, daß auch das Serum von Lueskranken mit dem Antigen von Plasmodium knowlesi positive Reaktionen geben kann. In seiner Stellungnahme zur Komplementbindungsreaktion führt SADUN (1972) aus, daß mit Rohantigen (Extrakt aus parasitierten Erythrocyten) die Komplementbindungsreaktion gruppenspezifisch

ist; mit homologem Antigen ist die Komplementbindungsreaktion empfindlicher als mit Antigen heterologer Species. Antikörper lassen sich parallel zur Parasitämie nachweisen. Daraus ist zu folgern, daß sowohl Spezifität als auch die Empfindlichkeit der Reaktion von der Qualität des Antigens abhängig sind. Unspezifische Reaktionen („falsch positive") treten bei anderen Erkrankungen auf, am häufigsten bei der Lues.

Von Bedeutung sind auch die Beobachtungen von ZERMATI u. VARGUES (1948), daß vor allem bei der Plasmodium falciparum-Infektion im akuten Stadium und auch im Beginn eines Rückfalles der Komplementgehalt bis zum völligen Verschwinden absinken kann. Mit dem Abheilen der Infektion steigt er dann wieder an.

Der diagnostische Wert der Komplementbindungsreaktion ist weitgehend von der Qualität des Antigens abhängig. Bei Verwendung von Rohantigen ist die Komplementbindungsreaktion nicht sehr empfindlich und nicht sehr spezifisch. Nach den bisherigen Ergebnissen mit der Komplementbindungsreaktion ist diese mehr als gruppenspezifisch zu betrachten.

2. *Präzipitationsreaktion:* Sie scheint nach den bisher vorliegenden Ergebnissen weniger empfindlich als die Komplementbindungsreaktion. Ihre Spezifität ist noch nicht genau genug untersucht. Nach McGREGOR u. Mitarb. (1966) sind die Kinder in endemischen Malariagebieten mit 5 Jahren schon über 90 % in diesem Test positiv. Im ganzen wird diese Methode selten angewendet.

3. *Passive Hämagglutinationsreaktion:* Sie läßt sich nur durchführen, wenn lösliche Antigene vorhanden sind. WELLDE u. Mitarb. (1969) stellten aus Plasmodium falciparum chemisch und physikalisch Extrakte her, die sich als stabile Antigenfraktionen mit guter Spezifität und Empfindlichkeit erwiesen. Ein Test mit solchen Antigenen reagierte homolog mit hohen Titern, heterolog (mit Seren von Plasmodium vivax- und Plasmodium malariae-Kranken) weniger stark. Alle negativen Kontrollseren reagierten nicht. Dieser Test wird für epidemiologische Untersuchungen als besonders brauchbar bezeichnet. Man soll auch damit den Erfolg von Bekämpfungsmaßnahmen zuverlässig untersuchen können.

Einen modifizierten, indirekten Mikrohämagglutinationstest entwickelten ROGERS u. Mitarb. Sie gewannen das Antigen von reifen Schizonten von Plasmodium knowlesi aus Rhesus-Affenblut. Dieser Test war in 98 % von nachgewiesenen Malariafällen mit einem Titer von 1:16 und höher positiv. In weniger als 1 % fand sich ein falsch positives Ergebnis.

4. *Indirekte Immunfluorescenz:* Dieser Test wurde von KUVIN u. Mitarb. (1962) in die Diagnostik eingeführt. Er zeichnet sich nicht durch hohe Spezifität aus. Hierbei werden Plasmodien von Primaten, z.B. Plasmodium fieldi und Plasmodium cynomolgi als Antigen zum Nachweis menschlicher Infektionen verwendet, die sich gut zu eignen scheinen. Das gilt besonders von Plasmodium fieldi, aber auch Geflügelplasmodien, wie Plasmodium gallinaceum lassen sich hierzu verwenden. Die Deutung der mit dieser Methode gewonnenen Ergebnisse, ist wegen der geringen Spezifität des Testes nicht einfach. Das läßt sich, soweit heute zu erkennen ist, umgehen, wenn man zu diesem Test lösliche und gereinigte Antigene verwendet. Diese machen den Test spezifischer, empfindlicher und reproduzierbarer (SADUN u. GORE, 1968). Durch die Verwendung markierter Anti-IgM-Globuline können mit diesem Test frische von länger zurückliegenden Infektionen unterschieden werden.

Nach den Untersuchungen von COLLINS und SKINNER versagte der Test in jüngeren Altersgruppen endemischer Areale selbst bei einer Anzahl von Personen mit patenter Parasitämie (91 % Parasitenrate bei 78,4 % positiver indirekter Immunfluorescenz); bei Erwachsenen war positiver Parasitenbefund in 35,6 %, aber die indirekte Immunfluorescenz war dabei in 99,8 % der Fälle positiv.

Mit indirekter Fluorescenz-Technik arbeiteten auch Voller u. Bray in endemischen Malariagebieten von Nord-Nigeria. Ihre Erfahrungen waren zufriedenstellend. Bei nicht-immunisierten Personen, die kurze Zeit nach Beginn einer Erkrankung einer Malaria-Therapie unterzogen wurden, konnte aber auch diese Methode keinen sicheren Anhalt dafür geben, ob eine Gewebsinfektion fortbesteht, also in Zukunft mit Rezidiven noch gerechnet werden muß oder nicht.

Coudert u. Mitarb. (1965) arbeiteten mit der indirekten Fluorescenz-Methode zur Auffindung von Malaria-Antikörpern. Als Antigen benutzten sie Blutausstriche von Rhesus-Affen, die mit Plasmodium cynomolgi bastianellii infiziert waren. Sie halten die Methode für relativ spezifisch, doch scheint es möglich, daß die Ergebnisse durch Faktoren wie Hypergammaglobulinämie, Sichelzellanlage und Mangel von G6PD beeinflußt werden können. Garin, Rey, Ambroise-Thomas (1966) fanden ihre Vermutung einer serologischen Kreuzreaktion zwischen Plasmodium falciparum und Plasmodium cynomolgi bastianellii bestätigt, so daß sie glauben, daß das Affen-Antigen zuverlässig für die Diagnose von Plasmodium falciparum-Infektionen verwendet werden kann.

Todorovic, Ristic u. Ferris (1968) entwickelten einen *Röhrchen-Latex-Agglutinationstest*, der für die Routine-Sero-Diagnostik der Malaria einfach auszuführen sein soll, und der mit dem Serum von Patienten mit Babesien-Infektionen, Leptospireninfektionen oder Lues keinen unspezifischen Ausschlag gibt.

Die heute vorliegenden serologischen Methoden zur Malaria-Diagnostik haben einige Aufschlüsse über immunbiologische Vorgänge gegeben. Sie eignen sich zu Studien über epidemiologische Probleme, sind aber in der heute vorliegenden Form noch nicht brauchbar zum Einsatz bei der akuten Diagnostik in der Klinik. Auch geben sie noch keine zuverlässige Auskunft darüber, ob noch Gewebsformen vorhanden sind, mit Rückfällen also gerechnet werden muß oder nicht.

Für die Diagnostik des akuten Krankheitsbildes ist nach wie vor die Untersuchung des Blutausstriches und des Dicken Tropfens die *einzig zuverlässige Methode.*

5. Therapie

Die Therapie der Malaria hat im Laufe der letzten Jahrzehnte verschiedentliche Änderungen erfahren. Die Suche nach Mitteln, die möglichst ätiologisch wirksam sein könnten, führte dazu, daß eine Reihe von synthetischen Präparaten im Laufe der Zeit sich in der Malaria-Therapie ablösten. Bei der Beurteilung dieser Medikamente für die Therapie muß man verschiedene Gesichtspunkte berücksichtigen:

1. Art der Malaria-Plasmodien.

Im Vorhergehenden konnte herausgearbeitet werden, daß die einzelnen Parasiten-Arten sich unterschiedlich im menschlichen Organismus verhalten und dementsprechend auch in manchen Punkten voneinander abweichende Krankheitsbilder hervorrufen.

2. Situation des an Malaria erkrankten Menschen.

a) handelt es sich um einen Teil-(Semi-)Immunen, etwa einen Afrikaner oder

b) um einen Nicht-Immunen, etwa einen Europäer.

3. Ziel der Behandlung:

a) nur klinische Heilung oder

b) auch parasitologische Heilung, beziehungsweise wie einige Autoren sagen, radikale Heilung, d.h. völlige Beseitigung der Parasiten einschließlich der Gewebsformen und dadurch auch Verhinderung von Rückfällen.

Zu 1.: Bei der *Infektion mit Plasmodium falciparum* müssen nur die ungeschlechtlichen E-Formen behandelt werden. Die Gametocyten üben keinen Einfluß auf das klinische Krankheitsgeschehen aus, bedürfen also aus der Sicht des Patienten keiner Behandlung. Es gibt auch kein Persistieren von Parasiten in der Leber. Die einzige Aufgabe der Behandlung ist die *Beseitigung der E-Formen* (Maegraith u. Gilles).

Bei *Plasmodium vivax-Infektionen*, sowie bei Infektionen mit *Plasmodium ovale und Plasmodium malariae* gilt es nicht nur, die *erythrocytären Formen* zu beseitigen, sondern *auch* Einfluß auf die *exoerythrocytären Formen* zu gewinnen, da von diesen die Rückfälle ausgehen.

Zu 2a: Als *teil-immune-Personen* sind solche zu bezeichnen, die regelmäßig oder intermittierend Malaria-Infektionen ausgesetzt waren, in erster Linie natürlich die Eingeborenen eines endemischen Malariagebietes, aber auch eingewanderte Personen, die häufig und kontinuierlich malaria-exponiert waren.

Zu 2b: Als *Nicht-Immune* sind solche Personen anzusehen, die nie vorher einer Infektion ausgesetzt waren oder bei denen die Expositionszeit lange zurück liegt, so daß eine etwa früher erworbene Immunität nicht mehr wirksam ist. Bei der hochgradigen Stammspezifität der Immunität sind auch als nicht-immun Personen zu bezeichnen, die als Besucher aus einem anderen Malaria-endemischen Gebiet einreisen.

Zu 3: Die heute *zur Verfügung stehenden Mittel* sind in der Lage, den Punkt 3a — klinische Heilung — zu erfüllen, nicht aber in vollem Umfang den Punkt 3b.

Auch um das erste Ziel zu erreichen, ist je nach Art des gewählten Behandlungsmittels unter Umständen eine Kombination von 2 Präparaten empfehlenswert. Es muß bei den zur Verfügung stehenden Medikamenten aufgegliedert werden in

1. *Schizontocide Mittel*, d.h. solche, die die aus der ungeschlechtlichen Vermehrung im Erythrocyten stammenden *Schizonten* im Blut vernichten.

2. *Gametocide Mittel*, die die *Geschlechtsformen* oder Gametocyten beseitigen.

3. *Gewebsschizontocide Mittel*, d.h. solche, die eine Wirkung auf die *primären* oder *sekundären Gewebsformen* in der Leber ausüben.

4. *Sporotocide Mittel*, worunter man solche Mittel verstehen muß, die eine Wirkung auf die Sporogonie innerhalb der Anophelen ausüben, die Sporogonie verhindern oder die Sporozoiten zum Absterben bringen.

Die heute zur Verfügung stehenden Medikamente haben zum Teil mehrere der oben erwähnten Wirkungen, zum Teil aber auch nur eine ganz einseitig ausgerichtete. Abhängig von dieser Wirkung muß der Einsatz oder die Kombination der verschiedenen Medikamente erfolgen.

Einordnen der heute zur Verfügung stehenden Medikamente nach ihrer Wirkungsweise:

1. Schizontocide Mittel:

Chinin, g-Amino-Acridine, wie Atebrin und Mepacrine, Resochin, Chloroquine und andere 4-Amino-Chinoline, Amodiaquine. Die Wirkung von Biguanid wie Proguanil (Paludrin) und Pyrimethamin (Daraprim und Malicide) ist unbefriedigend.

2. Gametocide Mittel:

Chinin, Atebrin und Resochin, sowie andere 4-Amino-Chinoline bei Infektionen mit Plasmodium vivax, Plasmodium ovale, Plasmodium malariae. Keine Wirkung auf die Gameten von Plasmodium falciparum. Hier wirkt nur ein 8-Amino-Chinolin-Präparat wie Plasmochin oder Primaquine.

3. Gewebs-schizontocide Mittel:

8-Amino-Chinoline wie Plasmochin, Pamaquine und Primaquine wirkt Rezidivverhindernd bei Plasmodium vivax und Plasmodium ovale.

4. Mittel, die die Sporogonie in der Anopheles verhindern:

Proguanil (Paludrin) und Pyrimethamin (Daraprim).

5. Mittel, die auf die Sporozoiten einwirken:

Bisher kein sicher wirksames Medikament bekannt.

Tabelle 7. *Die Strukturformeln der wichtigsten Malariamittel*

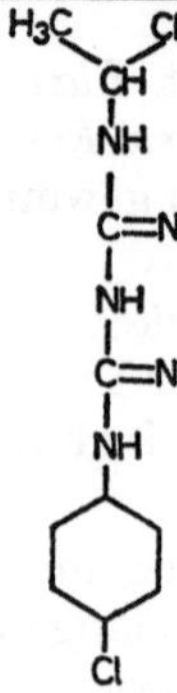

Paludrin

Certuna

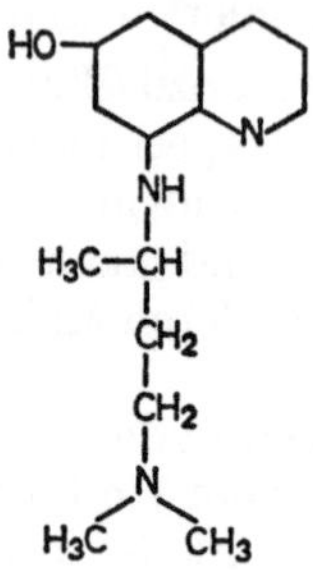

Fourneau 710

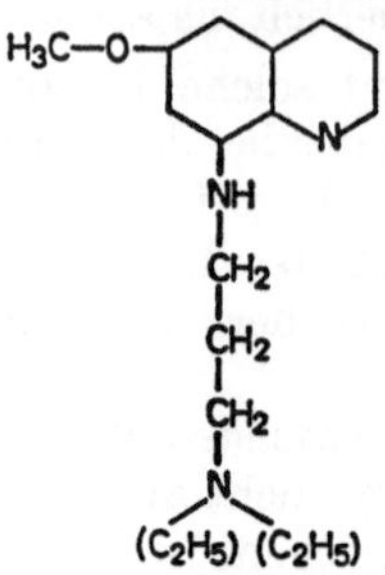

Plasmochin

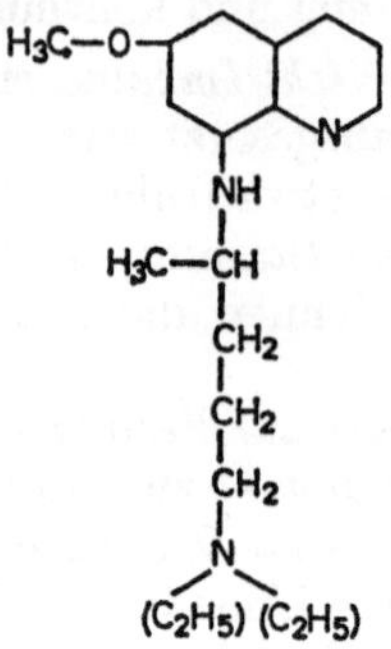

Isopentaquine

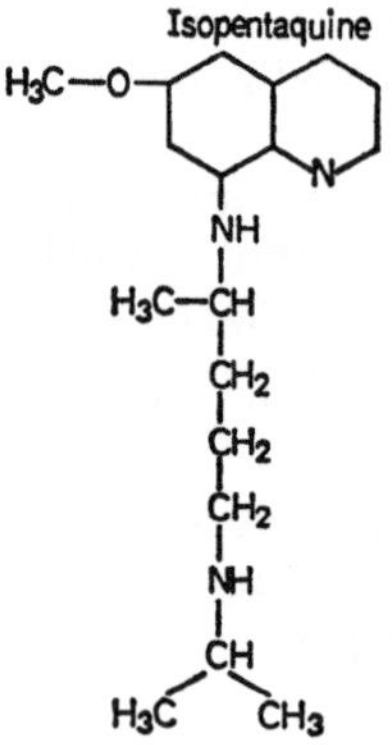

Pentaquine

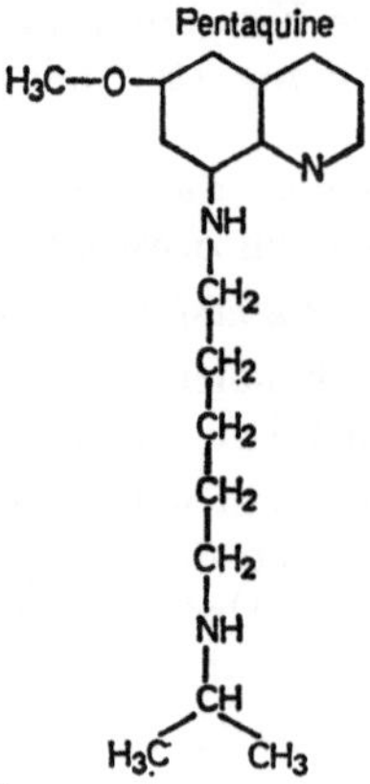

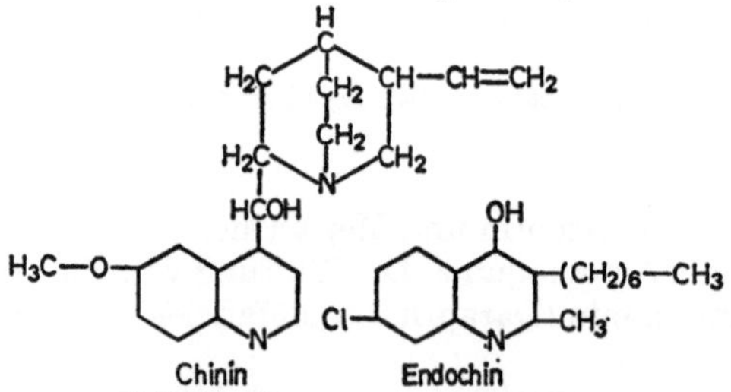

Chinin

Endochin

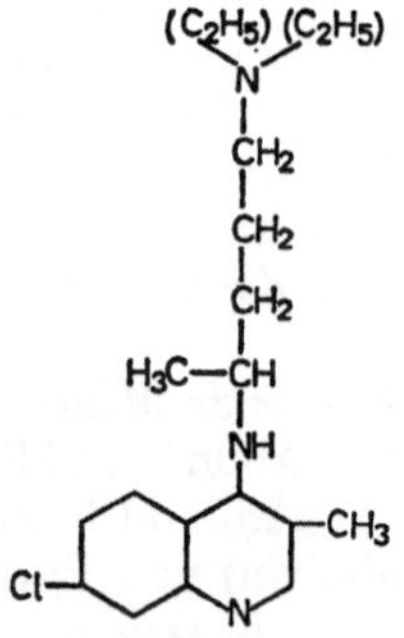

Sontochin

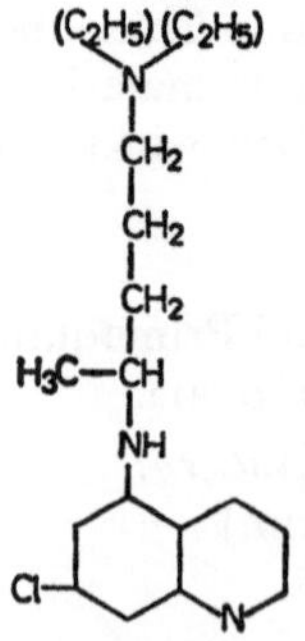

Resochin

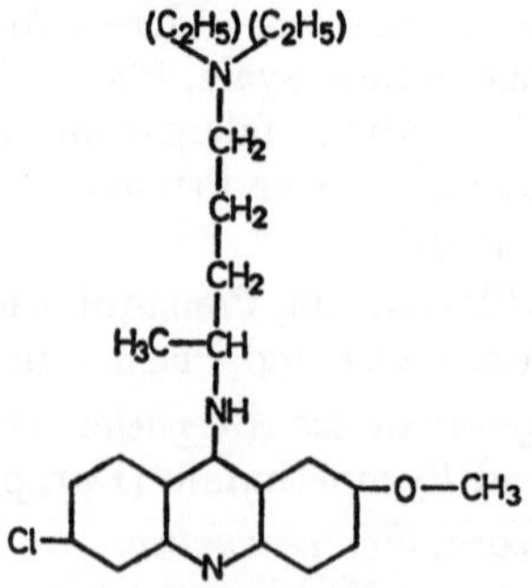

Atebrin

Chinin:

Es ist das älteste aller Malaria-Heilmittel. Seine Anwendung geht auf peruanische Indianer zurück, die aus der Rinde des in Peru beheimateten Cinchona-Baumes einen gegen Malaria wirksamen Trank herstellten. 1819 gelang RUNGE und 1820 PELLETIER u. CAVENTOU die chemische Isolierung des Chinins. Der Grundbaustein des Chinins ist der Chinolin-Ring, dem in einer Seitenkette ein Piperacin-Ring angefügt ist.

Das Chinin ist eines der billigsten Malaria-Heilmittel. Es wird deshalb in vielen tropischen Ländern auch heute noch in der Form des Chininum hydrochloricum angewandt. Der plantagenmäßige Anbau des Cinchona-Baumes in verschiedenen Tropenländern hat die Herstellung für diese Länder außerordentlich verbilligt. Chinin ist ein bitter schmeckendes kristallines Alkaloid, das in der Form des Bihydrochlorids, des Hydrochlorids oder des Sulfats Anwendung findet. Die in Deutschland therapie-üblichen Präparate sind Chininum hydrochloricum, Chininum sulfuricum, seltener Chininum dihydrochloricum.

Bei der früher üblichen und auch jetzt wieder in besonderen Fällen angewandten *oralen Therapie* liegt die *Tagesdosis* zwischen 1,0 und 2,0 g. Diese Dosis wird am besten auf 5 Einzeldosen zu je 0,2—0,4 g verteilt. Englische Autoren empfehlen eine tägliche Dosis von 3mal 10 grains (1 grain = 0,065 g). Diese Chinin-Gabe muß *über 5—7 Tage* fortgesetzt werden, die Wirkung bei dieser oralen Verabfolgung tritt relativ langsam ein. Erst nach 2—3 Behandlungstagen kommt es zur Entfieberung, nach 3—5 Tagen zum Verschwinden der Parasiten. Die Rückfallrate ist bei den Malaria-Kranken, die nach diesem Schema behandelt werden, relativ hoch. Frührezidive können schon nach 2—3 Wochen nach abgeschlossener Chininkur auftreten. Diese so kurzfristig nach der Kur auftretenden Rückfälle legen den Verdacht nahe, daß sie von nicht vernichteten erythrocytären Schizonten ihren Ausgang nehmen. Um die Rückfallhäufigkeit zu senken, wurde von NOCHT ein „Chininkalender" entwickelt, den man früher im Anschluß an die 7tägige Behandlung durchführte. Dieses etwas komplizierte Nachbehandlungsschema hat man heute weitgehend verlassen.

Im allgemeinen wurde und wird die Chininbehandlung oral durchgeführt. Nur *in bedrohlichen komatösen Fällen* kann das Chinin auch *intravenös* gegeben werden. Bei der intravenösen Injektion soll die Einzeldosis von 0,5 g Chinin pro Injektion nicht überschritten werden. Die Injektion soll langsam innerhalb mehrerer Minuten erfolgen, als Verdünnungsmittel der Injektionslösung soll etwa 20 ml einer 4,5 % Traubenzucker- oder 0,9 % Kochsalzlösung genommen werden. Subcutane Injektionen von Chininlösung sind zu vermeiden, da sie leicht zu Nekrosen oder Abscessen führen. In nicht so bedrohlichen Fällen kann die Chinin-Lösung auch intramuskulär gespritzt werden. Die innerhalb 24 Std als Injektion gegebene Menge soll aber nicht 1,0 g überschreiten. *Nebenwirkungen der Chinin-Therapie* sind bei der oralen Dosis vor allem, wenn sie in kleine Einzelgaben aufgeteilt wird, seltener zu beobachten. Eine Kumulierung tritt im allgemeinen nicht ein, da das Chinin

---

Paludrin: p-Chlorphenyl-biguanidino-isopropan.
Certuna: 6-Oxy-8-dimethylamino-isobutylamino-chinolin.
Fourneau 710: 6-Methoxy-8-diäthylamino-propylamino-chinolin.
Plasmochin: 6-Methoxy-8-diäthylamino-isopentylamino-chinolin.
Isopentaquine = SN 13 · 274: 6-Methoxy-8-isopropylamino-isopentylamino-chinolin.
Pentaquine = SN 13 · 276: 6-Methoxy-8-isopropylamino-pentylamino-chinolin.
Endochin: 2-Methyl-3-heptyl-4-oxy-7-methoxy-chinolin.
Sontochin: 3-Methyl-4-diäthylamino-isopentylamino-7-chlor-chinolin.
Resochin = Chloroquine = SN 7 · 618: 4-Diäthylamino-isopentylamino-7-chlor-chinolin.
Atebrin: 2-Methoxy-6-chlor-9-diäthylamino isopentylamino-acridin.

sehr rasch ausgeschieden wird. $^1/_3$ der Ausscheidung erfolgt über den Urin, $^2/_3$ werden im Körper abgebaut. Auf dieser Urinausscheidung beruhte die *früher* bei den Tropentauglichkeitsuntersuchungen durchgeführte *Chinin-Probe im Urin*. Wird aber die Tagesdosis von 1 g wesentlich überschritten oder große Einzeldosen gegeben, dann stellen sich mancherlei Nebenwirkungen ein. Belding beobachtete bei 50% aller Personen, die er mit Dosen von 1,5 g Chinin pro Tag behandelte, mehr oder minder *leichte Intoxikationserscheinungen*. Diese treten auf in Form von Schwindelgefühl, Ohrensausen, Schwerhörigkeit, sogar bis zur vorübergehenden Taubheit, Störungen des Geruchsinnes, ja sogar auch Sehstörungen (Blutungen in die Retina, Opticusschädigungen). Außerdem kann es auch zu Einwirkungen auf Herz und Kreislauf kommen, bei großen Chininmengen erfolgt eine Blutdrucksenkung, deshalb ist Vorsicht bei intravenöser Gabe zu empfehlen und eine Kombination dieser Behandlung mit einem Blutdruck steigernden Mittel wie Effortil, Novadral, Sympatol oder ähnlichem. Auch Herzbeschwerden subjektiver Art wie Druck und vermehrtes Herzklopfen, aber auch objektiv faßbare Verzögerungen in der Überleitungszeit im EKG werden beobachtet.

Im ganzen ist also die Chininbehandlung nicht ganz ungefährlich. Größte Vorsicht empfiehlt sich bei Personen, die zu *allergischen Reaktionen* neigen, da sich bei diesen auch schwerere Nebenerscheinungen einstellen können. Hier sind besonders petechiale Hautblutungen und Schleimhautblutungen, urticarielle oder erythematöse Hautausschläge, Ödeme, ja Nierenblutungen, zu erwähnen. Auch zu kurz dauernden Fieberanstiegen nach dem Genuß kleinster Chininmengen kann es beim Überempfindlichen kommen (Chininfieber).

Die gefürchtetste Komplikation ist das *Schwarzwasserfieber*, s. S. 585. Mit Einführung der synthetischen Mittel ist dies letztere sehr viel seltener geworden, da auch das Chinin nicht mehr in der Prophylaxe die Rolle wie früher spielt, kann man heute auch auf die „Chininprobe“ bei der Tropentauglichkeits-Untersuchung verzichten.

Das Chinin wirkt auf die jungen erythrocytären Schizonten aller Parasitenarten. Jedoch ist diese *Wirkung* nicht ganz zuverlässig. Auch die Gametocyten von Plasmodium vivax, Plasmodium ovale und Plasmodium malariae werden meist vernichtet. Die Gametocyten von Plasmodium falciparum werden überhaupt nicht angegriffen, ebenso wenig die Sporozoiten und die exoerythrocytären Formen. Deshalb wurde schon frühzeitig bei der Chinin-Therapie die Kombination mit einem anderen Medikament, früher nahm man Plasmochin (Chinoplasmin), jetzt nimmt man Primaquine, notwendig.

Nachdem in weiten Gebieten *seit langer Zeit* die Chinin-Behandlung *durch synthetische Präparate abgelöst* worden war, ist man *in einzelnen Gebieten* jetzt *wieder* auf sie zurückgekommen, nachdem man gefunden hatte, daß gewisse Malaria-Parasitenstämme eine teilweise oder völlige Resistenz gegen synthetische Mittel entwickelt hatten. Allerdings empfiehlt man für diese Behandlung resistenter Stämme nicht die Chinin-Behandlung allein (siehe Seite 549ff).

Auch die *9-Amino-Akredin-Präparate*, wie Atebrin und Mepacrine, die lange Zeit die wichtigsten Malaria-Therapeutica waren, dann aber durch das Resochin abgelöst wurden, haben mit dem Auftreten von Resochin-, beziehungsweise Chloroquine-resistenten Fällen wieder an Bedeutung gewonnen. Das *Atebrin* wurde 1930 von Mietsch u. Maus synthetisch hergestellt. Es zeigte sich dem Chinin in vieler Hinsicht überlegen. Es hat eine sehr gute Wirkung auf alle Schizonten und ebenfalls auf die Gametocyten von Plasmodium vivax, Plasmodium ovale und Plasmodium malariae. Die Gametocyten von Plasmodium falciparum werden nicht vernichtet. Diese Tatsache veranlaßte Mühlens u.a., der 7tägigen Atebrin-Behandlung eine Plasmochin-Nachbehandlung folgen zu lassen, um die Gametocyten von Plasmodium falciparum zu beseitigen und auch auf die exoerythrocytären Formen bei den anderen Plasmodienarten eine Einwirkung auszuüben. Das Behandlungsschema, das MÜHLENS für die Atebrin-Behandlung angab, sah 3mal 1 Tablette Atebrin zu 0,1 g, nach den Mahlzeiten gegeben, über 7 Tage vor und anschließend 3 Tage Plasmochin, 3mal 1 Tablette zu 0,01 g. Bei Kranken mit starken intestinalen Störungen und bei komatösen Fällen kann das Atebrin als Atebrin-Musonat, frisch gelöst in 5 ml Aqua dest. intramuskulär gegeben werden.

Nebenwirkungen bei der Atebrin-Medikation waren außer der harmlosen Gelbfärbung der Haut selten, gelegentlich wurden Magenbeschwerden geklagt, sowie lichenoide oder exfoliative Dermatitiden. Vereinzelt traten auch Psychosen auf (BÜSSOW). Wegen einer gewissen Potenzierung der toxischen Nebenwirkungen empfiehlt es sich nicht, Atebrin und Plasmochin, beziehungsweise Primaquine gleichzeitig zu geben, sondern stets nacheinander.

Das erste synthetisch hergestellte Malaria-Mittel war das *Plasmochin*, ein 8-Amino-Chinolin-Derivat mit einer aliphatischen Seitenkette. Es steht chemisch dem Methylenblau nahe. SCHULEMANN führte es 1924 in die Malaria-Therapie ein. Es wirkt auf die Schizonten, aber erst in einer relativ hohen Dosierung, die für den Menschen sich meist toxisch auswirkt, d.h. zur Methämoglobinbildung, Cyanose, Dyspnoe, Übelkeit mit Brechreiz und heftigen Leibschmerzen führt. In der niedrigen Dosierung ist es in der Lage, die Gametocyten zu beseitigen und zwar bei allen Plasmodienarten. Daher ist es in erster Linie als *gametocides Mittel* angesetzt worden. Aber auch in dieser Dosierung kann es bei Trägern des G6PD-Mangels akute, hämolytische Anfälle auslösen mit Dunkelverfärbung des Urins. Es muß dann die Behandlung sofort eingestellt werden.

Außer seiner gametociden Wirkung hat es aber auch eine *Wirkung auf die exoerythrocytären Formen*, insbesondere auf die sogenannten sekundären Gewebsformen in der Leber. Damit kann es rezidiv-verhindernd wirken und bei Plasmodium vivax und Plasmodium ovale völlige Heilungen erzielen.

An die Stelle des Plasmochins ist ein anderes Präparat der 8-Amino-Chinolin-Reihe mit einer aliphatischen Seitenkette getreten, das *Primaquine*, beziehungsweise Pamaquine. Primaquine hat ebenfalls eine Wirkung auf die Gametocyten und auf die exoerythrocytären Formen. Die Dosierung des Primaquines bei der Nachbehandlung im Anschluß an eine Resochin- bzw. Chloroquine-Behandlung beträgt täglich 1 Tablette zu 0,015 g über 14 Tage oder 2mal täglich 1 Tablette zu 0,015 g über 7 Tage. Bei empfindlichen Patienten kann es auch bei dieser Dosierung zur Methämoglobinbildung kommen (HANSEN u. Mitarb., 1954). Bei der Besprechung des G6PD-Mangelsyndroms wurde schon darauf hingewiesen, daß eine Reihe Beobachtungen vorliegen über das Auftreten hämolytischer Krisen unter der Gabe von Primaquine. Es empfiehlt sich also in Bevölkerungsgruppen, bei denen dieser Enzymmangel auftreten kann (Süd-Ost-Asien, Mittelmeer-Gebiet, Afrika) mit der Verwendung von 8-Amino-Chinolinen vorsichtig zu sein. Das Primaquine ist aber hier nicht so gefährlich wie das Plasmochin, da es zwar schnell resorbiert wird, aber auch aus dem Organismus innerhalb 24 Std wieder ausgeschieden wird. Es ist deshalb im allgemeinen die längere Zeit laufende kleine Dosierung mehr zu empfehlen als eine kurzzeitige höhere.

Die zur Zeit wirksamsten Präparate in der Malaria-Therapie kommen aus der Reihe der *4-Amino-Chinoline* (siehe Tabelle). Das erste unter diesen ist das von KIKUTH, bereits vor dem 2. Weltkrieg, parallel mit Sontochin in der Therapie der Vogelmalaria, erprobte *Resochin*. Die einzelnen Anwendungsformen unterscheiden sich chemisch nur geringgradig voneinander. Es werden verwandt das *Diphosphat*, das *Sulfat*, das *Dihydrochlorid*. Sie sind auch als Injektions-fertige Lösungen vorhanden. Die Tabletten sollten niemals auf den nüchternen Magen genommen

Tabelle 8. *Malaria-Therapeutica* (in Anlehnung an Maegraith und Gilles)

Internationale Bezeichnung	Präparat-Bezeichnung der Firmen	In den Präparaten wirksame Verbindung	Tabletten mg Salz pro Tabl.	Tabletten mg Base pro Tabl.	Ampullen mg Salz per ml	Ampullen mg Base per ml	Ampullen
Chloroquine (4-amino-chinoline)	Aralen (Winthrop)	Diphosphat 62% Base	125 250 (500)	75 150 (300)	64,5	40	5 ml 10 ml
		Dihydrochlorid (81,4% Base)	—	—	50	40	1 ml 3 ml
	Avloclor (L C I)	Diphosphat	250	150	64,5	40	5 ml
	Resochin[a] (Bayer)	Diphosphat	250 62,5	150 37,5	50	30	1 ml 5 ml
	Nivaquin[b] (Specia)	Monosulfat (75% Base)	135 405	100 300	33,75 67,5 135	25 50 100	1 ml 2 ml 3 ml
Amodiaquine	Camoquine (Parke Davis)	Dihydrochlorid Dehydrat (76,5% Base)	261 196	200 150	—	—	—
	Flavoquine (Lab. Roussel)	idem	261	200	—	—	—
Primaquine (8-amino-chinoline)	Primaquin (Bayer)	Diphosphat 56,9% Base	26,3	15,0	—	—	—
	Primaquine (I C I)	idem	13,2 4,4	7,5 (2,5)	—	—	—
	Primaquine (Specia)	idem	8,8	5,0	—	—	—
	Primaquine (Winthrop Lab.)	idem	26,3	15,0	—	—	—
	Neo-Quipenyl (Winthrop Products)	idem	26,3	15,0	25	14,2	1 ml
Pyrimethamin	Daraprim (Burroughs Welcome)	enthält die Base		25 12,5	—	—	—
	Erbaprelina (Carlo Erba)	idem		25	—	—	—
	Malocide (Specia)	idem		50	—	—	—

Tabelle 8 (Fortsetzung)

Internationale Bezeichnung	Präparat-Bezeichnung der Firmen	In den Präparaten wirksame Verbindung	Tabletten mg Salz pro Tabl.	mg Base pro Tabl.	Ampullen mg Salz per ml	mg Base per ml	Ampullen
Proguanil	Paludrin (I C I)	Hydrochlorid 87,4% Base	25 100 300	21,8 87,4 262,2	—	—	—
	Chloriguan (Specia)	idem	100	87,4	—	—	—
Aminobenzoesäure (PAB)-Antagonisten	Kurz wirkende Sulfonamide	Sulfadiazin Sulfisosoxazol (Gantrisin)					
	Lang wirkende Sulfonamide	Sulfadimethoxin (Madribon) Sulfalene (Sulfa-methoxypyridazin) (Lederkyn) Sulformethoxin (Fanasil)					
	Sulfone	Dapson (DDS diamino-diphenylsulfon) Diformyl-diamino-diphenylsulfon (DFD)					

[a] Chloroquine ist auch anwendbar als Resochin-Sirup; die Flasche enthält 75 ml. 3,5 ml enthalten 81 mg Chloroquin-Diphosphat bzw. 50 mg Base.

[b] Chloroquine ist außerdem anwendbar als Nivaquin-Sirup; eine Flasche enthält 125 ml. 5 ml enthalten 68 mg Chloroquinsulfat bzw. 50 mg Base.

Mit dem Einsetzen dieser 3 Gruppen der Aminobenzoesäure-Antagonisten ergeben sich Kombinationsmöglichkeiten mit Folinsäure-Reductase-Inhibitoren. Die hierfür angegebenen Dosierungsschemata variieren erheblich. Ein Kombinationspräparat liegt in Fansidar vor. Es enthält 500 mg Sulformethoxin und 25 mg Pyrimethamin in einer Tablette. Als Dosierung wird empfohlen: 2 Tage 2×2 Tabletten. Eine andere Kombination stellt Maloprim dar. Es enthält 100 mg DDS und 25 mg Pyrimethamin.

Als Injektionspräparat gibt es 200 mg Sulformethoxin zusammen mit 10 mg Pyrimethamin.

Diese verschiedenen Kombinationen eignen sich sehr gut zur Therapie bei Chloroquine-resistenten Fällen.

Schwieriger ist die Prophylaxe in den Gebieten mit Chloroquine-resistenten Stämmen.

Darachlor bedeutet hierfür auch nicht eine restlos befriedigende Lösung.

werden, weil es dann zu Übelkeit, Magendruck und Brechreiz kommen kann. Bei der Injektion des Präparates, sowohl intramuskulär als auch intravenös ist zu bedenken, daß es zum Absinken des Blutdrucks kommt. Das kann bei zu schneller intravenöser Injektion zum Kollaps führen. Deshalb sollte die intravenöse Injektion nur unter sorgfältiger Kontrolle bei schwer komatösen Fällen und mit sehr langsamer Injektionstechnik, am besten mittels Perfusor oder im Dauertropf erfolgen. Die maximale Einzeldosis intramuskulär soll 0,3 der Base betragen.

Das in Deutschland im allgemeinen *gebräuchliche Resochin* ist *das Diphosphat-Salz* der Base 4-Amino-Chinolin. Eine Tablette des Präparates enthält 0,25 g Resochin. Der therapeutisch wirksame Anteil der Base beträgt aber nur 0,15 g, der restliche Gewichtsanteil von 0,1 g gehört der phosphorigen Säure, die mit der Base 4-Amino-Chinolin das Salz Resochin bildet. In der Resochin-Tablette zu 0,25 g sind also nur 0,15 g der wirksamen Base enthalten.

Die Gesamt-Dosis bei *oraler Behandlung* beträgt 10, besser 12 Tabletten Resochin zu 0,25 g = insgesamt 3,0 g Resochin (= 1,8 g Base).

Bei heftigen gastro-intestinalen Erscheinungen und schweren Tropica-Infektionen sollte an Stelle der oralen Behandlung die *Injektionsbehandlung* treten, um die Resorption zu sichern. Nach einer Anfangsdosis von 10 ml der 5 % Resochin-Lösung i.m. gegeben, sollte die weitere Behandlung in 6stündlichen Abständen mit jeweils 5,0 ml bis zur Gesamtdosis von 60 ml erfolgen. Bei der *intramuskulären Injektion* ist darauf zu achten, daß diese im äußeren oberen Gluteal-Quadranten erfolgt. Gelegentlich kann es zu Infiltraten nach den Injektionen kommen, die sich oft nur langsam zurückbilden und unter Umständen auch erhöhte Temperaturen verursachen können. Tritt solche Fieberreaktion auf, darf eine Blutuntersuchung zum Ausschluß eines Rückfalles, bedingt durch Parasitenresistenz, nicht unterbleiben.

Die Wirkung der 4-Amino-Chinoline auf die Schizonten ist schneller und noch nachhaltiger als die des Atebrins. Sie ist aber beschränkt auf die ungeschlechtlichen Blutformen von Plasmodium falciparum, sowie auf alle erythrocytären Stadien der anderen Malariaformen, d.h. sowohl auf Schizonten wie auf Gametocyten. Nicht beeinflußt werden die Gametocyten von Plasmodium falciparum, sowie die Gewebsformen der drei anderen Plasmodienarten des Menschen. Es führt also bei diesen nicht der alleinige Gebrauch von Resochin zur Radikalheilung.

Genaue Studien über die Wirkung des Chloroquines auf Plasmodium vivax führte Jeffrey (1968) durch. Er stellte eine morphologische Veränderung der Parasiten fest:

1. Retardierung der Größe der Parasiten
2. Vakuolenbildung im Cytoplasma und Kernauflockerung
3. Störung der Reifung der Schizonten und das Cytoplasma nimmt eine ungewöhnliche Färbung an.
4. Die Gametocyten zeigen besonders charakteristische Veränderungen, die Pigmentgranula sind in der Peripherie gelagert und später verklumpt, schließlich verschwindet das Pigment.

Die Wirkung des Mittels beruht nach Jeffreys Auffassung entweder auf seiner toxischen Wirkung auf das Protoplasma oder auf einer Störung des Stoffwechsels der Erreger.

Die orale Resorption des Resochins erfolgt relativ rasch. Das Resochin wird vornehmlich in der Leber gespeichert, und seine Ausscheidung erfolgt nur sehr verzögert. Seine *Wirkung* auf die Malaria-Erkrankungen ist meist sehr prompt. Das Fieber sinkt oft schon nach wenigen Stunden ab, wenn nicht grade wenige Stunden vor einem neuen Anfall die Behandlung erst einsetzt. Es können dann meist weitere Anfälle unterbunden werden. Die Schizontendichte verringert sich rasch. Doch können Schizonten noch bis drei Tage nach Behandlungsbeginn im Dicken Tropfen bei sorgfältigem Suchen nachgewiesen werden. Diese Schizonten sind aber so geschädigt, und die Tatsache der verzögerten Ausscheidung des Resochins läßt den Blutspiegel lange Zeit so hoch sein, daß Frührezidive nicht auftreten.

Spätrezidive, die von den exoerythrocytären Plasmodienstadien bei Plasmodium vivax, Plasmodium ovale, sowie Plasmodium malariae ausgehen, vermag die *Resochin-Behandlung*, bzw. die Behandlung mit 4-Amino-Chinolin-Derivaten *nicht zu verhindern*. Es ist deshalb nicht nur bei der Plasmodium falciparum-Infektion wichtig, eine *Primaquin-Nachkur* durchzuführen, um die Gametocyten dieser Parasitenart zu vernichten, sondern eine solche Nachkur empfiehlt sich auch für alle anderen Malaria-Formen, um die exoerythrocytären Plasmodienstadien zu treffen.

(Dosierung 14 Tage täglich 1 Tablette Primaquin zu 0,015 g nach den Mahlzeiten).

Nebenwirkungen bei oraler Resochin-Behandlung in der für die Malaria-Therapie notwendigen Dosierung sind geringgradig. Es kann zur Appetitlosigkeit, Druck in der Magengegend oder im rechten Oberbauch kommen, zu Kopfschmerzen, manchmal leichter Benommenheit, Flimmern vor den Augen und selten leichten Akkomodationsstörungen. Einige Autoren berichten über Hauterscheinungen wie Juckreiz, Lichen ruber planus und Exanthem. GARNIRER (1958) beschreibt eine exfoliative Dermatitis nach Langzeitbehandlung mit Resochin bei Polyarthritis.

Bei Überdosierungen sind Unruhezustände, Übelkeit, Erbrechen beschrieben worden, ferner Herzjagen, Dyspnoe und Cyanose, Schwindel und Parästhesien, sowie Atem- und Schluckstörungen. HARRIS (1955, 1957) berichtet über 2 Todesfälle bei Säuglingen nach Injektion einer Überdosis. K. WEISSE, LERNET u. ARNOLT (1970) beobachteten das Auftreten eines apalischen Syndroms nach Resochin-Überdosierung bei einem Kind. Doch sind die Umstände, unter denen es zu diesem Bild kam, nicht ganz so eindeutig, daß man unbedingt eine Resochin-Intoxikation annehmen müßte.

Bei Leberschäden und nach Hepatitiden kann das Resochin bzw. 4-Amino-Chinolin ohne Bedenken und ohne die Gefahr einer ernsteren weiteren Leberschädigung in der für die Malaria-Behandlung notwendigen Dosierung genommen werden.

Die Durchführung einer Resochin- (4-Amino-Chinolin-Kur) während der Schwangerschaft ist ohne Bedenken möglich (BERBERIAN u. DENNIS, DUTTA, KJAER, MARTIUS u. ALLWEIN, 1963). Sie ist sogar zu empfehlen in tropischen Ländern, wenn eine Parasitämie festgestellt worden ist, um Schädigungen der Frucht durch die Malaria vorzubeugen.

Wiederholt ist die Frage der Schädigung der Schwangerschaft durch Resochin (Chloroquine) erörtert worden. GÖTT (1969) weist daraufhin, daß es selbst bei einer Dosierung von 0,25—0,5 g Chloroquine über lange Zeit wegen eines Lupus erythematodes disseminatus *nicht* zu einer Schädigung des Foetus gekommen war und die Geburt normal erfolgte. Selbst bei einer Überdosis von Chloroquine in der Schwangerschaft beobachtete KJAER keine Schädigung der Frucht, und die Intoxikationserscheinungen, wie Doppelsehen, Schwindel, Schlaflosigkeit, Übelkeit, Erbrechen, erschwerte Atmung, Schluckbeschwerden, Paraesthesien und Analgesie der Haut des Gesichts und des Nackens verschwanden nach 36 Std.

Im Zusammenhang mit *Resochin-*, *Chloroquine- bzw. Nivaquine*-Gabe sind gerade in den letzten Jahren eine Reihe von *alarmierenden Störungen* beschrieben worden.

Über eine tödliche Intoxikation nach Chloroquine bei einem Kind berichtet CARSON. Über eine akute *Thrombopenie* mit tödlichem Ausgang, allerdings bei einer Polyarthritis-Langzeit-Behandlung mit Resochin machen GUSCO u. HÄHNEL Mitteilung; ebenfalls bei Langzeitbehandlung eines Gelenkrheumatismus sah MEYLER das Auftreten einer *Purpura* mit Thrombopenie und MÜLLER beobachtete unter ähnlichen Umständen das Auftreten einer hyperglobulinämischen Purpura Waldenström. In seiner umfassenden Darstellung der Nebenwirkungen von Chloroquine weist TORREY auf die schon beschriebenen Nebenwirkungen hin und erwähnt außerdem noch eine Alopecie, Pigmentverschiebungen in der *Haut*, aplastische *Anämie*, Störungen im Bereich des 8. *Hirnnerven*, reversible *Cornea*-Veränderungen und irreversible *Retina*-Veränderungen. Schließlich auch *Psychosen*, aber weniger als nach Atebrin, sowie epileptiforme Anfälle bei 3 ätiopischen Frauen und 1 Kind. Die Dosis, die diese Anfälle auslöste, lag zwischen 2,5 und 9 g.

Das Problem der *Augenhintergrundveränderungen* ist im Laufe der letzten Jahre immer wieder diskutiert worden. Auf leichtes Flimmergefühl und vermehrte Lichtempfindlichkeit (Empfinden des Geblendetseins nach einer Malariabehandlung) wurde schon hingewiesen. Gelegentlich sind Resochin-Ablagerungen in der Hornhaut zu beobachten, sie sind reversibel (SCHMIDT). Das Resochin ist ein *Fermentblocker*, der auf zahlreiche Fermente einwirkt. Solche Fermente sind auch in der Netzhaut für die Bildung der Netzhautpotentiale notwendig.

Veränderungen treten nach experimentellen Untersuchungen erst auf und sind im Elektro-Oculogramm erst zu fassen, wenn mindestens $^1/_2$—1 Jahr 1—2 Tabletten Resochin täglich genommen wurden. Aber selbst bei 3—4jähriger Behandlungsdauer mit dieser Dosierung sind die im Elektro-Oculogramm und Elektro-Retinogramm nachweisbaren Veränderungen noch reversibel. Allerdings kann es bei Langzeit-Therapie auf die Dauer zu Fundusveränderungen, insbesondere zu Makulopathien kommen (SCHMIDT). Erstmalig war auf diese Augenveränderungen von HOBBS u. Mitarb. (1959) hingewiesen worden.

Auch KOJO sowie MARX, BRECH u. MEISSNER (1960) sowie KOHEN stellten solche Veränderungen fest. CONRADS konnte auch tierexperimentell die Resochin-Ablagerungen in der Uvea nachweisen. Alle diese Mitteilungen aber beziehen sich auf *Langzeitbehandlungen* und nicht auf Malaria-Therapie oder Malaria-Prophylaxe. Mit der frühdiagnostischen Erfassung dieser Augenstörungen befaßt sich auch eine sehr ausführliche Arbeit von BRÜCKNER, der zu dem Schluß kommt, Chloroquine-Behandlungen sollten, wenn möglich, stets intermittierend durchgeführt werden. Er prägt diesen Satz aber in erster Linie im Hinblick auf die Rheumatherapie mit Resochin. Auch LEOPOLD (1968) kommt aufgrund seiner Beobachtung zu der Feststellung, daß nur bei jahrelangem Gebrauch von Resochin Dauerschäden sich einstellen. BRUCE-CHWATT hat 1968 zu der Frage Blindheit durch Chloroquine Stellung genommen und betont, daß diese Veränderungen nur bei hoher Dosierung des Chloroquines zu beobachten seien. Es entspricht diese Mitteilung auch unseren Beobachtungen (MOHR, 1965). Auch seither haben wir keinen Fall von Augenschädigung unter den vielen Tropenrückkehrern, die Resochin-Prophylaxe gemacht hatten, beobachtet.

Zusammenfassend ist zu der Frage der Augenschädigung durch 4-Amino-Chinoline zu sagen, daß sie *ausschließlich bei Hoch- und Langzeit-Dosierungen* vorkommen, *nicht* aber nach der übereinstimmenden Erfahrung der Malariologen *bei* der *Dosierung*, wie sie *für die Malaria-Therapie* oder Malaria-Prophylaxe angegeben wird.

Ganz vereinzelt und nur bei sehr langer Resochin-Behandlung in hoher Dosierung, wie sie nur für die Behandlung des Gelenkrheumatismus Anwendung findet, sind auch Schädigungen des Gehörs beschrieben worden (HART u. NAUNUION, 1964).

Zur Frage der *Herzschädigung* durch Chloroquine wurden von KUBASTA u. Mitarb. Tierversuche am Kaninchen durchgeführt und dabei EKG-Veränderungen beobachtet. Diese waren besonders ausgeprägt, wenn die i.v. Gabe rasch erfolgte, bei langsamer i.v. Injektion wurden auch höhere Dosen toleriert. Die nachgewiesenen EKG-Veränderungen können eventuell die vereinzelten plötzlichen Todesfälle bei Chloroquine-Injektionstherapie erklären.

Über 7 Fälle von Nivaquine-Intoxikation berichten CARAYON u. Mitarb. (1968). Hier war eine Einzeldosis von 2 g auf einmal gegeben worden. Es gibt kein spezifisches Gegenmittel gegen Chloroquine-Vergiftungen. Etwa 1 Std nach der überhöhten Dosis trat das Koma ein mit Verlangsamung der Atmung, Absinken des Blutdrucks und Herzstillstand. 3 der Patienten konnten durch Laparatomie und Spülung des Dünndarmes gerettet werden.

Bei der Behandlung mit Resochin-Injektionen werden vor allem unmittelbar nach der Injektion kurz-dauernd Schwindel und leichte Benommenheit beobachtet, außerdem kann es zum Absinken des Blutdrucks kommen. Diese Erscheinungen sind stärker bei intravenöser Applikation, vor allem wenn zu schnell injiziert wird (MOHR, 1951).

Die *Amodiaquine-Gruppe (Camoquine, Flavoquine, Miaquine)* unterscheidet sich vom Resochin durch eine Chlorierung in der Seitenkette (Dihydrochlorid). Es hat ebenfalls eine sehr starke schizontozide Wirkung und führt bei Gabe einer einzigen Dosis von 600 mg beim Erwachsenen zur Abfieberung. Im ganzen entspricht die Dosierung der Amodiaquine-Gruppe der bei Resochin. Einige Autoren allerdings, so COATNEY u. Mitarb. (1950) empfehlen eine Dosis von täglich 0,2 g per os über 14 Tage oder 0,3 g per os über 8 Tage.

Nach längerem Gebrauch dieser Präparate sind intensive *Verfärbungen der Haut*, der Nägel, des Gaumens (CAMPBELL, 1960) beschrieben worden, sowie auch das Auftreten einer Agranulocytose (GLICK, 1957). 5 Fälle von Agranulocytose bei Malaria-Prophylaxe mit Camoquine beschreiben BOOTH u. Mitarb. Allerdings hatten 2 Patienten das Medikament in sehr hohen Dosen genommen, bei den tödlich endenden Fällen war es zu einer Sepsis durch Pseudomonas aeruginosa gekommen.

Der Frage, ob nicht an die Hitze akklimatisierte Personen die Malaria-Prophylaxe mit Chloroquine und Proguanil schlechter vertrügen als akklimatisierte, gingen BEASLEY u. Mitarb. nach (1968). Sie konnten aber keinerlei Störung durch die Droge feststellen.

Der Frage der Ausscheidung und des Nachweises von Antimalaria-Mitteln in den Körperflüssigkeiten und -ausscheidungen ging FUHRMANN in seinen Untersuchungen (1961 und 1965) nach. Er fand einen verbesserten und vereinfachten Feldtest, sowohl zur Bestimmung von Chloroquine (Resochin) im Urin, als auch für Camoquine im Urin.

Biguanit (Proguanil, Paludrin) ist eine basische Verbindung, die in ihrer Grundstruktur von allen gebräuchlichen Malariamitteln abweicht. Es hat eine ausgesprochene Wirkung auf die Gewebsformen von Plasmodium falciparum in der Leber. Es wirkt also als Kausal-Prophylaktikum. Außerdem verhindert es auch die Sporogonie in der Mücke. Die Einzelheiten dieses Prozesses sind noch nicht bekannt. Die Gametocyten im menschlichen Blut sind morphologisch nicht verändert. Auch der Befruchtungsvorgang in der Mücke vollzieht sich noch bis zur Entwicklung des Ookineten, der auch noch in die Magenwand der Mücke eindringt. Dann aber bleibt die Ausbildung der Oocyste und der Sporocyste aus. Damit kommt es nicht zur Entwicklung von Sporozoiten. Die Mücken sind nicht übertragungsfähig.

Die Konzentration des Medikamentes in den Erythrocyten ist 6mal höher als im Plasma. Die Wirkung der Droge beruht auf der Verhinderung der Reduktion von Folsäure, daraus resultiert eine Verhinderung der Nucleinsäure-Synthese. Die schizontozide Wirkung ist langsamer als die von Chinin und Atebrin. Das Medikament ist leicht vom Magen-Darmtrakt resorbierbar und wird hauptsächlich über die Niere, weniger über den Darm ausgeschieden.

Die Dosierung für die Behandlung eines akuten Malaria-Anfalles beträgt für den Erwachsenen 5—10 Tage, je nach Schwere des Anfalles und der Parasitämie 3mal täglich 1 Tablette Proguanil zu 0,1 g.

Nach anfänglich positiven Mitteilungen — Unterdrückung des akuten Malaria-Anfalles mit 0,1—0,3 g —, wurden die späteren Berichte zurückhaltender über den Therapie-Erfolg. Bei Plasmodium-vivax-Infektionen erreicht die Proguanil-Wirkung kaum die des Chinins (AGRIDI, 1947; WOODRUFF, 1947; MONK, 1948). Der geringe Erfolg der Behandlung und das teilweise Versagen wurden von COOPER, COATNEY u. IMBODEN (1950) darauf zurückgeführt, daß es zur Resistenzbildung der Plasmodien gegenüber Paludrin komme. Solche Resistenz-Entwicklung wurde besonders beim Plasmodium falciparum gesehen. Sie überdauert die Mückenpassage. Man empfiehlt deshalb heute auch weniger gern Paludrin zur Behandlung der manifesten Malaria.

Die Nebenwirkungen sind gering, gelegentlich Übelkeit und Bauchschmerzen, die eine Appendicitis vortäuschen können (BANERJEE, 1951), Durchfälle und Urticaria wurden beobachtet.

Pyrimethamin (Daraprim) hat in seiner chemischen Konstitution große Ähnlichkeit mit Proguanil. Daraus erklären sich auch auffallende Gemeinsamkeiten der beiden Präparate. Es ist ein Pyrimedin-Derivat, das im Tierversuch gute plasmocide Wirkung zeigt. Die Wirkungsbreite entspricht der des Proguanil. Auch hier findet sich eine wesentlich langsamere Wirkung auf die erythrocytären Formen als bei Chloroquine, Chinin und Atebrin. Die Wirkung auf die Sporogonie ist allerdings länger dauernd als beim Proguanil. Nachdem sich bei Massenbehandlungen nach relativ kurzer Zeit *Parasiten-Resistenzen* einstellten, hat man das Pyrimethamin für die Behandlung der akuten Malaria-Anfälle wegen seiner langsameren Wirkung und dieser Resistenzentwicklung nicht mehr so eingesetzt.

Als therapeutische Dosis zur Behandlung des akuten Malaria-Anfalles wurden an 3 aufeinander folgenden Tagen 0,025—0,05 g täglich per os, für Kinder die Hälfte der Dosis, angegeben.

Als individuelles Prophylaktikum ist Pyrimethamin brauchbar, aber nur, wenn in der Gegend keine gegen dieses Mittel resistenten Stämme von Plasmodium falciparum sich finden. Aber auch in Gebieten mit paludrin-resistenten Stämmen ist es nicht verwertbar. Man hat nämlich eine Kreuzresistenz festgestellt, d.h. also ein primär gegen Paludrin resistenter Parasitenstamm ist auch gegen Daraprim resistent und umgekehrt.

Nebenwirkungen bei der Behandlung mit Daraprim sind verschiedentlich beobachtet worden. Im allgemeinen sind sie allerdings gering.

Doch hat Bruce-Chwatt (1955) einen schweren Zwischenfall nach der i.m. Gabe von 0,05 g Daraprim bei einem 6 Monate alten Kind gesehen, bei dem Krämpfe und lang anhaltende *Lähmungen* auftraten. Besonders bedrohlich können einmal die Einwirkungen auf den blutbildenden Apparat sein, die vor allem bei Überdosierungen auftreten, sowohl beim Kind (Koch, 1952) als auch beim Erwachsenen. Es kommt dann zu schweren *Knochenmarkschädigungen*, Panmyelopathien, unter Umständen mit tödlichem Ausgang. Einen Fall einer solchen agranulocytären Reaktion bei Überdosierung (3 Wochen lang täglich 3 Tabletten Daraprim) konnten wir beobachten. Aber auch schon nach kleineren Dosen, nämlich 3 Tage 1 Tablette, sahen wir bei einem allergischen jungen Mann das Auftreten einer Agranulocytose. Auch eine teratogene Wirkung dieses Präparates ist diskutiert worden.

Von den anderen in der Therapie gebräuchlichen Medikamenten sind noch die Antibiotica, die Sulfonamide und Sulfone zu erwähnen.

Die *Antibiotica* wurden von einigen Autoren in die Behandlung eingesetzt. Aureomycin, Achromycin und Terramycin scheinen eine gewisse Wirkung bei Malaria zu haben (Ruz-Sanchez u. Mitarb., 1951 und 1956).

Diese Wirkung erreicht aber nicht die der 4-Amino-Chinoline (Resochin, Chloroquine ect.). So hat sich eine Antibiotica-Therapie der Malaria in keiner Weise durchsetzen können.

Frühzeitig wurden auch schon mit verschiedenen *Sulfonamiden* Behandlungsversuche unternommen. So z.B. mit Prontosil (Menk u. Mohr, 1938) sowie später mit anderen Di- und Tri-Sulfonamiden. Die Ergebnisse mit diesen Präparaten waren hinsichtlich der klinischen Wirkung, wie auch der parasitologischen nicht überzeugend und dem Atebrin und Resochin deutlich unterlegen. In letzter Zeit allerdings wurde ein Sulfonamid-Präparat entwickelt, das *Fanasil*, das sich als Malaria-Therapeutikum zu bewähren scheint. Verschiedene Autoren haben es im afrikanischen Raum zur Anwendung gebracht und positiv beurteilt. Ene an unserer Klinik fand bei der Nachprüfung eine, wenn auch nicht ganz so rasche Wirksamkeit wie bei Resochin. Besser bewährte sich die *Kombination Fanasil-Daraprim*. Aufgrund unserer Erfahrungen empfiehlt sich die alleinige Anwendung des Sulfonamids nicht so sehr, sondern diese erwähnte Kombination, der auch eine nachhaltige rezidiv-verhütende Wirkung zuzukommen scheint.

Fanasil, mit chemischem Namen Sulphormethoxine, ist ein Langzeit-Sulfonamid mit der Formel 4-p-aminobenzenesulphonamide-5:6-dimethoxy-pyrimidine. Es wird gut vom Darm her resorbiert und gibt frühzeitig eine hohe Blutkonzentration. Bisher wurde es vor allem in der Lepra-Therapie angewandt. Für Erwachsene wird eine einmalige Dosis von 1,5—2 g empfohlen. Bei der Behandlung von Kindern empfiehlt sich große Vorsicht, da Intoxikations-Erscheinungen beobachtet wurden und starke allergische Reaktionen.

In der letzten Zeit ist das in der Lepra-Therapie angewandte *Dapsone*, auch als *DDS* bezeichnet, in der Malaria-Therapie *bei chloroquine-resistenten Fällen* eingesetzt worden. Es handelt sich hierbei um ein *Sulfon* mit der chemischen Formel $4{:}4^1$-diaminodiphenyl-sulphone. Es wird per os und als i.m. Injektion in öliger Suspension verabfolgt. Erste Behandlungsversuche wurden von ARCHIBALD u. ROSS (1960) in Nigeria durchgeführt. In der Folgezeit haben dann eine Reihe von Autoren, unter anderen RIECKMANN in Neu-Guinea (1967), CLYDE in Tansania (1967), sowie POWELL u. Mitarb. (1968) in Malaysia Behandlungsversuche durchgeführt. Es zeigte sich wenig wirksam als Schizontocid gegen den Plasmodium vivax-Chesson-Stamm bei der Infektion Nicht-Immuner. Besser scheint die Wirkung auf Plasmodium falciparum zu sein. PETERS (1970) gibt in seinem Buch eine Zusammenstellung und Übersicht über die Wirkung des DDS allein und kommt zu der Feststellung, daß die klinische und parasitologische Antwort auf die Therapie in allen verschiedenen Gruppen, die er nach Dosierung eingeteilt hatte, zögernd war. Das Fieber verschwand erst nach 4—5 Tagen und auch die Parasitämie ging nur langsam zurück. Toxische Erscheinungen wurden nur in geringem Maße beobachtet.

Mit dem Auffinden von Chloroquine-(Resochin-)resistenten Plasmodium falciparum-Stämmen in Vietnam, Kambodscha, Laos, Thailand, Borneo, wurde die Frage nach einer anderen Behandlung aktuell, bzw. die *Frage* überhaupt, *ob* es *Malaria-Stämme* gibt, insbesondere Plasmodium falciparum-Stämme, *die völlig resistent sind gegen Chloroquine* oder ob die Resistenz nur eine Dosierungsfrage ist.

In einem Abschlußbericht des „Screening Center of Drug-Resistant Plasmodia" São Paulo 1967 geben WALKER u. LOPEZ ANTONANO einen Überblick über die Möglichkeit einer *Klassifizierung der Medikamenten-Empfindlichkeit der Parasiten.* Sie unterscheiden 4 Gruppen:

1. „*Empfindlich* (sensitive)" sind die Parasiten gegen ein Mittel, wenn sie innerhalb von 3—5 Tagen in ihrer geschlechtslosen Form aus dem Blut verschwinden, sowie keine Rückfälle mehr auftreten.

2. „*Resistant I*" (R I), wenn das Medikament das Fieber senkt, die geschlechtslosen Parasitenformen aus dem Blut eliminiert, es aber zu Rückfällen kommt.

3. „*Resistant II*" (R II), wenn die geschlechtslosen Parasiten für 5 und mehr Tage noch im Blut nachweisbar sind, immerhin aber eine merkliche Verminderung der Zahl eintritt, die Körpertemperatur zur Norm zurückkehrt, wenn auch verzögert, und Rückfälle auftreten.

4. „*Resistant III*" (R III), wenn das Medikament ganz geringen oder keinen Einfluß auf die Parasiten ausübt und auch das Fieber nicht senkt.

Diese Einteilung ist von verschiedenen Autoren übernommen worden, um die Resistenzentwicklung präziser klassifizieren zu können.

Mit dem Problem der Chloroquine-Resistenz von Plasmodium falciparum, wie es sich in Vietnam ergab, beschäftigen sich Berichte von SHEEHY u. REBA (1967). Einen Überblick über dieses Problem in West-Malaysia und Singapur geben die umfangreichen Studien von MCKELVEY u. Mitarb. (1971).

Aber nicht nur gegen Chloroquine bzw. Resochin kommt es zur Entwicklung einer *Resistenz,* sondern auch gegen andere Medikamente, die in der Malaria-Therapie angewandt wurden. So spricht PETERS von *multi-resistenten* Plasmodium falciparum-*Stämmen.* Nach den bisherigen Beobachtungen gibt es einmal die Kreuzresistenz bei Paludrin und Daraprim, aber auch eine Kreuzresistenz bei den verschiedenen 4-Amino-Chinolin-Präparaten. Schließlich kann es auch zur Resistenz gegen Atebrin kommen. Diese Tatsachen werden durch die sehr umfangreiche und erschöpfende Darstellung von Peters in ihrer gesamten Problematik geschildert. Es ergibt sich daraus die Notwendigkeit, in Fällen solcher Medikamenten-Resistenz auf andere Behandlungs-Schemata zurückzugreifen, als sie sonst empfohlen werden. Welches in der folgenden Tabelle gegebene Schema angewandt werden soll, muß dem behandelnden Arzt und seinen Möglichkeiten (Medikamentenbeschaffung) überlassen bleiben. Ein absolut verbindliches Schema gibt auch Peters in seiner Übersicht nicht, sondern stellt verschiedene Möglichkeiten zur Wahl.

Hinsichtlich der Gesamt-Problematik der Resistenz-Entwicklung sei auf das Buch von Peters verwiesen „Chemotherapy and Drug Resistance in Malaria" (1970). Es ist aber in diesem Zusammenhang noch wichtig, die Länder zu nennen, aus denen gesicherte Mitteilungen über, vor allem Chloroquine-Resistenz, vorliegen:

Chloroquine-(Resochin)-resistente Plasmodium falciparum-Stämme wurden beobachtet in:

Asien:	Vietnam Kambodscha Laos (?) Thailand Malaysia Singapur (Fung, Cabbaume u. Gilles) Indonesien (Sumatra und Borneo) Philippinen West-Pakistan
Amerika:	Bolivien Brasilien, verschiedene Gebiete, besonders Amazonasbereich Columbien Paraguay Venezuela
Afrika:	Bisher keine gesicherte Chloroquine-Resistenz beobachtet, lediglich Paludrin- und Daraprim-Resistenz (Jeffery u. Gibson, 1966; Martin u. Arnold, 1967).

Während die Resistenz-Entwicklung gegen Paludrin und Daraprim schon 1950 erstmalig beobachtet wurde, werden die ersten Mitteilungen über Chloroquine-Resistenz erst ab 1960 gemacht. Die raschere Resistenz-Entwicklung bei den beiden erstgenannten Präparaten ist wohl zurückzuführen auf ihren Wirkungsansatz. Die Wirkungsweise von Chloroquine (Resochin) ist komplexer und hat wahrscheinlich mehrere Ansatzpunkte, so daß es daher länger dauerte, bis es zur Resistenz-Entwicklung kam.

Mit dem Augenblick der Resistenz-Entwicklung, gerade gegen Chloroquine, ist eine Fülle von *Kombinationen*, worauf oben schon hingewiesen wurde, *zur Behandlung* angegeben worden.

So wandte Laing *Sulphormethoxin* zusammen *mit Pyrimethamin* an und erzielte eine günstige Wirkung bei Plasmodium falciparum-Infektionen, weniger gut bei Plasmodium vivax. Mit der gleichen Kombination arbeiteten Bartelloni u. Mitarb. (1967). Ferner Chum-Chantholl (1968) u. Rey u. Mitarb. (1968). Berman (1969) setzte ebenfalls ein *Langzeit-Sulfonamid* in Kombination *mit Daraprim und Chloroquine* ein. Der Erfolg dieser Kombinationsbehandlung mit Sulphafurazole war zufriedenstellend bei den Chloroquine-resistenten Fällen. Mit dem Sulphamethoxypyracine (Kelfizina) Sulphalene arbeiteten Mazzoni u. Baruffa. Sie gaben Dosen zwischen 1,0 und 2,5 g des Sulfonamids. Mazzoni kombinierte noch mit Daraprim.

Mit *DDS* bei Chloroquine-resistenten Fällen behandelten Degowin u. Mitarb. (1966). Das Ergebnis war zufriedenstellend. Es handelte sich um Plasmodium falciparum-Infektionen. Auch Rieckmann u. Mitarb. sahen eine befriedigende Wirkung bei Plasmodium falciparum, aber keine Wirkung bei Plasmodium vivax-Stämmen von Neu-Guinea.

Andere therapeutische Wege gingen Reba u. Sheehy (1967). Sie setzten bei chloroquine-resistenten Plasmodium falciparum-Infektionen Chinin ein und eine *Kombination von Colchicine und Chinin.* Letztere war besonders wirksam und führte in 77% zur Heilung. Spätere

Versuche von RIECKMANN (1967) mit dem *Präparat CI-564* führten zu einer guten Wirkung bei Falciparum-Infektionen. Das Präparat stellt eine Mischung 1:1 von Cycloguanil pamoate und DADDS (einem Sulfon-Abkömmling) dar. Ähnliche Versuche führten auch CHIN u. Mitarb. durch (1970).

Außer diesen Versuchen wurde noch eine große Zahl anderer Kombinationen im Laufe der Zeit eingesetzt. Auf die Tabelle mit Behandlungsvorschlägen bei Chloroquine-Resistenz wird verwiesen.

Für das *derzeitige praktische Vorgehen* seien folgende 4 Therapieschemata gegeben:

a) Medikamentöse Behandlung der akuten Malaria des Nicht-Immunen

I. *Resochin* oder andere Chloroquine-Präparate.
1. Tag sofort nach Stellen der Diagnose
4 Tabletten Resochin = 600 mg Base nach den Mahlzeiten oder
2 Tabletten Resochin = 300 mg Base bei Magenempfindlichen und Bestehen von Übelkeit auch nach den Mahlzeiten
6 Stunden nach der I. Dosis nochmals
2 Tabletten Resochin = 300 mg Base nach den Mahlzeiten
weiterhin 6stündlich nach den Mahlzeiten
1 Tablette Resochin = 150 mg Base bis zur Gesamtdosis von
12 Tabletten Resochin = 3,0 g = 1,8 g Base.

II. *Amodiaquine*
1. Tag 3 Tabletten Amodiaquine = 600 mg der Base nach den Mahlzeiten
2. und 3. Tag je 2 Tabletten Amodiaquine = 400 mg der Base n. d. Mahlzeiten

III. *Atebrin*
1.—7. Tag täglich 3mal 1 Tablette Atebrin zu 100 mg nach den Mahlzeiten

IV. *Chinin*
5—7 Tage 1,4—2,0 g Chinin täglich in mehreren Einzeldosen, nach den Mahlzeiten.

Da die Gametocyten von *Plasmodium falciparum* von allen 4 Präparaten nicht vernichtet werden, ist eine *zusätzliche Gabe von Primaquine* 2mal täglich 1 Tablette zu 15 mg für 7 Tage oder 1mal 1 Tablette Primaquine für 14 Tage erforderlich.

In Gebieten, in denen ein G6PD-Mangel-Syndrom vorkommt, muß auf Nebenwirkungen bei dieser Medikation geachtet werden.

Auch bei *Plasmodium vivax, Plasmodium ovale und Plasmodium malariae* muß *zur Radikalheilung zusätzlich Primaquine* 1 Tablette zu 15 mg 1mal täglich für 14 Tage gegeben werden.

b) Medikamentöse Behandlung der akuten Malaria des Teil-Immunen

I. *Resochin* oder andere Chloroquine-Präparate
Einmalige Dosis von 4 Tabletten = 600 mg Base, eine höhere Dosierung ist meist nicht erforderlich, solange es sich um unkomplizierte Krankheitszustände handelt. Nach der Mahlzeit zu nehmen.

II. *Amodiaquine*
Einmalige Gabe von 3—4 Tabletten = 600—800 mg Base nach der Mahlzeit.

III. *Atebrin*
Anfangsdosis: 3 Tabletten = 300 mg nach der Mahlzeit
4 Std später nochmals 3 Tabletten = 300 mg nach der Mahlzeit
in den drei folgenden Tagen 3mal 1 Tablette zu 100 mg täglich

IV. *Chinin*
je nach Schwere des Anfalles und Parasitämie täglich 1,0—1,6 g in mehreren Einzeldosen nach den Mahlzeiten für 2—5 Tage.

c) Malaria-Behandlung bei Kindern mit Resochin-Tabl. zu 0,25 g (= 0,15 Base)

Alter	am 1. Tag, erste Dosis	6 Std später	am 2. Tag	am 3. Tag
unter 1 Jahr . .	1/2 Tablette	1/4 Tablette	1/4 Tablette	1/4 Tablette
von 1 Jahr . . .	3/4 Tablette	1/4 Tablette	1/2 Tablette	1/2 Tablette
von 2— 3 Jahren	1 Tablette	1/2 Tablette	1/2 Tablette	1/2 Tablette
von 4— 5 Jahren	1 1/2 Tabletten	1/2 Tablette	1/2 Tablette	1/2 Tablette
von 6— 7 Jahren	2 Tabletten	1 Tablette	1 Tablette	1 Tablette
von 8—12 Jahren	3 Tabletten	1 1/2 Tabletten	1 1/2 Tabletten	1 1/2 Tabletten
Jugendliche über 12 Jahre . .	4 Tabletten	2 Tabletten	2 Tabletten	2 Tabletten

Tabelle 9. *Malaria-Therapie mit Resochin-junior* (81 mg Chloroquine phosphat / = 50 mg Base)

	1. Dosis	6 Std später	2. Tag	3. Tag
Kinder unter 1 Jahr	1 Tabl.	1 Tabl.	1 Tabl.	1 Tabl.
Kinder von 1—2 Jahren . .	2 Tabl.	1 Tabl.	1 1/2 Tabl.	1 1/2 Tabl.
Kinder von 2—3 Jahren . .	3 Tabl.	1 Tabl.	2 Tabl.	2 Tabl.
Kinder von 4—5 Jahren . .	4 Tabl.	1 Tabl.	2 Tabl.	2 Tabl.
Kinder von 6—7 Jahren . .	6 Tabl.	3 Tabl.	3 Tabl.	3 Tabl.
Kinder von 8—12 Jahren . .	9 Tabl.	4 Tabl.	5 Tabl.	5 Tabl.
Kinder über 12 Jahre	12 Tabl.	6 Tabl.	6 Tabl.	6 Tabl.
Erwachsene	12 Tabl.	6 Tabl.	6 Tabl.	6 Tabl.

Tabelle 10. *Malariabehandlung mit Resochin-Sirup* (1 Meßlöffel = 3,5 ml = 81 mg Chloroquine diphosphat / = 50 mg Base)

	1. Tag	2. Tag	3. Tag
Kinder unter 1 Jahr	2 Meßlöffel	2 Meßlöffel	1 Meßlöffel
Kinder von 1—3 Jahren	6 Meßlöffel	6 Meßlöffel	3 Meßlöffel
Kinder von 4—8 Jahren	9 Meßlöffel	9 Meßlöffel	4—5 Meßlöffel
Kinder über 8 Jahre	12 Meßlöffel	12 Meßlöffel	6 Meßlöffel

Tabelle 11 (s. S. 574)

Neben den bisher erwähnten Präparaten gibt es noch eine Reihe von Kombinationspräparaten, die in den verschiedenen Ländern entwickelt wurden. Im frankophonen Afrika werden Kombinationspräparate wie *Quinimax* oder *Quinoforme* als vorwiegend chininhaltige Kombinationspräparate zur Injektion angewandt.

d) Therapie schwerster Plasmodium-falciparum-Infektionen

Bei Verdacht auf eine komatöse Malaria ist sofort nach der Abnahme des Dicken Tropfen-Präparates und des Ausstriches, in schweren Fällen auch vor dem Vorliegen des Resultats der Blut-Untersuchung die Behandlung einzuleiten.

I. Wenn keine Kollaps-Situation besteht und der Blutdruck nicht unter 110 mm Hg liegt, *1 Ampulle der 5 % Resochin-Lösung* = 150 mg Base *langsam intravenös* (innerhalb 5 min) injizieren. *Gleichzeitig 5 ml Resochin-Lösung* = 150 mg Base *intramuskulär*.
Ist der Zustand nicht so bedrohlich, werden 10,0 ml der 5%igen Resochin-Lösung = 300 mg Base intramuskulär gegeben, ebenso, wenn Kollapsgefahr besteht, d.h. Blutdruck unter 110 mm Hg.

II. 1/2 *Std später Chinin-Dihydrochloricum 0,5 g* verdünnt in 20 ml isotonischer Kochsalzlösung, sehr langsam intravenös injizieren.

III. Je nach Situation *Dauertropf-Infusion* mit isotonischer Kochsalzlösung oder Rheomacrodex mit 1—2 Ampullen Resochin innerhalb der nächsten 4 Std einlaufen lassen.

IV. Anschließend *alle 4—6 Std*, je nach Situation 1 Ampulle Resochin intramuskulär oder in die Dauer-Tropf-Infusion.

V. *Gesamt-Dosis Resochin* mindestens 1500 mg Base, besser noch 1800 mg Base (= 60 ml der 5% Resochin-Lösung)
Die Chinin-Injektion kann je nach Lage nach 10—12 Std noch einmal wiederholt werden.

e) Besondere Behandlungs-Maßnahmen

Neben den spezifisch gegen die Malaria gerichteten medikamentösen Behandlungsmaßnahmen ist es selbstverständlich, daß bei allen Malaria-Formen eine *laufende Kreislaufüberwachung* erfolgen muß. Auf die blutdruck-senkenden Einflüsse aller Infektionen mit den verschiedenen Malaria-Parasiten wurde jeweils schon hingewiesen. Beim älteren Menschen ist daher die Kollapsgefahr besonders leicht gegeben, zumal ja auch noch einige Malaria-Behandlungsmittel blutdrucksenkende Eigenschaften haben. So empfiehlt sich der Einsatz von Effortil, Sympatol, Novadral oder ähnlichen Präparaten. Werden außer den Malaria-Therapeutica noch *Analgetica* wegen bestehender Kopf- und Gliederschmerzen gegeben und haben diese Analgetica noch eine antipyretische Wirkung (etwa Salicylate, Phenacetin, Pyrazalon, Gelonida Antineuralgica oder ähnliches), so wird die Kollapsneigung noch gesteigert. Deshalb empfiehlt sich äußerste *Vorsicht* bei der Anwendung solcher Mittel im Fieberanfall, nach Möglichkeit sollte sie unterbleiben oder nur solche Analgetica verwandt werden, die keine antipyretische Wirkung haben. Besonders bei der Malaria tropica ist eine genaue Kreislauf-Kontrolle erforderlich.

Das *Schocksyndrom*, das bei dieser Erkrankung auftreten kann, erfordert oft sofortige Maßnahmen. Hier sind *Infusionen* von 500 ml physiologischer Salzlösung, besser noch *Rheomacrodex* zu empfehlen, unter Umständen mit einer Proteinsubstitution. Die ersten 500 ml sollten verhältnismäßig schnell gegeben werden, dann sollte eine Mischung von physiologischer Salzlösung und isotonischer Glucoselösung in einer Menge von 500 ml über 4 Std verteilt, eventuell mehrmals gegeben werden. Der Blutdruck ist laufend zu kontrollieren, um eventuell blutdrucksteigernde Mittel einzusetzen. In einigen Fällen hat sich eine Initialgabe von *Hydrocortison* 100 mg i.m. bewährt, um das Schocksyndrom zu überwinden. Eine Wiederholung der gleichen Dosis nach 8 Std wird angeraten, wenn der Patient auf die erste Dosis nicht anspricht. Dann aber ist die Dosis rasch zu reduzieren.

Im Schocksyndrom kommt es öfters zur Entwicklung von *Nieren-* und *Leberversagen.* Oft tritt beides zu gleicher Zeit auf. Es ist deshalb notwendig, in solchen Fällen laufend Harnstoff-N, Rest-N, Harnsäure und Kreatinin im Blut zu kontrollieren, sowie auch die Urinmenge unter Kontrolle zu haben.

Tritt ein Anstieg des Rest-N und des Kreatinin auf, vermindert sich die Urinmenge, dann ist äußerste Gefahr im Verzug. In solchem Fall ist die Durchführung einer *Infusion,* eventuell Anlage eines Subclavia-Katheters, Kontrolle der Alkali-Reserven erforderlich. Kommt es trotz dieser Maßnahmen zum *weiteren Anstieg des Rest-N, der Harnsäure und des Kreatinin im Blut,* nimmt die *Oligurie* zu oder tritt sogar eine *Anurie* ein, dann sollte doch eine *Peritoneal-Dialyse* in Betracht gezogen werden. In solchem Fall eine Hämodialyse durchzuführen, hat sich nach den Untersuchungen amerikanischer Autoren nicht bewährt, sondern sogar als gefahrvoll erwiesen.

Gleichzeitig ist eine genaue Kontrolle auch der Leberfunktion durchzuführen, da dem Nierenversagen häufig auch eine Leberschädigung, bzw. Leberversagen folgt.

Handelt es sich um die Malaria tropica-Form, die mit *choleraartigen Durchfällen* einhergeht, dann ist eine intensive Behandlung des Wasserverlustes und des Salzverlustes erforderlich. In solcher Situation empfiehlt sich die Infusion zur

Rehydratation von größeren Mengen (7—10 Liter einer Lösung, die 2 Teile isotonischer Kochsalzlösung 0,95 % und ein Teil isotonischer Natriumlaktat-Lösung 1,75 %) enthält. Auf das Auftreten einer Hypokaliämie ist besonders zu achten und entsprechende Therapie, wenn nötig, einzuleiten.

Hat sich eine sehr *schwere Anämie* entwickelt, d.h. ist der Hämoglobingehalt unter 6 g % abgesunken und die Erythrocytenzahl unter 2 Mill. pro cmm, dann ist eine *Bluttransfusion* in Betracht zu ziehen. Dabei empfiehlt sich eine Frischblut-Transfusion oder auch die Transfusion gewaschener Erythrocyten. Bei Vorliegen von Nierenversagen ist aber größte Vorsicht mit Transfusionen anzuraten.

Bei nicht so schweren Anämien ist durch die Kontrolle der Reticulocyten im peripheren Blut die Regenerationsfreudigkeit des Knochenmarks zu überprüfen und eine *Eisentherapie*, etwa in Form von Ferra-Sulfat-Gabe 1 g täglich geteilt in 3 Einzeldosen, am besten mit den Mahlzeiten, zu empfehlen. *Kombiniert mit Vitamin-Präparaten*, insbesondere Vitamin-C. In einigen Fällen kann es zur Entwicklung eines Folsäuremangels kommen, dann ist die Gabe von 5—10 mg Folsäure täglich anzuraten.

Ist es zu einem schweren *Malaria-Koma* gekommen, dann sollte außer den im Therapieschema angegebenen Maßnahmen *Hydrocortison i.m.* in Dosen von 200—300 mg in den ersten Stunden gegeben werden. Dann allerdings muß die Dosis rasch gesenkt werden.

Besteht gleichzeitig eine *Hyperpyrexie* mit heißer, trockner Haut, dann sollten kalte Umschläge gemacht werden, eventuell ein kaltes Bad unter genauer Temperatur-Kontrolle, auch hierbei ist es wichtig, den Schock zu vermeiden.

Betrifft die Malaria-Erkrankung einen Herzkranken oder auch ältere Menschen, dann ist es unter Umständen notwendig, in den ersten Tagen laufend Strophanthin oder ein anderes herzwirksames Glykosidpräparat in entsprechender Dosierung zu geben.

Hier muß noch auf Beobachtungen hingewiesen werden, die unter Umständen in der Zukunft bei der Therapie resistenter Fälle Wichtigkeit erlangen können. Maegraith hat beobachtet, daß eine reine *Milchdiät* Malaria-Anfälle unterdrücken kann.

Die Versuche von Kretschmar an mit Nagerplasmodien infizierten Mäusen bestätigten die Beobachtung, daß eine reine Milchdiät den Ausbruch einer Plasmodien-Infektion verhindern kann. Nach seinen Tierversuchen konnte Kretschmar (1966) Feldversuche in Nigeria durchführen, sie bestätigten seine tierexperimentellen Befunde.

Bei der Beobachtung von 104 afrikanischen Kindern, die mit Plasmodium falciparum infiziert waren, wurden verschiedene Diäten gegeben; nur unter der reinen Milchdiät war die Parasitendichte niedrig, sie stieg aber an, wenn der Milchgehalt der Nahrung verringert wurde. Die Gegenwart von Paraaminobenzoe-Säure ist für die Parasiten-Entwicklung von großer Wichtigkeit.

In einer anderen Versuchsreihe wurden Kinder mit einer Plasmodium falciparum-Infektion 6 Tage auf Milchpulver-Diät gesetzt und eine andere Gruppe der gleichen Infektion mit Chloroquine behandelt. Bei den mit Milchpulver ernährten Kindern war allein durch diese Diät die Parasitämie unter Kontrolle zu halten. Kretschmar kam zu dem Schluß, daß durch Milchdiät allein die Parasitenzahl reduziert wird. Die Widerstandsfähigkeit afrikanischer Säuglinge hängt mit ihrer Diät durch die Muttermilch zusammen. Er hält diesen Faktor für wirksamer als den immunologischen bei der Reduzierung der Parasitämie.

6. Prophylaxe

a) Medikamentöse Malaria-Prophylaxe

Bei der Besprechung der Immunität wurde darauf hingewiesen, daß Versuche einer passiven und aktiven Immunisierung gemacht worden sind, ohne daß damit ein wirklicher Erfolg zu erzielen war. Da es auch keine Möglichkeit der Schutzimpfung bisher gibt, bleibt nur die Durchführung der *medikamentösen Malaria-Prophylaxe*.

Bei dieser Prophylaxe handelt es sich in Wirklichkeit um eine *Dauerbehandlung mit kleinster Dosis*, denn es läßt sich nicht der Stich der Mücke und die Inoculation der Sporozoiten verhindern, sondern nur der Ausbruch der Erkrankung mit den klinischen Erscheinungen durch Verhinderung des Einbruches der erythrocytären Formen in die Blutbahn. Eine solche vorbeugende Behandlung mit kleinster Dosis hat aber bei dem Nichtimmunen nur dann Erfolg, wenn sie während des Aufenthaltes im endemischen Gebiet absolut regelmäßig durchgeführt wird. Unregelmäßigkeit in der Durchführung macht den Erfolg zunichte. Auch Durchfall-Erkrankungen mit den damit verbundenen Resorptionsstörungen können den Schutz gefährden, wenn nicht durch Erhöhung der Dosis der durch die Durchfälle ungenügenden Resorption Rechnung getragen wird. Die Malaria-Prophylaxe darf *nach Verlassen* des endemischen *Malaria-Gebietes* nicht sofort abgebrochen werden, sondern ist noch über *mindestens 4 Wochen regelmäßig weiterzuführen.* Einige Autoren empfehlen statt der verlängerten Prophylaxe nach Beendigung des Tropenaufenthaltes eine sogenannte Abschlußkur (siehe S. 556!).

Der Beginn der Malaria-Prophylaxe muß so gewählt werden, daß beim Eintreffen im Malaria-verseuchten Gebiet ein entsprechender Medikamentenspiegel im Blut vorhanden ist.

Schema der medikamentösen Prophylaxe für Nichtimmune:

a) klinische Prophylaxe (Suppression)

1. Chinin (Heute kaum mehr geübt wegen der Nebenwirkung des Präparates)
   täglich 0,3 g Chinin oder
   alternierend 1. Tag 0,2 g
   2. Tag 0,4 g
   3. Tag wieder 0,2 g und so fort
2. Atebrin (zeigt gute Wirkung, nur führt es bei langem Gebrauch zu Magenbeschwerden und vor allem kommt es zu Ablagerungen des Atebrins in der Haut und dadurch zur Gelbfärbung),
   täglich 0,1 g Atebrin = 1 Tablette.
3. *Resochin* bzw. *Chloroquine* (heute wichtigstes Prophylaktikum)
   300—450 mg der Base (entspricht 2—3 Tabletten Resochin mit je 150 mg Base) für Normalgewichtige sind 2 Tabletten, am besten immer am gleichen Wochentag zu nehmen,
   der Übergewichtige soll an einem weiteren Wochentag zusätzlich noch 1 Tablette nehmen (sonntags 2 Tabletten, mittwochs 1 Tablette),
   bei starker Exposition käme eine Erhöhung auf 2mal 2 Tabletten in Frage oder zusätzlich 1 Tablette Daraprim zu 25 mg.
4. *Amodiaquine* (Camoquine)
   400 mg der Base 1mal wöchentlich (= 2 Tabletten Camoquine zu 200 mg Base).

Besser wirksam als die klinische Prophylaxe ist die Prophylaxe mit einem auch die exoerythrocytären Formen treffenden Medikament, sogenannte Kausal-Prophylaxe. Sie ist aber nur möglich in Gebieten, in denen keine Resistenz der Plasmodien gegen Paludrin oder Daraprim besteht.

b) kausale Prophylaxe

1. Proguanil (*Paludrin*)
   täglich 1mal 100 mg (= 1 Tablette Paludrin) in holoendemischen Gebieten Afrikas werden 2mal 100 mg (= 2 Tabletten täglich) empfohlen.
2. Pyrimethamin (*Daraprim*)
   1mal wöchentlich 25 mg (= 1 Tablette Daraprim).

c) Abschlußkur nach Verlassen der Malaria-verseuchten Gebiete.

1. Fortführen der Prophylaxe mit den Medikamenten der Gruppe a) 1—4 einen Monat lang.

2. Fortführen der Prophylaxe mit den Medikamenten Paludrin/Daraprim 1 Woche lang.
3. *Abschlußkur mit Resochin*
   1. Tag 3mal 2 Tabletten
   2. Tag 2mal 1 Tablette
   3. Tag 2mal 1 Tablette
   (insgesamt 10 Tabletten = 1500 mg Base)
   anschließend 14 Tage lang täglich 1 Tablette Primaquine.

Die Prophylaxe soll entweder 14 Tage vor dem Eintreffen im Malaria-verseuchten Gebiet begonnen werden. Ist das infolge kurzfristiger Anberaumung einer Reise nicht möglich, empfiehlt es sich, 3 Tage vor Eintreffen täglich 2mal eine Tablette Resochin zu nehmen (= 6 Tabletten) und dann im oben angegebenen Rhythmus die Resochin-Prophylaxe fortzuführen.

d) Bei Kindern soll die Prophylaxe-Dosis entsprechend niedriger gewählt werden. Hier gibt es von einigen Medikamenten Kinder-Tabletten (Resochin-Junior) oder auch Saft (Resochin-Saft, Nivaquine-Sirup).

Kinder-Dosierungs-Schema für die Prophylaxe mit Resochin (1 Tablette zu 0,25 mg = 0,15 Base)

Säuglinge	1/4 Tablette	in der Woche
Kinder bis zu 1 Jahr	1/2 Tablette	in der Woche
Kinder von 2—3 Jahren	3/4 Tablette	in der Woche
Kinder von 4—5 Jahren	1 Tablette	in der Woche
Kinder von 6—7 Jahren	1 1/4 Tabletten	in der Woche
Kinder von 8—12 Jahren	1 1/2 Tabletten	in der Woche
Kinder ab 12 Jahre	2 Tabletten	in der Woche

Tabelle 12. *Malaria-Prophylaxe mit Resochin-junior*
(1 Tabl. = 81 mg des 7-chloro-4-(4-diäthylamino-1-methylbutylamino) quinolin-Diphosphat = 50 mg Chloroquine-base)

	kontinuierlich oder intermittierend[a]	
Kinder unter 1 Jahr	1/2 Tabl. 2× wöchentlich	1 Tabl. 1× wöchentlich
Kinder von 1—2 Jahren	1/2 Tabl. 4× wöchentlich	1 1/2 Tabl. 1× wöchentlich
Kinder von 2—3 Jahren	1/2 Tabl. täglich	2 1/2 Tabl. 1× wöchentlich
Kinder von 4—5 Jahren	1/2 Tabl. täglich	3 Tabl. 1× wöchentlich
Kinder von 6—7 Jahren	1 Tabl. täglich	4 Tabl. 1× wöchentlich
Kinder von 8—12 Jahren	1 Tabl. täglich	4 1/2 Tabl. 1× wöchentlich
Kinder über 12 Jahre	1 1/2 Tabl. täglich	6 Tabl. 1× wöchentlich
Erwachsene	1 1/2 Tabl. täglich	6 Tabl. 1× wöchentlich

[a] immer am gleichen Wochentag einnehmen

Tabelle 13. *Malaria-Prophylaxe mit Resochin- oder Nivaquine-Sirup*

	Resochin-Sirup[a]	Nivaquine-Sirup[b]
Kinder unter 1 Jahr	1 Teelöffel wöchentl.	1/2—1 Teelöffel wöchentl.
Kinder von 1—3 Jahren	2 Teelöffel wöchentl.	1 1/2—2 Teelöffel wöchentl.
Kinder von 4—10 Jahren	2—4 Teelöffel wöchentl.	2—4 Teelöffel wöchentl.
Kinder über 10 Jahre	5 Teelöffel wöchentl.	4 Teelöffel wöchentl.
Erwachsenen-Dosis		6 Teelöffel wöchentl.

[a] 1 Teelöffel = 5,0 ml = 50 mg
[b] 1 Teelöffel = 5,0 ml = 68 mg Chloroquinsulfat (= 50 mg Base)

Neben der Resochin- oder Chloroquine-Prophylaxe und den oben schon angeführten Prophylaxe-Schemata gibt PETERS noch *3 weitere Schemata* an:

1. Resochin oder Chloroquine 300 mg Base = 2 Tabletten
   zusätzlich Primaquine 45 mg 1mal in der Woche
   sowie täglich DDS 1 Tablette zu 25 mg
2. Sulphormethoxine (Fanasil) zusammen mit Pyrimethamin: Diese Kombination ist aber bisher noch nicht ausreichend für die Prophylaxe von Nichtimmunen erprobt.
3. DDS zusammen mit Pyrimethamin oder Proguanil:
   DDS 1 Tablette täglich
   Pyrimethamin 1 Tablette wöchentlich
   Auch dieses Schema ist noch nicht hinlänglich erprobt.

Nebenerscheinungen durch die Resochin (Chloroquine)-Prophylaxe treten im allgemeinen *nicht* auf. Vereinzelt wird über Flimmern und erhöhte Lichtempfindlichkeit geklagt oder Druck in der Magengegend nach Einnehmen der Tabletten. Im letzteren Fall empfehlen wir eine Zweiteilung der Dosis, z.B. 1 Tablette sonntags, die zweite Tablette mittwochs. Vereinzelt wird auch über eingenommenes Gefühl im Kopf und Auftreten von Gedächtnisschwäche geklagt. Die sorgfältigen Untersuchungen der letzten Jahre haben aber doch Folgendes ergeben:

a) Die Resochin-Gabe in der Prophylaxe-Dosis führt nicht zu Augenstörungen. Solche Augenstörungen sind nur bei Langzeitbehandlung mit hoher Dosis, z.B. bei Polyarthritis oder Lupus erythematodes gesehen worden.

b) Zentralnervöse Störungen, Kopfschmerzen oder Schwindel, Gedächtnisschwäche sind bei der Prophylaxe-Dosis nicht beobachtet worden.

c) Resochin in der Prophylaxe-Dosis führt nicht zu einer Leberschädigung.

d) Resochin-Prophylaxe kann ohne jede Bedenken in der Schwangerschaft durchgeführt werden.

e) Zur Vermeidung von Unverträglichkeiten empfiehlt es sich, alle Malaria-Prophylaxe-Mittel stets *nach* den Mahlzeiten einzunehmen.

b) Allgemeine Bekämpfungsmaßnahmen

Zur epidemiologischen Bekämpfung der Malaria genügt es nicht allein, erkrankte Personen zu behandeln, oder die Gesunden durch prophylaktisches Einnehmen von Medikamenten vor dem Ausbruch einer Infektion zu schützen. Es muß auch eine *Stechmücken-Bekämpfung* durchgeführt werden, um den Stich der übertragenden Mücke zu verhindern. Hierfür stehen verschiedene Maßnahmen zur Verfügung.

1. Der bewährte Gebrauch von Moskitonetzen.
2. Das Eindrahten von Wohnungen mit Fliegengaze.
3. Das Tragen von Schutzkleidung.
4. Die richtige Wahl für die Errichtung von Wohnstätten.
5. Der Gebrauch von chemischen Abwehrmitteln, sogenannten Repellentien.
6. Klimatisierung (Aircondition) der Wohn-, Schlaf- und Arbeitsräume.

Alle diese Maßnahmen betreffen den Schutz des Menschen oder von Menschengruppen gegen den Mückenstich. Sie können zusammengefaßt werden unter dem Begriff der *Stechmückenabwehr*.

Diese Maßnahmen reichen für eine wirksame Bekämpfung ebensowenig aus, wie die Behandlung der Kranken und die medikamentöse Prophylaxe. Es ist unbedingt eine *aktive Bekämpfung der Mücken* notwendig. Die hierfür angewandten Methoden können sich richten

a) gegen die Entwicklungsstadien der Mücke, in Form der Anopheles-Larvenbekämpfung.

b) gegen die Erwachsenen-Anophelen.

Zu a): Da die Mücken für ihre Brutplätze bestimmte Voraussetzungen benötigen, muß es das Ziel der *Larvenbekämpfungsmaßnahmen* sein, solche Brutplätze zu beseitigen oder sie unbrauchbar zu machen. Drainage von Wasserläufen, Verstärkung der Strömung, periodisches Fluten, Anlegen von Uferbefestigungen sind Maßnahmen, um ein Gewässer für die Besiedlung mit Anopheles-Larven ungeeignet zu machen. Eine andere Maßnahme, die sich bewährt hat, ist die Behandlung der Brutplätze mit larviciden Giften. So hat man Pariser-Grün als ein arsenhaltiges Fraßgift auf der Wasseroberfläche versprüht oder auch verschiedene Petroleumderivate. Diese letzteren führen zu einem stabilen Ölfilm auf der Wasseroberfläche und dringen rasch in das Tracheen-System der Mückenlarven ein. Die Wirkung kann noch durch den Zusatz von DDT oder einem anderen synthetischen Insecticid gesteigert werden.

Auch das Einbringen von Larven-fressenden Fischen, also natürlichen Vertilgern der Larve ist als Bekämpfungsmaßnahme versucht worden.

Zu b): Die Anwendung der Kontaktinsecticide zur *Bekämpfung der erwachsenen Anophelen* kann nur nach genauer Kenntnis der Lebensgewohnheiten der Mücke durchgeführt werden. Die Tatsache, daß die Anophelen vor und nach dem Saugen am Menschen unter Tag sich auf den Wänden der Schlafräume niedersetzen, wurde zur Veranlassung, die Wände und Zimmerdecken mit modernen Insecticiden zu besprayen. Die Mücken, die sich auf diesen besprayten Wänden niederlassen und mit dem Insecticid in Berührung kommen, werden abgetötet. Der Vorteil der modernen *Insecticide* ist es, daß sie sich nach einmaligem Besprayen der Wände Monate lang wirksam halten. Im Rahmen der Bekämpfungsmaßnahmen ist es also notwendig, mindestens 1mal, besser 2mal im Jahr alle Häuser und Stallungen innerhalb der Gebiete, in denen die Malaria-Bekämpfung durchgeführt werden soll, mit den entsprechenden Insecticiden zu behandeln.

Gegen DDT sind in den letzten Jahren Bedenken geäußert worden, da es auch für den Menschen nicht ganz ungiftig ist und Intoxikationen beobachtet worden sind. Das hat dazu geführt, daß vereinzelte Länder der Malaria-endemischen Gebiete die Einfuhr des Mittels verboten haben und damit allerdings auch wieder die großangelegte Malaria-Ausrottungskampagne der Weltgesundheits-Organisation gefährden.

Für diesen groß angelegten *Bekämpfungsplan der Weltgesundheitsorganisation*, der auch in bestimmten Gebieten seine Verwirklichung gefunden hat, sind folgende Voraussetzungen wesentlich.

1. Der Malaria-Parasit ist streng artspezifisch, d.h. er hat keinen anderen Wirt als den Menschen.

2. Die Malaria-Infektion im Menschen heilt spontan aus (siehe Infektions-Dauer bei den einzelnen Plasmodienarten).

3. Die Übertragung der Malaria findet gewöhnlich innerhalb der Behausungen statt und die Mücken setzen sich mindestens einmal innerhalb der Zeitspanne, in der in ihnen die Malariaparasiten ihre Entwicklung zum Sporozoiten durchmachen, auf einer mit Insecticiden besprayten Wand nieder.

Der Aktionsplan der Weltgesundheits-Organisation sieht verschiedene Phasen in seiner *Durchführung* vor.

I. *Vorbereitungsphase:* In dieser ist die Erkundung des zu sanierenden Gebietes vorzunehmen, der genaue Aktionsplan auszuarbeiten, die entsprechenden Einrichtungen zu beschaffen und das Personal anzulernen. Ihre Dauer ist mindestens mit 1 Jahr zu veranschlagen.

II. *Aktionsphase:* In dieser werden regelmäßige Besprayungen mit Insecticiden in den Wohnstätten durchgeführt, so daß es zu einer Verminderung der erwachsenen Mücken und damit auch zu einer Verminderung der Malaria-Übertragung kommt. Diese Maßnahme führt dann auch zwangsläufig zu einer Reduzierung des Parasiten-Reservoirs in der Bevölkerung. Für sie ist ein Zeitraum von 3—4 Jahren anzusetzen. Nach diesem Zeitraum kann die Hausbesprayung eingestellt werden.

III. *Konsolidierungsphase:* In dieser werden Massen-Untersuchungen der Bevölkerung durchgeführt. Alle Parasiten-Träger werden einer gründlichen medikamentösen Behandlung unterzogen. Diese Phase gilt als erreicht, wenn innerhalb von 3 Jahren keine Infektion mehr in diesem Gebiet gefunden wurde.

IV. *Erhaltungsphase:* In ihr gilt es, den erreichten Zustand des Freiseins von Malaria durch Verhinderung von Neu-Einschleppung zu erhalten.

Bei Besprechung der Epidemiologie wurde schon darauf hingewiesen, daß im Laufe der letzten Jahre seit Anlaufen dieses Programms eine *Reihe von Gebieten* als *Malaria-frei* gemeldet werden konnte, in denen früher die Malaria sehr stark verbreitet war. Hier sei nur nochmals an *Süd-Europa* erinnert, das noch während und nach dem 2. Weltkrieg stark Malaria-verseucht war und das heute Malaria-frei ist. Ebenso sind *weite Gebiete Zentral-Amerikas* und auch *Süd-Amerikas* heute Malaria-frei. Es ist aber nicht immer leicht, den erreichten Zustand zu erhalten. Das zeigt das Beispiel von Ceylon, das schon einmal Malaria-frei gemeldet werden konnte, wohin aber jetzt wieder durch illegale Einwanderung Malaria eingeschleppt wurde und es zu sehr heftigen Ausbrüchen kam.

Auch das Auftreten sogenannter *autochthoner Malaria-Fälle* in Deutschland, während und unmittelbar nach dem Krieg, ein Beispiel haben wir Seite 484 angeführt, ist ein Beweis dafür, daß auch in Malaria-frei gewordenen Gebieten bei Vorhandensein der Überträger und, wenn auch nur zeitweise bestehenden günstigen klimatischen Bedingungen, das Aufflammen einer Malaria-Einzelerkrankung oder von Gruppenerkrankungen, ja sogar von Epidemien möglich ist.

Die heute durch den intensiven Verkehr mit tropischen und subtropischen Ländern gegebene *Verschleppungsmöglichkeit* von Tropenkrankheiten („*Imported diseases*", Maegraith, Bruce-Chwatt, Janssens, Zuidema, Shute, Reid, Hofmann, Mohr u.a.) bringt es immer wieder mit sich, daß innerhalb Malaria-freier Gebiete Personen, die aus den Tropen kommen, an einer Malaria erkranken. Bei Vorhandensein entsprechender Mückenpopulationen und entsprechender klimatischer Bedingungen können sie zu Infektionsquellen werden, besonders dann, wenn dem erstbehandelnden Arzt das Krankheitsbild der Malaria fremd ist, er die Diagnose nicht stellt und dadurch eine sofort einsetzende Behandlung unterbleibt.

In den letzten Jahren haben sich aber noch weitere unvorhergesehene Probleme bei der Ausrottungskampagne ergeben. Im Vorhergehenden wurde auf das eine dieser Probleme, nämlich die Entwicklung der *Resistenz der Malaria-Parasiten* gegen bestimmte Medikamente, schon hingewiesen. Das zweite sehr wesentliche Problem ist in der sogenannten *Exophagie und Exophilie der Anophelen* zu suchen, sowie in der Entwicklung einer Resistenz der Anophelen gegen die bisher benutzten Insecticide. Diese Resistenz-Entwicklung der Anopheles macht es notwendig, auch hier nach neuen Mitteln zu suchen.

Literatur

Zusammenfassende Übersichten

Begemann, H., Harwerth, H.G.: Praktische Hämatologie, 3. Aufl. Stuttgart: Thieme 1967.
— **Rastetter, J.**: Atlas der klinischen Hämatologie, 2. Aufl. Berlin-Heidelberg-New York: Springer 1972.

Boyd, M.F.: Malariology. Philadelphia and London: Saunders 1949.

Cockburn, T.A.: The evolution and infectious diseases. Baltimore: The Johns Hopkins Press 1963.

Craig, Faust's: Clinical Parasitology, 8. Aufl. Philadelphia: Lea & Febiger 1970.

Eckstein, A.: Malaria im Kindesalter. Basel-New York: Bibl. paediat. Fasc. 47, 1946.

Fischer, L.: Protozoenerkrankungen. In: Opitz u. Schmidt, Handbuch der Kinderheilkunde, Bd. V, Infektionskrankheiten, S. 922—939. Berlin-Göttingen-Heidelberg: Springer 1963.
— **Reichenow, E.**: Protozoenkrankheiten. In: Handbuch der Inneren Medizin, 4. Aufl., I/2, 421—719. Berlin-Göttingen-Heidelberg: Springer 1952. Siehe dort auch älteres Schrifttum bis Ende 1951.

Gsell, O.R.: Pathomorphosis der Infektionskrankheiten: durch Prophylaxe und Therapie zur Eradikation. Basel: Interpharma 1973.

Hinman, E.H.: World eradication of infectious diseases. Springfield, Ill.: Ch. C. Thomas 1966.

Kean, B.H., Breslau, R.C.: Parasites of the Human Heart. New York-London: Grune & Stratton 1964.

Kikuth, W.: Malaria. In: Grumbach/Kikuth, Die Infektionskrankheiten des Menschen und ihre Erreger. Stuttgart: Thieme 1958.

Maegraith, B.: Pathological Processes in Malaria and Blackwater Fever. Oxford: Blackwell 1948.
— Exotic Disease in Practice. London: William Heinemann Medical Books Ltd. 1965.
— Mediterranean and Tropical Diseases in Doerr-Uehlinger. Spezielle pathologische Anatomie, Bd. 5. Berlin-Heidelberg-New York: Springer 1966.
— **Gilles, H.M.**: Management and Treatment of Tropical Diseases. Oxford-Edinburgh: Blackwell Scient. Publ. 1971.

Markell, E.K., Voge, M.: Medical Parasitology, 3. Aufl. Philadelphia-London-Toronto: Saunders 1971.

Nauck, E.G.: Lehrbuch der Tropenkrankheiten, 2. Aufl. Stuttgart: Thieme 1962.

Nocht, B., Mayer, M.: Die Malaria. Berlin 1936.

Peters, W.: Chemotherapy and Drug Resistance in Malaria. London-New York: Academic Press 1970.

Westphal, A., Mohr, W., Thiele, H.G.: Erkrankungen durch Protozoen. In: Cobet, Gutzeit, Bock, Klinik der Gegenwart, Bd. X, 215—323. München-Berlin: Urban & Schwarzenberg 1961.

World Health Organization: Report on the Malaria Conference in Equatorial Africa. WHO techn. Rep. Ser. **1951**, 38.
— Prevention of the Re-Introduction of Malaria. Report of a WHO-Meeting. WHO techn. Rep. Ser. **1967**, 374.
— Chemotherapy of Malaria. Report of a WHO Scientific Group. WHO techn. Rep. Ser. **1967**, 375.
— WHO Expert Committee on Malaria. Fifteenth Report. WHO techn. Rep. Ser. **1971**, 467.

Ziemann, H.: Malaria und Schwarzwasserfieber in Mense, C. Handbuch der Tropenkrankheiten, Leipzig 1924.

Geschichte und Erreger

Boventer, K.: Über das Verhalten der Malariaparasiten im konservierten Blut. Z. Tropenmed. Parasit. **1**, 91 (1949).

Bray, R.S.: Pre-erythrocytic stages of human malaria parasite: P. malariae. Brit. med. J. **1959**, 679.

Celli, A.: Die Malaria in ihrer Bedeutung für die Geschichte Roms und der römischen Campagna; hrsg, v. Anna Celli-Fraentzel. Leipzig: Thieme 1929.

Chin, W., Contacos, P.G., Coatney, G.R., Kimball, H.R.: A naturally acquired Quotidian-Type Malaria in man transferable to monkeys. Science **149**, 865 (1965).

Covell, G.: Trop. Dis. Bull. **52**, 705 (1955).

Deane, L.M., Deane, M.P., Neto, J.F.: Studies on transmission of simian malaria and on a natural infection of man with Plasmodium simium in Brazil. Bull. Wld Hlth Org. **35**, 805—808 (1966).

Dubin, I.N., Laird, R.L., Drinnon, V.P.: The development of sporozoites of Plasmodium gallinaceum into cryptozoites in tissue culture. J. nat. Malar. Soc. **8**, 175 (1949).

Fairley, N.H.: Sidelights on malaria in man obtained by subinoculation experiments. Trans. roy. Soc. trop. Med. Hyg. **40**, 621 (1947).

Garnham, P.C.C.: The placenta in malaria. Trans. roy. Soc. trop. Med. Hyg. **32**, 13 (1938).

Jones, M.D.R., Hill, M., Hope, A.M.: The circadian flight activity of the mosquito Anopheles gambiae: phase setting by the light regime. J. exp. Biol. **47**, 503—511 (1967).

Kitchen, S.F.: The infection of mature and immature erythrocytes by Plasmodium falciparum and Plasmodium malariae. Amer. J. trop. Med. **19**, 47 (1939).

— Vivax malaria. In: Boyd, Malariology. Philadelphia and London: Saunders 1949.

Malamos, B., Nauck, E.G.: Die Malariaplasmodien der Affen. Zbl. Bakt., I. Abt. Ref. **117**, 193, 241 (1935).

Marchiafava, E., Bignani, A.: In: Malaria and the Parasites of malarial Fevers, 150 (1894).

Nauck, E.G., Malamos, B.: Über Immunität bei Affenmalaria. Z. Immun.-Forsch. **84**, 337 (1935).

Porter, J.A., Jr., Young, M.D.: The transfer of Plasmodium falciparum from man to the marmoset, Saguinus geoffroyi. J. Parasit. **53**, 845 (1967).

Rodhain, J.: Les Plasmodiums des Anthropoides de l'Afrique Centrale et leurs relations avec les plasmodiums humains. Bull. Acad. Méd. (Belg.) VI.s, **6**, 21 (1941).

— **Dellaert, R.:** L'infection à Plasmodium malariae du Chimpanzé chez l'homme. Ann. Soc. belge Méd. trop. **23**, 19 (1943).

Rutledge, L.C., Gould, D.J., Cadigan, F.C., Chaicumpa, V.: Human malaria in non-human primates: experimental mosquito transmission and infection. Mosquito News **28**, 46—49 (1968).

Shortt, H.E., Garnham, P.C.C.: The pre-erythrocytic development of Plasmodium cynomolgi and Plasmodium vivax. Trans. roy. Soc. trop. Med. Hyg. **41**, 785 (1948).

— — The pre-erythrocytic stage of Plasmodium falciparum. Trans. roy. Soc. trop. Med. Hyg. **44**, 405 (1951).

Tella, A., Maegraith, B.G.: Physiopathological changes in primary acute bloodtransmitted malaria and Babesia infections. II. A comparative study of serum-protein levels in infected Rhesus Monkeys, mice and puppies. Ann. trop. Med. Parasit. **59**, 153—158 (1965).

Ward, R.A., Morris, J.H., Gould, D.J., Bourke, A.T.C., Cadigan, F.C., Jr.: Susceptibility of the Gibbon Hylobates lar to falciparum malaria. Science **150**, 1604 (1965).

Young, M.D., Porter, J.A., Johnson, C.M.: Plasmodium vivax transmitted from man to monkey to man. Science **153**, 1006 (1966).

Pathogenese und pathologische Anatomie

Edington, G.M.: Pathology of malaria in West Africa. Brit. med. J. **1967**, 715—718.

— **Gilles, H.M.:** Pathology in the Tropics, pp. 1—756. London: Edward Arnold (Publ.) Ltd.

Ehrich, J.H.H., Voller, A.: Studies on the kidneys of mice infected with rodent malaria: I. Deposition of gamma-globulins in glomeruli in the early stage of the disease. Z. Tropenmed. Parasit. **23**, 147—152 (1972).

Hamilton, P.J.S., Hutt, M.S.R., Wilks, N.E., Olweny, C., Ndawula, R.L., Mwanje, L.: Idiopathic splenomegaly in Uganda. Pathological aspects. E. Afr. med. J. **42**, 191—195 (1965).

Kibukamusoke, J.W., Voller, A.: Serological studies on nephrotic syndrome of quartan malaria in Uganda. Brit. med. J. **1970**, 406.

Knüttgen, H.J.: Knochenmarksbefunde bei Malaria tertiana. Z. Tropenmed. Parasit. **1**, 178 (1949).

— Die Entwicklungsstadien der Gametozyten von P. falciparum im Knochenmark etc. Z. Tropenmed. Parasit. **12**, 9 (1961a).

— Das Verhalten der Makrophagen und die Phagozytose von Parasiten im Knochenmark bei Malaria tropica. Z. Tropenmed. Parasit. **12**, 161 (1961b).

Löwenthal, M.N., Hamilton, P.J.S., Hutt, M.S.R., Wilks, N.E.: Big spleen disease in Zambia. Cent. Afr. J. Med. **12**, 99—103 (1966).

Maegraith, B.: Pathological processes in malaria and blackwater fever. Oxford: Blackwell 1947.

Marsden, P.D., Connor, D.H., Voller, A., Kelly, A., Schofield, F.D., Hutt, M.S.R.: Splenomegaly in New Guinea. Bull. Wld Hlth Org. **36**, 901—911 (1967).

Reid, H.A., Goldsmith, H.J., Wright, F.K.: Peritoneal dialysis in acute renal failure following malaria. Lancet **1967**, 436—439.

Soothill, J.F., Hendrickse, R.G.: Some immunological studies of the nephrotic syndrome of Nigerian children. Lancet **1967**, 629—632.

Srichaikul, T., Panikbutr, N., Jeumtrakul, P.: Bone-marrow changes in human malaria. Ann. trop. Med. Parasit. **61**, 40—51 (1967).
Voller, A., Draper, C.C., Tin Shwe, Hutt, M.S.R.: Nephrotic syndrome in monkey infected with human quartan malaria. Brit. med. J. **4**, 208 (1971).
Wolthius, F.H.: Nephropathy in malaria. Trop. geogr. Med. **20**, 21—27 (1968).

Epidemiologie

Alves, W., Schinazi, L.A., Aniceto, F.: Plasmodium ovale infections in the Philippines. Bull. Wld Hlth Org. **39**, 494 (1968).
Baufine-Ducrocq, H., Couzineau, P., Rousset, J.J.: Plasmodium ovale Stephens 1922. Ann. Parasit. hum. comp. **44**, 273—328 (1969).
Cadigan, F.C., Desowitz, R.S.: Two cases of Plasmodium ovale malaria from Central Thailand. Trans. roy. Soc. trop. Med. Hyg. **63**, 681 (1969).
Field, Niven, Hodgkin: The prevention of malaria in the field by use of Chinine and Atebrine. League of Nations Health Org. Bull. **6**, 2 (1937).
Fisher, G.U.: Recent trends in malaria in the United States. In: Cahill, K.M., "Clinical Tropical Medicine", Bd. II, pp. 20—30. Baltimore-London-Tokyo: University Park Press 1972.
Garnham, P.C.C.: Malaria epidemics at exceptionally high altitudes in Kenia. Brit. med. J. **1945**, 45.
— Malarial immunity in Africans: effects in infancy and early childhood. Ann. trop. Med. **43**, 47 (1949).
Gleason, N.N., Fisher, G.U., Blumhardt, R., Roth, A.E., Gaffney, G.W.: Plasmodium ovale malaria acquired in Vietnam. Bull. Wld Hlth Org. **42**, 399—403 (1970).
Jeffery, G.M., Skinner, J.C.: Antimalarial drug trials on a multiresistent strain of Plasmodium falciparum. Amer. J. trop. Med. Hyg. **12**, 844—850 (1963).
Lysenko, A.J., Beljaev, A.E.: An analysis of the geographical distribution of Plasmodium ovale. Bull. Wld Hlth Org. **40**, 383—394 (1969).
McMillan, B.: Further observations on ovale malaria in New Guinea. Trop. geogr. Med. **20**, 342—346 (1968).
— **Kelly, A.**: Ovale malaria in Eastern New Guinea. Trop. geogr. Med. **19**, 172—176 (1967).
Menk, W., Mohr, W.: Persönliche Beobachtung und mündliche Mitteilung.
Miller, M.J., Marcus, D.M., Cameron, D.G.: Latent infections with Plasmodium ovale malaria. Canad. med. Ass. J. **92**, 1241—1247 (1965).
Onori, E.: Distribution of Plasmodium ovale in the eastern, western und northern regions of Uganda. Bull. Wld Hlth Org. **37**, 665—668 (1967).
Rousset, J.J., Baufine-Ducrocq, H.: Paludisme à Plasmodium ovale contracté en Afrique. Deux cas observés dans la région parisienne. Gaz. méd. Fr. **1967**, 4529—4532.
Wolfe, H.L.: Plasmodium ovale in Zambia. Bull. Wld Hlth Org. **39**, 947 (1968).
Zuidema, P.J.: Malaria ovale. Ned. T. Geneesk. **111**, 1745—1748 (1967).

Klinik und Diagnose

Abeyaratne, K.P., Halpe, N.I.: Sensitivity to Primaquine in Ceylonese children due to deficiency of erythrocytic glucose-6-phosphate dehydrogenase. Ceylon med. J. **13**, 134—138 (1968).
Adeniyi, A., Hendrickse, R.G., Houba, V.: Selectivity of proteinuria and response to Prednisolone or immunosuppressive drugs in children with malarial nephrosis. Lancet **1970**, 644—648.
Allen, G.P.F.: Trans. roy. Soc. trop. Med. Hyg. **20**, 119 (1926).
Allington, M.J.: Scand. J. Haemat. **19**, Suppl. 13, 389 (1971).
Allison, A.C.: Genetic factors in resistance to malaria. Ann. N.Y. Acad. Sci. **91**, 710—729 (1961).
Andrews, W.H.H.: The liver lesions in malaria. Trans. roy. Soc. trop. Med. Hyg. **41**, 699 (1948).
Asshauer, E., Mohr, W.: Die diagnostische Bedeutung von Bluteiweiß-Verschiebungen bei akuter Malaria. Med. Klin. **60**, 754—760 (1965).
Athreya, B.H., Coriell, L.L.: Relation of blood groups to infection. I. A survey and review of data suggesting possible relationship between malaria and blood groups. Amer. J. Epidem. **86**, 292—304 (1967).
Atkins, K.J.: Congenital malaria. Brit. med. J. **1957**, 300.
Bianchi, C.: Riv. Malar. **19**, 374 (1940).
Bienzle, U., Okoye, V.C.N., Gögler, H.: Haemoglobin and G-6-PDH Variants: Distribution in Relation to Malaria Endemicity in a Togolese Population. Z. Tropenmed. Parasit. **23**, 56—62 (1972).
Bock, E.: Zur Epidemiologie, Klinik usw. der durch P. ovale hervorgerufenen Malaria. Arch. Schiffs- u. Tropenhyg. **43**, 327 (1939).

Boyd, M.F., Kitchen, S.F., Kupper, W.H.: The employment of multiply infected An. quadrimaculatus to effect inoculations with P. vivax and P. falciparum. Amer. J. trop. Med. **17**, 849 (1937).

— **Proske, H.O.:** Amer. J. trop. Med. **21**, 245 (1941).

Brooks, M.H., Kiel, F.W., Sheehy, T.W., Barry, K.G.: Acute pulmonary edema in falciparum malaria. A clinico-pathological correlation. New Engl. J. Med. **279**, 732—737 (1968).

— **Malloy, J.P., Bartelloni, P.J., Tigertt, W.D., Sheehy, T.W., Barry, K.G.:** Pathophysiology of acute falciparum malaria. I. Correlation of clinical and biochemical abnormalities. Amer. J. Med. **43**, 735—744 (1967).

Bruce-Chwatt, L.J.: Congenital malaria. Brit. med. J. **1957**, 764.

— Congenital transmission of immunity to malaria. In: Garnham/Perce/Roitt, "Immunity to Protozoa, a Symposium", pp. 89—108. Oxford: Blackwell Scient. Publ. 1963.

Canfield, C.J.: Renal and hematologic complications of acute falciparum malaria in Vietnam. In: Cahill, K.M., "Clinical Tropical Medicine", Bd. II, pp. 47—61. Baltimore-London-Tokyo: University Park Press 1972.

— **Miller, L.H., Bartelloni, P.J., Eichler, P., Barry, K.G.:** Acute renal failure in Plasmodium falciparum malaria. Treatment by peritoneal dialysis. Arch. intern. Med. **122**, 199—203 (1968).

Carter, F.S.: Pl. malariae in "nephrotic syndrome". Lancet **1960**, 1138.

Chastel, C., Thomas, J.: Elliptocytose constitutionelle et paludisme. Bull. Soc. Path. exot. **61**, 605—613 (1968).

Childhood Malaria in hyperendemic regions. Redaktioneller Bericht. J. trop. Pediat. **6**, 101 (1961).

Chipman, M., Cadigan, F.C., Jr. Benjapongse, W.: Involvement of the nervous system in malaria in Thailand. Trop. geogr. Med. **19**, 8—14 (1967).

Cohen, S., McGregor, I.A., Carrington, S.: Gamma-globuline and acquired immunity to human malaria. Nature (Lond.) **192**, 733 (1961).

Colbourne, M.: Does milk protect infants against malaria? Trans. roy. trop. Med. Hyg. **50**, 82—90 (1956).

Collomb, H., Rey, M., Dumas, M., Nouhouayi, A., Petit, M.: Les hémiplégies au cours du paludisme aigu. Bull. Soc. méd. Afr. noire Langue franç. **12**, 791—795 (1967).

Covell, G.: Congenital malaria. Trop. Dis. Bull. **47**, 1147—1167 (1950).

Das Gupta, B.M.: Malaria infections in the placenta and transmission to the foetus. Indian med. Gaz. **74**, 397 (1939).

David, J.H., Trincão, C.: Sickle-cell anaemia, glucose-6-phosphate dehydrogenase deficiency and malaria in Cuango, Angola. An. Inst. Med. trop. (Lisboa) **20**, 5—15 (1963).

Davis, J.W.: Vasopressor induced malaria relapse as a complication of acute myocardial infarction. Report of a case. Angiology **15**, 251 (1964).

Delgado de Benassai, I., Benassai, S.A.: Malaria congénita. Presentación de un caso. Arch. venez. Pueric. **28**, 196—203 (1965).

Deller, J.J., Jr., Citarelli, Ph.S., Berque, St., Buchanan, R.: Malaria hepatitis. Milit. Med. **132**, 614—620 (1967).

Devakul, K., Harinasuta, T., Kanakakorn, K.: Erythrocyte destruction in Plasmodium falciparum malaria: an investigation of intravascular haemolysis. Ann. trop. Med. Parasit. **63**, 317—325 (1969).

— — **Reid, H.A.:** I-labelled fibrinogen in cerebral malaria. Lancet **1966 II**, 886—888.

Diggs, L.W.: J. Amer. med. Ass. **128**, 495 (1945).

Dimson, S.B.: Brit. med. J. **1954**, 1083.

Draper, C.C.: Effect of malaria control on haemoglobin levels. Brit. med. J. **1960**, 1480.

Draper, K.C., Draper, C.C.: Observations on the growth of African infants with special reference to the effect of malaria control. J. trop. Med. Hyg. **63**, 165 (1960).

Dudgeon, L.S., Clarke, C.: A contribution to the microscopical histology of malaria, as occurring in the Salonika force in 1916, and a comparison of these findings with certain clinical phenomena. Lancet **1917 II**, 153—156.

Duggan, A.J., Shute, P.G.: Quartan malaria relapsing after thirteen years. J. trop. Med. Hyg. **61**, 20 (1961).

Eckstein, A.: Malariadystrophie im Kindesalter. Türk. Z. Hyg. **2**, 103 (1941).

— Malariarezidive bei Kindern. Ann. paediat. (Basel) **171**, 1 (1948).

— **Nixon, W.C.W.:** Congenital malaria. Brit. med. J. **1946**, 432.

Ehrich, J.H.H., Voller, A.: Studies on the kidneys of mice infected with rodent malaria: I. Deposition of gamma-globulins in glomeruli in the early stage of the disease. Z. Tropenmed. Parasit. **23**, 147—152 (1972).

English, I. G.: Congenital malaria. Brit. med. J. **1946**, 701.

Fairley, N. H.: Sidelights on malaria in man obtained by subinoculation experiments. Trans. roy. Soc. trop. Med. Hyg. **40**, 621 (1947).

Fasan, P. O.: Malaria in the school children of Lagos City and Lagos State. W. Afr. med. J. **18**, 176—180 (1969).

Flatz, G., Srigam, S.: Malaria and glucose-6-phosphate dehydrogenase deficiency in Thailand Lancet **1963 II**, 1248—1250.

Fletcher, K. A., Maegraith, B. G.: Glucose-6-phosphate and 6-phospho-gluconate dehydrogenase activities in erythrocytes of monkeys infected with plasmodium knowlesi. Nature (Lond.) **196**, 1316—1318 (1962).

Flores Cubero, M. de J.: Paludismo congénito. Presentación de un caso en un nino prematuro. Acta méd. costarric. **7**, 113—119 (1964).

Foll, C. V.: Application of malariometric data obtained from longitudinal studies on infants in Northern Nigeria. Bull. Wld Hlth Org. **38**, 255—265 (1968).

Fredericks, M. G., Hofbauer, F. W.: A study of hepatic function in therapeutic malaria. J. Amer. med. Ass. **128**, 495 (1945).

Fuhrmann, G., Harten, R.: Z. Tropenmed. Parasit. **2**, 457 (1951).

Galata, G.: Lesioni cardiovasali tardive da malaria latente. Policlinico, Sez. med. **53**, 89 (1946).

Garlick, J. P.: Sickling and malaria in South-West-Nigeria. Trans. roy. Soc. trop. Med. Hyg. **54**, 146 (1960).

Gelpi, A. P.: Glucose-6-phosphate dehydrogenase deficiency, the sickling trait and malaria in Saudi Arab. children. J. Pediat. **71**, 138—146 (1967).

Gilles, H. M.: The development of malarial infections in breast-fed Gambian infants. Ann. trop. Med. Parasit. **51**, 58 (1957).

— Malaria in children. Brit. med. J. **1966**, 1375—1377.

— **Fletcher, K. A., Hendrickse, R. G., Lindner, R., Reddy, S., Allan, N.:** Glucose-6-phosphate dehydrogenase deficiency, sickling, and malaria in African children in South Western Nigeria. Lancet **1967**, 138—140.

— **Hendrickse, R. G.:** Possible aetiological role of P. malariae in "nephrotic syndrome" in Nigerian children. Lancet **1960**, 806.

— — Nephrosis in Nigerian children. Role of Plasmodium malariae and effect of antimalarial treatment. Brit. med. J. **1963**, 27.

— — The kidney and malaria. Nephron **1**, 127—129 (1964).

— **Lawson, J. B., Sibelas, M., Voller, A., Allan, N.:** Malaria, anaemia and pregnancy. Ann. trop. Med. Parasit. **63**, 245—263 (1969).

Giordano, F.: Cuore da malaria in operati rimpatriati dall'A.O.J. Incurabili **6**, 22 (1938). Ref. Riv. Malariol. **1938**, 45.

— Right bundle branch block in chronic malaria. Riforma méd. **56**, 408 (1940).

Glenn, P. M., Kaplan, L. J., et al.: Clinical and laboratory studies of liver function in therapeutic malaria. Amer. J. med. Sci. **212**, 197 (1946).

Glorieux, E.: Acta paediat. belg. **6**, 129 (1952).

Gökberk, C.: Protracted incubation period in Plasmodium vivax infection in Turkey. Türk Ij. tecr. Biyol. Derg. **28**, 186—194 (1968).

Gorman, J. G.: Selection against the Rh-negative gene by malaria. Nature (Lond.) **202**, 676 (1964).

Gutierrez, J.: Effect of the antimalarial Chloroquine on the phospholipid metabolism of avian malaria and heart tissue. Amer. J. trop. Med. Hyg. **15**, 818—822 (1966).

Haghighi, L.: C-reactive protein in malaria. J. clin. Path. **22**, 430—432 (1969).

Haller, E. v.: Über die Erkrankungsdauer der Malaria. Z. Hyg. **128**, 379 (1948).

— Gesetzmäßigkeiten im Auftreten von Malariaerkrankungen. Z. Tropenmed. Parasit. **1**, 162 (1949).

— Über die Möglichkeiten der Provokation von Rückfällen bei latenter Malaria tertiana. Z. Tropenmed. Parasit. **1**, 340 (1949).

Harms, D.: Praktisch wichtige Syndrome disseminierter intravaskulärer Koagulation. Med. Welt **22** (N. F.), 2024—2028 (1971).

Harvey, A. M.: A type of neuritis associated with malarial fever. Bull. Johns Hopk. Hosp. **75**, 225 (1945).

Harvey, B., Remington, J. S., Sulzer, A. J.: IgM malaria antibodies in a case of congenital malaria in the United States. Lancet **1969 I, 333—335.**

Hauer, A.: Neue Beobachtungen mit einem P. ovale-Stamm. Arch. Schiffs- u. Tropenhyg. **41**, 153 (1937).

— Malariarezidive und Seroreaktionen. Dtsch. tropenmed. Z. **47**, 241 (1943).

Hauer, A.: Blutveränderungen bei Malaria und ihre diagnostische Bedeutung. Med. Welt **1943**, 604.

Hegler, C., Nauck, E. G.: Die Malaria. In: Bergmann/Staehlin's Handbuch der inneren Medizin, 3. Aufl. ,Bd. I. Berlin: Springer 1934.

Hentsch, H. F.: Beobachtungen über die Häufigkeit kongenitaler Malaria auf Timor. Z. Tropenmed. Parasit. **6**, 184 (1955).

Hernberg, C. A.: Myocardial affection in malaria tertiana. Acta med. scand. **129**, 132 (1947).

Hill, G. J., Knight, V., Jeffery, G. M.: Thrombocytopenia in vivax malaria. Lancet **1964**, 240.

Hoering, F. O.: Die klinischen Verläufe der Malaria. Dtsch. med. Wschr. **1947**, 503 u. 615.

— Exotische Krankheiten und Krankheitsverläufe. Stuttgart: Thieme 1950.

Hormann, H.: Betrachtungen über das Wesen der Malaria-Serumreaktion. Klin. Wschr. **1947**, 557.

Houba, V., Allison, A. C., Adeniyi, A., Houba, J. E.: Immunoglobulin classes and complement in biopsies of Nigerian children with the nephrotic syndrome. Clin. exp. Immunol. **8**, 761 (1971).

— — **Hendrickse, R. G., Petris, S. de, Edington, G. M., Adeniyi, A.**: Immune complexes in the nephrotic syndrome of Nigerian children. Proc. Int. Symp. Immune complex diseases. Ed. by L. Bononow, J. L. Turk. Milan: Carlo Erba Foundation 1970.

Jelliffe, D. B.: The therapy of cerebral malaria in children. J. Pediat. **69**, 483 (1966).

Jelliffe, E. F. P.: Malaria infection of the placenta and low birth weight (a preliminary communication). J. trop. Pediat. (Lond.) **12**, 15 (1966).

— Low birth weight and malarial infection of the placenta. Bull. Wld Hlth Org. **38**, 69—78 (1968).

Jilly, P.: Anaemia in parturient women with special reference to malaria infection of the placenta. Ann. trop. Med. Parasit. **63**, 109—116 (1969).

Jones, B. S.: Congenital malaria. Brit. med. J. **1950**, 439.

Kagan, I. G., Mathews, H., Sulher, A. J.: The serology of malaria: Recent applications. In: Cahill, K. M., "Clinical Tropical Medicine", Bd. II, pp. 31—46. Baltimore-London-Tokyo: University Park Press 1972.

Kibukamusoke, J. W.: The nephrotic syndrome in Lagos, Nigeria. W. Afr. med. J. **15**, 213—217 (1966).

— Pyelonephritis as a case of the nephrotic syndrome. E. Afr. med. J. **43**, 515—520 (1966).

— **Voller, A.**: Serological studies on nephrotic syndrome of quartan malaria in Uganda. Brit. med. J. **1970**, 406.

— **Wilks, N. E.**: The appearance of malaria antibodies in nephrotic urines. E. Afr. med. J. **42**, 203—206 (1965).

Klainer, A. S., Clyde, D. F., Bartelloni, P. J., Beisel, W. R.: Serum glycoproteins in experimentally induced malaria in man. J. Lab. clin. Med. **72**, 794—802 (1968).

— **Gilliland, P. F., Cirksena, W. J., Bartelloni, P. J., Beisel, W. R.**: Serum glycoproteins in naturally acquired malaria in man. Arch. intern. Med. **123**, 620—625 (1969).

Klinger, W.: Milzexstirpation und Malaria. Inaug. Diss. Hamburg 1949.

Knüttgen, H. J.: Knochenmarksbefunde bei Malaria tertiana. Z. Tropenmed. Parasit. **1**, 178 (1949).

Kopp, Salomon, H. C.: Amer. J. med. Sci. **202**, 861 (1942).

Kruatrachue, M., Klongkumnuanhara, K., Harinasuta, C.: Infection-rates of malarial parasites in red blood-cells with normal and deficient Glucose-6-phosphate dehydrogenase. Lancet **1966**, 404—406.

— **Sadudee, N., Sriripanich, B.**: Glucose-6-phosphate dehydrogenase deficiency and malaria in Thailand: the comparison of parasite densities and mortality rates. Ann. trop. Med. Parasit. **64**, 11—14 (1970).

Lacan, A.: Indice paludométrique et immunité palustre chez l'enfant africain. Bull. Soc. Path. exot. **50**, 302 (1957).

Lesnè, Gayla, Eichtenberger: Rev. Palud. Méd. trop. **1**, 92 (1939).

Limbos, P.: Présence de schizontes et de gamètes de P. falciparum dans le sang periphérique 22 heures après la naissance. Ann. Soc. belge Méd. trop. **28**, 269 (1948).

Lisker, R., Loría, A., Córdova, M. S.: Studies on several genetic hematological traits of the Mexican population. VIII. Hemoglobin S, Glucose-6-phosphate dehydrogenase deficiency and other characteristics in a malarial region. Amer. J. hum. Genet. **17**, 179—187 (1965).

Lupasco, G., Bossie-Agavriloael, A., Lenghel, I., Smolinschi, M.: Sur un cas de paludisme à Plasmodium ovale provenant de Guinée. Arch. roum. Path. exot. **25**, 561—566 (1966).

MacDonald, I.: The interrelationship of diet and infection in the production of experimental hepatic fibrosis. J. trop. Pediat. **6**, 3 (1960).

Madecki, O., Kretschmar, W.: Häufigkeit und Ursachen der angeborenen Malaria in Westafrika. Z. Tropenmed. Parasit. **17**, 195—210 (1966).

Maegraith, B.: Complications of falciparum malaria. In: Cahill, K.M., "Clinical Tropical Medicine", Bd. II, pp. 65—68. Baltimore-London-Tokyo: University Park Press 1972.

Mahmood, A.: Prolonged latent period with Plasmodium falciparum infections. Brit. med. J. **1966**, 544.

Manson-Bahr, Ph.: Manson's Tropical Diseases, 15. Aufl. London: Cassell 1960.

Manwell, R.D., Stone, W.B.: Fever and blood sugar in pinottii malaria of pigeons. J. Protozool. **15**, 433—437 (1968).

Martin, D.C., Arnold, J.D.: Studies on an East African stıain of Plasmodium falciparum. Trans roy. Soc. trop. Med. Hyg. **61**, 331—339 (1967).

McGregor et al.: Effects of heavy and repeated malarial infections on Gambian infants and children. Brit. med. J. **1956**, 686.

McKay, D.G.: Disseminated intravascular coagulation. Pathology, diagnosis, and therapy of disseminated intravascular coagulation. Proc. roy. Soc. Med. **61**, 1129—1134 (1968).

McQuay, R.M., Silbermans, S., Mudrik, P., Keith, L.E.: Congenital malaria in Chicago. A case report and a review of published reports (USA). Amer. J. trop. Med. Hyg. **16**, 258—266 (1967).

Meleney, H.E.: Section V, Publ. 15. Amer. Ass. Advanc. Sci. **2**, 229 (1941).

Menon, Annamati: J. trop. Med. **36**, 379 (1933).

Merkel, W.C.: Plasmodium falciparum malaria. The coronary and myocardial lesions observed at autopsy in two cases of acute fulminating P. falciparum infection. Arch. Path. **41**, 290 (1946).

Meythaler, F.: Kriegsmalaria. Tropenhyg. Schriftenreihe, H. 6. Stuttgart 1944.

Mohr, W.: Zur Frage der Entstehung einer Epilepsie nach Malaria. Dtsch. med. Wschr. **1938**, 1030.

— Herzstörungen bei Malaria tertiana. Verh. dtsch. Ges. Kreisl.-Forsch. **1939**, 247.

— Herz-Gefäßstörungen bei Malaria. Arch. Schiffs- u. Tropenhyg. **44**, 521 (1940).

— Die Herz- und Gefäßstörungen bei den verschiedenen Malariaformen. Ergebn. inn. Med. Kinderheilk. **58**, 73 (1940).

— Vitamin-C-Stoffwechsel und Malaria. Dtsch. tropenmed. Z. **45**, 404 (1941).

— Verhalten der Transaminasen bei Malaria. Kongr. Ber. II. Tagg. d. Österr. Ges. f. Trop. med. u. IV. Tagg. d. Dtsch. Tropenmed. Ges., April 1969. Lübeck: Hanseat. Verl.-Kontor 1971.

— Myocardschädigung bei Protozoeninfektionen. Verh. dtsch. Ges. inn. Med. **77**, 1269—1274 (1971).

— **Kühner, J.A.**: Untersuchungen über den Vitamin-C-Stoffwechsel usw. Med. Welt **1939**, 111.

Monekosso, G.L., Ibiama, A.A.: Splenomegaly and sickle-cell trait in a malariaendemic village. Lancet **1966**, 1347—1348.

Most, H.: Cerebral malaria. In: Cahill, K.M., "Clinical Tropica, Medicine", Bd. II, pp. 62—64. Baltimore-London-Tokyo: University Park Press 1972.

Mühlens, P.: Über P. ovale (Stephens). Arch. Schiffs- u. Tropenhyg. **38**, 367 (1934).

— Über Kriegsmalaria. Arch. Schiffs- u. Tropenhyg. **41**, 90 (1937).

Mühlens, P. u.a.: Orchitis nach Malaria. Arch. Schiffs- u. Tropenhyg. **31**, 519 (1935).

Musoke, L.K.: Neurological manifestations of malaria in children. E. Afr. med. J. **43**, 561—564 (1966).

Nabarro, D., Edward, D.G.: Accidental transmission of malaria. Lancet **1939 II**, 556.

Nadjmi, M., Schwind, F.: Münch. med. Wschr. **101**, 1370 (1959).

Nocht, B., Mayer, M.: Die Malaria. Berlin: Springer 1936. London: John Bale Med. Publ. 1937.

Peltzer, F.: Dtsch. med. Wschr. **85**, 1170 (1960).

Pingoud, E.: Malariaplasmodien im Blut von Schwangeren und Nichtschwangeren in Abeokuta (West-Nigeria). Z. Tropenmed. Parasit. **20**, 279—287 (1969).

Portier, A., Boulard, Cl., Massonat, J.: Sem. Hôp. Paris **27**, No. 78 (1951).

Powell, R.D., Brewer, G.J.: Glucose-6-phosphate dehydrogenase deficiency and falciparum malaria. Amer. J. trop. Med. Hyg. **14**, 358—362 (1965).

Reid, H.A., Nkrumah, F.K.: Fibrin-degradation products in cerebral malaria. Lancet **1972**, 218—221.

Reis, C.S.: Malaria e gestacao. An. Esc. Nac. Saude Publ. Med. Trop. **3**, 73—78 (1969).

Rey, M., Oudart, J.L., Camerlynck, P., Diop Mar, I., Nouhouayi, A.: Paludisme, hémoglobinoses et déficit en glucose-6-phosphate déhydrogénase (Note préliminaire). Bull. Soc. méd. Afr. noire Langue franç. **10**, 659—668 (1965).

— **Quenum, C., Guerin, M.**: Paludisme pernicieux mortel chez un drépanocytaire. Bull. Soc. méd. Afr. noire Langue franç. **11**, 802—807 (1966).

Roder, H., Zschornack, M.R.: Zum Nachweis von Malariaplasmodien im Sternalmark. Z. ges. inn. Med. **19**, 632—635 (1964).

Rogers, W.A., Jr., Fried, J.A., Kagan, I.G.: A modified, indirect micro-hemagglutination test for malaria. Amer. J. trop. Med. **17**, 804—809 (1968).

Ross, P.: Subtertian malaria in Europeans. E. Afr. med. J. **24**, 278 (1947).

Rozansky, R., Prusak, J., Laurie, A.: Late relapse of quartan malaria (in Hebrew, English summary). Harefuah (Jerusalem) **71**, 134—136 (1966).

Sankale, M., Koate, P., Tondut, A.: Un cas de forme pseudo-septicémique mortelle de paludisme aigu intercurrent à Plasmodium falciparum greffé sur une endomyocardite rhumatismale. Bull. Soc. Path. exot. **60**, 104—109 (1967).

— — **Wade, F.:** Étude du rythme cardiaque au cours du paludisme aigu. Bull. Soc. Path. exot. **60**, 110—114 (1967).

Sanohko, A., Dareys, J.P., Charreau, M.: État encéphalitique prolongée et accès pernicieux palustres. Bull. Soc. méd. Afr. noire Langue franç. **13**, 662—669 (1968).

Sarrouy, Ch.: Infantilismus, Hepatosplenomegalie und Malaria. Arch. Méd. Enf. **41**, 268 (1938).

— **Portier, R.:** Lipoid-Nephrose und Malaria. Bull. Soc. méd. Hôp. Paris III, **55**, 561 (1939).

Schüffner, W.: Zur Klinik der Malaria. Dtsch. med. Wschr. **1941**, 1251.

Sénécal, J.: Paludisme et néphropathie. Bull. Soc. méd. Afr. noire Langue franç. **4**, 406 (1959).

Sergent, E.: La prémunition dans le paludisme. Riv. Malar. Supp. **14**, 5 (1935).

Shaper, A.G.: Spleen weights in Uganda with reference to malaria, migration and idiopathic tropical splenomegaly. Trans. roy. Soc. trop. Med. Hyg. **63**, 206—215 (1969).

Sherman, I.W.: Glucose-6-phosphate dehydrogenase and reduced Glutathione in malaria-infected erythrocytes (Plasmodium lophurae and Pl. berghei). Utica **12**, 394—396 (1965).

Shute, P.G.: Some observations on malaria in children returning from holidays in the tropics. Lancet **1965**, 1232—1234.

— Malaria. Trans. roy. Soc. trop. Med. Hyg. **64**, 210—216 (1970).

— **Maryon, M.:** Some observations on true latency and long-term relapses in P. vivax malaria. Arch. roum. Path. exp. **27**, 893—898 (1968).

Sitprija, V., Indraprasit, S., Pochanugol, C., Benyajati, C., Piyaratn, P.: Renal failure in malaria. Lancet **1967**, 185—188.

Soothill, J.F., Hendrickse, R.G.: Some immunological studies of the nephrotic syndrome of Nigerian children. Lancet **1967**, 629—632.

Srichaikul, R., Panikbutr, N., Jeumtrakul, P.: Bone-marrow changes in human malaria. Ann. trop. Med. Parasit. **61**, 40—51 (1967).

Thomson, I.G.: Immunity in malaria. Trans. roy. Soc. trop. Med. Hyg. **26**, 483 (1933).

Thonnard-Neumann, E.: Über einen Fall von Agranulocytose im Gefolge von Malaria tropica. Arch. Schiffs- u. Tropenhyg. **43**, 453 (1939).

— Reticulozyteninfektion und Krankheitsablauf bei Malaria tertiana. Z. Tropenmed. Parasit. **4**, 299 (1952/1953).

— **Stahlmann, W.:** Die Infektion jugendlicher Erythrozyten durch das Plasmodium vivax. Klin. Wschr. **1948**, 423.

Tiburskaja, N.A., Sergiev, P.G., Vrublevskaja, O.S.: Dates of onset of relapses and the duration of infection in induced tertian malaria with short and long incubation periods. Bull. Wld Hlth Org. **38**, 447—457 (1968).

Tünnerhoff, F.: Beobachtungen über vegetative Störungen bei Malaria. Dtsch. Arch. klin. Med. **194**, 101 (1949).

— Beobachtungen über Herzmuskelerkrankungen bei Malaria tropica und tertiana. Dtsch. Arch. klin. Med. **194**, 307 (1949).

Umlas, J., Fallon, J.N.: New Thick-Film Technique for Malaria Diagnosis. Amer. J. trop. Med. Hyg. **20**, 527—529 (1971).

Urchs, O.: Zur Frage der Spätschäden nach Kriegsmalaria. Münch. med. Wschr. **1958/I**, 710—713.

Vanier, T.M., Hutt, S.R.M., Cook, G.C.: Childhood splenomegaly in Uganda, and its relation to malaria. Brit. med. J. **1968**, 649—653.

Volkmer, K.J.: Mündliche Mitteilung.

Wagner-Jauregg, J.: In: Bumke-Förster's Handbuch d. Neurologie, Bd. VIII, 1936.

Wallace, W.R., Finerty, J.F., Dimopoullos, G.T.: Hepatic-lipid changes in mice infected with Plasmodium berghei. Amer. J. trop. Med. Hyg. **16**, 19—22 (1967).

Walters, J.H., Bruce-Chwatt, L.J.: Sickle cell anaemia and falciparum malaria. Trans. roy. Soc. trop. Med. Hyg. **50**, 511 (1956).

— **McGregor, I.A.:** The mechanism of malarial hepatomegaly and its relationship to hepatic fibrosis. Trans. roy. Soc. trop. Med. Hyg. **54**, 135 (1960).

Ward, P.A., Conran, P.B.: Immunopathology of renal complications in simian malaria and human quartan malaria. Milit. Med. Suppl. **10**, 1228 (1969).

Ward, P.A., Kibukamusoke, J.W.: Evidence for soluble immune complexes in the pathogenesis of the glomerulonephritis of quartan malaria. Lancet **1969**, 283—285.
Wolthuis, F.H.: Nephropathy in a malarial patient. Ned. T. Geneesk. **111**, 773—777 (1967).
— Nephropathy in malaria. Trop. geogr. Med. **20**, 21—27 (1968).
Wozonig, H.: Die Provokation der Malaria unter besonderer Berücksichtigung meteorologischer Einflüsse. Wien. Z. inn. Med. **28**, 15 (1947).
Ziesche, H.: Med. Klin. **14**, 294 (1946).

Immunität

Boyd, M.F., Stratman-Thomas, W.K., Kitchen, S.F.: On the duration of infectiousness in anophelines barbouring Plasmodium falciparum. Amer. J. trop. Med. **16**, 157 (1936).
Garlick, J.P.: Sickling and malaria in South-West-Nigeria. Trans. roy. Soc. trop. Med. Hyg. **54**, 146 (1960).
Garnham, P.C.C.: Malarial immunity in Africans: effects in infancy and early childhood. Ann. trop. Med. **43**, 47 (1949).
Gebbie, D.A.M., Hamilton, P.J.S., Hutt, M.S.R., Marsden, P.D., Voller, A., Wilks, N.E.: Malaria antibodies in idiopathic splenomegaly in Uganda. Lancet **1964**, 392—393.
Gilles, H.M.: The development of malarial infections in breast-fed Gambian infants. Ann. trop. Med. Parasit. **51**, 58 (1957).
Haller, E. v.: Gesetzmäßigkeiten im Auftreten von Malariaerkrankungen. Z. Tropenmed. Parasit. **1**, 162 (1949).
Jacobi, K., Kretschmar, W.: Die Milchtherapie der Malariainfektion (P. berghei) bei der Maus. Z. Tropenmed. Parasit. **13**, 286 (1962).
Kibukamusoke, J.W., Wilks, N.E.: The appearance of malaria antibodies in nephrotic urines. E. Afr. med. J. **42**, 203—206 (1965).
Kretschmar, W.: Die Bedeutung der p-Aminobenzoesäure für den Krankheitsverlauf und die Immunität bei der Malaria im Tier (Plasmodium berghei) und im Menschen (Pl. falciparum). Z. Tropenmed. Parasit. **17**, 369 u. 375 (1966).
Livingstone, F.B.: Sickling and malaria. Brit. med. J. **1957**, 762.
Lunn, J.S., Chin, W., Contacos, P.G., Coatney, G.R.: Changes in antibody titers and serum protein fractions during the course of prolonged infections with vivax or with falciparum malaria. Amer. J. trop. Med. Hyg. **15**, 3—10 (1966).
— **Jacobs, R.L., Contacos, P.G., Coatney, G.R.:** Antibody production in Plasmodium vivax infections suppressed by weekly doses of Chloroquine. Amer. J. trop. Med. Hyg. **14**, 697—699 (1965).
Lupasco, G., Bossie-Agavriloaei, A., Lenghel, I., Smolinschi, M.: Sur un cas de paludisme à Plasmodium ovale provenant de Guinée. Arch. roum. Path. exp. **25**, 561—566 (1966).
McGregor, J.A., Hall, P.J., Williams, K., Hardy, C.L.S., Turner, M.W.: Demonstration of circulating antibodies to Plasmodium falciparum by Gel-Diffusion techniques. Nature (Lond.) **210**, 1384—1386 (1966).
— **Williams, K., Voller, A., Billewicz, W.Z.:** Immunofluorescence and the measurement of immune response to hyperendemic malaria. Trans. roy. trop. Med. Hyg. **59**, 395—414 (1965).
Nauck, E.G.: Immunitätsprobleme bei Malaria. Z. Tropenmed. Parasit. **4**, 285 (1953).
— **Malamos, B.:** Über Immunität bei Affenmalaria. Z. Immun.-Forsch. **84**, 337 (1935).
Raper, A.B.: Sickling and malaria. Trans. roy. Soc. trop. Med. Hyg. **54**, 503 (1960).
Schilling, C.: Immunität bei Malaria und ihre praktische Bedeutung. Arch. Schiffs- u. Tropenhyg. **41**, 443 (1937).
Sergent, E.: La prémunition dans le paludisme. Riv. Malar. Suppl. **14**, 5 (1935).
Sinton, J.A.: A summary of our present knowledge of the mechanism of immunity in malaria. J. Malar. Inst. India **2**, 71 (1939).
Taliaferro, W.H.: The cellular results for immunity in malaria. Amer. Ass. for the advancement of Science. Publ. No. 15, 2, 9 (1941).
Thomson, J.G.: Immunity in malaria. Trans. roy. Soc. trop. Med. Hyg. **26**, 483 (1933).
Voller, A.: Fluorescent antibody methods and their use in malaria. Bull. Wld Hlth Org. **30**, 343—354 (1964).
Walters, J.H., Bruce-Chwatt, L.J.: Sickle cell anaemia and falciparum malaria. Trans. roy. Soc. trop. Med. Hyg. **50**, 511 (1956).
Wells, J.V.: Serum immuno-globulin levels in tropical splenomegaly syndrome in New Guinea. Clin. exp. Immunol. **3**, 943—951 (1968).
Wilson, B.D., Wilson, M.E.: The manifestation and measurement of immunity to malaria. Trans. roy. Soc. trop. Med. Hyg. **30**, 471 (1936).
Zain, H.: Malaria-Immunität und Rezidiventstehung unter Berücksichtigung der Endothelstadien (P. gallinaceum). Dtsch. tropenmed. Z. **48**, 156 (1944).

Zuckerman, A.: Immunity in malaria with particular reference to red-cell destruction. In: Garnham/Pierce/Roitt, Immunity to Protozoa. A symposium, pp. 78—88. Oxford: Blackwell Scient. Publ. 1963.
— Current status of the immunology of malaria and of the antigenic analysis of plasmodia. Bull. Wld Hlth Org. **40**, 55—66 (1969).

Serologie

Babin, F., Dulanay, A. D.: Complement fixation in malaria and syphilis. Amer. J. Hyg. **42**, 167 (1945).
Coggeshall, L. T.: Certain experiences with malaria during World War II. Rev. Inst. Salubr. Enferm. trop. (Méx.) **6**, 4, 229 (1945).
— **Eaton, M. D.:** The quantitative relationship between immune serum and ineffective dose of parasites etc. J. exp. Med. **68**, 29 (1938).
Collins, W. E. Skinner, J. C.: The indirect fluorescent antibody test for malaria. Amer. J. trop. Med. Hyg. **21**, 690—695 (1972).
Coudert, J. R., Garin, J. P., Ambroise-Thomas, P., Saliou, P., Lu-Huynh Thanh: L'immunofluorescence dans le séro-diagnostic des paludisme humains expérimentaux et spontanés. Bull. Soc. Path. exot. **58**, 188—207 (1965).
Eller, K.: Serologische Untersuchungen bei Tertiana-Impfmalaria an luesfreien Patienten. Z. Immun.-Forsch. **74**, 397 (1932).
Garin, J. P., Rey, M., Ambroise-Thomas, P.: Réactions sérologiques croisées entre Plasmodium falciparum et Plasmodium cynomolgi bastianelli. Applications au séro-diagnostic, par immunofluorescence, du paludisme humain à Plasmodium falciparum. Bull. Soc. Path. exot. **59**, 316—325 (1966).
Harmsen, A., Hauer, A.: Serumreaktionen bei Malaria tertiana. Dtsch. med. Wschr. **1943**, 147.
Hauer, A.: Malariarezidive und Seroreaktionen. Dtsch. tropenmed. Z. **47**, 241 (1943).
Hormann, H.: Betrachtungen über das Wesen der Malariaserumreaktion. Klin. Wschr. **1947**, 557.
— Serologische Reaktion und Immunität bei Malaria. Schriftenreihe zur Seuchenbekämpfung, Stuttgart 1948.
Kibukamusoke, J. W., Voller, A.: Serological studies on nephrotic syndrome of quartan malaria in Uganda. Brit. med. J. **1970**, 406.
Kitchen, S. F., Webb, E. L., Kupper, W. H.: The influence of malarial infection on the Wassermann and Kahn reactions. J. Amer. med. Ass. **112**, 1443 (1939).
Lippelt, H.: Serologische Diagnostik der Malaria. Arch. Schiffs- u. Tropenhyg. **42**, 522 (1938).
Mayer, M. M., Heidelberger, M.: Studies in human malaria. J. Immunol. **54**, 89 (1946).
Sadun, E. H.: The research and development of serologic tests for malaria. Amer. J. trop. Med. Hyg. **21**, 677—682 (1972).
Todorovic, R., Ristic, M., Ferris, D.: A tube latex agglutination test for the diagnosis of malaria. Trans. roy. Soc. trop. Med. Hyg. **62**, 58—68 (1968).
Voller, A., Bruce-Chwatt, L. J.: Serological malaria surveys in Nigeria. Bull. Wld Hlth Org. **39**, 883—897 (1968).
Zermati, M., Vargues, R.: Concentration alexique du sang au cours du paludisme. Scéance Soc. Biol. Alger. du 23. 1. 1947. C.R. Soc. Biol. (Paris) **141**, 406 (1947).
Zipf, H. F.: Zur klinischen Brauchbarkeit der Melanin-Serumreaktion von Henry bei der Malaria. Klin. Wschr. **1948**, 17/18, 274.

Therapie

Archibald, H. M., Ross, C. M.: A preliminary report on the effect of Diaminodiphenyl sulphone on malaria in Northern Nigeria. J. trop. Med. Hyg. **63**, 25 (1960).
Bartelloni, P. J., Sheehy, T. W., Tigertt, W. D.: Combined therapy for Chloroquine-resistant Plasmodium falciparum infection. Concurrent use of long-acting Sulphormethoxine and Pyrimethamine. J. Amer. med. Ass. **199**, 173—177 (1967).
Baruffa, G.: Clinical trials in Plasmodium falciparum malaria with a long-acting Sulphonamide. Trans. roy. Soc. trop. Med. Hyg. **60**, 222—224 (1966).
Beasley, F. A., Budd, G. M., Galvin, G. M., Hicks, K. F., Macpherson, R. K., Welch, J. A.: Effects of the antimalaria drugs Proguanil and Chloroquine on heat tolerance. Med. J. Aust. **1968**, 1169—1172.
Belding: Clinical Parasitology. Chicago 1949.
Berberian, Dennis: Field experiments with Chloroquine Diphosphate. Amer. J. trop. Med. **28**, 755—776 (1948).
— — The effect of Chloroquine Diphosphate on malaria splenomegaly. Amer. J. trop. Med. **29**, 463—471 (1949).

Berman, S.J.: Chloroquine-pyrimethamine-sulfisoxazole therapy of Plasmodium falciparum malaria. An alternative to Quinine. J. Amer. med. Ass. **207**, 128—130 (1969).

Booth, K., Larkin, K., Maddocks, I.: Agranulocytosis coincident with Amodiaquine therapy. Brit. med. J. **1967**, 32.

Bruce-Chwatt, L.J.: Chloroquine blindness? Lancet **1968**, 1039.

— **Gibson, F.D.:** Chloroquine per rectum for malaria in children. Brit. med. J. **1959**, 894.

Brückner, R.: Frühdiagnose medikamentöser Schäden von Netzhaut und Sehnerv. Ophthalmologica (Basel) **158**, 245—272 (1969).

Büssow, H.: Atebrin-Vergiftung (Suicidversuch). Samml. Vergiftungsf. **12**, 137—140 (1942).

— Über Psychose nach Malaria.

Campbell, C.H.: Pigmentation of the nail-beds, palate and skin occurring during malarial suppressive therapy with Camoquine. Med. J. Aust. **1**, 956 (1960).

Canfield, C.J., Miller, L.H., Bartelloni, P.J., Eichler, P., Barry, K.G.: Acute renal failure in Plasmodium falciparum malaria. Treatment by peritoneal dialysis. Arch. intern. Med. **122**, 199—203 (1968).

— **Whiting, E.G., Hall, W.H., MacDonald, B.S.:** Treatment of acute falciparum malaria from Vietnam with Trimethopirm and Sulfalene. Amer. J. trop. Med. Hyg. **20**, 524 (1971).

Carayon, A., Reville, J.J., Blin, F., Vincent, M.: Trois comas par absorption de Nivaquine. Evolution favorable après lavage chirurgical du grêle. Bull. Soc. méd. Afr. noire Langue franç. **13**, 239—243 (1968).

Carson, J.W., Jr., Barringer, M.L., Jones, R.E., Jr.: Fatal Chloroquine ingestion: an increasing hazard. Pediatrics **40**, 449—450 (1967).

Chernof, D.: Dapsone-induced hemolysis in G6PD deficiency. J. Amer. med. Ass. **201**, 554—556 (1967).

Chin, W., Contacos, P.G., Coatney, G.R.: Malaria therapy. Trans. roy. Soc. trop. Med. Hyg. **64**, 461 (1970).

Chum-Chantholl: Intérêt de l'association de la sulfométhoxine (Fanasil) et de la pyriméthamine dans la cure radicale du paludisme à Plasmodium falciparum. Bull. Soc. Path. exot. **61**, 858—879 (1968).

Clyde, D.F.: Tasteless Chloroquine preparations. E. Afr. med. J. **37**, 543 (1960).

— Chloroquine treatment for malaria in semi-immune patients. Amer. J. trop. Med. Hyg. **10**, 1 (1961).

— Antimalarial effect of diaphenylsulfone and three sulfonamides among semi-immune Africans. Amer. J. trop. Med. Hyg. **16**, 7—10 (1967).

Coatney, G.R., Cooper, W.C., Young, M.D., McLendon, S.B.: Studies in human malaria. I. The protective action of Sulfadiazine and Sulfapyrazine against sporozoite-induced falciparum malaria. Amer. J. Hyg. **46**, 84—104 (1947).

— **Myatt, A.V., Hernandez, T., Jeffery, G.M., Cooper, W.C.:** Studies in human malaria. XXXII. The protective and therapeutic effects of Pyrimethamine (Daraprim) against Chesson strain vivax malaria. Amer. J. trop. Med. Hyg. **2**, 777—787 (1953).

Colbourne, M.: Does milk protect infants against malaria? Trans. roy. Soc. trop. Med. Hyg. **50**, 82—90 (1956).

Contacos, P.G.: Treatment of malaria infection. In: Cahill, K.M., "Clinical Medicine", Bd. II, pp. 81—89. Baltimore-London-Tokyo: University Park Press 1972.

Cooper, W.C., Coatney, G.R., Imboden, C.A.: J. nat. Malar. Soc. **9**, 59 (1950).

Covell, G., Coatney, G.R., Field, J.W., Jaswant Singh: Chemotherapy of malaria. WHO Monograph Ser. No. 27, Geneva, 1955.

Craige, B. et al.: A lichen-planus-like eruption occurring during the course of Chloroquine administration. J. clin. Invest. **27**, 56 (1948).

Davies, C.S.: Two cases of Daraprim (Pyrimethamin) poisoning. Cent. Afr. J. Med. **2**, 364 (1956).

Davis, M.J., van der Ploeg, D.E.: Akute Porphyrie und Coproporphyrinurie nach Chloroquin-Therapie. A.M.A. Arch. Derm. Syph. **75**, 796—800 (1957).

Degowin, R.L., Eppes, R.B., Carson, P.E., Powell, R.D.: The effects of Diaphenylsulfone (DDS) against chloroquineresistant Plasmodium falciparum. Bull. Wld Hlth Org. **34**, 671—681 (1966).

Drew, J.F.: Concerning the side effects of antimalarial drugs used in the extended treatment of rheumatic disease. Med. J. Aust. **1962**, 618—620.

Dutta: Malaria treated successfully with Resochin. Antiseptic **49**, 392—394 (1952).

Ene, G.E.: Therapie der verschiedenen Malariaformen mit Fanasil-Daraprim. Inaug. Diss. Hamburg, 1971/1972.

Ensor, E.M.: The estimation of Chloroquine in blood serum. Trans. roy. Soc. trop. Med. Hyg. **60**, 75—78 (1966).

Fairley, N.H.: Chemotherapeutic suppression and prophylaxis in malaria. Trans. roy. Soc. trop. Med. Hyg. **38**, 311 (1945).

Fuhrmann, G.: Zum Nachweis von Antimalariamitteln in Körperflüssigkeiten und Ausscheidungen. I. Mittlg.: Ein verbesserter und vereinfachter Feldtest zur Bestimmung von Chloroquin (Resochin) im Urin. Z. Tropenmed. Parasit. **12**, 152 (1961).

— **Werrbach, K.**: Zum Nachweis von Antimalariamitteln in Körperflüssigkeiten und Ausscheidungen. II. Mittlg.: Ein Feldtest zum qualitativen Nachweis von Amodiaquin (Camoquin) im Urin. Z. Tropenmed. Parasit. **16**, 269 (1965).

— — III. Mittlg.: Ein Feldtest zum quantitativen Nachweis von Amodiaquin (Camoquin) im Urin. Z. Tropenmed. Parasit. **16**, 272 (1965).

Gail, K., Herms, V.: Malaria tropica. Verwendung der Kombination eines Langzeit-Sulfonamids (Fanasil "Roche") mit Pyrimethamin zur Behandlung der Malaria tropica bei nigerianischen Kindern. Fortschr. Med. **88**, 535 (1970).

Gamsu, G.: Daraprim (Pyrimethamine) Intoxication. Med. Proc. **12**, 121—124 (1966).

Glick, L.: Fatal agranulocytosis during treatment with Amodiaquine. Brit. med. J. **1957**, 932.

Gött, E.: Lupus erythematodes disseminatus: Schwangerschaft und Geburt. Dtsch. med. Wschr. **94**, 274—279 (1969).

Gusco, M., Hähnel, H.: Akute Thrombopenie mit tödlichem Ausgang während einer Chloroquine-Diphosphat-Behandlung. Dtsch. Gesundh.-Wes. **15**, 873—875 (1960).

Hanson, R.O., Tatum, A.L.: Drug, host and parasite interrelationships in the treatment of avian malaria (Plasmodium cathemerium in canaries). J. infect. Dis. **90**, 105—109 (1951).

Harling, D.S.: Daraclor trial. W. Afr. med. J. **15**, 40—42 (1966).

Harnack, K.: Gefahren der Therapie mit Chloroquindiphosphat. Dtsch. Gesundh.-Wes. **17**, 975 (1962).

Hart, C.W., Naunion, R.F.: The Ototoxicity of Chloroquine Phosphate. Arch. Otolaryng. **80**, 407—412 (1964).

Hobbs, H.E. et al.: Retinopathy following Chloroquine therapy. Lancet **1959**, 478.

Jacobi, K., Kretschmar, W.: Die Milchtherapie der Malariainfektion (Pl. berghei) bei der Maus. Z. Tropenmed. Parasit. **13**, 286 (1962).

Jeffery, G.M., Gibson, F.D.: Studies on Chloroquine-resistance of Plasmodium falciparum in Upper Volta and Liberia, West Africa. Bull. Wld Hlth Org. **35**, 441—449 (1966).

— **Skinner, J.C.**: Antimalarial drug trials on a multiresistent strain of Plasmodium falciparum. Amer. J. trop. Med. Hyg. **12**, 844—850 (1963).

Jeffrey, H.C.: Morphological changes in Plasmodium vivax in patients under treatment with Chloroquine. Trans. roy. Soc. trop. Med. Hyg. **62**, 47—50 (1968).

Kikuth, W.: Zur Weiterentwicklung der Chemotherapie der Malaria. Klin. Wschr. **1938**, 524.

Kjaer, K.: Effects of an overdose of Chloroquine in a pregnant woman. Amer. J. trop. Med. Hyg. **4**, 259—262 (1955).

Knüttgen, H.J.: Die Behandlung der akuten Malaria. Dtsch. med. Wschr. **93**, 1569—1572 (1968).

Kretschmar, W.: Die Bedeutung der p-Aminobenzoesäure für den Krankheitsverlauf und die Immunität bei der Malaria im Tier (Pl. berghei) und im Menschen (Pl. falciparum. II u. III). Z. Tropenmed. Parasit. **17**, 369 u. 375 (1966).

Kubasta, M., Vykydal, M., Zmeskal, A., Gikalovova, I.: Cardio-toxicity of Chloroquine in rabbits. Ethiop. med. J. **5**, 189—202 (1968).

Laing, A.B.G.: Treatment of acute Falciparum malaria with Diaphenylsulfone in North-East Tanzania. J. trop. Med. Hyg. **68**, 251—253 (1965).

— The treatment of acute malaria with Sulforthomidine and a combination of Sulforthomidine and Pyrimethamine. Bull. Wld Hlth Org. **34**, 308—311 (1966).

— Hospital and field trials of Sulformethoxine with Pyrimethamine against Malaysian strains of Plasmodium falciparum and Pl. vivax. Med. J. Malaya **23**, 5—19 (1968).

Leopold, I.H.: Ocular complications of drugs. J. Amer. med. Ass. **205**, 631—633 (1968).

Lunn, J.S., Chin, W., Contacos, P.G., Coatney, G.R.: Cycloguanil pamoate (CI-501) as a causal prophylactic against a Southern Rhodesian strain of Falciparum malaria. Amer. J. trop. Med. Hyg. **13**, 783—785 (1964).

Martin, D.C., Arnold, J.D.: Treatment of acute falciparum malaria with Sulfalene and Trimethroprim. J. Amer. med. Ass. **203**, 476—480 (1968).

Martius, G., Allwein, O.: Chloroquine beim serologischen Konflikt in der Schwangerschaft. Ein Beitrag zur Prophylaxe des Morbus haemolyticus neonatorum. Zbl. Gynäk. **85**, 273—282 (1963).

Mazzoni, L.: Un nuovo farmaco contro la malaria acuta da Plasmodium falciparum. Arch. ital. Sci. med. trop. **48**, 215—220 (1967).

McKelvey, T.P.H., Lundie, A.R.T., Vanreenen, R.M., Williams, E.D.H., Moore, H.S., Thomas, M.J.G., Worsley, D.E., Crawford, I.P.: Chloroquine-resistant Falciparum Malaria among British Service Personnel in West Malaysia and Singapore. Trans. roy. Soc. trop. Med. Hyg. **65**, 286—309 (1971).

Menk, W., Mohr, W.: Zur Frage der Wirksamkeit des Prontosils bei akuter Malaria. Arch. Schiffs- u. Tropenhyg. **43**, 117 (1939).

Mohr, W.: Parenterale Resochin-Therapie bei den verschiedenen Malariaformen. Z. Tropenmed. Parasit. **4**, 137 (1952/1953).

— Wie häufig ist die Resochin-Retinopathie? Dtsch. med. Wschr. **90**, 1887 (1965).

Monk, J.F.: Modern of benign tertian malaria. Brit. med. J. **1948**, 1221.

Mudrow-Reichenow, W.: Die gametozide Wirkung des Primaquine im Tierversuch verglichen mit Plasmochin. Z. Tropenmed. Parasit. **4**, 161 (1952/1953).

Mühlens, P.: Die synthetischen Malariamittel Plasmochin und Atebrin. Münch. med. Wschr. **1932**, 537.

Ng, W.C., Fung, W.P., Colbourne, M.J., Gilles, H.M.: Chloroquine-resistant malaria in Singapore. Ann. trop. Med. Parasit. **63**, 313—316 (1969).

Nocht, B., Mayer, M.: Die Malaria. Berlin: Springer 1936. London: John Bale Med. Publ. 1937.

Powell, R.D.: The chemotherapy of Malaria. Clin. Pharmacol. Ther. **7**, 48—76 (1966).

— **Eppes, R.B., McNamara, J.V., Carson, P.E.**: The potential role of sulfones and sulfonamides in the prevention and treatment of infections with chloroquine-resistant Plasmodium falciparum. In: "Mode of Action of anti-parasitic Drugs" (J.R. da Silva and M.J. Ferreira, eds). Proc. 3rd Int. Pharm. Meeting, São Paulo, 1966, Vol. 1, pp. 39—43. Oxford and New York: Pergamon Press 1968.

Ray, A.P. et al.: Therapeutic response to single doses of Chloroquine diphosphate in human malaria. J. Indian med. Ass. **27**, 317 (1956).

Reba, R.C., Sheehy, T.W.: Colchicine-quinine therapy for acute falciparum malaria acquired in Vietnam. J. Amer. med. Ass. **201**, 553 (1967).

Reid, H.A.: The treatment of malaria in children. Med. Today (Karachi) **2**, 10—14 (1968).

— **Goldsmith, H.J., Wright, F.K.**: Peritoneal dialysis in acute renal failure following malaria. Lancet **1967**, 436—439.

Rey, M., Lafaix, C., Diop Mar, I., Sow, A.: Le traitement du paludisme par l'association d'un sulfamide-retard et d'une pyrimidine (d'après 149 observations hospitalières). Bull. Soc. méd. Afr. noire Langue franç. **13**, 366—376 (1968).

— **Michel, R., Lafaix, C., Diop Mar, I., Sow, A., Rombourg, H.**: Activité clinique comparée de l'association sulfalène-pyriméthamine sur P. falciparum et P. malariae. Bull. Soc. méd. Afr. noire Langue franç. **13**, 959—970 (1968).

— — — — — — Essais de plusieurs associations de sulfamides-retard et de pyrimidine dans le traitement du paludisme. Méd. Afr. noire **16**, 99—111 (1969).

Rieckmann, K.H.: A new repository antimalarial agent, CI-564, used in a field trial in New Guinea. Trans. roy. Soc. trop. Med. Hyg. **61**, 189—198 (1967).

— **Brewer, G.J., Powell, R.D.**: Effects of diaphenylsulphone (Dapsone) against Plasmodium vivax of South West Pacific origin. Trans. roy. Soc. trop. Med. Hyg. **62**, 649—653 (1968).

Schelp, F.P., Germer, W.D.: Probleme der Malariatherapie. Dtsch. med. J. **23**, 529—532 (1972).

Schulemann, W.: Synthetic anti-malaria preparations. Proc. roy. Soc. Med. **25**, 897—905 (1931/1932).

— **Schönhöfer, F., Wingler, A.**: Synthese des Plasmochins. Klin. Wschr. **1932**, 381.

Sheehy, T.W., Reba, R.C.: Treatment of Chloroquine-resistant Plasmodium falciparum infections in Vietnam. Ann. intern. Med. **66**, 616—622 (1967).

Thompson, P.E., Bayles, A., Olszewski, B.: PAM 1392 as a chemotherapeutic agent: Plasmodium berghei, P. cynomolgi, P. knowlesi, and Trypanosoma cruzi. Exp. Parasit. **25**, 32—49 (1969).

Thurn, G.: Nebenwirkungen verschiedener Medikamente im Auge. Fortschr. Med. **90**, 624—628 (1972).

Torrey, E.F.: Chloroquine seizures. Report of four cases. J. Amer. med. Ass. **204**, 867—870 (1968).

Walker, A.J., Lopez-Antuñano, F.J.: Response to drugs of South American strains of Plasmodium falciparum. Trans. roy. Soc. trop. Med. Hyg. **62**, 654—667 (1968).

Weisse (Lernet, P., Arndt, Th.): Persönliche Mitteilungen.

Woodruff, A.W.: Suppressive and schizonticudal value of Paludrine. Trans. roy. Soc. trop. Med. Hyg. **41**, 171 (1947).

— **Dickinson, C.J.**: Use of dexamethasone in cerebral malaria. Brit. med. J. **1968**, 31—32.

Prophylaxe

Arnold, J.D.: Prophylactic chemotherapy in malaria. In: Cahill, K.M., "Clinical Tropical Medicine", Bd. II, pp. 69—80. Baltimore-London-Tokyo: University Park Press 1972.

Bagnato, C., Sepulcri, P.: Malarici importati. Ann. Sanità pubbl. **28**, 855—869 (1967).

Bruce-Chwatt, L. J.: Imported malaria — a growing world problem. Trans. roy. Soc. trop. Med. Hyg. **64**, 201—209 (1970).

— Global Review of malaria control and eradication by attack on the vector. Miscellaneous Publications of the Entomological Society of America **7**, 7—27 (1970).

— **Garrett-Jones, C., Weitz, B.**: Ten years' study (1955—1964) of host selection by anopheline mosquitos. Bull. Org. mond. Santé **35**, 405—439 (1966).

Cambournac, F. J. C.: Erradicao da malaria. Consideracoes sobre a organizacao dos servicos para a sua realizacao. An. Inst. Med. trop. (Lisboa) **23**, 33—51 (1966).

Gabaldon, A.: Duration of attack measures in a malariae-eradication program. Amer. J. trop. Med. Hyg. **17**, 1—12 (1968).

Hartmann, M. G.: Späterkrankungen an Malaria tertiana nach kausaler Prophylaxe. 71. Tagg. d. Nordwstdt. Ges. f. inn. Med., Juni 1968. Kongr. Ber., S. 36.

Hofmann, L.: Malaria als Reisekrankheit bei Afrika-Urlaubern. Fortschr. Med. **90**, 537—540 (1972).

Kibukamusoke, J. W.: Malaria prophylaxis and immunosuppressant therapy in management of nephrotic syndrome associated with quartan malaria. Arch. Dis. Childh. **43**, 598—600 (1968).

Kirchmair, H., Goldberg, K.: Malaria in Österreich. Wien. klin. Wschr. **77**, 925 (1965).

Michel, R.: Étude comparée de l'association sulfalène-pyriméthamine et du sulfalène seul en chimioprophylaxie palustre de masse. Méd. trop. **28**, 488 (1968).

Mohr, W.: Einschleppung von Krankheiten durch Reisende und Einwanderer. Münch. med. Wschr. **111**, 1477—1484 (1969).

— **Peltzer, F.**: Infektionen und Erkrankungen bei deutschen Rückkehrern aus den Tropen und Subtropen. Dtsch. med. Wschr. **86**, 2148 u. 2216 (1961).

Nemirovskaya, A. I., Pavlova, E. A., Glushkova, M. P., Stepenko, A. S., Kilmetova, A. A.: Acute cases of malaria in African students who went to visit their native countries after staying in malaria-free areas. Med. Paras. & Parasitic Dis. (Moscow) **35**, 342—347 (1966).

Peltzer, F.: Malaria tropica in Deutschland. Dtsch. med. Wschr. **85**, 1170 (1960).

Reid, H. A., Nkrumah, F. K.: Fibrin-degradation products in cerebral malaria. Lancet **1972**, 218—221.

Shute, P. G.: Malaria in Britain. Brit. med. J. **1968**, 587.

— **Maryon, M.**: Imported malaria in the United Kingdom. Brit. med. J. **1969**, 781—785.

Stille, W., Kaltwasser, P.: Malaria als Importinfektion. Dtsch. med. Wschr. **94**, 1518 (1969).

Waterhouse, B. E., Riggenbach, R. D.: Malaria. Potential importance to civilian physicians. J. Amer. med. Ass. **202**, 683—685 (1967).

Wernsdorfer, G., Wernsdorfer, W. H.: Münch. med. Wschr. **111**, 1584—1594 (1969).

Zuckerman, A.: Vaccination against plasmodia. Israel J. med. Sci. **5**, 429—434 (1969).

Zuidema, P. J.: Malaria tropica. Ned. T. Geneesk. **113**, 1581—1585 (1969).

— Tropische Splenomegalie. Ned. T. Geneesk. **114**, 585—588 (1970).

Malariainfektionen durch Blutübertragung

Arends, T.: High concentration of haemoglobin A2 in malaria patient. Nature (Lond.) **215**, 1517 (1967).

Athreya, B. H., Coriell, L. L.: Relation of blood groups to infection. A survey and review of data suggesting possible relationship between malaria and blood groups. Amer. J. Epidem. 86, 292—304 (1967).

Bertaud, P.: Le paludisme post-transfusionnel et sa prophylaxie. Thèse, Lyon.

Black, R. H.: Investigation of blood donors in accidental transfusion malaria. Med. J. Aust. **2**, 446 (1960).

Brooks, M. H., Barry, K. G.: Fatal transfusion malaria. Blood **34**, 806—810 (1969).

Chojnacki, R. E., Brazinsky, J. H., Barrett, O'N., Jr.: Transfusion-introduced falciparum malaria. New Engl. J. Med. **279**, 984 (1968).

Czapek, E. E., Barry, D. W., Gryboski, J. D.: Malaria in an infant transmitted by transfusion. J. Amer. med. Ass. **204**, 549 (1968).

Danziger, S. J.: Transfusion malaria. Lancet **1970**, 312.

Dike, A. E.: Two cases of transfusion malaria. Lancet **1970**, 72—73.

— **Draper**: Trans. roy. Soc. trop. Med. Hyg. **1970**, 1—64.

Duhanina, N. N., Zukova, T. A.: Transmission of malaria by blood transfusion: an epidemiological study in the USSR. Bull. Wld Hlth Org. **33**, 853 (1965).

Fan, P. C.: Transfusion malaria; report of a case. Chin. med. J. **58**, 561 (1961).

Fisher, G. U., Schultz, M. G.: Unusual host-parasite relationship in blood-donors responsible for transfusion-induced falciparum malaria. Lancet **1969**, 716.

Kreil, R.: Malaria nach Leukozytentransfusion. Dtsch. med. Wschr. **1971**, 633.

Lepeš, T.: Induced malaria in Yugoslavia transmitted accidentally by blood transfusion. Bull. Wld Hlth Org. **33**, 856—858 (1965).

Lewis, J.: Iatrogenic malaria. N.Z. med. J. **71**, 88 (1970).

Lopes, P.F.A., Rodrigues da Silva, J.: Post-transfusional Plasmodium falciparum infections (portug.). Revta Soc. bras. Med. trop. **2**, 297—302 (1968).

Spudis, V.K., Vostokova, K.K.: Quartan malaria in RSFSR territory 1959—1966. Medskaya Parasit. **45**, 733—736 (1967).

Thoroughman, J.C.: Malaria transmission by blood transfusion. Chin. med. J. **58**, 682 (1940).

Tiburskaja, N.A., Vrublevskaja, O.S.: Clinical and experimental studies on quartan malaria following blood transfusion and methods for preventing its occurrence. Bull. Wld Hlth Org. **33**, 843—851 (1965).

Vartan, A.E.: Transfusion malaria in a man with Christmas disease. Brit. med. J. **1967**, 466.

Verdrager, J.: Cerebral malaria following blood transfusion. J. trop. Med. Hyg. **72**, 131—133 (1969).

Tabelle 11 (zu S. 552)

Behandlung bei Chloroquine (Resochin) -resistenten Fällen in Anlehnung an Empfehlungen von Peters.

1. *Chinin-Behandlung:*

Ein Chininsalz in Dosen von 650 mg (= 10 grains) 3mal täglich per os oder, wenn indiziert, als langsame intravenöse Infusion. Für die intravenöse Therapie sollte Chinindihydrochlorid als Lösung genommen werden.

Für die *orale* Therapie empfiehlt sich das Chininsulfat, Chininbisulfat oder Chininhydrochlorid. Dabei ist zu beachten, daß Sulfat und Hydrochlorid schlecht löslich sind. Die orale Behandlung ist über 10—14 Tage fortzusetzen.

Da es bei der Behandlung mit Chinin allein in 70—90% zu Rückfällen kommt (Sheehy u. Reba, 1967), sollte man die eine oder andere der folgenden Behandlungsmaßnahmen noch zusätzlich durchführen.

a) *Pyrimethamine*
25 mg 2mal täglich für die ersten 3 Tage der Therapie

b) *Pyrimethamine und Sulfadiazine*
25 mg Pyrimethamine 2mal täglich für die ersten 3 Tage der Therapie, zusätzlich Sulfadiazine 0,5 g alle 6 Std für die ersten 5 Tage.

c) *Pyrimethamine, Sulfadiazine und Chloroquine*
Wie in b); zusätzlich 1,5 g Chloroquine in den ersten 3 Tagen.

d) *Pyrimethamine und Sulphormethoxine*
50 mg Pyrimethamine mit 1,0 g Sulphormethoxine einmal am 1. Behandlungstag.

e) *Chloroquine (Resochin) und DDS*
1,5 g Chloroquine an den ersten 3 Tagen und 25 mg DDS täglich für 30 Tage vom Ende der Chinin-Therapie an.

2. *Sulphormethoxine und Pyrimethamine*

Nur eine einmalige Dosis von 1,0 g Sulphormethoxine zusammen mit 50 mg Pyrimethamine. Die Erfahrungen mit dieser Kombination bei Nicht-Immunen ist noch gering. In Einzelfällen haben wir bei Infektionen Nicht-Immuner mit Resochin-resistenten Plasmodium falciparum-Stämmen aus Südostasien folgendes Schema mit gutem Erfolg angewandt:

Fanasil (Sulphormethoxine) 1,0 g zusammen mit Pyrimethamine 25 mg 2mal täglich an zwei aufeinander folgenden Tagen (Gesamtdosis: Fanasil 4,0 g und Pyrimethamine 100 mg).

3. *Sulfadiazine und Pyrimethamine*

0,5 g Sulfadiazine alle 6 Std für 5 Tage kombiniert mit 25 mg Pyrimethamine 3mal täglich für die ersten 3 Tage.

4. *Sulphalene und Trimethoprim*

Eine Einzeldosis von 0,75 g Sulphalene zusammen mit 0,5 Trimethoprim. Hierbei soll es bei 10 von 11 nicht-immunen Patienten zu einer Radikalheilung gekommen sein (Martin u. Arnold, 1968).

Wirkungsmechanismen von Malariaheilmitteln

E. Königk u. R.D. Walter

Mit 1 Abbildung

Die Aufklärung von Wirkungsmechanismen der Malariaheilmittel steht vor besonderen methodischen Schwierigkeiten. Eine Langzeitkultivierung mit gleichbleibenden Vermehrungsraten der Plasmodien ist noch nicht geglückt. Das infizierte Tier ist die alleinige Quelle der Erreger für biochemische Untersuchungen. Alle Malariaheilmittel sind bisher über die Beeinflussung der Parasitämie der Versuchstiere gefunden worden. Erst später gelang es, ihre Wirkungsmechanismen mehr oder weniger vollständig aufzuklären.

Drei Forderungen sollte ein optimal wirkendes Malariaheilmittel erfüllen:

1. es sollte eine oder mehrere Reaktionen des Parasitenstoffwechsels blockieren, so daß ein weiteres Wachstum, eine Vermehrung nicht stattfindet,
2. das Medikament sollte nach Möglichkeit im Erythrocyt und Plasmodium in hoher Konzentration angereichert werden, und
3. Reaktionen des Wirtsstoffwechsels sollten nicht beeinflußt werden.

Die Störung von Wachstum und Teilung steht bei Malariaheilmitteln im Vordergrund ihrer Wirkung. Biochemische und pharmakokinetische Untersuchungen der nachstehend aufgeführten Stoffwechselgebiete haben zur Aufklärung von Wirkungsmechanismen beigetragen:

1. die Synthese von Dihydrofolat (Sulfonamide), von Desoxythymidylat (Folsäureantagonisten), die DNA-Replikation und die Proteinbiosynthese (4- und 8-Aminochinoline, Acridinderivate),
2. die Beeinflussung der Aufnahme lebenswichtiger Synthese-Vorläufer-Moleküle aus den Erythrocyten durch Medikamente, sowie die selektive Anreicherung von Pharmaka im infizierten Erythrocyten und im Plasmodium (4-Aminochinoline).

1.1. Die Synthese von Dihydrofolat

Das Säugetier nimmt Folsäure als Vitamin auf. Durch Reduktion wird über Dihydrofolat die stoffwechselaktive Coenzymform Tetrahydrofolat gebildet. Bei Plasmodien ist nicht Folsäure Substrat dieser Reaktion sondern nur Dihydrofolat. Sie sind daher gezwungen, auf anderem Wege Dihydrofolat zu synthetisieren. Der Nachweis der Dihydropteroatsynthetase bei Plasmodium chabaudi (Walter u. Königk) macht es wahrscheinlich, daß Plasmodien in Analogie zu Mikroorganismen und Pflanzen den gleichen Syntheseweg besitzen. Ausgangssubstanz ist Guanosintriphosphat. Über eine mehrstufige Reaktionsfolge entsteht die aktivierte Form von 2-Amino-4-hydroxy-6-hydroxymethyldihydropteridin. Diese reagiert mit p-Aminobenzoesäure und liefert Dihydropteroat, eine Reaktion, die kompetitiv durch Sulfonamide blockiert wird. Die Konjugation mit Glutaminsäure liefert Dihydrofolsäure (Abb. 1).

1.2. Die Synthese von Desoxythymidylat (Abb. 1)

Desoxythymidylat (dTMP), einer der vier Nukleotidbausteine der DNA, wird auf anderem Weg als seine drei Schwestermoleküle gebildet. Der Grund hierzu liegt in der Schwierigkeit des Einbaues der Methylgruppe in die C-5-Position des Pyrimidinringes. Substrate dieser Synthese sind Desoxyuridylat und N^5N^{10}-Methylentetrahydrofolat. Die Voraussetzung für diese Reaktion ist die Bereitstellung ausreichender Mengen an Dihydrofolat und die Reduktion dieser Verbindung zu Tetrahydrofolat. Nur dieses Folatderivat, ein Coenzym, ist imstande, ein C-1-Bruchstück für die Bildung von N^5N^{10}-Methylentetrahydrofolat aufzunehmen. Dieser Hauptsyntheseweg wird bei vielen Organismen durch einen Reserveweg ergänzt: Desoxythymidin liefert Desoxythymidylat durch die katalytische Wirkung der Desoxythymidinkinase. Plasmodien verfügen nicht über diese Möglichkeit. Sie bauen weder radioaktiv markiertes Desoxythymidin ein (BÜNGENER u. NIELSEN), noch konnte das Enzym direkt gemessen werden (WALTER, MÜHLPFORDT u. KÖNIGK). Dihydrofolatreduktase kann durch Folatantagonisten, z.B. durch Pyrimethamin, kompetitiv gehemmt werden. Die kinetischen Untersuchungen des angereicherten Plasmodienenzymes ergaben, daß es eine 2000fach höhere Affinität zu Pyrimethamin besitzt als die Dihydrofolatreduktase der Erythrocyten (FERONE, BURCHALL u. HITCHINGS).

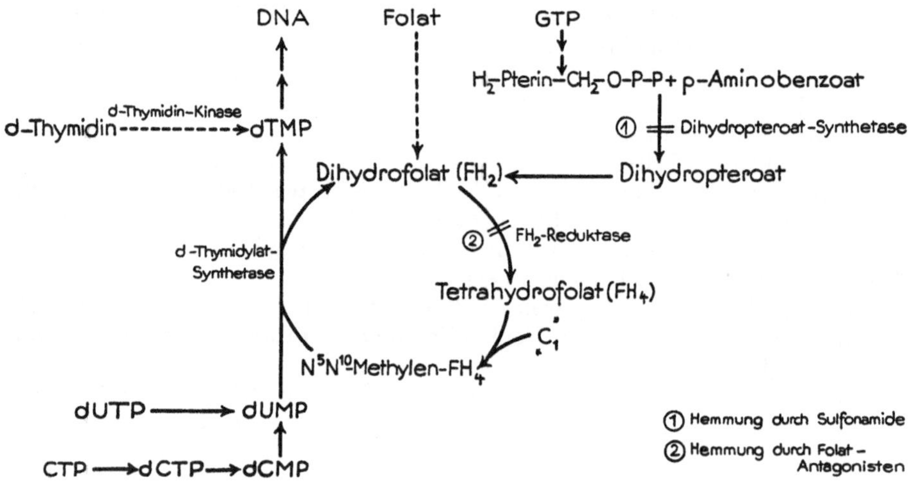

Synthese von d-Thymidylat und Dihydrofolat
Abb. 1

Die Synthese von Desoxythymidylat weist bei Plasmodien Engpässe auf, die für eine erfolgreiche Vernichtung der Plasmodien günstige Voraussetzungen bieten:

1. Das Enzym des Reserveweges, die Desoxythymidinkinase, fehlt bei Plasmodien. Die Blockierung des Hauptsyntheseweges auf der Stufe der Dihydrofolatreduktase durch Folatantagonisten wirkt sich deshalb für die Plasmodien verhängnisvoll aus.

2. Ein zweiter Angriffspunkt dieses Stoffwechselweges ist die Synthese von Dihydrofolat. Die Dihydropteroatsynthetase wird durch Sulfonamide kompetitiv gehemmt.

3. Da Wirt und Plasmodien Dihydrofolat auf zwei grundsätzlich verschiedenen Wegen synthetisieren, sind die Voraussetzungen für einen antiparasitären Effekt ohne Wirtsschädigung gegeben. Auch die unterschiedliche Affinität der Dihydrofolatreduktase der Plasmodien und der Erythrocyten zu Pyrimethamin ist für die Therapie eine weitere günstige Voraussetzung.

1.3. DNA-Replikation und Proteinbiosynthese

Die Aufklärung der Wirkungsmechanismen der 4- und 8-Aminochinoline sowie der Acridinderivate ist bei Säugetier-Plasmodien noch nicht sehr weit gediehen. Die größte Schwierigkeit ist die Gewinnung ausreichenden biologischen Materiales. Erste detailliertere Untersuchungen über Basenzusammensetzung und physikalisch-chemische Eigenschaften an extrahierter DNA von Plasmodium knowlesi und Plasmodium falciparum (Gutteridge, Trigg u. Williamson) deuten darauf hin, daß man die an anderen biologischen Systemen gewonnenen Befunde von Aminochinolin- und Acridinwirkungen prinzipiell übernehmen darf.

Physikalisch-chemische Untersuchungen (Messung des Spektrums der Lichtabsorption, der Viscosität und der Schmelztemperatur) an bakteriellen Nukleinsäuren haben recht gute Modellvorstellungen der Wechselwirkung von DNA und RNA mit Aminochinolinen und Acridinderivaten geliefert. Nach O'Brien u. Hahn schiebt sich der Chinolinring des Chlorochins zwischen zwei Purinbasen der DNA (Intercalation), und die aliphatische Seitenkette fixiert die Lage des Moleküles durch Wechselwirkung der positiven Ladung am terminalen Stickstoffatom mit der negativen Ladung einer Phosphatgruppe des DNA-Stranges. Eine weitere Möglichkeit diskutierten Yielding u. Mitarb.: eine Ring-Ring-Wechselwirkung könnte auch zwischen zwei Chinolinringen des Chlorochins auftreten. Der negative Ladungsschwerpunkt des Chloratoms des einen Chlorochinmoleküles tritt in Wechselwirkung mit dem Stickstoffatom 1 des Chinolinringes des zweiten Moleküles. Beide Moleküle finden in der großen Furche der Doppelhelix der DNA Platz und werden wie im Modell von O'Brien u. Hahn in ihrer Lage durch elektrostatische Kräfte zwischen dem terminalen Stickstoffatom der Seitenkette und einer Phosphatgruppe der DNA fixiert.

Die Folge dieser Wechselwirkung ist eine Stabilisierung der DNA-Doppelhelix, die an einer Erhöhung der Schmelztemperatur, an einer Zunahme der Viscosität, an veränderten Spektren der Lichtabsorption, an einer Beständigkeit gegenüber der DN'ase sowie der Hemmung von DNA- und RNA-Polymerase erkennbar ist. Diese Art der Wechselwirkung gilt aber nur für 4-Aminochinoline, nicht für 8-Aminochinoline. Denn auch die Untersuchungen der Bindungsfestigkeit der verschiedenen Chinolinderivate an die DNA führten zu der Reihenfolge: Chlorochin >2-wertige Kationen>8-Aminochinoline. Letztere werden vielleicht nur an einsträngige Nukleinsäuren in nennenswertem Umfang gebunden (Holbrook, Jr. u. Mitarb.).

Die Aufklärung der Wirkung von Pharmaka auf die Proteinbiosynthese dürfte auf größere Schwierigkeiten stoßen, da hier mit sehr spezifischen Mechanismen zu rechnen ist. Ergebnisse, die mit Antimalariamitteln an anderen Systemen gewonnen werden, sind nur mit Vorbehalt auf Plasmodien übertragbar.

2. Pharmakokinetische Untersuchungen

2.1. Nach van Dyke u. Mitarb. beeinflussen Aminochinolin- und Acridinderivate die Aufnahme von Nukleinsäure-Vorläufer-Molekülen und deren Einbau in RNA und DNA. Die intraerythrocytäre Lage der Plasmodien, umhüllt von ihrer eigenen Membran und der nach innen gestülpten Erythrocytenmembran, stellt detailliertere Untersuchungen und deren Deutung vor besondere Schwierigkeiten (Aikawa).

2.2. Der Erfolg des Chlorochins als Malariaheilmittel hängt mit einem besonderen pharmakokinetischen Phänomen zusammen: infizierte Erythrocyten sowie Plasmodien nehmen Chlorochin bevorzugt und in stärkerem Umfang auf als normale Erythrocyten. Dieser Vorgang der selektiven Anreicherung wird mit einem pH-Gradienten sowie mit spezifischen Chlorochin-Bindungsstellen auf der Plasmodien- bzw. Erythrocytenoberfläche erklärt. Erythrocyten, die mit einem chlorochin-resistenten Plasmodium berghei Stamm infiziert waren, reicherten Chlorochin weniger stark an als Erythrocyten, die mit einem chlorochin-empfindlichen Stamm infiziert waren (FITCH; KRAMER u. MATUSIK; MACOMBER, O'BRIEN u. HAHN).

Untersuchungen, die sich mit der Aufklärung von Wirkungsmechanismen beschäftigten, haben zugleich unsere Kenntnisse von Parasit-Wirt-Abhängigkeiten sowie des Resistenzproblems bereichert. Systematische biochemische und pharmakokinetische Untersuchungen sind notwendig, um weitere Engpässe des Plasmodienstoffwechsels und weitere Parasit-Wirt-Abhängigkeiten aufzudecken. Sie liefern vielleicht Informationen für die Entwicklung grundlegend neuer Pharmaka.

Literatur

Aikawa, M.: Plasmodium: The fine structure of malaria parasites. Exp. Parasit. **30**, 284 (1971).

Büngener, W., Nielsen, G.: Nukleinsäurenstoffwechsel bei experimenteller Malaria, I. Z. Tropenmed. Parasit. **18**, 456 (1967).

van Dyke, K., Lantz, C., Szustkiewicz, C.: Quinacrine: mechanisms of antimalarial action. Science **169**, 492 (1970).

— **Szustkiewicz, C., Lantz, C.H., Saxe, L.H.**: Studies concerning the mechanism of action of antimalarial drugs, I. Biochem. Pharmacol. **18**, 1417 (1969).

Ferone, R., Burchall, J.J., Hitchings, G.H.: Plasmodium berghei dihydrofolate reductase. Mol. Pharmacol. **5**, 49 (1969).

Fitch, C.D.: Chloroquine resistance in malaria: a deficiency of chloroquine binding. Proc. nat. Acad. Sci. (Wash.) **64**, 1181 (1969).

Gutteridge, W.E., Trigg, P.I., Williamson, D.H.: Properties of DNA from some malarial parasites. Parasitol. **62**, 209 (1971).

Holbrook, D.J., jr., Whichard, L.P., Morris, C.R., White, L.A.: Progress in molecular and subcellular biology, Vol. 2, S. 113ff. Interaction of antimalarial aminoquinolines with nucleic acids. Berlin-Heidelberg-New York: Springer 1971.

Kramer, P.A., Matusik, J.E.: Location of chloroquine binding sites in plasmodium berghei. Biochem. Pharmacol. **20**, 1619 (1971).

Lantz, C.H., van Dyke, K.: Studies concerning the mechanism of action of antimalarial drugs, II. Biochem. Pharmacol. **20**, 1157 (1971).

Macomber, P.B., O'Brien, R.L., Hahn, F.E.: Chloroquine: physiological basis of drug resistance in plasmodium berghei. Science **152**, 1374 (1966).

O'Brien, R.C., Hahn, F.E.: Chlorcquine structural requirements for binding to DNA and antimalarial activity. Antimicrob. Agents and Chemother. 1965, 315.

Walter, R.D., Königk, E.: Plasmodium chabaudi: die enzymatische Synthese von Dihydropteroat und ihre Hemmung durch Sulfonamide. Z. Tropenmed. Parasit. **22**, 256 (1971).

— **Mühlpfordt, H., Königk, E.**: Vergleichende Untersuchungen der Desoxythymidylatsynthese bei Plasmcdium chabaudi, Trypanosoma gambiense und Trypanosoma lewisi. Z. Tropenmed. Parasit. **21**, 347 (1970).

Yielding, K.L., Blodgett, L.W., Sternglanz, H., Gaudin, D.: Progress in molecular and subcellular biology, Vol. 2, S. 69ff. Chloroquine binding to nucleic acids. Berlin-Heidelberg-New York: Springer 1971.

Adnex: Malaria Eradication

O. Gsell

Mit 2 Abbildungen

Die Ausrottung der Malaria, die Malaria-Eradication ist eines der großen Ziele der Weltgesundheits-Organisation (WHO). Unter Malaria-Eradication versteht die Expertenkommission der WHO laut *Definition* 1956 „das Ende der Übertragung der Malaria und die Elimination des Reservoirs infektiöser Fälle durch einen zeitlich begrenzten Feldzug, der bei seinem Abschluß kein Wiederaufkommen von Übertragung mehr möglich macht". Für eine Malaria-Eradication ist es also nicht nötig, die Überträger Moskitos auszurotten, d.h. eine totale Eradication aller Glieder der Vektor-Species zu erzielen, daß keine Brutstätten am Ende des Kampfes mehr existieren. Theoretisch kann nämlich die Sicherheit gegen einen Rückfall der Malaria auf zwei Arten erreicht werden, entweder durch die ebengenannte Vektor-Elimination mit Ausschaltung all der Vektorarten auf der Welt oder durch die Ausrottung der Malariaparasiten. Ersteres ist praktisch nicht zu verwirklichen, letzteres dagegen erreichbar. Es kann dann ein sogenannter „Anophelismus ohne Malaria" erzielt werden, wie er derzeit in USA und im mittleren und nördlichen Europa besteht, wo die Moskitos in der menschlichen Bevölkerung keine Parasiten zur Übertragung finden.

Die Eradication hat ein anderes, zeitlich begrenztes *Ziel* als die früher übliche „Kontrolle", welche eine Reduktion der Malaria-Krankheitsfälle zu einer geringen Zahl zu erreichen hofft, so daß nur noch eine nicht mehr als öffentliches Gesundheitsproblem zu bewertende Krankheitsziffer vorkommt. Dies macht aber eine unbegrenzte Dauer der Bekämpfungsmaßnahmen notwendig, welche kostspielig und trotzdem unbefriedigend ist. Mit der Entdeckung von *Insecticiden* in Form des *DDT* 1939 durch Müller, Basel wurde erst eine vollwertige Eradication möglich. Hierbei handelt es sich um ein Insecticid, das nicht eingenommen oder inhaliert werden muß, um die Insekten zu töten, sondern das nur durch die Berührung der Insektenglieder diese Lebewesen ausschalten kann und das auch durch chemische Stabilität, geringe Flüchtigkeit über Monate nach der Bespritzung für die Insekten tödlich bleibt. Zudem war dieses sogenannte *Kontaktinsecticid* finanziell nicht teuer. Die genaue Kenntnis der Lebensbedingungen der weiblichen Anopheles als Blutsauger, die nachts die Menschen stechen und dann an den Wänden der Schlafräume für eine gewisse Zeit bleiben, gab die Grundlage für die modernen Bekämpfungsmaßnahmen.

Seit 1955 hat die WHO das weltweite *Malaria-Eradicationprogramm* aufgenommen, dessen Basis die auf Seite 559 aufgeführten *vier Phasen* bilden, nämlich:

1. Vorbereitungsphase (Preparation).
2. Angriffsphase (Attack) von der Dauer von 3—4 Jahren.
3. Überwachungsphase (Consolidation) von durchschnittlich 1 Jahr Dauer.
4. Erhaltungsphase (Maintenance), die von den staatlichen Gesundheitsdiensten übernommen wird.

Ein solches Programm hat eine ganze Malaria-Area einzuschließen. Das Bespritzen mit Insecticiden muß gar alle Räume der Region umfassen. Der Angriffsplan hat jedes einzelne Haus in der Weise mit dem Insecticid zu behandeln, daß seine inneren Wände für die Moskitos während der ganzen Dauer der Übertragungssaison tödlich bleiben. Eine solche totale Erfassung muß in Ausdehnung, Zeit und Qualität perfekt geplant sein und durchgeführt werden. Sie zieht sich in die Überwachungsphase hinein, wo dann jeder noch entdeckte Einzelfall an Malaria sogleich erkannt und eliminiert werden muß. Da auch der allerletzte Krankheitsfall zu verhüten ist, hat kein anderes Eradicationprogramm eine so ausgedehnte und sorgfältige komplette Planung zur Voraussetzung. Sie kann z. B. in manchen Entwicklungsgebieten noch gar nicht einsetzen. Am Beispiel von Tansania hat der Staatschef Nyerere richtig gefolgert, daß zuerst Unwissenheit (durch Schulen) und Armut (durch Bezahlen der Arbeit) beseitigt werden müssen, bevor der Kampf gegen Krankheit einsetzen kann. Die *zeitliche Dauer*, die ein Eradication-Projekt braucht, ergibt sich am besten aus dem WHO-Schema siehe Abb. 1.

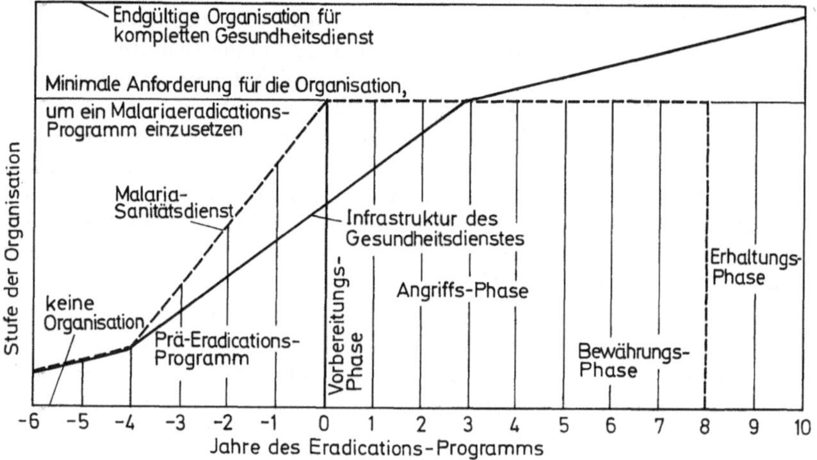

Abb. 1. Entwicklung der Malariabekämpfung und der Infrastruktur des Gesundheitsdienstes (Pampana, Fig. 36)

Die *Vorbereitung* erfordert stets längere Zeit, wobei man zuerst von einer zeitlich nicht begrenzten, kostspieligen Präeradicationsphase spricht. Die eigentliche Vorbereitung kann erst beginnen, wenn die Gesetzgebung durch die Regierung genehmigt und der Plan in allen Details mit Personal, Büros, Laboratorien, Fahrzeugen organisiert ist. Im Jahr 1967 waren 23 Malaria-Präeradicationsprogramme in Funktion. Die *Angriffsphase* besteht praktisch aus der Hausbespritzung mit Kontaktinsecticid. Alle Häuser der bestimmten Region müssen numeriert, alle darin befindlichen Lokalitäten notiert, die exakte Zahl der Einwohner gezählt und die Gesamtfläche, die bespritzt werden muß, berechnet werden. Bei der üblichen Dosis von 2 g DDT per m² braucht eine Million Menschen 100 t des technischen DDT, entsprechend 133 t mit 75 % DDT wasserlöslichem Pulver. Zu 500 für diese Bevölkerung benötigten Männern mit Zerstäuberapparaten, für eine Tätigkeit über 2 Monate, kommen 20 % Reservepersonen hinzu und ein Minimum von 50 Aufsichtsbeamten und 10 Transportwagen. Eine Einheit bilden der Gruppenleiter, 4—5 im Taglohn angestellte Bestäuber, ein Mixer, ein Fahrzeuglenker, die für eine Bevölkerung von 30—50000 Personen eingesetzt werden können. Bespritzt werden müssen alle menschlichen Behausungen. In Südamerika wurden nur die Schlafräume bespritzt, doch sollten dann auch alle Räume, wo Menschen einige Stunden in der Nacht sind, miteinbezogen werden (Kaffees, Versammlungsräume, Kinos usw.). Die Höhe, von der an die Wände bespritzt werden müssen und bis zur oberen Begrenzung inklusive Hausrat, Mobiliar, Bilder, hängt von den Lebenseigenschaften der einzelnen Anophelesarten ab. Noch immer wird DDT in der Mehrheit der Programme benutzt, das toxischere Dieldrin nur in einzelnen Gegenden und ebenso das HCH (Hexa-Chlorocyclohexan) siehe Tab. 1 und S. 584.

Tabelle 1. *Die drei wichtigsten chlorinierten Wasser-Kohlenstoffinsecticide*

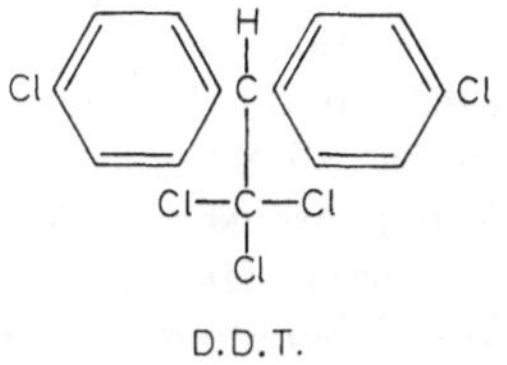

D.D.T.	Hexachlorocyclohexane HCH = B.H.C.	Dieldrin

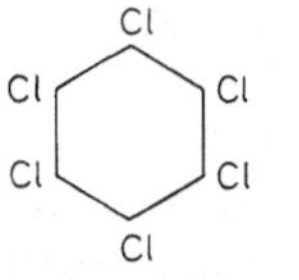

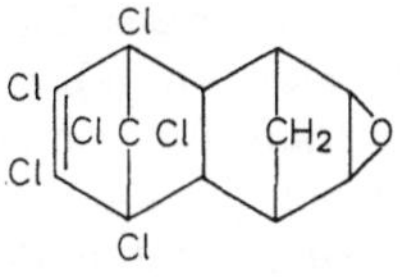

Wegen des Auftretens von Resistenz bei manchen Insektenstämmen, werden zahlreiche weitere chemische Insecticide derzeit geprüft, ohne daß aber bis jetzt ein gleichwertiges und finanziell so preiswertes Produkt wie DDT gefunden wurde. Es sollte dieses aber heute für die Malariabekämpfung begrenzt werden und nicht auf Lebens- und Futtermittel gelangen (s. S. 584).

Die andern Methoden treten für die Malariaeradication ganz in den Hintergrund. Zu erwähnen sind zwei Programme:

a) die *Larvenkontrolle.* Die Antilarvenmaßnahmen kommen noch am ehesten für Gegenden mit stabiler Malaria in Betracht. Die Vernichtung der Brutplätze, vor allem von Wasseroberflächen, aber auch in Häusern, ist organisatorisch schwierig und im Eradicationserfolg problematisch (s. S. 558).

b) *Medikamentenverabfolgung mit Kochsalz.* Die Parasitenbekämpfung im Menschen kann durch Medikamentenzugabe zum gewöhnlichen Salz nach der *Methode von* PINOTTO ausgeführt werden. PINOTTO 1954 mischte Chloroquin-Diphosphate mit gewöhnlichem Salz in der Weise, daß jede Person, welche anstelle des üblichen Salzes das medikamentöse Salz einnimmt, täglich um 40—50 mg Chloroquine resp. 300 mg pro Woche erhält; es ist dies die übliche suppressive Dosis. Das *Chloroquinsalzgemisch* hält sich stabil, kann über Monate aufbewahrt werden und wird durch die hohen Temperaturen beim Kochen nicht verändert. Diese Mischung führt auch fast nie zu Resistenz, dies im Gegensatz zu dem 1958 von CATNEY u. Mitarb. empfohlenen *pyrimethaminierten Salz*, das sich aber nicht durchgesetzt hat. Auch die technische Verabfolgung des Chloroquin-Salzes erwies sich als nicht sehr einfach. Vor allem darf in der Region kein gewöhnliches Salz mehr erhältlich sein. Die ganze Bevölkerung muß während mindestens 3 Monaten das medikamentenhaltige Salz, abgegeben in Plastiksäckchen, verwenden. Das größte *Chloroquinsalzprogramm* wurde in Brasilien bei einer Bevölkerung von 2,3 Millionen begonnen, aber nicht fertig durchgeführt. In Guyana erfolgte eine kleinere Aktion 1961—1966 bei 48500 Personen, beschränkt auf Erwachsene. Bei rund 80% der Einwohner war nach 6 Monaten ein Verschwinden der Parasiten festzustellen, immerhin in einem Gebiet von 109000 m² mit nur niedriger Malariaendemicität. Die auf einzelne Dörfer begrenzten Versuche in Tansania und Uganda und das südiranische Projekt bei nomadisierender Bevölkerung zeigten, daß für ganz bestimmte Bedingungen die Salzmethode hilfreich sein kann, daß sie aber nicht zu einer Großeradication führt, daß dann sogar die Tabletteneinnahme vorzuziehen wäre und auch billiger bleibt.

Die *Kosten der Malariaeradication* sind beträchtlich. Bekannt sind die Leistungen der WHO, ferner für die Amerikaländer der PAHO, für die Kinder der UNICEF. Diese zusammen haben 1957—1967 158,7 Millionen Dollar ausgegeben, davon 1967 die WHO 10,83 Millionen, die UNICEF 4,98 Millionen Dollar. Dazu kommen weitere Unterstützungen, so z.B., von der USA-Regierung 1958—1965 190 Millionen Dollar. Die Beiträge und die Materialbeihilfe durch internationale Fonds und die Beiträge der einzelnen Länder für ihr eigenes Gebiet, können auf 75% der Totalkosten des Programms geschätzt werden. Die WHO übernimmt seit 1962 die Ausgaben für internationales Personal, für Insecticide, für Medikamente, für Laborausrüstung, für Zerstäubungsapparate, Fahrzeuge, nicht dagegen die lokalen Ausgaben für Personal und andere lokale Kosten. Ausgerechnet sind die Beiträge für Indien, welche von 1958—1965 für die Malariaeradication durchschnittlich pro Jahr 32,5 Millionen Dollar, d.h. ca. 9 US-Cents pro Kopf der dem Risiko ausgesetzten Bevölkerung betrugen. Anderseits ist der Preis, den ein Land für den Befall an Malaria zahlt, nicht leicht zu bewerten. Hier muß die Zahl der Todesfälle an Malaria eingesetzt werden, z.B. nach WHO-Schätzungen 1962 für Afrika 200000—500000 Kinder pro Jahr, in manchen holoendemischen Gebieten 10% der Kinder und für Gegenden mit stabiler Malaria 5% der Kinder, die durch Malaria getötet werden, bevor sie das fünfte Altersjahr erreicht haben. Dazu ist einzusetzen der Ausfall an Arbeitsleistungen, die Inkapazität durch chronische Malaria. So wurde in Paraguay für jeden Malariafall ein Verlust von 24 Arbeitstagen gerechnet. Dann ergibt sich ein Verdienst- und Arbeitsausfall durch Schwäche und Anämie der einzelnen Personen. Hinzu kommen die Ausgaben für Behandlung und ärztliche Betreuung, der Verlust an landwirtschaftlichen Produkten, der Verlust überhaupt an Landgebieten, die wegen Malaria nicht bebaut werden können.

Die *Wirksamkeit der Malariaeradication* ergibt sich aus den jährlichen Rapporten der WHO. Für den 30. September 1971 wurde gemeldet: Von den 1844 Millionen Einwohner, welche die ursprünglich mit Malaria verseuchten Regionen der Welt umfassen, leben 1372 Millionen = 72% jetzt in Gebieten, wo die Malaria verschwunden ist oder wo Eradicationsprogramme in Aktion sind (s. Abb. 2). Auf die 472 Millionen in Gebieten, wo noch keine Eradication unternommen wurde, leben 36 Millionen in Gegenden, wo ein Antimalariakampf besteht, und 116 Millionen, wo durch die Regierung Antimalariamittel zur Verteilung kommen. (Chron. OMS, Vol. 26, Nr. 6, Juni 1972). In Afrika ist der Gesundheitsdienst meist erst im Aufbau. Die Statistik vom 31. Dezember 1967 zeigte, daß von einer Bevölkerung Afrikas von 222 Millionen noch 198,9 Millionen kein Eradicationsprogramm bekommen haben, während für Südostasien, mit einer Bevölkerung von 726 Millionen nur 40,7 Millionen, im westlichen Pazifik mit 241 Millionen nur 40,1 Millionen, für Europa mit 752 Millionen nur noch 22000 in Malaria-verseuchten Gebieten leben. Die jährliche *Morbidität* ist bis 1969 von rund 250 Millionen auf etwa 100 Millionen, die *Mortalität* von früher 2,5 Millionen auf weniger als 1 Million zurückgegangen, dies trotz einer Zunahme der Weltbevölkerung um 500 Millionen in den vergangenen 10 Jahren.

Die *Verhütung der Reintroduktion* der Malaria für Länder, in denen nach mühsamen Aktionen die Malaria ausgerottet wurde, bildet ein neues Problem. Durch infizierte Personen, durch Import von infizierten Stechmücken, durch die bei der Eradication noch zurückgebliebenen Parasitenträger kann es wieder zu Malaria kommen. Als Beispiel ist Ceylon bekannt, wo nach der Bekämpfung im Anschluß an eine große Epidemie 1967/1968 mit 2,5 Millionen Fällen für die Jahre 1961 noch 110, 1963/1964 gar keine, 1965 nur ein Fall und 1966 6 Fälle gemeldet wurden. 1967 kam es wieder zum Aufflackern der Malaria und in den Jahren 1968/1969 zu

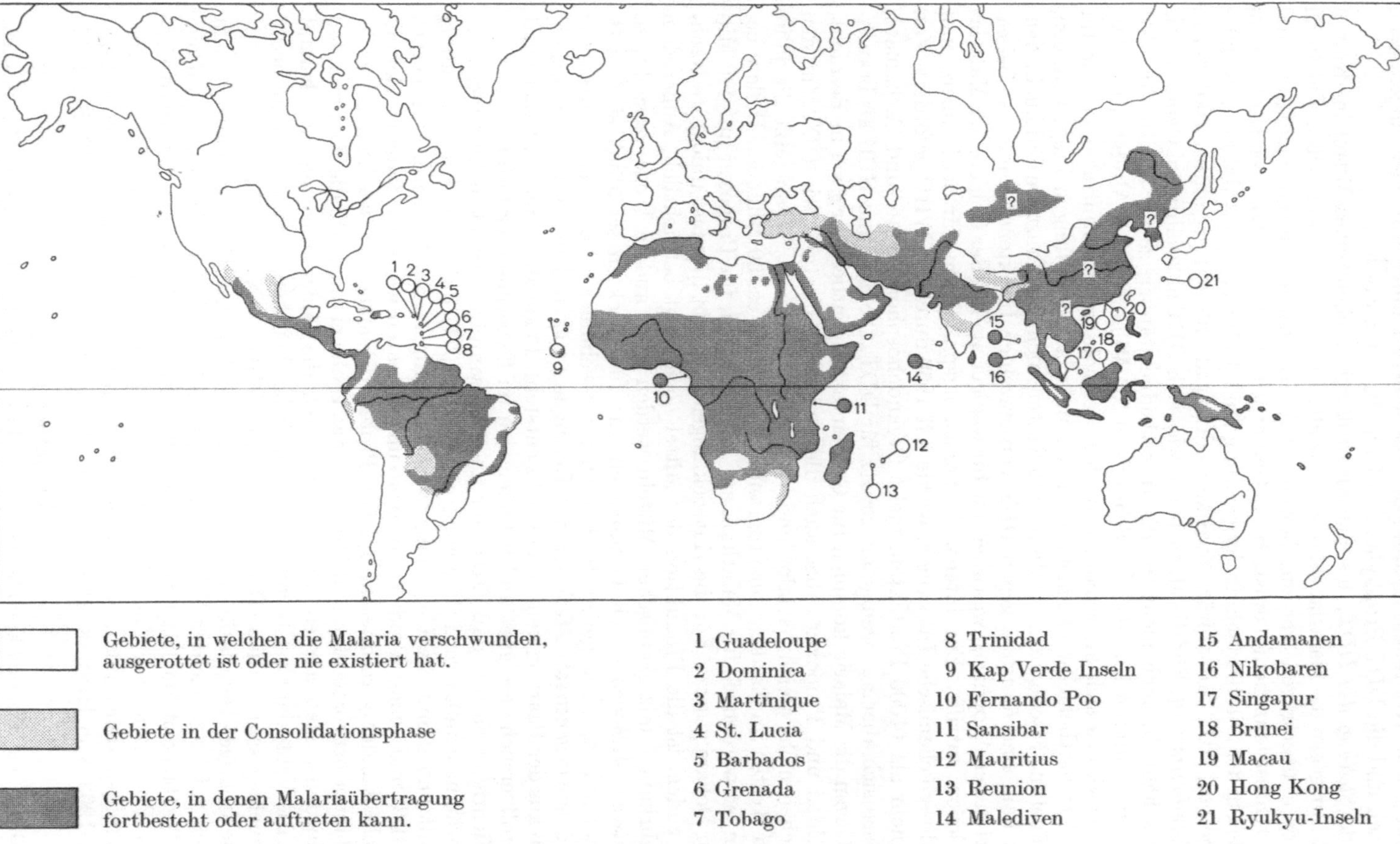

Abb. 2. Epidemiologische Bewertung des Malariabestandes am 30. Juni 1970 (Angaben WHO) a. M.

2,5 Millionen Krankheitsmeldungen. Die Überwachung war hier ungenügend gewesen und die DDT-Prophylaxe zu früh abgesetzt worden.

Die *Stellung des DDT*, das sich als großartiges chemisches Mittel im Kampf nicht nur gegen die Malaria, sondern ganz allgemein gegen Krankheiten, die durch Vektoren übertragen werden, bewährt hat, ist wegen Umweltschädigung und Insektenresistenz heute umstritten. Gefährlich erwies sich DDT erst, als es im Großen in der Landwirtschaft Verwendung fand. 1971 war die pro Jahr angewandte Menge von DDT für sanitäre Zwecke niedriger als 40000 t gegenüber 200000 t in der *Landwirtschaft*. Für die Menschen erwies sich DDT in 20jährigem Gebrauch als nicht schädlich, auch nicht für die Insecticidverstäuber, so für die 150000 Personen im sanitären Einsatz zum Schutz von 535 Millionen aller Altersklassen. Dagegen erwies es sich als schädlich in den viel höheren Konzentrationen, die für landwirtschaftliche Zwecke mehr als in der Malariabekämpfung in Frage kommen, für Vögel und Fische, auch für Mäuse und Ratten, nicht für Haustiere und Zuchtvieh. Dazu kam eine *Resistenz* gegen DDT von einzelnen Insektenstämmen, so bei ca. 15 Arten der Anopheles, was aber nur für weniger als 1 % der Gebiete der Malariaprotektion zutrifft. Ein intensives Forschungsprogramm für wirksamere und harmlosere chemische Insecticide wurde seit 1956 durch die WHO gefördert. Von den mehr als 14000 Produkten, meist Organophosphorderivate und Carbamate, erwiesen sich aber nur wenige als Ersatz für DDT, Dieldrin und HCH als brauchbar. Gegen die Malaria kommen für Großeinsatz eigentlich nur zwei in Betracht, Malathion und Propoxur, aber auch diese nicht so biostabil wie DDT, für den Menschen nicht gleich harmlos und vor allem viel teurer. Wenn jetzt die jährlichen Kosten im Eradicationsprogramm der Malaria ca. 60 Millionen Dollars betragen, so werden sie für Malathion auf 184 Millionen, für Propoxur auf 510 Millionen Dollars gesetzt. Für die Entwicklungsländer gibt dies fast unlösbare Nachteile, zudem ist die Produktion der Mittel noch nicht beträchtlich. Außer dem Abwehrkampf mit chemischen Mitteln werden auch andere Wege versucht, so *biologische Methoden* durch Organismen, die für Insekten schädlich sind, z.B. Mikrosporidien, Viren gegen die Larven der Stechmücken, auch larvenfressende Fische, sowie *genetische Methoden* mit Erzeugung von sterilen Insektenmännchen, so daß aus der Paarung kein Nachwuchs entsteht. Beide Methoden sind aber nicht für Großversuche geeignet und befinden sich im Experimentierstadium.

Wichtig erscheint, daß DDT nur noch zu sanitären Zwecken im Innern der Wohnräume benutzt wird (Vorschlag der WHO, 1971), daß die Außenverwendung wegfällt und damit die Umgebungsverschmutzung vermieden wird. Das Verbot des DDT und seiner Produktion, das einige Staaten wie USA, Canada, skandinavische Länder verordneten, hat den Protest der malariaverseuchten Entwicklungsländer hervorgerufen und löst heute das Problem nicht. Ob die Kombination verschiedener Maßnahmen, unterstützt durch die Bodensanierung, den Kampf gegen die Vektoren als Übermittler menschlicher Seuchen lösen wird, kann heute noch nicht gesagt werden (Details siehe Chr. WHO 25, Nr. 5, 1971).

Die wichtigen Details für die Durchführung der Eradicationsprogramme mit dem Hinweis auf die gemachten Fehler, sind eingehend dargelegt in der zweiten Auflage des „Textbook of Malaria-Eradication" 1969 durch E.J. PAMPANA (Oxford University Press London). Über die Eradication der infektiösen Krankheiten überhaupt mit spezieller Berücksichtigung der Malaria geben die Bücher von A. CODBURN, 1963, von HINMAN, 1966 und eine Übersicht von GSELL, 1973 Bescheid.

Literatur

Gsell, O.R.: Die Infektionskrankheiten: Durch Prophylaxe und Therapie zur Eradikation. Pathomorphosis, Heft 1, Pharma Information, Basel 1972.

Sonstige Literatur S. 560—574.

IX. Schwarzwasserfieber

W. MOHR

Mit 1 Abbildung

I. Definition

Als Schwarzwasserfieber (Blackwater fever, Fièvre bilieuse hémoglobinurique) wird ein Krankheitsgeschehen bezeichnet, das mit intravasculärer Hämolyse, rasch zunehmender Anämie, schließlich Oligurie und Anurie einhergeht. Es tritt im Verlauf einer Malaria oder im Anschluß an eine solche als akut bedrohliches Krankheitsbild auf. Das Schwarzwasserfieber kommt vorwiegend in endemischen, besonders aber in hyperendemischen Malariagebieten vor, in denen vor allem Pl. falciparum zu finden ist, seltener in Gebieten mit einer ausgesprochenen Plasmodium vivax-Verbreitung. Die Eingeborenen der tropischen Malarialänder, die durch häufige Re- und Superinfektionen eine weitgehende Immunität erworben haben, werden meist nicht vom Schwarzwasserfieber betroffen, so lange sie ungestört in ihrem Milieu bleiben. Werden sie aus ihrem Milieu gelöst und womöglich einer unzulänglichen Supressiv-Behandlung unterzogen, so kann es auch bei ihnen zu Schwarzwasserfieber-Erkrankungen kommen.

II. Geschichte

Der erste Bericht über einen Schwarzwasserfieber-Erkrankungsfall und seine Deutung im Zusammenhang mit der Malaria liegt von BÉRENGER-FÉRAUD aus dem Jahre 1874 vor. Weitere französische Autoren, wie PELLARIN, CORRE bestätigten die Beobachtungen von BÉRENGER-FÉRAUD. Auch TOMASELLI hatte Anteil an diesen ersten Klärungen der Zusammenhänge. Vor diesen Forschern hatte man das Schwarzwasserfieber vielfach mit Gelbfieber verwechselt, zumal die Verbreitungsgebiete von Gelbfieber und Schwarzwasserfieber sich vielfach deckten (ZIEMANN). Auch SEYFARTH (1918) weist noch daraufhin, daß Schwarzwasserfieber-Erkrankungen vielfach nicht richtig erkannt werden.

In älteren Berichten wird bei den Malaria-Vorkommen in Europa daraufhingewiesen, daß Schwarzwasserfieber-Fälle auch in diesen Gebieten beobachtet wurden (V. SCHILLING u. JOSSMANN, 1924). Doch ist aus der Literatur zu erkennen, daß Schwarzwasserfieber besonders in den Gebieten häufig gefunden wird, in denen schwere Malariaerkrankungen — vorwiegend Malaria tropica — vorkommen. Solche Herde in Europa waren vor dem 1. Weltkrieg und während des 1. Weltkrieges das Balkangebiet, insbesondere Griechenland mit Mazedonien, aber auch Bulgarien und bestimmte Gebiete in Rumänien.

Im afrikanischen Raum wurde das Schwarzwasserfieber in den ersten Jahrzehnten dieses Jahrhunderts besonders an der westafrikanischen Küste gefunden, aber auch in Kamerun (PLEHN), im Senegal-Gebiet und im Kongo, sowie auf Madagaskar. In den älteren Zusammenstellungen für das tropische Afrika, z.B. aus dem Jahre 1913, sind es vor allem die westafrikanischen Küstenländer, aus denen Berichte vorliegen, mit Mortalitätszahlen zwischen 10 und 36 %.

Aus dem asiatischen Bereich liegen Berichte aus Kleinasien und Palästina (MÜHLENS) vor, ferner aber auch aus Indien, Indonesien, Neuguinea, Burma, sowie dem damaligen Franz. Indochina.

In Nordamerika, das im Anfang dieses Jahrhunderts auch noch in seinen Südstaaten stark malariaverseucht war, beobachtete man Schwarzwasserfieber in den Staaten Alabama, Georgia, Texas, Louisiana und Florida. Mit der Ausrottung der Malaria in diesen Gebieten ist es im Bereich der USA völlig verschwunden. Häufiger kam Schwarzwasserfieber auch im Amazonas- und Orinoco-Bereich vor, ferner in Mittelamerika und auch auf Haiti.

Eine Zeitlang bestand die Auffassung, daß nur Europäer an Schwarzwasserfieber erkranken könnten; diese Auffassung kann heute aber als weitgehend überwunden gelten, denn es sind *nicht rassische Momente*, die bei der Entstehung des Schwarzwasserfiebers von Bedeutung sind, sondern in erster Linie Probleme der Immunität, die hier eine Rolle spielen.

Auch die Auffassung, daß die *Dauer* des Tropenaufenthaltes in Beziehung zu dem Auftreten von Schwarzwasserfieber stehen könnte, hat sich nicht voll bestätigt. Zwar zeigen die Statistiken von STEPHENS sowie von DEEKS u. JAMES — zit. nach ZIEMANN —, daß die meisten Schwarzwasserfiebererkrankungen in den ersten 2—3 Jahren des Tropenaufenthaltes beobachtet wurden, und daß dann die Zahl bei längerem Tropenaufenthalt merklich abnimmt; bei diesem Phänomen spielen aber nach heutiger Auffassung Immunisationsvorgänge die Hauptrolle.

Mit dem Wechsel in der Therapie, d. h. dem Übergang vom Chinin auf synthetische Präparate, ist das Schwarzwasserfieber sehr selten geworden. Dieser Wandel vollzog sich schon unter der Atebrin-Therapie. Bei der Atebrin-Behandlung wurde nur dann noch Schwarzwasserfieber beobachtet, wenn eine unregelmäßige Chinin-Prophylaxe vorausgegangen war. Echte, nur vom Atebrin ausgelöste Schwarzwasserfieber-Fälle sind nur in ganz verschwindend geringer Zahl sicher belegt worden.

Auch beim Resochin (Chloroquine), sowie den anderen 4-Aminochinolin-Präparaten wurde kaum ein Schwarzwasserfieber-Anfall beobachtet. Weder während des 2. Weltkrieges haben wir in Malaria-Lazaretten Schwarzwasserfieberfälle gesehen, noch haben wir in den letzten 20 Jahren unter einigen Hundert Malariafällen, die mit Resochin behandelt wurden, solche feststellen können.

III. Verbreitung

Die Mehrzahl der Krankheitsfälle betrifft *Personen*, die *aus Europa* in Malariagebiete eingereist sind, sich dort aber u. U. schon seit Monaten, oft seit Jahren aufhalten, meist *wiederholt Malariaanfälle* hatten und *unzweckmäßig* oder unzureichend — meist *mit Chinin* — *behandelt* wurden. Selbst nach wenigen Wochen des Aufenthalts in hyperendemischen Gebieten kann es schon zum Ausbruch dieses Krankheitsbildes kommen.

Ob der Rückgang der erworbenen Immunität, zusammen mit unzureichenden medikamentösen Maßnahmen — sei es Prophylaxe, sei es Behandlung — die Entwicklung eines solchen Zustandes begünstigt, der bei einer Re-infektion mit homologen Malariastämmen zur Hämolyse-Bereitschaft führt, ist noch nicht ganz sicher geklärt. Hat sich eine solche Situation entwickelt, dann können — so nimmt man an — körperliche Anstrengungen, Abkühlung u. ä. als auslösende Faktoren wirken.

Eine rassische Disposition der Europäer ist unwahrscheinlich. Die Beobachtung von Schwarzwasserfieber bei afrikanischen Kindern (JELIFFE, BRUCE-CHWATT) ist auch in diesem Sinne zu bewerten. Das *Vorkommen* der Erkrankung ist heute auf die tropischen *Malariagegenden Afrikas und Südost-Asiens* beschränkt; eine gewisse Häufung in manchen Gebieten während der Regenzeit hängt mit der jahreszeitlich verursachten Zunahme der Malaria-Übertragung zusammen.

IV. Ätiologie

Trotz vieler Untersuchungen ist die Ätiologie des Schwarzwasserfiebers noch nicht endgültig geklärt (PETERS u. a.), feststeht nur, daß es besonders *Infektionen mit Pl. falciparum* sind, bei denen Schwarzwasserfieber auftritt, Man hat keine spezifischen Hämolysine nachweisen können, ebensowenig wie Pl. falciparum-Stämme mit ausgesprochener hämolytischer Eigenschaft.

Die Versuche, durch Tierexperimente die Zusammenhänge zu ergründen, haben zu verschiedenen Hypothesen und Theorien geführt, die aber wohl nicht — ohne den Dingen Zwang anzutun — auf die menschliche Schwarzwasserfieber-Erkrankung zu übertragen sind. So hat man beim Rhesusaffen, der mit Pl. knowlesi infiziert war, im terminalen Stadium bei massivem Blutbefall, ohne daß eine Behandlung vorausgegangen war, schwarzwasserfieberähnliche Symptome beobachtet. Ob man daraus schließen kann, daß es sich bei diesem Krankheitsbild um eine abnorme Steigerung der bei schweren Malariafällen normalerweise vorkommenden Hämolyse handelt, sei dahingestellt. Die Frage ist damit aber noch nicht geklärt, warum solches Geschehen im einen Fall auftritt und im anderen nicht.

Wahrscheinlich wird eine gewisse persönliche Bereitschaft durch wiederholte und zumeist ungenügend behandelte Malaria geschaffen — eine Art Sensibilisierung. Als letzter Anstoß, sozusagen als *auslösender Faktor*, spielt dann das *Chinin* sicher eine wichtige Rolle. In dieser Richtung scheint vor allem die unregelmäßige und daher ungenügende Chinin-Prophylaxe zu wirken (PETERS, MAEGRAITH u.a.). Ist einmal eine solche Bereitschaft entstanden, dann kann jede weitere, auch kleinste Chinin-Dosis einen Anfall auslösen. Sehr selten sind es andere Medikamente, die zu einem solchen Geschehen führen. Man glaubt, daß das Chinin in diesen Fällen als *Halb-Antigen* wirkt in Verbindung mit einer anderen potentiellen, antigenen Substanz, die während der Schizogenie von Pl. falciparum in den Erythrocyten gebildet wird. Möglicherweise spielt bei der Antigenbildung das teilweise durch die proteolytischen Enzyme des Parasiten veränderte Hämoglobin eine Rolle, oder auch Substanzen aus den Resten der roten Blutzellen nach dem Freiwerden der reifen Schizonten.

Man hat auch an die Möglichkeit einer *Konstitutionsänderung der roten Blutkörperchen* gedacht, und an die Bildung eines Autoantigens unter Mitwirkung der Malariaparasiten. Damit würde eine Antikörperbildung in Gang gesetzt, die dann bei Anwesenheit von Komplement und entsprechend sensibilisierten Erythrocyten die Lyse bewirkt. Auch an eine sog. „humorale Dekompensation" haben MASSHOFF u.a. gedacht. Sie verstanden darunter eine Störung im kolloidalen Gefüge der Plasma-Eiweißkörper, verbunden mit einer allgemeinen Capillarschädigung, die von erhöhter Permeabilität begleitet ist. Die von verschiedenen Autoren, wie FOY (1948), DACIE (1954) u.a., durchgeführten *immunhämatologischen Untersuchungen* haben bisher keine positiven Ergebnisse gebracht, nur DEMIRAG u. SÖZER (1956) sowie HILTON u. OWEN (1963) berichten über einen *positiven direkten Coombs-Test*.

In einer früheren Mitteilung versuchte BUTTS (1945) die bevorzugte Erkrankung der Europäer an Schwarzwasserfieber mit der größeren Häufigkeit der Rh-negativen Blutgruppeneigenschaft bei den Europäern im Vergleich zu farbigen Rassen zu erklären. Er sprach die Vermutung aus, daß durch Substanzen der Parasiten die Erythrocyten-Antigene im Sinne von

Autoantigenen modifiziert werden könnten und somit die Bildung von Autoantikörpern induzieren würden. In diese Richtung scheinen auch Beobachtungen von Hilton u. Owen (1963) zu weisen bei therapeutischen Infektionen mit Plasmodien an Rh-negativen Patienten.

In jüngster Zeit hat man auch den Nachweis des *Mangels an Glucose-6-Phosphat-Dehydrogenase in den Erythrocyten* mit der hämolysierenden Wirkung mancher Chinolinderivate in Zusammenhang gebracht und darin einen Deutungsversuch des Geschehens beim Schwarzwasserfieber gesucht (Gilles u. Arthur, Gilles u. Ikeme, 1960). Solche Annahme eines anlagebedingten Faktors für die Entstehung des Schwarzwasserfiebers erscheint bei der weiten Verbreitung von gewissen Fermentdefekten der roten Blutkörperchen im afrikanischen Raum durchaus diskutabel, erklärt aber auch noch nicht alles, denn das Schwarzwasserfieber betraf überwiegend Europäer. Immer wieder wird die Frage einer echten Medikamenten-Allergie beim Schwarzwasserfieber erörtert; so auch in den Ausführungen von Dausset (1963) und Molenaar u. Voors (1963).

Immunsuppressive Drogen können theoretisch den Fortschritt der Hämolyse beim Schwarzwasserfieber unterstützen, wenn es sich um einen autoimmunen Prozeß handelt. Tatsächlich sprechen einige klinische Beobachtungen dafür, besonders die Tatsache, daß Corticosteroide bei der Behandlung von Nutzen sind (Linley-Adams, 1953; Sheehy, Reba u. a., 1967).

Vielleicht könnte auch der positive Ausfall des direkten Coombs-Testes bei einigen Patienten für die Vorstellung sprechen, daß es zur Entwicklung von Autoantikörpern kommt, die gegen die pathologisch veränderten Erythrocyten gerichtet wären (Gear, 1945; Demirag u. Sözer, 1956; Hilton u. Owen, 1963).

In diesem Zusammenhang sind die Beobachtungen von Adner, Altstatt u. Conrad zu erwähnen. Sie berichten über das Auftreten einer Coombs-positiven, hämolytischen Erkrankung, die nach der Behandlung bei 4 von 131 aus Vietnam zurückgekehrten Soldaten auftrat, die an einer therapieresistenten Pl. falciparum-Infektion litten. Die klinische Beobachtung ergab, daß Chinin eine sehr wichtige Rolle bei der Entwicklung von Immunglobulin (Ig) des G-Typs spielt. Die Verff. betonen, daß Chinin bei Kaninchen dosisabhängig eine Anämie hervorrufen kann, und daß es beim In-vitro-Versuch die roten Blutzellen anfälliger für Hämolyse macht. Sie glauben allerdings aufgrund ihrer Beobachtungen, daß es unwahrscheinlich ist, daß die Hämolyse beim Schwarzwasserfieber allein durch die direkte Einwirkung des Chinins auf die Erythrocyten verursacht sei.

V. Pathogenese

Der wesentlichste Vorgang in diesem Krankheitsgeschehen ist die *plötzlich einsetzende Zerstörung der roten Blutkörperchen* und das dadurch bedingte *Freiwerden großer Mengen von Blutfarbstoff*. Die osmotische Resistenz der Erythrocyten ist nicht gestört, ihre Größe und Form normal, die Ph-Werte sind nicht verändert. Aber die Erythrocyten des Erkrankten besitzen eine kürzere Lebensdauer und gehen schneller zugrunde als normale. Andererseits werden normale Erythrocyten nach der Übertragung auf einen Schwarzwasserfieber-Kranken genau so schnell zerstört wie die eigenen, es wird also ein lytisches Prinzip sowohl im Plasma als auch im Erythrocyten wirksam. Durch diese rasant einsetzende *Hämolyse* kommt es zu einer Überfüllung des Plasmas mit Hämoglobin, Methämoglobin und Hämatin. Im Serum tritt dann im Anfall freies *Oxyhämoglobin*, *Methämalbumin* (Fairley, 1941) und *Bilirubin* (Wintrobe, 1963) in typischer Weise auf. Da diese alle nicht so rasch gespeichert werden können, kommt es zur Ausscheidung des Hämoglobins über die Niere, und die *Hämoglobinämie* löst eine *Hämoglobinurie* aus. Die letztere zieht eine renale Insuffizienz nach sich, die sich langsam steigert und schließlich zu einem *Versagen der Nierensekretion* führt.

Die frühere Anschauung, daß es zu einer mechanischen Verlegung der Harnkanälchen durch die Hämoglobinmassen käme, wird von einigen jüngeren Autoren nicht mehr geteilt. Sie glauben, daß es von ausschlaggebender Bedeutung ist, daß es zur *Anoxie* des Nierengewebes kommt und damit zur Störung der Blutzirkulation in den Glomerulusschlingen mit folgender Anurie.

Eine Hemmung der Glomerulus-Filtration führt auch ohne Verschluß der Tubuli mit Pigment, unabhängig von der Reaktion des Harns, zu Insuffizienzerscheinungen. Hinzu kommt die Epithelschädigung und die Störung der tubulären Reaktion, so daß die Konzentrationsfähigkeit herabgesetzt wird. Die ganze Entwicklung mündet in dieses Zustandsbild, gefördert noch durch Erbrechen, Durchfälle und Schweißausbruch.

VI. Pathologische Anatomie

Die *pathologisch-anatomischen Veränderungen* an den inneren Organen, insbesondere der Milz, Leber und dem Knochenmark, weisen auf das *Bestehen einer Malaria* hin. Besondere Veränderungen zeigen die *Nieren*, die makroskopisch dunkel-violett bis grau-schwarz sind. Histologisch ist das Bild durch Ansammlung von Hämoglobin in den Kapselräumen und in den absteigenden Harnkanälchen geprägt. Degenerative Veränderungen, wie Schwellung, hyaline oder fettige Degeneration und Nekrose, sind an den Glomerulus-Capillaren und an den Epithelien der Tubuli zu erkennen. Im Nierenbecken finden sich eingedickte Hämoglobinmassen. Man hat das Gesamtbild als „*hämoglobinurische Nephrose*" bezeichnet.

Die *Milz* ist vergrößert und enthält in den Sinus große Mengen von Hämoglobin bzw. Hämosiderin, Malariapigment und massenhaft Erythrocyten im Abbau. Die Follikel sind vergrößert und zeigen zentrale Nekrosen.

Im *Knochenmark* findet sich eine starke Aktivität des erythropoetischen Systems.

Die *Leber* zeigt Schädigungen des Capillarsystems, Degeneration im Parenchym sowie fleckförmige, besonders zentrale Läppchen-Nekrosen.

Auffällig ist auch die starke fettige Degeneration des *Herzmuskels*, die zum Verlust der Querstreifung, zur Fragmentation, Pigmentanhäufung und punktförmigen Blutung führt als Ausdruck einer Capillarschädigung. Ähnliche Befunde, wenn auch nicht so ausgeprägt, werden im Gehirn, den Nebennieren, der Muskulatur, der Haut und Schleimhaut angetroffen.

VII. Klinik

Die Krankheitserscheinungen treten meist ohne besondere *Prodromi* im Verlauf einer Malaria, oft auch aus scheinbar völliger Gesundheit heraus, auf. Kopf-, Rücken- und Gliederschmerzen, sowie leichtes Fieber können als Vorboten dem eigentlichen Anfall vorausgehen und den Patienten veranlassen, in der Annahme eines Malaria-Rückfalles, Chinin zu nehmen. Wenige Stunden später steigt meist unter *Schüttelfrost* die *Temperatur auf 40—41° C* an. Die Kopfschmerzen nehmen zu, ebenso die Rückenschmerzen, besonders in der Nierengegend. Sie können sehr stark und quälend sein; dazu gesellen sich Unruhe, Übelkeit, Singultus und Erbrechen. Der *Urin*, der jetzt entleert wird, zeigt eine *dunkelrote bis schwarzbraune Farbe*. Dieses Symptom, zusammen mit dem Fieber, gab der Krankheit den Namen. Auffallend ist dabei der gelb-braune oder braune Schaum des Urins. Im Urin-Sediment sind granulierte, hämoglobinhaltige, oft bräunlich verfärbte Cylinder, selten hyaline Cylinder, sowie Schatten von Erythrocyten, aber keine unveränderten Erythrocyten nachweisbar.

Schon sehr bald zeigt sich eine erhebliche *Alteration des Kreislaufs*, der Blutdruck sinkt ab, der Puls wird klein und weich, die Haut ist blaß und mit kaltem Schweiß bedeckt. Der Fieberablauf ist unregelmäßig, Remissionen können auftreten. Im Verlauf der Erkrankung kommt es zur ikterischen Verfärbung der Skleren und einem leichten *Ikterus*.

Je länger das Krankheitsbild dauert, umso größer wird die Gefahr, daß die Nierenfunktion zum Erliegen kommt. Ein erstes Zeichen ist das Auftreten einer *Oligurie*, die unter Umständen sehr rasch von einer *Anurie* gefolgt sein kann. Gelingt es nicht, diese zu beseitigen, so entwickelt sich ein *urämisches Koma*. Es treten dann Versagen des Kreislaufs und akute Herzschwäche auf und führen zum Tod, oder es stellt sich eine akute Leberinsuffizienz ein.

Nicht in allen Fällen kommt es zu einem so stürmischen Verlauf. Es gibt durchaus Fälle mit langsamen und über längere Zeit sich hinziehenden Krankheitserscheinungen. In den *leichteren Fällen* kann die Hämolyse in einzelnen Schüben meist langsam schwächer werdend, auftreten. Oft kommt es dann in solchen komplikationslosen Fällen sehr schnell zur Besserung. Nach 1—2 Tagen erfolgt der Fieberabfall, die Harnmenge nimmt wieder zu und eine gesteigerte Reticulocyten-Ausschwemmung tritt nach Aufhören der Hämolyse ein (Blacklock, 1935). Es kommt zur raschen Besserung der Blutwerte und Ausheilung.

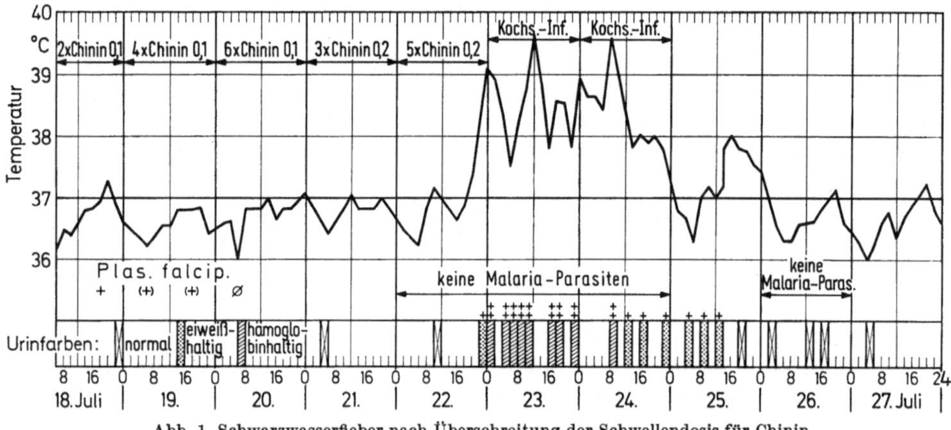

Abb. 1. Schwarzwasserfieber nach Überschreitung der Schwellendosis für Chinin

Anfangs finden sich meist noch *Malariaparasiten im Blut*, doch geht ihre Zahl bei fortschreitender Hämolyse zurück. Eine Beziehung zwischen Parasitendichte und Schwere des hämolytischen Anfalles scheint nicht zu bestehen. Oft lassen sich aber *nach* Überstehen des Anfalls wieder Parasiten im peripheren Blut nachweisen.

Im *roten Blutbild* wird das Geschehen durch die starke Zerstörung der Erythrocyten gekennzeichnet. In wenigen Stunden sinkt ihre Zahl auf 1—2 Mill. ab. Dieser *rasante Verlust von Erythrocyten*, sowie lokale Zirkulationsstörungen bewirken oft eine sehr rasch sich bemerkbar machende, bedrohliche Anoxie der Gewebe.

An den Erythrocyten wurden aber bisher morphologisch keine Besonderheiten beobachtet, außer einer leichten Sphaerocytose während des Anfalls (Fairley u. Murgatroyd, 1940; Foy u. Kondi, 1943). Auch die osmotische Resistenz liegt meist im Normbereich, doch fanden Wintrobe (1962) sowie Foy u. Kondi (1943) eine gesteigerte Empfindlichkeit gegenüber Lysolecithin.

Auch im *weißen Blutbild* sind gewisse Veränderungen nachzuweisen, so eine sehr deutliche *Leukopenie* mit eindeutiger Monocytose.

Der Plasmagehalt des Blutes wird im Anfall vermindert. Infolge des Wasserverlustes dickt das Blut ein. Die Alkalireserven sinken ab und es kommt zur *Hypochlorämie* und *Cholesterin-Verarmung*. In der Regenerationsphase stellt sich eine erhebliche Reticulocytose ein, verbunden oft mit der Ausschwemmung jüngerer Vorstufen auch der myeloischen Blutbildungsreihe.

Die *Milz* ist meist geschwollen und schmerzt besonders im späteren Verlauf des Krankheitsbildes. Die Konsistenz des Organs ist derb. Es besteht meist ein Druckschmerz, nur selten tritt ein Spontanschmerz auf.

Auch die *Leber* ist geschwollen und druckempfindlich. Oft bestehen Brechreiz und galliges Erbrechen. Häufig stellen sich wässrige, gallig-gefärbte *Durchfälle* ein. Je nach dem Schweregrad entwickelt sich früher oder später eine wechselnd starke *Gelbsucht*. Mit zunehmender Niereninsuffizienz kommt es auch zur Dekompensation der Leber.

Die *Nieren*beteiligung am Krankheitsgeschehen kündigt sich durch die früh einsetzenden heftigen *Schmerzen in der Nierengegend* an. Gleichzeitig damit beginnt die *Ausscheidung* großer Massen *von Oxy- und Methämoglobin*, Urobilinogen, selten Bilirubin und reichlich Eiweiß. In dieser ersten Phase kann noch eine vermehrte Urin-Ausscheidung bestehen, wie sie gelegentlich auch bei leichteren Fällen beobachtet wird. Verhältnismäßig rasch aber geht dann die Polyurie bei den schweren Fällen in eine Oligurie über. In diesen schweren Fällen wird die Harnmenge immer kleiner, unter quälenden Schmerzen werden nur noch wenige Tropfen eines eingedickten, sehr dunklen Urins entleert, bis die Sekretion völlig aussetzt (*Anurie*) und es zur *Urämie* kommt. Diese zieht häufig einen *Gefäßschock* mit Absinken des Blutdrucks, gleichzeitigem Temperatursturz und tödlichem Kreislaufversagen nach sich.

Wegen des Pigmentgehaltes fällt die Eiweißprobe im Urin immer positiv aus. Mit Verschwinden der Hämoglobinurie erst wird der Harn wieder klar und die Eiweißprobe negativ.

1. Prognose

Ob es zu einem Schwarzwasserfieber-Anfall kommt, läßt sich vorher nicht sagen. Personen, die schon einen Anfall gehabt haben, neigen allerdings zu weiteren Anfällen und sind als höchst gefährdet zu bezeichnen.

Der zweite Schwarzwasserfieber-Anfall verläuft meist schwerer als der erste. Ein dritter wird von vielen Patienten nicht mehr überlebt.

2. Diagnose

Das Krankheitsbild ist so charakteristisch, daß andere Bilder kaum differentialdiagnostisch in Betracht kommen. Der sich entwickelnde Ikterus kann einmal die Abgrenzung gegenüber Weil'scher Krankheit, Hepatitis epidemica und evtl. Gelbfieber in Betracht kommen lassen. Der Nachweis des Hämoglobins im Urin, der Nachweis von Malariaparasiten und die Vorgeschichte, sowie die Tatsache des Aufenthaltes in malariaverseuchten Gebieten klären die Diagnose sehr rasch.

3. Therapie

Die wichtigste Maßnahme ist die absolute Ruhigstellung des Patienten, ein Transport sollte vermieden werden, alle schädigenden Einflüsse und Aufregungen sind fern zu halten.

Bei Vorhandensein von Parasiten im Blutpräparat ist selbstverständlich eine *vorsichtige Malaria-Therapie* mit *Resochin* oder *Paludrin* angezeigt. Wenn keine Parasiten nachweisbar sind, kann man sich mit einer Suppressiv-Therapie begnügen unter Einsatz der genannten Mittel. Während Wintrobe (1962) vor unvorsichtiger medikamentöser Malariatherapie während und nach einem Anfall von Schwarzwasserfieber warnt, empfiehlt Maegraith in jedem solchen Fall eine chemische Suppressiv-Therapie. Nach seiner Ansicht ist *Proguanil* das Mittel der Wahl oder, wenn es sich um einen Proguanil-resistenten Stamm handelt, *Resochin* bzw. *Chloroquine*. In der Rekonvaleszenz sollte dann aber eine Malaria-Kur mit therapeutischen Dosen in Angriff genommen werden.

Besonders wesentlich ist die *Kreislauf- und Nierenbehandlung*. Bei drohender Anurie sollte man versuchen, durch Wärme-Applikation und reichlich Flüssigkeitszufuhr die Nierentätigkeit wieder in Gang zu bringen. Mit Kochsalz-Traubenzucker-Infusionen kann der Plasmaverlust ausgeglichen und die Dehydration beseitigt werden. Die früher empfohlene Zufuhr von Alkalien zur Behebung einer Acidose ist nicht ungefährlich und sollte nur in beschränktem Umfange mit großer Vorsicht angewandt werden, wenn auch ein Ausgleich des Säure-Basen-Gleichgewichts recht wesentlich ist und genauestens beachtet werden muß (Wintrobe, 1962). Nach den bisherigen Erfahrungen sind bei eingetretener Anurie Diuretica nutzlos. Auch eine gesteigerte Zufuhr großer Flüssigkeitsmengen ist nicht ungefährlich in diesem Zustand und führt nicht zur Wiederherstellung der gestörten Nierenfunktion, wohl aber begünstigt sie das *Lungenödem*. Wenn möglich, kann man den Patienten an die künstliche Niere anschließen oder eine *Peritoneal-Dialyse* versuchen. Der Versuch, durch lokale Anwendung von Novocain oder Spinalanästhesie den Schwächezustand zu beheben, um die Nierentätigkeit aus ihrer Blockade herauszuheben, zeigte keine günstigen Ergebnisse.

Frühzeitig hat man schon wiederholte *Bluttransfusionen* eingeschaltet, um den starken Blutverlust auszugleichen und die Sauerstoffversorgung der Gewebe zu gewährleisten. Jedoch empfiehlt sich auch hier eine große Vorsicht, da es durch den schnellen Abbau, auch der zugeführten Fremderythrocyten eines Gesunden, zu einer Verschlechterung des Krankheitszustandes kommen kann. Vor allem muß auf absolute Gleichheit der Blutgruppen, auch Untergruppen, geachtet werden.

Gegen schweres *Erbrechen* kann man Vomex-Zäpfchen geben oder Eisstückchen lutschen lassen. Von der Gabe von Chloroform ist abzuraten! Unruhige Patienten sollten sediert werden, u. U. sogar mit Morphium.

Eine *Kreislaufstütztherapie* ist unbedingt notwendig, in erster Linie mit Strophantin oder Digoxin i.v., sowie bei Absinken des Blutdrucks Cardiazol, Coffein, evtl. Novadral oder Effortil.

Die Rekonvaleszenz nimmt oft längere Zeit in Anspruch. Die Anämie, die an sich meist eine gute Selbstheilungstendenz zeigt, kann durch Eisenpräparate, evtl. auch Leberpräparate, günstig und rascher behoben werden.

In den letzten Jahren hat man auch Cortison und Hydrocortison in die Behandlung eingeführt, wohl geleitet von der Vorstellung, daß allergische Vorgänge bei dem Krankheitsprozeß eine Rolle spielen. Als Anfangsdosis werden *50—80 mg* empfohlen, in den folgenden Tagen dann langsam abbauende Dosierung. Maegraith empfiehlt eine tägliche Dosis von 40—60 mg i.m. von Prednison oder Prednisolon während der „lytischen Periode". — Auch ACTH wurde von Demirag u. Sözer (1956) sowie anderen Autoren mit Erfolg in die Schwarzwasserfieber-Therapie eingeführt.

Literatur

Adner, M.M., Altstatt, L.B., Conrad, M.E.: Coombs'-positive hemalytic disease in malaria. Ann. intern. Med. **68**, 33—38 (1968).

Begemann, H., Harwerth, H.G.: Praktische Hämatologie, 3. Aufl. Stuttgart: Thieme 1967.

Bérenger-Féraud: De la fièvre bilieuse mélanurique des pays chauds etc. Paris: Delahaye 1874.
— **Tourette:** Note sur la composition de l'urine de la fièvre bilieuse, dite hématurique. Gaz. Hop. (Paris) N. 145 (1892).

Black, R.H.: The resorption of haemoglobin by the renal tubes in haemoglobinuria. Ann. trop. Med. Parasit. **42**, 90 (1948).

Blacklock 1935, zit. nach Fischer, L., Malaria und Schwarzwasserfieber (S. 936) in: Handb. d. Kinderhkd., 5. Bd. Berlin-Göttingen-Heidelberg: Springer 1963.

Bruce-Chwatt, L.J.: Malaria and blackwater fever. In: Trowell & Jeliffe, Diseases of children in the tropics and subtropics. London: 1958.

Butts, D.C.A.: The Rh-factor in blackwater fever. Amer. J. trop. Med. **25**, 417 (1945).

Corré: zit. nach Ziemann.

Dacie, J.V.: The haemolytic anaemias congenital and acquired. London: J. & A. Churchill Ltd. 1954.

Dausset 1963, zit. nach Otte, W., Erworbene hämolytische Erkrankungen — Schwarzwasserfieber bei Malaria (S. 639—641). In: Handb. d. Inn. Med., 5. Aufl., 2. Bd., 2. Teil. Berlin-Heidelberg-New York: Springer 1970.

Deeks, W.E., James, W.M.: A report on hemoglobinuric fever in the Canal Zone. A study of its etiology and treatment. Zit. nach Ziemann.

Demirag, B., Sözer, C.: Hemolytic anemia following malaria. Ann. paediat. (Basel) **186**, 86 (1956).

Fairley, N.H.: Methaemalbumin. Quart. J. Med., N.S. **10**, 95, 115 (1941).
— **Murgatroyd, F.:** Recurrent blackwater fever induced by quinine. Trans, roy. Soc. trop. Med. Hyg. **34**, 187 (1940).

Fischer, L.: Malaria und Schwarzwasserfieber. In: Handb. d. Kinderhkd., 5. Bd., S. 922—939. Berlin-Göttingen-Heidelberg: Springer 1963.
— **Reichenow, E.:** Schwarzwasserfieber. In: Handb. d. Inn. Med., 4. Aufl., Bd. I, 2, 533—544. Berlin-Göttingen-Heidelberg: Springer 1952.

Foy, H.: Blackwater fever and the intravascular hemolyses. Proc. 4th Int. Congr. Trop. Med. a. Malaria, p. 793 (1948).
— **Kondi, A.:** Lysolecithin fragility in blackwater fever and haemolytic jaundice. Trans. roy. Soc. trop. Med. Hyg. **37**, 1 (1943/44).

Gear, J.: Autoantigens and autoantibodies in the pathogenesis of disease with special reference to blackwater fever. Trans, roy. Soc. trop. Med. Hyg. **39**, 301 (1945).

Gilles, H.M., Arthur, L.J.M.: Erythrocyte enzyme deficiency in unexplained neonatal jaundice. W. Afr. med. J. **9**, 266 (1960).
— **Ikeme, A.C.:** Haemoglobinuria among adult Nigerians due to glucose-6-phosphate dehydrogenase deficiency with drug sensitivity. Lancet **2**, 889 (1960).

Hilton, A.L., Owen, G.: Haemolytic anaemia following malaria therapy. Brit. J. vener. Dis. **39**, 269 (1963).

Jeliffe, D.B.: Blackwater fever in African children. Brit. med. J. **1951**, 1171.

Jossmann: zit. nach Ziemann.

Linley-Adams, J.C.: Blackwater fever treated with cortisone. Brit. med. J. **1**, 819 (1953).

Maegraith, B.G., Gilles, H.M.: Management and Treatment of Tropical Diseases. Oxford and Edinburgh: Blackwell Scientific Publications 1971.

Masshoff, W.: Studien über die Hämolyse. Frankf. Z. Path. **61**, 1 (1949).

Molenaar, J.C., Voors, A.W.: Blackwater fever after the use of chloroquine-pyrimethamine. Trop. geogr. Med. **15**, 219 (1963).

Mühlens, P.: Bericht über eine Malariaexpedition nach Jerusalem. Zbl. Bakt. **1913**, H. 1.

Nauck, E.G. u. Mitarb.: Lehrbuch der Tropenkrankheiten, 3. Aufl. Stuttgart: Thieme 1967.

Nocht, B., Mayer, M.: Die Malaria. Berlin: Springer 1936.

Pellarin: Des fièvres bilieuses des pays chauds. Paris: Baillière et Fils 1876.

Peters, W.: Chemotherapy and Drug Resistance in Malaria. London-New York: Academic Press 1970.

Plehn, F.: Über das Schwarzwasserfieber an der afrikanischen Westküste. Dtsch. med. Wschr. **1895**, 25—27.

Schilling, V.: Schwarzwasserfieber. In: Kraus u. Brugsch, Spezielle Pathologie u. Therapie inn. Krankheiten, Bd. II, 2. Berlin-Wien 1912.

Seyfarth, C.: Schwarzwasserfieber in Südost-Bulgarien. Arch. Schiffs- u. Tropenhyg. 1918, H. 7 u. 8.

— Schwarzwasserfieber auf dem Balkan. Die Erkennung und Verhütung seiner Gefahren. Z. Hyg. Infekt.-Kr. **87**, 2 (1918).

Sheehy, T. W., Reba, R. C. et al.: Supplemental sulfone (Dapsone) therapy. Use in treatment of chloroquine-resistant falciparum malaria. Arch. intern. Med. **119**, 561 (1967).

Stephens, J. W. W.: Studies in Blackwater (V.). The Duration of Haemoglobinuria. Ann. trop. Med. Parasit. **9**, 539—542 (1915).

Tomaselli: L'intossicazione da chinino e l'infezione malarica. Catania: Galátola 1897.

Wintrobe 1962 und 63 zit. nach Otte, W., Erworbene hämolytische Erkrankungen — Schwarzwasserfieber bei Malaria (S. 639—641). In: Handb. d. Inn. Med., 5. Aufl., 2. Bd., 2. Teil. Berlin-Heidelberg-New York: Springer 1970.

Ziemann, H.: Malaria und Schwarzwasserfieber. In: C. Mense, Handbuch d. Tropenkrankheiten, Bd. III, S. 481—579. Leipzig: J.M. Barth 1924.

Die Toxoplasmose

I. Teil

G. Piekarski

Mit 3 Abbildungen

I. Definition

Unter *Toxoplasmose* wird die durch das pathogene Protozoen *Toxoplasma gondii* (Nicolle u. Manceaux, 1908) hervorgerufene Erkrankung verstanden. Dieser Umstand muß hier besonders betont werden, weil der Erreger sehr häufig nur zu latenter Infektion führt, ohne daß sein Träger erkrankt. Aber auch nach Überstehen einer akuten Erkrankung bleibt wohl fast in jedem Falle eine latente Infektion, ein Prämunität, bestehen. Daraus resultiert die Tatsache, daß der Anteil der gesunden *Toxoplasma-Träger* mit zunehmendem Durchschnittsalter in einer Bevölkerungsgruppe zunimmt, eine Beobachtung, die bei zahlreichen Untersuchungen überall auf der Erde gemacht wurde. Daher muß bei der Aufdeckung einer Toxoplasma-Infektion sehr sorgfältig geprüft werden, ob sie ein bestehendes Krankheitsbild herbeigeführt hat, oder ob nur eine latente Infektion („Begleitinfektion") vorliegt. Diese strenge Unterscheidung zwischen einer *akuten Erkrankung* und der *latenten, symptomlosen Infektion* sollte heute bei jeder Diskussion um ein Toxoplasmose-verdächtiges Krankheitsbild berücksichtigt werden; anderenfalls kommt es zu erheblichen Mißdeutungen klinischer Symptome.

II. Geschichte

Der Erreger der Toxoplasmose wurde fast gleichzeitig von Nicolle u. Manceaux (1908) in Nordafrika bei dem Nagetier *Ctenodactylus gundi* und von Splendore (1908) in Brasilien beim Kaninchen entdeckt. Nach diesen ersten *Toxoplasma*-Funden wurde der Erreger zunächst nur bei zahlreichen Säugetieren und Vogelarten beschrieben, z.T. auch mit neuen Artnamen belegt (z.B. schon von Splendore als *Toxoplasma cuniculi* bezeichnet). Zwischen 1908 und 1939 sind etwa 24 verschiedene *Toxoplasma*-Arten beschrieben worden, die zum größten Teil ihren Namen nach dem Wirt erhielten, in dem sie gefunden wurden ohne Rücksicht auf mögliche Beziehungen der Arten untereinander. Darunter befindet sich auch die von Wolf, Cowen u. Paige (1939) aus einem Säugling isolierte und als *Toxoplasma hominis* bezeichnete Species.

Da alle *Toxoplasma-Arten* morphologisch miteinander übereinstimmen, wurde bald die Vermutung geäußert, es handle sich wohl stets um ein und dieselbe Art (Mesnil, 1918). Eine lebhafte, systematische Toxoplasmose-Forschung setzte aber erst ein, als im Jahre 1939 erstmalig *Toxoplasma-Infektionen* auch beim Menschen erkannt wurden, doch der Entwicklungscyclus des Erregers wurde erst 30 Jahre später gefunden. Nach den Untersuchungsergebnissen von Hutchison u. Mitarb. (1965, 1968, 1969, 1970), Frenkel u. Mitarb. (1969, 1970), Weiland u. Kühn (1970) sowie eigenen Beobachtungen (Witte u. Piekarski, 1970) liegt in *Toxoplasma gondii eine Coccidienart der Katzen* vor. Diese scheiden mit dem Kot Oocysten aus, die morphologisch denen von Arten der Gattung *Isospora* sehr ähnlich sind. Anscheinend führen aber nicht alle *Toxoplasma*-Stämme in gleichem Maße in Katzen zur Gamogonie und Oocystenbildung. Weitere Forschungen müssen klären, ob damit mehr als nur Stammesverschiedenheiten zum Ausdruck kommen. Unterschiede zwischen den *Toxoplasma*-Stämmen bestehen sicher hinsichtlich ihres Virulenzgrades gegenüber den verschiedenen Tierarten, die als Zwischenwirte dienen können (vgl. unten).

In diesem Zusammenhang sei erwähnt, daß inzwischen durch Rommel u. Mitarb. (1972) ein ähnlicher Entwicklungscyclus für die Sarkosporidien, Parasiten in der Muskulatur z. B. von

Schweinen, Rind und Schafen, entdeckt wurde. Danach befallen die Sarcocystis-Sporen nach oraler Aufnahme je nach Art teils Katzen, teils Hunde, zum Teil auch den Menschen, wobei sie sich im Dünndarmgewebe ansiedeln und Geschlechtsformen ausbilden. Deren Produkte sind die bereits seit langem bekannten Oocysten bzw. Sporocysten der Coccidienarten *Isospora canis, I. felis* und *I. hominis*, die mit dem Kot ausgeschieden werden. Mit der Aufklärung dieser Beziehungen zwischen den Sarcosporidien der Pflanzenfresser und den *Isospora*-Arten der Raubtiere konnte allen Anschein nach ein seit Jahrzehnten offenes Problem gelöst werden.

Die Toxoplasmose als *Erkrankung des Menschen* wurde erstmalig im Jahre 1939 bei einem Säugling durch Wolf, Cowen u. Paige richtig diagnostiziert. Den Autoren gelang dabei auch die Isolierung des Parasiten durch Übertragung von Liquor auf die Maus. Damit klärten sich viele, schon in früheren Jahren beschriebene ähnliche Fälle „unbekannter Ätiologie" schlagartig auf, angefangen mit dem von Janku (1923), einem Prager Augenarzt, beschriebenen Säugling bis zu dem von Wolf u. Cowen (1937) veröffentlichten Krankheitsbild einer Encephalomyelitis eines Neugeborenen, bei dem auch histologisch Erreger gefunden wurden, die dann Sabin als *Toxoplasma gondii* erkannte.

Fast in allen europäischen und außereuropäischen Ländern waren *Säuglings-Toxoplasmosen* die zuerst beobachteten Fälle; denn diese fielen durch das charakteristische Syndrom, die Trias: Hydrocephalus, Chorioretinitis und Kalkherde im Gehirn, auf, das fast stets zum Tode führt. Außerdem lagen pränatale, intrauterin erworbene Infektionen vor, ein Umstand, der das Interesse an der Toxoplasmose besonders weckte.

Auf die *Erwachsenen-Toxoplasmose* wiesen Pinkerton u. Weinman (1940) erstmals hin; in offenbar sehr seltenen Fällen kann sie sogar mit dem Tode enden. Siim (1951) sowie Gard u. Magnusson (1950, 1951) erkannten dann, daß die Lymphknoten-Erkrankung ein typisches Symptom der Erwachsenen-Toxoplasmose ist, die stets relativ harmlos verläuft (vielfach auch als postnatale, „erworbene" Toxoplasmose charakterisiert). Mohr (1960), Kabelitz (1962, 1966) u.a. wiesen noch auf die abdominelle Form der Toxoplasmose hin. Durch systematische experimentelle Untersuchungen konnte eine auffallende Schädigung der Leber durch die Toxoplasmen bei Versuchsmäusen nachgewiesen werden (Janssen, 1970).

III. Erreger

Der Erreger der Toxoplasmose gehört zu den Protozoen und nach den oben erwähnten Untersuchungen von Hutchison u. Mitarb. (1970) sowie von Frenkel, Dubey u. Miller (1970) und Witte u. Piekarski (1970) in die Ordnung der *Coccidia*. Bisher sprachen für diese systematische Einordnung nur ultrastrukturelle Befunde (Scholtyseck u. Piekarski, 1965). Hutchison u. Mitarb. (1970), Frenkel u. Mitarb. (1970), Piekarski u. Witte (1970), Weiland u. Kühn (1970) konnten dann auch die postulierten sexuellen Stadien im Darmepithel der Katze histologisch nachweisen. Nach diesen Ergebnissen muß *Toxoplasma gondii* als eine *Darmcoccidienart der Katze* angesprochen werden, deren Oocysten mit dem Kot nach außen gelangen.

Diese Überlegungen zur systematischen Stellung von *Toxoplasma gondii* haben keineswegs nur theoretisches Interesse, sondern auch praktische Bedeutung, weil sie unter Umständen wichtige Hinweise für die Epidemiologie sowie bei der Suche nach geeigneten Medikamenten zur Behandlung der Toxoplasmose bieten können. Die Skala der zur Zeit verfügbaren Heilmittel (vgl. S. 636ff) ist noch recht klein; das zuverlässige Mittel der Wahl fehlt bisher (s. S. 639).

Morphologie und Entwicklung des Erregers der Toxoplasmose sind durch ultrastrukturelle und experimentelle Forschungen weitgehend aufgeklärt worden. Daraus ergibt sich folgendes Bild (vgl. dazu Abb. 1):

Toxoplasma gondii entwickelt sich z.T. wie ein typischer Vertreter der Coccidien. Bei Katzen („spezifischer Wirt", A) entstehen nach oraler Infektion im Bereich des Ileums intracellulär zunächst ungeschlechtliche Entwicklungsstadien (Schizogonie), danach im Verlauf der Gamogonie geschlechtlich differenzierte Makro- und Mikrogametocyten. Diese reifen zu Gameten heran; nach der Befruchtung bilden sich aus den Zygoten nach etwa 2—5 Tagen Oocysten (a) aus; diese müssen zur Reifung mit dem Katzenkot ins Freie gelangen. Nach ungefähr 2—3 Tagen entstehen in den Oocysten (9—11 × 11—14 μ) zwei Sporocysten (6 × 8 μ) mit je 4 Sporozoiten (2 × 7 μ) (Sporogonie) (Abb. 3a—d).

Die Sporozoiten entwickeln sich in den unspezifischen Wirten (B), das sind neben dem Menschen zahlreiche Säugetier- und manche Vogel-Arten, zu Trophozoiten innerhalb von Pseudocysten (c) und vermehren sich ungeschlechtlich bis

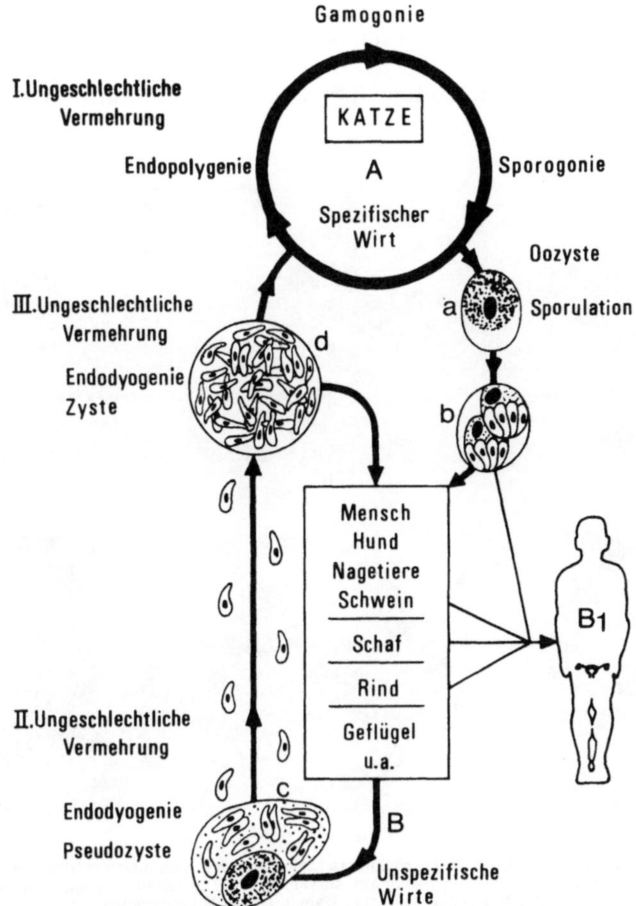

Abb. 1. *Schematische Darstellung zur Epidemiologie der Toxoplasmose:* A: Katze als spezifischer Wirt, in der die mit roher Fleischnahrung aufgenommenen Cysten (d) in der Dünndarmwand zur ungeschlechtlichen Vermehrung (Endopolygenie) mit folgender Gamogonie und Sporogonie kommen. Die Oocysten (a) sind nach Ausbildung von Sporozoiten (b) infektionstüchtig und vermögen neben der Katze viele Säugetierarten und Vögel (unspezifische Wirte, B) zu infizieren, in denen jedoch nur eine Vermehrung in Pseudocysten (c) und Cysten (d) erfolgt. Der Mensch (B_1) infiziert sich also: 1. durch orale Aufnahme reifer Oocysten, 2. durch den Genuß von rohem Fleisch von Schlachttieren, 3. intrauterin

zur Cystenbildung (d) weiter („acyclische Entwicklung"). Die Cysten mit ihren Zoiten können anscheinend bis zum Tod der Wirtstiere für andere Wirte infektionstüchtig bleiben, in denen sie den gleichen ungeschlechtlichen Cyclus erneut durchmachen können. *Nur im Dünndarmepithel von Katzen entwickeln sich die geschlechtlichen Formen, aus denen wieder Oocysten hervorgehen* („cyclische Entwicklung") (vgl. Abb. 1).

Bei *Toxoplasma gondii* existieren danach folgende *Entwicklungsstadien:*

1. Trophozoiten, die sich in Pseudocysten ungeschlechtlich vermehren;
2. Zoiten, die sich in Cysten entwickeln und ungeschlechtlich vermehren; diese gehen aus Trophozoiten hervor (beide Stadien teilen sich unter dem Bilde der „Endodyogenie") (1 und 2 in allen spezifischen und unspezifischen Wirten);
3. Schizonten (Abb. 2a—c);
4. Gametocyten; (Abb. 2d)
5. Makro-, Mikrogameten (Abb. 2e—f);
6. Zygote;
7. Oocyste (Stadien 3—7 bisher nur aus dem Dünndarm von Katzen bekannt) (Abb. 3a);
8. Sporocyste mit Sporozoiten („Sporogonie") (Reifung nur im Freien) (Abb. 3b—d).

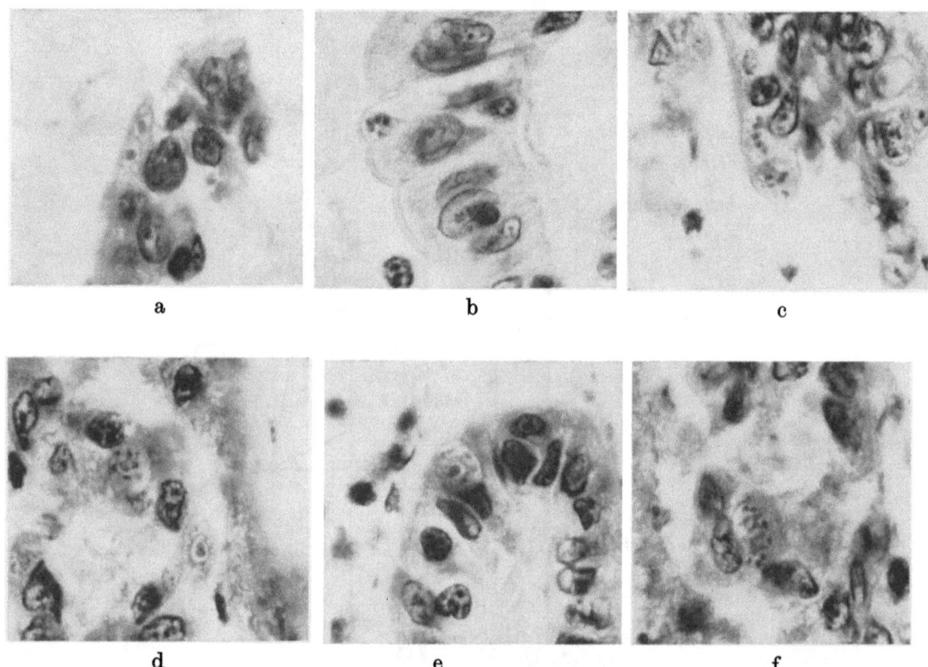

Abb. 2. *Toxoplasma gondii:* Verschiedene Entwicklungsstadien aus dem Dünndarmepithel der Katze: a junge Schizonten, b jugendlicher Schizont, c Schizont mit ausgebildeten Merozoiten, d junger Gamont, vermutlich weiblich, e reifer weiblicher Gamet, f reife Mikrogameten

Trophozoiten, Zoiten und Sporozoiten haben etwa sichelförmige Gestalt (Länge bei 5—7 μ, Breite bei 2—3 μ). Der vordere Pol trägt ein Organell (das sog. Conoid), das dem Parasiten in Verbindung mit den Toxonemata vermutlich das Eindringen in die Wirtszelle ermöglicht. Die Zellkerne mit der Golgizone befinden sich bei den Trophozoiten fast zentral, bei den Zoiten fast endständig. Während die Trophozoiten reicher an Ribonukleinsäure sind und sich dadurch mit basophilen Farbstoffen intensiv anfärben lassen, sind die Zoiten reicher an Glykogen.

Die Feinstruktur der Toxoplasmen, von Trophozoiten, Zoiten, Cysten und Dünndarmstadien ist durch mehrere elektronenmikroskopische Studien weitgehend aufgeklärt worden (z.B. LUDVIK, 1956; GAVIN u. Mitarb., 1962; WANKO u. Mitarb., 1962; WILDFÜHR, 1966; v. d. ZYPEN u. PIEKARSKI, 1966; PELSTER u. PIEKARSKI, 1971; PIEKARSKI u. Mitarb., 1971).

Der charakteristische Vermehrungsmodus sowohl bei Trophozoiten wie bei Zoiten ist die Endodyogenie. Dabei kommt es zur Neubildung von 2 Tochterzellen innerhalb der Mutterzelle, die nach dem Abschluß des Vermehrungsprozesses zugrunde geht. Die Entwicklung erfolgt ausschließlich intracellulär.

Von BEVERLEY u. MAGDA AZAB (1971) sind in Gewebekulturen mit foetalem Kälberserum neben diesen Stadien vielkernige Formen (Größe etwa 100 μ) beobachtet worden, die z.T. sogar in derselben Zelle neben den bisher bekannten Vermehrungsstadien auftreten. Die Autoren halten sie für Stadien einer Schizogonie, von der noch nicht bekannt ist, unter welchen besonderen Bedingungen sie sich ausbilden und ob sie auch im Menschen vorkommen.

Grundsätzlich sind wohl alle *Toxoplasma*-Stämme zur *Cystenbildung* befähigt, wenngleich in Abhängigkeit von der Wirtsspecies und dem Ort der Entwicklung sowie den jeweiligen Abwehrbedingungen in unterschiedlichem Maße. Die Zoiten der Cyste unterscheiden sich physiologisch von den Trophozoiten durch ihre größere Widerstandsfähigkeit gegenüber Verdauungssäften. Sie führen dadurch auch nach einer oralen Aufnahme über den Magen-Darm-Kanal zur Infektion, ein epidemiologisch bemerkenswerter Umstand (s. S. 601). Die näheren Umstände, die die einzelne *Toxoplasma*-Zelle zur Cystenbildung veranlassen, sind nicht sicher bekannt (Antikörper? WERNER, 1972).

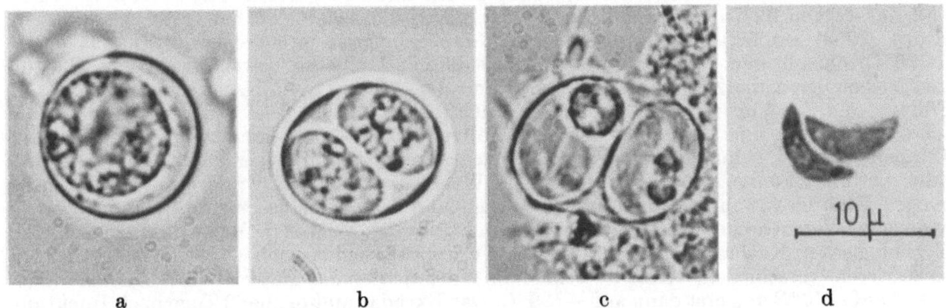

Abb. 3. *Toxoplasma gondii*-Stamm Gail aus Katzenkot: a Oocyste aus frischem Kot, b Oocyste nach 24 Std, c Oocyste nach 48 Std, d Sporozoiten (Giemsa-Färbung) (nach WITTE u. PIEKARSKI, 1970)

Die *Virulenzangaben* zur Charakterisierung eines *Toxoplasma*-Stammes beziehen sich im allgemeinen auf die Reaktion der weißen Laboratoriumsmaus nach einer Infektion; so stirbt z.B. die Maus bei einer i.p.-Infektion mit hochvirulenten Stämmen regelmäßig innerhalb von 5—10 Tagen; avirulente[1] oder schwach virulente Stämme führen dagegen zu latenten Infektionen unter Cystenbildung. Die meisten aus Menschen isolierten *Toxoplasma*-Stämme erwiesen sich für Mäuse als schwach virulent oder avirulent. (Die avirulenten Toxoplasmen sollten deshalb noch nicht als „harmlose Kommensalen" charakterisiert werden, wie es kürzlich bei HOFFBAUER u. Mitarb. (1969) geschah).

Kultur: Toxoplasmen lassen sich nicht auf künstlichen Nährböden, sondern nur in Gewebekulturen vermehren. Infolge der geringen Wirtsspezifität eignet sich dazu fast jede Gewebeart (vgl. SCHUHOVA, 1957, 1960; CHERMIN u. WELLER, 1954; 1957; COOK u. JACOBS, 1958; BICKFORD u. BURNSTEIN, 1966; HOGAN u. Mitarb., 1961; LUND u. Mitarb., 1963; BETZ, 1968; FRANCHI u. HAHN, 1968; BEVERLEY u. M. AZAB, 1971).

1 Ob es tatsächlich avirulente *Toxoplasma*-Stämme gibt, muß nach unseren Untersuchungen in Zweifel gezogen werden; denn auch diejenigen *Toxoplasma*-Stämme, die nicht zum Tode der Mäuse führen, erzeugen vorübergehende Gewebsveränderungen, z.B. in Leber und Milz, die sich nur graduell von denjenigen unterscheiden, die hochvirulente Stämme herbeiführen (MAYER, 1970).

Bevorzugt werden dazu die bekannten HeLa-Zellkulturen verwendet, wobei meist 5 Tage gewachsene Zellkulturen mit Toxoplasmen beimpft werden. Sie entwickeln sich innerhalb von weiteren 5 Tagen so stark, daß es möglich ist, aus den Kulturen z.B. einen „Rohstoff" zur Herstellung eines *Toxoplasma*-Antigens zu gewinnen. Allerdings eignen sich nicht alle Gewebearten in gleichem Maße für die Vermehrung von Toxoplasmen. Franchi u. Hahn (1968) beobachteten beim Vergleich von 3 verschiedenen Zellarten (Schweinenieren, Affennieren und Cornea-Epithel von Kaninchen), daß die Vermehrung der Toxoplasmen z.B bei Affennieren-Zellen innerhalb von 4 Tagen bei völliger Zerstörung der Wirtszellen erfolgt, bei Schweinenieren-Zellen dagegen bleibt die Kultur 40 Tage und länger bestehen.

Die Oocysten sind noch in reifem Zustand (mit Sporozoiten) sehr widerstandsfähig. Es zeigten bereits die ersten Studien, daß sie in schwachen Formalin-Lösungen ebenso überleben wie in Natriumhypochlorit-Lösungen. Die Stadien der ungeschlechtlichen Vermehrung, die Cysten in Gehirn und Muskulatur, sind dagegen relativ hinfällig, lassen sich aber durch tiefe Unterkühlung (z.B. mit Hilfe von flüssigem Stickstoff) konservieren.

Eyles u. Mitarb. (1956) konnten Toxoplasmen unter langsamen Einfrieren bei —70°C und Zusatz von 5—10% Glycerol bis zu 209 Tagen lebensfähig aufbewahren. Franchi u. Hahn (1968) empfehlen, Toxoplasmen in Gewebekulturen in flüssigem Stickstoff (etwa —196°C) einzufrieren. Sie trypsinisieren dazu die mit Parasiten bewachsene Gewebekultur und suspendieren die Zellen im Kulturmedium, dem 10% Glycerol zugesetzt wurde. Nach Füllung und Zuschmelzen der Ampullen werden diese zunächst 2—4 Std bei 4°C im Kühlschrank gehalten und dann in einer Tiefkühltruhe bei —30°C konserviert, nachdem die Temperatur um 1°C/min gesenkt wurde. Danach werden sie in flüssigen Stickstoff verbracht. Zum Auftauen kommen die Ampullen in ein Wasserbad von +37°C; der Inhalt wird nach einigen Minuten 1:2 mit Veronalpuffer gemischt und i.p. auf Mäuse verimpft. Es gelingt — wie eigene Versuche ergaben —, auch ein direkt aus der infizierten Maus stammendes, mit physiologischer Kochsalzlösung verdünntes Peritonealexsudat nach Glycerol-Zusatz sofort einzufrieren (verschiedene virulente Stämme). Wir brachten das Material auch zunächst über +4°C auf —40°C und erst dann auf —196°C. Das Exsudat mußte aber 2 Tage nach Infektion der Mäuse entnommen werden. Davor oder später gelang die Konservierung auf diesem Wege nicht (unpubl.).

IV. Epidemiologie

Toxoplasma-Infektionen beim Menschen sind sowohl auf dem Lande wie auch in den Städten relativ weit verbreitet. Die Ansicht von einer stärkeren Häufung von Infektionen auf dem Lande, wie zeitweilig angenommen wurde, oder einer höheren Befallsquote bei Frauen gegenüber Männern kann in dieser verallgemeinernden Form nicht mehr aufrechterhalten werden. Hier spielen offenbar jeweils bestimmte lokale Verhältnisse eine Rolle. Aber regelmäßig nimmt die Häufigkeit mit dem Lebensalter zu, wobei der Prozentsatz serologisch positiver Personen etwa mit dem Lebensalter parallel ansteigt. Diese Umstände machen es wahrscheinlich, daß die Möglichkeiten zum Erwerb einer *Toxoplasma*-Infektion so allgemein verbreitet sind, daß mit steigendem Lebensalter, d.h. mit zunehmender Exposition, die Chance, sich zu infizieren, fast proportional zunimmt. Diese Tatsache erklärt sich damit, daß neben dem Menschen alle Schlachttiere mit Toxoplasmen infiziert sein können. Der Genuß von *rohem* Fleisch von Schwein, Rind, Schaf u. a. führt dann zur Infektion der Menschen wie der carnivoren Tiere. Von diesen scheiden jedoch nur Katzen potentiell infektiöse Entwicklungsstadien, die Oocysten, aus.

Aus dem oben dargelegten Entwicklungscyclus ergeben sich für die *Übertragung der Toxoplasmen auf den Menschen* folgende Wege (vgl. dazu Abb. 1):

1. Orale Aufnahme von reifen Oocysten, die aus Katzen stammen müssen;
2. Orale Aufnahme von Cysten-haltigem rohen Fleisch und anderer roher tierischer Produkte;
3. Intrauterine Infektion.

Zu 1: Eine besondere Gefährdung des Menschen sollte angeblich schon immer von den Tieren in der Umgebung der Menschen ausgehen. Eine Infektion des Menschen durch *Kontakt mit* infizierten Haustieren setzt aber voraus, daß die Toxoplasmen ins Freie gelangen, die Parasiten also unter natürlichen Lebensbedingungen mit Exkreten oder Sekreten ausgeschieden werden. Bisher ist jedoch nur von *Katzen* bekannt, daß sie potentiell infektöse Stadien als Oocysten beherbergen können, die mit dem Kot ins Freie gelangen. (Neben der Hauskatze Bengalkatze, Luchse und Ozelot (FRENKEL, 1971; JANITSCHKE u. WERNER, 1972). Sie enthalten bereits nach etwa 48 Std 2 Sporocysten mit je 4 Sporozoiten und reifen nur unter Sauerstoffzutritt. Sie vermögen sich offenbar in allen schon bisher als *Toxoplasma*-Träger bekannten Säugetier- und Vogelarten und im Menschen weiterzuentwickeln und Cysten auszubilden. Dagegen treten beim so verdächtigten Hund keine Oocysten im Kot auf; deshalb scheidet der Hund nach allen bisherigen Beobachtungen als Infektionsquelle für den Menschen aus (KÜHN, 1972).

Epidemiologisch ist dabei bemerkenswert, daß der unmittelbare Kontakt mit Katzen bzw. Katzenkot nicht zur *Toxoplasma*-Infektion führen kann, weil die Oocysten unreif ausgeschieden werden, jedoch bei Zimmertemperatur nach etwa 48 Std infektionstüchtig sind und auch bei günstiger Lagerung noch nach 18 Monaten bei Verfütterung an Mäuse eine *Toxoplasma*-Infektion hervorrufen können. Bei vollständiger Trockenheit gehen sie jedoch schnell zugrunde.

Toxoplasmen können im Speichel oder Urin experimentell infizierter Versuchstiere während einer vorübergehenden Generalisationsphase nachgewiesen werden. Dabei treten jedoch keine den Oocysten vergleichbaren widerstandsfähigen Formen auf, sondern offenbar nur Trophozoiten, die rasch absterben. Deshalb dürfte der „Ausscheidung" von Toxoplasmen in diesem Bereich epidemiologisch keine wesentliche Rolle zukommen. Allerdings konnten im Laboratorium bei experimentell infizierten Mäusen *Toxoplasma*-Infektionen durch Bißverletzungen eintreten (unpubl.). Unter natürlichen Bedingungen dürfte dieser Übertragungsweg ohne wesentliche Bedeutung sein.

Systematische Untersuchungen von BURI u. Mitarb. (1964) an 99 spontan infizierten Hunden, bei denen Speichel, Kot und Urin auf Toxoplasmen geprüft wurden, blieben ohne einen einzigen positiven Befund. Dagegen waren bei experimentell infizierten Mäusen und Ratten etwa 5—9 Tage nach der Inokulation virulente Toxoplasmen im Speichel nachzuweisen.

Zu 2: Ein zweiter Weg der Toxoplasmen zum Menschen führt über den *Genuß von rohem Fleisch* von *Toxoplasma*-infizierten Schlachttieren. Dabei wirken die schon eingangs erwähnten *Toxoplasma*-Cysten als infektiöse Stadien mit. Serologische Untersuchungen an Haus- und Nutztieren haben ergeben, daß alle warmblütigen Tierarten (z.B. Schafe, Schweine) z.T. sogar in hohem Maße *Toxoplasma*-infiziert sein können.

Es haben z.B. die Untersuchungen von DESMONTS u. Mitarb. (1965) gezeigt, daß auch der in Frankreich so beliebte Genuß von unzureichend gebratenem Rind- und Hammelfleisch Infektionsgefahren birgt. Sie stellten z.B. fest, daß die Zuwachsrate an serologisch positiven Fällen bei hospitalisierten Kindern, denen Extrakte aus frischem Fleisch aus therapeutischer Indikation gegeben wurden, etwa fünffach höher lag als beim Durchschnitt der Bevölkerung. Die Ursachen für die insgesamt gesehen relativ hohe Durchseuchung sehen die Autoren nicht zuletzt in dem bevorzugten, regelmäßigen Verzehr von rohem oder nicht gar gebratenem Fleisch.

Gelegentlich wurde darauf hingewiesen, daß auch das Hantieren mit dem infizierten Schlachtfleisch (z.B. in einer Metzgerei) die einschlägigen Berufsgruppen besonders gefährde. Aber nach allen bisher gemachten Erfahrungen ist diese Sorge unbegründet. Die bei manchen Untersuchungsreihen beobachtete höhere latente Durchseuchung der Frauen ist dagegen vielleicht auf die Angewohnheit vieler Hausfrauen zurückzuführen, rohes Fleisch in der Küche abzuschmecken und dadurch in kleinen Mengen regelmäßig zu genießen.

Auch bei *Hausgeflügel* sind latente *Toxoplasma*-Infektionen relativ häufig. Diese Tatsache führte zu der Vermutung, daß frische Eier *Toxoplasma*-haltig sein und ihr Genuß zur Durchseuchung der Bevölkerung beitragen könnte. Wenn sich auch unter experimentellen Bedingungen in Einzelfällen Toxoplasmen in Hühnereiern haben nachweisen lassen, so kann von einer effektiven Gefährdung der Bevölkerung durch den Genuß von rohen Eiern nicht die Rede sein.

Jacobs u. Melton (1966) berichteten über 16 experimentell infizierte Hennen, von denen insgesamt 327 Eier auf Toxoplasmen untersucht wurden; nur aus einem einzigen Ei konnten Toxoplasmen isoliert werden. Diese Beobachtung und die Tatsache, daß Eier in der Regel gekocht oder gebraten genossen werden, wobei die Toxoplasmen abgetötet werden, dürfte darlegen, daß Hühner- und Enteneier bei der Verbreitung dieses Parasiten unter natürlichen Verhältnissen keine Bedeutung haben.

Ähnlich liegen die Verhältnisse bei der *Kuhmilch*; außer den Befunden von Sanger u. Mitarb. (1953) bei einer natürlich infizierten Kuh, und von Rommel u. Breuning (1967) bei einer experimentell infizierten Kuh ist über ein Vorkommen von Toxoplasmen in der Kuhmilch nichts bekannt geworden. Wenn man bedenkt, daß außer der sog. Vorzugsmilch auch die Trinkmilch vor dem Verbrauch den üblichen Pasteurisierungsverfahren unterworfen wird, wobei die Toxoplasmen zugrunde gehen, dann kann von einer Gefährdung der Bevölkerung durch Milchgenuß nicht gesprochen werden. Damit ist jedoch nicht völlig ausgeschlossen, daß Toxoplasmen durch Muttermilch übertragen werden können, wie aus experimentellen Beobachtungen z. B. bei Mäusen bekannt ist. Praktische Bedeutung dürfte dieser Infektionsweg jedoch für den Menschen nicht haben.

Kontaktübertragungen von Mensch zu Mensch sind gelegentlich vermutet worden, doch fehlt es an zuverlässigen Beobachtungen. Bei Patienten mit einer Lungenbeteiligung kann es wohl zu einer aerogenen Verbreitung der Toxoplasmen kommen; solche, zuverlässig bewiesenen Infektketten fehlen aber bisher. — Auch für die Übertragung der Toxoplasmen von Mensch zu Mensch durch den Geschlechtsakt liegen *keine gesicherten Angaben* vor. Alle diesbezüglichen Äußerungen gehen auf Vermutungen zurück, weil sich bei einigen Tierarten dieser Weg wahrscheinlich nicht völlig ausschließen läßt; denn Toxoplasmen konnten nach experimenteller Infektion in männlichen Keimdrüsen nachgewiesen werden. — Die Möglichkeit einer Kontaktinfektion müßte auch dann erwogen werden, wenn im Menstrualblut Parasiten auftreten, wie von einigen Autoren angegeben wird (Langer, 1963; Hoffbauer u. Mitarb., 1969; vgl. auch Disko u. Mitarb., 1971).

Die *Übertragung der Toxoplasmen durch wirbellose tierische Zwischenträger* von Mensch zu Mensch, von Säugetier auf den Menschen oder von Säugetieren untereinander (z. B. durch Arthropoden) wurde schon frühzeitig vermutet, ohne jedoch einen wesentlichen Anhaltspunkt dafür gewinnen zu können. Durch die Aufdeckung der Coccidiennatur der Toxoplasmen wird verständlich, wenn die einschlägigen Versuche, Toxoplasmen durch Arthropoden zu übertragen, nicht gelangen oder entsprechende Mitteilungen keine Bestätigung fanden.

Auch die Mitwirkung der Eier von Darmwürmern, die zeitweilig als Träger von Toxoplasmen angesehen wurden (vgl. Hutchison, 1965, Ottilio u. Mitarb., 1967; Tsunoda, 1968), darf aufgrund der letzten Erkenntnisse als überholt gelten. Als einzige Möglichkeit bleibt die passive zufällige Verschleppung von Oocysten durch Stubenfliegen, die sich beim Aufsuchen von Katzenkot mit diesen Entwicklungsstadien beladen können, wie es von Amöben und Lambliencysten bekannt ist.

Zu 3: Zentrales Problem der Toxoplasmose-Forschung ist aber nach wie vor die *pränatale congenitale Infektion.* Sie setzt naturgemäß die Infektion des Erwachsenen voraus. Dabei besteht unter den Toxoplasmose-Forschern Einigkeit darin, daß von den oben angegebenen Infektionswegen die Übertragung auf die Mutter durch Verzehr von rohem Fleisch, besonders in Betracht gezogen werden muß. Eine Frucht gilt dann als besonders gefährdet, wenn sich die Mutter *während* der Schwangerschaft *erstmalig* infiziert. Daher sollten Schwangere *dringend davor gewarnt werden, gleichgültig zu welchem Zeitpunkt der Schwangerschaft, rohes Fleisch zu genießen,* um sich vor einer *Toxoplasma*-Infektion zu bewahren. Dei Grad der Gefährdung der Frucht wird zwar für diesen speziellen Fall sehr unterschiedlich beurteilt, doch liegt er nach KRÄUBIG (1966) bei 44 %, nach COUVREUR (1971) bei 40,6 % (das sind etwa 0,5—0,7 % auf alle Geburten). Das soll nicht bedeuten, daß das infizierte Kind auch erkranken muß, doch ist eine spätere Erkrankung solcher Kinder nicht auszuschließen.

Problematisch ist nach wie vor die *Bedeutung der latenten Infektion der Mutter* für die Frucht. Während einige Forscher die Auffassung vertreten, daß es relativ häufig zu einer intrauterinen Infektion kommen kann (z.B. LANGER, 1963), vertreten andere den Standpunkt, daß eine z.Z. der Empfängnis latent infizierte Mutter ihre Frucht nicht gefährde (THALHAMMER, 1966).

Bei einem Toxoplasmose-Symposium der WHO in Genf 1968 wurde die Ansicht vertreten, der überzeugende Beweis dafür, daß eine *Toxoplasma*-Infektion überhaupt als wesentliche Ursache für das *Auftreten spontaner Aborte* angesehen werden müßte, sei noch nicht erbracht worden. Sollten aber Aborte durch Toxoplasmen ausgelöst werden können, dann müsse auch angenommen werden, daß dieses Ereignis bei einer Frau nur ein einziges Mal auftreten könne und zwar als Komplikation im Verlauf der ersten akuten Infektion während der Schwangerschaft. Es wurde aber auch dringend empfohlen, weitere besonders sorgfältige Studien zu diesem Problem durchzuführen. Auch FELDMAN (1968) vertritt die Auffassung, daß der Mutter eines an kongenitaler Toxoplasmose erkrankten Kindes versichert werden könne, weitere Schwangerschaften würden ohne erneut auftretende Toxoplasmose verlaufen. Diejenigen Frauen, die vor Beginn der Schwangerschaft eine akute Toxoplasmose durchgemacht haben — gleichgültig, wie lange der Zeitraum davor auch gewesen sein mag — werden keine kongenital infizierten Kinder haben (FELDMAN, 1968). Zur Unterstützung dieser Ansicht sind die Ergebnisse zweier Studien zu erwähnen:

WATSON u. BEVERLEY (1971) untersuchten Mutterschafe, die vor der Tragzeit serologisch negativ waren und etwa zur Mitte der Schwangerschaft mit Toxoplasmen infiziert wurden. 50 % der Nachkommen starben vorzeitig oder abortierten. Dagegen waren die Fruchtschädigungen gering, wenn die *Toxoplasma*-Infektion kurze Zeit vor dem Wurf erfolgte. Bereits vor dem Deckakt infizierte Mutterschafe trugen dagegen grundsätzlich gesunde Lämmer aus. Solche Mutterschafe waren auch gegen Reinfektion resistent. Jedenfalls traten dann nicht mehr Ausfälle auf als bei nicht infizierten Muttertieren.

Mit diesen experimentellen Ergebnissen stimmen die Beobachtungen einer systematischen Studie von COUVREUR (1971) an mehr als 25000 Schwangeren in Paris überein. Die serologischen Untersuchungen ergaben, daß in keinem einzigen Fall ein Foetus infiziert wurde, wenn die *Toxoplasma*-Infektion der Mutter bereits vor der Konzeption bestand. In jedem Falle einer *Foetopathie* konnte bewiesen werden, daß die *Mutter* sich *während der Schwangerschaft infiziert* hatte, ausgenommen natürlich die Fälle, bei denen der genaue Zeitpunkt der Infektion nicht bestimmt werden konnte. Einzelheiten dieser sehr bemerkenswerten Studie müssen in der Originalarbeit nachgelesen werden (COUVREUR, 1971).

Erwähnt sei aber, daß unter den insgesamt 118 Fällen, bei denen während der Schwangerschaft eine Primär-Infektion angenommen werden konnte, in 40 Fällen Toxoplasmen in der

Placenta gefunden wurden; 59,3% aller Fälle erwiesen sich als nicht infiziert. Damit wird erneut gezeigt, daß zwar eine Gefährdung der Frucht dann besteht, wenn die Mutter sich während der Schwangerschaft erstmals infiziert, daß aber damit noch nicht auch eine latente Infektion oder Erkrankung der Frucht eintreten muß.

Bei rechtzeitigem chemotherapeutischem Eingreifen ist aber die Chance, ein gesundes Kind zu gebären, größer als bei einer nicht behandelten Mutter (78 zu 45%). Dazu ist es natürlich notwendig, die Gefährdung des Kindes rechtzeitig zu erkennen. Wie kann man aber heute frühzeitig eine kongenitale *Toxoplasma*-Infektion des Säuglings erkennen? Läßt sich feststellen, ob ein hoher Antikörpertiter beim Neugeborenen auf eigene Antikörperbildung oder nur auf diaplacentar übergegangene Antikörper von der Mutter zurückzuführen ist? Eine brauchbare Methode zur Unterscheidung zwischen diaplacentar übergegangenen und selbst gebildeten Antikörpern besteht in der *Untersuchung des Serums auf IgG- und IgM-Antikörper* (s.u. S. 607). Da im Falle einer Infektion des Kindes IgM-Antikörper vorliegen müssen, läßt sich durch eine quantitative Differenzierung der Antikörper im Serum des Säuglings eine Unterscheidung vornehmen. Eine Schwierigkeit liegt nach DESMONTS (1971) jedoch darin, daß eine gewisse Zahl infizierter Neugeborener in den ersten Wochen nach der Geburt keine spezifischen Antikörper auszubilden vermag. DESMONTS (1971) weist anhand einiger klinischer Fälle auf die großen Schwierigkeiten hin, zu einer eindeutigen Interpretation der serologischen Befunde zu gelangen. Im Zweifelsfalle sollten jedoch stets bei dem Kind chemotherapeutische Maßnahmen getroffen werden.

Es soll dabei keineswegs übersehen werden, daß in seltenen Fällen von latenter *Toxoplasma*-Infektion bei Frauen die berechtigte Vermutung aufgetreten ist, die *Toxoplasma*-Infektion könnte Ursache gehäufter Aborte sein. Jedenfalls sind Fälle bekannt, daß Frauen, die mehrere unglückliche Schwangerschaften erlebten, nach einer spezifischen Therapie einem gesunden Kind das Leben schenkten. Da im individuellen Fall der letzte Beweis für den ätiologischen Zusammenhang zwischen latenter *Toxoplasma*-Infektion der Mutter und Aborthäufigkeit wegen der großen Schwierigkeit des Erregernachweises und der im Durchschnitt der Bevölkerung so großen Häufigkeit latenter Infektionen praktisch bisher nicht zu erbringen ist, bleibt nur die Empfehlung, bei Frauen mit mehr als einem Abort ungeklärter Ätiologie an die Toxoplasmose zu denken und beim Vorliegen von *Toxoplasma*-Antikörpern die heute empfohlene Therapie gegebenenfalls anzuwenden.

Bei diesen Überlegungen sollte jedoch nicht außer acht gelassen werden, daß nicht die bereits bestehende latente *Toxoplasma*-Infektion, sondern auch wiederholte Neuinfektionen der Mutter bei weiteren Schwangerschaften zu Aborten geführt haben können. Diese Möglichkeit ist m. E. bei der Diskussion um die Bedeutung der latenten *Toxoplasma*-Infektion für die Frucht bisher zu wenig berücksichtigt worden. Sie verdient aber durchaus Beachtung, wie auch aus experimentellen Erfahrungen hervorgeht (z.B. SIMITCH u. Mitarb., 1960; WERNER, 1972).

Da die letzte Klärung des ätiologischen Zusammenhanges im Einzelfall so schwer herbeizuführen ist, bleibt für die nahe Zukunft abzuwarten:

1. ob die Ergebnisse der z.Z. laufenden umfangreichen Untersuchungen im Rahmen des Schwerpunktprogrammes der Deutschen Forschungsgemeinschaft „Schwangerschaftsverlauf und Kindesentwicklung“ eine Antwort auf die oben gestellten Fragen zu geben vermögen.
2. ob systematische experimentelle Untersuchungen an Primaten diese noch offenen Fragen zu klären vermögen.

Auf Einzelheiten dieses Infektionsweges kann hier nicht näher eingegangen werden; es muß dazu auf die einschlägige Spezialliteratur verwiesen werden. Es sollte aber eindringlich betont werden, daß durch *unkritische Auslegung positiver serologischer Befunde* sowohl in zahlreichen Publikationen als auch bei der ärztlichen Beratung der Schwangeren *häufig beträchtliche Unruhe unter den jungen Frauen* verbreitet wird. Die Mißdeutungen gehen z.T. sogar so weit, jeden *Toxoplasma*-Antikörpertiter, unabhängig von der Titerhöhe und ohne Berücksichtigung besonderer Umstände, im Sinne einer akuten Gefährdung der Frucht — das geht bis zu schwersten Mißbildungen! — auszulegen. Solchen Auffassungen sollte entschieden widersprochen werden!

Zusammenfassend ergeben sich aus den epidemiologischen Betrachtungen für eine individuelle Prophylaxe folgende Empfehlungen:

1. Verzicht auf den Genuß aller rohen Fleischspeisen, insbesondere während einer Schwangerschaft; das gilt auch für die kleinen Fleischproben in der Küche.

2. Verzicht auf allzu engen Umgang mit Katzen, aber auch mit anderen krankerscheinenden Haus- und Heimtieren.

3. Regelmäßige schnelle Beseitigung aller Katzenexkremente, am besten verbrennen.

Serologische Nachweisverfahren

Der Nachweis von *Toxoplasma*-Antikörpern stellt bei klinisch begründetem Verdacht auf Toxoplasmose eine wesentliche Grundlage für die Differentialdiagnose dar. Dazu stehen mehrere Methoden zur Verfügung, von denen nach wie vor der *Farbtest nach* Sabin u. Feldman (SFT) und die *Komplementbindungsreaktion* (KBR) als diagnostische Grundlage allgemein anerkannt sind. Daneben wird heute der *indirekte Hämagglutinationstest* (HAT) und der *indirekte Fluorescenz-Antikörpertest* (IFT) in manchen Laboratorien angewendet. Zur statistischen Erfassung von *Toxoplasma*-Infektionen in einer größeren Bevölkerungsgruppe hat sich der *Hauttest* (Intradermaltest) allgemein durchgesetzt.

Hinsichtlich der Technik zu den einzelnen Methoden sei auf die einschlägige Literatur hingewiesen; für die praktische Durchführung der KBR und den SFT wurden spezielle Hinweise im Rahmen der sog. Empfehlungen zur Durchführung der serologischen Untersuchungen auf *Toxoplasma*-Antikörper niedergelegt (vgl. Bundesgesundheitsblatt **23**, 354—357, 1966). Auch die Methoden des Hämagglutinationstestes und der Fluorescenzantikörpermethode sind mehrfach beschrieben worden (vgl. Jacobs u. Lunde, 1957, u.a.).

Für die Diagnostik und die Interpretation der Ergebnisse erscheinen folgende allgemeine Hinweise von Bedeutung:

a) *Zum SFT:* Der *Farbtest (Sabin-Feldman-Test)* oder auch ,,Cytoplasmalyse-Test" oder Methylenblau-Test genannt, gilt als das zuverlässigste und empfindlichste Verfahren, um *Toxoplasma*-Antikörper nachzuweisen; an ihm werden die anderen Verfahren vielfach gemessen.

Er beruht auf der Erscheinung, daß das Cytoplasma lebender Toxoplasmen bei Kontakt mit spezifischen Antikörpern in Anwesenheit eines unspezifischen Serumanteils (sog. Aktivator) einer Lyse anheimfällt. Danach lassen sich solche Toxoplasmen im Gegensatz zu normalen Zellen mit basischem Methylenblau nicht mehr anfärben.

Aufgrund experimenteller Erfahrungen sowie von unfallartigen Laboratoriums-Infektionen kann ausgesagt werden, daß die ersten mit dem Farbtest nachweisbaren Antikörper etwa *10—14 Tage nach einer Infektion* in Erscheinung treten. Antikörper lassen sich noch in einer Serumverdünnung von 1:64000 — wohl auch noch darüber — nachweisen. Nach der akuten Infektionsphase, die nicht mit einer Erkrankung einhergehen muß, bei der aber relativ schnell sehr hohe Antikörpertiter erreicht werden, sinkt der Titer langsam ab, bleibt aber wohl *lebenslänglich* — wenn auch im höheren Alter mit relativ niedrigen Titern (1:16 bis 1:64) — bestehen. Daraus resultiert, daß in manchen geographischen Bereichen fast sämtliche Personen, z.B. in den meisten Gebieten Europas und Nordamerikas 60—80 % im Alter über 65 Jahre serologisch positiv reagieren.

Im akuten Stadium einer *Erkrankung* liegen die Antikörpertiter beim SFT über 1:256 und bleiben einige Wochen bis Monate auf dieser Höhe. Jedenfalls hat die Erfahrung gezeigt, daß sich z. B. bei einer Lymphknoten-Toxoplasmose eines Erwachsenen die typischen Titerwerte um 1:4000 bewegen.

Bei der Beurteilung eines hohen *Toxoplasma*-Antikörpertiters müssen aber auch noch folgende Umstände bedacht werden: Aus der Höhe des Titers läßt sich keine Beziehung zum Virulenzgrad des gerade vorliegenden Erregerstammes und damit zum Krankheitsverlauf ableiten, d.h. selbst bei einer symptomlos verlaufenden *Toxoplasma*-Infektion können höchste Antikörpertiter auftreten.

Für die Berechtigung zu dieser Auslegung der Ergebnisse liegen eingehende experimentelle Beobachtungen vor. Bei Ratten, die symptomlose *Toxoplasma*-Infektionen aufweisen können, treten z.B. sowohl bei Inokulation schwach virulenter wie hoch virulenter Stämme annähernd die gleichen hohen Antikörpertiter auf wie bei Mäusen oder Kaninchen, die nach Inokulation hoch virulenter Toxoplasmen zugrunde gehen.

Diese Verhältnisse müssen bedacht werden, wenn bei einem Patienten mit unklaren Symptomen ein hoher Antikörperspiegel im SFT vorliegt, evtl. sogar einige Zeit bestehen bleibt; er muß also keineswegs für eine Infektion mit hoch virulenten Toxoplasmen sprechen. Die hohe *Toxoplasma*-Durchseuchung der Bevölkerung legt dem behandelnden Arzt zusätzlich ein hohes Maß an Kritik und Verantwortung auf, weil stets mit einer großen Anzahl von *Toxoplasma*-Infektionen als „Begleitinfektion" gerechnet werden muß, die von einer Toxoplasmose differentialdiagnostisch abzuklären sind (vgl. dazu S. 607 unten).

b) *Zur KBR:* Die *Komplementbindungsreaktion* wird grundsätzlich in der auch für andere Krankheitserreger üblichen Weise durchgeführt. Allerdings hat sich gezeigt, daß die für die KBR verwendeten Antigene recht unterschiedliche Qualitäten haben können und dadurch je nach Antigenprodukt unterschiedlicheResultate erzielt werden. Dadurch treten u.U. voneinander abweichende serologische Ergebnisse in verschiedenen Laboratorien auf, die vielfach zur Verwirrung geführt haben; durch Verwendung des einheitlichen, international anerkannten *Standardserums* lassen sich diese Abweichungen weitgehend ausgleichen. — Die Antikörpertiter liegen zwischen 1:5 und 1:320 (bei zweifacher Verdünnung des Serums).

Die KBR wird erfahrungsgemäß einige Tage *später positiv als der SFT*, *fällt früher ab* und erreicht den *Null-Wert* je nach Patient nach *wenigen Monaten bis zu wenigen Jahren.* Daraus erklärt sich, wenn beim Menschen in höherem Alter und relativ niedrigem Farbtesttiter die KBR negativ bleibt. Bei einer akuten Erkrankung liegen die Titer über 1:5; meist bewegen sie sich zwischen 1:20 und 1:180.

c) *Zum HAT:* Die Ergebnisse des HAT lassen sich grundsätzlich mit denen des SFT auf einen Nenner bringen; er wurde auch im Hinblick auf einen Austausch gegen den SFT entwickelt. Diskrepanzen der Ergebnisse in Einzelfällen lassen sich wohl ohne Zwang damit erklären, daß jede Methode einen anderen Antikörpertypus zu erkennen erlaubt, jedenfalls die *hämagglutinierenden Antikörper* nicht identisch sein müssen mit den komplementbindenden oder den neutralisierenden und diese nicht mit den Antikörpern des Farbtestes. Quantitative Diskrepanzen zum SFT sind häufig.

d) *Zum IFT:* Die serologische Methode unter Verwendung *fluorescierender Antikörper* (sog. Immunofluorescenz-Test, IFT zum Nachweis von *Toxoplasma*-Antikörpern gilt als sehr empfindlich und spezifisch. Die Ergebnisse stimmen praktisch mit denen des SFT qualitativ wie quantitativ überein. Deshalb gilt für die Interpretation der Resultate das, was oben beim SFT ausgeführt wurde.

Es werden dabei fixierte Toxoplasmen mit dem verdächtigen humanen Anti-*Toxoplasma*-Serum in Kontakt gebracht und nach Auswaschen ein fluorescierendes markiertes Antihumanserum aufgetragen, das sich für den Fall des primär an die Toxoplasmen gekoppelten menschlichen Immunserums mit diesem verbindet. Im UV-Licht leuchtet dann der Komplex: *Toxoplasma*-Zelle + Anti*toxoplasma*-Humanserum + markiertes Antihumanserum im positiven Fall in charakteristischer gelbgrüner Fluorescenzfarbe auf. Dieses Verfahren liefert Ergebnisse, die bei Einhaltung aller Kontrollen und einwandfreien Reagenzien mit denen des SFT sehr gut übereinstimmen.

Die Auslegung der serologischen Ergebnisse sollte stets sehr kritisch vorgenommen werden. Der Anteil der positiv reagierenden Personen, d.h. der latent infizierten Menschen, nimmt mit dem Lebensalter zu und ist — insgesamt betrachtet — stets erheblich höher als die Zahl der an Toxoplasmose Erkrankenden. Die schon eingangs betonte Unterscheidung zwischen latenter Toxoplasma-Infektion und Erkrankung an Toxoplasmose fällt vielfach schwer, weil die serologischen Ergebnisse nur diagnostische Hinweise bieten können. Dabei dürfen Titeränderungen bei 2 aufeinanderfolgenden Untersuchungen, z.B. zwischen 1:64 und 1:256 (das sind 2 nebeneinanderliegende Verdünnungsstufen) nicht als ein Ansteigen des Titers im Sinne einer akuten Erkrankung oder Verschlechterung des Zustandes ausgelegt werden. Für die klinische Diagnose wird bei einer frischen Infektion bzw. bei akuter Erkrankung im allgemeinen die Forderung erhoben, daß der Antikörpertiter innerhalb von 2—3 Wochen von negativ auf hochpositiv ansteigt, d.h. auf Werte von 1:1000 und darüber im Sabin-Feldman-Test (SFT), und *gleichzeitig* Antikörpertiter von 1:10 und höher bei der Komplementbindungsreaktion (KBR). Diese Forderung läßt sich aber nur sehr selten erfüllen, weil der Patient bereits mit akuten Krankheitserscheinungen zum Arzt kommt, d.h. die Inkubationszeit ist im Regelfalle bereits abgelaufen. Das zu diesem Zeitpunkt festgestellte serologische Ergebnis wird damit unvermeidlich zur Grundlage für die ärztliche Diagnose. Das bedeutet aber, daß bei einer Wiederholungsuntersuchung nach wenigen Tagen oder Wochen die Abweichung von dem zuerst ermittelten Antikörpertiter nur gering sein wird. Die gleiche Situation ist selbst nach einer wirksamen chemotherapeutischen Maßnahme zu erwarten, weil diese den Antikörpertiter nicht sofort verändert, sondern erst nach Wochen oder Monaten.

Damit soll zum Ausdruck gebracht werden, daß vom Laboratorium vorgelegte serologische Ergebnisse, die bei einer Wiederholung gegenüber dem ersten Befund etwa um den vierfachen Wert abweichen nur sehr zurückhaltend im Sinne einer Verschlechterung oder Besserung der Erkrankung ausgelegt werden dürfen! Solche Veränderungen schlagen sich im serologischen Befund meist stark verzögert nieder.

Anhang: Erwähnt sei auch ein Immunofluorescenzverfahren zum direkten mikroskopischen Erregernachweis, das sich z.B. bei der Suche nach Toxoplasmen im Gewebe, in Blut- oder Sediment-Ausstrichen bewährt hat. Dabei wirkt ein Fluoresceïn-markiertes Anti-*Toxoplasma*-Globulin wie ein spezifischer Farbstoff (vgl. dazu Voss u. Mitarb., 1967).

e) Ein wesentliches serologisches Problem entsteht, wenn es *bei Neugeborenen* um die *Unterscheidung* zwischen *passiv diaplacentar übergewanderte Antikörper* und die *durch* intrauterine *Toxoplasma-Infektion des Kindes* von diesem *gebildete Antikörper* geht. Sie sind von unterschiedlichem Molekulargewicht (7S) und (19S) und verschiedener Empfindlichkeit gegenüber 2-Mercaptoäthanol. In der akuten Infektionsphase treten *19S- oder IgM-Antikörper* auf, während bei länger bestehender latenter Infektion vorwiegend *7S- oder IgG-Antikörper* vorliegen. Die Antikörper der ersten Gruppe können durch 2-Mercaptoäthanol zerstört werden, die der zweiten bleiben bestehen und vermögen die Placenta im Gegensatz zu den IgM-Antikörpern zu durchwandern. Auf dieser Grundlage läßt sich eine Infektion der Neugeborenen erkennen. Remington, Miller u. Brownlee (1968) haben auf diese Möglichkeit zu einer Differenzierung zwischen der aktiven Infektion des Säuglings und den passiv übertragenen Antikörpern der Mutter hingewiesen. Liegt also bei einem Neugeborenen ein Antikörpertiter vor, der auch nach *Zusatz von 2-Mercaptoäthanol* bestehen bleibt, so darf davon ausgegangen werden, daß in diesem Falle nur 7S (IgG)-Antikörper vorhanden sind, die diaplacentar übertragen worden sind. Liegen dagegen IgM-Antikörper vor, so sinkt der Titer nach Zugabe von 2-Mercaptoäthanol und läßt auf diese Weise indirekt die vom Neugeborenen gebildeten Makroglobuline erkennen. In einem solchen Fall läge also eine intrauterine Infektion des Foetus vor.

Diese für die Gynäkologie und Pädiatrie besonders wichtige Möglichkeit der Differenzierung zwischen eigenständiger Infektion des Neugeborenen und einer passiven Übertragung der Antikörper auf den Foetus ist von wesentlicher praktischer Bedeutung (vgl. dazu auch S. 607). Allerdings liegen im Einzelfall die Bedingungen sehr unterschiedlich, worauf Desmonts (1971) hingewiesen hat (vgl. oben S. 603).

Literatur

Betz, A.: Diagnostic sérologique de la toxoplasmose au moyen d'antigènes préparés sur cultures cellulaires. Bull. Wld Hlth Org. **39**, No. 3, 367—374 (1968).

Bickford, A. A., Burnstein, T.: Maintenance of *Toxoplasma gondii* in monolayer cultures of human epithelian (H.Ep-2) cells. Amer. J. vet. Res. **27**, 319—325 (1966).

Beverley, J. K. A., Azab, M.: I. Multicolloquium Europ. Fed. Parasitologists Rennes, Sept. 1971.

Bundesgesundheitsblatt: **23**, 354—357 (1966).

Buri, H., Piekarski, G., Skupin, E.: Zur Frage der Ausscheidung von *Toxoplasma gondii* bei gesund erscheinenden Hunden. Kleintier-Prax. **9**, 157—169 (1964).

Chermin, E., Weller, T. H.: Serial propagation of *Toxoplasma gondii* in roller tube cultures of mouse and human tissues. Proc. Soc. exp. Biol. (N.Y.) **85**, 68—72 (1954).

— — Further observation on the growth of *Toxoplasma gondii* in roller tube cultures of mouse and primate tissues. J. Parasit. **43**, 33—39 (1957).

Cook, M. K., Jacobs, L.: Cultivation of *Toxoplasma gondii* in tissue cultures of various derivations. J. Parasit. **44**, 172—180 (1958).

Couvreur, J.: Prospective study of acquired toxoplasmosis in pregnant woman with a special reference to the outcome of the foetus. In: Toxoplasmosis, herausg. von D. Hentsch. Bern-Stuttgart-Wien: Hans Huber 1971.

Desmonts, G., Couvreur, J., Alison, F., Baudelot, J., Gerbeaux, J., Lelong, M.: Étude épidemiologique sur la toxoplasmose. De l'influence de la cuisson des viandes de boucherie sur la fréquence de l'infection humaine. Rev. franç. Étud. clin. biol. **10**, 952—958 (1965).

— Congenital toxoplasmosis: Problems in early diagnosis. Toxoplasmosis, herausg. von D. Hentsch. Bern-Stuttgart-Wien: Hans Huber 1971.

Disko, R., Braveny, I., Vogel, P.: Untersuchungen zum Vorkommen von *Toxoplasma gondii* im menschlichen Ejakulat. Z. Tropenmed. Parasit. **22**, 391—397 (1971).

Eyles, D. E., Coleman, N., Cavanough, D. G.: Preservation of *Toxoplasma gondii* by freezing. J. Parasit. **42**, 408—413 (1956).

Feldman, H. A.: Toxoplasmosis. New Engl. J. Med. **279**, 1370 (1968).

Franchi, P., Hahn, E. E. A.: *Toxoplasma gondii* in tissue culture and maintenance at low temperatures. Z. Parasitenk. **30**, 360—367 (1968).

Frenkel, K. J., Dubey, J. P., Miller, N. L.: *Toxoplasma gondii:* Fecal forms separated from eggs of nematode *Toxocara cati*. Science **164**, 432—433 (1969).

— — — *Toxoplasma gondii* in cats: Fecal stages identified as Coccidian oocysts. Science **167**, 893—896 (1970).

Gard, S., Magnusson, L. J.: Glandular form av toxoplasmosis i samband med gravidet. Svenska Läk. **47**, 39, 2141—2148 (1950).

— — A glandular form of toxoplasmosis in connection with pregnancy. Acta med. scand. **141**, 1, 59—64 (1951).

Gavin, M. A., Wanko, T., Jacobs, L.: Electron microscope studies of reproducing and interkinetic Toxoplasma. J. Protozool. **9**, 222—234 (1962).

Heydorn, A.-O., Rommel, M.: Beiträge zum Lebenszyklus der Sarkosporidien. II. Hund und Katze als Überträger der Sarkosporidiose des Rindes. Berl. Münch. tierärztl. Wschr. **85**. Jahrg. 121—123 (1972).

Hoffbauer, H., Struck, E., Voss, H., Werner, H.: Nachweis von Toxoplasmen im Menstrualblut. Münch. med. Wschr. **111**, 969 (1969).

Hogan, M. G., Yoneda, C., Zweigart, P.: Growth of *Toxoplasma* strains in tissue culture. Amer. J. Ophthal. **51**, 920—930 (1961).

Hutchison, W. M.: Experimental transmission of *Toxoplasma gondii*. Nature (Lond.) **206**, 961—962 (1965).

Hutchison, W.M.: The nematode transmission of *Toxoplasma gondii*. Trans. roy. Soc. trop. Med. Hyg. **61**, 80—89 (1967).
— **Dunachie, J.F., Siim, J.C., Work, K.**: Life cycle of *Toxoplasma gondii*. Brit. med. J. **4**, 806 (1969).
— — — — Coccidian-like nature of *Toxoplasma gondii*. Brit. med. J. **I**, 142—144 (1970).
— — **Work, K.**: The faecal transmission of *Toxoplasma gondii*. Acta path. microbiol. scand. **74**, 462—464 (1968).
Jacobs, L., Lunde, M.N.: A hemagglutination test for toxoplasmosis. J. Parasit. **43**, 308—315 (1957).
— **Melton, M.L.**: Transmission of *Toxoplasma gondii*. Pacific Science Congress, Tokyo, August 1966.
— — Toxoplasmosis in chickens. J. Parasit. **52**, 1158—1162 (1966).
Janku, J.: Pathogenese a pathologická anatomie tak nazvaného vrozeného kolobumu žluté skvrny voku normálně velikém a mikrophtalmickém s nálezem parasitu v sítnici. Čas. Lék. čes. **62**, 1021—1027, 1054—1059, 1081—1085, 1111—1115, 1138—1143 (1923).
Janssen, P.: Zur Pathophysiologie der *Toxoplasma gondii*-Infektion. I. Veränderungen im Serumenzymspiegel experimentell infizierter Mäuse. Z. Parasitenk. **34**, 32—48 (1970).
— **Piekarski, G., Korte, W.**: Zum Problem des Abortes bei latenter *Toxoplasma*-Infektion der Frau. Klin. Wschr. **48**, 25—30 (1970).
Kabelitz, H.J.: Klinik der erworbenen Toxoplasmose. Stuttgart: Enke 1962.
— Klinik der erworbenen Toxoplasmose. In: Kirchhoff, H. und Kräubig, H.: Toxoplasmose. Stuttgart: Thieme 1966.
Kräubig, H.: Betrachtungen zur sogenannten Prophylaxe der konnatalen Toxoplasmose. Intern. Kongress für Geburtshilfe und Gynäkologie, Berlin, Juni 1965.
— Präventive Behandlung der konnatalen Toxoplasmose. In: Kirchhoff, H. und Kräubig, H.: Toxoplasmose. Stuttgart: Thieme 1966.
Kühn, D.: Infektionen von Hund und Katze mit *Toxoplasma*-Oozysten. VI. Tagung der Deutschen Gesellschaft für Parasitologie e.V., Hannover 1972.
Langer, H.: Intrauterine *Toxoplasma*-Infektion. Stuttgart: Thieme 1963.
Ludvik, J.: Vergleichende elektronenoptische Untersuchungen an *Toxoplasma gondii* und *Sarcocystis tenella*. Zbl. Bakt., I. Abt. Orig. **166**, 60—65 (1956).
Lund, E., Lycke, E., Sourander, P.: Some aspects on cultivation of *Toxoplasma gondii* in cell cultures. Acta path. microbiol. scand. **57**, 199—210 (1963).
Mayer, H.: Diss. Bonn 1970. Zur Histopathologie der *Toxoplasma*-Infektion der Maus.
Mesnil, F.: Commento al lavoro di Chatton & Blanc. Bull. Inst. Pasteur **16**, 71 (1918).
Mohr, W.: Die Klinik der erworbenen Toxoplasmose. Sympos. Göttingen 1960. Stuttgart: Thieme.
Ottilio, J., Machado, L., Said Silva, De Pinho, A.L., Gomez, F.J.R.: O Hospital **72**, No. 4, 1161—1165 (1967).
Pelster, B., Piekarski, G.: Elektronenmikroskopische Analyse der Mikrogametenentwicklung bei *Toxoplasma gondii*. Z. Parasitenk. **37**, 267—277 (1971).
Piekarski, G.: Zur Deutung der Ergebnisse immunbiologischer Methoden bei der Toxoplasmose. In: Toxoplasmose. H. Kirchhoff u. H. Kräubig. Stuttgart: Thieme 1966, 33—52.
— **Pelster, B., Witte, H.M.**: Endopolygenie bei *Toxoplasma gondii*. Z. Parasitenk. **36**, 122—130 (1971).
— **Witte, H.M.**: Experimentelle und histologische Studien zur *Toxoplasma*-Infektion der Hauskatze. Z. Parasitenk. **36**, 95—121 (1971).
Pinkerton, H., Weinman, D.: *Toxoplasma* infection in man. Arch. Path. **30**, 374—392 (1940).
Remington, J.S., Miller, M.J., Brownlee, J.: IgM antibodies in acute Toxoplasmosis. I. Diagnostic significance in congenital cases and a method for their rapid demonstration. Pediatrics **41**, 1082—1091 (1968).
— — — IgM antibodies in acute toxoplasmosis. II. Prevalence and significance in acquired cases. J. Lab. clin. Med. **71**, 855—866 (1968).
Rommel, M., Breuning, J.: Untersuchungen über das Vorkommen von *Toxoplasma gondii* in der Milch einiger Tierarten und die Möglichkeit der laktogenen Infektion. Berl. Münch. tierärztl. Wschr. **80**, 365—369 (1967).
— **Heydorn, A.-O.**: Beiträge zur Sarkosporidiose der Haustiere. VI. Tagung der Deutschen Gesellschaft für Parasitologie, Hannover 1972.
— — **Gruber, F.**: Beiträge zum Lebenszyklus der Sarkosporidien. I. Die Sporozysten von S. *tenella* in den Fäzes der Katzen. Berl. Münch. tierärztl. Wschr. **85**, Jahrg. 101—105 (1972).
Sanger, V.L., Chamberlain, D.M., Chamberlain, K.W., Cole, C.R., Farrell, R.L.: Toxoplasmosis. V. Isolation of *Toxoplasma* from cattle. J. Amer. vet. med. Ass. **123**, 87—91 (1953).
Scholtyseck, E., Piekarski, G.: Elektronenmikroskopische Untersuchung an Merozoiten von Eimerien (*Eimeria perforans* und *Eimeria stidae*) und *Toxoplasma gondii* zur systematischen Stellung von *Toxoplasma gondii*. Z. Parasitenk. **26**, 91—115 (1965).

Schuhova, V.: Langfristige Kulturen des *Toxoplasma gondii* in HeLa-Zellen. Zbl. Bakt., I. Abt. Orig. **168**, 631—636 (1957).

— Long term cultures of *Toxoplasma gondii* on the cells. J. Hyg. Epidem. (Praha) **4**, 131—132 (1960).

Siim, J.C.: Acquired toxoplasmosis. Report of seven cases with strongly positive serologic reactions. J. Amer. med. Ass. **147**, 1641—1645 (1951).

Simitch, T., Tomanovitch, B., Bordjochki, A., Petrovitch, Z., Savin, Z.: Sensibilité comparée de Citellus citellus et de la souris blanche à l'infection avec la souche RH de *Toxoplasma gondii*. Arch. Inst. Pasteur Algér. **38**, 377—385 (1960).

Splendore, A.: Un nuova protozoa parasita de' conigli incontrato nelle lesioni anatomiche d'una mallatia che ricorda in molti punti il Kala-azar dell'uomo. Rev. Soc. Sci. Sao Paulo **3**, 109—112 (1908).

Thalhammer, O.: Die angeborene Toxoplasmose. In: Kirchhoff, H. und Kräubig, H.: Toxoplasmose. Stuttgart: Thieme 1966.

Tsunoda, K.: Isolation of *Toxoplasma* from Lungworm Eggs. 66th. General Meeting of Japanese Society of Veterinary Science, August 1968.

Voss, H., Henneberg, G., Herrmann, R., Pichel, H., Schulte-Overberg, S., Werner, H.: Die Kopplung von Immunseren mit Fluoresceïnisothiocyanat. Zbl. Bakt., I. Abt. Orig. **203**, 249 (1967).

Wanko, T., Jacobs, L., Gavin, M.: Electrone microscope study of *Toxoplasma* cysts in mouse brain. J. Protozool. **9**, 235—242 (1962).

Watson, W.A., Beverley, J.K.A.: Ovine Abortion due to Experimental Toxoplasmosis. Vet. Rec. 42—45 (1971).

Weiland, G., Kühn, D.: Entwicklung von *Toxoplasma gondii* im Darm der Katze. Z. Parasitenk. **34**, 9—10 (1970).

Werner, H.: Untersuchungen zur Frage der Schutzwirkung von *Toxoplasma*-Antikörpern gegen Reinfektion. Z. Parasitenk. **39**, Heft 1, 69. Ref. Heidelberg. Springer, 1972.

WHO-Meeting of investigators of Toxoplasmosis. WHO Technical Report series, No. 431, 1969.

Wildführ, W.: Elektronenmikroskopische Untersuchungen zur Morphologie und Reproduktion von *Toxoplasma gondii*. I. Mitteilung: Die Feinstruktur von *Toxoplasma gondii* nach Einwirkung verschiedener Fixationsmittel. Zbl. Bakt., I. Abt. Orig. **200**, 525—547 (1966a).

— Elektronenmikroskopische Untersuchungen zur Morphologie und Reproduktion von *Toxoplasma gondii*. II. Mitteilung: Beobachtungen zur Reproduktion von *Toxoplasma gondii* (Endodyogenie). Zbl. Bakt., I. Abt. Orig. **201**, 110—130 (1966b).

Witte, H.M., Piekarski, G.: Die Oocysten-Ausscheidung bei experimentell infizierten Katzen in Abhängigkeit vom *Toxoplasma*-Stamm. Z. Parasitenk. **33**, 358—360 (1970).

Wolf, A., Cowen, D.: Granulomatous encephalomyelitis due to an encephalitozoon (encephalitozoic encephalomyelitis). A new protozoan disease of man. Bull. neurol. Inst. N.Y. **6**, 306—371 (1937).

— — **Paige, B.H.**: Human Toxoplasmosis. Occurance in Infants as an Encephalomyelitis. Verification by Transmission to Animals. Science **89**, 226—227 (1939).

Zypen, E. van der, Piekarski, G.: Zur Ultrastruktur der Cystenwand von *Toxoplasma gondii* im Gehirn der weißen Maus. Z. Parasitenk. **28**, 45—59 (1966).

Die Toxoplasmose

II. Teil

W. MOHR

Mit 10 Abbildungen

I. Pathologisch-anatomische Befunde

Die ersten Kenntnisse pathologisch-anatomischer Veränderungen bei der *Toxoplasma*-Infektion des Menschen wurden aus der Sektion tödlich endender, kongenitaler, kindlicher Erkrankungen gewonnen. Erst sehr viel später wurden Fälle von letaler Erwachsenen-Toxoplasmose mitgeteilt, eine Zusammenstellung dieser ersten Untersuchungen und den bei der Sektion Erwachsener gefundenen Veränderungen gab MOHR (1962). In den letzten Jahren haben ESSBACH u. RÖSE (1966) grundlegende Studien über tödlich endende Toxoplasmose-Fälle durchführen können. Bei den 23 von ihnen sezierten Toxoplasmose-Fällen handelte es sich bei 20 um intrauterin erworbene Infektionen, bei 2 Kindern war die Einordnung, ob konnatale oder erworbene Toxoplasmose, nicht möglich, und nur 1 Fall betraf einen Erwachsenen.

Die intensive Beschäftigung mit der *Toxoplasma*-Infektion der verschiedensten *Tiere* hat dazu geführt, die möglichen Veränderungen an den verschiedenen Organen bei den einzelnen Tierarten kennenzulernen.

Bei den sehr empfänglichen *Mäusen* kommt es bereits nach 8—10 Tagen zum Befall von Leber und Milz, Lymphknoten, Pankreas, Zwerchfell, Blase, Eileiter und Peritoneum. Später werden dann auch die Lungen betroffen. Relativ früh treten Erscheinungen am Gehirn und Rückenmark auf, an denen es aber erst nach längerem Bestehen der Infektion, etwa nach 28 Tagen, zu gröberen Läsionen kommt, wie ITO u. TSUNODA bei Versuchen mit dem Beverley-Stamm mittels intraperitonealer Applikation fanden. Zu ähnlichen Ergebnissen kam auch DE ROEVER-BONNET. Auch beim Meerschweinchen, besonders aber beim Goldhamster, treten Absiedelungen in die verschiedensten Organe auf.

Über die Verhältnisse beim *Schlachtvieh* haben die Untersuchungen von JACOBS, REMINGTON u. MELTON, BOCH, JANITSCHKE, ROMMEL u. SOMMER, DE ROEVER-BONNET sowie anderer Autoren wichtige Hinweise gegeben.

Durch diese Untersuchungen wurde die weite Verbreitung der Erreger gerade unter Schweinen, Schwarzwild und Schafen bekannt. Auf diese Probleme weist vor allem BOCH hin, der aber betont, daß als menschliche Infektionsquelle in aller erster Linie der Genuß des rohen Schweinefleisches eine Rolle spielt. Das Geflügel scheidet als Infektionsquelle nach seiner Auffassung aus; auch eine Übertragung durch den Genuß roher Eier ist nach seiner Meinung nicht möglich. Die massiven Infektionsversuche von MOHR, WAHLE u. STAMMLER an *Rhesus-Affen*, die zu tödlichen Infektionen führten, zeigten ebenfalls, daß der Erreger an den verschiedensten Organen krankhafte Veränderungen hervorrufen kann.

Hatten so die tierexperimentellen Untersuchungen gezeigt, daß sich bei den für die Infektion empfänglichen Laboratoriumstieren, Haustieren und Wildtieren die Erreger in den verschiedensten Organen, allerdings in wechselnder Intensität, festsetzen können, so gaben gerade die Untersuchungen von ESSBACH u. RÖSE hier weitere wesentliche Hinweise für die menschliche Pathologie.

In der *Schwere des histo-pathologischen Bildes* sind gewisse Unterschiede zwischen der konnatalen Toxoplasmose und der erworbenen Toxoplasmose zu machen.

1. Konnatale Toxoplasmose

Bei der konnatalen Toxoplasmose sind am Gehirn und Rückenmark, sowie an den Augen schwerste Veränderungen festzustellen. Verschiedene Autoren

(Bain u. Mitarb., Böhm u. Willnow, Kettler, Frenkel u. Naffziger sowie Zuelzer u. a.) berichten aufgrund systematischer Untersuchungen in den letzten Jahren aber auch über Schäden in den verschiedensten visceralen Organen.

Aufgrund des pathologisch-anatomischen Bildes ist es bei der konnatalen Toxoplasmose möglich, akute, subakute und chronische Verlaufsformen abzugrenzen. Das Neugeborene kann sich zur Zeit der Geburt im Stadium der Generalisation des Erregers befinden. Diese Kinder zeigen encephalitische Veränderungen und viscerale Schäden schon in den ersten Wochen. Häufiger jedoch finden sich bei den Neugeborenen typische Symptome der Encephalo-Myelitis toxoplasmotica. Schließlich können bei der Geburt die entzündlichen Prozesse soweit abgeklungen sein, daß morphologisch nur noch postinfektiöse Veränderungen faßbar sind. Bei Foeten, die schon längere Zeit vor der Geburt abgestorben waren, ist es für den Pathologen schwer, die Diagnose „konnatale Toxoplasmose" zu stellen, da durch die Maceration meist eine genauere Differenzierung nicht mehr möglich ist.

Im akuten Stadium finden sich makroskopisch und histologisch etwas andere Bilder als im subakuten oder chronischen Stadium.

I. Akutes Stadium

Zentralnervensystem: Makroskopisch zeigt sich die Hirnoberfläche bedeckt mit charakteristischen Herden von wechselnder Größe und gelblich-weißer bis bräunlicher Farbe.

Über diesen befallenen Hirnabschnitten erscheint die Leptomeninx grauweißlich, fibrös verdickt und gelblich-bräunlich verfärbt. Solche *Herde von Gewebsnekrose* finden sich an den Sulci und Gyri. Oft werden paraventrikulär im subependymären Marklager bandförmige gelbliche, teils auch großflächige Nekrosen gefunden. Selten beobachtet man breiig-molkige Encephalomalazie-Herde im Großhirn und bei älteren Prozessen sekundäre Cystenbildung. Bei Verschluß des Aquäductus cerebri (Sylvii) oder der Foramina Luschkae und Magendie kann es zu einem symmetrisch ausgebildeten *Hydrocephalus internus* kommen, der zu einem fast völligen Hirnschwund mit nur erhaltener Leptomeninx führt (Hydranencephalie).

Hirnstamm, Kleinhirn und Medulla oblongata bleiben von den Nekrosen verschont. Solche „Burnt-out-cases" infolge angeborener Toxoplasmose haben schon Bamatter u. Werthemann beschrieben. Hierbei entsteht infolge der Hirnverkleinerung gewöhnlich auch ein Hydrocephalus externus. Ursache der ausgedehnten Kolliquationsnekrosen bei der *Hydroencephalie* sind stenosierende arteriitische Gefäßveränderungen. Neben den Nekrosen können aber auch Verkalkungen auftreten.

Das *histologische* Bild bei der konnatalen Toxoplasmose ist gekennzeichnet durch die Ausbildung sogenannter *Initialherde* im Gehirn. Zunächst entstehen herdförmige Ödeme in der Umgebung von Capillaren. Diese Capillaren sind wandgeschädigt, zeigen eine Schwellung der Endothelzellen und Nekrosen. Es kommt zur Stase mit Bildung von Capillarthromben. Die umgebenden Gliazellen weisen Kernnekrosen auf. Vielfach können hier Erregerkolonien nachgewiesen werden (Abb. 1). Zu Kalkablagerungen kommt es noch nicht. Solche Herde sitzen vorzugsweise in der Rinde (Cohrs, Wolf, Cowen u. Paige).

Daneben entwickeln sich „*Granulome*" aus Lymphocyten, Gefäßwandzellen, Plasma- und Makrogliazellen mit vereinzelten eosinophilen Leukocyten. Diese treten vorwiegend in der markscheidenhaltigen, weißen Substanz auf. Weisse u. Krücke werten diese Granulombildungen als spezifische Reaktion der umgebenden Zellen auf Toxoplasmen, denn man findet *im Zentrum* dieser Herde *freie Toxoplasmen* und auch intracelluläre Erregerhaufen. Diese Granulome beobachtet man besonders im Mark und in den Kerngebieten des Hirnes, der Medulla oblongata und im Rückenmark. Nicht selten werden auch entzündliche Reaktionen in der Wandung der Arterien und Venen angetroffen.

Im Bereich der Initialherde sind die Venen erweitert und gestaut; perivenöse Rundzellmäntel, besonders in paraventrikulären Herden, werden ebenso beobachtet wie Thrombosen größerer Venen mit fibrinoiden Wandnekrosen und perivenösen Blutungen (ESSBACH u. RÖSE).

Im *subakuten Stadium* vergrößern sich die Initialherde, und es entsteht eine amorphe *Totalnekrose im Zentrum*. Hier lassen sich oft zahlreiche freie Toxoplasmen nachweisen. In den Randabschnitten der Nekrose finden sich reichlich Fettkörnchenzellen, Makrogliazellen, Kalkkörnchen und nicht selten Cysten. Gefäßverschlüsse durch Fibrinthromben und Endothel-Proliferationen kann man besonders an den Arteriolen beobachten. Die Entstehung der Nekrosen fassen

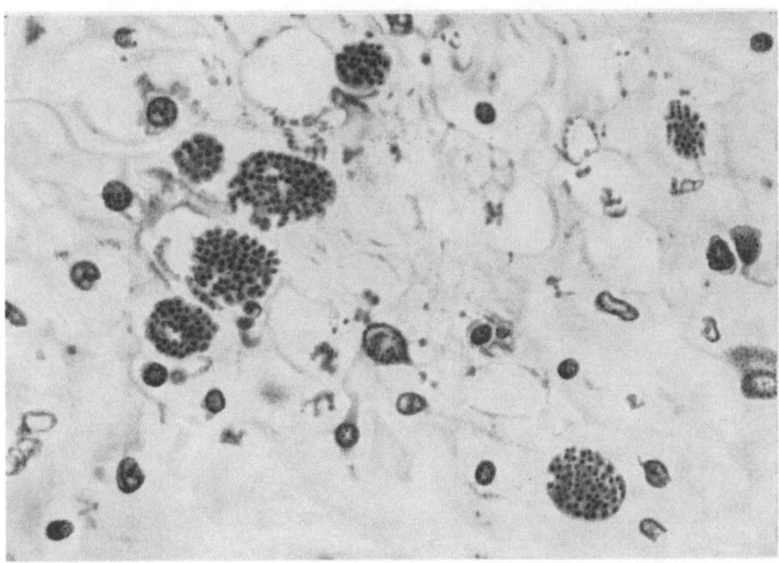

Abb. 1. Pseudocysten, intracerebral gelagert, mit zerstörtem Nervengewebe in der Umgebung ohne stärkere reaktiv entzündliche Veränderungen. [Nach RIEBE: Beitr. pathol. Anat. **111**, 267 (1951)]

FRENKEL u. SABIN als Folge einer primären *Vasculitis und Phlebitis* auf. Bei anders verursachten Encephalomalazien, die in solchen Fällen von erhaltenen Gefäßen ausgehen, kommen solche Abbau- und Organisationsvorgänge nicht vor (PETERS).

Auch WERTHEMANN, ZUELZER, JUNG u. SIMON sehen in der primären Gefäßschädigung ein besonderes Charakteristikum. Als Ursache dieser Gefäßschädigungen nehmen ESSBACH u. RÖSE wahrscheinlich eine Exotoxinwirkung der Parasiten an, die zur Lähmung im Bereich der terminalen Strombahn und damit zur Stase und schließlich Nekrose führt.

Im *chronischen Stadium* findet man alte Entzündungsherde mit trockenen Nekrosen, u.U. von starken *Kalkabscheidungen* durchsetzt. In den chronischen Herden sind meist kleine oder nur wenige *Cysten* nachweisbar. An der Ventrikelauskleidung kommt es im Anschluß an die *Encephalo-Myelitis toxoplasmotica* zu einer Ependymitis granularis. Der Plexus chorioideus kann in das entzündliche

Geschehen mit einbezogen sein und durch Exsudatbildung verdickt oder durch Narbengewebe später abgeplattet werden, gelegentlich weist er auch Nekrosen und Verkalkungen auf. Im Rückenmark sind, ähnlich wie im Gehirn, Zeichen einer Meningo-Myelitis vorhanden.

Eine Verkalkungstendenz ist allerdings nicht nur für die Toxoplasmose, sondern auch für andere encephalitische Prozesse charakteristisch.

Übrige Organe

Von den Befunden an den übrigen Organen ist besonders hervorzuheben der Befund einer lymphoplasmacellulären *Myositis*, die man im Zwerchfell, der Zungenmuskulatur, in dem Psoas und dem Quadriceps hat nachweisen können.

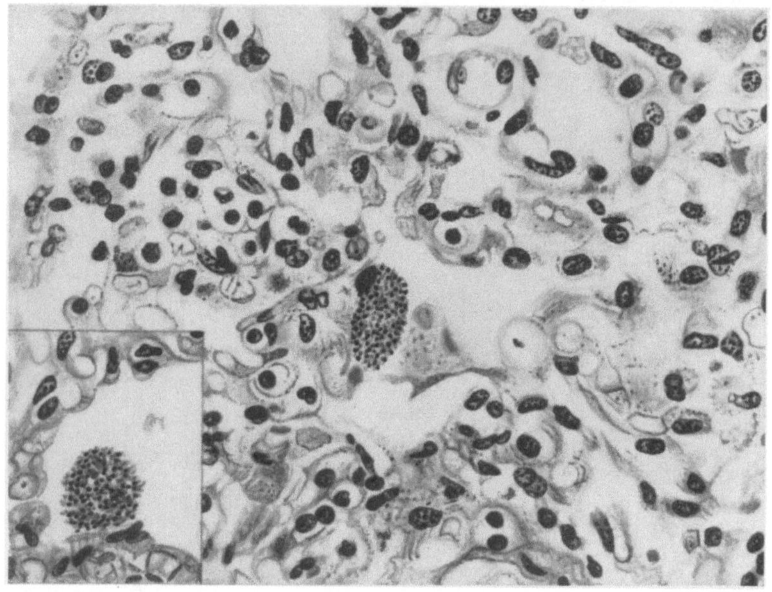

Abb. 2. Schnitt durch den Herzmuskel eines an einer generalisierten, kongenitalen Toxoplasmose verstorbenen Säuglings. Ausschnitt: Pseudocyste bei stärkerer Vergrößerung. [Nach PAIGE, COWEN u. WOLF: Amer. J. Dis. Child. **63**, 474 (1942)]

Am Herzmuskel beobachteten ESSBACH u. RÖSE bei 12 frischen und subcutanen Fällen Bilder einer interstitiellen *Myokarditis*, wie sie auch von BECKETT u. FLYNN, PRATT-THOMAS u. CANNON sowie ZUELZER beschrieben wurden (Abb. 2). Von den Kindern wiesen verschiedene Nekrosen im Nebennierenbereich, Pankreas und Hoden auf.

BÖHM u. WILLNOW fanden bei konnataler Toxoplasmose eine granulomartige *Hepatitis*, die auch von anderen Autoren bestätigt wurde. In einzelnen Fällen liegen Berichte über Enteritiden sowie interstitielle *Pneumonien* vor (Abb. 3). Auch die Blutbildung kann gestört sein. Hochgradige *Anämien* sind dann die Folge, während Lymphknotenschwellungen bei der konnatalen Toxoplasmose seltener sind. Unter 173 Fällen der Weltliteratur wiesen 52 interstitielle Pneumonien auf und 18 Nephritiden.

Die Todesursache bei konnataler Toxoplasmose ist meist der zentrale Tod infolge Hirnabbaus. Daneben spielen aber auch die Pneumonien sowie eine Summation verschiedener Schäden eine Rolle.

Die Befunde an der *Placenta* sind unterschiedlich. Der mikroskopische Nachweis von Toxoplasmen ist nur vereinzelt gelungen. ESSBACH u. RÖSE fanden in Serienschnitten von Placenten Toxoplasmacysten ohne stärkere entzündliche Reaktion im Stroma von Endzotten. Ebenso sahen sie Cysten unterschiedlicher Größe im Stroma des Amnion und Chorion der Deckplatte sowie in der Eihaut und schließlich in der Wharton'schen Sulze und im Amnionepithel der Nabelschnur. Einige Autoren stellten einen Hydrops der Placenta fest.

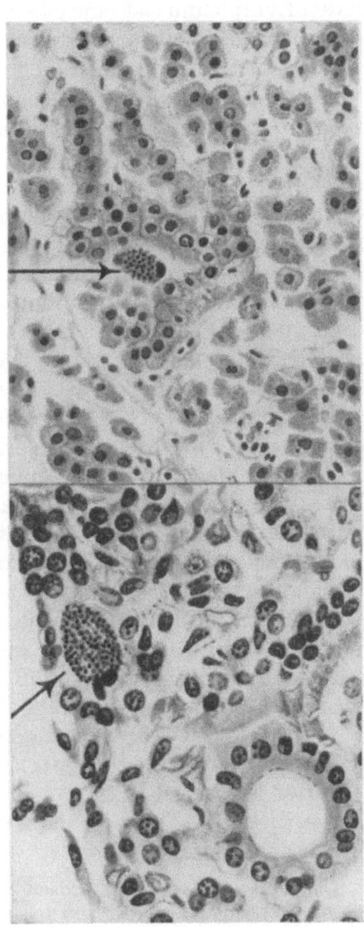

Abb. 3. Schnitt durch die Lunge eines an einer generalisierten, kongenitalen Toxoplasmose verstorbenen Säuglings. Interstitielle Entzündung, intraalveolar gelagerte Pseudocyste. Unten: Pseudocyste (Pfeil) nochmals in stärkerer Vergrößerung. [Nach PAIGE, COWEN u. WOLF: Amer. J. Dis. Child. **63**, 474 (1942)]

In diesem Zusammenhang ist die Beobachtung von GLASSER u. DELTA von Interesse, die bei gesund erscheinenden, 8 Wochen vor dem errechneten Termin geborenen eineiigen männlichen Zwillingen im Chorion, in beiden Amnionhüllen und beiden Nabelschnüren *Toxoplasma*-Cysten fanden. Die Mutter zeigte einen positiven Komplementbindungstiter für Toxoplasmose von 1:32. Mit $7^1/_2$ Monaten entwickelten beide Zwillinge einen alternierenden Strabismus und zeigten 3 Monate später eine Ektrophie, hintere Synechien und eine aktive Chorioretinitis sowie bilaterale intracranielle Kalkherde. Der Sabin-Feldman-Test war bei beiden positiv. Die Behandlung der Kinder wurde mit Pyrimethamin 1 mg pro kg/Körpergewicht und Sulfamethoxypyridacin 125 mg pro Tag für 8 Wochen durchgeführt. Die weitere Entwicklung der Kinder war dann normal, es blieben die intracraniellen Kalkherde und geringe Retinanarben.

Hier sei auch die Beobachtung von JUSTUS erwähnt, der bei einem Kind, das mit Dermatitis calcificans geboren wurde, in der Whartonschen Sulze der Nabelschnur Terminal-Cysten und Erregerkolonien sowie zahlreiche freie Toxoplasmen in den Eihäuten und in der äußeren Haut fand. In der Placenta wurden in diesem Fall keine Erreger nachgewiesen. Es bestand nur eine geringgradige Encephalitis toxoplasmotica. In diesem Fall tauchte die Frage nach dem Infektionsweg auf, da die Placenta keine Herde aufwies. Es wurde an die Möglichkeit eines direkten Überganges der Erreger aus einer Endometritis toxoplasmotica gedacht. Allerdings waren die serologischen Ergebnisse bei der Mutter negativ.

Diese Beobachtungen zeigen, daß auch Chorionepithel, Decidua parietalis und basalis Defekte bzw. *Toxoplasma*-Cysten oder freie Toxoplasmen aufweisen können.

2. Erworbene Toxoplasmose

Die erworbene Toxoplasmose führt beim Erwachsenen nur selten zu tödlichen Verläufen. So liegen auch verhältnismäßig wenig Sektionsbefunde vor, ein erster derartiger Fall wurde von PINKERTON u. WEINMAN (1940) beschrieben. Umso interessanter und bedeutungsvoller ist der Bericht von REMINGTON u. CAVANAUGH, die bei 109 Verstorbenen, die eine fragliche oder sichere Toxoplasmose durchgemacht hatten, Gewebsstücke (Skelettmuskel und Gehirn) auf Toxoplasmoseherde untersuchten. Sie konnten bei 5 Fällen *Toxoplasma gondii* aus dem Skelettmuskel oder Gehirn isolieren, jedoch waren Cysteneinlagerungen im Gehirngewebe nicht einwandfrei nachzuweisen.

Mit der Verbreitung der manifesten Toxoplasmose beim Menschen befaßten sich Seyerl u. Beck (1966). Sie fanden ein Überwiegen positiver Serotiter beim weiblichen Geschlecht.

Die häufigsten Veränderungen finden sich an den *Lymphdrüsen*. Sie zeigen pathologisch-anatomische Veränderungen in Form kleinherdiger Proliferation von epitheloiden Reticulumzellen in den Marksträngen im Sinne einer epitheloidzelligen Reticulose. Die Lymphknoten werden durch den Prozeß nicht zerstört. In den Lymphsinus ist eine gewisse Sinushistiocytose zu beobachten mit gewucherten reticulären Zellen. Aufgrund dieser Veränderungen ist es auch ohne Nachweis von Proliferationsstadien nach Ansicht von R. Saxen, Saxen u. Tenhunen, Piringer-Kuchinga u. Siim möglich, einen Verdacht auf Toxoplasmose zu äußern. Als Beweis gilt der morphologische Nachweis von intracellulären Erregerhaufen in den Lymphknoten (Böhm, Jeckeln, Thalhammer). Da die eben erwähnten Veränderungen auch bei anderen Lymphknotenaffektionen zu beobachten sind, ist der Erregernachweis zur Feststellung einer Toxoplasmose erforderlich (Krauspe).

Zentral-nervöse Störungen in Form von *Meningo-Encephalomyelitiden*, Chorioretinitiden und lymphoplasmacellulären Iridocyclitiden treten bei dieser Form auch auf. So konnten Garello, Manfredini u. Moretti in einem Fall bei der Hirnuntersuchung zahlreiche Toxoplasmen nachweisen. Das klinische Bild vorher hatte für eine erworbene neuro-toxische Toxoplasmose gesprochen.

Die zentral-nervösen Krankheitsprozesse bei der erworbenen Toxoplasmose weisen selten Nekrosen und Verkalkungen auf. Es kommt zur Bildung granulomatöser Herde, die an Veränderungen bei Fleckfieber erinnern (Scheidegger, Diezel, Seitelberger, Noetzel sowie Essbach u. Röse). Flohstichartige Blutungen in der Kleinhirnhemisphäre, der Brücke und der caudalen Medulla oblongata können bei solcher Meningoencephalitis auftreten. Es handelt sich dabei histologisch um frische diapedetische Blutungen, die besonders in der Hirnrinde liegen (Essbach u. Röse). Vielfach haben die Befunde Ähnlichkeit mit denen bei der konnatalen Toxoplasmose wie z. B. die Initialherde mit beginnender zentraler Nekrose und fibrinoider Gefäßwandverquellung mit vielen eingelagerten Toxoplasmen, besonders in der Nähe der Capillaren.

Myokarditiden waren von verschiedenen Autoren (Ström, Magnusson und in letzter Zeit Bühler, Tiermann u. Niedmann, Renschler u. Schumacher) vermutet worden. Kalderon u. Mitarb. hatten dann bei einer schweren diffusen Myokarditis 1964 Toxoplasmen-Cysten und Trophozoiten im Herzmuskel histologisch nachweisen können.

Das Auftreten von Myokardschäden und Myokarditiden war vorher schon tierexperimentell von verschiedenen Autoren bei unterschiedlichen Versuchstieren nachgewiesen worden, bei Goldhamstern (Hoenig u. Mohr), Rhesusaffen (Mohr, Wahle u. Stammler), ferner bei Mäusen (Jadin u. Creemers).

Daß auch gelegentlich eine Perikarditis durch Toxoplasmen bedingt sein kann, haben Israel u. Baufine-Ducrocq durch den Nachweis von Toxoplasmen in einem Perikarderguß zeigen können.

Interstitielle *Pneumonien* sind selten beschrieben worden, doch ist dieses Geschehen auch bei erworbener Toxoplasmose vereinzelt mitgeteilt, so in dem Fall von Kalderon, Kittkawa u. Bernstein. Sie fanden *Toxoplasma*cysten in den Alveolarräumen und außerdem auch in der Leber.

Auf *Hepatitiden* im Ablauf einer *Toxoplasma*-Infektion konnten Roth u. Vischer aufgrund von Untersuchungen mittels Leberpunktion und Fluorescenzmikroskopie hinweisen.

Nicht so selten kommt es auch zu einer interstitiellen *Myositis*, wie von verschiedenen Autoren nachgewiesen worden ist.

Lokalisationen von Toxoplasmoseherden in anderen Organen wie Nieren, Schilddrüsen, Knochenmark, Milz und auch im Ileum mit Geschwürbildung werden beschrieben (Kalderon, Kittkawa u. Bernstein).

Im Ganzen gesehen kommen Essbach u. Röse zu dem Schluß, daß die bei der Toxoplasmose zu beobachtenden Gewebsveränderungen *nicht streng pathognomonisch* sind, da eine eigentlich spezifische Note dem feingeweblichen Strukturbild der Herde nicht zukomme. Zwar haben Herdbild, Herdlokalisation und histologische Herdstruktur gewisse Charakteristica, doch ist *entscheidend der Erregernachweis* und während der Erkrankung das Verhalten der Antikörpertiter. Im akuten Herd finden sich reichlich fokale und perifokale Erregeransiedlungen, im subakuten Herd sind die Erregerkolonien nur randständig, die chronischen Herde enthalten nur spärlich Cysten. Die Differentialdiagnose zur Abgrenzung gegenüber anderen Prozessen, die zu Nekrosen und Verkalkungen führen, wie Cytomegalie, Soorencephalitis, Encephalodystrophieherde bei der sog. Virchow'schen Encephalitis und andere können Schwierigkeiten bereiten.

In dem Kapitel über Epidemiologie (S. 600ff) wurde schon auf die Verbreitung der Toxoplasmose hingewiesen. Sie ist weltweit; das haben wir bei Untersuchungen an Personen aus den verschiedensten Erdteilen immer wieder bestätigt gefunden. So haben wir Lymphknoten-Toxoplasmosefälle aus dem asiatischen Raum (Iran, Vorderer Orient) beobachten können und connatale Toxoplasmosefälle aus dem afrikanischen Raum. Über das Vorkommen der Toxoplasmose in Nigeria liegen verschiedene Mitteilungen vor, die besonders die Küstenregionen betreffen. In diesem Zusammenhang sind die Beobachtungen von De Roever-Bonnet von besonderem Interesse, da sie auch die weltweite Verbreitung dieser Infektion bestätigen.

Sie weist (1971) daraufhin, daß bei den Untersuchungen von 1239 menschlichen Seren aus 7 afrikanischen Ländern in 47 % im Sabin-Feldman-Test Titer über 1:16 gefunden wurden. Sie konnte dabei keinen deutlichen Unterschied zwischen Männern und Frauen feststellen oder zwischen den einzelnen Ländern. Besonders viele positive Reaktionen wurden bei Kindern gefunden im Alter von 8—11 Jahren (41 %). Eine Beziehung zwischen positivem Typhustiter und Sabin-Feldman-Test fand sie nicht. Wichtig wäre noch zu untersuchen, ob Beziehungen des Sabin-Feldman-Testes zu massiven Malariainfektionen bestehen.

II. Pathogenese

Für die Pathogenese der Toxoplasmoseherde ist wahrscheinlich ein *Exotoxin* verantwortlich zu machen. Da die Zahl der *Toxoplasma*-infizierten Personen ungleich größer ist als die der Toxoplasmose-Kranken, wie die Beobachtungen der letzten Jahre zeigten, müssen wahrscheinlich bestimmte Voraussetzungen erfüllt sein, damit es zu einer Erkrankung kommt. Höchstwahrscheinlich spielt neben der Abwehrlage des Organismus vor allem die Menge der zugeführten Toxoplasmen eine Rolle und zum anderen die Virulenz der einzelnen *Toxoplasma*-Stämme.

Nach der heute meist vertretenen Ansicht kommt es zu der *Toxoplasmainfektion* durch das Eindringen der Erreger, wahrscheinlich vorwiegend über die Schleimhäute des Rachens oder des Magen-Darmtraktes. In den Wirtszellen tritt sehr rasch eine Teilung der Toxoplasmen ein. Die befallenen Wirtszellen platzen, dadurch wird eine große Zahl von Parasiten wieder frei. Diese dringen in neue Zellen des primären Ansiedlungsgebietes ein. Erreichen die Toxoplasmen Lymph- oder Blutgefäße, so werden sie von dort aus über den ganzen Körper verschleppt und können sich in verschiedenen Organen festsetzen. 1—2 Wochen nach dem Eindringen der Parasiten entwickelt sich eine *Parasitämie*, die so lange anhält, bis es im Blut zu einem genügend hohen Anstieg der Antikörperkonzentration gekommen ist. Dieser Zeitraum beträgt etwa 2—$2^1/_2$ Wochen. Nach diesem Zeitpunkt vermehren sich die Toxoplasmen nach wie vor und führen zur Zerstörung der befallenen Zellen und zur Entwicklung kleiner Nekroseherde. Die

Erreger können freiliegend im Gewebe gefunden werden, aber auch intercellulär. Klinische Erscheinungen stärkerer Art brauchen nicht zu bestehen.

Die Parasitämie ist nach den Untersuchungen von Jacobs in dem Augenblick beendet, in dem die Antikörperbildung in genügend starkem Maße stattfindet. Eine zweite Parasitämie kommt im allgemeinen nicht vor. Sie wird also nur bei der Erstinfektion beobachtet.

Nach *Auftreten der Antikörper* im Blut werden keine neuen Zellen mehr befallen. Die freien Parasiten werden zurückgedrängt, und es sind nur noch intracellulär gelagerte Toxoplasmen nachweisbar. Das akute und subakute Stadium der Infektion ist überwunden, es kommt zur *Cystenbildung*. Die Vermehrung der Toxoplasmen in den Cysten hält nur noch eine beschränkte zeitlang an, dann ruhen sie evtl. reaktionslos im Organismus. Dieses *latente Stadium* wird nach verschieden langer Zeit erreicht. Die Sanierung der verschiedenen Gewebe erfolgt nach einem gewissen System: zuerst wird die Milz, dann die Leber, die Lunge, zuletzt das Gehirn und die Chorioretina parasitenfrei. Im Gehirn, der glatten und quergestreiften Muskulatur können aber noch lange Zeit Cysten nachgewiesen werden. Die in ihnen lagernden lebenden Erreger stellen für den betroffenen Organismus keine Gefahr mehr dar, da auch beim Platzen einer Cyste die frei werdenden Erreger durch die Antikörper im Blut und Gewebe vernichtet werden und es praktisch nicht mehr zu einer neuen Parasitämie kommen kann. Die durch die frei werdenden Erreger ausgelöste Lokalreaktion — Frenkel hält sie für eine allergische Reaktion — ist sehr gering und führt nur an der Chorioretina zu klinisch faßbaren Erscheinungen.

Die postnatale Infektion hinterläßt eine lebenslange *Präimmunität*. Dementsprechend bleibt der Serofarbtest nach Sabin-Feldman noch jahrzehntelang positiv. Neben dieser humoralen wurde auch eine zellständige Immunität nachgewiesen (Vischer u. Suter). Es ist nicht bekannt, ob diese beständig ist.

Die *Pathogenese der konnatalen Toxoplasmose* zeigt einige andere Aspekte als die der erworbenen. Voraussetzung für die Infektion des Foeten ist eine *Parasitämie der Mutter*. Wie oben ausgeführt wurde, tritt eine solche nur einmal im Anschluß an die *Erstinfektion* auf. Eine solche konnatale *Toxoplasma*-Infektion kann also nur dann auftreten, wenn sich eine Frau während der Schwangerschaft oder unmittelbar vor Eintritt einer Schwangerschaft erstmals mit Toxoplasmen infiziert. Für diese Annahme spricht, daß Frauen, die ein angeboren toxoplasmosekrankes Kind geboren haben, sehr hohe Antikörpertiter im Serum aufweisen und sich meist in einem Alter befinden, in dem Erstinfektionen am häufigsten sind.

Hat sich eine Frau vor der Gravidität eine *Toxoplasma*-Infektion zugezogen, nachgewiesen durch einen höheren Antikörpertiter, oder hat sie früher bereits ein Kind mit nachgewiesener konnataler Toxoplasmose geboren, dann kommt es im allgemeinen nicht mehr zur Schädigung bei einer erneut eintretenden Schwangerschaft.

Nach Kräubig ist eine *Toxoplasma*-Infektion der Frucht mit einer Wahrscheinlichkeit von 0,5 % unter allen Geburten zu erwarten. Jedoch braucht man nur bei etwa 0,1 % mit einer manifesten Säuglingstoxoplasmose zu rechnen. Bei den infizierten Kleinkindern kann es jedoch in Einzelfällen zu cerebralen Spätschäden kommen.

In seltenen Fällen, allerdings vermutlich nur bei Lokalisation der *Toxoplasma*-Infektion im Endometrium, muß damit gerechnet werden, daß wiederholt ein Foetus infiziert wird und daß es dann auch zum Abort kommen kann. In diese Richtung scheinen die Beobachtungen von Langer u. Werner zu weisen. Diese Möglichkeit darf aber nicht, worauf auch der WHO-Bericht hinweist, in ihrer Bedeutung überschätzt werden.

Aufgrund der heute bekannten Forschungsergebnisse muß angenommen werden, daß die *Infektion der Frucht nur in der zweiten Hälfte der Schwangerschaft* erfolgt, vielleicht im Zusammenhang mit dem Schwinden der Langhans'schen Zellschicht und dem Auftreten von Degenerationserscheinungen in der Placenta.

Geklärt ist auch noch nicht, ob die Toxoplasmen die Placenta direkt oder nur über einen placentaren Destruktionsherd zu passieren vermögen. Die meisten Autoren vertreten die Auffassung, daß die unverletzte Placenta den Durchtritt der Erreger nicht möglich macht.

Die Einwanderung über die Placenta verursacht beim Foetus eine Parasitämie und damit meist eine generalisierte Erkrankung. Die Schwere dieser Erkrankung hängt wahrscheinlich von der Zahl der eingeschwemmten Keime ab und der Geschwindigkeit, mit der der mütterliche Organismus Antikörper bildet und diese übertragen werden. Diese generalisierte Erkrankung kann beim Foetus schon vor der Geburt abheilen, der Hirnprozeß kommt dabei an letzter Stelle zur Ausheilung.

III. Klinik

Bei der Toxoplasmose haben wir zwei unterschiedliche klinische Verlaufsformen

1. Die *pränatale oder konnatale Toxoplasmose:*

Sie kann in drei verschiedenen Formen auftreten:

a) als akute Form
b) als subakute Form
c) als chronische Form

Bei der Geburt kann sich das Kind in einem der drei Stadien befinden. Es kann aber auch schon ein sogenannter „out-burnt-case" — wie ihn die Amerikaner nennen — vorliegen, nämlich dann, wenn nur noch Folgeerscheinungen der überstandenen Erkrankung zu beobachten sind, sich aber keine akuten Krankheitszeichen mehr nachweisen lassen.

2. Die *erworbene Toxoplasmose des Jugendlichen und des Erwachsenen:* Die Symptomatik beim Jugendlichen ist von der des Erwachsenen nicht verschieden. Ebenso wie bei der pränatalen Toxoplasmose unterscheidet man bei der erworbenen Toxoplasmose, worauf schon bei der Besprechung der pathologisch-anatomischen Befunde hingewiesen wurde, zwischen

a) akuter Form
b) subakuter Form
c) chronischer Form
d) latenter Form

Schließlich gibt es auch hier „out-burnt-cases", wenn auch mit etwas anderer Symptomatik als bei der konnatalen Toxoplasmose. Franke hat ebenso wie einige andere noch eine zweite Einteilungsform der erworbenen Toxoplasmose angegeben, wobei er die klinischen Symptome zugrundelegt.

Der Begriff Begleit-Toxoplasmose sollte unserer Ansicht nach vermieden werden, da er irreführend ist. Ebenso verhält es sich mit dem Begriff der reaktivierten Toxoplasmose, die auch entweder als akute oder subakute Form abläuft und dort eingegliedert werden sollte.

1. Konnatale Toxoplasmose

Mit dem Übertritt von Toxoplasmen aus dem mütterlichen Organismus, der über keinerlei Abwehrstoffe verfügte, kommt es, soweit wir das heute übersehen können, beim ungeborenen Kind sofort zur Parasitämie und damit zu einer *generalisierten Erkrankung* (Zuelzer, 1944). Jedes Organ des ungeborenen Kindes kann von Toxoplasmen befallen werden. Nach einer unterschiedlich langen Zeit, die wahrscheinlich von der Intensität der Infektion abhängig ist, kann es noch im Mutterleib zu einer Heilung kommen und zwar unter Auftreten von mehr oder minder großen Defekten. Der *Heilungsprozeß* setzt zunächst an den visceralen Organen ein, erst relativ spät am Gehirn und an den Augen. Während an den inneren

Organen eine vollständige Heilung möglich ist, kommt es am Gehirn und an den Augen nicht dazu, da diese, vor allem bei ausgedehnteren Schädigungen, regenerationsunfähig sind.

Bei der Geburt kann also vorliegen

a) das akute Stadium der Generalisation

b) das Stadium der ausgesprochenen Organmanifestation, z. B. in Form der floriden Encephalitis oder

c) das Stadium des post-encephalitischen Schadens.

Welches Stadium bei der Geburt vorliegt, wird weitgehend durch den Zeitpunkt der Infektion der Mutter und die Schwere des pränatalen Krankheitsverlaufes bestimmt. Meist handelt es sich um Fälle im Stadium der floriden Encephalitis oder des post-encephalitischen Schadens. Das Stadium der Generalisation liegt bei der angeborenen Toxoplasmose seltener vor. Die im dritten Stadium geborenen Kinder können durchaus nur ganz geringe unter Umständen zunächst garnicht bemerkte Resterscheinungen haben, so daß diese Schäden erst zu einem sehr viel späteren Zeitpunkt der Entwicklung bemerkt werden.

Zu a: akutes Stadium der Generalisation

Die im Stadium der Generalisation geborenen Kinder können zunächst völlig normal erscheinen. Nach einigen Stunden oder nach 1—2 Tagen aber kommt es infolge einer interstitiellen Pneumonie und Myokarditis zu Dyspnoe oder Tachypnoe, Cyanose, kurz *cardio-pulmonalen Symptomen*. Hydrops-ähnliche generalisierte *Ödeme* stellen sich ein. Da sich die Toxoplasmen in den verschiedensten Organen festsetzen können, zeigen andere Kinder kurz nach der Geburt zunehmende *Gelbsucht*, Milztumor und Neigung zu purpura-ähnlichen Hautblutungen. Im Gegensatz zum Morbus hämolyticus werden auch Durchfälle und Erbrechen beobachtet — selten sind makulo-papulöse Exantheme.

Lymphknotenschwellungen treten seltener auf als bei der erworbenen Toxoplasmose. Bei ausgesprochen akuten Fällen von Generalisation können zunächst encephalitische Zeichen fehlen oder wenig ausgeprägt sein. Eine Chorioretinitis besteht in diesem Stadium meist noch nicht. Am Augenhintergrund finden sich uncharakteristische Erscheinungen unter dem Bild einer akuten Entzündung mit Ödemen oder Blutungen in die Retina und Papille, sowie Glaskörpertrübung und Netzhautabhebung durch das entzündliche Exsudat. Die sonst als so charakteristisch bezeichneten pigmentierten chorioretinitischen Herde sind noch nicht zur Entwicklung gekommen. Leben die Kinder länger, dann treten mehr und mehr die *cerebralen Erscheinungen* erst unauffällig, dann stärker in den Vordergrund des gesamten Krankheitsbildes.

Für den Verlauf des Generalisationsstadiums ist es wegen der außerordentlich *hohen Mortalität* von besonderer Bedeutung, daß die Diagnose so früh wie möglich gestellt wird, da man nur durch rechtzeitig einsetzende gezielte Behandlung das Leben des Kindes erhalten, vor allem aber auch das Auftreten bleibender Hirnschäden verhindern kann. Die differential-diagnostische Abgrenzung allerdings von einer generalisierten Cytomegalie, dem Morbus hämolyticus neonatorum, einer generalisierten Herpes simplex-Infektion, der im ganzen seltener gewordenen Lues congenita und unter Umständen einer Sepsis ist oft nicht leicht.

In diesem Zusammenhang ist auch der von Justus beobachtete Fall einer konnatalen Toxoplasmose mit *Dermatitis calcificans* zu erwähnen, bei dem als Ausdruck der Generalisation eine interstitielle lymphoplasma-celluläre Reaktion aller parenchymatösen Organe und eine geringgradige, herdförmige Encephalitis toxoplasmotica gesehen wurde. Eindeutige Terminalcysten wurden in der Haut bei dem 10 min nach der Geburt verstorbenen Kind nicht nachgewiesen. In der Umgebung aber der Hautnekrosestellen fanden sich freie Toxoplasmen. Auffallend bei dieser Beobachtung war noch die Tatsache, daß die serologischen Reaktionen der

Mutter 4 Wochen nach der Entbindung negativ ausfielen. Auch einige andere Untersucher, wie HOFFBAUER u. SCHMIDTKE sowie LANGER weisen darauf hin, daß es präpartale Toxoplasmose-Infektionen geben könne ohne positive serologische Reaktion der Mutter.

In dem vorliegenden Fall nahm JUSTUS an, daß es zu einer Infektion über das Fruchtwasser auf dem Boden einer Endometritis toxoplasmotica gekommen sei, wie sie auch von REMINGTON u. JACOBS beschrieben wurde.

Zu b: Stadium der Organmanifestation

Das Stadium der *floriden Encephalitis* bei der Geburt ist durch den abnormen Umfang des Schädels gekennzeichnet. Der Schädelumfang nimmt auch nach der Geburt weiterhin rasch zu. Je früher dieser *Hydrocephalus internus* in Erscheinung tritt, desto ungünstiger ist die Prognose. Die Kinder sind nach der Geburt lethargisch, ihr Gewicht nimmt rasch ab. Sie liegen wimmernd da, zeigen Zuckungen, die oft zunächst als Folgen eines Geburtstraumas fehlgedeutet werden. In manchen

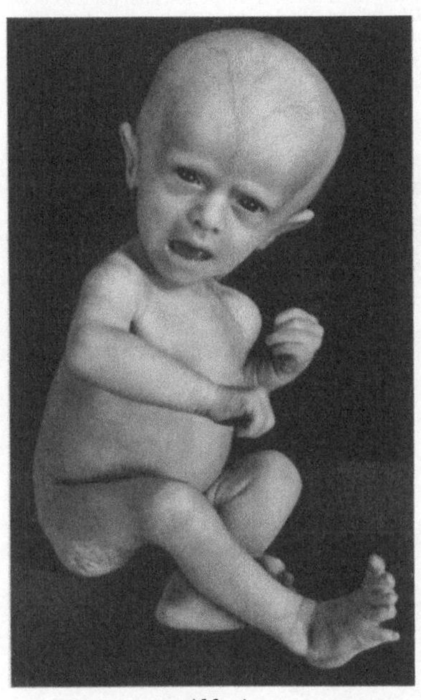

Abb. 4

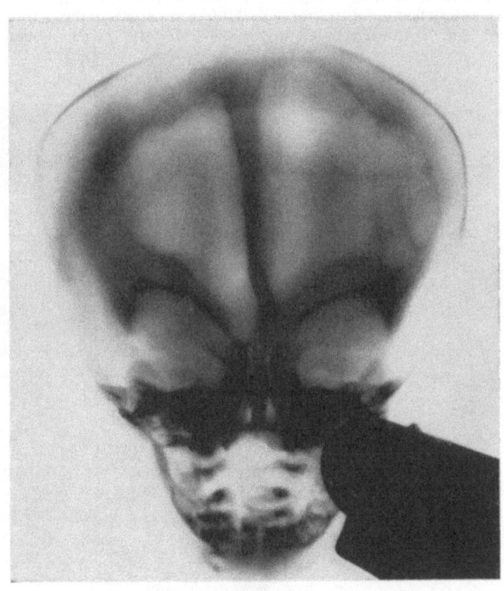

Abb. 5

Abb. 4. 14 Tage alter Junge mit Hydrocephalus. Aus dem Liquor konnten Toxoplasmen durch Tierversuch isoliert werden. (Nach WALENZ u. WESTPHAL)

Abb. 5. Encephalogramm des Kindes von Abb. 4. Es besteht nicht nur ein Hydrocephalus internus mit enorm erweiterten Ventrikeln, sondern auch ein Hydrocephalus externus. (Nach WALENZ u. WESTPHAL)

Fällen sind Ernährungsschwierigkeiten ein erstes Zeichen, das oft nicht als cerebrales Symptom gedeutet wird (Abb. 4 u. 5). In solchen Fällen wird häufig erst nach Wochen oder Monaten die Gehirnerkrankung erkannt und zwar an der Retardierung oder an auftretenden Krämpfen und dem langsam zunehmenden Hydrocephalus. Seltener sind spastische Zustände, manchmal finden sich Lähmungen, so z. B. des Nervus fascialis (Abb. 6).

Die Untersuchung des *Liquor* läßt eine relativ starke Eiweißvermehrung erkennen, auch die Zellzahl ist erhöht, vorwiegend sind es lymphocytäre Elemente. Die *Röntgenaufnahme des Schädels* und das Pneu-Encephalogramm zeigen fast immer den hochgradigen Hydrocephalus internus. Nicht selten finden sich röntgenologisch intracerebrale Verkalkungsherde, diese können multipel auftreten, an einzelnen Stellen zusammengeballt sein oder auch als verstreute Kalk-

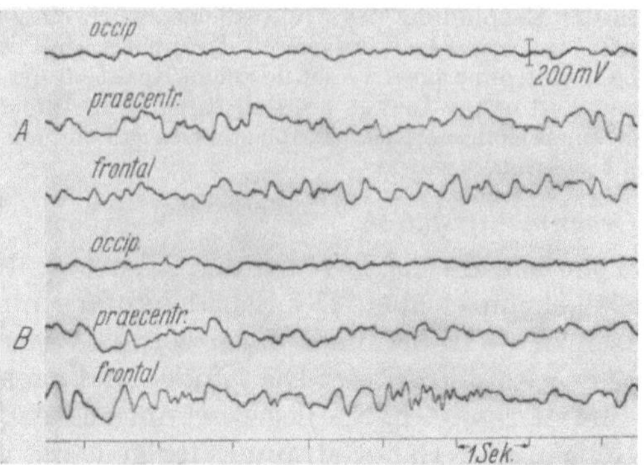

Abb. 6. Elektroencephalogramm des Kindes von Abb. 4 (nach Walenz u. Westphal). *A* unipolare gleichseitige Ableitung von einem occipitalen, präzentralen und frontalen Punkt. Die trägen Wellen haben über den vorderen Hirnabschnitten eine bedeutend größere Amplitude als über dem occipitalen Ableitepunkt. *B* unipolare Ableitungen von denselben Punkten wie *A*, 90 min nachdem das Kind wegen Unruhe 0,1 g Luminal subcutan erhalten hatte. Bei dieser frontalen Ableitung links werden die trägen Wellen an einer Stelle von einer Gruppe 9 Hz-Schwankungen überlagert. [Nach Walenz u. Westphal: Mschr. Kinderheilk. 98, 330 (1950)]

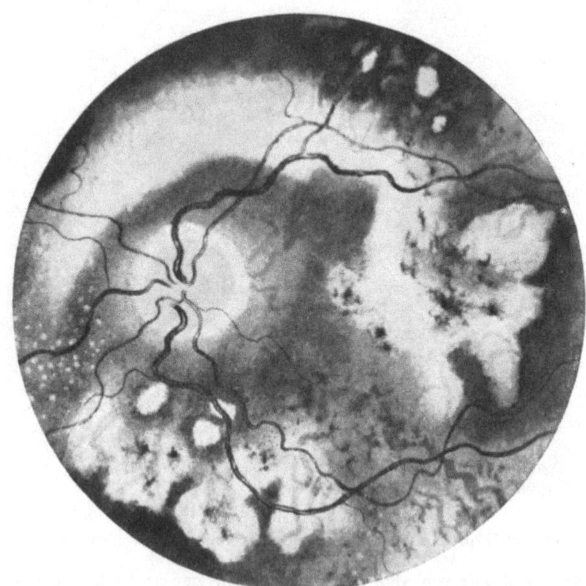

Abb. 7. Augenhintergrundsbefund des Kindes von Abb. 4, ausgedehnte Veränderungen am gesamten Augenhintergrund mit geringgradiger Verdünnung der Netzhautgefäße. Die Netzhautreflexe fehlten, Pigmentepithel gekörnelt oder geschwunden. (Nach Walenz u. Westphal)

herde in der Hirnsubstanz, vor allem im Bereich der Occipital- und Parietal-Region liegen, oder auch mehr linienförmig um den Plexus chorioideus angeordnet sein.

Die *Augenhintergrundsveränderungen* zeigen die charakteristische *Chorioretinitis* (Abb. 7). Die Herde sind rundlich bis oval, meist in der Makula-Gegend gelegen und weisen eine starke Pigmentierung am Rand auf. Meist kommen sie einzeln vor, seltener finden sich mehrere Herde, der Prozeß kann ein- oder beidseitig auftreten. Auch Zeichen einer floriden oder schon abgelaufenen *Iritis* lassen sich nachweisen. Solche fetalen Iritiden oder Iridocyclitiden sind manchmal von einem Sekundärkatarakt, Mikrophthalmus oder Hydrophthalmus gefolgt.

HEILMANN u. SCHMIEDEL berichten über ein Kind mit Anophthalmus, kompliziertem Mikrophthalmus und Hydranencephalie, das von einer Mutter geboren wurde, bei der sich Antikörper gegen Lues fanden und positive Toxoplasmose-Titer. Sie erörtern in diesem Zusammenhang die *Frage der Embryopathia toxoplasmotica*. Hier muß darauf hingewiesen werden, daß THALHAMMER und andere Autoren die Auffassung vertreten, daß *Toxoplasma*-Infektionen im ersten Trimenon wohl gelegentlich zu einem Abortus führen können, jedoch keine Bildungsfehler bewirken, und daß es jenseits des 4. Monats zu Infektionen mit einer generalisierten Erkrankung kommt. Diese geht dann unter dem Einfluß der diaplacentar übertragenen mütterlichen Antikörper mehr oder minder rasch in ein Stadium über, in dem zuletzt die Krankheitserscheinungen an Gehirn und Auge abheilen. Dem gegenüber stehen Beobachtungen von RIEGER, der dieselben Fehlbildungen, wie sie von der Embryopathia rubeolica beschrieben sind, bei den Kindern Toxoplasmose-positiver Mütter feststellte, wobei Entwicklungsabweichungen der Augen im Vordergrund standen. Auch FUHRMANN diskutiert in seinem Buch über Humangenetik die Möglichkeit einer teratogenen Wirkung einer latenten Toxoplasmose-Infektion.

Die meisten Kinder mit den Symptomen einer aktiven Encephalitis sterben ohne die richtige Diagnose und daher ohne Therapie, meist innerhalb des ersten

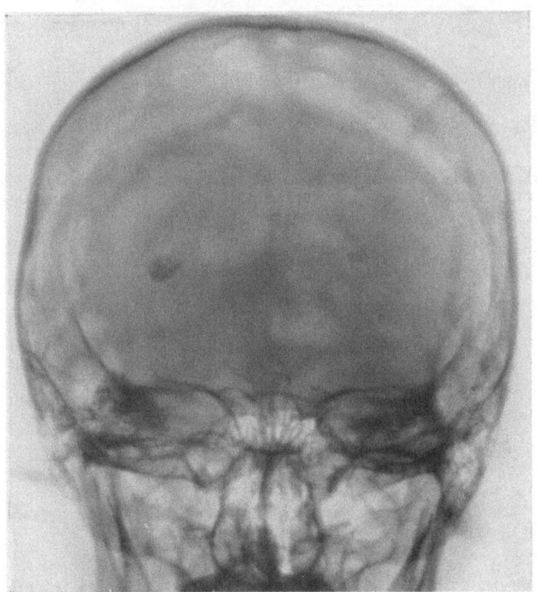

Abb. 8. Intracerebrale Kalkeinlagerungen bei einer Patientin, die seit Jahren an Kopfschmerzen leidet. SABIN-FELDMAN 1:200 +, Toxoplasmose-Komplementbindungsreaktion nach WESTPHAL +++, Intradermaltest positiv

Lebensjahres. Wenn sie überleben, dann tragen sie fast stets sehr schwere Hirnschäden davon. Ist es zu ausgedehnten Zerstörungen schon gekommen, so sind die Aussichten für einen Therapieerfolg schlecht. Die Diagnose ist in diesen Fällen fast nur serologisch möglich, die Abgrenzung muß vor allem gegenüber der angeborenen Cytomegalie, dem sogenannten Sabin-Feldman-Syndrom sowie einem Geburtstrauma erfolgen. Häufig lenkt erst der Hydrocephalus auf die Diagnose Toxoplasmose hin.

Zu c: Stadium des postencephalitischen Schadens

Die größte Zahl der Kinder mit angeborener Toxoplasmose kommt aber im Stadium des „postencephalitischen Schadens" zur Welt. Diese Schäden manifestieren sich umso später, je leichter sie sind. Kinder mit schweren Erkrankungen

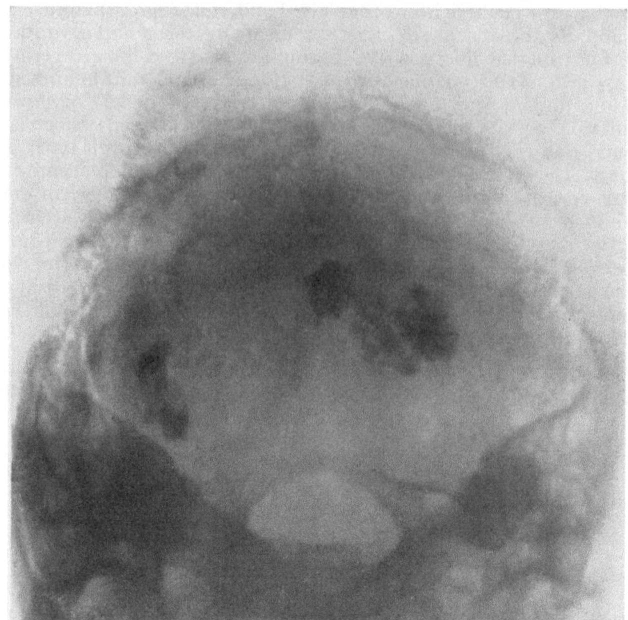

Abb. 9. Intracerebrale Verkalkungen, subtentoriell teils bilateral, teils in der Mittellinie gelegen, in occipito-frontaler Aufnahme bei einem 33jährigen Patienten, der mit 5 Jahren Lähmung beider Beine zeigte und geistig zurückgeblieben war. (Nach Schoeps)

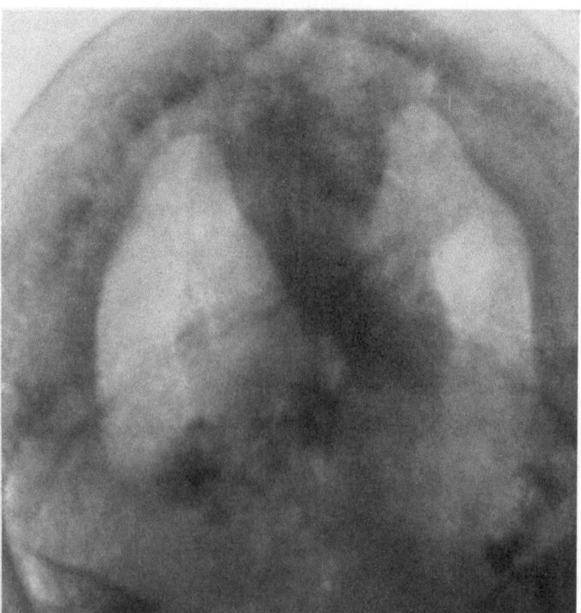

Abb. 10. Encephalogramm des Patienten von Abb. 9 mit erheblicher Erweiterung beider Seitenventrikel, besonders auch der Hinterhörner. Mäßige Hirnatrophie. (Nach Schoeps)

zeigen als Säuglinge schon Krampfanfälle, psychomotorische Retardation und rasch zunehmenden Hydrocephalus. Dieser kommt vor allem durch Verschluß des Aquäductus sylvii zustande und/oder durch eine Störung des Gleichgewichts zwischen Liquorproduktion und Liquorrückresorption. Bei leichteren Fällen können sich die Zeichen des Hirnschadens erst beim Kleinkind oder im Schulalter bemerkbar machen, wie epileptiforme Anfälle, verzögerte geistige Entwicklung, u. U. leichte Debilität oder Imbecillität.

Dieses breite Spektrum von Erscheinungen macht es notwendig, daß man bei allen Hirnschadensbildern im Kindesalter an die konnatale Toxoplasmose denkt, wenn anamnestisch keine zentralnervösen Erkrankungen vorausgegangen sind.

Eine causale Therapie ist in diesem Stadium nicht mehr möglich. Der Liquor ist meist normal oder nur geringgradig verändert (Eiweißvermehrung ohne Zellzahlerhöhung).

Das Bild der sog. „*oligosymptomatischen angeborenen Toxoplasmose*" unterscheidet sich durch nichts von Hirnschäden aus anderer Ursache, da hierbei oft Verkalkungen und Chorioretinitis fehlen. Die Diagnose kann nur serologisch gestellt werden. Nach THALHAMMER ist eine pränatale Toxoplasmose-Encephalitis für 15—25 % aller postnatal nicht erklärbaren Hirnschäden ohne Chorioretinitis und/oder intracerebrale Verkalkungen verantwortlich.

Nach den umfangreichen Untersuchungen von THALHAMMER sind Mikrocephalus, Morbus Little sowie Hydrocephalie ohne Verkalkungen und ohne Chorioretinitis selten Folge einer pränatalen Toxoplasmose. *Epileptiforme Anfälle und mentale Retardation* dagegen werden häufig beobachtet. Bei der serologischen Durchuntersuchung einer auslesefreien Gruppe von angeboren hirngeschädigten Kindern zeigten im Gegensatz zu den Untersuchungen von FELDMAN (1953) nur 15 % die relativ charakteristischen Symptome einer intracerebralen Verkalkung und Chorioretinitis.

Durch die Untersuchungen von DE TONI, KELLER, VIVELL, PAUL erfuhr man, daß Kinder, die zunächst cerebral unauffällig waren, dann aber eine akute Hirnerkrankung bekannter Ursache durchmachten, sehr häufig einen stark positiven Sabin-Feldman-Test aufwiesen, so daß der Verdacht nahelag, es handele sich um postnatale Hirnerkrankungen infolge einer Toxoplasmose-Vorschädigung. Diese Kinder hatten also eine gewisse Disposition durch die pränatale Toxoplasmose erfahren.

Es scheint weitgehend erwiesen zu sein, daß die konnatale Toxoplasmose auch zu *endokrinen Störungen* führen kann, wie z. B. Hypothyreose, Hypogenitalismus, Pubertas praecox, Diabetes insipidus und mellitus. Diese Zusammenhänge sind umso verständlicher, als man bei einer großen Zahl im Säuglingsalter verstorbener Kinder mit schwerer konnataler Toxoplasmose in verschiedensten endokrinen Drüsen Herde nekrotisierender Entzündung mit Toxoplasmen gefunden hat. Es besteht also die Möglichkeit, daß es nicht nur durch den Hirnschaden zu innersekretorischen Störungen kommt, sondern unabhängig davon zu Schädigung der innersekretorischen Drüse selbst.

Nach der heutigen Auffassung stehen *Bildungsfehler*, d. h. echte Mißbildungen, mit pränataler *Toxoplasma*-Infektion *weder direkt noch indirekt in causalem Zusammenhang*. Zwar findet man unter Kindern mit Bildungsfehlern auch solche, die gleichzeitig eine konnatale Toxoplasmose haben, aber nur mit einer der lokalen, altersgemäßen Durchseuchung entsprechenden Häufigkeit. Dies gilt auch für den Mongolismus (THALHAMMER).

In einer Übersicht über die in der Universitätskinderklinik Leipzig seit 1952 behandelten Kinder geben DEGEN u. ELBEL (1966) an, daß sich 15 dieser Kinder in dem Stadium der Meningoencephalitis befanden und 21 im Stadium der manifesten Hirnschädigung. Die Diagnose der Toxoplasmose wurde zum Teil serologisch, zum Teil durch den direkten Erregernachweis gestellt. Die Mortalität lag bei 44 %. 15mal wurde ein Hydrocephalus beobachtet, 8mal chorioretinitische Herde und 7mal intracerebrale Verkalkungen. Bei den Überlebenden von den 36 Kindern wurde bei 50 % bei der Nachuntersuchung nach einem Jahr ein cerebraler

Schaden festgestellt. 10mal ließen sich Intelligenzdefekte nachweisen, davon 2mal Imbecillität und 2mal Idiotie. 10mal fanden sich spastische Paresen, Sprachstörungen und Koordinationsstörungen.

Die pränatale *Toxoplasma*-Infektion kann zum Tod im Mutterleib führen und damit zur Totgeburt. Bei einem solchen tot geborenen Kind sollte man nach Möglichkeit die Zeichen einer generalisierten Toxoplasmose oder den Befund einer Toxoplasmose-Encephalitis pathologisch-anatomisch fordern. Entgegen früherer Auffassungen scheinen derartige Totgeburten selten.

2. Erworbene Toxoplasmose

Die *Inkubationszeit* war bisher nur schwer zu ermitteln, selbst bei den verschiedenen beobachteten Laboratoriums-Infektionen. Sie liegt zwischen 8 und 21 Tagen. *Prodromi* sind Mattigkeit und Müdigkeit, Muskel- und Gelenkschmerzen, Kopfschmerzen, gelegentlich auch Durchfälle. Diese uncharakteristischen, diffusen Beschwerden halten eine oder mehrere Wochen an. Subfebrile bis leicht febrile Temperaturen können auftreten.

In manchen Fällen stellt sich dann zusammen mit einem Fieberanstieg ein makulo-papulöses *Exanthem* ein als Zeichen des *akuten Krankheitsbeginnes*. In der Folgezeit können sich dann verschiedene Krankheitsbilder entwickeln, bei denen isolierter *Organbefall* im Vordergrund steht. Geordnet nach ihrer Häufigkeit sind folgende Manifestationen der Toxoplasmose zu beobachten (in Anlehnung und Übereinstimmung mit FRANKE):

a) Lymphdrüsentoxoplasmose
b) Augentoxoplasmose
c) meningo-encephalo-myelitische Form
d) myokarditische Form
e) pulmonale Form
f) abdominelle Form
g) myositische Form
h) cutane Form
i) Tumor und Toxoplasmose
k) Toxoplasmose und Transfusion.

Zu a: Lymphdrüsentoxoplasmose

Diese Form der klinischen Manifestation ist wohl die häufigste. Da die Eintrittspforte der Erreger meist die Mundschleimhaut ist, finden sich die Lymphknotenschwellungen in erster Linie im Kieferwinkelbereich, den Hals- und Nackendrüsen, im Bereich der prä- und postaurikulären Lymphdrüsen und der Subclavicular-Drüsen. Sie können ein- und doppelseitig sein, häufig ist eine Seite stärker befallen als die andere. Anfangs können die Lymphknotenschwellungen etwas schmerzhaft sein, oft wird auch ein gewisses Spannungsgefühl angegeben, in manchen Fällen aber bemerkt der Patient erst die Schwellung und Verdickung der Drüse, wenn sie das Hautniveau überragt. Hierin unterscheidet sich die Drüsenschwellung bei der Toxoplasmose von den durch bakterielle Entzündung bedingten.

Die Lymphadenitis toxoplasmotica wurde erstmalig 1951 von SIIM sowie von GARD u. MAGNUSSON (1950, 1951) beschrieben. Unabhängig davon berichtet PIRINGER-KUCHINKA 1952 über eine besondere Form der Lymphdrüsenveränderung, von der sich 1958 herausstellte, daß sie für die Lymphadenitis toxoplasmotica charakteristisch sei.

Genaue Angaben über die *Häufigkeit* der Lymphdrüsentoxoplasmose sind schwer zu erhalten. LENNERT legte aufgrund seines histologischen Untersuchungsmaterials 1969 einen Bericht über die Häufigkeit von Lymphknotenerkrankungen in *Schleswig-Holstein* in den Jahren 1964—1966 vor.

Unter 2370 Lymphknoten-Biopsien fand er in 73 Fällen eine Piringer'sche Lymphadenitis. Die Diagnose Toxoplasmose wurde bei 50 dieser Patienten durch den positiven Ausfall der serologischen Untersuchungen erhärtet. In 21 Fällen unterblieb die serologische Untersuchung, während bei 2 Patienten der Serofarbtest nach Sabin-Feldman und die KBR negativ waren.

Diese Zahlen geben einen nur sehr bedingten Eindruck von der wirklichen Häufigkeit dieser Lymphknotenerkrankung. Es erscheint sicher, daß viele Fälle wegen des relativ gutartigen Verlaufes der Infektion und der im Laufe von Wochen und Monaten spontanen Rückbildung garnicht erfaßt werden.

Nach Siim gab Tenhunen einen Bericht über die in *Finnland* in den Jahren 1954—1962 beobachteten 118 Fälle, darunter 108 Frauen und 10 Männer. Die genaue Diagnose konnte er durch histologische Untersuchungen in 90% der Fälle stellen in Zusammensicht mit den serologischen Untersuchungen. Die meisten Patienten waren zwischen 21 und 40 Jahre alt. Einen Unterschied zwischen Stadt- und Landbevölkerung konnte er nicht feststellen. Die Krankheitsdauer schwankte zwischen 2—6 Monaten, nur bei 4 Patienten war sie länger als 6 Monate.

Eigene Untersuchungen in den Jahren 1960—1964 an 586 in der Toxoplasmose-Serologie positiven Personen ergaben 207 Fälle von Lymphknotenschwellungen und ein Verhalten der serologischen Proben, das uns veranlaßte, diese Fälle als Lymphdrüsentoxoplasmose einzuordnen. Auch diese Zahlen können keinen Eindruck von der wirklichen Verbreitung dieser Form der *Toxoplasma*-Infektion vermitteln, da die Patienten unserer Klinik aus einem weitgestreuten Gebiet stammten.

Terragna gab 1970 einen Überblick über die bis dahin gemachten Mitteilungen über Lymphknotentoxoplasmose. Bei mehr als 500 in der Literatur beschriebenen Fällen war in 10—13% nur eine Lymphdrüse, in 11—20% nur eine kleine Gruppe von Lymphdrüsen befallen und in 51—86% ein polyglandulärer Befall festzustellen.

Frühsymptome einer Lymphdrüsentoxoplasmose sind in Übereinstimmung mit Terragna und unseren Beobachtungen Müdigkeit und Abgeschlagenheit, Leistungsminderung (bei Jugendlichen besonders Abfall in der Schulleistung), Appetitlosigkeit, Stirnkopfschmerzen und Schmerzen hinter den Augen, Fieber in etwa 30—40%, Bauchschmerzen und Übelkeit, selten bis zum Erbrechen in etwa 20—25%. Schwindel wird nicht oft beobachtet.

In Einzelfällen, vor allem dann, wenn die Toxoplasmen z.B. über Hautverletzungen an den Händen in den Körper eingedrungen sind, treten als erstes Drüsenschwellungen in der Achselhöhle oder im Ellenbogenbereich auf. Die Größe der Drüsenschwellung schwankt zwischen Kirsch- bis Pflaumengröße.

Die Konsistenz ist anfangs prall-elastisch, nur in 3% gibt Terragna einen Spontan-Schmerz an. Auf Druck fanden wir die befallenen Drüsen zu Beginn meist schmerzhaft, nach Terragna in 30—40%. Im weiteren Verlauf sind sie dann derb und ziemlich unempfindlich.

Auffallend ist das über längere Zeit gehende *allgemeine Krankheitsgefühl*. Terragna spricht sogar von 6—18 Monaten.

*Haut*veränderungen in Form eines *makulösen Exanthems* sind bei der reinen Lymphdrüsentoxoplasmose verhältnismäßig selten, sie können aber in einigen Fällen zu Beginn des Krankheitsgeschehens auftreten. Lokalisiert ist dieses meistens am Stamm und den Extremitäten, aber nicht an Handtellern, Fußsohlen oder behaartem Kopf.

Die Lokalisation der *Kopfschmerzen* in der Stirngegend und der Schläfenpartie ist besonders häufig zu finden. Seltener wird über einen Hinterkopfschmerz geklagt bzw. einen über den ganzen Kopf ziehenden Schmerz.

Um den Lymphknotenbefall besser zur Darstellung zu bringen, wandten 1969 Franke, Merold u. Ruhl die *Lymphknotenszintigraphie* mit dem Gold-Isotop 198 an und konnten damit eindrucksvolle Bilder erzielen. Unter den 20 von ihm untersuchten und behandelten Patienten mit Lymphadenitis toxoplasmotica konnte er einmal eine Myokarditis, einmal eine Encephalitis und eine Myositis und Orchitis als Komplikation feststellen.

Turner machte die Beobachtung, daß in 2 Fällen einer erworbenen Toxoplasmose eine stärkere Schwellung im Achselbereich des Brustkorbs im Beginn der Erkrankung auftrat.

Die Hiluslymphdrüsen scheinen seltener befallen zu sein, vereinzelte szintigraphische Untersuchungen haben hier bisher keine neuen Gesichtspunkte ergeben. Doch sind die bisher in dieser Richtung vorgenommenen Untersuchungen noch nicht umfassend genug, um Abschließendes über die Beteiligung der Hilusdrüsen aussagen zu können.

Obwohl immer wieder auch die Vermutung geäußert wurde, daß die abdominellen Lymphknoten betroffen sein könnten, wurde bis heute noch kein eindeutiger Beweis hierfür erbracht, wenn man nicht Leibschmerzen, Übelkeit und Brechreiz mit einer möglichen Mesenterialdrüsenbeteiligung in Zusammenhang bringen will.

Das *Blutbild* zeigt keine besonderen Auffälligkeiten im Bereich der roten Blutkörperchen, keine Anämie. Im Initialstadium fand sich meist eine leichte Leukocytose, im weiteren Verlauf in 60—80% normale Werte (Terragna). Übereinstimmend wird von verschiedenen Autoren (Krug, Mohr, Zusammenstellung von Terragna) eine Lymphocytose bis zu 70% der Fälle beobachtet und bei etwa 30—40% eine Monocytose. Einige Autoren beobachteten auch eine Eosinophilie leichten Grades.

Van der Saar glaubt, daß ein Teil der Eosinophilien, die er in Curacao beobachtete, mit Toxoplasmainfektionen in Zusammenhang stünde.

Die *Blutsenkung* ist zu Beginn der Erkrankung leicht erhöht, im späteren Verlauf kehrt sie zur Norm zurück. Im Anfangsstadium findet sich eine leichte *Beta-Globulin-Vermehrung*, der später eine im allgemeinen nur geringe Gamma-Globulin-Erhöhung folgt. Die von Granz beschriebene SGPT-Erhöhung konnten wir bei unseren Untersuchungen bisher nicht bestätigen. Das könnte damit zusammenhängen, daß uns die Krankheitsfälle vielfach nicht im Frühstadium, sondern erst in einer relativ späten Phase zugeführt wurden.

Die Untersuchungen von Remington über die Bedeutung der IgM-Komponente sind zwar für die konnatale Toxoplasmose von erheblichem, auch praktischem Wert, aber weniger für die erworbene Toxoplasmose.

Zur Frage der IgM-Antikörper bei akuter und chronischer Toxoplasmose führten Thiermann u. Stagno Untersuchungen durch. Diese Untersuchungen zeigten sehr wichtige Ergebnisse: Patienten mit akuter Toxoplasmose wiesen in 100% IgM-Antikörper (Titer ab 1:16) auf, die Patienten mit chronischer Toxoplasmainfektion in 74% der Fälle. Es wurden mehrere Serumkontrollen pro Fall durchgeführt, d.h. nicht nur in der Initialphase, sondern auch mehrere Monate nach Krankheitsbeginn. Dabei zeigte sich, daß die IgM-Antikörper in der Initialphase ihren Maximalwert früher erreichen als die IgG-Antikörper. Zwischen dem 3. und 5. Monat nach Krankheitsbeginn scheinen sie wieder abzusinken, treten dann aber wieder auf und persistieren während mehrerer Monate.

Bei der chronischen Toxoplasmainfektion waren 54% im Immunfluorescenztest für IgM positiv. Die Verfasser schließen daraus, daß der Nachweis von IgM-Antikörpern ein zusätzliches Hilfsmittel in der serologischen Diagnose der erworbenen Toxoplasmose darstellen kann. Ob man aus der IgM-Antikörperbildung auf das Bestehen aktiver Parasitenherde schließen kann, ist auf Grund dieser Untersuchungen noch nicht mit Sicherheit zu sagen.

Milzschwellungen werden bei den leichteren Formen der Lymphknotentoxoplasmose kaum beobachtet, immerhin weist Terragna daraufhin, daß sie bei der generalisierten Lymphknotentoxoplasmose gelegentlich zu finden sind.

Schon frühzeitig wurden verschiedene Autoren auf *Leberschwellungen* aufmerksam. So zeigten auch die Sektionsberichte menschlicher Toxoplasmose-Todesfälle neben histologischen Veränderungen der Leber auch Pseudocysten im

Lebergewebe und freie Toxoplasmen, Befunde, wie sie auch im Tierversuch am Rhesus-Affen bei massiver Infektion von MOHR, WAHLE u. STAMMLER erhoben worden waren. KABELITZ hatte auch schon früh darauf hingewiesen, daß sich unter dem Bild einer milde verlaufenden, oft anikterischen Hepatitis eine Toxoplasmose verbergen könne. Bei seinen Fällen mit Lymphknoten-Toxoplasmose fand GRANZ außer der SGPT-Erhöhung auch eine Bilirubin-Erhöhung im Serum.

Die Untersuchungen von VISCHER (1971) und ROTH (1971) zeigten in zwei Fällen von Hepatitis mit verzögertem Verlauf bei der Untersuchung des bioptisch gewonnenen Leberpunktates fluorescenz-mikroskopisch Toxoplasmen.

Die Untersuchungen von VISCHER veranlaßten MOHR u. RICHTER 300 Hepatitis-Kranke auf ihre Toxoplasmose-Titer zu untersuchen. Unter diesen wiesen 68 Patienten einen positiven Sabin-Feldman-Test und eine positive Komplementbindungsreaktion auf. 63 Patienten hatten nur einen positiven Sabin-Feldman-Test bei negativer Komplementbindungsreaktion. 6 von diesen Fällen, die einen komplizierten Verlauf zeigten, hatten Titer von 1:16000 und höher im Sabin-Feldman-Test bei einer Komplementbindungsreaktion, die zwischen 1:5 und 1:20 schwankte. Bei 39 von den 131 Patienten, bei denen die Toxoplasmose-Serologie in einer oder beiden Reaktionen positiv ausgefallen war, verlief die Hepatitis protrahiert und sprach verhältnismäßig schlecht auf die übliche Behandlung an. Leider war es nicht möglich, in diesen Fällen durch fluorescenz-mikroskopische Untersuchungen der Frage der Toxoplasmose-Bedingtheit dieser verzögerten Verläufe nachzugehen.

Differential-diagnostisch kann die Abgrenzung der Lymphknotentoxoplasmose in ihrer generalisierten Form, vor allem gegenüber der infektiösen Mononukleose (Pfeiffersches Drüsenfieber) Schwierigkeiten bereiten, zumal das Blutbild neben dem klinischen Erscheinungsbild gewisse Parallelen aufweist. Mehrmalige Kontrolle der serologischen Titerverläufe hilft hier zur Klärung der Diagnose. Der für die infektiöse Mononukleose charakteristische *Paul-Bunnel-Test* bzw. die Reaktion nach HANGANUTZIU-DEICHER, ist bei der Toxoplasmose stets negativ. Gegenüber malignen Drüsentumoren bietet die Probeexcision die sicherste differentialdiagnostische Möglichkeit.

Zur Beurteilung des Aktivitätsgrades einer Toxoplasmose empfiehlt GRANZ Gasstoffwechseluntersuchungen mit dem Metabolimeter nach BÖHLAU heranzuziehen.

Zu b: Augentoxoplasmose

Die Toxoplasmose des Auges beim Erwachsenen war längere Zeit umstritten. Nach den Untersuchungen von RIEGER, REMKY, FRANCESSCHETTI und anderen kann heute als gesichert angenommen werden, daß auch bei der erworbenen Toxoplasmose eine *Chorioretinitis* auftreten kann. Zusammen mit MYLIUS haben wir im Laufe der letzten Jahre drei derartige Fälle beobachten können, die rezidivierend verliefen, einer davon gleichzeitig mit einer Lymphadenitis toxoplasmotica. Alle drei Fälle sprachen auf die kombinierte Daraprim-Lederkyn-Behandlung gut an. Ähnliche Beobachtungen teilen PASMANIK u. ATIAS mit. Sie beobachteten rezidivierende *Uveitis*, die ebenfalls auf die Therapie gut ansprach. Auch FAIR (1958) und DESMONTS u. COUVREUR (1962) weisen darauf hin, daß es auch bei der erworbenen Toxoplasmose zu Augenstörungen kommen kann. Werden diese chorioretinitischen Prozesse, aber auch die Uveitis und Iritis bei Jugendlichen gefunden, dann erhebt sich die Frage, ob es sich nicht um die Aktivierung eines durch konnatale Toxoplasmose bedingten Augenprozesses handelt, oder ob eine erworbene Augentoxoplasmose vorliegt. Auf die Möglichkeit des Aufflammens alter Prozesse am Auge weisen auch JULIEN-DIVERT (1966), RICCI u. HOUBER (1971) hin. Über die Entwicklung eines paramakulären frischen Augenhintergrundherdes 3 Monate nach Beginn einer Lymphdrüsentoxoplasmose berichten auch RAMSELL u. GAMERO (1967).

Zu c: Meningo-encephalo-myelitische Form

Die Manifestation der Toxoplasmose am Zentralnervensystem tritt gegenüber der Lymphadenitis toxoplasmotica an Bedeutung zurück. Die Zahl der gesicherten Fälle dieser Art ist, soweit sie im Schrifttum erfaßt wird, nicht groß. Die Mitteilungen von Kocher, Kaeser u. Wurmser (1966) und von Förtsch u. Dvorackova (1970) zeigen jedoch, daß bei sorgfältiger Analysierung von Encephalitisfällen und von Fällen mit seröser Meningo-Encephalitis die Toxoplasmose als Ursache solcher Krankheitsbilder nicht ganz so selten ist. Auch unter den verschiedenen Mitteilungen über Lymphknotentoxoplasmose finden sich einige, die von einem Übergang des Krankheitsprozesses in die encephalitische Form berichten (Franke, 1969; Tolentino, 1971; Rabinowicz, 1971).

Die erworbenen meningo-encephalitischen Krankheitszustände führen selten zu stärkeren pathologischen Liquorveränderungen. Es kann eine leichte Druckerhöhung eintreten, die Eiweißvermehrung ist nur gering, ebenso die Zellvermehrung, meist handelt es sich um eine lymphocytäre Pleocytose. Viele dieser Fälle verlaufen relativ gutartig, manche bieten ein poliomyelitis-ähnliches Bild. Piepkorn u. Reimold teilten polyneuritis-ähnliche Bilder mit. Förtsch u. Dvorackova fanden in drei Fällen bei Erwachsenen eine Toxoplasmose-Encephalitis, bei der es zur Entwicklung großer Granulome gekommen war. Zweimal war eine Lymphadenitis vorausgegangen. Henne weist daraufhin, daß unter dem Bild einer abakteriellen Meningitis ein Teil der monosymptomatischen akuten erworbenen Toxoplasmainfektionen des Erwachsenen abläuft.

Differential-diagnostisch muß auch gegenüber einer tuberkulösen Meningitis abgegrenzt werden. Die zentral-nervösen Prozesse können gelegentlich schwere Folgezustände hinterlassen mit psychischen und Intelligenzdefekten und einem erheblichen Leistungsknick. Die Tab. 1 zeigt die verschiedenen Formen der beobachteten zentral-nervösen Störungen.

Tabelle 1

1. Akute, disseminierte Encephalitis
2. Fokale Encephalitis (Kocher u. Mitarb.)
3. Chronische oligosymptomatische Encephalitis
4. Encephalomyelitis
5. Meningoencephalitis
6. Meningo-Polyradiculitis

Über zentral-nervöse Störungen, verbunden mit Chorioretinitiden bei zwei Patienten berichten Zotti u. Corso (1963). Aufgrund der positiven serologischen Reaktion und des klinischen Bildes der Augenhintergrundveränderungen glauben sie, diese Krankheitserscheinungen auch als Toxoplasmose ansprechen zu müssen. Allerdings sind die serologischen Titer relativ niedrig, wie sie eigentlich mehr bei einer latenten und nicht bei einer akuten Toxoplasmose gefunden werden.

Zu d: Myokarditische Form

Den ersten Fall dieser Art beschrieb Ström. In der Folgezeit berichteten Piepkorn, Mohr, Potz u. Williams, Breuer, Hakkila u. Mitarb. über einige wenige Fälle. Nach den tierexperimentellen Studien von Hoenig u. Mohr, Mohr, Wahle u. Stammler und den histopathologischen Untersuchungen von Essbach u. Röse dürfte das Vorkommen solcher Veränderungen als gesichert bezeichnet werden. Eingehend haben auch Niedmann, Thiermann u. Pickard (1964), sowie Kalderon, Kittkawa u. Bernstein (1964) und in letzter Zeit Bühler über myokarditische Prozesse, meist im Sinne einer diffusen Myokarditis bei Toxoplasmose berichtet. Eine durch Toxoplasmose bedingte Perikarditis konnten Israel u.

Baufine-Ducrocq (1969) diagnostizieren und den Erreger im Perikarderguß nachweisen. Die Nachbeobachtung dieser Fälle, soweit sie möglich war, zeigte im allgemeinen eine gute Heilungstendenz.

Toxoplasmose-bedingte Cardio-Myopathien werden von Ward, Durge, Arya u. Baquai (1964) in zwei Fällen beschrieben, die durch eine Pyramethamin- und Sulfonamidbehandlung gebessert werden konnten.

Zu e: Pulmonale Form

Bei der generalisierten konnatalen Toxoplasmose treten interstitielle Pneumonien gehäuft auf. Bei der erworbenen Toxoplasmose wurden bisher Lungenbeteiligungen wohl häufiger vermutet, aber intra vitam nicht sicher nachgewiesen. Zwar finden sich im Schrifttum einige Hinweise auf Lungentoxoplasmose, doch ist ein Teil dieser Mitteilungen diagnostisch nicht hinreichend gesichert. In einigen Fällen der an Toxoplasmose verstorbenen Erwachsenen ließen sich allerdings pneumonische Prozesse nachweisen. So konnten auch Kalderon u. Mitarb. bei den an Toxoplasmose-Myelitis Verstorbenen eine interstitielle Pneumonie durch Toxoplasmen feststellen.

Die Möglichkeit einer interstitiellen Pneumonie durch Toxoplasmen ist also durchaus gegeben. Der Erregernachweis wird in solchen Fällen allerdings schwierig sein und die Diagnose der Toxoplasmose-Ätiologie des Lungenprozesses nur aus einer wiederholten Titerkontrolle mit Titeranstiegen zu erbringen sein.

In einem Fall einer pleuro-pulmonalen Erkrankung konnten Leonescu, Atanasi u. Wagner als Ursache der interstitiellen Pneumonie und Pleuritis eine Toxoplasmose ermitteln und aus dem Pleuraexsudat über den Tierversuch an der weißen Maus den Erreger nachweisen. Die Behandlung erfolgte mit Dosulfin, Sulfathiazol und Pyrimethamin.

Zu f: Abdominelle Form

Beschwerden, die auf das Abdomen hinweisen, wurden schon bei der Lymphdrüsentoxoplasmose erwähnt. Die Patienten klagen über uncharakteristische Ober- und Mittelbauchbeschwerden, vorübergehend leichte Durchfälle, Meteorismus, spontanen und mäßigen Druckschmerz im Mittel- und Unterbauch, besonders in der Ileocoecalgegend. Man hat diese Beschwerden mit Schwellungs- und Entzündungszuständen der mesenterialen Lymphdrüsen in Verbindung gebracht. Kabelitz fand solche von ihm als mesenteriale Lymphadenitiden aufgefaßten Symptome besonders bei Patienten mit Hyp- und Anacidität. Einige Autoren weisen darauf hin, daß diese abdominellen Erscheinungen meist erst einige Wochen nach dem Erscheinen der generalisierten Lymphadenitis auftreten.

Eine *Colitis ulcerosa* wird bei Toxoplasmose nicht gesehen. Bei den gelegentlich im Tierreich beobachteten intestinalen Erscheinungen war es naheliegend, daran zu denken, ob eventuell auch beim Menschen unter gewissen Umständen eine Toxoplasmose-Infektion unter dem Bild einer Colitis ablaufen könne. Systematische Untersuchungen des Sabin-Feldman-Testes und der Toxo-KBR bei 118 Patienten mit Colitis ulcerosa ergaben keinen signifikanten Hinweis auf hier bestehende Zusammenhänge (Oworu u. Mohr, 1971).

Von Castillo Valery u. Mitarb. wird 1967 über den Befund einer interstitiellen *Nephritis* bei einem Fall von Toxoplasmose berichtet. Dabei stellt sich die Frage, wie weit diese Veränderungen wirklich mit der akuten Toxoplasmose in Zusammenhang stehen oder ob es sich nicht um ein Nebeneinander von zwei Krankheitsprozessen handelt.

Zu g: Myositische Form

Verschiedentlich sind im Laufe der Beobachtung von Lymphdrüsentoxoplasmosen auch myositische Erscheinungen vermutet und zum Teil auch durch histologische Untersuchungen bestätigt worden.

So entwickelte sich bei einem 7jährigen Jungen im Anschluß an eine Nackenlymphknoten-Toxoplasmose eine Toxoplasmose-Polymyositis, nachgewiesen durch Muskelbiopsie und serologische Untersuchungen. Das Krankheitsbild sprach gut auf eine kombinierte Behandlung mit Daraprim, Sulfadimidin und Folsäure an (Chandar, Mair u. Mair, 1968). Bei der bioptischen Untersuchung solcher Muskelherde können sich einmal Cysten finden, zum anderen aber auch freiliegende Toxoplasmen.

Ein Befall der *Knochen* und *Gelenke* ist bisher nicht beschrieben worden. Auch das Knochenmark zeigt meist keine Veränderungen, worauf auch Terragna in seiner großen Zusammenstellung hinweist.

Allerdings fand Kabelitz bei sehr systematischer Knochenmarkuntersuchung bestimmte cytologische Veränderungen, die er als „lymphatische Granulome" bezeichnet und einer *Toxoplasma*-Infektion zuordnet. Auch glaubte er, in einigen Fällen Toxoplasmen im Knochenmark festgestellt zu haben, ein Befund, der sicher bei der generalisierten Form möglich ist, bei der Lymphdrüsentoxoplasmose aber bisher keine Bestätigung fand. Vielleicht können hier systematische Untersuchungen mit Hilfe fluorescenz-mikroskopischer Methoden und Tierversuche eine weitere Klärung bringen.

Zu h: Kutane Form

Nachdem Schürmann 1952 erstmalig eine kutane Form der Toxoplasmose gefunden zu haben glaubte, ist es eine ganze Zeitlang sehr still um diese Manifestation der Toxoplasmose geworden. Eine Anzahl von Autoren lehnten eine solche Manifestationsform der Infektion ab. Erst in letzter Zeit wurde einmal von Justus über die Dermatitis calcificans bei konnataler Toxoplasmose berichtet und von Braun, Petter u. Willführ (1968) über eine akute erworbene Hauttoxoplasmose unter dem Bild einer Pityriasis rubra pilaris. Die Erreger konnten in diesem Fall von den Autoren durch Tierversuch nachgewiesen werden, und eine kombinierte Daraprim-Supracid-Behandlung, verbunden mit Prednisongabe führte zur Heilung. Sonstige Hauterkrankungen sind im Zusammenhang mit der Toxoplasmose bisher nicht beschrieben worden.

Zu i: Tumor und Toxoplasmose

Im Zusammenhang mit hoch positiven Titern für Sabin-Feldman und Toxo-KBR sind verschiedentlich auch *Lympho-Sarkome, multiple Myelome und Hodgkin'sche Krankheit* beobachtet worden. Jacobs hatte schon auf diese Tatsache aufmerksam gemacht, die auch uns aufgefallen war. In den letzten Jahren sind verschiedene Mitteilungen hierzu erschienen (Cheever, Valsamis u. Rabson (1965), Theologides, Osterberg u. Kennedy (1966), Barlotta, Ochoa, Jr., Neu u. Ultmann (1969), Vogel, Milford u. Lunde (1969). Die Verfasser erörtern die Frage, wie weit die cytostatische Chemotherapie und Prednison-Behandlung in den von ihnen beobachteten Fällen eine bis dahin *latente Toxoplasmose aktiviert* haben könnte und zur Generalisation geführt habe, ähnlich wie opportunistische Erreger (Gsell). Auch Förtsch u. Mitarb. greifen dieses Problem auf und weisen auf die Schwierigkeiten der Differentialdiagnose hin. In manchen Fällen besonders gelagerter Toxoplasmose-Erkrankungen kann die Diagnose nur durch Erregernachweis oder sehr sorgfältige, oftmals wiederholte serologische Untersuchungen erbracht werden.

In einem anderen Zusammenhang erörtern Renschler u. Schumacher die Frage der Aktivierung einer Toxoplasmose durch eine Streptococcen-Angina bei einem Patienten, der seine Milz durch ein Trauma verloren hatte.

Abschließend zu diesen Beobachtungen sei noch darauf hingewiesen, daß eine latente Toxoplasmose bei hohen Gaben *immunsuppressiver Präparate*, wie sie bei der Organtransplantation Verwendung finden, aktiviert und unter Umständen zu einer akuten Manifestation geführt werden kann. Auf diese Möglichkeit hat Remington in den letzten 3 Jahren schon hingewiesen.

Zu k: Toxoplasmose und Transfusion

Im Laufe der letzten Jahre ist wiederholt die Frage der Übertragung von Toxoplasmen durch Bluttransfusionen erörtert worden. AMATO NETO, V., COTRIM, J.X., LAUS, W.C., GOMES, M.C. (1963) befaßten sich mit dieser Frage und auch BERENGO u. Mitarb. erörterten dieses Problem (1967). Auch KIMBALL, KEAN u. KELLNER untersuchten das Risiko der Übertragung einer Toxoplasmose bei Bluttransfusionen. Sie fanden bei ihren Probanden eine Gruppe mit positivem Sabin-Feldman-Test, eine 2. Gruppe, bei der dieser Test nur vorübergehend positiv war und eine 3. Gruppe mit negativem Sabin-Feldman-Test. Auf Grund ihrer umfangreicheren Untersuchungen kamen sie zu dem Schluß, daß das Risiko der Übertragung einer Toxoplasmose durch eine Bluttransfusion gering ist, wenn das transfundierte Blut gelagert hat. Ein Risiko sehen sie nur, wenn Frischblut verwandt wird. Diese Auffassung teilen wir auch auf Grund unserer Erfahrungen, denn die parasitämische Phase bei der Toxoplasmainfektion ist relativ kurz und, wie oben ausgeführt, schon nach wenigen Tagen, spätestens eine Woche nach erfolgter Infektion beseitigt. In dieser parasitämischen Phase ist natürlich eine Übertragung durch eine Frischbluttransfusion möglich, nach diesem Zeitpunkt im allgemeinen wenig wahrscheinlich. Personen mit einer generalisierten Lymphknotentoxoplasmose wird man allerdings nicht als Blutspender heranziehen und auch Personen mit einem sehr hohen Toxoplasmosetiter (Sabin-Feldman-Test 1:4000 und höher und gleichzeitig bestehender Toxoplasmosekomplementbindungsreaktion von 1:40 und höher) sollte man nur im Notfall als Blutspender einsetzen.

3. Diagnose

Bei der Diagnose und Differentialdiagnose müssen auch die beiden Toxoplasmoseverlaufsformen getrennt besprochen werden.

1. *Die Differentialdiagnose der konnatalen Toxoplasmose* wurde schon bei der Darstellung des klinischen Bildes berücksichtigt. Zusammenfassend ist nochmals herauszustellen, daß die einzelnen Formen dieser Toxoplasmose gegenüber folgenden Krankheitsbildern abgegrenzt werden müssen:

Morbus hämolyticus neonatorum
Cytomegalie
Generalisiertem Herpes simplex
Lues congenita
Sabin-Feldman-Syndrom
Sepsis
Encephalitiden aus anderer Ursache

2. *Die Differentialdiagnose der erworbenen Toxoplasmose* kann in manchen Fällen auch erhebliche Schwierigkeiten bereiten. Die Notwendigkeit der Abgrenzung der Lymphdrüsentoxoplasmose gegenüber der infektiösen Mononukleose, Lymphdrüsentuberkulose und malignen Lymphomen wurde schon erwähnt.

Wesentlich größere Schwierigkeiten kann die Klärung des encephalomeningitischen Bildes mit sich bringen. Bei einer serösen Meningitis sollte man mehr als bisher an Toxoplasmose denken und spezifische Untersuchungsmethoden heranziehen.

Das Bild der Augentoxoplasmose ist relativ charakteristisch, und durch Heranziehung der serologischen Teste ist hier die Diagnose leicht zu sichern.

Komplizierter wird es bei den übrigen Formen der erworbenen Toxoplasmose. Das klinische Bild ist zu mannigfaltig und vieldeutig und kann sehr wohl durch manchen anderen Erreger verursacht werden. Bestimmte *diagnostische Verfahren* sind für die Erkennung entscheidend. Als diese sind zu nennen:

1. Der *direkte Erregernachweis*

Er ist, wenn auch sehr schwierig, der sicherste Weg. Die Fluorescenzmikroskopie stellt hier ein gutes Hilfsmittel dar. Hier scheinen die indirekte Fluorescenz-Antikörperreaktion und die Fluorescenz-Inhibitionsreaktion nach GOLDMANN brauchbare und erfolgversprechende Methoden zu sein. Allerdings gehören sie wohl in jedem Fall in die Hand eingearbeiteter und erfahrener Kräfte.

MILLER, ARONSON u. REMINGTON (1969) berichteten über 2 Fälle, bei denen parasitologisch der Nachweis von Toxoplasmen gelang und die auch serologisch sehr genau kontrolliert wurden. Im 1. Fall einer 19jährigen Erstgebärenden, die ein sicher Toxoplasmose-geschädigtes Kind, das unter der Geburt starb, gebar, wurden noch 2 Wochen nach der Geburt aus dem Blut und dem endometrialen Gewebe der Mutter Toxoplasmen durch Überimpfung auf Mäuse isoliert. In einem 2. Fall eines mit einer Lymphknotenschwellung am Hals erkrankten Mannes gelang ebenfalls die Isolierung von Toxoplasmen aus dem Blut.

2. *Der Tierversuch* an sehr Toxoplasma-empfindlichen Tieren wie z.B. weißen Mäusen durch intraperitoneales Verimpfen von Untersuchungsmaterial auf diese Tiere.

3. *Serologische Nachweismethoden* (vgl. dazu auch den Beitrag von PIEKARSKI, S. 605)

Hier sind zu nennen:

1. der Serofarbtest nach Sabin-Feldman und gleichwertig der indirekte Immunofluorescenztest,

2. die Komplementbindungsreaktion,

3. der indirekte Hämagglutinationshemmungstest. Sie sind die wichtigsten serologischen Methoden.

4. *Histologische Untersuchungen* von Excisionsmaterial, insbesondere Drüsen, Leberbiopsie- und Muskelbiopsiematerial. Auch hier können immunfluorescenzmikroskopische Methoden Anwendung finden.

Histologische Untersuchungen haben sich besonders bei der Aufklärung von Drüsenschwellungen und -entzündungen bewährt. Das charakteristische Bild, das von PIRINGER-KUCHINGA, SIIM, ROTH u. PIEKARSKI sowie anderen bei Toxoplasmose gefunden wurde, ermöglicht zusammen mit der serologischen Untersuchung die Abgrenzung gegenüber dem Pfeifferschen Drüsenfieber, der tuberkulösen Drüsenentzündung, der Lymphogranulomatose-Hodgkin sowie anderen malignen Neubildungen.

Die Befunde bei Leberbiopsie und Sternalpunktion lieferten bei der bisherigen Untersuchungstechnik keine so eindeutigen Befunde. Sie bedürfen stets der weiteren Bestätigung durch serologische Testuntersuchungen. Ob hier fluorescenzmikroskopischer Erregernachweis oder auch immunelektrophoretische Prüfverfahren in Zukunft zuverlässigere Ergebnisse zu geben in der Lage sein werden, ist noch offen.

5. *Intracutan oder intradermal oder Hauttest.* Dieser ist nach der Auffassung von verschiedenen Autoren und auch unserer eigenen in erster Linie geeignet, Aussagen darüber zu machen, ob überhaupt eine *Toxoplasma*-Infektion stattgefunden hat. So eignet er sich auch besonders dazu, den Durchseuchungsgrad einer Men-

schengruppe zu erfassen, stellt aber keine eigentliche differential-diagnostische Hilfe dar, da er nichts über den Zeitpunkt der Infektion oder das Stadium der Infektion auszusagen vermag, sondern lediglich die Frage beantworten kann, ob eine Infektion vorliegt oder nicht.

Der Toxoplasminhauttest nach FRENKEL ist eine Intracutanprobe, ähnlich dem Tuberkulintest nach MANTOUX.

Zu seiner Durchführung werden 0,1 ml eines *Toxoplasma*-Antigens intracutan injiziert. Nach 48 Std kann das Resultat abgelesen werden. Dabei ist auf die Infiltration und die Rötung zu achten. Ein Infiltrat von 5 mm Durchmesser und darüber wird als positiv angesehen. Meist wird die Antigenverdünnung so eingestellt, daß die positiven Reaktionen zwischen 10 und 30 mm liegen. Dieser Hauttest mit Toxoplasmin ist eine Allergieprobe. Er ist nur in bestimmten Fällen anwendbar. Bei Kindern, die das erste Lebensjahr noch nicht vollendet haben, fällt er meist negativ aus. Ebenso ist er bei der Hautatrophie im fortgeschrittenen Alter negativ. Diese negativen Ausfälle entsprechen aber nicht der wirklichen Situation. Man könnte sie bei diesen Fällen als pseudo-negativ bezeichnen.

Nach den verschiedensten Untersuchern ist die Spezifität dieses Testes nicht in Zweifel zu ziehen. Bei älteren Kindern jenseits des Säuglingsalters ermöglicht der Hauttest die Erkennung aller mindestens 4—5 Wochen alten Infektionen. Doch vermag er, wie schon erwähnt, keine Auskunft zu geben über die Aktivität der Erkrankung und ist geeignet, die Frage zu beantworten nach dem Durchseuchungsgrad einer größeren Bevölkerungsgruppe. Nicht geeignet ist er dahingegen, um Aussagen zu erhalten über Dauer und Aktivitätsgrad einer Infektion.

Hier sei auf die Untersuchungen von ALEXANDER, GROSS u. RUTSCH hingewiesen, die die Einwirkung des Toxoplasmins auf die Lymphknoten der weißen Maus untersuchten. Sie kamen auf Grund dieser tierexperimentellen Studien zu dem Schluß, daß das Toxoplasmin eine toxische Substanz für die Lymphknoten normaler weißer Mäuse ist.

4. Prognose

Die Prognose der *konnatalen Toxoplasmose* hängt hauptsächlich von 2 Faktoren ab:

1. in welchem Stadium der Toxoplasmose die Geburt erfolgte, wieweit also schon irreparabele Schäden vor der Geburt eingetreten waren und

2. wie rasch nach der Geburt die Diagnose des vorliegenden Stadiums der Infektion gestellt wurde.

Im Mutterleib schon eingetretene Schädigungen sind fast stets irreparabel. Werden die Kinder im Stadium der Generalisation geboren, ist eine Behandlung und Besserung, unter Umständen sogar Heilung, bei rechtzeitigem Einsetzen der Therapie noch möglich. Wird aber der richtige Zeitpunkt versäumt, ist die Prognose auch hier sehr zweifelhaft, bzw. sehr schlecht. Liegt bei der Geburt eine Encephalitis schon vor, dann ist die Prognose auch meist schlecht.

Eine Behandlung kann in einem solchen Fall versucht werden. Sie kommt aber meist zu spät und vermag nur noch selten den unglücklichen Ausgang abzuwenden. Günstigenfalls bringt die sofort einsetzende Behandlung eine Erleichterung und unter Umständen einen Stillstand des Prozesses. Wird ein Kind als „out-burnt-case“ geboren, so ist in einem solchen Fall höchstens die Möglichkeit gegeben, gewisse Erleichterungen zu vermitteln, die einmal eingetretenen Zerstörungen sind aber nicht mehr rückgängig zu machen.

Die *erworbene Toxoplasmose* hat in der Mehrzahl der Fälle eine günstige Prognose, zumal sie meist als klinisch stumme Infektion abläuft. Auch die Fälle mit Lymphknotentoxoplasmose heilen meist nach Wochen oder Monaten auch ohne Therapie spontan aus. Nach unserem Eindruck allerdings ist es doch möglich, mit der Therapie den Ablauf zu verkürzen und die subjektiven Beschwerden erheblich zu verringern.

Bei generalisierter Lymphknotentoxoplasmose und auftretenden meningoencephalitischen Erscheinungen oder auf eine Myokarditis hinweisenden Symptomen ist eine Behandlung, wenn sie rechtzeitig einsetzt, vielfach doch in der Lage, grobe Dauerschäden zu verhindern. Setzt die Behandlung hier zu spät ein, können sich irreversible Schäden einstellen, so bei der encephalitischen Form schwere psychische Defekte oder auch hirnatrophische Prozesse mit entsprechendem schwersten Leistungsknick.

Die Prognose der unbehandelten Augentoxoplasmose ist von der Ausdehnung der Herde abhängig. Rechtzeitig einsetzende Therapie nach richtiger Diagnose kann auch hier die Prognose günstig gestalten und Rückfälle verhindern, bzw. wenn es zu solchen kommt, diese rasch beheben.

Bei Untersuchungen einer Gruppe von Stadtbewohnern fand Price (1969) bei Personen, die Katzen oder Hunde hielten, häufiger einen hohen Titer. Einen Titeranstieg nach Hunde- oder Katzenbissen beobachtete er nicht.

Auf die *Probleme der Gefährdung einer Schwangerschaft* durch die *Toxoplasma*-Infektion bzw. die Toxoplasmose wurde bereits hingewiesen. Selbst ein hoher *positiver serologischer Titer* ist bei einer Frau im gebärfähigen Alter nicht gleichbedeutend mit einer Gefährdung einer zu erwartenden Schwangerschaft. Er bedarf deshalb auch *keiner Behandlung*. Die Prognose des Ablaufes einer Schwangerschaft bei einer Frau, die vor Eintritt der Schwangerschaft schon einen hohen Titer im Sabin-Feldman-Test und der KBR hatte, ist im allgemeinen als gut zu bezeichnen, wenn nicht ganz besondere Umstände vorliegen. Einer Frau *von einer Schwangerschaft abzuraten*, nur weil sie einen hohen Toxoplasmosetiter hat, ist *nicht zu verantworten*, da das Risiko in einem solchen Fall kaum größer ist als bei einer Frau ohne Titer. Im Gegenteil, diese Frau ohne Titer hat auch keine Antikörper, das Kind zu schützen, wenn sie sich während der Schwangerschaft durch irgendwelche Umstände eine frische Toxoplasmose zuzieht.

5. Therapie

In den letzten Jahren sind zwar viele therapeutische Versuche unternommen worden, sie haben aber wenig neue Gesichtspunkte gebracht. Die wichtigsten Therapeutica sind nach wie vor die *Sulfonamide* und unter diesen besonders die Di- und Trisulfonamide *sowie* das *Pyrimethamin.*

Die in der Lepratherapie angewandten Sulfone haben im Tierversuch eine geringere Wirkung als die Sulfonamide gezeigt. Sie entwickeln eine besondere Wirksamkeit erst zusammen mit Daraprim.

Schon verhältnismäßig lange konnten wir nach Prüfung im Tierversuch (Bimmer u. Mohr, Piekarski) das Langzeit-Sulfonamid Lederkyn als wirksam einsetzen und in den letzten Jahren auch Durenat, Madribon und Bayerene.

Die gute Wirksamkeit der Sulfonamide hat als einer der ersten van Thiel erkannt. Er führte seine ersten Versuche noch mit Eleudron durch, in der Folgezeit wurden dann Sulfadiazin und Debenal nach Prüfung im Tierversuch auch für die menschliche Behandlung empfohlen und für den Erwachsenen eine Tagesdosis von 4 g angeraten. Es folgten dann Behandlungsversuche mit Sulfapyracin, Sulfameracin und Sulfamethacin. Eyles u. Coleman fanden später als erste, daß eine Kombination von Sulfadiazin und Pyrimethamin eine günstige sich addierende Wirkung ausübe. Sie konnten im Laufe einer größeren Anzahl von Tierexperimenten nachweisen, daß bei dieser Kombinationsbehandlung von jedem Medikament nur die halbe Dosis notwendig ist, um eine gute Wirkung zu erzielen.

Die Wirkung war besser als die doppelte Dosis nur des einen Medikamentes. In der Folgezeit wurde von vielen Autoren das Behandlungsschema von EYLES u. COLEMAN in zum Teil etwas abgewandelter Form übernommen.

Einige Autoren empfehlen, mit einem Daraprimstoß zu beginnen und dann die Kombinationsbehandlung einzuschalten, andere beginnen sofort mit der Kombinationsbehandlung. Es ist sehr schwer zu entscheiden, welcher Methode der Vorzug zu geben ist. So empfiehlt z.B. PIOLINO täglich 1 g Sulfamethoxin und zu Beginn eine Dosis von 75—100 mg Pyrimethamin täglich, später nicht mehr als 25—50 mg täglich. Die Dauer der Behandlung wird zwischen 2 und 4 Wochen angegeben.

Ein *Behandlungsschema*, das sich bei uns im Laufe der Jahre bewährt hat, sieht für die *ersten 3—5 Tage* eine tägliche Dosis von *3mal 25 mg Pyrimethamin* vor und *anschließend über 25 Tage* täglich 2mal 0,5 g *Lederkyn* und 1mal täglich *25 mg Pyrimethamin*. Statt des Lederkyn kann auch täglich 1 g Durenat oder Madribon gegeben werden.

Diese für die Erwachsenen berechnete Dosierung wird im allgemeinen gut vertragen. Eine gewisse Vorsicht empfiehlt sich bei Patienten, die zu allergischen Reaktionen neigen, da man gelegentlich Sulfonamid-Allergien mit allergischen Hauterscheinungen beobachten kann.

Bei Kindern ist die Dosis entsprechend niedriger zu wählen. Da Daraprim hier unter Umständen toxische Reaktionen auslösen kann, muß man mit der Daraprimgabe, besonders bei Kleinkindern, sehr vorsichtig sein. KOCH konnte schon 1952 darauf hinweisen, daß es zu schweren Knochenmarksschädigungen kommen kann, und auch andere Autoren haben ähnliche Beobachtungen im Laufe der Jahre mitgeteilt.

Zu lange und zu hohe Dosierung von Daraprim führt auch beim Erwachsenen zu deutlichen Schäden. So beobachteten wir in Zusammenhang mit einer Daraprimüberdosierung das Auftreten einer Agranulocytose mit einem lebensbedrohenden Bild, das nur schwer zu beherrschen war.

Da Pyrimethamin ein Folsäure-Antagonist ist, kann man zur Vermeidung von Schäden schon frühzeitig *Folinsäure* in einer Dosis von 5—10 mg pro Tag geben. Damit wird es auch möglich, die Dosis von Pyrimethamin von 25 mg auf 50 mg zu erhöhen, oder auch die kleinere Dosis über einen längeren Zeitraum fortzuführen.

Im allgemeinen ist eine wesentlich höhere Dosis, als sie oben angegeben wurde, nicht erforderlich. Es empfiehlt sich, die Medikamente stets nach den Mahlzeiten einzunehmen.

Bei *Kindern*, die im Stadium der Generalisation geboren werden und bei denen die Diagnose frühzeitig gestellt wird, sind die Aussichten der kombinierten Sulfonamid-Daraprim-Behandlung gut. Wichtig ist nur, daran zu denken, daß die Toleranz des Neugeborenen, dessen Entgiftungsmechanismus noch nicht funktioniert, geringer ist als die des 3—4 Wochen alten Säuglings. Die Dosis muß daher sehr sorgfältig gewählt werden, und eine laufende Kontrolle des Blutbildes mit Leukocyten- und Thrombocytenzählung ist erforderlich.

Liegt das Stadium der floriden Encephalitis bei Kindern vor, hängen die Erfolgsaussichten einer Therapie weitgehend vom Grad der schon eingetretenen Zerstörung ab. Die Therapie wird nur die akuten Erscheinungen beseitigen können, ist aber nicht in der Lage, einmal eingetretene Zerstörungen wieder zu regenerieren. Falls innerhalb von 3—4 Wochen keine leichte Besserung zu beobachten ist, ist von einer weiteren Fortsetzung der Behandlung nichts mehr zu erwarten.

Ist das Kind im Stadium der postencephalitischen Schädigung zur Welt gekommen, sind therapeutische Maßnahmen praktisch nicht mehr wirksam. Hier können höchstens noch symptomatische Behandlungsmaßnahmen wie Druckentlastungspunktionen oder ähnliches zu einer vorübergehenden Besserung des Zustandes führen. Bestehen Zweifel, ob das 2. oder 3. Stadium vorliegt, sollte auf jeden Fall ein Behandlungsversuch über die Dauer von 2—3 Wochen gemacht werden.

Von dem im letzten Stadium zu ergreifenden Maßnahmen seien erwähnt bei Krampfbereitschaft eine antikonvulsive Therapie, bei progredientem Hydrocephalus eventuell ein operatives Vorgehen (Drainage). Schließlich können diese beiden vorerwähnten Maßnahmen noch mit einer medikamentösen Behandlung kombiniert werden.

Die *Therapie der erworbenen Toxoplasmose* wurde oben bereits kurz erwähnt. Von einer gewissen entscheidenden Bedeutung ist die Frage, ob bei jedem *positiven Serofarbtest* bei einem sonst gesunden Menschen dieser einer Behandlung unterworfen werden muß. Für uns haben sich folgende *Richtlinien* im Laufe der Zeit ergeben:

1. Es ist nicht erforderlich, jeden Patienten mit positivem Titer im Sabin-Feldman-Test und in der KBR zu behandeln.

Diese Auffassung teilen heute die meisten mit der Toxoplasmose sich befassenden Autoren (Siim, Piekarski, Ehrke).

2. Auch hohe serologische Titer, z. B. Sabin-Feldman 1:16000 und KBR 1:20 positiv, sind, wenn keinerlei klinische Erscheinungen bestehen, nicht behandlungsbedürftig. Wohl sollten diese Titer laufend überwacht werden. Nur im Fall des Auftretens klinischer Erscheinungen sollten die Träger dieser Titer einer Behandlung zugeführt werden.

3. Bestehen klinische Erscheinungen einer Lymphdrüsentoxoplasmose, so würden wir eine Behandlung anraten. Siim vertritt zwar die Auffassung, daß bei einer Lymphdrüsentoxoplasmose keine Behandlung notwendig ist, da diese nach kürzerer oder längerer Zeit von selbst stets zur Ruhe kommt. Eine Zeitlang sind auch wir diesen von Siim gegebenen Empfehlungen gefolgt, hatten dann allerdings doch den Eindruck, daß eine Therapie den Ablauf im ganzen verkürzen könne, so daß wir heute eine Behandlung empfehlen, wenngleich wir das Nichtdurchführen einer Behandlung auch nicht als Kunstfehler ansehen möchten.

4. Eine unbedingte *Behandlungsnotwendigkeit* besteht bei den *meningoencephalitischen* Erscheinungen.

5. Auch bei der *Augentoxoplasmose* würden wir eine *Behandlung für angezeigt halten.* Sie wird sich nach dem jeweiligen Befund richten.

6. *Kommt es in der Schwangerschaft zu einer nachweislichen akuten frischen Toxoplasma-Infektion mit Lymphadenitis oder auch anderen klinischen Erscheinungen, muß behandelt werden,* doch sollten dann vor allem in der ersten Hälfte der Schwangerschaft nur Sulfonamide zur Anwendung kommen. In der 2. Hälfte der Schwangerschaft kann auch, vor allem in den letzten Monaten, auf Daraprim (tägl. nicht mehr als 25 mg) zurückgegriffen werden. Über die Form der zu ergreifenden Therapie wurde schon oben gesprochen.

Die Antibiotica wie Penicillin und Streptomycin sind wirkungslos. Aber auch mit Chloromycetin und Terramycin wurden keinerlei eindeutige Wirkungen erzielt. Aureomycin und Erythromycin, denen einzelne Autoren eine gewisse Wirkung zuschreiben wollten, sind aber nach sehr eingehenden Tierversuchen bei dieser Infektion ebenso wirkungslos. Spiramycin (Rovamycin), das von französischen Autoren wie Couvreur, Desmonts und Garin zunächst als bei Toxoplasmose sehr wirksam angesehen wurde, hat sich nach späteren Versuchen der gleichen Autoren und anderer Untersucher als alleiniges Therapeutikum *nicht* bewährt. So empfehlen auch diese Autoren heute, es *nur in Kombination* mit Pyrimethamin zu verwenden.

In letzter Zeit haben die französischen Autoren die Spiramycin-Pyrimethamin-Behandlung mit *Hydrocortisongaben* kombiniert. Durch Hydrocortison glauben sie, die Gewebe besser für die anderen Medikamente aufschließen zu können. Dieses Vorgehen erscheint uns nicht ganz ungefährlich, da, wie wir zusammen mit WESTPHAL beobachten konnten, von der Hydrocortisongabe allein eine starke Exacerbation der *Toxoplasma*-Infektion im Tierversuch ausgelöst werden kann. Es sollten deshalb Hydrocortison oder Derivate bei einer floriden Toxoplasmose niemals allein gegeben werden. Sicher liegt eine gewisse Schwierigkeit für die Therapie darin, daß die Pseudocysten, d.h. die in den Zellen lagernden Toxoplasmen, durch Medikamente nur schwer, wenn überhaupt, erreichbar sind. Wahrscheinlich werden mit den heute zur Verfügung stehenden Medikamenten nur die im Blut kreisenden Toxoplasmen im akuten Stadium der Erkrankung erfaßt. Einzelheiten über diese Wirkungsweisen sind noch nicht bekannt. Eusaprim bzw. Bactrim sind trotz ihrer gewissen Verwandtschaft mit Pyrimethamin nach den bisher vorliegenden Berichten nicht so wirksam, daß sie als Therapeutika zu empfehlen wären.

Immer wieder wird erörtert, ob eine *vorbeugende Behandlung* vor der Schwangerschaft bei Frauen mit einem hohen Titer erforderlich sei, um dadurch zu verhindern, daß es zur Geburt Toxoplasmose-geschädigter oder -kranker Kinder käme.

Nach dem heutigen Stand der wissenschaftlichen Erkenntnisse ist eine solche Behandlung aber *nicht* erforderlich. *Ein hoher Titer bei Frauen im gebärfähigen Alter ist allein ohne klinische Symptome kein Grund zur Behandlung.* Das Vorhandensein eines Titers im Sabin-Feldman-Test oder der KBR besagt, daß der mütterliche Organismus sich mit der *Toxoplasma*-Infektion auseinandergesetzt und Antikörper gebildet hat. Der Organismus einer solchen Frau ist in der Lage, durch seine Antikörper den kindlichen Organismus zu schützen. Hier sei nochmals darauf hingewiesen, daß eine Frau nach heutiger ärztlicher Erfahrung kaum ein zweites toxoplasmosekrankes Kind gebären wird. Man kann im allgemeinen annehmen, daß nach der Geburt des ersten toxoplasmosegeschädigten Kindes auch ohne vorhergehende Behandlung alle weiteren Schwangerschaften normal verlaufen. Dies gilt natürlich nur für Frauen, die eine asymptomatische latente Infektion aufweisen, nicht aber für solche mit Zeichen eines noch floriden toxoplasmosebedingten Krankheitsprozesses; in solchen Fällen sollte unbedingt behandelt werden.

Wie aus den Ausführungen von KRÄUBIG schon hervorging, die oben zitiert wurden, führt nicht jede frisch erworbene Toxoplasmose in der Schwangerschaft zur Geburt eines mißgebildeten oder kranken Kindes. So teilten HAMMER u. WEGMANN den Fall einer Mutter mit, die in der Frühschwangerschaft eine Lymphknotentoxoplasmose durchmachte und anschliessend zur normalen Zeit ein gesundes Kind gebar. Das Kind hatte anfangs einen hohen Titer, der nach 24 Wochen auf niedrige Werte abfiel. Eine Erkrankung des Kindes im Mutterleib ist auch bei *frisch* in der Gravidität erworbener Toxoplasmose nicht obligat. Andererseits muß auch darauf hingewiesen werden, daß auch, wenn auch selten, eine bis dahin klinisch symptomlos verlaufende Toxoplasmose mit Eintreten einer Schwangerschaft in eine akute Symptomatik umschlagen kann (THOMASCHEK u. Mitarb., 1966). Zu dieser Problematik haben die Untersuchungen von WERNER wichtige Beiträge geliefert. Für die Beurteilung dieser Fragen ist die Annahme bzw. der Nachweis einer Endometritis toxoplasmotica von großer Bedeutung, ein Krankheitsbild, das bisher histopathologisch nicht bewiesen ist (DALLENBACH-HELLWIG, 1969).

6. Prophylaxe

Bei der weiten Verbreitung des Erregers ist eine wirksame Prophylaxe gegen eine *Toxoplasma*-Infektion kaum möglich. Da die Infektion aber überwiegend ohne klinische Symptome abläuft als sogenannte latente Infektion, sind einschneidende, vorbeugende Maßnahmen *nicht erforderlich.*

Die *Meldepflicht* der akuten Krankheit wurde seinerzeit eingeführt, um festzustellen, wie weit die Infektion verbreitet ist und in welchem Umfange sie Krankheitsprozesse bewirkt. In der Anfangszeit wurden vielfach, aber aus einem

Mißverständnis heraus, nicht nur die Krankheitsfälle, sondern alle positiven Titer, auch wenn sie von keinerlei Symptomatik begleitet waren, gemeldet, so daß dadurch ein falsches Bild entstand.

Literatur

Alexander, M.: Epidemiologie, Klinik und Therapie der Toxoplasmose. Med. Klin. **65**, 283—288 (1970).

— **Gross, U.M., Rutsch, W.**: Wirkung von Toxoplasmin auf die Lymphknoten der weißen Maus. Verh. dtsch. Ges. inn. Med. **72**, 331—334 (1967).

Amato Neto, V., Cotrim, J.X., Laus, W.C., Gomes, M.C. de: Nota sobre o encontro de "Toxoplasma gondii" em sangue destinado a transfusao. Rev. Inst. Med. trop. S. Paulo **5**, 68—69 (1963).

Bain, A.D., Bowie, J.H., Flint, W.F., Beverley, J.K.A., Beattie, C.P.: Congenital toxoplasmosis simulating haemolytic disease of the newborn. J. Obstet. Gynaec. Brit. Emp. **63**, 826 (1956).

Bamatter, F.: Verh. dtsch. Ges. inn. Med., 64. Kongr. 1958, S. 629.

— The differential diagnosis of connatal toxoplasmosis. In: D. Hentsch, Toxoplasmosis. Bern-Stuttgart-Vienna: Hans Huber 1971.

Barlotta, F.M., Ochoa, M., Jr., Neu, H.C., Ultmann, J.E.: Toxoplasmosis, lymphoma or both? Ann. intern. Med. **70**, 517 (1969).

Beckett, R.S., Flynn, F.J.: Toxoplasmosis. Report of two new cases with a classification and with a demonstration of the organism in the human placenta. New Engl. J. Med. **249**, 345 (1953).

Bengtsson, E.: Herzaffektion bei Toxoplasmosis. Cardiologia (Basel) **17**, 289 (1950).

Berengo, A., De Lalla, F., Cavallini, F., Cavallini-Sampieri, L., Bechelli, G.: Ricerche sierologiche sulla diffusione della toxoplasmosi. Minerva med. **56**, 4561—4570 (1965).

Bimmer, E., Mohr, W.: Therapie-Versuche bei experimenteller Mäuse-Toxoplasmose. Z. Tropenmed. Parasit. **9**, 225 (1958).

Boch, H., Janitschke, K., Rommel, M., Sommer, R.: Toxoplasmose bei Schlachtvieh. Wien tierärztl. Mschr. **52**, 1029 (1965).

Boch, J., Rommel, M., Janitschke, K.: Beiträge zur Toxoplasmose des Schweines. II. Untersuchungen von Schlachtschweinen auf Toxoplasma-Infektionen. Berl. Münch. tierärztl. Wschr. **77**, 244—247 (1964).

— — — Beiträge zur Toxoplasmose des Schweines. III. Untersuchungen über die Möglichkeit konnataler Infektionen. Berl. Münch. tierärztl. Wschr. **78**, 115—120 (1965).

— — — **Sommer, R.**: Toxoplasma-Infektionen bei Schlachttieren (Schwein, Rind, Geflügel). Arch. Lebensmitt.-Hyg. **16**, 241—242 (1965).

— — **Weiland, G., Janitschke, K., Sommer, R.**: Experimentelle Toxoplasma-Infektionen bei Legehennen. Berl. Münch. tierärztl. Wschr. **79**, 352—356 (1966).

Böhm, W.: Die Lymphknotentoxoplasmose der Erwachsenen. Path. et. Microbiol. (Basel) **25**, 170 (1962).

— **Willnow, U.**: Granulomartige Hepatitis bei konnataler Toxoplasmose. Z. Kinderheilk. **88**, 215 (1963).

Braun, W., Petter, O., Willführ, G.: Akute erworbene Toxoplasmose unter dem Bild einer Pityriasis rubra pilaris. Arch. klin. exp. Derm. **232**, 295 (1968).

Breuer, H.: Ein Fall erworbener Toxoplasmose infolge Infektion über das Auge. Dtsch. Gesundh.-Wes. **15**, 2515 (1960).

Budzilovich, G.N.: Acquired Toxoplasmosis: a clinicopathologic Study of a case. Amer. J. clin. Path. **35**, 66 (1961).

Bühler, F.: Toxoplasmic carditis. In: D. Hentsch, Toxoplasmosis. Bern-Stuttgart-Vienna: Hans Huber 1971.

— **Denes, A.**: Beitrag zur Klinik der erworbenen Toxoplasmose. Schweiz. med. Wschr. **98**, 1739 (1968).

Castillo Valery, A., Recagno de Rousse, A., Maekelt, A., Croissan, F.: Toxoplasmosis adquirida. Acta med. venez. **14**, 395—403 (1967).

Chandar, K., Mair, H.J., Mair, N.S.: Case of *Toxoplasma* polymyositis. Brit. med. J. **1968/I**, 158.

Cheever, A.W., Valsamis, M.P., Rabson, A.S.: Necrotizing toxoplasmic encephalitis and herpetic pneumonia complicating treated HODGKIN's disease. Report of a case. New Engl. J. Med. **272**, 26 (1965).

Cohrs, P.: Epidemiologische Gesichtspunkte bei der Toxoplasmose. In: H. Kirchhoff u. H. Kräubig, Toxoplasmose, S. 98. Stuttgart: Thieme 1962.

Couvreur, J., Desmonts, G.: Toxoplasmose acquise et mononucléose infectieuse. Diagnostic différentiel et fréquence respective. Nouv. Rev. franc. Hémat. **1**, 345 (1961).

— — Der aktuelle Stand der Toxoplasmose-Behandlung (Übersetzung). Vie méd. **45**, 455 (1964).

Cowen, D., Wolf, A., Paige, B.H.: Toxoplasmic encephalomyelitis. VI. Clinical diagnosis of infantile or congenital toxoplasmosis; survival beyond infancy. Arch. Neurol. Psychiat. (Chic.) **48**, 689—739 (1942).

Dallenbach-Hellwig, G.: Endometrium; patholog. Histologie in Diagnostik und Forschung. Berlin-Heidelberg-New York: Springer 1969.

Degen, R., Elbel, U.: Die angeborene Toxoplasmose und ihre Prognose. Mschr. Kinderheilk. **114**, 110 (1966).

Desmonts, G.: Congenital toxoplasmosis: problems in early diagnosis. In: D. Hentsch, Toxoplasmosis. Bern-Stuttgart-Vienna: Hans Huber 1971.

— **Baron, A., Offret, G., Couvreur, J., Lelong, M.:** La production locale d'anticorps au cours des toxoplasmoses oculaires. Arch. Ophthal. (Paris) **20**, 137 (1960).

— **Couvreur, J.:** Enquête sur la toxoplasmose congénitale. Bull. Inst. nat. Hyg. (Paris) **18**, 209 (1963).

Diezel, P.B., Seitelberger, F.: Erwachsenen-Toxoplasmose mit produktiv-granulomatöser Enzephalitis vom Charakter einer reaktiven Retikulose. Zbl. allg. Path. path. Anat. **90**, 487 (1953).

Ehrke, D.: Die Erwachsenen-Toxoplasmose, Diagnose, Differentialdiagnose und Therapie (unter besonderer Berücksichtigung der immunbiologischen Reaktionen). Z. ärztl. Fortbild. **60**, 535—537 (1966).

Essbach, H.: Die Toxoplasmose vom Standpunkt des Pathologen. In: H. Kirchhoff u. H. Kräubig, Toxoplasmose, S. 17. Stuttgart: Thieme 1962.

— **Röse, I.:** Zur Morphologie der Toxoplasmose des Menschen. In: H. Kirchhoff u. H. Kräubig, Toxoplasmose, S. 1. Stuttgart: Thieme 1966.

Eyles, D.E., Coleman, N.: An evaluation of the curative effects of Pyrimethamine and Sulfadiazine, alone and in combination, on experimental mouse toxoplasmosis. Antibiot. and Chemother. 5, 529 (1955).

Fair, J.R.: Discussion. In: Toxoplasmosis, hsg. von Maumenee. Baltimore: Williams & Wilkins 1962.

Feldman, H.A.: Toxoplasmosis. Pediatrics **22**, 559—574 (1958).

— **Miller, L.T.:** Congenital human toxoplasmosis. Ann. N.Y. Acad. Sci. **64**, 180 (1956).

Förtsch, D., Dvoráčková, I.: *Toxoplasma*-Enzephalitis beim Erwachsenen. Dtsch. med. Wschr. **95**, 2362 (1970).

Franceschetti, A., Bamatter, F.: Diagnostic, clinique, anatomique et histopathologique des affections toxoplasmiques. Acta I. Congr. Lat. Ophthal. **1**, 315 (1953).

— **Engelbrecht, E.:** Mise en évidence de toxoplasmes dans un cas de choriorétinite séronégative. Ophthalmologica (Basel) **147**, 273 (1964).

Franke, H.: Toxoplasmose. In: Klinik der Gegenwart, Bd. I, 1967. München: Urban & Schwarzenberg 1967.

— **Merold, M., Ruhl, E.:** Über die histologisch und serologisch diagnostizierbare Lymphadenitis toxoplasmotica. Dtsch. med. Wschr. **94**, 948 (1969).

Frenkel, J.K.: Pathogenesis, diagnosis and treatment of human toxoplasmosis. J. Amer. med. Ass. **140**, 369 (1949).

— **Naffziger, H.C.:** An early fatal case of infantile toxoplasmosis in California. Calif. Med. **72**, 174 (1950).

Gard, S.: Ber. bei J.H. Magnusson, F. Wahlgren, Human Toxoplasmosis: An account of twelve cases in Sweden. Acta path. microbiol. scand. **25**, 215—236 (1948).

— **Magnusson, J.H., Wahlgren, F., Gille, G.:** Congenital toxoplasmosis; clinical, histopathologic and parasitologic observations during life and at post mortem. Pediatrics **4**, 432—442 (1949).

Garello, L., Manfredini, M., Moretti, G.: Etude diagnostique et anatomo-pathologique de la neuro-toxoplasmose acquise. Rev. neurol. **113**, 619 (1965).

Garin, J.P.: La toxoplasmose humaine. Synth. clin. **83** (1959).

Genz, H.: Die Symptomatik der erworbenen und der angeborenen Toxoplasmose. Internist (Berl.) **10**, 417 (1963).

Glasser, L., Delta, B.G.: Congenital Toxoplasmosis with placental Infection in monocygotic Twins. Pediatrics **35**, 276 (1965).

Goldman, M.: Staining Toxoplasma gondii with fluorescein-labelled antibody. I. The reaction in smears of peritoneal exsudate. J. exp. Med. **105**, 549—556 (1957). II. A new serologic test for antibodies to Toxoplasma based upon inhibition of specific staining. J. exp. Med. **105**, 557—573 (1957).

Granz, W.: Erworbene Toxoplasmose. Münch. med. Wschr. **109**, 715 (1967).

Hakkila, J., Frick, H.M., Halonen, P.I.: Pericarditis and myocarditis caused by *toxoplasma*: report of a case and review of the literature. Amer. Heart J. **55**, 758 (1958).

Hammer, B., Wegmann, T.: Toxoplasmose und Schwangerschaft. Geburt eines gesunden Kindes bei Lymphknotentoxoplasmose der Mutter in der Frühschwangerschaft. Schweiz. med. Wschr. **96**, 37 (1966).

Heilmann, K., Schmiedel, A.: Embryopathia toxoplasmotica? Münch. med. Wschr. **113**, 850 (1971).

Henne, K.: Toxoplasmose als monosymptomatische Manifestation unter dem klinischen Bild der abakteriellen Meningitis. Dtsch. Gesundh.-Wes. **21**, 385—390, 541—545 (1966).

Hentsch, D.: Toxoplasmosis. Bern-Stuttgart-Vienna: Hans Huber 1971.

Hoenig, W., Mohr, W.: Elektrocardiographische, parasitologische und histopathologische Befunde am Herzen bei mit *Toxoplasma gondii* infizierten Goldhamstern. Z. Kreisl.-Forsch. **43**, 641 (1954).

Hoffbauer, H., Struck, E., Voss, H., Werner, H.: Nachweis von Toxoplasmen im Menstrualblut mit Hilfe der Immunfluoreszenztechnik. Münch. med. Wschr. **17**, 969 (1969).

Israel, J., Baufine-Ducrocq, H.: Les péricardites aigues d'origine toxoplasmique. Couer Méd. inter. **8**, 47 (1969).

Ito, S. et al.: Mikroskopische Demonstration der Parasitämie bei experimentell mit *Toxoplasma gondii* infizierten Tieren. Nat. Inst. Anim. Hlth Quart. **6**, 8 (1966).

— **Tsunoda, K.:** Verteilung von *Toxoplasma gondii*, Beverley Stamm, in infizierten Mäusen. Nat. Inst. Anim. Hlth Quart. **8**, 81 (1968).

Jacobs, L.: *Toxoplasma* and Toxoplasmosis. In: Adv. Parasit. Bd. 5. London-New York: Academic Press 1967.

— **Remington, J.S., Melton, M.L.:** Eine Untersuchung von Toxoplasmen in Fleischproben von Schwein, Rind und Schaf. J. Parasit. **46**, 23 (1960).

Jadin, J.M., Creemers, J.: Ultrastruktur und Biologie der Toxoplasmose. Acta trop. (Basel) **25**, 267 (1968).

Jeckeln, E.: Lymphknotentoxoplasmose. Frankfurt. Z. Path. **70**, 513 (1960).

Jira, J., Kozojed, V.: Toxoplasmosis. I. Einführung, Sachregister, Stichwort-Index. II. Bibliographie. Stuttgart: G. Fischer 1970.

— **Kramár, J., Zitová, D., Hübner, J.:** Titerverlaufskurven des indirekten Fluoreszenz-Tests (IFT) und ihre Bedeutung für die Toxoplasmose-Diagnostik. Ref. in: Kongr.-Zbl. inn. Med. **300**, 448 (1968).

Jirovec, O.: The standardization of the toxoplasmin-intradermic test. Results obtained with the intradermic test in mentally deficient children. In: D. Hentsch, Toxoplasmosis. Bern-Stuttgart-Vienna: Hans Huber 1971.

Jornod, J., Duchosal, P.W., Rod, J.D.: Evolution of a case of the Wolff-Parkinson-White syndrome contracted during myocardial toxoplasmosis. In: D. Hentsch, Toxoplasmosis. Bern-Stuttgart-Vienna: Hans Huber 1971.

Julien-Divert, J.Y.: Contribution à l'étude de la toxoplasmose oculaire congénitale. Rechutes tardives de chorio-rétinites sur des rétines préalablement saines. Paris: Thèse 1966.

Jung, F.: Zur Pathogenese der connatalen Toxoplasmose. Zbl. allg. Path. path. Anat. **90**, 335 (1953).

Justus, J.: Konnatale Toxoplasmose mit Dermatitis calcificans toxoplasmotica und Tetanie der Mutter unter der Geburt. Dtsch. med. Wschr. **93**, 349 (1968).

Kabelitz, H.J.: Klinik der erworbenen Toxoplasmose. Stuttgart: Ferd. Enke 1962.

— Klinik der erworbenen Toxoplasmose. In: H. Kirchhoff u. H. Kräubig, Toxoplasmose, S. 78. Stuttgart: Thieme 1966.

Kalderon, A.E., Kittkawa, Y., Bernstein, J.: Chronic Toxoplasmosis associated with severe hemolytic Anaemia. Case Report and electron-microscopic Studies. Arch. intern. Med. **114**, 95 (1964).

Kass, E.H., Andrus, S.B., Adams, R.D., Turner, F.C., Feldman, H.A.: Toxoplasmosis in the human adult. Arch. intern. Med. **89**, 759 (1952).

Kean, B.H., Breslau, R.C.: Parasites of the Human Heart. New York-London: Grune & Stratton 1964.

Keller, W., Vivell, O.: Über die klinische und epidemiologische Bedeutung des Antikörpernachweises gegen das Toxoplasma gondii mit dem Sabin-Feldman'schen Farbtest. Z. Kinderheilk. **71**, 42 (1952).

Kettler, L.H.: In: Lehrbuch der speziellen pathol. Anatomie, 11. u. 12. Aufl., Bd. II/2, hrsg. von Kaufmann, E. u. M. Staemmler. Berlin: de Gruyter 1958.

Kimball, A.C., Kean, B.H., Kellner, A.: The Risk of Transmitting Toxoplasmosis by Blood Transfusion.

Kirchhoff, H., Kräubig, H.: Toxoplasmose. Göttinger Symposion November 1960. Stuttgart: Thieme 1962.

— **Langer, H.**: Toxoplasmose. Praktische Fragen und Ergebnisse. 2. Aufl. Stuttgart: Thieme 1971.

Koch, F., Schultze, H.E., Schwick, G.: Symptomatische Makroglobulinämie bei konnataler Toxoplasmose. Z. Kinderheilk. **82**, 44—49 (1959).

— **Wokittel, E.**: Über hämatologische Veränderungen bei der Daraprim-Therapie der Toxoplasmose. Z. Kinderheilk. **82**, 688—696 (1959).

Kocher, R., Kaeser, H.E., Wurmser, P.: Zur Erwachsenen-Toxoplasmose des Zentralnervensystems. Praxis **58**, 427 (1969).

Kräubig, H.: Konnatale Toxoplasmose (Fragen aus der Praxis). Dtsch. med. Wschr. **95**, 1333 (1970).

Kramer, W.: Frontiers of neurological diagnosis in acquired toxoplasmosis. Psychiat. Neurol. Neurochir. (Amst.) **69**, 43 (1966).

Krauspe, C.: Demonstration und Diskussion der histologischen Veränderungen verschiedener Lymphknotenerkrankungen. Zbl. allg. Path. path. Anat. **92**, 371 (1954).

Krug, K.: Blutbild und Lymphadenogramm bei Toxoplasmose-Lymphadenopathie. Folia haemat. (Lpz.) **85**, 274 (1966).

Langer, H.: Intrauterine Toxoplasma-Infektion. Stuttgart: Thieme 1963.

— Über die pränatale *Toxoplasma*-Infektion. Landarzt **43**, 1300 (1967).

— Pathologie der Halslymphknoten. Berlin-Göttingen-Heidelberg-New York: Springer 1964.

Lennert, K.: Die derzeitige Häufigkeit der einzelnen Lymphknotenerkrankungen in Schleswig-Holstein. Dtsch. med. Wschr. **94**, 2194—2202 (1969).

Leonescu, M., Atanasiu, M., Wagner, E.: Ein Fall von Lungentoxoplasmose bei einem Erwachsenen. Med. interna (Buc.) **19**, 1397 (1967).

Lietz, H., Wanger, F.: Über das benigne Lymphom. Dtsch. med. Wschr. **93**, 1191 (1968).

Maekelt, G.A.: El Diagnostico de Laboratorio de la Toxoplasmosis. Universidad Central de Venezuela, Facultad de Medicina, Instituto de Medicina Tropical, Caracas, Venezuela 1970.

Magnusson, H.J., Wahlgren, F.: Human toxoplasmosis. An account of 12 cases in Sweden. Acta path. microbiol. scand. **25**, 215 (1948).

Miller, M.J., Aronson, W.J., Remington, J.S.: Late parasitemia in asymptomatic acquired toxoplasmosis. Ann. intern. Med. **71**, 139—145 (1969).

Mohr, W.: Toxoplasmose. In: Handb. d. Inn. Med., 4. Aufl. Bd. I, 2, 730—770 (siehe dort auch weiteres Schrifttum). Berlin-Göttingen-Heidelberg 1952.

— Die Klinik der erworbenen Toxoplasmose. S. 3. In: H. Kirchhoff u. H. Kräubig, Toxoplasmose, Stuttgart: Thieme 1962.

— Toxoplasmose-Erkrankungen der Erwachsenen. In: H. Kirchhoff u. H. Langer, Toxoplasmose, praktische Fragen und Ergebnisse, 2. Aufl. Stuttgart: Thieme 1971.

— Acute toxoplasmosis without involvement of the lymph nodes. In: D. Hentsch, Toxoplasmosis. Bern-Stuttgart-Vienna: Hans Huber 1971.

— Clinical Observations, Diagnostics and Therapy of Acquired Toxoplasmosis. Bull. Osaka med. Sch. **17**, 98—111 (1971).

— **Piekarski, G.**: Die Toxoplasmose, eine meldepflichtige Infektionskrankheit. Dtsch. med. Wschr. **29**, 1374 (1964).

— **Wahle, H., Stammler, A.**: Experimentelle *Toxoplasma*-Infektion beim Rhesusaffen. Z. Tropenmed. Parasit. **6**, 386 (1955).

Niedmann, G., Thiermann, E., Pickard, R.: Nuevo caso de miocardiopatia por *Toxoplasma gondii* con demonstración parasitológica mediante inoculación experimental. Bol. chil. Parasit. **19**, 37 (1964).

Noetzel, H.: Tödlich verlaufende Toxoplasmose bei einem Erwachsenen. Beitr. path. Anat. **111**, 419 (1951).

Oworu, O.: Verhalten des Serofarbtestes nach Sabin-Feldman und der Toxoplasmose-KBR nach Westphal bei Patienten mit einer Colitis ulcerosa. Inaug. Diss., Hamburg 1971 (W. Mohr).

Parnitzke, K.H., Koch, R.D.: Diagnostisch verkannte erworbene, cerebrospinale Toxoplasmose. Dtsch. Z. Nervenheilk. **185**, 513 (1963).

Pasmanik, S., Atias, A.: Uveitis toxoplasmótica recidivante. Bol. chil. Parasit. **19**, 123 (1964).

Paul, J.: Frühgeburt und Toxoplasmose. München-Berlin: Urban & Schwarzenberg 1962.

Peters, G.: Die entzündlichen Krankheiten des Zentralnervensystems. In: Lehrbuch der speziellen pathol. Anatomie, 11. u. 12. Aufl., Bd. III/1, hrsg. von Kaufmann u. Staemmler. Berlin: de Gruyter 1958.

Piekarski, G.: Über den gegenwärtigen Stand einiger aktueller Toxoplasmose-Probleme. In: H. Kirchhoff u. H. Langer, Toxoplasmose, S. 1. Stuttgart: Thieme 1971.

— Epidemiological and biological characteristics of the causative agent of toxoplasmosis. In: D. Hentsch, Toxoplasmosis. Bern-Stuttgart-Vienna: Hans Huber 1971.

Pinkerton, H., Weinman, D.: *Toxoplasma* infection in man. Arch. Path. **30**, 374 (1940).

Piolino, M.: Therapeutical problems of acquired toxoplasmosis. In: D. Hentsch, Toxoplasmosis. Bern-Stuttgart-Vienna: Hans Huber 1971.

Pipkorn u. Reimold: Kinderärztl. Prax. **28**, 337 (1962).

Piringer-Kuchinka, A.: Über die Lymphadenitis toxoplasmotica. Münch. med. Wschr. **102**, 1657 (1960).

Potts, R.E., Williams, A.A.: Acute myocardial toxoplasmosis. Lancet **I**, 483 (1956).

Pratt-Thomas, H.R., Cannon, W.M.: Systematic infantile toxoplasmosis. Amer. J. Path. **22**, 779 (1946).

Price, J.H.: Toxoplasma infection in an urban community. Brit. med. J. **1969**, 141—143.

Rabinowicz, Th.: A case of acquired toxoplasmosis in the adult. In: D. Hentsch, Toxoplasmosis. Bern-Stuttgart-Vienna: Hans Huber 1971.

Ramsell, T.G., Gamero, B.A.: Ocular involvement in acquired toxoplasmosis. Nuffield Labor. Ophthal. **51**, 282 (1967).

Reid, J.D.: Myocardial parasites: a report of two cases of probable *Toxoplasma* infection. N.Z. med. J. **61**, 9 (1962).

Remington, J.S., Cavanaugh, E.N.: Isolation of the encysted form of *Toxoplasma gondii* from human skeletal muscle and brain. New Engl. J. Med. **273**, 1308 (1965).

— **Miller, M.J., Brownlee, I.**: IgM antibodies in acute toxoplasmosis. I. Diagnosis significance in congenital cases and a method for their rapid demonstration. Pediatrics **41**, 1082 (1968).

— — — IgM antibodies in acute toxoplasmosis. II. Prevalence and significance in acquired cases. J. Lab. clin. Med. **71**, 855 (1968).

Remky, H.: Toxoplasmosis. Argumenta et documenta ophthalmologica. München: Lehmann 1962.

Renschler, H.E., Schumacher, K.: Streptokokken-Angina, Myokarditis und Toxoplasmose nach Milzexstirpation. Internist (Berl.) **11**, 150 (1970).

Report of a Study Group on Toxoplasmosis. Bol. chil. Parasit. **22**, 171 (1967).

Ricci, A.: Clinique et transmission héréditaire des dégénérescences vitréo-rétiniennes. Bull. Soc. Ophtal. Paris 1961, 618.

— **Houber, J.P.**: Congenital ocular toxoplasmosis. In: D. Hentsch, Toxoplasmosis, S. 111 to 117. Bern-Stuttgart-Vienna: Hans Huber 1971.

Rieger, H.: Ein augenärztlicher Beitrag zur Frage der Toxoplasmosis congenita bei Geschwistern. Albrecht v. Graefes Arch. klin. exp. Ophthal. **168**, 438 (1965).

— Die Toxoplasmose als vermutlich mutagener Faktor. Albrecht v. Graefes Arch. klin. exp. Ophthal. **170**, 223 (1966).

Roever-Bonnet, H. de: Toxoplasmose-Infektionen bei Haustieren. T. Diergeneesk. **83**, 1073 (1958).

— Toxoplasmose bei Schafen in Holland. T. Diergeneesk. **88**, 940 (1963).

— *Toxoplasma* Parasites in different Organs of Mice and Hamsters infected with avirulent and virulent strains. Trop. geogr. Med. (Haarlem) **16**, 337 (1964).

— Toxoplasmosis in Tropical Africa. Trop. geogr. Med. **24**, 7—13 (1972).

— Protective effect of various Tissues and Dilution Fluids on Toxoplasma Parasites in the Stomach of the Mouse. Trop. geogr. Med. **24**, 14—17 (1972).

Roth, F., Piekarski, G.: Über die Lymphknotentoxoplasmose der Erwachsenen. Virchows Arch. path. Anat. **332**, 181 (1959).

Roth, W.: Serological tests and pregnancy. In: D. Hentsch, Toxoplasmosis. Bern-Stuttgart-Vienna: Hans Huber 1971.

Saar, A. van der: Sur l'étiologie de l'éosinophilie tropicale a Curacao. Bull. Soc. Path. exot. **55**, 646—655 (1962).

Sabin, A.B.: Chorioretinopathy associated with other evidence of cerebral damage in childhood. J. Pediat. **35**, 296 (1949).

Saxén, L., Saxén, E., Tenhunen, A.: The significance of histological diagnosis in glandular toxoplasmosis. Acta path. microbiol. scand. **56**, 284 (1962).

Scheidegger, S.: In: Handbuch d. spez. pathol. Anatomie u. Histologie, Bd. XIII/2 A, hrsg. v. Lubarsch, Henke, Rössle u. Uehlinger. Berlin-Göttingen-Heidelberg: Springer 1958.

Schmidtke, L.: Nachweis von Toxoplasma im Fruchtwasser; vorläufige wissenschaftliche Mitteilung. Dtsch. med. Wschr. **82**, 1342 (1957).

Schuermann, H., Reich, H.: Toxoplasmose mit nodös-gummöser Hautbeteiligung (in vivo durch Erregernachweis im Gewebeschnitt gesichtet). Hautarzt **2**, 420 (1951).

Seyerl, F. von, Beck, G. G.: Die manifeste Toxoplasmose des Menschen. Eine statistische Auswertung. Münch. med. Wschr. **108**, 2380—2384 (1966).

Siim, J. C.: The histological picture in lymph nodes in acquired toxoplasmosis. Schweiz. Z. allg. Path. **16**, 506—508 (1953).

— Klinik und Diagnose der erworbenen Toxoplasmose. Verh. dtsch. Ges. inn. Med. **60**, 607—610 (1954).

— Aetiological investigations in acquired toxoplasmosis with lymphadenopathy in children and adults. Proc. roy. Soc. Med. **48**, 1067—1071 (1955).

Simon, H.: Über die pathogenetischen Grundvorgänge und die geweblichen Reaktionen bei Toxoplasmen-Enzephalitis. Zbl. allg. Path. path. Anat. **91**, 173 (1954).

Stroem, J.: Toxoplasmosis due to laboratory infection in two adults. Acta med. scand. **139**, 244 (1951).

Struck, E., Hoffbauer, H.: Über den Nachweis von Toxoplasmen in Plazenten und fetalen Geweben mit Hilfe der Immunfluoreszenz. In: H. Kirchhoff u. H. Langer, Toxoplasmose, S. 47. Stuttgart: Thieme 1971.

Tenhunen, A.: Glandular toxoplasmosis occurrence of the disease in Finland. Acta path. microbiol. scand., Suppl. **172**, 72 (1964).

Terragna, A.: Toxoplasmic lymphadenitis. In: D. Hentsch, Toxoplasmosis. Bern-Stuttgart-Vienna: Hans Huber 1971.

Thalhammer, O.: Toxoplasmose bei Mensch und Tier. Wien-Bonn: W. Maudrich 1957.

— Die angeborene Toxoplasmose. In: H. Kirchhoff u. H. Kräubig, Toxoplasmose, praktische Fragen und Ergebnisse. Stuttgart: Thieme 1966.

Theologides, A., Osterberg, K., Kennedy, B. J.: Cerebral toxoplasmosis in multiple myeloma. Ann. intern. Med. **64**, 1071 (1966).

Thiel, P. H. van: De therapie van experimentele toxoplasmosis met enkele sulfonamides, arseenverbindingen en antimalaria-middelen. Ned. T. Geneesk. **93**, 3818—3820 (1949).

— Treatment of experimentally induced toxoplasmosis with sulphonamides, arsenic compounds and antimalarial drugs. Docum. neerl. indones. Morb. trop. **2**, 51—58 (1950).

Thiermann, E., Apt, W., Niedmann, G.: El Diagnostico de Laboratorio de la Toxoplasmosis. Bol. chil. Parasit. **21**, 82 (1966).

— **Stagno, S.**: Serologische Untersuchungen über den Nachweis von IgM-Antikörpern bei akuter und chronischer Toxoplasmose. Zbl. Bakt. Hyg., I. Abt. Orig. A **219**, 249—263 (1972).

Thomaschek, G., Werner, H., Schmidtke, L.: *Toxoplasma*-Infektion und Schwangerschaft. Klinische Symptomatologie, serologische und histologische Untersuchungsergebnisse. Klin. Wschr. **44**, 921 (1966).

Tolentino, P.: Zur Frage der Gefährdung des Kindes durch eine intrauterine Toxoplasmose-Infektion. Fortschr. Med. **84**, 4 (1966).

— Acquired toxoplasmosis of the nervous system. In: D. Hentsch, Toxoplasmosis. Bern-Stuttgart-Vienna: Hans Huber 1971.

Turner, J. R. B.: Toxoplasmosis presenting as a Swelling in the Axillary Tail of the Breast. Postgrad. med. J. **41**, 39—40 (1965).

Vischer, T. L.: Hepatitis due to *Toxoplasma gondii*. In: D. Hentsch, Toxoplasmosis. Bern-Stuttgart-Vienna: Hans Huber 1971.

— **Bernheim, C., Engelbrecht, E.**: Two cases of hepatitis due to *Toxoplasma gondii*. Lancet **II**, 919 (1967).

Vischer, W. A., Suter, E.: Intracellular multiplication of *Toxoplasma gondii* in adult mammalian macrophages cultured in vitro. Proc. Soc. exp. Biol. (N.Y.) **86**, **413** (1954).

Vogel, C. L., Lunde, M. N.: *Toxoplasma* serology in patients with malignant disease of the reticuloendothelial system. Cancer (Philad.) **23**, 614 (1969).

Ward, R., Durgé, N. G., Arya, J., Baquai, M.: Myocardial Toxoplasmosis. Lancet 1964, 723.

Weisse, K., Krücke, W.: Die Toxoplasma-Encephalitis. Z. Kinderheilk. **72**, 597—624 (1953).

Werner, H.: Über das Vorkommen von *Toxoplasma gondii* in den Generationsorganen bei Tier und Mensch. In: H. Kirchhoff u. H. Langer, Toxoplasmose, S. 20. Stuttgart: Thieme 1971.

Werthemann, A.: Auswirkungen mütterlicher Infektionen auf die Frucht unter besonderer Berücksichtigung von Rubeolen und Toxoplasmose. Ann. paediat. (Basel) **171**, 187 (1948).

Westphal, A.: Das Vorkommen von Toxoplasmose in Deutschland und ihre Behandlungsmöglichkeit mit Aureomycin. Z. Tropenmed. Parasit. **1**, 526 (1949/1950).

— Z. Tropenmed. Parasit. **5**, H. 2 (1954).

Zighelboim, I., Maekelt, G.A., Teppa, P., Perera, J.R., Garran de Teppa, D., Maneiro, P.: Reproductive wastage and *Toxoplasma* antibodies. Amer. J. Obstet. Gynec. **101**, 839 (1968).

Zotti, G., Corso, D.: Considerazioni sulle manifestazioni neurologiche della toxoplasmosi connatale sulla base di due casi di personale osservazione. Acta Med. Italica **18**, 42 (1963).

Zuelzer, W.W.: Infantile toxoplasmosis (with a report of three new cases, including two in which the patients were identical twins). Arch. Path. **38**, 1 (1944).

Namenverzeichnis

Die *kursiv* gesetzten Seitenzahlen beziehen sich auf die Literaturverzeichnisse

Sachverzeichnis